Dr. Michael Greger

HOW NOT *TO* DIE *IN A PANDEMIC*

Zu Ehren von Dr. Li Wenliang, 1986–2020

Bibliografische Information der Deutschen Nationalbibliothek
Die Deutsche Nationalbibliothek verzeichnet diese Publikation in der Deutschen Nationalbibliografie. Detaillierte bibliografische Daten sind im Internet über http://dnb.d-nb.de abrufbar.

Für Fragen und Anregungen:
info@rivaverlag.de

Wichtiger Hinweis
Dieses Buch ist für Lernzwecke gedacht. Es stellt keinen Ersatz für eine individuelle medizinische Beratung dar und sollte auch nicht als solcher benutzt werden. Wenn Sie medizinischen Rat einholen wollen, konsultieren Sie bitte einen qualifizierten Arzt. Der Verlag und der Autor haften für keine nachteiligen Auswirkungen, die in einem direkten oder indirekten Zusammenhang mit den Informationen stehen, die in diesem Buch enthalten sind.

1. Auflage 2020

Nymphenburger Straße 86
D-80636 München
Tel.: 089 651285-0
Fax: 089 652096

Übersetzung: Sarah Henter
Redaktion: Stephanie Kaiser-Dauer
Umschlaggestaltung: Marc-Torben Fischer
Umschlagabbildung: shutterstock/Lightspring
Abbildungen: S. 24 nach einer Vorlage der Centers for Disease Control and Prevention; S. 104, 231 shutterstock/Everett Collection; S. 147 shutterstock/Okrasiuk; S. 241 shutterstock/David Tadevosian; S. 415 nach einer Vorlage der United Nations Food and Agriculture Organization; S. 420 nach einer Vorlage von Kennedy Shortridge; S. 430 nach einer Vorlage des US-Innenministeriums unter Verwendung von shutterstock/great19, Gallinago_media, Crazy nook, archivector, AA Belikov, Arcady; S. 624 Dustin Kirkpatrick
Satz: Satzwerk Huber, Germering
Druck: GGP Media GmbH, Pößneck
Printed in Germany

ISBN Print 978-3-7423-1614-1
ISBN E-Book (PDF) 978-3-7453-1308-6
ISBN E-Book (EPUB, Mobi) 978-3-7453-1309-3

Dr. Michael Greger

HOW NOT TO DIE IN A PANDEMIC

Wie man eine Pandemie überlebt

riva

INHALT

VORWORT

Nachdem ich mein Medizinstudium abgeschlossen hatte, nahm ich meine Arbeit in einem öffentlichen Krankenhaus auf. Darin befanden sich eine Einheit eines Hochsicherheitsgefängnisses, eine Obdachlosenunterkunft und eine der letzten geschlossenen Tuberkulosestationen des Landes. Es war, als sei ich in einer Mission von Ärzte ohne Grenzen gelandet, nur dass ich mich in einem Vorort von Boston befand.

Das Krankenhaus hatte auch eine komplette Etage, auf der ausschließlich Aids-Patienten behandelt wurden. Das war noch vor der Revolution der antiviralen HIV-Medikamente, und die Patienten auf dieser Station starben an allen möglichen ungewöhnlichen und schrecklichen Infektionen. Ihr Immunsystem war vollkommen außer Rand und Band geraten und so fielen sie Lungenentzündungen durch Pilzinfektionen, parasitären Hirnerkrankungen und eitrigen Tumoren zum Opfer, die aussahen wie Blumenkohl, sobald sie aus der Haut hervorbrachen. In meiner gesamten medizinischen Ausbildung hatte ich noch nie etwas derart Beklemmendes gesehen. Vielleicht ein Traum für einen Spezialisten für Infektionskrankheiten, aber ein wahrer Albtraum für die Patienten.

Ich sehe immer noch ihre eingesunkenen Augen vor mir. Oftmals konnte ich den Patienten nur Morphium und Massagen zur Linderung anbieten. In meiner Kindheit hatte es so etwas wie HIV/Aids noch nicht gegeben. Woher stammte dieses Virus? Die Frage ging mir ständig im Kopf herum, während ich Patient um Patient behandelte. Diese Frage war es, die mein Interesse an neuartigen Infektionskrankheiten weckte.

Heute bin ich hauptsächlich für meine Errungenschaften in der sogenannten Lifestyle-Medizin bekannt. Doch Jahre bevor ich die Website NutritionFacts.org ins Leben rief und meinen Schwerpunkt auf das Studium chronischer Krankheiten verlagerte, lag mein Arbeitsbereich im Bereich der

Infektionskrankheiten, der den Großteil meiner wissenschaftlichen Publikationen ausmachte und es mir sogar ermöglichte, vor dem Kongress zu sprechen, in der Satire-Show *The Colbert Report* aufzutreten und bei der Verteidigung von Oprah Winfrey in dem berüchtigten Verleumdungsprozess um einen Fleischskandal in den 1990er-Jahren mitzuwirken. Viele sind überrascht zu erfahren, dass mein bekanntes aktuelles Buch *How not to Diet* nicht mein erstes Buch war, sondern mein viertes. Das Buch, das ich direkt davor veröffentlicht hatte, befasste sich mit der Prävention und der Überwindung pandemischer Krankheiten.

Die aktuelle Coronavirus-Krise gab mir den Anstoß (und die nötige Zeit), dieses Arbeitsthema wieder aufzugreifen. Ich befand mich mitten in einer 200-Städte-Tournee für *How Not to Diet*, mein letztes Buch, als sich COVID-19 auf der ganzen Welt auszubreiten begann. Ich war traurig und enttäuscht darüber, dass meine Vorträge und Reisen abgesagt werden mussten, aber so konnte ich diese Gelegenheit nutzen, noch einmal tief in die Literatur zur Pandemieprävention einzutauchen, um Ihnen so bei all dem Lärm und Unsinn um uns herum die neuesten wissenschaftlichen Erkenntnisse zu vermitteln.

Nun ist nicht die Zeit für Panik, sondern für Maßnahmen mit gesundem Menschenverstand, die Ihre Familie und Ihre Gemeinde jetzt und in Zukunft vor neuen Ausbrüchen schützen können.

Womöglich ist die aktuelle Coronavirus-Pandemie nur eine Generalprobe für die nächste Seuche. Bereits vor Jahrzehnten wurde bei Hühnern ein Grippevirus namens H5N1 entdeckt, das unser Verständnis davon, wie schlimm Pandemien tatsächlich verlaufen können, für immer verändert hat. Es handelte sich um ein Grippevirus, das vermutlich mehr als die Hälfte der von ihm infizierten Menschen töten kann. Stellen Sie sich vor, ein solches Virus würde sich explosionsartig von Mensch zu Mensch ausbreiten. Stellen Sie sich eine Pandemie vor, die hundertmal schlimmer ist als COVID-19, eine Pandemie mit einer Sterblichkeitsrate, die nicht bei einem von 100 Todesopfern liegt, sondern vielmehr bei 50 Prozent – wie ein Münzwurf. Glücklicherweise ist H5N1 bisher weiterhin ein Virus, von dem hauptsächlich Geflügel betroffen ist und nicht wir Menschen. Aber H5N1 und andere ähnliche neue und tödliche Tierviren existieren immer noch, sie mutieren beständig weiter und haben ein Auge auf acht Milliarden menschliche Wirte geworfen. Bei Pandemien stellt sich nicht die Frage, ob sie weiterhin ausbrechen werden, sondern wann. Ein universeller Ausbruch mit einer Sterblichkeit von mehr als einigen wenigen Prozent würde nicht nur die Finanzmärkte bedrohen, sondern auch die Zivilisation selbst, wie wir sie kennen.

Dieses Buch enthält alles, was Sie wissen müssen, um sich und Ihre Familie vor der aktuellen Bedrohung zu schützen, aber greift auch tief an den Wurzeln des Problems an und stellt die grundlegende Frage: Wie können wir das Entstehen von Pandemieviren im Keim ersticken? Wenn es ein Konzept gibt, das sich aus meiner Arbeit zur Prävention und Heilung chronischer Krankheiten ableiten lässt, dann, dass wir – sofern es irgend möglich ist – die Ursache behandeln müssen.

PROLOG

Am 30. Dezember 2019 richtete Dr. Li Wenliang, Augenarzt am Wuhan Central Hospital in der chinesischen Provinz Hubei, eine Botschaft an seine Ärztekollegen und informierte sie über eine besorgniserregende Häufung von Lungenentzündungen. Daraufhin wurde er vor die Behörde für öffentliche Sicherheit geladen und wegen »Verbreitung von Gerüchten« und »falschen Aussagen, die die öffentliche Ordnung stören« gerügt. 39 Tage später, nachdem er sich mit eben dem Virus infiziert hatte, vor dem er seine Kollegen zu warnen versucht hatte, verstarb er im Alter von 33 Jahren.[1] Zu diesem Zeitpunkt hatte sich die Krankheit bereits in Dutzenden von Ländern ausgebreitet.[2]

Seine erste Nachricht lautete: »Sieben SARS-Fälle auf dem Meeresfrüchtemarkt von Hua'nan bestätigt.«[3] SARS steht für »Schweres Akutes Respiratorisches Syndrom« und war 17 Jahre zuvor der erste tödliche weltweite Ausbruch, der durch ein Coronavirus ausgelöst worden war. (Traurigerweise erlag der Arzt, der die Welt als Erster auf diese Epidemie aufmerksam machte, Carlo Urbani, ebenfalls der Krankheit.[4]) Coronaviren erhielten ihren Namen aufgrund ihres kronenartigen Aussehens unter dem Elektronenmikroskop – das lateinische Wort *corona* bedeutet »Krone« –, das sich aufgrund eines Streifens von Proteinspitzen ergibt, die von der Oberfläche ausstrahlen.[5] Vor dem Ausbruch von SARS im Jahr 2002 waren nur zwei Coronaviren als Krankheitserreger beim Menschen bekannt und beide verursachten kaum mehr als eine gewöhnliche Erkältung.[6] Doch das SARS-Coronavirus tötete im weiteren Verlauf etwa eine von zehn infizierten Personen.[7]

Ein Jahrzehnt später, im Jahr 2012, tauchte ein weiteres tödliches Coronavirus auf: das Coronavirus, das MERS (Middle East Respiratory Syndrome, respiratorisches Syndrom im Nahen Osten) hervorruft. Wie SARS breitete sich MERS aus und infizierte Tausende von Menschen in Dutzenden von Ländern, aber dieses Mal starb ein Drittel der Patienten.[8] COVID-19 ist also bereits das dritte tödliche Coronavirus, das seit der Jahrhundertwende aufgetaucht ist.

Aber was heißt »aufgetaucht«? Woher? Woher kommen neue Infektionskrankheiten? Wir gehen derzeit davon aus, dass alle menschlichen Virusinfektionen ihren Ursprung bei Tieren haben.[9]

DAS AUFKOMMEN VON MERS

Die meisten Coronaviren, die auch Menschen befallen, scheinen ursprünglich in Fledermäusen entstanden zu sein,[10] die wohl gute virale Wirte sind. Bis zu 200 000 Tiere können sich in dichten Rastkolonien zusammendrängen und sie können mehr als 1500 Kilometer fliegen, wobei sie neue Virenstämme aufnehmen und verbreiten.[11] Sogar ihr einzigartiges Navigationssystem – die Echoortung – kann die Übertragung von Fledermaus zu Fledermaus erleichtern, da hierbei Atemwegssekret versprüht wird.[12] Fledermäuse gelten als eine Art Urwirte, der »Genpool«, in dem sich genetische Fragmente von Coronaviren vermischen und anpassen können,[13] aber das Durchbrechen der Barriere zwischen Spezies, durch das letztlich Menschen infiziert werden konnten, scheint über Zwischenwirte abgelaufen zu sein, in denen sich Coronaviren anpassen, vermehren und Zugang zu menschlichen Populationen erhalten können.[14] Im Fall von MERS stellte sich heraus, dass diese Zwischenwirte Kamele waren.[15]

In Saudi-Arabien wurde tatsächlich auch eine Fledermaus gefunden, die das MERS-Coronavirus in sich trug,[16] aber der Kontakt mit den Körperflüssigkeiten infizierter Kamele – insbesondere mit ihren Nasensekreten – gilt als Hauptrisikofaktor für eine Infektion des Menschen. Sobald ein Kamel einen Menschen infiziert hat, kann MERS dann auch von Mensch zu Mensch übertragen werden.[17] Geschäftsleute, die am Kamelgeschäft verdienten, leugneten zunächst den Zusammenhang zwischen MERS und dem Kontakt mit Kamelen und reagierten auf den Warnhinweis, dass Personen, die eng mit Kamelen leben und arbeiten, »zu jeder Zeit eine angemessene persönliche Schutzausrüstung tragen sollten«, mit einer Social-Media-Kampagne mit dem Titel »Kiss Your Camel«.[18]

Kamele wurden jedoch schon vor 3000 Jahren domestiziert.[19] Was ist seitdem geschehen, das Kamelspucke zu einem möglichen Todeskuss werden ließ? Archivierte Kamelblutproben haben gezeigt, dass MERS bereits jahrzehntelang in den Tieren zirkulierte, bevor es auf die menschliche Bevölkerung überging.[20] Warum geschah dies gerade zu diesem Zeitpunkt?

Früher konnten Kamele sich im Freien bewegen, als sich die Kamelzucht jedoch immer weiter verbreitete, zwang die Wüstenbildung durch Überweidung die Industrie zur Umstellung auf Tausende von Kamelfarmen mit geschlossenen, überfüllten Stallsystemen, in denen die Kamele stets in geschlossenen Räumen gehalten wurden. Man geht davon aus, dass der hochintensive Kontakt zwischen Kamelen und den Arbeitern, die sich um sie kümmerten, dazu beitrug, dass das MERS-Coronavirus von den Kamelen auf den Menschen übersprang. Seit 2011 ist das offene Grasen in Katar, dem Nahostland mit der höchsten Kameldichte, vollständig verboten. Im folgenden Jahr wurden die ersten Fälle von MERS beim Menschen gemeldet.[21]

DAS AUFKOMMEN VON SARS

Noch vor MERS gab es SARS, die erste neue globale Krankheit des 21. Jahrhunderts.[22] Viele der ersten SARS-Fälle konnten mit denselben Örtlichkeiten in Zusammenhang gebracht werden, von denen die meisten der ersten COVID-19-Fälle zu stammen scheinen: Straßenmärkte für lebende Tiere in China.[23, 24]

Viele regionale Verbraucher halten frisch geschlachtete Tiere für nahrhafter[25] und einige schätzen *ye wei*, den »wilden Geschmack«, da sie der Meinung sind, dass der Verzehr exotischer Tiere gesundheitliche Vorteile hat und ihr gesellschaftliches Ansehen steigen lässt.[26] Das ist die beste Grundlage für eine zoonotische Übertragung (vom Tier auf den Menschen), da die überfüllten Käfige auf den Märkten mit dem Blut, Urin und Kot unzähliger Tierarten verseucht sind, sich vermischen und so für ein überaus hohes Ansteckungspotenzial sorgen.[27]

In den 1990er-Jahren erweiterte sich der Handel mit Wildtieren enorm, um den aufkommenden Bedarf der Mittelklasse in den chinesischen Städten zu decken.[28] Viele der Wildtiere gelangen üblicherweise noch lebend über die vietnamesische Grenze nach China. Eigentliches Ursprungsland der Ware ist allerdings Laos, wo der Handel mit Wildfleisch zur zweitgrößten Einkommensquelle ländlicher Familien geworden ist.[29] Eine Studie zu einem einzigen laotischen Markt schätzte einen jährlichen Verkauf von 8000 bis 10 000 Tieren von Säugetieren mindestens 23 verschiedener Arten, 6000 bis 7000 Vögeln von mehr als 33 Arten und 3000 bis 4000 Reptilien mit einem Gesamtgewicht von über 36 Tonnen.[30]

Als die Nachfrage das Angebot langsam zu übersteigen begann, wurde der grenzüberschreitende Wildtierhandel durch die Schaffung intensiv betriebener Zuchtfarmen von Tieren in Gefangenschaft ergänzt. Dort werden Wildtiere unter schlechten hygienischen Bedingungen in unnatürlicher Enge[31] aufgezogen, bevor sie transportiert und auf Märkten zum Verkauf in Käfigen angeboten werden. Sechs Millionen Menschen sind in der chinesischen Wildtierzuchtindustrie tätig, deren Wert auf 18 Milliarden Dollar geschätzt wird.[32]

Die genetischen Bausteine für das SARS-Virus konnten inzwischen in elf verschiedenen Stämmen von Coronaviren identifiziert werden, die in chinesischen Fledermäusen gefunden wurden,[33] aber es gibt weltweit Coronaviren, die in Fledermäusen vorkommen. Der Grund dafür, dass vor allem China der Ursprungsort für mehrere Vorkommen tödlicher menschlicher Coronavirus-Epidemien war, könnten diese Lebendmärkte (auch »feuchte Märkte« genannt) sein.[34]

Im Falle von SARS schien der Zwischenwirt der sogenannte Larvenroller zu sein, ein katzenähnliches Tier, das wegen seines Fleisches, der angeblich aphrodisierenden Eigenschaften seines Penis[35] und des Geschmacks der Kaffeebohnen geschätzt wird, mit denen die Tiere gefüttert werden, damit sie ihnen einen Duft übertragen, der aus ihren Perianaldrüsen kommt.[36] Coronaviren, die in Larvenrollern gefunden wurden, waren fast identisch mit dem SARS-Virus.[37] Es hat sich zwar gezeigt, dass Larvenroller aus Wildtierfarmen, von denen die Lebendmärkte beliefert werden, weitgehend infektionsfrei waren, aber bis zu 80 Prozent der untersuchten Larvenroller auf den Märkten zeigten Anzeichen einer Exposition gegenüber einer Infektion.[38] Dies deutet darauf hin, dass die meisten Infektionen auf den Märkten selbst stattfanden, was vielleicht auf eine Kombination aus übermäßiger Vermischung verschiedener Spezies und der immunsuppressiven Wirkung von Stress zurückzuführen ist.[39]

Märkte, auf denen lebende Tiere angeboten werden, ermöglichen nicht nur eine artenübergreifende Übertragung, die Exposition von Menschen und eine virale Vermehrung, sondern auch die Modifikation des Virus. Offenbar waren die Larvenroller nicht nur passive Träger des Virus. Sie scheinen vielmehr auch Brutstätten für Mutationen des Virus an sich zu sein, wodurch diese sich an den Menschen anpassen können.[40] Das Virus benutzt seine »Stachelkrone« wie einen Schlüssel, der in ein Schloss gesteckt wird, um an die Wirtsrezeptoren anzudocken und in die Zellen seiner Opfer einzudringen. Um von einer Spezies zu einer anderen zu gelangen, müssen die Gene, die die Stacheln codieren, mutieren, damit sie zu den Rezeptoren des neuen Wirts passen.[41] Für ein neues Schloss braucht man einen neuen Schlüssel. Sowohl SARS-CoV, das Virus, das SARS verursacht, als auch SARS-CoV-2, das COVID-19 verursacht, docken an einem spezifischen Enzym an, das die Zellen der Lunge umhüllt.[42] Zu dem Zeitpunkt, als es ein Gemisch verschiedener Fledermaus-Coronaviren[43] in die Zellen eines Larvenrollers geschafft hatte, waren die Andockspitzen des Virus nur noch zwei Mutation davon entfernt, die Konfiguration menschlicher Rezeptoren zu entschlüsseln,[44] und die SARS-Epidemie nahm ihren Anfang.

Nachdem der erste SARS-Ausbruch im Juli 2003 endete, wurden im Winter desselben Jahres in China vier neue Fälle bei Menschen bestätigt. Anders als bei den meisten früheren Fällen hatten die vier Patienten keinen engen Kontakt zu infizierten Personen gehabt und zeigten nur leichte Symptome. Viren, die auf einem lokalen Markt und in dem Restaurant, in dem drei der vier neuen Patienten zuvor gegessen hatten, aus Larvenrollerproben entnommen wurden, erwiesen sich als nahezu identisch mit den Viren, die in den neuen, leichteren Fällen bei Menschen entdeckt wurden. Die neuen Larvenrollerviren teilten eine der Virusspitzen-Mutationen, die bei der Übertragung vom Larvenroller auf den Menschen entstanden waren und die bei allen neuen menschlichen Patienten gefunden wurden, aber keine der Larvenroller-Coronaviren des Vorjahres. Diese Ergebnisse deuten darauf hin, dass Zwischenwirte dazu beitragen können, dass Coronaviren aus dem ursprünglichen Fledermauswirt so umgewandelt werden, dass ihre Fähigkeit, Menschen zu infizieren, steigt.[45]

Ja, es stimmt: In Asien werden Fledermäuse zum Verzehr gefangen und die meisten Fledermausjäger berichten, dass sie schon einmal gebissen wurden.[46] Ja, der Umgang mit und der Verzehr von nicht durchgegartem Fledermausfleisch ist in China, Guam und anderen Teilen Asiens immer noch üblich,[47] wobei einige Märkte Berichten zufolge 5000 oder 6000 Fledermäuse pro Woche verkaufen.[48] Offensichtlich werden jedoch Zwischenwirte als Sprungbrett für Fledermaus-Coronaviren benötigt, um eine Pandemie beim Menschen auszulösen, und es ist schwer vorstellbar, dass ein System hierfür noch besser geeignet sein könnte als ein Lebendmarkt.

Als Reaktion auf den SARS-Ausbruch führte die chinesische Regierung strenge Kontrollen für den Wildtiermarkt ein,[49] unter anderem wurde der Verkauf von Larvenrollern beziehungsweise Zibetkatzen verboten. Obwohl die dauerhafte Schließung der Lebendmärkte als »stärkste Vorbeugung gegen einen neuerlichen Ausbruch einer zoonotischen Erkrankung« bezeichnet wurde,[50] wurde das Verbot innerhalb weniger Monate wieder aufgehoben und der Tierhandel wie zuvor aufgenommen.[51] Hätten die chinesischen Behörden ihre Lektion aus dem SARS-Ausbruch gelernt und ein dauerhaftes Verbot der Lebendmärkte erlassen, hätte die Menschheit heute möglicherweise nicht unter der schlimmsten Pandemie innerhalb von 100 Jahren zu leiden.

DAS AUFKOMMEN VON COVID-19

Ein im Dezember 2019 in der Zeitschrift *Infectious Disease Clinics of North America* veröffentlichter Übersichtsartikel kam zu folgendem Schluss: »Die SARS-Epidemie hat gezeigt, dass neuartige hochpathogene Viren, die die Tier-Mensch-Barriere überwinden, nach wie vor eine große Bedrohung für die weltweite Gesundheitssicherheit darstellen.«[52] Dabei hatten die Autoren keine Ahnung, dass schon zum Zeitpunkt der Veröffentlichung sich gerade ein solches Virus bereit machte. »Das Auftreten neuer Coronaviren in der nahen Zukunft wäre nicht überraschend«, hieß es in einer wenige Monate zuvor veröffentlichten Übersicht.[53] Hier noch eine weitere Meinung: »Es ist überaus wahrscheinlich, dass künftige SARS- oder MERS-ähnliche Coronavirus-Ausbrüche von Fledermäusen ausgehen werden, und es wird immer wahrscheinlicher, dass dies in China geschehen wird.«[54]

Und diese Warnungen sind nichts Neues. Sie reichen weit zurück, bis in die Zeit, in der ich vor mehr als einem Jahrzehnt, im Jahr 2006, zum ersten

Mal über die Bedrohung durch aufkommende Coronaviren schrieb.[55] Ich zitiere aus einem Übersichtsartikel, der etwa zu dieser Zeit veröffentlicht wurde: »Die Existenz eines großen Reservoirs von SARS-ähnlichen Coronaviren in Fledermäusen in Kombination mit der Kultur des Verzehrs exotischer Säugetiere in Südchina ist eine Zeitbombe.«[56] Eine Zeitbombe, die gerade explodiert ist.

Jetzt verstehen wir, warum Dr. Lis warnende Nachricht »Sieben SARS-Fälle auf dem Meeresfrüchtemarkt von Hua'nan bestätigt« so bedrohlich war. Es handelte sich allerdings gar nicht um SARS-CoV. Es war ein Virus, das als SARS-CoV-2 bekannt werden sollte, die Ursache von COVID-19, kurz für die englische Bezeichnung *Coronavirus Disease 2019* (Coronavirus-Krankheit 2019).[57] Bevor es jedoch als SARS-CoV-2 bekannt wurde, wurde es als das Wuhan-Seafood-Market-Pneumonievirus bezeichnet.[58]

Laut dem Leiter des chinesischen Center for Disease Control and Prevention war der Ausgangspunkt der COVID-19-Pandemie der Hua'nan-Markt in Wuhan, China,[59] wohin die meisten ersten Fälle bei Menschen zurückverfolgt werden konnten.[60] Der Hua'nan-Markt, der als der wichtigste Großmarkt für Meeresfrüchte in Zentralchina bezeichnet wird,[61] bot Berichten zufolge außer Fisch und Meeresfrüchten auch 75 Arten von Wildtieren an.[62] (Wie der Markt aussah, können Sie auf bit.ly/HuananMarket sehen.)[63] Coronaviren in Fischen kommen zwar durchaus vor,[64] aber mehr als 90 Prozent der Proben, die bei einem Virustest ein positives Ergebnis aufwiesen, wurden in dem Teil des 50 000 Quadratmeter[65] großen Meeresfrüchtemarktes gefunden, der mit exotischen Tieren zur Nahrungszubereitung handelte.[66]

Dass die genetischen Sequenzen der Viren, die von einigen frühen menschlichen Patienten gewonnen wurden, trotz der schnellen Mutationsrate der Coronaviren zu 99,98 Prozent identisch waren, lässt vermuten, dass die aktuelle Pandemie innerhalb eines sehr kurzen Zeitraums aus einer einzigen Quelle entstanden ist.[67] Es gab zwar einige dokumentierte Berichte über SARS-CoV-Viren, die aus Labors entweichen konnten.[68] Dass das COVID-19-Virus, SARS-CoV-2, jedoch für die Bindung an menschliche Zellen auf eine neuartige Weise optimiert war, weist darauf hin, dass sich die aktuelle Pandemie auf der Grundlage natürlicher Selektion entwickelt hat. Um die notwendigen Mutationen zu erreichen, müsste der »tierische Wirt jedoch über eine hohe Populationsdichte verfügen«.[69] Doch welcher tierische Wirt könnte das gewesen sein?

Das neue Coronavirus scheint zwar einen gemeinsamen Vorfahren mit dem ursprünglichen SARS-Virus zu haben, mit dem es zu etwa 80 Prozent identisch ist, aber es ist zu mehr als 95 Prozent identisch mit einem Coronavirus, das 2013 bei einer Fledermaus gefunden wurde.[70] Derzeit wird davon ausgegangen, dass das COVID-19-Virus von Fledermäusen abstammt, jedoch erst auf den Menschen übersprang, nachdem es einen Zwischenwirt durchlaufen hatte.[71] Die Pandemie entstand schließlich auch im Winter, wenn die meisten Fledermausarten in Wuhan Winterschlaf halten, und auf dem Markt von Hua'nan wurden Berichten zufolge keine Fledermäuse gefunden.[72] Es ist zwar denkbar, dass das Fledermausvirus aus einem Labor in der Nähe des Marktes entkommen ist,[73] aber das Virus wurde auch in Umweltproben gefunden, die auf dem Markt selbst entnommen wurden.[74] Unglücklicherweise war der Markt wohl geschlossen und geräumt worden, bevor die Tiere getestet werden konnten, was die forensische Suche nach der Quelle erschwerte.[75] Wissenschaftler müssten genetische Fingerabdrucktechniken anwenden, um das Tier zu identifizieren, das wahrscheinlich die Rolle des Zwischenwirts innehatte.

Der Hauptverdächtige als Zwischenwirt des aktuellen Ausbruchs (wie der Larvenroller im Fall von SARS) ist das Schuppentier.[76] Die auch als Tannenzapfentier bekannten Schuppentiere sehen aus wie eine Kreuzung zwischen Faultier und Kiefernzapfen. Sowohl die Nachfrage nach ihrem Fleisch als Delikatesse und ihren Schuppen zur Verwendung in der traditionellen Medizin führen dazu, dass Schuppentiere die am häufigsten illegal gehandelten Säugetiere der Welt sind.[77] Schuppentiere werden in China in Nobelrestaurants serviert. Nach der Bestellung wird das Tier unter Umständen vor den Augen der Kunden mit einem Hammer zu Tode geprügelt, um Frische zu garantieren. Das Blut lässt man abtropfen und in der Regel wird es dem Kunden mit nach Hause gegeben oder zur Herstellung von mit Schuppentierblut gebratenem Reis verwendet.[78]

Obwohl auch andere potenzielle Zwischenwirte untersucht wurden, darunter Schlangen[79] und Schildkröten[80], rückten die Schuppentiere besonders in den Fokus, nachdem festgestellt wurde, dass ein Coronavirus, das in erkrankten, von Malaysia nach China geschmuggelten Schuppentieren gefunden wurde, zu etwa 90 Prozent mit dem COVID-19-Virus identisch war.[81] Proben von Schuppentieren, die Anfang des Jahres in einer anderen chinesischen Provinz entnommen wurden, ergaben ähnliche Ergebnisse. Hinzu kommt, dass die kritische Rezeptor-Bindungsregion des Coronavirus-Spitzen-Proteins im Schuppentier praktisch identisch mit dem menschlichen Stamm ist.[82] Aber ob Fledermaus, Schuppentier oder ein anderes Tier – diese eine Mahlzeit oder diese eine medizinische Anwendung kann die Menschheit Billionen Dollar und Millionen Menschenleben kosten.

CHINAS VORÜBERGEHENDES VERZEHRVERBOT VON WILDTIEREN

Angesichts der Rolle, die der Handel mit exotischen Tieren in der aktuellen globalen Gesundheitskrise wohl gespielt hat, haben einige Vertreter der internationalen Wissenschaftsgemeinde ein Verkaufsverbot für Wildtiere[83] und die Schließung der Lebendmärkte gefordert.[84] »Schließt die Dinger sofort«, sagte Anthony Fauci, Leiter des National Institute of Allergy and Infectious Diseases.[85] Sogar Experten für Infektionskrankheiten in Wuhan begannen, die »vollständige Einstellung des Handels mit Wildtieren« zu fordern.[86] Am 26. Januar 2020 reagierte die chinesische Regierung und kündigte ein vollständiges Handels- und Verkaufsverbot von Wildtierfleisch[87] an, woraufhin Berichten zufolge fast 20 000 Wildtierfarmen in sieben chinesischen Provinzen geschlossen oder unter Quarantäne gestellt wurden.[88] Dieses Verbot soll voraussichtlich jedoch nur vorübergehend gelten.[89] Nach dem Ausbruch von SARS im Jahr 2002 verhängten chinesische Beamte ein ähnliches Verbot für den Handel mit Zibetkatzen, aber innerhalb weniger Monate wurde das Verbot aufgehoben und die Tiere standen wieder auf dem Speiseplan.[90]

Ein Großteil des Wildtierhandels war in China ohnehin bereits illegal[91] und umfangreiche Verbote waren bereits vor mehr als einem Jahrzehnt beschlossen worden.[92] Das chinesische Schuppentier zum Beispiel gilt offiziell als vom Aussterben bedrohte Tierart. [93] Gerade das macht jedoch einen Teil seiner Beliebtheit unter den Chinesen aus, denn eine Portion besonders seltenes Fleisch kann ein Zeichen von Reichtum und Prestige sein. [94] Es existiert bereits ein florierender Schwarzmarkt, der durch Maßnahmen der Regierung weiter in den Untergrund getrieben werden könnte. [95] »Die ultimative Lösung«, schrieb eine Gruppe von Wissenschaftlern, die von der National Natural Science Foundation of China unterstützt wird, »liegt darin, den Menschen ein anderes Konzept davon zu vermitteln, welche Nahrungsmittel schmackhaft, in Mode, prestigeträchtig oder gesund sind.«[96] Ich habe den größten Teil meines Berufslebens damit verbracht, Menschen dazu zu bewegen, sich gesünder zu ernähren, um chronischen Krankheiten vorzubeugen, und habe daher vollstes Verständnis für diesen Ansatz.

Selbst in dem unwahrscheinlichen[97] Fall, dass das aktuell gültige Wildtierfleischverbot langfristig angewendet und auch wirksam durchgesetzt wird, bleibt ein recht offensichtliches Schlupfloch: Das Verbot bezieht sich nicht auf die Verwendung von Wildtieren im Rahmen der traditionellen chinesischen Medizin. Es ist also momentan zwar illegal, Schuppentierfleisch zu essen, andere Körperteile des Tiers sind damit aber nicht unbedingt gemeint.[98] Schuppentierblut soll angeblich »den Kreislauf (...) stärken«.[99] Pure Ironie, dass die Pandemie möglicherweise auf einem Markt ihren Anfang genommen hat, auf dem Heilmittel feilgeboten werden, die angeblich Immunität und Langlebigkeit fördern sollen.[100]

Für nur 30 Dollar pro Pfund kann jeder von uns online chinesischen Fledermauskot (»Yè ming shǎ«) zur »Behandlung (...) von Augenerkrankungen«[101] erstehen. Das Trocknen der Exkremente würde das Coronavirus zwar vermutlich inaktivieren, aber die Handhabe und der Handel mit lebenden und gerade erst getöteten Fledermäusen zur Verwendung in traditionellen Heilmitteln könnten Menschen direkt infizieren oder die Möglichkeit einer Kreuzinfektion mit anderen anfälligen Wirten schaffen.[102] Sogar in der aktuellen Situation preist die chinesische Regierung traditionelle, auf Tieren basierende Heilmittel für die Behandlung von COVID-19 an.[103]

Für fremdenfeindliche Menschen in den westlichen Ländern ist es einfach, Kulturen zu verurteilen, die Nashornhörner, Tigerknochen oder Schuppentierschuppen verzehren,[104] oder Manifestationen des 21. Jahrhunderts abzutun wie etwa die sogenannten Mukbangs, Livestreams von Menschen, die Fledermaussuppe und Ähnliches essen.[105] Wie ich im Kapitel »Bestimmung der Flugroute« erkläre, entstand das letzte pandemische Virus, die H1N1-Schweinegrippe von 2009, jedoch nicht auf irgendeinem Lebendmarkt in einem asiatischen Provinznest, sondern größtenteils infolge der industriellen Schweinehaltung in den Vereinigten Staaten. Nach den Gründen für das Auftreten von SARS-CoV-3 müssen wir also möglicherweise nicht einmal über unseren eigenen Tellerrand schauen.

CORONAVIREN INFIZIEREN SCHWEINE QUASI AUS DEM STEGREIF

Wie wir bereits gesehen haben, ist COVID-19 nur eine von vielen Coronavirus-Erkrankungen, die im 21. Jahrhundert von Fledermäusen auf andere Lebewesen übergesprungen sind und so tödliche Ausbrüche verursacht haben. Nicht nur SARS im Jahr 2002 und MERS im Jahr 2012, sondern danach auch SADS im Jahr 2016. Das akute Schweinediarrhösyndrom (*Swine Acute Diarrhea Syndrome*) ist eine neue Krankheit, die bis zu 90 Prozent der Jungferkel tötet, was die industriellen Schweinezuchtbetriebe in derselben Region Chinas, in der SARS ausgebrochen war, vernichtete. Der Ausbruch von SADS-CoV wurde auf ein Coronavirus zurückgeführt, das in einer Fledermaushöhle in der Nähe entdeckt wurde.[106] Die Kombination von Abholzung und intensiver Schweinefleischproduktion,[107] bei der Millionen von Schweinen plötzlich in den natürlichen Lebensräumen von Fledermäusen gehalten wurden, hat möglicherweise das Überspringen des Coronavirus von Fledermäusen auf Schweine begünstigt.[108]

Ein weiteres vermutliches Coronavirus, das von Fledermäusen auf Schweine übersprang, ist die porzine epidemische Diarrhoe (*Porcine Epidemic Diarrhea*).[109] Im Jahr 2010 tauchte in China ein hochvirulenter Stamm auf, der drei Jahre später in den Vereinigten Staaten massive Ausbrüche verursachte, bei denen Millionen von Schweinen (etwa 10 Prozent des US-Bestands) getötet wurden.[110] Das porzine Deltacoronavirus (PDCoV) ist bereits das dritte neue Coronavirus des Jahrzehnts, das Schweine befällt und aus China stammt.[111] Das Virus verbreitete sich überaus schnell und gelangte 2014 in die USA.[112] Dieses sich wiederholende Muster von Aufkommen und Ausbrüchen neuer Coronaviren scheint sich immer weiter zu beschleunigen, was zum Teil darauf zurückzuführen ist, dass »intensive Landwirtschaftspraktiken dazu führen, dass Tausende von Tieren zusammen in einer geschlossenen Umgebung untergebracht werden«.[113]

Obwohl eine kontinuierliche Überwachung der öffentlichen Gesundheit für notwendig erachtet wird,[114] scheint derzeit keines dieser neu auftretenden Schweinecoronaviren in der Lage zu sein, Menschen zu infizieren. Coronaviren sind jedoch für ihre hohen Mutations- und Rekombinationsraten bekannt, was sich auf den Prozess bezieht, bei dem Viren Teile ihres genetischen Codes austauschen, um sich besser an ihre derzeitigen Wirte anzupassen oder neue Wirte zu finden. Die Tatsache, dass viele Vieh-Coronaviren hartnäckige Infektionen verursachen, die sich schnell unter Tausenden von anderen Tieren ausbreiten können, wenn diese in einer geschlossenen Umgebung eingesperrt sind, erhöht die Wahrscheinlichkeit, dass es zu einer Coronavirus-Mutation mit einem »erweiterten Wirtsbereich« kommen könnte,[115] also zu einem Virus mit dem Potenzial, auch Menschen zu befallen.

Um eine Pandemie von Atemwegserkrankungen auszulösen, müsste sich das Virus zunächst in den Lungen ausbreiten. Die meisten Coronaviren bei Fledermäusen und Vieh waren bisher Darminfektionen.[116] Die Ausnahme ist das infektiöse Bronchitisvirus (IBV), das bei Hühnern vorkommt, das erste je entdeckte Coronavirus.[117] IBV ist eine der Hauptursachen für Atemwegsinfektionen bei den neun Milliarden Hühnern, die jedes Jahr in den Vereinigten Staaten zur Fleischproduktion gehalten werden, aber es ist in allen Ländern mit industrieller Geflügelproduktion weitverbreitet, wobei die Infektionsrate oft um die 100 Prozent liegt.[118] Gegenwärtig kann IBV bei Säugetieren jedoch nachweislich nur durch direkte Injektion in das Gehirn eine Erkrankung hervorrufen.[119]

Da es viele verschiedenen Coronaviren gibt, die zwischen vielen verschiedenen Spezies zirkulieren, gilt es unter Experten nur als Frage der Zeit, wann das nächste rekombinante Coronavirus auftaucht und in die menschliche Population eindringt.[120] Schon jetzt heften sich die Spitzen des porzinen Deltacoronavirus (PDCoV) an Rezeptoren, die nicht nur im Schweinedarm,[121] sondern auch in den Atemwegen von Menschen zu finden sind.[122] In einer Petrischale kann PDCoV sowohl menschliche Zellen als auch Hühnerzellen infizieren[123] und wir wissen, dass PDCoV Hühner infizieren kann,[124] genauso wie das bovine Coronavirus, das bei Kälbern vorkommt, auch Truthähne infizieren kann.[125] PDCoV kann sich dann schnell von Huhn zu Huhn ausbreiten.[126] Angesichts der Infektionsanfälligkeit menschlicher Zellen kamen Forscher der Ohio State University im Februar 2020 in der Zeitschrift *Emerging Infectious Diseases* des Center for Disease Control and Prevention zu folgendem Schluss: »Die Forschung dazu, wie sich PDCoV an verschiedene Spezies anpasst und mutiert und ob es den Menschen infiziert, ist entscheidend für die Feststellung, ob PDCoV ein pandemisches Gesundheitsrisiko darstellt.«[127]

Auch SADS-CoV kann menschliche Zellen in einer Petrischale und Mäuse in einem Labor infizieren. Angesichts der »Fähigkeit von SADS-CoV, in menschlichen Zelllinien effizient zu wachsen«, schloss ein Forscherteam kürzlich, dass »[wir] das Risiko nicht unterschätzen sollten, dass dieses von Fledermäusen stammende CoV vom Schwein auf den Menschen ›überspringen‹ könnte«.[128] Also können nicht nur Schuppentiere, sondern auch Schweine das »Mischgefäß« für Generationen neuer Coronaviren mit pandemischem Potenzial darstellen.[129]

Coronaviren entstehen[130] und zirkulieren zunehmend in Nutztierpopulationen auf der ganzen Welt. Je mehr neuartige Coronaviren sich in immer mehr Tieren mischen, desto größer ist die Wahrscheinlichkeit, dass dabei Stämme mit pandemischem Potenzial entstehen.[131] Die weltweite Schuppentierpopulation geht zwar gerade drastisch zurück,[132] aber es werden jedes Jahr immer noch mehr als eine Milliarde Schweine produziert und geschlachtet, fast die Hälfte davon allein in China,[133] sodass es nicht unwahrscheinlich ist, dass die nächste Pandemie eher von Haus- als von Wildtieren ausgehen könnte. Ja, es ist sogar möglich, dass dies bereits geschehen ist.

COVID-19 WAR MÖGLICHERWEISE NICHT DIE ERSTE CORONAVIRUSPANDEMIE

Coronaviren sind die zweithäufigste Ursache für eine normale Erkältung.[134] Bislang wurden vier humane Erkältungs-Coronaviren entdeckt, sodass wir insgesamt sieben verschiedene Coronaviren kennen, die Krankheiten bei Menschen verursachen können. Es wird vermutet, dass SARS von Larvenrollern, MERS von Kamelen und COVID-19 möglicherweise von Schuppentieren auf den Menschen übertragen wurde. Woher sind die Erkältungs-Coronaviren gekommen?

Die Herkunft von zwei der vier milden Coronaviren ist immer noch ein Rätsel, aber eines von ihnen, HCoV-229E, konnte ebenfalls zu den Kamelen zurückverfolgt werden,[135] und das andere, HCoV-OC43, stammt wahrscheinlich von Rindern oder Schweinen.[136] Wenn nun der Übergang der Erkältungserreger von Kamelen auf den Menschen dem tödlichen Artensprung von MERS vorausgegangen ist, der ein Drittel aller Infizierten tötete, könnte dann der Sprung des milden Coronavirus vom Vieh auf den Menschen auch einen tödlichen Ausbruch beim Menschen nach sich ziehen? Einige Wissenschaftler spekulieren, dass dies bereits geschehen sein könnte.

Analysen anhand der sogenannten molekularen Uhrmethode, die die Entstehung des menschlichen Coronavirus OC43 zu datieren versuchten, deuten darauf hin, dass das bovine Coronavirus, das heute die enzootische Bronchopneumonie (*Bovine Respiratory Disease*) verursacht, um das Jahr 1890 auf den Menschen übergesprungen sein könnte. Ein interessanter Zeitpunkt. Im Jahr 1890 gab es eine Pandemie. Während die Pandemie, die von 1889 bis 1890 dauerte, traditionell als Influenzapandemie kategorisiert wurde, hat der Zeitpunkt des Auftretens von HCoV-OC43 manche zu der Vermutung veranlasst, dass es sich stattdessen um eine COVID-19-ähnliche Interspezies-Übertragung eines Coronavirus gehandelt haben könnte. Dies wird durch die Tatsache untermauert, dass in den Jahren vor der Pandemie massive Notschlachtungsaktionen durchgeführt wurden, um eine tödliche Atemwegserkrankung auszurotten, von der Rinderherden auf der ganzen Welt befallen waren.[137]

Wir werden vielleicht nie erfahren, was den Ausbruch von 1889 bis 1890 verursacht hat, aber wir können Maßnahmen ergreifen, um den nächsten Ausbruch zu verhindern. Um COVID-19 und andere tödliche Viruserkrankungen zu verstehen, müssen wir zunächst ihre Geschichte und Entwicklung eingehender betrachten. Wir müssen Lehren aus der Vergangenheit ziehen, um uns in der Zukunft zu schützen. Und das ist das Hauptthema dieses Buches: die Pandemieprävention. Der beste Weg, eine Pandemie zu überleben, ist der, es erst gar nicht zu einer Pandemie kommen zu lassen.

EINFÜHRUNG

»Es war ›der perfekte Sturm‹ – ein Sturm, der nur einmal in einem Jahrhundert auftreten kann, ein Nordostwind, der durch eine so seltene Kombination von Faktoren verursacht wurde, dass es unmöglich schlimmer hätte kommen können. Der Sturm verursachte zehn Stockwerke hohe Wellen und Windgeschwindigkeiten von 120 Meilen pro Stunde und peitschte das Meer in unvorstellbare Höhen, wie es nur wenige Menschen auf der Erde je gesehen haben.«

Sebastian Junger, The Perfect Storm: A True Story of Men Against the Sea

Millionen von Menschen auf der ganzen Welt könnten im Zuge der COVID-19-Pandemie ums Leben kommen.[1] In den Vereinigten Staaten wurde der American Hospital Association eine ungefähre Schätzung von etwa einer halben Million Todesfälle allein in den USA vorgelegt.[2] Bei ausreichenden Social-Distancing-Maßnahmen könnte sich diese Zahl jedoch auf um die 100 000 reduzieren.[3] Aber selbst bei einer halben Million können wir uns noch glücklich schätzen, denn es könnte auch noch viel, viel schlimmer kommen, auch wenn wir uns das gerade kaum vorstellen können.

Mit Tausenden von Toten und Millionen Menschen, die voraussichtlich noch sterben werden, mit Milliarden, die durch Lockdown-Maßnahmen zu Hause festsitzen, und Billionen, die durch den Zusammenbruch der Märkte verloren gehen, bezeichnen wir COVID-19 immer noch »nur« als eine Pandemie der Kategorie 2.[4]

Der Pandemie-Schweregradindex (*Pandemic Severity Index*) ist dem Hurrikan-Schweregradindex (*Hurricane Severity Index*) nachempfunden, der die Zerstörungskapazität eines Sturms definiert. Der hier dargestellte Pandemie-Schweregradindex ist der Versuch der Centers for Disease Control and

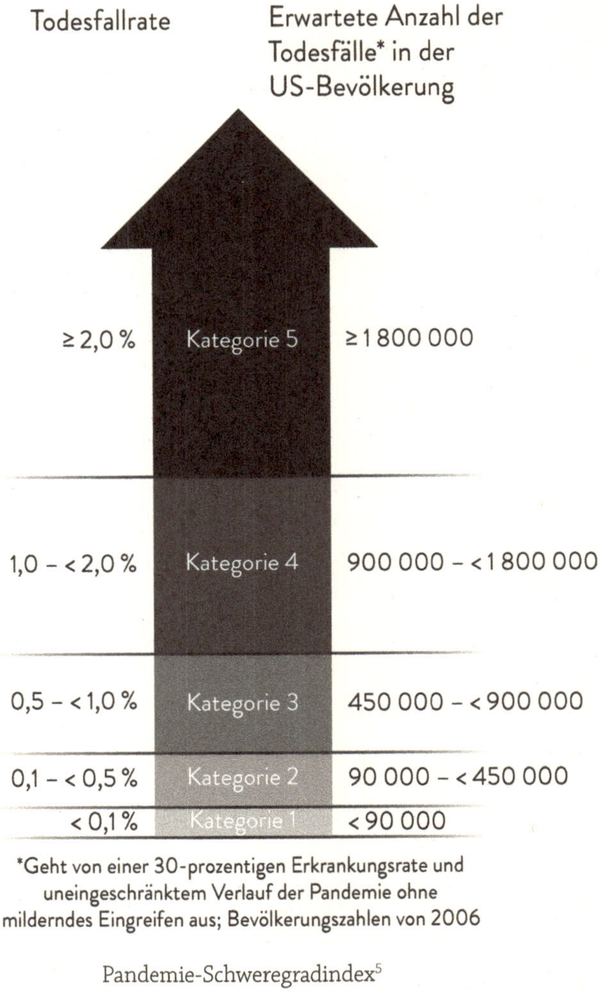

Pandemie-Schweregradindex[5]

Prevention (CDC), die Zerstörungskapazität von Pandemien zu klassifizieren.[6] Er basiert auf der Todesfallrate, also dem Prozentsatz der Erkrankten, die letztlich der Infektion erliegen. Bei der schlimmsten Seuche der Geschichte, der Grippepandemie von 1918, erkrankte fast ein Drittel der Bevölkerung, und davon starben etwa zwei Prozent.[7,8] Damit entspricht die Pandemie von 1918 einer Pandemie der Kategorie 5, analog zu einem »Super-Taifun« mit anhaltenden Winden von mehr als 240 Kilometern pro Stunde.[9] Der Anteil der Patienten, die an COVID-19 versterben, ist viel geringer und liegt wahrscheinlich näher an 0,4 Prozent.[10] Dieser Prozentsatz ergibt sich sowohl aus den Daten der Orte, an denen bisher die umfangreichsten Tests durchgeführt wurden,[11, 12, 13] als auch auf Grundlage historischer Trends, die bei dem Versuch, solche Schätzungen in Echtzeit zu erfassen, zurate gezogen werden.[14]

Wie in der Grafik zu sehen ist, ist eine Sterblichkeitsrate von zwei Prozent wie bei der Pandemie von 1918 genau der Punkt, an dem man beginnt, von einer Pandemie der Kategorie 5 zu sprechen. COVID-19 zeigt, dass SARS-ähnliche Coronaviren viel schlimmer sein können, als wir vielleicht denken, und eine handfeste Pandemie auslösen können. SARS konnte schnell in den Griff bekommen werden, indem bei Reisenden Fieber gemessen wurde, aber nach dem ersten Schreck ergaben die Zahlen, dass es 774 Todesfälle unter den 8096 Patienten gegeben hatte.[15] Das entspricht einer Todesfallrate von etwa zehn Prozent. Zum Glück haben wir es hier mit einer SARS-CoV-2-Pandemie und nicht mit einer SARS-CoV-Pandemie zu tun. Noch tödlicher ist MERS, das 858 Todesopfer unter nur 2494 Patienten forderte.[16] Das sind 34 Prozent, das heißt, Sie haben eine Wahrscheinlichkeit von eins zu zwei, an der Krankheit zu sterben, wenn Sie sich anstecken.

Nach dem SARS-Ausbruch 2002 und dem MERS-Ausbruch 2012 wissen wir, dass Coronaviren extrem tödlich sein können. Es sind nicht nur die gewöhnlichen Erkältungsviren, für die wir sie bisher gehalten haben. Jetzt erkennen wir im Zuge von COVID-19, dass diese Virusfamilie auch ungehindert weltweit explodieren kann. Coronaviren haben uns also bereits gezeigt, dass sie beides können. Es ist nicht schwierig, sich eine Kombination aus erhöhter Übertragbarkeit und Letalität vorzustellen, die die nächste Coronavirus-Pandemie um eine Größenordnung oder mehr verschlimmern könnte.

Es gibt jedoch noch eine weitere Episode, die uns zur Vorsicht mahnt und die das Hauptthema dieses Buches sein soll. Wir kennen schon seit Langem das pandemische Potenzial von Influenza, aber am tödlichsten war sie wohl mit einer zweiprozentigen Sterblichkeitsrate im Jahr 1918. Nur zwei Prozent reichten allerdings aus, um bis zu 100 Millionen Menschen zu töten, was die Grippe von 1918 zum bislang tödlichsten Einzelereignis in der Geschichte der Menschheit machte.[17] Aber 1997 wurde H5N1 entdeckt, das Grippevirus, das bei Hühnern auftritt und offenbar über eine Sterblichkeitsrate von über 50 Prozent verfügt.[18] Was wäre, wenn ein solches Virus eine Pandemie auslösen würde? Was wäre, wenn statt einer Todesrate von zwei Prozent Ihr Leben durch einen Münzwurf entschieden werden könnte?

Die COVID-19-Pandemie ist verheerend, aber in unseren Lebensmittelgeschäften werden immer noch Lebensmittel gelagert. Das Internet ist zwar langsam, aber es ist immer noch in Betrieb. Die Lichter sind immer noch an, und es fließt immer noch sicheres Trinkwasser aus dem Wasserhahn. Ärzte und Krankenschwestern kommen immer noch zur Arbeit. Wenn die Vorhersagen zutreffen und »nur« 100 000 Amerikaner sterben,[19] ist das weniger als einer von 3000. Bei der Pandemie von 1918, an der zwei Prozent der Betroffenen der Krankheit erlagen, starb etwa einer von 150 Amerikanern.[20] Stellen Sie sich vor, es wäre zehnmal so schlimm wie zwei Prozent, wobei einer von 15 Amerikanern sterben würde. Oder 25-mal so schlimm, wobei jeder Sechste von uns stirbt.

Ob Coronavirus oder Influenzavirus: Die gute Nachricht ist, dass wir etwas dagegen tun können. Und genauso wie die Abschaffung des Handels mit exotischen Tieren und der Märkte, auf denen mit lebenden Tieren gehandelt wird, einen großen Beitrag zur Verhinderung der nächsten Coronavirus-Pandemie leisten kann, kann eine Reform der Art und Weise, wie wir domestizierte Tiere für unsere Ernährung halten, dazu beitragen, die nächste tödliche Grippe zu verhindern.

KAPITEL 1

EIN STURM ZIEHT AUF

1918

»Die Menschheit hat nur drei mächtige Feinde: Fieber, Hunger und Krieg; von diesen ist das Fieber bei Weitem der größte, bei Weitem der fürchterlichste Gegner.«

Sir William Osler[1]

Die meisten von uns kennen die Grippe (Influenza) als lästige Krankheit, ein jährliches Ärgernis, das man zusammen mit Steuern, Zahnarztterminen und Besuchen bei den Schwiegereltern eben ab und an ertragen muss. Warum sollte man sich über eine einfache Grippe Sorgen machen, wenn es doch so viele andere exotisch klingende und schreckliche Viren wie Ebola gibt? Nun, weil die Grippe bei vielen Wissenschaftlern an erster Stelle steht, wenn sie nach der nächsten tödlichen Seuche der Menschheit gefragt werden. Jedes Jahr erkranken bis zu 60 Millionen Amerikaner an Grippe. Was wäre, wenn sie plötzlich tödlich werden würde, wie es schon 1918 geschehen ist?

Damals begann alles relativ harmlos, mit einem Husten, der durch den tobenden Weltkrieg übertönt wurde. Die Krankheit wurde nur deshalb als Spanische Grippe bekannt, weil die Zensur der Krieg führenden Regierungen zunächst keine Berichte über die sich ausbreitende Krankheit zuließ, aus Angst, die Nachricht würde die Moral der Bevölkerung beeinträchtigen.[2] Spanien war jedoch im Ersten Weltkrieg neutral und erlaubte es seiner Presse, die Geschehnisse zu veröffentlichen. Im ersten Telegramm hieß es: »Eine seltsame Krankheitsform mit epidemischen Merkmalen ist in Madrid aufgetaucht.« Aufgrund der Zensur berichtete die Weltpresse, selbst als Millionen Menschen auf der ganzen Erde starben, weiterhin nur wenig über die Pandemie, einmal abgesehen von den Ergebnissen der allmorgendlichen Fiebermessung des spanischen Königs Alfonso.[3] In Spanien wurde die Krankheit die »französische Grippe« genannt.[4]

»Das Jahr 1918 ist vorüber«, schrieben die Redakteure des *Journal of the American Medical Association* in der Weihnachtsausgabe der Zeitschrift, »ein Jahr, das als das Ende des grausamsten Krieges der Menschheit in die Annalen eingehen wird; ein Jahr, das zumindest zeitweise das Ende der Vernichtung des Menschen durch den Menschen bedeutet; aber leider auch ein Jahr, in dem sich eine höchst tödliche Infektionskrankheit entwickelt hat.«[5] Diese überaus tödliche Krankheit tötete etwa zehnmal mehr US-Amerikaner als der Krieg selbst.[6] Mehr als das, der Weltgesundheitsorganisation (WHO) zufolge »tötete die Grippepandemie von 1918 mehr Menschen in kürzerer Zeit als jede andere Krankheit davor oder danach«,[7] es handelt sich um das »tödlichste Krankheitsereignis in der Geschichte der Menschheit.«[8]

Der Begriff »Epidemie« stammt vom griechischen *epi*, was »auf« bedeutet, und *demos*, was »Volk« bedeutet. Das Wort »Pandemie« stammt vom griechischen Wort *pandemos*, was »auf alle Menschen« bedeutet.[9] Die meisten Krankheitsausbrüche sind geografisch begrenzt, genau wie die meisten anderen Katastrophen. Kriege, Hungersnöte, Erdbeben und Terroranschläge beispielsweise sind tendenziell sowohl zeitlich als auch räumlich begrenzt. Wir schauen mit Schrecken zu, sind aber wahrscheinlich nicht persönlich betroffen. Pandemien hingegen sind anders. Pandemien sind weltweite Epidemien. Sie treten überall gleichzeitig auf, über alle Länder hinweg, und können sich über mehr als ein Jahr hinziehen.[10] »Im Rahmen von Hurrikan Katrina öffneten die Menschen ihre Häuser, schickten Schecks und die Menschen fanden sichere Zufluchtsorte«, schrieb der Weltwirtschaftsstratege einer führenden Investmentfirma über eine der tödlichsten Naturkatastrophen in der Geschichte der USA, aber bei einer Pandemie »kann man sich nirgendwohin wenden, es gibt keinen sicheren Ort zur Evakuierung«.[11]

Das Wort »Influenza« leitet sich vom lateinischen Wort *influentia* ab, das »Einfluss« bedeutet und den mittelalterlichen Glauben widerspiegelt, dass astrologische Kräfte hinter der jährlichen Grippesaison stecken.[12] 1918 nannten die Deutschen sie jedoch Blitzkatarrh.[13] Für die Siamesen war es Kai Wat Yai, das »Große Erkältungsfieber«.[14] In Kuba und auf den Philippinen nannte man die Grippe Trancazo, was etwa einem »Schlag mit einem harten Stock« entspricht. In den Vereinigten Staaten war es die Spanish Lady oder, wegen der Art, wie viele starben, der »Purpurne Tod«.

DER PURPURNE TOD

Was für Millionen Menschen auf der ganzen Welt zunächst mit Muskelschmerzen und Fieber begonnen hatte, endete wenige Tage später mit vielen schwer kranken Patienten, die aus Nasenlöchern, Ohren und Augenhöhlen bluteten.[15] Einige hatten Blutungen in den Augen,[16] andere um die Augen herum.[17] Sie erbrachen Blut und husteten es aus.[18] Auf ihrer Haut erschienen purpurne Blutbläschen.[19]

Der Leiter der Medical Services, Major Walter V. Brem, beschrieb das Grauen seinerzeit im *Journal of the American Medical Association*. In seinem Bericht hieß es, dass »Blut oft geradezu aus der Nase und dem Mund der Patienten herausschoss«.[20] In einigen Fällen soll das Blut Berichten zufolge so stark gespritzt haben, dass es weit in das Krankenzimmer geschleudert wurde.[21] Die Patienten hatten Einblutungen in die Lunge.

Während die Patienten darum kämpften, ihre Atemwege von dem blutigen Schaum zu befreien, der aus ihren Lungen strömte, färbte sich ihr Körper aufgrund des Sauerstoffmangels blau, ein Zustand, der als heliotrope Zyanose bekannt ist.[22] Sanitätspersonal der U. S. Army gab an, dass es sich dabei »nicht um das dunkle, blasse Blau handelte, das man von einer Lungenentzündung mit beginnender respiratorischer Insuffizienz kennt, sondern um [ein] tiefes Blau (...) eine indigoblaue Farbe«.[23] Der Farbton war so dunkel, dass ein Arzt gestand, dass »es schwerfällt, die farbigen Männer von den weißen zu unterscheiden«.[24] In diesem Zustand ist »es dann nur noch eine Frage von wenigen Stunden, bis der Tod kommt«, erinnerte sich ein anderer Arzt, »und es ist einfach ein Kampf um Luft, bis sie ersticken.«[25] Die Patienten ertranken in ihren eigenen blutigen Sekreten.[26]

»Und so schnell lief das Ganze auch gar nicht immer ab«, fügt ein Historiker hinzu. »Und während des Wartens traten Symptome auf wie das Schwarzwerden von Fingern und Genitalien, und die Leute berichteten, dass sie buchstäblich den Verwesungsgeruch des Körpers riechen konnten, bevor der Patient überhaupt tot war.«[27] »Wenn man so krank ist, ist es einem egal«, erinnerte sich ein Grippeüberlebender im Alter von 100 Jahren. »Dann ist es dir egal, ob du lebst oder stirbst.«[28]

Major Brem beschrieb eine Autopsie so: »Schaumiges, blutiges Serum ergoss sich aus Nase und Mund, wenn der Körper bewegt oder der Kopf gesenkt wurde. (...) Eiter strömte aus der Luftröhre, als die Lunge entfernt wurde.«[29] Seine Pathologenkollegen sprachen von einem »pathologischen Albtraum«, mit Lungen, die bis zum Sechsfachen ihres Normalgewichts wogen und wie »geschmolzenes rotes Johannisbeergelee« aussahen.[30] Ein von den National Academies of Sciences veröffentlichter Bericht beschreibt die Lungen, die den Opfern entnommen wurden, als »abscheulich entstellt« und von leichten, flexiblen, luftgefüllten Strukturen zu dichten Säcken mit blutiger Flüssigkeit verwandelt.[31]

Es kam zu Obduktionsbefunden, von denen die Ärzte angaben, so etwas noch nie zuvor gesehen zu haben. Während die Patienten erstickten und bis zu einem Liter gelbgrünen Eiter pro Tag gewaltsam aushusteten,[32] platzten ihre Lungen manchmal innerlich auf, wodurch Luft unter Druck unter die Haut gedrückt wurde. In den *Proceedings of the Royal Society of Medicine* gab ein britischer Arzt an, dass es sich um einen Zustand handelte, »den ich noch nie zuvor gesehen habe, nämlich das Auftreten eines subkutanen Emphysems« – Lufttaschen, die sich direkt unter der Haut ansammelten –, »das zuerst im Nacken auftritt und sich manchmal über den ganzen Körper ausbreitet.«[33] Diese Lufteinschlüsse, die aus den gerissenen Lungen austraten, führten dazu, dass die Patienten regelrecht knisterten, wenn sie sich auf die Seite drehten. In einem niemals gesendeten Interview, das für einen Dokumentarfilm von PBS American Experience über die Pandemie von 1918 gedreht wurde, verglich eine Navy-Krankenschwester das Geräusch mit einer Schüssel Rice Krispies. Die Erinnerung an dieses Geräusch – das Geräusch von Luftblasen, die sich unter der Haut der Patienten bewegten – blieb so lebhaft, dass sie für den Rest ihres Lebens nicht mehr in einem Raum sein konnte, in dem jemand diese knusprigen Frühstücksflocken aß.[34]

»Und da ein toter Mensch nur von Bedeutung ist, wenn man ihn tot gesehen hat, sind hundert Millionen über die Geschichte verstreute Leichen in der Vorstellung nur Rauch.«

Albert Camus, Die Pest[35]

Es wird geschätzt, dass im Jahr 1918 die Hälfte der Weltbevölkerung infiziert war.[36] Im Gegensatz zur normalen saisonalen Grippe, die üblicherweise nur ältere und gebrechliche Menschen tötet, fielen dem Grippevirus von 1918 Menschen in der Blüte ihres Lebens zum Opfer. Fachpersonen des öffentlichen Gesundheitswesens stellten damals fest, dass die meisten Grippeopfer diejenigen Patienten waren, die »in bester körperlicher Verfassung waren und keinerlei Vorerkrankungen aufwiesen«.[37] 99 Prozent der Todesfälle entsprachen Personen unter 65 Jahren.[38] Die Sterblichkeit war am höchsten in der Altersgruppe der 20- bis 34-Jährigen.[39] Frauen im Alter unter 35 Jahren machten 70 Prozent aller Grippetodesfälle unter der weiblichen Bevölkerung aus. Im Jahr 1918 sank die durchschnittliche Lebenserwartung in den Vereinigten Staaten rapide auf nur 37 Jahre.[40]

Berechnungen aus den 1920er-Jahren schätzten die weltweite Zahl der Todesopfer auf etwa 20 Millionen, eine Zahl, die Medizinhistoriker heute für »nahezu lächerlich niedrig« halten.[41] Seither wurde die Zahl immer weiter nach oben korrigiert, da immer neue Aufzeichnungen auftauchten und analysiert werden konnten. Die wahrscheinlich genausten Schätzungen liegen derzeit bei 50 bis 100 Millionen Toten.[42] In einigen Gemeinden, etwa in Alaska, kamen 50 Prozent der Bevölkerung ums Leben.[43]

Die Grippepandemie von 1918 tötete in einem einzigen Jahr mehr Menschen als die Beulenpest – der »Schwarze Tod« – des Mittelalters in einem ganzen Jahrhundert.[44] Das Virus von 1918 tötete auch mehr Menschen in 25 Wochen als Aids in 25 Jahren.[45] Einem Wissenschaftler zufolge verursachte diese »einzige, kurze Epidemie in den Vereinigten Staaten mehr Todesopfer, mehr Leid und mehr demografische Veränderungen als alle Kriege des 20. Jahrhunderts zusammen.«[46]

»Ist's je erhört, findet sich's irgend in der Geschichte, dass die Häuser leer, die Städte verlassen stehen, die Felder voller Leichen liegen, der ganze Erdkreis eine schauderhafte, wüste Einsamkeit bietet?«

Petrarca

Im September 1918 verbreitete sich die tödlichste Welle der Pandemie laut dem offiziell veröffentlichten Bericht der American Medical Association »wie eine Flutwelle« über die Welt.[47] Am 11. September gaben offizielle Berichte aus Washington bekannt, dass die Welle die US-Küste erreicht hatte.[48] Am 11. September 1918 – dem Tag, an dem der berühmte Babe Ruth die Boston Red Sox zum Sieg in den World Series führte – fielen drei Menschen auf den Bürgersteigen des benachbarten Quincy, Massachusetts, einfach tot um.[49] Das Desaster hatte begonnen.

Als Camp Funston in Kansas von einem »typischen Ausbruch« heimgesucht wurde, schrieb der Kommandeur, ein Arzt und ehemaliger Stabschef der Armee, an den Gouverneur: »Ein Tag hat 1440 Minuten. Wenn ich Ihnen sage, dass wir 1440 Einweisungen an einem Tag haben, wird Ihnen klar, welcher Belastung unsere Pflege- und Sanitätskräfte ausgesetzt sind.«[50] »Kurz gesagt«, so fasste ein Bericht der Armee zusammen, »ereignete sich die Grippe (…) explosionsartig.«[51]

Der Oktober 1918 wurde zum tödlichsten Monat in der gesamten amerikanischen Geschichte[52] und die letzte Oktoberwoche war die tödlichste Woche, unabhängig von Ursache und Zeitpunkt. Mehr als 20 000 Amerikaner starben allein in dieser Woche.[53] Zahlen können jedoch den wahren Schrecken dieser Zeit kaum widerspiegeln.

»Sie starben zu Hauf und wurden zu Hauf begraben.«

Daniel Defoe, 1665

Ein Überlebender erinnert sich an die Kinder. »Wir hatten kleine Särge für die Babys, die sich über vier oder fünf Blöcke erstreckten, vielleicht 20 oder 25 Zentimeter hoch.«[54] Doch schon bald gingen Stadt für Stadt die Särge aus.[55] Die Leute starben schneller, als die Schreiner sie bauen konnten.[56] Die Toten lagen in der Gosse.[57] Ein gequälter Beamter im schwer betroffenen Osten schickte eine dringende Warnung in den Westen der USA: »Sucht eure

Holzarbeiter zusammen und stellt sie zum Sargmachen ab. Dann nehmt eure Straßenarbeiter und lasst sie Gräber schaufeln.«[58] Als New York City die Totengräber ausgegangen waren, mussten sie dem Beispiel von Philadelphia folgen und mit Dampfschaufeln Gräben für Massengräber ausheben.[59] Selbst im holzreichen Schweden wurden die Toten in Pappkartons beigesetzt oder in Massengräbern bestattet – ihnen waren schlicht die Nägel ausgegangen.[60]

Ein weiterer Überlebender erinnert sich: »Ein Nachbarsjunge, etwa sieben oder acht Jahre alt, starb, und dann kamen sie normalerweise einfach und nahmen einen mit, in ein Laken gewickelt und in einen Streifenwagen gesteckt. Nun schrien die Mutter und der Vater: »Lasst mich eine Makkaroni-Schachtel holen« – Makkaroni, eigentlich alle Arten von Pasta, kamen in diesen Schachteln, in die etwa 20 Pfund Makkaroni passten – ›Bitte, bitte lasst mich ihn in eine Makkaroni-Schachtel legen, nehmt ihn nicht so mit.‹«[61]

Eine Krankenschwester beschreibt in ihren Erinnerungen Leichen, »die im Leichenhaus vom Boden bis zur Decke wie Holzscheite gestapelt waren.« Sie erinnert sich, wie sie auf dem Höhepunkt der Epidemie mehr als einem noch lebenden Patienten ein Schild an den Zeh gehängt und ihn in Totentücher gewickelt hatte. In ihren Albträumen fragte sie sich, »wie es sich anfühlen musste, der Junge zu sein, der im Leichenhaus als unterster Holzscheit lag.«[62]

Sie brachten ihre Toten aus den Städten. Leichen wurden auf alle möglichen Arten weggefahren, in Schubkarren, sogar in Müllwagen.[63] Oftmals wurden Leichen jedoch einfach in eine Ecke geschoben und man ließ sie tagelang verrotten. Menschen, die zu krank waren, um sich zu bewegen, wurden neben den Leichen entdeckt.[64]

Im ganzen Land wurden Bauernhöfe und Fabriken zugemacht, Schulen und Kirchen geschlossen. Obdachlose Kinder zogen durch die Straßen, nachdem ihre Eltern verschwunden waren.[65] Der Health Commissioner von New York schätzte, dass allein in New York City 21 000 Kinder beide Elternteile durch die Pandemie verloren.[66]

Auf der ganzen Welt wurden Millionen Menschen zu Waisen, zu Witwen und Witwern.[67] Die *New York Times* beschrieb Weihnachten in Tahiti.[68] »Es war unmöglich, die Toten zu begraben«, gab ein tahitianischer Regierungsbeamter an. »Tag und Nacht rumpelten Lastwagen durch die Straßen, gefüllt mit Leichen, unterwegs zu den beständig brennenden Scheiterhaufen.«[69] Als in Indien das Feuerholz zum Verbrennen der Leichen ausging, begannen die Flüsse mit Leichen zu verstopfen.[70] In der abgelegenen Gemeinde Okak im Norden von Labrador überlebte ein achtjähriges Mädchen Berichten zufolge fünf Wochen lang bei minus 20 Grad – unter den Leichen ihrer Familie. Sie überlebte, indem sie mit der letzten ihrer Weihnachtskerzen Schnee zum Trinken schmolz, während sie dort lag und dem Geräusch der Hunde lauschte, die sich an den Toten labten.[71]

Colonel Victor Vaughan, amtierender Generalstabsarzt der U. S. Army und ehemaliger Chef der American Medical Association (AMA), überlebte die Pandemie. »Wenn die Epidemie ihre mathematische Beschleunigung weiterhin beibehält«, schrieb Vaughan 1918, »könnte die Zivilisation leicht vom Erdboden verschwinden.«[72]

Aber so kam es nicht. Dem Virus ging sein menschlicher Treibstoff aus, es waren schlicht keine Menschen mehr erreichbar, die es hätte infizieren können. Diejenigen, die es überlebt hatten, waren immun gegenüber einer neuerlichen Infektion, sodass viele Populationen zum größten Teil entweder immun oder tot waren. »Es ist wie ein Feuersturm«, erklärte ein Experte. »es fegt über uns hinweg und fordert so viele Opfer, und die Überlebenden entwickeln eine Immunität.«[73] Influenza wird »so wirksam übertragen«, heißt es in einem Lehrbuch für Virologie, »dass sie den Vorrat an empfänglichen Wirten erschöpft.«[74]

Sobald das große Sterben vorbei war, begann das Vergessen. Arno Karlen schrieb in *Man and Microbes*: »Viele Amerikaner wissen mehr über die Pestausbrüche des Mittelalters als über das größte aller Massensterben zu Lebzeiten ihrer Großeltern.«[75] Experten gehen davon aus, dass die Pandemie so traumatisch war, dass sie aus unserem kollektiven Gedächtnis und unserer Geschichte verdrängt werden musste. »Ich denke, es liegt wahrscheinlich daran, dass es so schrecklich war, während die Leute mittendrin steckten, so beängstigend«, spekuliert ein Epidemiologe, »dass die Menschen die Erinnerung einfach so schnell wie möglich loswurden.«[76]

Für viele Menschen lebte das Virus jedoch weiter. Als ob die Pandemie nicht schon tragisch genug gewesen wäre, erkrankten im folgenden Jahrzehnt eine Million Menschen an einer schweren, Parkinson-ähnlichen Krankheit namens Encephalitis lethargica, einem Phänomen, das in dem Buch und dem Film *Awakenings* besprochen wird.[77] Einige Forscher sind sich heute »fast sicher«, dass diese Epidemie neurologischer Erkrankungen eine direkte Folge einer viralen Schädigung im Gehirn der Überlebenden der Grippewelle von 1918 darstellte.[78] Die neuesten Forschungen gehen sogar noch einen Schritt weiter und weisen darauf hin, dass die Pandemie ihre Spuren durch das gesamte Jahrhundert gezogen hat. Sie zeigen, dass Kinder, die sich auf dem Höhepunkt der Pandemie noch im Mutterleib befanden, in den am stärksten betroffenen Gebieten eine verkürzte Lebenserwartung und lebenslange körperliche Behinderung zu haben schienen.[79]

**»Was wir hier vor uns haben, ist eine Detektivgeschichte.
Es handelt sich um einen Massenmörder, der vor etwa 80 Jahren
sein Unwesen trieb und der nie vor Gericht gestellt wurde.
Und was wir versuchen, ist, den Mörder zu finden.«**

Jeffery Taubenberger[80]

Was hat die Pandemie von 1918 verursacht? Zu den damals beliebten Erklärungen gehörten unter anderem eine geheime deutsche biologische Waffe, die durch die verrottenden Leichen und das Senfgas des Krieges hervorgerufene verdorbene Atmosphäre oder auch »geistiges Unwohlsein aufgrund der Sünden des Krieges und des Materialismus«.[81] Hier ist wichtig zu bedenken, dass diese Theorien entstanden, bevor das Influenzavirus entdeckt wurde. Sie decken sich mit dem etymologischen Ursprung anderer bekannter Begriffe: Der Begriff »Malaria« beispielsweise stammt von *mal* und *aria* und bedeutet so viel wie »schlechte Luft«. Andere Beispiele sind Begriffe wie »Erkältung« oder »sich verkühlen«.[82] Der von der American Public Health Association zur Untersuchung des Ausbruchs von 1918 eingesetzte Ausschuss konnte das Ganze nur als eine »Krankheit von extremer Übertragbarkeit« bezeichnen.[83] Obwohl die »vorliegende Erkrankung allgemein als Influenza bekannt ist«, konnten sie nicht einmal sicher sein, dass es sich tatsächlich um dieselbe Krankheit handelte, die üblicherweise als solche betrachtet worden war.[84] Wie das *Journal of the American Medical Association* im Oktober 1918 bemerkte, »ist der ›Einfluss‹ [im Englischen *influence*] der Influenza noch immer geheimnisumwittert«.[85]

In dem Jahrzehnt nach 1918 wurden in einem verzweifelten Versuch, den Erreger zu bestimmen, Tausende von Büchern und Abhandlungen zu Influenza verfasst. Eine der berühmtesten medizinischen Abhandlungen aller Zeiten, Alexander Flemings »Über die antibakterielle Wirkung der Kulturen von Penicillium«, berichtet von einem Versuch, den Erreger der Grippe zu isolieren. Der vollständige Titel lautete »Über die antibakterielle Wirkung von Kulturen eines Penicillium-Stammes unter besonderer Berücksichtigung ihres Einsatzes zur Isolation von B. influenzae«. Fleming hoffte, er könne Penicillin verwenden, um alle kontaminierenden Bakterien, die sich ebenfalls auf der Kulturplatte befanden, abzutöten, um so den Erreger der Influenza zu isolieren. Die Möglichkeit, Menschen mit Penicillin zu behandeln, wurde nur am Ende des Artikels am Rande erwähnt.[86]

Die Ursache der menschlichen Grippe wurde erst 1933 gefunden, als ein britisches Forschungsteam schließlich den viralen Verursacher isolierte und identifizierte.[87] Was sie entdeckten, war jedoch ein Virus, das die übliche saisonale Grippe verursachte. Die Wissenschaftler verstanden immer noch nicht, woher das Grippevirus von 1918 stammte und warum es so tödlich war. Es sollte noch mehr als ein halbes Jahrhundert vergehen, bis molekularbiologische Techniken weit genug entwickelt und fein genug geworden waren, um mit der Beantwortung dieser Fragen beginnen zu können – aber wo fanden die Forscher zu diesem Zeitpunkt Gewebeproben aus dem Jahr 1918, um das Virus untersuchen zu können?

Das Institute of Pathology der US-Streitkräfte entstand vor mehr als 150 Jahren während des Bürgerkriegs und wurde durch einen Erlass von Abraham Lincoln an den Surgeon General der Armee gegründet, mit dem Ziel, Krankheiten auf dem Schlachtfeld zu untersuchen.[88] Es beherbergt buchstäblich Dutzende Millionen Proben konservierten menschlichen Gewebes, die weltweit größte Sammlung dieser Art.[89] Dies war der Ort, an dem der Zivilpathologe Jeffery Taubenberger Mitte der 1990er-Jahre erstmals auf die Suche nach Gewebeproben ging. Wenn er genügend Fragmente des Virus finden konnte, hoffte er, den genetischen Code entziffern und vielleicht sogar die Grippe von 1918 zu Studienzwecken wiederbeleben zu können, das virale Äquivalent zur Auferweckung von Dinosauriern in *Jurassic Park*.[90]

Er fand Überreste von zwei Soldaten, die am selben Tag im September 1918 an der Grippe erkrankten – ein 21-jähriger Gefreiter, der in South Carolina starb, und ein 30-jähriger Gefreiter, der in Upstate New York starb. Es waren nur winzige in Wachs konservierte Würfel ihres Lungengewebes übrig. Taubenbergers Team rasierte mikroskopische Schnitte ab und begann die

Jagd nach dem Virus mithilfe der neuesten Fortschritte der modernen Molekularbiologie, die er selbst mitentwickelt hatte. Sie fanden das Virus, aber nur in winzigen Mengen.[91]

Das Grippevirus hat acht Gensegmente, einen genetischen Code, der weniger als 14 000 Buchstaben lang ist. (Zum Vergleich: Das menschliche Genom verfügt über mehrere Milliarden.) Die längsten RNA-Stränge (das genetischen Materials des Virus), die Taubenberger im Gewebe der Soldaten finden konnte, waren nur etwa 130 Buchstaben lang. Er brauchte mehr Gewebe.[92]

Die Pandemie von 1918 hatte die Erde mit Millionen von Leichen geradezu übersät. Konnte es wirklich so schwer sein, weitere Proben zu finden? Leider gab es 1918 im Grunde genommen keine Kühlung und die damals üblichen Gewebekonservierungsmittel wie Formaldehyd neigen dazu, jede Spur von RNA zu zerstören.[93] Taubenberger brauchte rechtzeitig eingefrorene Gewebeproben. Expeditionen wurden gen Norden geschickt und suchten nach Leichen, die im arktischen Eis eingefroren waren.

Die Wissenschaftler mussten Leichen finden, die unter der Permafrostschicht begraben waren, der dauerhaft gefrorenen Schicht des Unterbodens unter der obersten Bodenschicht, da diese im Sommer auftauen kann.[94] Viele Teams versuchten es im Laufe der Jahre, doch alle scheiterten. Forscher der U. S. Army gruben beispielsweise ein Massengrab in der Nähe von Nome, Alaska, aus, fanden jedoch nur Skelette.[95] »Viele dieser Menschen sind im Permafrost begraben«, erklärte Professor John Oxford, Mitautor zweier Standardtexte der Virologie, »aber viele von ihnen wurden von den Huskys gefressen, nachdem sie gestorben waren. Oder«, fügte er hinzu, »bevor sie starben.«[96]

Auf einer abgelegenen norwegischen Insel leitete Kirsty Duncan, eine medizinische Geografin aus Kanada, 1998 die bekannteste Expedition. Sie schleppte zwölf Tonnen Ausrüstung und ein ausgezeichnetes Team von Wissenschaftlern zum Grab von sieben Bergleuten, die 1918 der Grippe erlegen waren.[97] Jahrelange Planung und Forschung in Verbindung mit Untersuchungen mit bodendurchdringenden Radargeräten hatten das Team annehmen lassen, dass die Leichen der sieben Bergleute tief im ewigen Permafrost begraben worden waren.[98] Doch sobald sie sich, in biologische Schutzkleidung gehüllt, über die ausgegrabenen Särge beugten, erkannten die Mitglieder des

Teams, dass ihre Suche vergeblich gewesen war.[99] Die nackten, nur mit Zeitungspapier umhüllten Körper der Bergleute lagen in flachen Gräbern über dem Permafrost. Das Gewebe, das im Laufe der Jahrzehnte mehrfach aufgetaut und wieder eingefroren worden war, war vollkommen nutzlos.[100]

Fast 50 Jahre zuvor hatten Wissenschaftler der Universität von Iowa, darunter ein kurz zuvor aus Schweden eingetroffener Doktorand namens Johan Hultin, eine ähnliche Reise nach Alaska unternommen, mit ähnlich enttäuschendem Ergebnis.[101]

Im Herbst 1918 brachte ein Postbote die Post – und die Grippe – mit einem Hundeschlitten in eine Missionsstation in Brevig, Alaska.[102] Innerhalb von fünf Tagen waren 72 der etwa 80 Missionare tot.[103] Mit der Hilfe einer nahe gelegenen Armeebasis begruben die übrigen acht Missionare die Toten in einem Massengrab.[104] Gouverneur Thomas A. Riggs trieb Alaska durch die Pflege der Waisenkinder in Brevig und im ganzen Bundesstaat in den Bankrott. »Ich konnte nicht tatenlos zusehen, wie unsere Leute wie die Fliegen starben.«[105]

Als Johan Hultin von Taubenbergers Suche nach besseren Gewebeproben erfuhr, kehrte er 1997, wenige Wochen vor seinem 73. Geburtstag, nach Brevig zurück.[106] Hultin wurde als »der Indiana Jones der Naturwissenschaften« bezeichnet.[107] Anders als Duncans Team, das die ersten sechs Monate nur damit verbrachte, nach den erfahrensten Totengräbern zu suchen, legte Hultin einfach alleine los.[108] Hultin war »mit einer Spitzhacke direkt dabei«, erzählt ein Kollege. »Er grub in drei Tagen eine Grube durch festes Eis hindurch. Dieser Kerl ist unglaublich. Es war einfach fantastisch.«[109]

Unter den vielen Skeletten aus der Missionsstation lag eine junge Frau, deren Fettleibigkeit ihre inneren Organe isoliert hatte. »Sie lag auf dem Rücken und links und rechts von ihr lagen Skelette, doch sie selbst war erstaunlich gut erhalten. Ich saß auf einem umgedrehten Eimer, mitten im eisigen Teichwasser und in dem Dreck und dem Geruch des Grabes«, sagte Hultin in einem Interview, »und ich dachte: ›Hier wird man das Virus finden und das wird endlich Licht auf die Grippe von 1918 werfen‹.«[110] Er nannte die Tote Lucy. Einige Tage später erhielt Taubenberger per Post eine schlichte braune Schachtel mit den beiden Lungenflügeln von Lucy.[111] Und genau wie Hultin vorhergesagt hatte, war darin der Schlüssel zur Lösung des Rätsels verborgen.

Viele hatten angenommen, dass das Virus von 1918 zunächst von Schweinen übertragen worden war. Obwohl das menschliche Grippevirus erst 1933 entdeckt wurde, hatte ein Inspektor des U. S. Bureau of Animal Industry bereits 1919 Forschungsergebnisse veröffentlicht, die auf eine Rolle der Nutztiere im Verlauf der Pandemie hindeuteten. Inspektor J. S. Koen aus Fort Dodge in Iowa schrieb: »Die Ähnlichkeit zwischen dem Verlauf der Epidemie beim Menschen und dem Verlauf bei Schweinen war so groß und die Berichte so häufig, in denen davon die Rede war, dass auf einen Ausbruch in der Familie sofort ein Ausbruch unter den Schweinen folgte und umgekehrt, dass es sich um einen höchst auffälligen Zufall, wenn nicht sogar um einen engen Zusammenhang zwischen den beiden Zuständen handeln musste. Das Ganze sah aus wie eine Grippe, und bis der Beweis erbracht ist, dass es keine Grippe war, bleibe ich bei dieser Einschätzung.«[112]

Laut dem Herausgeber der medizinischen Fachzeitschrift *Virology* waren Koens Ansichten ausgesprochen unbeliebt, insbesondere bei Schweinezüchtern, die befürchteten, dass die Kunden »vom Verzehr von Schweinefleisch abgeschreckt werden könnten, wenn eine solche Assoziation hergestellt würde«.[113] Es war aber nie klar, ob die Schweine Täter oder Opfer waren. Haben wir die Schweine angesteckt oder sie uns?

Dank Hultins Expedition mit dem gesamten Genom des Virus von 1918 in der Hand, konnte Taubenberger endlich die wichtige Frage definitiv beantworten, die von Virologen in aller Welt im Laufe des Jahrhunderts gestellt worden war: Woher kam das Virus von 1918? Die Antwort, die im Oktober 2005 veröffentlicht wurde,[114] lautet, dass der grausamste Killer der Menschheit anscheinend eine aviäre Influenza war – die Vogelgrippe.[115]

Die Beweislage deutet inzwischen darauf hin, dass alle pandemischen Influenzaviren – und, um genau zu sein, alle Grippeviren, die Menschen und Säugetiere betreffen, im Allgemeinen – ihren Ursprung in der Vogelgrippe haben.[116] Damals im Jahr 1918 sagten die Schulkinder beim Seilspringen diesen morbiden kleinen Reim auf: »I had a little bird, its name was Enza. I opened the window, and in-flu-enza.«[117] (Ich hatte einen kleinen Vogel, sein Name war Enza. Ich öffnete das Fenster und herein flog Enza [in-flu-enza].) Die Kinder von 1918 wussten vielleicht besser, wovon sie da sprachen, als man es sich vorzustellen wagte.

WIEDERAUFERSTEHUNG

Das Virus von 1918 zu sequenzieren war das eine; es wieder zum Leben zu erwecken, etwas ganz anderes. Unter Anwendung einer neuen Technik, der sogenannten reversen Genetik, schloss sich Taubenberger mit Forschungsgruppen des Mount Sinai Hospital und der US-amerikanischen Centers for Disease Control and Prevention (CDC) zusammen und machte sich daran, das Virus von den Toten auferstehen zu lassen.[118] Mithilfe des genetischen Bauplans aus Lucys eingefrorener Lunge rekonstruierten sie akribisch jedes einzelne Gen des Virus, Buchstabe für Buchstabe. Nach der Fertigstellung nähten sie jedes Gen in eine Schleife genetisch manipulierter bakterieller DNA ein und injizierten die DNA-Schleifen in Säugetierzellen.[119] Das Virus von 1918 war wiedergeboren.

Sie konnten zehn Fläschchen mit jeweils zehn Millionen infektiösen Viruspartikeln herstellen.[120] Zunächst versuchten die Forscher, Mäuse zu infizieren. Alle waren innerhalb weniger Tage tot. »Das wiederauferstandene Virus hat anscheinend nichts von seiner Kraft verloren«, bemerkte Taubenberger. Im Vergleich zu einem typischen nicht tödlichen menschlichen Grippestamm erzeugte das Virus von 1918 39 000-mal mehr Viruspartikel in den Lungen der Tiere. »Ich hatte nicht erwartet, dass es so tödlich sein würde«, gab einer der Co-Autoren der Studie zu.[121]

Das Experiment wurde als »großer Durchbruch«[122] gefeiert und als eine »gewaltige Anstrengung«[123] bezeichnet. Einer der führenden Wissenschaftler jubelte: »Mir fällt nichts Größeres ein, das in den letzten Jahren erreicht worden wäre.«[124] Die wahre Identität der Grippe von 1918 nicht zu kennen, war, »als schwebe ein schwarzer Todesengel über uns.«[125]

Kritiker innerhalb der wissenschaftlichen Gemeinschaft stellten jedoch die Frage, ob die Kiste, die Taubenberger von Hultin erhalten hatte, genauso gut an Pandora hätte gerichtet sein können. Ein Wissenschaftler verglich die Forschungsarbeiten mit der »Suche nach einem Gasleck mit einem brennenden Streichholz.«[126] »Sie haben ein Virus konstruiert«, gab ein Spezialist für Biosicherheit zu bedenken, »das die vielleicht wirksamste bekannte Biowaffe ist.«[127] »Sollte das Virus entweichen, wäre das extrem gefährlich und wir haben eine lange Liste von Dingen in unserer Geschichte, die auf unerklärliche Weise abhandengekommen sind«, warnte ein Mitglied der Arbeitsgruppe für biologische Waffen der Federation of American Scientists.[128] Taubenberger und seine Mitarbeiter wurden kritisiert, weil sie für die Wiederbelebung des Virus nur ein erweitertes Labor der Biosicherheitsstufe 3 und nicht die strengste Sicherheitsstufe 4 benutzten. Kritiker erinnerten an drei voneinander unabhängige Beispiele, bei denen tödliche Viren versehentlich aus Hochsicherheitslabors entwichen waren.[129]

Im Jahr 2004 wurde beispielsweise ein Influenzastamm, der 1957 eine Million Menschen getötet hatte, versehentlich mit einem Routine-Testkit an Tausende von Labors rund um den Globus geschickt. Als die WHO von dem Fehler erfuhr, forderte sie die sofortige Vernichtung aller Testkits. Wie durch ein Wunder gelang es den Viren in keinem Fall, aus einem der Labors zu entkommen. Klaus Stöhr, ehemaliger Leiter des globalen Influenzaprogramms der WHO, sagte, man könne guten Gewissens behaupten, dass der Laborunfall mit dem unmarkierten Virus eine Grippepandemie hätte auslösen können. Michael Osterholm, der Leiter des Center for Infectious Disease Research and Policy der University of Minnesota, sagte dazu: »Wer braucht Terroristen oder Mutter Natur, wenn wir uns durch unsere eigene Dummheit derart in Gefahr bringen?«[130]

Das Virus von 1918 wurde nicht nur wiederbelebt, wodurch das Risiko einer versehentlichen Freisetzung aus dem Labor entstand. Im Interesse der Förderung der weiteren wissenschaftlichen Erforschung des Virus veröffentlichte Taubenbergers Gruppe das gesamte virale Genom offen im Internet, Buchstabe für Buchstabe. Dies sollte anderen Wissenschaftlern die Möglichkeit geben, zu versuchen, die dunkelsten Geheimnisse des Virus zu entschlüsseln. Die öffentliche Freigabe des genetischen Codes bedeutete jedoch, dass auch Schurkenstaaten oder Bioterror-Gruppen Zugang zu den Informationen erhielten. »Im Zeitalter des Terrorismus, in einer Zeit, in der viele Leute uns gegenüber böswillige Absichten hegen, macht mich die Veröffentlichung genauer [Gen-]Sequenzen für diese Krankheitserreger und der Techniken zu ihrer Herstellung sehr nervös«, sagte ein Bioethiker an der University of Pennsylvania.[131] »Sobald die Gensequenz öffentlich zugänglich ist«, erklärte ein Virologe am National Institute for Biological Standards and Control, »besteht das theoretische Risiko, dass jeder Molekularbiologe mit ausreichenden Kenntnissen dieses Virus nachbauen könnte.«[132]

Aber selbst wenn das Virus von 1918 entkommen sollte, könnte eine noch ernstere Bedrohung bereits in den Startlöchern stehen.

So verheerend die Pandemie von 1918 auch war, die Sterblichkeitsrate betrug im Durchschnitt weniger als fünf Prozent.[133] Der H5N1-Stamm des Vogelgrippevirus, der 1997 erstmals auftauchte und sich in mehr als 60 Ländern ausbreitete,[134] scheint jedoch etwa 50 Prozent der registrierten menschlichen Patienten getötet zu haben,[135] gleichauf mit Ebola,[136] was ihn potenziell zehnmal so tödlich macht wie die schlimmste Plage der Menschheitsgeschichte.[137, 138]

Führende öffentliche Gesundheitsbehörden, von der CDC bis zur WHO, befürchteten, dass dieses Vogelgrippevirus nur wenige Mutationen davon entfernt war, sich effizient unter der menschliche Bevölkerung zu verbreiten und die nächste Pandemie auszulösen. »Die tödliche Kapazität dieses Virus ist sehr, sehr hoch; es handelt sich also um ein tödliches Virus, dem Menschen noch nie ausgesetzt waren. Das ist eine sehr schlechte Kombination«, sagte Irwin Redlener, ehemaliger Leiter des National Center for Disaster Preparedness an der Columbia University.[139] Wissenschaftler spekulieren mit Worst-Case-Szenarien, in denen H5N1 letztlich eine Milliarde[140] oder noch mehr[141] Menschen auf der ganzen Welt zum Opfer fallen könnten. »Das einzige Ereignis, das mir einfällt, welches noch mehr Menschenleben fordern könnte, wäre ein thermonuklearer Krieg«, sagte Laurie Garrett, Senior Fellow des Council on Foreign Relations.[142] H5N1 verfügte über das Potenzial, sich zu einem Virus zu entwickeln, das so grausam wie Ebola und so ansteckend wie eine Erkältung ist.

MEISTER DER VERWANDLUNG

»Die größte Bedrohung für die fortlaufende Beherrschung des Menschen auf dem Planeten Erde ist ein Virus.«

Joshua Lederberg[143]

Nobelpreisträger Peter Medawar nannte Viren »schlechte Nachrichten mit Proteinhülle«.[144] Mit diesem Bild im Hinterkopf könnte das Auftauchen des H5N1-Virus eine wirklich schlechte Nachricht für die Welt bedeuten, schlechter, als wir vielleicht verkraften können. Mehr als ein Jahrhundert lang staunten Wissenschaftler darüber, wie ein Virus, eine der einfachsten und niedrigsten Lebensformen, eine solche Bedrohung darstellen konnte. »Es befindet sich sozusagen am Rande des Lebens«, erklärt ein ehemaliger Leiter der Abteilung für Viruskrankheiten der CDC, »zwischen einem lebenden Organismus und einer reinen Chemikalie – aber mir scheint es lebendig zu sein.«[145]

Für ein Virus ist weniger mehr. Viren werden in Millionstel Millimetern gemessen.[146] Ein Autor beschrieb sie folgendermaßen: »Viren reisen wie winzige Terroristen mit leichtem Gepäck, wechseln mit Leichtigkeit ihre Identität und verfolgen ihre Ziele mit tödlicher Entschlossenheit.«[147]

Viren sind einfach Teile genetischen Materials, DNA oder RNA, die von einem Schutzmantel umgeben sind. Als solche sehen sie sich drei Herausforderungen gegenüber. Zum einen verfügen sie zwar über Gene, haben aber keine Möglichkeit, sich fortzupflanzen, sodass sie eine lebende Zelle übernehmen und deren molekulare Maschinerie zur Fortpflanzung und Energieproduktion gleichsam parasitär kapern müssen. Das zweite Problem, vor dem Viren stehen, ist die Frage, wie sie sich von einem Wirt zum anderen verbreiten können. Ist das Virus zu passiv, kann es sich während der natürlichen Lebensspanne des Wirtes nicht ausbreiten und wird letztlich zusammen mit seinem Wirt begraben. Das Virus darf jedoch auch nicht zu virulent sein. Ist es zu stark, kann es seinen Wirt töten, bevor es eine Chance hat, andere Lebewesen zu infizieren. In diesem Fall geht das Virus ebenfalls zugrunde. Schließlich müssen alle Viren in der Lage sein, den Abwehrmechanismen des Wirts zu entkommen. Verschiedene Viren haben unterschiedliche Strategien entwickelt, um jede dieser Aufgaben zu erfüllen.[148]

»Eine Henne ist nur der Weg eines Eis, ein weiteres Ei zu produzieren.«

Samuel Butler

Ein Virus ist eine Art Anleitung zur Herstellung derjenigen Proteine, die es ihm ermöglichen, sich zu verbreiten und zu vermehren. Viren haben keine Beine, keine Flügel, keine Möglichkeit, sich fortzubewegen. Ihnen fehlen sogar die peitschenartigen Anhängsel, die viele Bakterien zur Fortbewegung nutzen. Deshalb müssen Viren den Wirt austricksen, damit er die Ausbreitung für sie übernimmt. Ähnliches kann man überall in der Natur finden. Pflanzen können nicht von Ort zu Ort wandern, sodass viele von ihnen Blüten mit süßem Nektar entwickelt haben, um Bienen anzulocken, die den reproduktiven Pollen der Pflanze für sie verbreiten. Maikäfer haben Widerhaken, mit denen sie auf pelzigen Tieren andocken und sich mitnehmen lassen; Beeren wurden süß, um Vögel dazu zu bringen, sie zu fressen und ihre Samen kilometerweit weg wieder auszuscheiden. Viren stehen für diesen evolutionären Instinkt in seiner Essenz.

Das Tollwutvirus zum Beispiel ist darauf programmiert, Teile des Tiergehirns zu infizieren, was unkontrollierbare Wutanfälle auslöst, während es sich gleichzeitig in den Speicheldrüsen vermehrt, da es sich durch die so hervorgerufenen rasenden Bissangriffe am einfachsten verbreiten kann.[149] Toxoplasma ist zwar kein Virus, nutzt aber einen ähnlichen Mechanismus zur Ausbreitung. Der Parasit infiziert die Eingeweide von Katzen, wird mit dem Kot ausgeschieden und dann von einem Zwischenwirt – zum Beispiel einer Ratte oder einer Maus – aufgenommen, der von einer anderen Katze gefressen wird, um den Kreis zu schließen. Um seine Ausbreitung zu erleichtern, schleicht sich Toxoplasma in das Gehirn des Nagers ein und verändert das Verhalten des Nagetiers, wodurch die natürliche Raubtier-Aversion des Tieres gegenüber Katzen erstaunlicherweise in eine gefährliche Anziehungskraft umgewandelt wird.[150]

Krankheiten wie Cholera und Erreger wie das Rotavirus verbreiten sich über Ausscheidungen, weshalb sie natürlich explosionsartigen Durchfall verursachen. Ebola wird durch Blut übertragen, weshalb die Krankheit Blutungen hervorruft. Die Übertragung über das Blut ist jedoch nicht sehr effizient. Genauso wenig wie Hunde- oder gar Stechmückenspeichel, zumindest nicht für ein Virus, das sich hohe Ziele gesteckt hat. Viren, die »den Dreh herausbekommen«, sich über die Atemwege oder per Geschlechtsverkehr auszubreiten, verfügen über das Potenzial, Millionen von Menschen zu infizieren. Es ist jedoch einfacher, sich beim Sex zu schützen, als die Luft anzuhalten.

ES LIEGT WAS IN DER LUFT

Viren wie Influenza- und Coronaviren haben nur etwa eine Woche Zeit, um sich zu vermehren, bevor der Wirt sie tötet oder sie den Wirt töten. Während dieser ansteckenden Zeit kann es zu einer natürlichen Selektion von Viren mit höherer Virulenz kommen, um die Abwehrkräfte des Wirts zu überwältigen.

Unser Körper wehrt sich mit einer dreifachen Strategie, um virale Angreifer abzuwehren. Der erste Teil dieses Schutzsystems ist unsere Barriereabwehr. Der äußerste Teil unserer Haut besteht aus 15 oder mehr Schichten abgestorbener Zellen, die mit einer Art fettigem Zement miteinander verbunden sind.[151] Jeden Tag bildet sich eine neue Schicht, wenn abgestorbene Zellen abgelöst werden, sodass die gesamte Schicht sich etwa alle zwei Wochen vollständig ersetzt.[152] Da sich Viren nur in lebenden funktionellen Zellen vermehren können und die obersten Hautschichten aus abgestorbenen Zellen bestehen, stellt unsere intakte Haut eine bedeutende Barriere für jede Virusinfektion dar.

Die Atemwege verfügen jedoch über keinen solchen Schutz. Unsere Atemwege sind nicht nur mit lebendem Gewebe ausgekleidet, sie stellen auch einen primären Kontaktpunkt mit der Außenwelt dar. Wir haben nur etwa eineinhalb bis zwei Quadratmeter Haut, aber die Oberflächen innerhalb der verschlungenen Innengänge unserer Lunge übertreffen die Oberfläche eines Tennisplatzes.[153] Und jeden Tag atmen wir etwa 20 000 Liter Luft ein.[154] Für ein Virus, insbesondere für eines, das nicht dazu geeignet ist, ein Bad in Magensäure zu überleben, ist die Lunge der einfachste Weg in den Körper.

Unser Körper ist sich dieser Schwachstellen jedoch sehr wohl bewusst. Es reicht nicht aus, ein Virus einzuatmen, um sich zu infizieren – der Erreger muss auch in der Lage sein, eine lebende Zelle physisch zu infizieren. Hier kommt Schleim ins Spiel. Unsere Atemwege sind mit einer Schleimschicht bedeckt, die die Viren von unseren Zellen fernhält. Und viele der Zellen selbst sind mit winzigen Kehrhärchen ausgestattet, die kontaminierten Schleim bis zum Rachen bürsten, damit er in der Folge ausgehustet oder geschluckt und das Virus der tödlichen Magensäure ausgesetzt werden kann. Einer der Gründe, warum Raucher im Allgemeinen besonders anfällig für Atemwegsinfektionen sind, ist, dass die Giftstoffe im Zigarettenrauch diese zerbrechlichen kleinen Kehrzellen lähmen und zerstören.[155]

Unsere Atemwege produzieren jeden Tag eine gute halbe Tasse Nasensekret,[156] können aber im Falle einer Infektion die Produktion deutlich hochfahren. Influenzaviren gehören jedoch zur Familie der Orthomyxoviren, vom griechischen *orthos-myxa-*, was »gerader Schleim« bedeutet. Und diese Grippeviren haben einen Weg gefunden, diese abwehrende Schleimbarriere zu durchbrechen.

Im Gegensatz zu den meisten Viren, die eine einheitliche Form haben, können Influenzaviren als Kugeln, spaghettiähnliche Fäden oder in jeder beliebigen Form dazwischen existieren.[157] Eine Eigenschaft, die sie jedoch alle gemein haben, ist das Vorhandensein von Hunderten von Stacheln, die wie Nadeln in einem Nadelkissen aus der gesamten Oberfläche des Virus hervorstehen.[158] Es gibt zwei Arten solcher Stacheln. Die eine ist ein dreieckiges, stabförmiges Enzym namens Hämagglutinin.[159] Bei der anderen handelt es sich um ein quadratisches, pilzförmiges Enzym namens Neuraminidase.

Es konnten mehrere Varianten beider Enzyme beschrieben werden. Bisher sind 18 Hämagglutinin (H1 bis H18) und elf Neuraminidase-Enzyme (N1 bis N11) bekannt. Influenzastämme werden anhand der beiden Oberflächenenzyme identifiziert, über die sie verfügen. Der als »H5N1« identifizierte Stamm bezeichnet beispielsweise ein Virus, das mit dem fünften Hämagglutinin im WHO-Benennungsschema besetzt ist, zusammen mit Stacheln der ersten Neuraminidase.[160]

Es gibt einen Grund dafür, dass die Neuraminidase des Grippevirus von seiner Oberfläche absteht. Dieses Enzym, das von Virologen als eine Form beschrieben wird, die einem »auffallend langstieligen Pilz« ähnelt,[161] verfügt über die Fähigkeit, die Schleimbarriere wie eine Machete zu durchschneiden, sich durch die Schleimschicht zu mogeln, um die darunter liegenden Atemzellen anzugreifen, bevor es Platz macht,[162] um die Hämagglutinin-Stacheln übernehmen zu lassen.

Wie die Stachelproteine, die Coronaviren umhüllen, ist Hämagglutinin der Schlüssel, mit dem das Grippevirus in unsere Zellen gelangt. Die Zellen unseres Körpers sind mit Zucker überzogen. Die äußere Membran, die jede Zelle umhüllt, ist mit Glykoproteinen (Zucker- und Proteinkomplexen) gespickt, die für eine Vielzahl von Funktionen, einschließlich der Kommunikation von Zelle zu Zelle, verwendet werden. Das virale Hämagglutinin bindet wie ein Klettverschluss an einen solchen Zucker namens Sialinsäure (vom Griechischen *sialos* für »Speichel«). Tatsächlich hat das Hämagglutinin hierdurch seinen Namen erhalten. Mischt man das Influenzavirus mit einer Blutprobe, bilden die Hunderte von Hämagglutinin-Spitzen auf der Oberfläche jedes Viruspartikels Querverbindungen zwischen mehreren mit Sialinsäure bedeckten roten Blutkörperchen und verklumpen diese effektiv. Es »agglutiniert« (*glutinare* bedeutet »verkleben«) Blut (Häm-).[163]

Dieses Andockmanöver veranlasst die Zelle, das Virus zu verschlingen. Das Virus täuscht die Zelle, sodass sie ihm schließlich doch die Tür öffnet. Einmal drinnen, übernimmt es das Kommando und verwandelt die Zelle in eine virusproduzierende Fabrik. Die Eroberung beginnt damit, dass das Virus die DNA unserer eigenen Zelle zerstört und die Zelle so umrüstet, dass sie auf Produktion umschaltet, um zielstrebig weitere Viren herzustellen, was schließlich zum Tod der Zelle durch die Vernachlässigung ihrer eigenen Bedürfnisse führt.[164] Warum hat sich das Virus so entwickelt, dass es die Zelle tötet, seine eigene Fabrik niederbrennt? Warum beißt es die Hand, die es füttert? Warum nicht einfach die Hälfte der Proteinherstellungskapazität der Zelle kapern und die Zelle am Leben erhalten, um weitere Viren zu produzieren? Denn je mehr Zellen am Ende sterben, desto schneller wird das Immunsystem auf die Anwesenheit des Virus aufmerksam gemacht. Das Virus tötet, denn das Töten ist die Art und Weise, wie das Virus sich fortbewegt.

Die Übertragung von Influenza ist legendär. Die absterbenden Zellen in den Atemwegen führen zu einer Entzündungsreaktion, die den Hustenreflex auslöst. Damit nutzt das Virus die körpereigene Abwehr, um andere potenzielle Wirte zu infizieren. Bei jedem Husten werden Milliarden neu gebildeter

Viren mit einer Auswurfgeschwindigkeit von mehr als 120 Stundenkilometern aus dem Körper herausgestoßen.[165] Niesen kann eine Geschwindigkeit von über 160 Stundenkilometern erreichen[166] und Keime mehr als zwölf Meter weit schleudern.[167] Deshalb ist es so wichtig, beim Husten und Niesen den Mund zu bedecken. Bei einer Distanz von zwei Metern sind Sie einem »offenen« Husten möglicherweise schutzlos ausgesetzt.[168]

Darüber hinaus fördert die Fähigkeit der viralen Neuraminidase, den Schleim zu verflüssigen, die Bildung winziger aerosolisierter Tröpfchen,[169] die so leicht sind, dass sie minutenlang in der Luft hängen können, bevor sie sich auf dem Boden absetzen.[170] Jedes Husten produziert etwa 40 000 solcher Tröpfchen[171] und jedes Mikrotröpfchen kann Millionen von Viren enthalten.[172] Sie sehen, wie leicht es für ein solches Virus ist, sich auf der ganzen Welt zu verbreiten.

Ein weiterer Vorteil der Atemwege hinsichtlich der viralen Strategie ist die tennisplatzgroße Oberfläche, die es dem Virus erlaubt, Zelle für Zelle abzutöten und so massive Virusmengen zu produzieren, ohne den Wirt zu schnell zu töten. Das Virus verwandelt unsere Lungen im Wesentlichen in Grippevirusfabriken. Im Gegensatz dazu können sich Viren, die andere lebenswichtige Organe wie die Leber befallen, nicht so schnell vermehren, ohne den Wirt zu töten.[173]

Im Gegensatz zu einigen anderen Viren wie zum Beispiel zum Herpesvirus, die sich bemühen, keine Zellen abzutöten, um nicht die Aufmerksamkeit unseres Immunsystems auf sich zu ziehen, hat das Grippevirus diese Option gar nicht. Es muss töten, um zu leben, töten, um sich zu verbreiten. Es muss uns zum Husten bringen, und je heftiger, desto besser.

EIN KILLER IN DER MACHE

Sobald unsere Barriereabwehr – die vorderste Front unseres dreifachen Schutzsystems gegen Infektionen – durchbrochen ist, sind wir auf eine Reihe unspezifischer Abwehrmechanismen angewiesen, die als »angeborener« Arm unseres Immunsystems bezeichnet werden. Dazu kommen Zellen, die wie Pac-Man umherstreifen und Makrophagen genannt werden (wörtlich aus dem Griechischen für »große Fresser«). Sie wandern durch den Körper und schlucken alle Krankheitserreger, die sie erwischen. Auf diese Weise können alle Viren, die außerhalb unserer Zellen geschnappt werden, verschlungen werden. Sobald Viren jedoch in unsere Zellen eindringen, sind sie vor unseren Abwehrmechanismen wirksam verborgen. Hier kommt unser Interferonsystem ins Spiel, ein weiterer Teil des angeborenen Immunsystems.

Interferon ist eines der vielen körpereigenen Zytokine. Hierbei handelt es sich um Entzündungsbotenstoffe, die von angegriffenen Zellen produziert werden und benachbarte Zellen vor einem drohenden Virenangriff warnen können.[174] Interferon fungiert als Frühwarnsystem, das die virale Bedrohung bekannt gibt und einen komplexen Selbstzerstörungsmechanismus in der Zelle aktiviert, falls sich benachbarte Zellen infizieren. Interferon weist die Zellen an, sich bei den ersten Anzeichen einer Infektion selbst zu töten – und das Virus gleich mit. Sie begehen sozusagen Selbstmord, um den Rest des Körpers zu schützen. Dieser Befehl wird nicht auf die leichte Schulter genommen; Fehlalarme könnten für den Körper verheerend sein. Interferon legt den Schalter um, aber die Zelle führt den Befehl nicht aus, bevor sie absolut sicher ist, dass sie tatsächlich infiziert ist.

Wenn Wissenschaftler sich daranmachen, ein neues Antibiotikum (*anti bios*, »gegen das Leben«) herzustellen, müssen sie einen Unterschied zwischen unseren lebenden Zellen und dem entsprechenden Erreger finden, den sie ausnutzen können. Es ist, als ob man versucht, eine Chemotherapie zu finden, die die Krebszellen abtötet, die normalen Zellen aber in Ruhe lässt. Es besteht kein Zweifel, dass Bleichmittel und Formaldehyd bei der Abtötung von Bakterien und Viren überaus wirksam sind, aber der Grund, warum wir sie nicht beim ersten Anzeichen einer Erkältung zu uns nehmen, ist, dass sie auch für uns selbst eine toxische Wirkung haben.

Die meisten Antibiotika wie Penicillin zielen auf die bakterielle Zellwand ab. Da tierische Zellen keine Zellwände haben, können diese Medikamente Bakterien vernichten, krümmen uns dabei aber kein Haar. Krankheitserregende Pilze haben keine bakteriellen Zellwände, aber sie haben einzigartige Fettverbindungen in ihren Zellmembranen, die verfügbare Antipilzmittel angreifen und zerstören können. Viren haben jedoch weder Zellwände noch fungale Verbindungen, und deshalb wirken diese Antibiotika und Antimykotika nicht gegen Viren. Es gibt nicht viele Möglichkeiten, ein Virus zu umzingeln und anzugreifen. Natürlich verfügt das Virus über RNA oder DNA, aber das ist dasselbe genetische Material, aus dem auch unsere eigenen Zellen bestehen.

Die menschliche DNA ist doppelsträngig (die wohlbekannte spiralförmige »Doppelhelix«), während die menschliche RNA überwiegend einzelsträngig ist.[175] Um sein RNA-Genom zu kopieren und in neue Viren umzupacken, trägt das Grippevirus ein Enzym, das an der viralen RNA entlangwandert, um einen Doppelstrang zu bilden. Für den Bruchteil einer Sekunde werden so zwei ineinander verschlungene RNA-Stränge gebildet. Das ist das Signal für den Körper, dass gerade etwas schiefläuft. Wenn ein Virus entdeckt wird, weist Interferon benachbarte Zellen an, mit der Herstellung eines Selbstmordenzyms namens PKR zu beginnen, das die gesamte Proteinsynthese in der Zelle anhalten kann – das Virus wird dadurch aufgehalten, aber auch die Zelle wird dabei getötet.[176] Um diese tödliche Kaskade in Gang zu setzen, muss PKR zunächst aktiviert werden. Aber wie? Durch doppelsträngige RNA.[177]

Was Interferon bewirkt, ist eine Vorbereitung der Körperzellen auf den Virusangriff. Die Zellen bauen vorbeugend PKR auf, um für das Virus bereit zu sein. Wie ein stets aufmerksamer Wachmann scannt PKR die Zellen kontinuierlich auf das Vorhandensein von doppelsträngiger RNA. Sobald PKR dieses charakteristische Signal einer viralen Invasion entdeckt, tötet PKR die Zelle und hofft, dabei auch das Virus loszuwerden. Unsere Zellen sterben zwar, aber sie geben nicht kampflos auf. Diese Verteidigungsstrategie ist überaus wirksam bei der Abwehr eines Virenangriffs, so sehr, dass Biotech-Unternehmen seit Langem versuchen, doppelsträngige RNA gentechnisch so zu verändern, dass sie während eines Virenangriffs in Pillenform eingenommen werden kann, in der Hoffnung, den Prozess zu beschleunigen.[178]

Zytokine wie Interferon haben auch vorteilhafte systemische Wirkungen. Die Freisetzung von Interferon führt zu vielen anderen Symptomen, die üblicherweise mit einer Grippe in Verbindung gebracht werden, wie zum Beispiel hohes Fieber, Müdigkeit und Muskelschmerzen.[179] Fieber ist nützlich bei einer viralen Infektion, da Viren wie zum Beispiel Influenzaviren sich bei hohen Temperaturen tendenziell schlechter vermehren. Manche mögen es heiß, aber nicht das Influenzavirus. Schmerzen und Schlappheit verleiten uns dazu, uns auszuruhen, damit unser Körper seine Energiereserven auf eine wirksamere Immunantwort verwenden kann.[180] Auf gesellschaftlicher Ebene können diese absichtlich hervorgerufenen Nebenwirkungen auch die Ausbreitung des Virus begrenzen, indem sie die Mobilität des Wirts einschränken, der sich möglicherweise zu schlecht fühlt, um rauszugehen und Freunde zu treffen. Die Nebenwirkungen der Zytokine sind die Art und Weise, auf die uns unser Körper mitteilt, dass wir uns krankmelden sollen.

Wenn man Zellen im Labor mit starken antiviralen Medikamenten wie Interferon vorbehandelt, sind die Zellen normalerweise vorgewarnt und gewappnet und die Virusvermehrung wird wirksam blockiert.[181] Dies ist jedoch nicht der Fall bei H5N1. Viren haben eine Vielzahl von Möglichkeiten entwickelt, um den ausgeklügelten Versuchen unseres Körpers, die Attacke in den Griff zu bekommen, entgegenzuwirken. Das Pockenvirus zum Beispiel produziert sogenannte Köderrezeptoren, um die körpereigenen Zytokine zu beschäftigen, sodass weniger von ihnen es zu anderen Zellen schaffen.[182] »Ich habe wirklich Ehrfurcht vor diesen winzigen Lebewesen«, erklärte ein Mikrobiologe der Stanford University. »Sie wissen mehr über die Biologie der menschlichen Zelle als die meisten Zellbiologen. Sie wissen, wie sie leicht verändert und ausgenutzt werden kann.«[183]

Wie genau blockiert H5N1 also das Eingreifen von Interferon? Schließlich kann das Virus ja nicht einfach aufhören, seine RNA zu replizieren. Das H5N1-Virus hat ein Ass im Ärmel, das den Namen NS1 (für »nicht strukturiertes Protein«) trägt. Wenn wir uns Interferon als antiviralen Sprengkopf des Körpers vorstellen, dann ist das NS1-Protein die Raketenabwehr des H5N1-Virus.[184] NS1 bindet selbst an die eigene doppelsträngige RNA des Virus und verbirgt sie so effektiv vor der PKR-Zyanidpille der Zelle, wodurch die Aktivierung der Selbstzerstörungssequenz verhindert wird. Interferon kann den Stift ziehen, aber die Zelle kann die Granate nicht loslassen. NS1 vereitelt im Wesentlichen den Versuch des Körpers, sich zu schützen, indem es die Spuren des Virus verdeckt. Manchmal werden Influenzaviren als »Paradebeispiel für virale Cleverness« bezeichnet.[185]

Alle Influenzaviren haben NS1-Proteine, aber H5N1 trägt eine NS1-Mutation mit erhöhter Interferon-Blockierfähigkeit. Der Gegenzug des H5N1-Virus ist nicht perfekt, aber das muss er auch nicht sein. Das Virus muss sich nur genug Zeit verschaffen, um weitere Viren herzustellen. Danach ist es ihm egal, ob die Zelle zugrunde geht – für das Virus ist das sogar günstiger, weil der Zelltod mehr Husten auslösen kann. »Das ist ein wirklich fieser Trick, den dieses Virus gelernt hat: Es umgeht alle angeborenen Mechanismen, die Zellen haben, um das Virus abzuschalten«, beklagt der Forschungsleiter, der als

Erster das tödliche Geheimnis von H5N1 lüften konnte. »Es ist das erste Mal, dass dieser Mechanismus aufgetaucht ist, und wir fragen uns, ob es nicht ein ähnlicher Mechanismus war, der das Influenzavirus von 1918 so überaus pathogen werden ließ.«[186]

Nachdem die Forscher das Virus von 1918 tatsächlich in der Hand hatten, war der Mechanismus einer der ersten Aspekte, die sie untersuchten, in der Hoffnung zu verstehen, warum die apokalyptische Pandemie so außerordentlich tödlich gewesen war. Sie untersuchten das Virus in einer Gewebekultur aus menschlichen Lungenzellen, und tatsächlich benutzte das Virus von 1918 denselben NS1-Trick, um das Interferonsystem zu umgehen.[187] Osterholm von der University of Minnesota sagt zu Oprah Winfrey in ihrer Talkshow, dass H5N1 ein »enger Verwandter des Virus von 1918 ist«.[188] Könnte H5N1 oder ein ähnliches Virus bedeuten, dass wir die Schrecken von 1918 noch einmal durchmachen müssen?

»Aber was dieser Seuche eine besonders schwerwiegende Kraft verlieh, war die Tatsache, dass immer dann, wenn sich die Erkrankten mit gesunden Menschen vermischten, sie auf die Gesunden überlief wie ein Feuer durch trockenes Gras oder Öl.«

Boccaccios Pest in Florenz in seinem Klassiker Decamerone, veröffentlicht 1350[189]

H5N1 hat mit dem Virus von 1918 eine weitere unheilvolle Eigenschaft gemein: Beide infizieren vorwiegend junge Menschen. Eines der größten Rätsel der Pandemie von 1918 war, in den Worten des damaligen amtierenden General Surgeon der Armee, warum »die Infektion, genauso wie der Krieg, die jungen, kräftigen, widerstandsfähigen Erwachsenen tötet«.[190] Die American Public Health Association drückte den Sachverhalt auf diese recht krude Weise aus: »Die meisten Todesfälle traten im Alter zwischen 20 und 40 Jahren auf, wenn das menschliche Leben gerade von höchster wirtschaftlicher Bedeutung ist.«[191]

Die saisonale Grippe hingegen schadet oft nur den ganz Jungen oder den ganz Alten ernsthaft. Das Absterben der Atemschleimhaut, das Hustenanfälle auslöst, ist für die Halsschmerzen und Heiserkeit verantwortlich, die typischerweise mit der Krankheit einhergehen. Auch die Zellen, die für die Schleimbewegung zuständig sind, werden abgetötet, wodurch der Patient anfälliger für überlagerte bakterielle Infektionen zusätzlich zu der Virusinfektion wird. Eine solche bakterielle Lungenentzündung (Pneumonie) ist die typische Todesursache für Säuglinge und ältere Menschen, die jedes Jahr während der Grippesaison ein erhöhtes Sterberisiko haben. Ihr unreifes oder nachlassendes Immunsystem ist noch nicht oder nicht mehr in der Lage, die Infektionen rechtzeitig abzuwehren.

Die Wiederauferstehung des Virus von 1918 machte es möglich, dieses große Rätsel aufzuklären. Forscher entdeckten, dass die gesündesten Menschen am stärksten gefährdet waren, weil das Virus den Körper dazu brachte, sich selbst anzugreifen. Es setzte unser eigenes Immunsystem gegen uns ein.

Personen, die starke allergische (anaphylaktische) Reaktionen auf Bienenstiche oder Nahrungsmittelallergien erleiden, kennen die Macht des menschlichen Immunsystems. In ihrem Fall kann die Aussetzung (Exposition) gegenüber bestimmten Außenreizen eine massive Überreaktion des körpereigenen Immunsystems auslösen, die tatsächlich ohne Behandlung innerhalb von Minuten zum Tod führen kann. Unser Immunsystem ist so ausgestattet, dass es jeden Moment explodieren kann, aber es gibt Schichten ausfallsicherer Mechanismen, die die meisten Menschen vor einer solchen Überreaktion schützen. Das Influenzavirus hat jedoch gelernt, wie es auch dieses Sicherheitssystem ausschalten kann.

Sowohl das Virus von 1918 als auch die H5N1-Bedrohung scheinen einen sogenannten Zytokinsturm auszulösen, eine übertriebene Immunreaktion auf das Virus. In Laborkulturen aus menschlichem Lungengewebe führte die Infektion mit dem H5N1-Virus zur Produktion der zehnfachen Menge an Zytokinen, die von regulären saisonalen Grippeviren ausgelöst werden.[192] Die chemischen Botenstoffe lösen eine massive Entzündungsreaktion in der Lunge aus. »Es ist ein bisschen, als würden Lastwagen voller Dynamit hereinfahren«, sagt der leitende Forscher, der das Phänomen im Falle von H5N1 als Erster entdeckte.[193] Eine ähnliche Überreaktion kann in schweren Fällen von COVID-19 stattfinden.[194]

Zytokine sind für die antivirale Abwehr zwar lebenswichtig, eine Virusinfektion kann aber dazu führen, dass sie zu viel des Guten tun.[195] Der Zytokinsturm überreizt Immunkomponenten wie natürliche Killerzellen, die sich auf eine Tötungsmission begeben und so viele Kollateralschäden verursachen, dass sich die Lunge mit Flüssigkeit füllt. »Diese Reaktion stellt das ganze Immunsystem auf den Kopf, und das ist es, was die Patienten letztendlich tötet«, erklärt Osterholm.[196] »Es werden all diese Zytokine produziert, und das ruft alle möglichen Immunzellen auf den Plan, die dann beginnen, sich selbst anzugreifen. Deshalb sterben die Menschen so schnell. In 24 bis 36 Stunden hat sich ihre Lunge in einen blutigen Lappen verwandelt.«[197]

Menschen im Alter zwischen 20 und 40 Jahren haben in der Regel das stärkste Immunsystem. Sie verbringen die ersten 20 Jahre ihres Lebens damit, ihr Immunsystem aufzubauen, und dann, ab einem Alter von etwa 40 Jahren, wird das Immunsystem langsam wieder schwächer. Deshalb ist diese Altersgruppe besonders anfällig für solche Viren, denn ihr eigenes Immunsystem ist der größte Risikofaktor.[198] Wie ein neuer Hund, der alte Tricks lernt, könnte H5N1 bereits in die Fußstapfen des Virus von 1918 getreten sein.[199]

Stark vereinfacht kann man sagen: Entweder wir töten das Virus innerhalb weniger Tage oder das Virus tötet uns. Dem Virus ist beides egal. Zu dem Zeitpunkt, an dem der Wirt entweder die Infektion in den Griff bekommt oder stirbt, rechnet das Virus damit, dass es bereits auf jungfräuliches Territorium übergesprungen ist. Und in einem sterbenden Wirt kann der Zytokinsturm sogar einige letzte Hustenkrämpfe auslösen, sodass das Virus sozusagen das untergehende Schiff verlassen kann. Ein Biologe beschrieb diese verzweifelte Überreaktion des Körpers zur Abwehr einer Infektion in etwa »so wie den Versuch, eine Stechmücke mit einer Machete zu töten – man schafft es möglicherweise, die Mücke zu erschlagen, aber das meiste Blut auf dem Boden wird von einem selbst stammen.«[200]

»Nichts ist so beständig wie der Wandel.«

Heraklit

Die letzte Verteidigungsbastion, nachdem Barrieremethoden und die angestrengten Versuche des angeborenen Immunsystems fehlgeschlagen sind, ist der sogenannte adaptive (oder »erworbene«) Arm des Immunsystems: die Fähigkeit, Antikörper zu bilden. Antikörper sind wie lasergesteuerte Raketen, die sich auf einen bestimmten fremden Eindringling spezialisieren. Sie werden von Immunzellen, die man B-Zellen nennt, hergestellt, die in unserem Knochenmark entstehen. An jedem einzelnen Tag unseres Lebens stellen wir eine Milliarde dieser Zellen her, von denen jede ein bestimmtes Ziel anpeilt.

Sobald eine dieser B-Zellen aktiviert ist, kann sie Tausende von Antikörpern pro Sekunde abfeuern.[201] Und einige der B-Zellen können sich an frühere Aktivierungen und Attacken erinnern.

Sogenannte B-Gedächtniszellen behalten eine Art Erinnerung an frühere Eindringlinge und sind auf einen neuerlichen Angriff vorbereitet. Sollte derselbe Eindringling jemals wieder versuchen anzugreifen, wäre der Körper gewappnet und bereit, ihn abzuwehren, bevor er sich einnisten könnte. Aus diesem Grund bekommt man Windpocken üblicherweise kein zweites Mal, wenn man sie einmal hatte. Unser adaptives Immunsystem ist auch das Prinzip, das Impfungen zugrunde liegt. Wird man zum Beispiel schon im Säuglingsalter gegen Masern geimpft, baut man ein »Gedächtnis« für das Virus auf und die Immunität bleibt ein Leben lang erhalten.

Warum kann man sich als Kind ein paar Spritzen gegen Krankheiten wie Mumps geben lassen und es damit gut sein lassen, während für Grippeviren jedes Jahr ein neuer Impfstoff auf den Markt kommt? Weil das Grippevirus, um es mit den Worten der WHO zu sagen, ein »Meister der Verwandlung« ist.[202] Influenzaviren sind wie Hannibal Lecter. Wie das COVID-19-Virus sprießen sie aus infizierten Zellen hervor und verstecken sich in einem gestohlenen Stück der zelleigenen Membran – sie hüllen sich zur Tarnung in die Haut unserer eigenen Zellen. Das Virus kann sich jedoch nicht vollständig verstecken. Notgedrungen muss es Neuraminidase und Hämagglutinin-Spitzen durch die Membran stoßen, um durch die Schleimschicht hindurch zu gelangen und neue Zellen zu binden. Diese Spitzen sind also die Hauptziele, die unsere Antikörper verfolgen. Um nicht das gleiche Schicksal zu erleiden wie die Windpocken, besteht die einzige Chance des Influenzavirus für eine erneute Infektion darin, unseren Antikörpern einen Schritt voraus zu sein, indem es sich als ein sich ständig bewegendes Ziel präsentiert.

Die WHO beschreibt Influenzaviren als »schlampig, launisch und promiskuitiv«.[203] Schlampig, weil ein RNA-Virus durch Mutation gedeiht. Der menschliche genetische Code ist Milliarden von DNA-Buchstaben lang. Jedes Mal, wenn sich eine unserer Zellen teilt, muss jeder dieser Buchstaben mühsam kopiert werden, um jede Vorläuferzelle mit dem identischen genetischen Komplement zu versorgen. Hierbei handelt es sich um einen streng kontrollierten Prozess, der die Anhäufung von Fehlern (Mutationen) in unserem genetischen Code verhindern soll. Die RNA-Replikation funktioniert jedoch ganz anders.

RNA-Viren haben normalerweise keine Rechtschreibprüfung, keinen Korrekturmechanismus.[204] Ein Virus wie das Influenzavirus ist nicht perfektionistisch. Wenn RNA-Viren Kopien ihres Genoms anfertigen, schließen sie absichtlich Fehler ein, sodass die Wahrscheinlichkeit recht hoch ist, dass jedes neue Virus einzigartig ist.[205] Sobald eine Zelle infiziert und ihre molekulare Maschinerie raubkopiert ist, beginnt sie Millionen von Virusnachkommen auszuspucken, von denen jeder ein bisschen anders ist als der nächste, eine Population von Viren, die in der Wissenschaft als »Mutantenschwarm« bezeichnet wird.[206] Im Grunde ist jedes einzelne Virus eine Mutation.[207]

Die meisten der neuen Viren sind so stark mutiert, so verkrüppelt, dass sie nicht überlebensfähig sind und sich nicht vermehren, aber Tausende der stärkeren Versionen tun es doch.[208] Dieser Vorgang entspricht stündlich Jahrtausenden der Evolution. Auf diese Weise können andere RNA-Viren wie HIV und Hepatitis C jahrelang innerhalb desselben Individuums existieren; sie verändern sich ständig und entziehen sich so dem Immunsystem.[209] Einer der Gründe, warum noch kein Impfstoff gegen HIV entwickelt werden konnte, ist, dass dieses Virus so schnell mutiert[210] – und das Influenzavirus mutiert sogar noch viel schneller.[211] Deshalb ist es für unser Immunsystem so schwierig, eine Grippe in den Griff zu bekommen. Zu dem Zeitpunkt, zu dem wir eine wirksame Antikörperreaktion entwickelt haben, hat das Virus sein Erscheinungsbild bereits geringfügig verändert, ein Prozess, der als Gendrift bezeichnet wird. So kann die Grippe Jahr für Jahr wiederkehren.

Prof. Kennedy Shortridge, der Virologe, der als Erster H5N1 bei Hühnern in Hongkong identifizierte, beschreibt das Virus, das Influenza verursacht, als ein »unintelligentes, instabiles Virus«.[212] Einer seiner Kollegen brachte es auf den Punkt: »Die Grippe ist nicht besonders schlau. Vergessen Sie die Vorstellung, dass das Virus clever ist. Das Virus ist ungeschickt. Es macht viele Fehler beim Vorgang, sich selbst zu kopieren. Diejenigen Kopien, die einen Vorteil haben, werden ausgewählt, und deshalb ist es so erfolgreich.«[213] Kein anderes menschliches Atemwegsvirus verfügt über eine solche Mutationsrate.[214] Es vereint die verheerendsten Eigenschaften aus allen Welten: ein tödlichen Virus mit einer hohen Mutationsrate, das sich über die Atemwege verbreitet. Wissenschaftler befürchten, dass ein Virus wie H5N1 sich zu einer Art über die Luft übertragenes HIV entwickeln könnte – zwar mit der Hälfte der Sterblichkeitsrate von unbehandeltem HIV, aber in der Lage, uns innerhalb von Tagen zu töten.

VIRALER SEX

Die wenigen Gene, die das Influenzavirus besitzt, sind auf acht unterschiedliche RNA-Stränge innerhalb jedes Virus verteilt. Es muss ein Albtraum für das Virus sein, jeden neuen ausgehenden Nachkommen mit dem richtigen RNA-Oktett auszustatten. Warum speichert es nicht einfach alle seine Gene auf einem einzigen Strang? Weil Influenzaviren dank getrennter Stränge Sex miteinander haben können.[215]

Variabilität ist der Motor der Evolution. Der Stärkere überlebt nur, wenn es einige Varianten gibt, die sich besser anpassen als andere. So funktioniert die natürliche Selektion, so können sich Arten im Laufe der Zeit an unvorhersehbare Veränderungen in ihrer Umwelt anpassen. Wenn alle Nachkommen identisch sind, das heißt, wenn alle Nachkommen einfach Klone des Elternteils sind, dann hat diese Spezies weniger Flexibilität, um sich anzupassen. Man nimmt an, dass dies der Grund dafür ist, dass sich Vögel und Bienen (und viele Pflanzen) so entwickelt haben, dass sie genetische Vorteile bei der Fortpflanzung miteinander kombinieren. Diese genetische Mischung erhöht die Variation unter den Nachkommen erheblich.

Angenommen, zwei völlig unterschiedliche Typen von Influenzaviren übernehmen dieselbe Zelle. Sie produzieren jeweils Millionen von Kopien ihrer acht individuellen RNA-Stränge. Und was geschieht dann? Wenn die Virusnachkommen aus der Zelle schlüpfen, können sie jeweils die Gene beider »Eltern« miteinander mischen und aufeinander abstimmen. Diese segmentierte Natur des Genoms ermöglicht es verschiedenen Influenzaviren, sich leicht miteinander zu »paaren«, indem sie RNA-Segmente austauschen, um völlig neue Hybridviren zu bilden.[216] Das ist einer der Möglichkeiten, wie Pandemien entstehen können.

Historisch gesehen war zu einem bestimmten Zeitpunkt jeweils immer nur ein Influenzastamm unter der menschlichen Bevölkerung dominant.[217] Seit 1968 ist dies der Stamm H3N2. Jedes Jahr ändern die hervorstehenden Spitzen des Virus sich geringfügig, aber das Virus ist immer noch H3N2, sodass Antikörper, die wir in den vergangenen Jahren gegen das Virus hergestellt haben, es immer noch als etwas Vertrautes erkennen und uns einen gewissen Schutz bieten. So wird H3N2 nun seit Jahrzehnten Jahr für Jahr von unserem Immunsystem in Schach gehalten, dank unserer früheren Begegnungen mit dem Virus.

Wenn das Virus sein Aussehen von Jahr zu Jahr überhaupt nicht verändert hätte, könnte unsere Immunität absolut sein, und wir würden, wie bei den Windpocken, nie wieder eine Grippe bekommen. Da sich das Erscheinungsbild des Virus jedoch jedes Jahr ein wenig verändert, erkranken jedes Jahr einige Menschen an der Grippe. Bei den meisten Betroffenen dauert die Krankheit jedoch nur wenige Tage, bevor die frühere teilweise Immunität den vertrauten Feind besiegen kann – und das Leben geht weiter.

Pandemien entstehen, wenn ein dramatisch verändertes Virus auf den Plan tritt, ein Virus, gegen das wir zuvor keine Immunität hatten. Das kann passieren, wenn das Virus eine ganze Verschiebung durchläuft und dadurch eine neue H-Spitze bekommt. Und genau hier kann der Genaustausch ins Spiel kommen.

Das Pandemievirus von 1918 war H1N1. Es trat in den folgenden Jahren wieder auf, aber da war es schon ein alter Hut. Diejenigen, die das Virus während der Pandemie überlebt hatten, behielten einen Großteil ihrer Immunität. Der jährliche Grippestamm blieb H1N1 und infizierte jahrzehntelang jedes Jahr relativ wenige Menschen, bis 1957 plötzlich ein H2N2-Virus in Form der Asiatischen Grippe eine Pandemie auslöste. Da die Weltbevölkerung im Wesentlichen nur gegen H1-Spitzen immun geworden war, verbreitete sich das Virus rund um den Erdball und infizierte einen bedeutenden Teil der Weltbevölkerung. Zum Beispiel erkrankte die Hälfte aller amerikanischen Schulkinder.[218] Glücklicherweise war seine Virulenz nicht besonders hoch und weltweit erlagen dem Virus nur etwa eine Millionen Menschen.[219] H2N2 trat elf Jahre lang saisonal auf. Im Jahr 1968 löste das H3N2-Virus, die Hongkong-Grippe, eine weitere Pandemie aus und tritt seither jedes Jahr erneut auf. Es infizierte noch weniger Menschen als die H2N2-Grippe: Nur etwa 40 Prozent der Jugendlichen in den USA erkrankten und noch weniger starben. Experten vermuten, dass die teilweise Immunität gegen die N2-Spitze wenigstens ein Mindestmaß an Schutz bot.[220] Bei 95 Prozent der Oberflächenspitzen handelt es sich um Hämagglutinin und nur fünf Prozent sind Neuraminidasen.[221] Außerdem beeinflusst Hämagglutinin die Infektiosität direkt, da es an die Wirtsrezeptoren andockt. Daher ist es das Auftreten einer neuen H-Spitze, das eine Pandemie auslöst.[222]

Wenn jeweils nur eine begrenzte Anzahl von Typen menschlicher Viren gleichzeitig dominant auftreten, mit welchen anderen Viren kann das dominante Virus dann Gene austauschen? Vögel sind das Reservoir, aus dem fast alle menschlichen und nicht menschlichen tierischen Influenzagene stammen. So können pandemische Viren entstehen, wenn die menschliche Grippe in den Genpool der Vogelgrippe eintaucht und eine aviäre H- oder N-Kombination zustande kommt, die die heutige Menschheit noch nie zuvor erlebt hat. Das menschliche Virus hat hierbei eine große Auswahl, da Vögel 16 verschiedene Hämagglutinin-Spitzen und neun verschiedene Neuraminidase-Spitzen beherbergen.[223] (Zwei neue Hs und Ns wurden kürzlich bei Fledermäusen entdeckt.[224]) Forscher gehen davon aus, dass irgendwann kurz vor Februar 1957 irgendwo entlang der Straße zwischen Kutsing und Guiyang in Südchina ein H2N2-Vogelgrippevirus entweder ein Schwein oder einen Menschen infiziert haben könnte, das beziehungsweise der bereits an der normalen saisonalen menschlichen H1N1-Grippe erkrankt war, und dass es dadurch zu einer unheilvollen Verbindung der Viren kam.[225] Aus einer dieser koinfizierten Zellen entstand ein Mensch-Vogel-Kreuzungsvirus, das fünf der ursprünglichen menschlichen viralen Gensegmente und drei neue Segmente des Vogelvirus enthielt, einschließlich neuer H- und N-Spitzen.[226] Dann tauschte das Virus im Jahr 1968 sein H2 gegen ein H3 aus einem anderen Vogelgrippestamm aus. Mit jedem neuen Zusatz aus der Vogelpopulation wurde das Virus dem menschlichen Immunsystem unbekannter, weshalb es sich schnell auf der ganzen Welt verbreiten konnte.

Im 20. Jahrhundert gab es also drei große Grippepandemien – 1918, 1957 und 1968 –, aber wie der Leiter des National Institute for Allergy and Infectious Diseases es ausdrückt: »Unter den Pandemien gibt es solche und solche.«[227] Die halb und halb Vogel-Mensch-Hybridviren von 1957 und 1968 enthielten offensichtlich ausreichend zuvor erkannte menschliche Strukturen, sodass eine frühere teilweise Exposition der menschlichen Bevölkerung das Schadenspotenzial der Pandemie eindämmen konnte. Im Gegensatz dazu war der Pandemiestamm von 1918 gänzlich vogelähnlich.[228] Anstatt seine vogelähnliche Fremdartigkeit zu verdünnen, sprang das Vogelgrippevirus von 1918 »wahrscheinlich direkt auf den Menschen über und begann, Menschen zu töten«, bemerkte Taubenberger, der Mann, der zur Wiederbelebung des Virusstamms beigetragen hat.[229] Dasselbe könnte mit der neuen Flut von Vogelgrippeviren geschehen, die in den letzten Jahren hin und wieder Menschen infizieren, wie zum Beispiel das H5N1-Virus. Soweit bekannt, war das menschliche Immunsystem noch nie zuvor einem H5-Virus ausgesetzt gewesen. Wie die WHO betont, »wäre die Anfälligkeit der Bevölkerung für ein H5N1-ähnliches Pandemievirus allumfassend«.[230]

H5N1 entwickelte eine Letalität für den Menschen, die man zuvor bei Influenzaviren nicht für möglich gehalten hatte. Die Hälfte der Patienten, von denen bisher bekannt wurde, dass sie an dieser Form der Grippe erkrankten, ist gestorben.[231] H5N1 ist gut im Töten, aber nicht darin, sich zu verbreiten. Um eine Pandemie auszulösen, muss das Virus lernen, sich effizient von Mensch zu Mensch zu übertragen. Jetzt, da das Genom des Virus von 1918 vollständig sequenziert ist, wissen wir, dass möglicherweise nur ein paar Dutzend Mutationen nötig waren, um ein Vogelgrippevirus zum größten Killer der Menschheit werden zu lassen,[232] und wir haben gesehen, wie einige dieser Veränderungen sich in H5N1 niederschlugen.[233] Je weiter sich H5N1 ausbreitet und je mehr Menschen es infiziert, desto größer ist die Wahrscheinlichkeit, dass dabei Mutationen entstehen, die eine wirksame Übertragung von Mensch zu Mensch ermöglichen könnten. »Und das ist es, was uns nachts wach hält«, sagte der Vorsitzende der Arbeitsgruppe zu pandemischer Influenza der Infectious Diseases Society of America.[234]

Von den National Institutes of Health (NIH) finanzierte Forschungsarbeiten legen nahe, dass Influenzaviren noch schneller mutieren als bisher angenommen.[235] Einige Wissenschaftler haben die Theorie aufgestellt, dass eine »Mutator-Mutation« existiert, die die Replikation noch unkoordinierter werden lässt, was das Virus auf den Artensprung vorbereitet.[236] Als ob seine Wahllosigkeit und Segmentierung nicht schon schlimm genug für unser Immunsystem wäre, haben Influenzaviren einen dritten Weg der Mutation gefunden. Der Prozess des Austauschs von Genen zwischen zwei Viren wurde zunächst als »Reassortierung« bezeichnet, ein Prozess ähnlich dem Mischen von Spielkarten, wobei ein menschlicher Satz Spielkarten und ein Vogelsatz mit jeweils acht Karten miteinander vermischt werden. Dieser Vorgang, der heute als Rekombination bezeichnet wird, ermöglicht es Influenzaviren, lediglich Stücke einzelner RNA-Stränge miteinander auszutauschen. Das ist in etwa so, als würde das Virus nicht nur beide Kartensätze miteinander vermischen, sondern auch jede Karte in zwei Hälften schneiden und die Hälften dann zufällig wieder zusammenkleben.[237] Die Bezeichnung als Meister der Verwandlung ist in der Tat ganz richtig.

Alle Grippeviren sind zu hohen Mutationsraten fähig, aber noch nie zuvor hat die Wissenschaft ein Virus wie H5N1 gesehen. Nur sehr wenige menschliche Krankheitserreger erreichen auch nur annähernd eine Letalität von 50 Prozent. Der Leiter des Center for Biosecurity der University of Pittsburgh sagte bei einem Briefing vor dem US-Kongress: »Sterblichkeitsraten, die sich dieser Größenordnung nähern, sind für jede epidemische Krankheit beispiellos.« Osterholm von der University of Minnesota beschrieb das Schreckgespenst einer tödlichen Supergrippe als »die Bestie, die um Mitternacht in der Seele eines jeden Epidemiologen lauert« – das »Pik-Ass im Influenzakartensatz«.[238]

Es ist allerdings schwer zu glauben, dass ein Grippevirus wirklich so tödlich sein könnte. Dass die Anzahl der Todesopfer 50 Prozent entspricht, errechnet sich aus der Zahl der Verstorbenen geteilt durch die Gesamtzahl der Fälle. Aber was ist, wenn wir keine genauen Zahlen haben? Was ist, wenn es Menschen gibt, die sich infiziert haben, aber nicht in die Statistik aufgenommen wurden, weil sie keine oder nur geringe Symptome hatten? In diesem Fall könnte die 50-prozentige Letalität eine grobe Überschätzung sein.

Die Ergebnisse einer Untersuchung zur Beantwortung dieser Frage wurden von der CDC veröffentlicht.[239] In der kambodschanischen Provinz Kampot starben Dutzende von Hühnerherden an H5N1, aber es wurde nur ein einziger Fall beim Menschen gemeldet, ein junger Landwirt, der in der Folge verstarb. Dies war das Signal für die Forscher, bei jeder Familie in der Gegend Blut abzunehmen, um die tatsächliche Infektionsrate beim Menschen zu bestimmen. Wie viele Fälle fehlten? Wie viele Infizierte waren übersehen worden? Sie analysierten Blutproben von 351 Dorfbewohnern der Gegend. Nicht eine einzige Person zeigte Anzeichen einer aktuellen oder stattgehabten Infektion.[240]

Es gibt zwei Schlussfolgerungen, die sich aus dieser Studie ziehen lassen. Erstens handelt es sich bei H5N1 derzeit immer noch fast ausschließlich um ein Vogelvirus. In den Jahrzehnten seit seiner Entdeckung scheinen sich weniger als 1000 Menschen angesteckt zu haben, obwohl es zum Tod von Hunderten Millionen Vögeln gekommen ist. Die Sorge besteht natürlich darin, dass das Virus zu einer menschlichen Form mutiert, die leicht von Mensch zu Mensch übertragbar wäre und dadurch die nächste Pandemie auslösen könnte. Und dies führt uns zu Schlussfolgerung Nummer zwei: Wenn diese Studie ein genaues Abbild dessen ist, was vor Ort geschehen ist, dann könnte die Sterblichkeitsrate bei Menschen tatsächlich in der Größenordnung von 50 Prozent liegen. Denn legt man diese Studie zugrunde, scheinen uns tatsächlich nicht viele Fälle zu entgehen.

29 weitere ähnliche Erhebungen in Bangladesch,[241] Kamerun,[242] China,[243] Deutschland,[244] Indonesien,[245] Nigeria,[246] Südkorea,[247] Thailand,[248] der Türkei[249] und Vietnam[250] haben keine Hinweise auf eine signifikante Anzahl asymptomatischer oder klinischer leichter Fälle gefunden, selbst bei Personen mit häufigen Hochrisikoexpositionen, was darauf hindeutet, dass die hohe Todesfallrate die Schwere der Infektion genau widerspiegeln könnte.[251] Und als ob eine Sterblichkeitsrate von 50 Prozent nicht schlimm genug wäre, deuten experimentelle Daten darauf hin, dass ein pandemischer H5N1-Erreger bei den Überlebenden neurodegenerative Erkrankungen wie Parkinson und Alzheimer auslösen könnte.[252]

Selbst wenn H5N1 zum heutigen Zeitpunkt tatsächlich eine Letalität beim Menschen ähnlich der von Ebola aufweist, gehen viele davon aus, dass das Virus, um zu einer leicht übertragbaren menschlichen Form mutieren zu können, notwendigerweise seine Angriffslust reduzieren müsste. Ein von der WHO einberufenes Expertengremium stellte diese Annahme jedoch infrage und stellte die Hypothese auf, dass das Virus seine extreme Letalität möglicherweise beibehalten könnte.[253] Eine pandemische Influenza hat das Potenzial, Milliarden von Menschen zu infizieren. Wenn es H5N1 gelingt, seine Fähigkeit zu bewahren, einen bedeutenden Teil seiner Opfer zu töten, »könnte es tödlicher sein als alles, was wir jemals in der Geschichte gesehen haben«, sagte ein Wissenschaftler der WHO.[254] Oder wie ein anderer Influenzaexperte bemerkte: »Es könnte alles Mögliche passieren«.[255]

Robert Webster, Vorsitzender der Virology Division des St. Jude Children's Research Hospital in Tennessee, ist wohl der weltweit führende Experte für Vogelgrippe.[256] Er wird oft als der »Papst« der Influenzaforschung bezeichnet. In seiner charakteristisch unpäpstlichen Sprache drückt Webster es unverblümt aus. H5N1, sagte er, sei »das Virus, bei dem wir uns wirklich in die Hose machen«.[257]

H5N1

Die Geschichte nahm wohl ihren Anfang mit einem dreijährigen Jungen in Hongkong, der über Hals- und Bauchschmerzen klagte.[258] Am 14. Mai 1997 wurde Lam Hoi-ka mit Fieber ins Queen Elizabeth Hospital eingeliefert; eine Woche später war er tot. Als Todesursachen wurden akutes Atem-, Leber- und Nierenversagen sowie eine »disseminierte intravaskuläre Koagulopathie« angegeben. Neben dem multiplen Organversagen war sein Blut geronnen.[259]

Der Topspezialist der staatlichen Vireneinheit wurde zurate gezogen.[260] Aus dem Rachen des Jungen wurden Proben entnommen. Nach dem damaligen Kenntnisstand konnten Menschen nur durch H1-, H2- und H3-Viren erkranken. Als die Proben positiv auf Influenza, aber negativ für alle bekannten menschlichen Stämme ausfielen, leitete der leitende Virologe in Hongkong die geheimnisvollen Proben an Spitzenlabors der ganzen Welt in London, den Niederlanden und Atlanta, an die CDC, weiter. [261]

Die Niederländer waren die Ersten, die etwas entdeckten. Der Virologe Jan de Jong, heute ein leitender Forscher an der Erasmus-Universität in Rotterdam, erhielt die Probe. Er stellte fest, dass der Junge von einem H5-Virus getötet worden war, H5N1.[262] Die Wissenschaft war fassungslos.

»Wir dachten, wir kennen die Spielregeln«, erinnert sich der Leiter des Center for Public Health Preparedness an der Columbia University, »und eine dieser Regeln war, dass H1, H2 und H3 beim Menschen Grippe auslösen, und nicht H5. Es war, als würde es 13 schlagen.«[263] Alle nahmen an, dass H5 nur bei Vögeln Krankheiten verursachte, nicht bei Menschen.

Innerhalb von zwei Tagen saß de Jong in einem Flugzeug nach Hongkong. »Wir mussten sehr, sehr schnell handeln«, erinnert er sich. »Wir erkannten, dass das Ganze sich zu einer Pandemiesituation entwickeln konnte.«[264] Keiji Fukuda, Leiter der Epidemiologie in der Influenzaabteilung der CDC, folgte ihm kurz darauf. Es war ein schwerer Tod gewesen. Man hatte das Kleinkind intubieren müssen und es hatte Berichten zufolge große Schmerzen gehabt. Fukuda war zu dieser Zeit Vater zweier kleiner Kinder. »Die Geschichte ging mir wirklich ans Herz. Ich hatte Angst vor dem, was passieren könnte, wenn sich das Virus verbreitete.«[265]

Hätte sich H5N1 1997 von Hongkong aus ausgebreitet, wäre der kleine Lam Hoi-ka Patient null für eine neue weltweite Pandemie gewesen.[266] Keiji Fukuda wurde Jahre später in einem Interview gefragt, was sein erster Gedanke gewesen sei, als er die Nachricht hörte, dass ein H5-Virus ein Kind getötet habe. Er sagte, er erinnere sich deutlich daran, dass er den Hörer aufgelegt und gedacht habe: »Jetzt geht es los.«[267]

Dieser erste Tod bewies, so der Leiter des Nationalen Influenzazentrums der Niederlande, »dass das, was bis dahin alle für unmöglich gehalten hatten, Realität geworden war – das Virus konnte direkt von Vögeln auf den Menschen überspringen.«[268] »So etwas war vorher noch nie passiert«, stimmte der Leiter der Emerging Pathogens Group der University of Hongkong zu. »Es war erschreckend.« Behalten wir jedoch im Hinterkopf, dass diese Aussagen getroffen wurden, bevor das Virus von 1918 im Jahr 2005 wiederbelebt wurde.[269] Tatsächlich war es, wie viele Wissenschaftler heute glauben, bereits 1918 geschehen – und das macht das Ganze umso erschreckender.

GEFLÜGELPEST

Vor mehr als einem Jahrhundert bestätigten Forscher den ersten Ausbruch einer besonders tödlichen Form der Vogelgrippe, die den Namen »Geflügelpest« erhielt.[270] Das Wort »Pest« stammt vom lateinischen *pestis* und bedeutet »Seuche« oder »Epidemie«. Später geriet der Name »Geflügelpest« in Vergessenheit und wurde durch den Begriff »hochpathogene aviäre Influenza« oder HPAI ersetzt.[271]

Domestiziertes Geflügel kann auch an einer unterschwelligen Influenza erkranken, der sogenannten niedrigpathogenen aviären Influenza oder LPAI (vom englischen Begriff *Low Pathogenic Avian Influenza*), die üblicherweise lediglich ein paar gekräuselte Federn und einen Rückgang der Eierproduktion verursacht.[272] Influenzaviren mit H5- oder H7-Spitzen sind jedoch in der Lage, zu der hochpathogenen Variante zu mutieren, die bei den Vögeln eine verheerende Krankheit auslösen kann. Websters Bezeichnung der H5- und H7-Influenzastämme sagt alles: Er nennt sie »die fiesen Bastarde«.[273] Und fieser als H5 wird es nicht mehr.

Webster hat den Ruf, als Erster die Rolle der Vogelgrippe bei der Auslösung aller bekannten Grippepandemien entdeckt zu haben. Laut *Washington Post* ist er »der wohl wichtigste Beobachter tierischer Grippeviren der Welt«.[274] Webster hatte mehr Grund als die meisten anderen, besonders besorgt über den Todesfall in Hongkong zu sein. Er hatte H5 schon einmal gesehen; er wusste, welche Auswirkungen es haben konnte.

1983 befiel ein H5N2-Virus kommerzielle Hühnerbetriebe in Pennsylvania, und 17 Millionen Hühner starben oder mussten getötet werden. Dies wurde schnell zum weltweit größten Ausbruch der Vogelgrippe und zur kostspieligsten Tierseuchenbekämpfung in der Geschichte der USA[275] – das heißt, bis 2015 eine noch größere H5N2-Hühnerepidemie ausbrach, die 50 Millionen Vögel tötete.[276] Die Zahl der Todesfälle ist zwar auffällig, aber es war die Art und Weise, wie die Hühner starben, die den Wissenschaftlern immer noch nahegeht. In den veterinärmedizinischen Lehrbüchern werden die Todesfälle als »eine Vielzahl von kongestiven hämorrhagischen, transudativen und nekrobiotischen Veränderungen« beschrieben.[277] Ein Forscher übersetzt uns das in die Laiensprache: Die Hühner wurden im Grunde zu »blutigem Wackelpudding«.[278]

Im Frühjahr 1997, zwei Monate bevor Lam Hoi-ka erkrankte, kam es zu einem ähnlichen Phänomen in Hongkong. Tausende von Hühnern starben an H5N1. »Ihre Körper begannen zu zittern«, beschrieb ein Landwirt, »als ob sie ersticken würden, und dicker Speichel begann aus ihren Schnäbeln hervorzuquellen (...) Ihre Gesichter wurden dunkelgrün und schwarz, und dann starben sie.«[279] Einige Vögel erstickten an großen Blutgerinnseln, die sich in ihren Luftröhren bildeten.[280] »Zuerst schlugen sie noch mit den Flügeln«, berichtete ein anderer, »eine Minute später waren sie tot.«[281] Andere hatten Eier ohne Schale gelegt.[282] Im Labor zeigte sich, dass das Virus tausendmal infektiöser war als die bekannten menschlichen Stämme.[283] Das Virus, so bemerkte ein Wissenschaftler aus Hongkong, »war wie ein Alien«.[284]

Kennedy Shortridge, damals Vorsitzender der Abteilung für Mikrobiologie der University of Hongkong, begab sich persönlich vor Ort, um die Geschehnisse zu untersuchen. Der in Australien aufgewachsene Shortridge war von den gespenstischen Geschichten seiner Mutter über die Pandemie von 1918 erschüttert und beschloss, sein Leben dem Versuch zu widmen, die Ursprünge von Influenzapandemien aufzuklären.[285] Er hatte bereits 25 Jahre lang in Hongkong an dieser Frage gearbeitet, bevor das H5N1-Virus auftrat. Er fand »Hühner, die uns buchstäblich unter den Händen wegsterben«.[286] »Zuerst pickten die Vögel noch fröhlich in ihrem Futter«, erinnerte er sich, »und im nächsten Moment fielen sie wie in Zeitlupe auf die Seite und begannen nach Luft zu ringen, wobei das Blut langsam aus ihren Eingeweiden sickerte.«[287] Bei der Nekropsie (Autopsie bei Tieren) stellten die Pathologen fest, dass das Virus die inneren Organe der Vögel zu einem blutigen Brei hatte werden lassen. »Was wir da sahen, war eine Art Hühner-Ebola«, erinnert sich Shortridge.[288] »Es war eine unglaubliche Situation, überaus beängstigend. Meine Gedanken rasten«, sagt der Wissenschaftler. »Ich dachte: ›Mein Gott. Was ist, wenn dieses Virus sich nicht nur auf diesen Markt beschränkt und sich noch woanders verbreitet?‹«[289]

DAS WAR KNAPP

Der zweite Mensch, der in Hongkong starb, war ein 13-jähriges Mädchen, das zunächst über Kopfschmerzen geklagt hatte. Sie begann bald Blut zu husten, als es zu Blutungen in ihrer Lunge kam. Daraufhin hatte sie auch innere Blutungen im Darmtrakt und anschließend versagten ihre Nieren.[290] Sie kämpfte wochenlang an einem Beatmungsgerät, bevor sie starb. »Für mich«, sagte Webster, »ist das Erstaunliche an dem zweiten Fall, dass es überhaupt einen zweiten Fall gab.« Die Experten konnten immer noch nicht glauben, dass ein Virus, das angeblich »nur Vögel« infizierte, doch Kinder direkt ansteckte.[291]

Diese ersten Fälle begannen mit typischen Grippesymptomen wie Fieber, Kopfschmerzen, allgemeinem Unwohlsein, Muskelschmerzen, Halsschmerzen, Husten und Schnupfen. Die Patienten starben nicht an einer überlagerten bakteriellen Lungenentzündung, wie man sie bei Todesfällen im Zusammenhang mit saisonaler Grippe häufig bei älteren und gebrechlichen Menschen sieht. H5N1 schien das Immunsystem dazu gebracht zu haben, das tödliche Werk selbst zu vollbringen.

Bei zwei der ersten sechs Opfer, dem 13-jährigen Mädchen in Hongkong und einer 25-jährigen Frau aus den Philippinen, wurden Autopsien durchgeführt. Beide starben an multiplem Organversagen. Ihre Lungen waren mit Blut gefüllt, ihre Leber und Nieren mit totem Gewebe verstopft und ihre Gehirne durch Flüssigkeitsansammlungen angeschwollen.[292]

In beiden Fällen wurden erwartungsgemäß hohe Zytokinspiegel festgestellt. Offensichtlich hatte das Virus den Körper dazu gebracht, massive Zytokinstürme auszulösen und so Leber, Nieren und Lunge der Patientinnen im Feuer ihres eigenen Immunsystems zu verbrennen. Interessanterweise ergaben die bei der Autopsie aus jeweiligen Organen entnommenen Viruskulturen allesamt ein negatives Ergebnis. Es scheint, dass das Immunsystem der Patientinnen durch den brutalen Gegenangriff in gewisser Weise über das Virus triumphieren und es abtöten konnte. Indem die Zytokine wie im Krieg dem Feind nur ein brennendes Dorf hinterließen, um die Gefangenschaft zu verhindern, richteten sie den Körper zugrunde.[293]

Die meisten der Opfer von 1997 hatten entweder Hühner (oder in einem Fall Hühnerfüße) gekauft oder in einem Geschäft neben einem Hühnerhändler eingekauft.[294] Lam Hoi-ka hat sich möglicherweise im »Geflügel-Streichelzoo« seiner Vorschule beim Kontakt mit Küken angesteckt.[295] Der stärkste Risikofaktor, der sich bei den nachfolgenden Untersuchungen herauskristallisierte, war »ein direkter oder indirekter Kontakt mit kommerziellem Geflügel«.[296]

Die Übertragung von Mensch zu Mensch blieb sehr begrenzt. Ein infizierter Bankangestellter zum Beispiel steckte keinen seiner Mitarbeiter an, aber nachdem ein zweijähriger Junge »mit seiner symptomatischen fünfjährigen Cousine gespielt hatte und von ihr umarmt und geküsst worden war«, leistete er ihr drei Tage später im Krankenhaus Gesellschaft.[297] Glücklicherweise erholten sich beide von der Erkrankung. Das Virus schien sich nur durch sehr engen und nicht durch rein beiläufigen Kontakt zu verbreiten. Eine der Ärztinnen von Lam Hoi-ka wurde zum Beispiel positiv auf das Virus getestet, aber es wird angenommen, dass sie mit seiner Tränenflüssigkeit in Kontakt gekommen war.[298] Das Virus befand sich noch im Lernprozess, aber die wissenschaftliche Gemeinschaft war bestrebt, seiner Ausbildung ein Ende zu setzen.

Führende Wissenschaftler erkannten, dass die Krankheit von Hühnern ausging, und rieten dazu, alle Hühner der Region sogleich zu schlachten, um jegliche neuen Fälle bei Menschen zu verhindern. »Die Infektion riss die Vögel scheinbar von innen heraus auseinander«, erkannte Shortridge. »Meine Reaktion war: ›Dieses Virus darf nicht aus Hongkong herauskommen‹.«[299] Biologisch gesehen war der Plan sinnvoll, aber politisch gesehen war es ein harter Brocken. »Es war wirklich schrecklich«, erinnert sich Shortridge. »Es war, als trügen wir das gesamte Gewicht der Erde auf unseren Schulterm.«[300]

Der Druck der weltweiten öffentlichen Meinung hat wohl in der Tat dazu geführt, dass die Regierung schließlich Zugeständnisse machte. Hongkong war gerade erst mit China wiedervereinigt worden, und mit dieser neuen Macht im Nacken konnte das Land sich nicht leisten, als Gefahr für den Rest der Welt wahrgenommen zu werden.[301] Inmitten zunehmender Panik unterschrieb Margaret F. C. Chan, die später die Untersuchungen zu SARS leiten und die Leiterin der Influenzaabteilung der WHO werden sollte, das Todesurteil von mehr als einer Million Vögel.[302]

Vier Tage lang waren Hunderte von Hongkonger Regierungsangestellten – viele von ihnen Büroangestellte – mit der Schlachtung beschäftigt.[303] Es kam zu Handgemengen mit Hühnerverkäufern. Buddhistische Mönche hielten einen siebentägigen Gebetsgesang für die Seelen der Vögel ab.[304]

Über Nacht stellten sich die Neuinfektionen beim Menschen ein. Der letzte menschliche Fall des Hongkong-Ausbruchs von 1997 wurde am Tag vor Beginn der Schlachtungen verzeichnet.[305] Insgesamt erkrankten nur 18 Menschen und nur sechs Menschen starben.

»Das zweitschlimmste Elend nach einer verlorenen Schlacht ist eine gewonnene Schlacht.«

Duke of Wellington

Über den Ausbruch von 1997 wurden Bücher geschrieben. Der bekannte Journalist Pete Davies war acht Monate nach der Massenschlachtung bei Webster zu Besuch, an einem arktischen Berghang in der Nähe des Nordpols. Er fragte Webster, ob sie das Richtige getan hätten, als entschieden wurde, all diese Hühner in Hongkong zu töten. »Das Virus war ein Killer – als ob 1918 gerade in der Wiederholung begriffen wäre.«[306] Wären die Hühner nicht getötet worden, antwortete Webster, »dann würden Sie und ich vermutlich jetzt nicht hier sitzen und uns unterhalten. Denn einer von uns wäre tot.«[307]

Andere Experten sind derselben Meinung. »Stellen Sie sich vor, dieses Virus hätte ein wenig mehr Spielraum bekommen, um sich ungestört unter den Menschen auszubreiten«, sagte Klaus Stöhr, Leiter des Influenzaprogramms der WHO, »dann wäre vermutlich ein großer Teil der Weltbevölkerung gestorben.«[308] Fukuda erklärte: »Wenn man sich die Menschen ansieht, die gestorben sind (...) dann waren [die meisten] im Grunde gesunde junge Erwachsene. Das sind nicht die Menschen, die normalerweise an einer Grippe sterben (...) und die meisten von ihnen starben an Krankheiten, die sich im Allgemeinen mit einer viralen Lungenentzündung decken – es ist also eine Situation, die dem, was wir 1918 gesehen haben, sehr ähnlich ist. Beunruhigend ähnlich sogar – und das hat unser flaues Gefühl im Magen noch verstärkt.«[309]

Die Regierung von Hongkong wurde von der Geflügelindustrie für die Entscheidung, mehr als eine Million Vögel zu töten, scharf kritisiert. Bestätigung erhielt sie jedoch durch eine gemeinsame Proklamation von 19 Grippeexperten aus aller Welt, einschließlich der obersten Behörde der WHO, die 1998 unterzeichnet wurde und in der Dankbarkeit für die Entscheidung Hongkongs zum Ausdruck gebracht wurde. Die Proklamation schloss mit dem Satz: »Wir alle verdanken ihrem Handeln womöglich unser Leben.«[310]

Erst Jahre später enthüllten intensive Forschungen zu H5N1, wie knapp die Welt einer Pandemie tatsächlich entkommen war. Es gab Hinweise darauf, dass sich das Virus während der Krise in Hongkong rasch an den neuen menschlichen Wirt angepasst und Mutationen gebildet hatte, die seine Fähigkeit zur Vermehrung in menschlichem Gewebe erhöht hatten. Shortridge, der H5N1 erstmals bei Hühnern in Hongkong identifiziert hatte, schrieb im Jahr 2000: »Man kann wohl mit Fug und Recht behaupten, dass eine Pandemie abgewendet wurde.«[311]

Der Experte für Infektionskrankheiten des Ärzteverbands von Hongkong warnte jedoch davor, dass die Episode möglicherweise noch nicht das Ende von H5N1 war. »Und solange die Umstände bestehen bleiben, die eine Ausbreitung von H5N1 begünstigen können«, sagte er, »kann es auch erneut auftreten.«[312] Keiji Fukuda von den CDC wurde in einem Interview gefragt, ob die Aussicht auf die Rückkehr von H5N1 ihm den Schlaf raube. »Mehr Nächte, als mir lieb wären«, gab er daraufhin zu.[313]

Webster, der sich eingehend mit dem Hongkonger H5N1-Virus befasste, schätzt, dass es möglicherweise nur wenige Monate gedauert hätte, bis es

»alle Mutationen, die für die Übertragung von Mensch zu Mensch erforderlich sind, erworben hätte – aber es hätte sie letztendlich zusammenbekommen«, sagte er. »Und wenn es entkommen wäre, mein Gott ... Ich bin überzeugt, dass dieses Virus eine Situation wie 1918 hätte hervorrufen können. Es stimmt, das Virus war ganz und gar aviär – aber es hatte auch menschliche Aspekte, die wir noch nie zuvor gesehen hatten.«[314] Inzwischen wird vermutet, dass das Virus von 1918 ebenfalls vollständig aviär war, eine »an den Menschen angepasste Variante eines pathogenen aviären Stammes«.[315]

Mike Ryan, Gründungsmitglied des Global Outbreak Alert and Response Network der WHO, beschrieb H5N1 bei Vögeln als »eine Krankheit biblischen Ausmaßes«.[316]

In einem von der Universität Oxford veröffentlichten Lehrbuch schrieb Webster Folgendes über den H5-Ausbruch in Pennsylvania im Jahr 1983: »Wie gehen wir mit einer solchen Epidemie um? Das Landwirtschaftsministerium wandte die Standardmethoden für eine Ausrottung des Erregers an, tötete die infizierten Hühner und exponierte benachbarte Vögel und vergrub die Kadaver. Aber wir können nicht umhin, uns zu fragen, was wir getan hätten, wenn dieses Virus beim Menschen aufgetreten wäre. Wir können nicht genug Löcher graben, um alle Menschen auf der Welt zu begraben.«[317]

WAS PASSIERT MIT EINER AUFGESCHOBENEN PANDEMIE?

Das Töten aller Hühner in Hongkong im Jahr 1997 hielt H5N1 zunächst auf, aber nicht lange. Die Rahmenbedingungen, die ursprünglich zu seiner Entstehung geführt hatten, waren nach wie vor gegeben; es war nur eine Frage der Zeit, bis es wieder auftauchen sollte.

Experten gehen davon aus, dass die humane Influenza vor etwa 4500 Jahren mit der Domestizierung von Wasservögeln wie zum Beispiel von Enten begann, der ursprünglichen Quelle aller Grippeviren.[318] Laut Prof. Shortridge brachte dies »Influenzaviren auf die ›Höfe‹ und führte so zur Entstehung von Epidemien und Pandemien«.[319] Es ist jedoch unwahrscheinlich, dass vor 2500 vor Christus jemals ein Mensch von einer Grippeerkrankung betroffen war.

Die Entenzucht hat sich in den letzten 500 Jahren dramatisch ausgebreitet und intensiviert, beginnend während der Qing-Dynastie in China im Jahr 1644 nach Christus.[320] Bauern brachten Enten von den Flüssen und Nebenflüssen auf überflutete Reisfelder, um sie zusätzlich zum Reis als Nahrung zu verwenden. Dies führte zu einem permanenten ganzjährigen Genpool von Vogelgrippeviren in Ostasien in unmittelbarer Nähe des Menschen.[321] Die domestizierte Ente Südchinas gilt als Hauptwirt aller Influenzaviren mit pandemischem Potenzial.[322]

Dies ist wahrscheinlich der Grund dafür, dass zwei der letzten drei Grippepandemien in China begannen.[323] Nach Angaben der Ernährungs- und Landwirtschaftsorganisation der Vereinten Nationen (Food and Agriculture Organization, FAO) ist China der größte Produzent von Hühner-, Enten- und Gänsefleisch für den menschlichen Verzehr.[324] Auf China entfallen 70 Prozent des weltweit produzierten Entenfleischs und mehr als 90 Prozent des Gänsefleischs.[325] In China gibt es mehr als zwei Dutzend Spezies von Wasservögeln.[326] Osterholm drückt es wie folgt aus: »China stellt das unglaublichste Labor für die Reassortierung von Grippeviren dar, das man sich nur vorstellen kann.«[327]

Umfangreiche Probenahmen von asiatischen Wasservögeln in den Jahren nach dem Ausbruch in Hongkong haben H5N1 bis zu einem Ausbruch unter Zuchtgänsen vermutlich im Jahr 1996 zurückverfolgt. In diesem Jahr überstieg die Zahl der in China aufgezogenen Wasservögel zwei Milliarden Vögel.[328] Das Virus schien zunächst Enten und Gänse befallen zu haben … und dann Hühner.

Im Jahr 2001 kam das Virus erneut aus seinem ursprünglichen Reservoir in Wasservögeln und feierte ein Comeback unter den Hühnern Hongkongs.[329] Wieder einmal wurden alle Hühner notgeschlachtet – diesmal bevor überhaupt ein Mensch erkrankte.[330] Sporadische Ausbrüche fanden während des ganzen Jahres 2002 immer wieder statt, aber erst 2003 begannen in Hongkong wieder Menschen zu sterben.[331] Bis zum Ende dieses Jahres war das Virus dann schließlich aus China ausgebrochen und wütete auf dem gesamten asiatischen Kontinent.

Während die Menschheit kurz vor dem Übergang ins Jahr 2004 stand, kamen der FAO und anderen internationalen Organisationen Gerüchte zu Ohren über weitverbreitete Ausbrüche einer virulenten Krankheit, die die Hühnerpopulationen in ganzen Regionen auslöschte.[332] Die Berichte kamen aus so vielen verschiedenen Quellen gleichzeitig, dass die Behörden nicht wussten, wem sie glauben sollten. Innerhalb eines Monats wurden sie jedoch alle bestätigt. H5N1 war aus China entkommen und brach fast gleichzeitig in acht verschiedenen Ländern aus. Schnell entwickelte sich die Situation zum größten Ausbruch der Vogelgrippe in der Menschheitsgeschichte.[333]

Aufgrund des Musters und der Zeitpunkte der Ausbrüche wurde der Handel mit lebenden Vögeln für die Ausbreitung in ganz Südostasien verantwortlich gemacht.[334] Zum Beispiel legten Hühner aus der Gansu-Provinz in China eine fast 1500 Kilometer lange Reise nach Tibet im Lastwagen zurück.[335] Der vietnamesische Premierminister verhängte rasch ein Verbot aller Hühnertransporte,[336] aber es wird angenommen, dass der weitverbreitete Vogelschmuggel die Ausbreitung des Virus in der gesamten Region fortgesetzt hat.[337] Es sollte noch ein weiteres Jahr dauern, bis das Virus lernen sollte, Zugvögel zu nutzen, um per Anhalter in den Westen zu gelangen,[338] obwohl auch der Geflügelhandel möglicherweise eine Rolle bei der Ausbreitung von H5N1 in den Nahen Osten, nach Europa und Afrika gespielt hat.[339] Sogar in die Vereinigten Staaten wurde angeblich eine Lieferung mit Hühnerteilen mit der Aufschrift »Quallen« aus Thailand eingeschmuggelt und an zehn verschiedene Staaten ausgeliefert, bevor sie beschlagnahmt wurde.[340] In einem einzigen Hafen in Kalifornien fingen Zollbeamte im Jahr 2005 innerhalb eines Zeitraums von drei Monaten illegale Sendungen von eingeschmuggeltem Geflügel mit einem Gewicht von fast 75 Tonnen und etwa 100 000 Eiern aus Asien ab.[341] Ein Biologe bemerkte, dass die Tatsache, dass der Fokus nach wie vor auf dem Geflügelhandel liegt, sich darin begründe, dass »Unternehmen mehr Steuern zahlen als Zugvögel«.[342]

Innerhalb weniger Monate wurden in ganz Asien mehr als 100 Millionen Vögel entweder durch die Seuche getötet oder mussten geschlachtet werden.[343] Millionen von Vögeln wurden in Thailand lebend begraben und in China lebendig verbrannt.[344] In Taiwan wurden Vögel zu Tode getrampelt und in Vietnam zu Tode geprügelt.[345] Die französischen Medien berichteten über die Geschehnisse: »Soldaten ziehen ihre Hemden aus und schlagen mit blutigen Stöcken auf zu Tode erschreckte Enten ein; Bauern in schmutzigen Kleidern greifen sich Hühner, die aus ihren Käfigen krähen, um ihnen den Hals umzudrehen, und zuckende Säcke, die mit lebenden Vögeln gefüllt sind, werden in einen Graben geworfen und mit Erde bedeckt.«[346] Es ist leicht, ein solches Vorgehen vom Westen aus zu verurteilen, aber vergessen wir nicht, dass die US-Eierproduktionsindustrie lebende Hühner mit abnehmender Eierproduktivität früher gerne in Holzhäcksler[347] warf und dass weiterhin lebende männliche Küken von Eier legenden Rassen in Hochgeschwindigkeitsmühlen geschreddert werden.[348] Aber ganz abgesehen von ethischen Erwägungen ist die WHO besorgt, dass die Tötungs- und Entsorgungsmethoden das Risiko einer Exposition des Menschen erhöhen könnten. »Wenn [das Schlachten der Vögel] so durchgeführt wird, dass mehr Menschen [dem Virus] ausgesetzt sind«, sagte ein WHO-Sprecher, »dann könnte dies (...) das Risiko erhöhen, dass sich ein Virenstamm entwickelt, dem wir nicht begegnen möchten.«[349]

Trotz der Massenschlachtungen trat das Virus im Herbst 2004 erneut verstärkt auf und breitete seine Flügel zunächst in ganz Südostasien[350] und dann im Nahen Osten, in Afrika und Europa aus.[351] Als das Jahr 2004 sich zu Ende neigte, sagte der ehemalige US-Gesundheitsminister Tommy G. Thompson den Reportern in seiner Abschiedspressekonferenz, dass H5N1 seine größte Angst sei und den Bioterrorismus bei Weitem in den Schatten stelle. Die Vogelgrippe, sagte er, sei eine »wirklich große Bombe«.[352]

DAS JAHR DES HAHNS

Im Jahr 2005, dem Jahr des Hahns im chinesischen Tierkreis, kam es erneut zu Todesfällen unter der menschlichen Bevölkerung. Bis Juni wurden der WHO mehr als 100 im Labor bestätigte Fälle und mehr als 50 Todesfälle gemeldet.[353] In diesem Jahr setzte sich auch ein weiterer alarmierender Trend fort: H5N1 lernte dazu.

Klaus Stöhr von der WHO erklärte den Sachverhalt in einem Editorial des *New England Journal of Medicine* folgendermaßen: »Jüngste Labor- und epidemiologische Studien haben beunruhigende Beweise dafür geliefert, dass das H5N1-Virus bei Geflügel zunehmend pathogener wird, seine Umweltresistenz erhöht und sein Wirtsspektrum unter den Säugetieren ausgeweitet hat.«[354] Seit seinem Wiederauftauchen in Hausgeflügel im Jahr 2001 hatte das H5N1-Virus in den zwei Jahren bis zum Jahr 2003 mehr als ein Dutzend Reassortierungen mit anderen Influenzaviren durchlaufen, wobei die

Viren Gene wie Sammelkarten ausgetauscht und eine mächtige H5N1-Mutation haben entstehen lassen, die unter Wissenschaftlern als Typ Z bekannt ist. Das Virus hatte sich sozusagen aus mehr als einem Dutzend Kartendecks jeweils die besten Karten ausgesucht. Die Anpassungen, die es Z ermöglichten, in der Umgebung zu überleben, steigerten die Infektionsfähigkeit des Virus noch weiter, ganz zu schweigen von seiner Fähigkeit, sich zu verbreiten und zu mutieren. Innerhalb eines Jahres war die Mutation Z+ entstanden.[355]

Z+ löste 2004 eine regelrechte Explosion von Fällen in ganz Asien aus. H5N1 hatte langsam, aber sicher die Fähigkeit erlangt, sich hocheffizient unter Hühnern zu verbreiten, und überschwemmte die Geflügelzuchtnationen. Es war auch im Töten besser geworden.

Virologen der University of Wisconsin waren die ersten, die beweisen konnten, dass die Letalität des Virus sich nicht auf Vögel beschränkte. Influenzaviren töten normalerweise keine Säugetiere wie Mäuse, aber im Labor tötete Z+ 100 Prozent der Testpopulation und löste deren Lungen förmlich auf.[356] »Es handelt sich hierbei um das pathogenste Virus, das wir kennen«, erklärte der leitende Forscher. »Ein infektiöser Partikel – ein einziges infektiöses Virion – tötet Mäuse. Ein erstaunliches Virus.«[357] Kristallografische Studien zeigten, dass das Virus auf molekularer Ebene dem Virus von 1918 langsam strukturell ähnlicher wurde.[358]

H5N1 begann, weitere Arten ins Auge zu fassen. Aus China kamen Berichte, dass Schweine infiziert seien,[359] was die Sorge aufkommen ließ, dass diese Tiere als zusätzliche Gentauschbörse fungieren könnten. Da Schweine sich sowohl mit der menschlichen Grippe als auch mit der Vogelgrippe infizieren können, wird angenommen, dass sie als eine Art »Mischgefäße« für Influenzaviren fungieren könnten.[360]

Auch Hauskatzen begannen plötzlich zu sterben.[361] Es war das erste Mal, dass Katzen jemals an der Grippe erkrankten. Katzen galten seit jeher als resistent gegen diese Krankheit.[362] »Wenn die Vogelgrippe überhaupt eine vorhersehbare Eigenschaft hat, dann die, dass sie nicht vorhersehbar ist«, beklagte ein Biologe der Ohio State University. »Sie hat uns mehr als einmal hinters Licht geführt.«[363]

Tiger und Leoparden in Zoos, die mit Hühnern aus dem örtlichen Schlachthof gefüttert worden waren, erkrankten und starben.[364] Im größten Tigerzoo Thailands wurden mehr als 100 Großkatzen getötet. Es gab bedeutende

Hinweise darauf, dass sich das Virus von Tiger zu Tiger übertragen konnte,[365] und experimentelle Studien scheinen diesen Verdacht inzwischen bestätigt zu haben.[366] Websters Labor entdeckte, dass auch Frettchen mit dem Virus infiziert werden konnten, was bei ihnen zu einer raschen Lähmung und zum Tod führte. »Die Ausbrüche deuten darauf hin, dass das Virus für immer mehr Arten hochpathogen geworden ist«, berichtete Shigeru Omi, der ehemalige WHO-Regionaldirektor für den westlichen Pazifikraum. »Das Virus ist nach wie vor instabil, unberechenbar und sehr vielseitig. Es könnte alles Mögliche passieren. Nach der Art und Weise zu urteilen, wie sich das Virus bisher verhalten hat, hält es möglicherweise noch neue und unangenehme Überraschungen für uns bereit.«[367]

Die Katzenausbrüche bereiteten den Forschern große Sorgen. Das Virus passte sich immer weiter besser daran an, Säugetiere zu töten. »Jeder Artensprung [von H5N1] stellt eine neue Virusmutation dar und erhöht die Wahrscheinlichkeit, dass das Virus für den Menschen hochgradig infektiös wird«, erklärte ein Epidemiologe der WHO.[368] Das Virus bekam nicht nur ein besseres Gespür für die Biologie von Säugetieren, sondern begann auch zu lernen, wie es sich von Säugetier zu Säugetier verbreiten konnte.

Da Katzen im Gegensatz zu Schweinen gegen die menschliche Grippe resistent sind, wären sie vermutlich nicht als »Mischgefäße« geeignet, in denen durch eine virale Genvermischung möglicherweise Vogel-Mensch-Hybridviren entstehen könnten wie die, die die Pandemien von 1957 und 1968 ausgelöst haben. Der Umweg über die Katze könnte jedoch eine Erleichterung der schrittweisen Anpassung des aviären Virus an die direkte Infektion und Übertragung auf den Menschen bedeuten, wie es vermutlich bei der Pandemie von 1918 geschah. Diese Heimtier- und Zooausbrüche deuten außerdem auf eine Virusinfektion über das Fleisch hin.

HÜHNERKUSS

»Früher sagte man, dass eine heiße Hühnerbrühe die Grippe heilt. Heute bekommt man sie davon überhaupt erst.«

Jay Leno[369]

Um eine Ansteckung mit der Vogelgrippe zu vermeiden, warnte ein Influenzaexperte der britischen Health Protection Agency: »Vermeiden Sie es, [Vögeln, die betroffen sein könnten,] so nah zu kommen, dass Sie sie anfassen können. Küssen Sie keine Hühner.«[370] Aber vom Küssen mal abgesehen, wie hoch ist das Risiko, dass Hühnerviren über den Mund in unseren Körper gelangen?

Forscher vermuten, dass mindestens fünf Personen in der Nähe von Hanoi sich mit H5N1 infizierten, nachdem sie eine Art Entenblutpudding gegessen hatten, ein traditionelles vietnamesisches Gericht namens *Tiết canh Vit*, das aus Entenblut, -magen und -darm zubereitet wird.[371] Dies veranlasste die FAO zu der Empfehlung: »Menschen sollten kein rohes Blut zu sich nehmen.«[372] Aber was ist mit dem Skelettmuskelgewebe, das wir als Fleisch kennen?

Im Jahr 2001 wurde das Virus in gefrorenem Pekingentenfleisch, das vom chinesischen Festland exportiert wurde, gefunden und bestätigt. Die Forscher kamen zu folgendem Schluss: »Die Isolierung eines H5N1-Grippevirus aus Entenfleisch und das Vorhandensein des infektiösen Virus im Muskelgewebe experimentell infizierter Enten gibt Anlass zur Sorge, dass das von dieser Spezies produzierte Fleisch als Vehikel für die Übertragung des H5N1-Virus auf den Menschen dienen könnte.«[373]

Unerklärlicherweise stimmte der damalige Präsident George W. Bush nach einem Treffen mit dem chinesischen Präsidenten im April 2006 zu, die Wiederaufnahme der Geflügelimporte aus China ab Mai zuzulassen. Obwohl das Fleisch vor dem Export gekocht werden sollte, um das Virus abzutöten, äußerten sich Mitglieder der Landwirtschaftsausschüsse des US-Repräsentantenhauses und des Senats besorgt über die Maßnahmen zur Qualitätskontrolle in chinesischen Verarbeitungsbetrieben.[374] Einige Kritiker vermuten, dass dieses Zugeständnis als Gegenleistung für Chinas Versprechen gemacht wurde, das mit dem Rinderwahn zusammenhängende Einfuhrverbot für amerikanisches Rindfleisch aufzuheben.[375]

Das Auffinden von H5N1-kontaminiertem Geflügelfleisch löste eine umfassende Untersuchung aus. Forscher entnahmen Stichproben aus Entenfleisch aus China und stellten fest, dass 13 von 14 importierten Posten allesamt bis zu 1000 infektiöse Dosen des Virus enthielten. Die Forscher kamen zu dem Schluss, dass »die Isolierung von H5N1-Viren aus Entenfleisch eine bisher unerkannte Quelle für eine Exposition des Menschen gegenüber potenziell hochpathogenen Viren enthüllt hat.«[376]

Führende Wissenschaftler im Bereich der Grippeforschung des US-Landwirtschaftsministeriums (U. S. Department of Agriculture, USDA) schauten sich Hühner näher an. Hühner, die H5N1 eingeatmet hatten, infizierten sich noch systematischer als Enten.[377] Das Virus breitete sich in den inneren Organen, im Muskelgewebe und sogar in der Haut aus. Es wurde sowohl in weißem als auch in dunklem Fleisch gefunden.[378]

Es gibt einen Präzedenzfall für virusinfiziertes, durch Vögel übertragenes Fleisch.[379] Im Gegensatz zu Bakterien können Viren auch in verarbeiteten Lebensmitteln über längere Zeiträume infektiös bleiben. Einige Konservierungsmethoden wie Kühlen, Einfrieren oder Salzen können das Überleben von Viren in Lebensmitteln sogar verlängern.[380] Da sich Viren andererseits ohne lebendes Gewebe nicht vermehren können, ist die unsachgemäße Lagerung von Lebensmitteln weniger problematisch.[381]

Wenn jemand nach dem Verzehr von Erdbeeren Hepatitis bekommt, stammt die Erkrankung nicht von den Erdbeeren – Beeren haben keine Leber. Das Virus stammt von menschlichen oder nicht menschlichen Fäkalienresten, der Ursache fast aller durch Lebensmittel übertragenen Krankheiten. Menschen können zwar an Rinderwahn erkranken, leiden aber selten an Ulmensterben, und es werden eigentlich nie wirklich schlimme Fälle von Blattläusen bei Menschen beobachtet. Aus demselben Grund sind Lebensmittel tierischen Ursprungs die Quelle der meisten Fälle von Lebensmittelvergiftung,[382] wobei Hühnerfleisch der häufigste Verursacher ist.[383] Geflügel und Eier scheinen mehr Fälle von Lebensmittelvergiftung zu verursachen als rotes Fleisch, Meeresfrüchte und Milchprodukte zusammen.[384]

Aufgrund der viralen Kontamination von Fleisch im Allgemeinen können Personen, die beruflich mit Frischfleisch zu tun haben, überaus unangenehme Erkrankungen mit Bezeichnungen wie ansteckende Pustulardermatitis bekommen. Frischfleisch ist so stark mit Viren belastet, dass es eine eindeutig beschriebene Krankheit gibt, die umgangssprachlich als »Metzgerwarzen« bezeichnet wird und die Hände von Personen befällt, die mit frischem Geflügel,[385] Fisch[386] und anderem Fleisch[387] in Kontakt kommen. Es scheint sogar so zu sein, dass die Ehefrauen von Metzgern ein höheres Risiko für Gebärmutterhalskrebs haben,[388] eine Krebsart, die eindeutig mit der Exposition gegenüber Warzenviren in Verbindung gebracht wird.[389] Die Besorgnis über eine Virusinfektion hat sogar zu der Empfehlung geführt, dass Schwangere und Aidskranke nicht im Schlachtbetrieb arbeiten sollten.[390] Richtiges Durchgaren des Fleisches tötet jedoch alle bekannten Viren vollständig ab.

Isolierte Viren wie Influenza können durch eine Hitzeaussetzung von 70 Grad Celsius für einen Zeitraum von weniger als einer Minute im Labor abgetötet werden. [391] In der Küche ist es jedoch etwas komplizierter. Während einige Experten der Meinung sind, dass man das Fleisch einfach erhitzen sollte, bis es nicht mehr rosa ist und die Säfte klar werden, bestehen die Richtlinien des USDA zur Vogelgrippe auf die Verwendung eines Fleischthermometers. Das USDA empfiehlt, ganze Vögel so lange zu erhitzen, bis im Oberschenkel mindestens 80 Grad Celsius gemessen werden. Bei Hühnerbrust müssen es nur 75 Grad Celsius sein. Separat gegarte Hähnchenkeulen, -schenkel und -flügel sollten ebenfalls eine Innentemperatur von 80 Grad Celsius erreichen, während Hackfleisch vom Truthahn oder Huhn nur bis 70 Grad Celsius gegart werden muss, obwohl die minimale Ofentemperatur beim Garen von Geflügel niemals unter 160 Grad Celsius betragen sollte.[392]

Da die richtigen Kochmethoden das Virus abtöten,[393] ganz egal, wie tödlich es ist, bleibt die Standardansage von Regierung und Industrie weiterhin: »Es besteht kein Risiko, sich durch fachgerecht gegartes Geflügel oder Eier mit der Vogelgrippe anzustecken.« [394] Das ist jedoch dasselbe, was diese Institutionen über alle durch Lebensmittel übertragenen Krankheiten sagen. Die CDC schätzen, dass jedes Jahr 48 Millionen Amerikaner an Lebensmittelvergiftungen erkranken. Jährlich sterben schätzungsweise 3000 Amerikaner an lebensmittelbedingten Krankheiten.[395] Und jede einzelne dieser Millionen von Infektionen, jeder einzelne dieser Tausenden von Todesfällen wurde durch ein Virus oder eine Bakterie verursacht, die durch die »fachgerechte« Zubereitung vollständig hätte vernichtet werden sollen. Warum also erkranken immer noch mehrere Millionen US-Amerikaner infolge von Lebensmittelvergiftungen?

SO VIEL MIST

Kreuzkontamination – die Infektion über Küchengeräte, Oberflächen oder Lebensmittel während der Zubereitung vor dem Kochen – kann wohl als Hauptursache von Lebensmittelvergiftungen betrachtet werden.[396] »Es erfordert nicht viel Fantasie«, heißt es in einem Lehrbuch zur öffentlichen Gesundheit, »um zu erkennen, wie leicht es ist, dass einige Hundert Bakterien zum Beispiel von einem frischen Hähnchen, das mit einer Million Bakterien bedeckt ist, auf ein daneben liegendes Blatt Salat oder Stück Brot übertragen werden können.«[397]

Da hinlänglich bekannt ist, dass Geflügel die häufigste Ursache für Lebensmittelvergiftungen im Haushalt darstellt, ließen Mikrobiologen in einem Experiment 50 Versuchspersonen eine Mahlzeit mit soeben im Supermarkt eingekauftem Huhn so zubereiten, wie sie es normalerweise in ihrer eigenen Küche tun. Die Forscher entnahmen dann Proben von Gebrauchsgegenständen, die normalerweise in der Küche zu finden sind, wie etwa von Schwämmen, Spül- und Geschirrtüchern, und testeten sie auf das Vorhandensein von krankheitserregenden Bakterien wie Campylobacter und Salmonellen. Sie fanden mehrere kontaminierte Proben. »Antibakterielle« Geschirrspülmittel schienen keinerlei Schutz zu bieten. Sie kamen zu folgendem Schluss: »Krankheitserregende Bakterien können relativ häufig in Küchenumgebungen festgestellt werden.«[398] Einige Tierteile sind derart kontaminiert, dass die CDC empfehlen, dass die Person, die das Fleisch zubereitet, möglicherweise im Haushalt lebende Kinder in der Zwischenzeit von einer anderen Betreuungsperson beaufsichtigen lässt, um sie vor einer Infektion zu schützen.[399]

Die WHO beschreibt, wo die meisten Vogelgrippeinfektionen ihren Ursprung genommen haben: »Direktes Berühren von mit Geflügel oder Geflügelkot kontaminierten Oberflächen, der Verzehr ungekochter Geflügelprodukte (wie zum Beispiel Blut) oder die Zubereitung von Geflügel wurden als wahrscheinliche Expositionswege betrachtet, die bei den meisten älteren Kindern und Erwachsenen zu einer Infektion führen.«[400] Leider können diese »mit Geflügelkot kontaminierten Oberflächen« die Arbeitsflächen in unseren Küchen sein.

Medizinische Forscher der University of Minnesota entnahmen mehr als 1000 Lebensmittelproben aus mehreren Einzelhandelsmärkten und fanden bei 69 Prozent der Schweine- und Rindfleischproben und bei 92 Prozent der Geflügelproben Hinweise auf eine Kotkontamination, wie etwa eine Kontamination mit dem Darmbazillus Escherichia coli.[401] Dies untermauert die USDA-Daten, denen zufolge erstaunlicherweise »mehr als 99 Prozent der Hühnerkadaver nachweisbar Escherichia coli aufwiesen.«[402] »Wenn Hähnchen Leitungswasser wäre«, schrieb die Journalistin Nicols Fox in ihrem gefeierten Buch *Spoiled*, »würde man ihm den Hahn abdrehen.«[403]

Den meisten Amerikanern ist nicht klar, dass unsere Geflügelprodukte mit Fäkalienresten verseucht sind. Delmer Jones, ehemaliger Präsident der U. S. Meat Inspection Union, bezeichnete die USDA-Etiketten als irreführend für den Verbraucher. Er schlug Folgendes vor: »Auf dem Etikett sollte angegeben werden, dass das Produkt mit fäkalem Material verunreinigt ist.«[404] Eric Schlosser machte in seinem Buch *Fast Food Nation* einen noch deutlicheren Vorschlag zur Etikettierung: »Im Fleisch ist Scheiße.«[405]

Aber wie kommt die da hinein? Nachdem die Hühner gefesselt und betäubt wurden, wird ihnen die Kehle durchgeschnitten und man lässt sie verbluten. Danach werden sie abgebrüht, gefedert und Kopf und Füße werden entfernt. Der nächste Schritt ist das Entfernen der Eingeweide. Die Vögel werden in der Regel mithilfe einer Maschine ausgeweidet, die die Innereien mit einem Metallhaken herauszieht.[406] Bei diesem Prozess werden häufig die Gedärme aufgerissen, wobei der kontaminierte Inhalt sich über dem Kadaver ergießt. Wenn auch nur ein einziger Vogel infiziert ist, ist dann auch die Maschine kontaminiert und kann die Infektion übertragen. In einer Studie wurde bei einem Versuch mit einem Huhn, das mit Tracer-Bakterien infiziert wurde, festgestellt, dass die nächsten 42 Vögel, die nach dem absichtlich infizierten Huhn verarbeitet wurden, eine Kreuzinfektion aufwiesen. Bis zum 150. Vogel konnten sporadische Kontaminationen gemessen werden.[407] Die WHO kommt daher zu dem Schluss, dass große, zentralisierte und mechanisierte Schlachthöfe eine »Gefahr für die menschliche Nahrungskette darstellen könnten«.[408]

Millionen von Hühnern werden jedes Jahr von den Tötungsklingen verfehlt[409] und stattdessen bei lebendigem Leib in die Brühtanks eingetaucht, weil die USDA Geflügel nicht unter den Schutz des Bundesgesetzes über humane Schlachtmethoden (*Humane Methods of Slaughter Act*) stellt.[410] Die Vögel sind oft noch bei Bewusstsein und können in den Tanks Kot ausscheiden und Wasser einatmen, das durch austretenden Kot verunreinigt ist, der sich dann auch in ihren Lungen absetzt.[411] Dies kann dann zu einer weiteren Kontamination des Schlachtkörpers führen.[412] Kontrollierte Schlachtungen, bei denen hauptsächlich Edelgase verwendet werden, um die Vögel einzuschläfern, stellen eine hygienischere Schlachtmethode dar.[413]

Laut dem ehemaligen USDA-Mikrobiologen Gerald Kuester »gibt es während der Verarbeitung etwa 50 Momente, zu denen es zu einer Kreuzkontamination kommen kann. Am Ende der Produktionslinie sind die Vögel nicht sauberer, als wenn sie in eine Toilette getaucht worden wären.«[414] Die Toilette ist in diesem Fall das Kaltwasserbad am Ende der Produktionslinie, in dem die Überreste der Vögel eine Stunde lang einweichen können, um die Rentabilität zu erhöhen, indem dem Schlachtkörper Wassergewicht hinzugefügt wird. Zu diesem Zeitpunkt ist das Badewasser eher eine gekühlte Fäkaliensuppe. Es hat sich gezeigt, dass dieses kollektive Einweichen den Grad der Kontamination um fast ein Viertel erhöht. »Die zusätzlichen 24 Prozent Kontamination, die durch das kalte Wasser noch hinzukommen«, schreibt Nicols Fox, »begründen sich in purer Gier.«[415]

Wie Fox in *Spoiled* betont, ist die Behauptung des Mikrobiologen, dass das »Endprodukt nicht anders ist, als wenn man es in die Toilette stecken und dann essen würde«, keine grobe Übertreibung. (Eklig ja, übertrieben nein.) Tatsächlich könnte die Toilette sogar sicherer sein als Ihre Spüle. Forscher an der University of Arizona fanden mehr Fäkalbakterien in der Küche – auf Schwämmen, Geschirrtüchern, im Spülabfluss und auf der Arbeitsfläche – als auf einem Toilettendeckel.[416] Beim Vergleich von Oberflächen in Badezimmern und Küchen im selben Haushalt stellten die Forscher fest, dass »Küchen durchweg schmutziger waren.«[417] Es wird vermutet, dass die überschüssige fäkale Verunreinigung über rohe Tierprodukte in den Haushalt gelangen. Wie Fox betont, ist »das Badezimmer nur sauberer, weil die Leute ihr Hühnchen nicht in der Toilette waschen«.[418]

MIT VORSICHT ZU GENIESSEN

Tierischer Dünger ist die Quelle von mehr als 100 Krankheitserregern, darunter Bakterien, Parasiten und Viren, die von Tieren auf Menschen übertragen werden könnten, unter anderem auch Influenza.[419] Laut dem International Food Safety Authorities Network der WHO kann, wenn es um Vogelgrippeviren wie H5N1 geht, »der Umgang mit gefrorenem oder aufgetautem rohem Geflügelfleisch vor dem Kochen gefährlich sein, wenn keine angemessenen Hygieneregeln eingehalten werden«.[420] Laut USDA gehört dazu das Waschen von Händen, Schneidebrettern, Messern, Utensilien und allen Arbeitsplatten und Oberflächen mit heißem Seifenwasser nach dem Schneiden von rohem Fleisch. Sämtliches Fleisch und dessen Säfte müssen von allen anderen Lebensmitteln strengstens ferngehalten werden. Des Weiteren sollten Schneidebretter mit einer Chlorbleichelösung (1 Teelöffel Bleichmittel in 1 Liter Wasser) desinfiziert werden, und es sollten ausnahmslos Küchenthermometer verwendet werden.[421]

Eine staatliche Epidemiologin beschreibt, was sie tut, um lebensmittelbedingte Krankheitsrisiken im Alltag zu vermeiden: »Ich gehe immer davon aus, dass Geflügel verseucht ist und dass jede Packung Hackfleisch, die ich kaufe, ebenfalls grob verunreinigt ist. Wenn ich einen Truthahn oder Hamburger zubereite, bereite ich Utensilien vor, die Pfanne auf der Arbeitsfläche, genau da, wo mein Fleisch ist, damit ich nicht zum Schrank gehen muss, um sie zu holen. Dann habe ich die Seife natürlich griffbereit. Nachdem ich das Fleisch angefasst habe, drehe ich mit den Handgelenken den Wasserhahn auf, damit ich ihn nicht mit meinen schmutzigen Händen berühre. Ich wasche meine Hände mindestens 30 Sekunden lang gründlich.«[422]

Aus diesem Grund ist der offizielle Slogan der US-Geflügelindustrie »Avian Influenza: It's not in your food« [423] (Vogelgrippe: Sie ist nicht in Ihrem Essen) irreführend. Es ist, als würde man sagen: »Salmonellen sind nicht in Ihrem Essen.« Oder: »Campylobacter ist nicht in Ihrem Essen.« Erzählen Sie das einmal den Millionen von Amerikanern, die jedes Jahr an diesen Geflügelpathogenen erkranken.[424] Würden wir in den Laden gehen und uns ein Paket Fleisch schnappen, das mit HIV oder Hepatitis verseucht sein könnte, selbst wenn die Gewissheit bestünde, dass das Virus durch Kochen abgetötet wird? Vermutlich würden wir nicht riskieren wollen, potenziell tödliche Viren in unser Haus zu bringen.

Ein WHO-Sprecher fügte den kritischen Vorbehalt hinzu: »Es ist sicher, Hühnchen zu essen, wenn das Huhn richtig durchgegart ist, vorausgesetzt, dass die Person, die das Huhn zubereitet, sich nicht irgendwo kontaminiert hat.«[425] Berichten zufolge bestätigten thailändische Regierungsbeamte, dass ein 48-jähriger Mann an der Vogelgrippe starb, nachdem er die infizierten Hühner eines Nachbarn gekocht und gegessen hatte.[426] Vielleicht hat er sein Schneidebrett nicht richtig mit Chlorreiniger abgerieben oder er hat versehentlich mit der Hand den Wasserhahn aufgedreht. Vielleicht hat er sein Fleischthermometer nicht jedes Mal sterilisiert, wenn er nachsah, ob die Fäkalviren bereits abgetötet worden waren. »Für mich«, schreibt Nicols Fox, »ist es wirklich, als würde man Verbraucher dazu anhalten, eine Art Labor für gefährliche biologische Stoffe zu betreiben.«[427]

Führen wir uns einmal die von der CDC empfohlenen Entsorgungsmethoden für Kadaver vor Augen, von denen bekannt ist, dass sie mit Vogelgrippe infiziert sind:

- Desinfizierbare Einweghandschuhe aus leichtem Nitril oder Vinyl oder strapazierfähige Gummi-Arbeitshandschuhe sollten getragen werden. (…) Die Handschuhe sollten im Fall von Rissen oder anderen Beschädigungen gewechselt werden. Ziehen Sie die Handschuhe sofort nach dem Gebrauch aus, bevor Sie nicht kontaminierte Gegenstände und Oberflächen in der Umgebung berühren.
- Schutzkleidung, vorzugsweise Einweg-Oberbekleidung oder Overalls, eine undurchlässige Schürze oder OP-Kittel mit langen Ärmeln mit Manschetten sowie eine undurchlässige Schürze sollten getragen werden.
- Es sollten Einweg-Schuhüberzüge oder Gummi- oder Polyurethanstiefel getragen werden, die gereinigt und desinfiziert werden können.

- Zum Schutz der Augenschleimhäute sollte eine Schutzbrille getragen werden.
- Einweg-Atemschutzmasken mit Partikelschutz (z. B. N-95, N-99 oder N-100) sind das Mindestmaß an Atemschutz, das getragen werden sollte. (...) Das Atemschutzmodell, das getragen wird, muss zuvor hinsichtlich der korrekten Passform für jeden Mitarbeiter geprüft werden und die Träger sollten wissen, wie sie selbst den richtigen Sitz überprüfen können. Mitarbeiter, die aufgrund von Gesichtsbehaarung oder anderer Passformeinschränkungen keine Einweg-Atemschutzmasken tragen können, sollten locker anliegende (das heißt mit Helm oder Kapuze versehene) elektrische Luftreinigungsgeräte tragen, die mit hochwirksamen Filtern ausgestattet sind.[428]

Dies sollte denjenigen von uns zu denken geben, die unbewusst möglicherweise infizierte Kadaver ebenfalls entsorgen – indem sie sie aufessen.

Vogelgrippeviren wie H5N1 können bei niedrigen Temperaturen bis zu 35 Tage in Kot überleben.[429] Können wir sie nicht einfach abwaschen? Die Geflügelunternehmen haben die Etikettierung tatsächlich überarbeitet, um die Verbraucher von dem uralten Gebrauch abzuhalten, einen frischen Vogel von innen und außen zu waschen.[430] Tatsächlich wurde in staatlichen Ernährungsrichtlinien ausdrücklich empfohlen, dass »Fleisch und Geflügel nicht gewaschen oder gespült werden sollten.« Das USDA ist besorgt, dass diese Praxis Viren- oder Bakterienspritzer aus »rohem Fleisch und Geflügelsäften« heraus verursachen könnte. Tiere sind natürlich kein Obst; sie haben nicht wirklich »Saft« in sich. Die in Hühnchen enthaltene Flüssigkeit ist die im Kühlbad aufgenommene Fäkalienbrühe.

Der *Tufts University Health & Nutrition Letter* erklärt es folgendermaßen: »Ihre eigenen Hände könnten an den Stellen, an denen Sie das Fleisch beim Waschen angefasst haben, genauso bakterienbelastet sein wie die eigentliche Lebensmitteloberfläche. (...) Am besten fassen Sie Fleisch oder Geflügel gar nicht an, bis Sie mit dem Kochen anfangen.«[431] Was soll das heißen? Sollen wir das Fleisch vielleicht wie durch Zauberhand in den Ofen schweben lassen? Forschungsergebnisse deuten darauf hin, dass wir uns womöglich schon infiziert haben, bevor wir auch nur den Supermarkt verlassen.

Forscher haben eine Studie im *Journal of Food Protection* veröffentlicht, in der sie die mit Plastik umhüllte Oberfläche von vorverpacktem rohem Fleisch in Lebensmittelgeschäften auf Fäkalkontamination untersucht hatten. Die meisten Packungen sahen von außen zwar sauber aus, trotzdem fanden die Forscher Salmonellen, Campylobacter und multiresistentes Escherichia coli auf den Verpackungsoberflächen, was darauf hindeutet, dass allein das Herausnehmen einer Fleischpackung aus dem Kühlfach im Geschäft eine Gefährdung darstellen könnte. Geflügel stand stets an erster Stelle, was die Kontamination anging. Mit einem einzigen Abstrich wurden mehr als 10 000 lebende Escherichia-coli-Bakterien aufgenommen. Die Forscher kamen zu dem Schluss: »Die Außenverpackung von rohem Fleisch ist ein Vehikel für eine potenzielle Kreuzkontamination durch Campylobacter, Salmonellen und Escherichia coli im Einzelhandel und in den Heimen der Verbraucher.«[432]

Angesichts dieses Kontaminationsgrades erinnerten die Vogelgrippeexperten auf einem CDC-Symposium die Verbraucher daran, beim Umgang mit rohen Geflügelprodukten unter keinen Umständen ihre Schleimhäute zu berühren – weder die Augen noch die Nase.[433] Sie sind Vegetarier? Das Risiko gilt auch für Personen, die kein Fleisch essen: Jegliche Kot- oder Flüssigkeitstropfen von Vogelkot, der sich bereits auf dem Kassenband befindet, könnten ganz einfach frisches Obst und Gemüse kontaminieren.

Eine Fliege in der Suppe ist für uns überhaupt nicht gefährlich – trotzdem essen wir sie nicht mit. Fäkalien sind nach dem Erhitzen vielleicht genauso sicher, aber wir wollen sie vielleicht trotzdem nicht unseren Familien vorsetzen. »Schließlich«, so drückt es die Verbraucherorganisation Consumer Reports aus, »sind sterilisierte Ausscheidungen immer noch Ausscheidungen.«[434] Was würden wir tun, wenn wir herausbekämen, dass eine kleine Chance besteht, dass irgendein böswilliger Witzbold in einer dunklen Ecke des Supermarkts unser Abendessen mit Vogelkot beschmiert hat? Würden wir es trotzdem kaufen? Was wäre, wenn die Wahrscheinlichkeit einer Verunreinigung größer als 90 Prozent wäre?

Es gibt eine Reihe von Toxinen, die uns krank machen können und durch Kochen denaturiert (zerstört) werden, wie zum Beispiel Botulinumtoxin, das Botulismus verursacht. Selbst wenn ein solches Toxin durch das Kochen völlig und vollkommen unschädlich gemacht würde, würden wir dann immer noch in Betracht ziehen, kontaminierte Produkte mit nach Hause zu bringen, sie auf die Küchentheke zu stellen und sie unseren Kindern vorzusetzen, wohl wissend, dass ein Unfall unsererseits, ein kleiner Fleck, ein kleiner Tropfen unsere Lieben möglicherweise ins Krankenhaus bringen könnte?

Manche Experten schlagen vor, Vögel ganz aus der Küche herauszuhalten. Bei einem Interview des Government Accountability sagte ein Prüfer für die Fleischindustrie des USDA: »Die von uns geprüften Produkte kaufe ich nie – wir essen nur, was wir selbst züchten. Ich esse nicht auswärts, und ich erlaube meinen Kindern nicht, in der Schule zu essen. Früher mussten wir keine Sicherheitshinweise auf den Produkten anbringen, aber jetzt tun wir es. Dies ist nur eine politisch korrekte Art und Weise zu sagen: ›Kochen Sie dieses Produkt gut durch, es kann Fäkalien und andere Bakterien enthalten, die durch eine unzureichende Hygiene bei der Verarbeitung entstehen können.‹ Mir wurde vor einiger Zeit von einem Vorgesetzten gesagt, dass man ein Stück [Kot] bei 75 Grad kochen kann und dass es einem dann nicht mehr schadet, wenn man es isst. Aber ich glaube nicht wirklich, dass sich der Verbraucher der [Fäkalien] bewusst ist, mit denen er gefüttert wird.«[435]

VERWÄSSERTE WAHRHEITEN

Was ist mit Eiern? »Vorsicht mit Eiern«, warnt die WHO.[436] »Eier von infiziertem Geflügel könnten ebenfalls mit dem [H5N1]-Virus kontaminiert sein, und deshalb sollte man beim Umgang mit Eierschalen oder Roheiprodukten vorsichtig sein.«[437] Dazu gehört auch, dass wir die Eier zunächst mit Seifenwasser abwaschen und danach unsere Hände und alle Oberflächen und Utensilien gründlich mit Seife und Wasser waschen sollten.[438] Angesichts der Tatsache, dass Schweine, die mit Eiern aus einer infizierten Herde gefüttert wurden, erkrankten, haben Forscher die Hypothese aufgestellt, dass »die Überlebenszeit von Viren (…) auf Oberflächen wie Eiern ausreichend ist, um eine weite Verbreitung zu ermöglichen.«[439] Nach Angaben des Europäischen Zentrums für die Prävention und Kontrolle von Krankheiten besteht das größte Risiko bei Eiern darin, dass die Schalen Spuren von Exkrementen enthalten können, die das Virus enthalten.[440]

Der Comic *One Big Happy* von Rick Detorie erklärt in einer Ausgabe die verschiedenen Ebenen, auf denen Infektionen möglich sind. Gezeigt werden ein Vater und seine Tochter im Lebensmittelgeschäft. »Das ist eine Rinderzunge?!«, ruft das Mädchen aus, das Gesicht vor Ekel verzerrt. »Igitt ... Ich würde nie etwas essen, das aus dem Mund einer Kuh kommt!« – »Ich auch nicht«, antwortet der Vater, ohne von seiner Einkaufsliste aufzuschauen. »Sehen wir mal ... Wo sind die Eier?« Die Tochter bleibt stehen, hat eine Eingebung und reißt die Augen weit auf: »Moment mal!« Schließlich kommen Eier aus dem Hinterteil eines Huhns (Vagina und Rektum vereinigen sich bei Hühnern zur sogenannten Kloake).

Genau wie Salmonellen können Vogelgrippe-Viren auch die Eierstöcke von Hühnern infizieren, sodass das Virus vorverpackt direkt im Ei zu Ihnen nach Hause kommen kann.[441] Während des Ausbruchs 1983 in Pennsylvania wurde festgestellt, dass das Virus sowohl im Eiweiß als auch im Eigelb vorhanden war, weshalb eine korrekte Zubereitung unerlässlich ist.[442] Um das Risiko zu verringern, sich durch Eier mit Vogelgrippe zu infizieren, warnt die Mayo Clinic: »Vermeiden Sie den Verzehr von rohen oder ungekochten Eiern oder Produkten, die diese enthalten, einschließlich Mayonnaise, Sauce Hollandaise und hausgemachtem Eis.« [443] Andere potenzielle Quellen für rohe oder ungekochte Eier sind Mousse, Caesar-Salat, hausgemachter Eierlikör, Zitronenbaiser, Tiramisu, roher Teig und Eier, die weich gekocht oder leicht pochiert sind, und Spiegeleier mit flüssigem Eigelb. Die aktuellsten Empfehlungen der CDC[444] und der WHO[445] sind in diesem Punkt unerbittlich – egal ob zur Vermeidung von Vogelgrippe oder von Salmonellen sollte das Eigelb nicht flüssig oder nur halbfest sein. Forscher kamen im *Journal of the American Medical Association* zu dem Schluss: »Egal, wie lange man Spiegeleier brät (ohne sie umzudrehen und das Eigelb auch zu garen), es reicht niemals aus, um Salmonellen zu töten.«[446]

Aber bereiten wir Eier nicht schon seit hundert Jahren auf diese Art zu? Krankheiten wie Vogelgrippe und Salmonellen waren vor einigen Jahrzehnten praktisch unbekannt. Unsere Großeltern konnten mit fröhlicher Hingabe Eierlikör trinken, während ihre Enkel rohen Keksteig aßen, ohne Angst haben zu müssen, sich den mehr als 1000 Amerikanern anzuschließen, die jedes Jahr an einer Salmonellenvergiftung sterben. Es gab eine Zeit, in der halb rohe Hamburger, Rohmilch und Steak-Tartar nicht so gefährlich waren wie heute, eine Zeit, in der Rocky Balboa seine Roh-Ei-Smoothies sicher trinken konnte. Den Kunden die Schuld für falsche Handhabe oder unsachgemäßes Kochen zu geben, ist nur möglich, wenn wir all das in Vergessenheit geraten lassen.

Der USDA-Mikrobiologe Nelson Cox sagte: »Rohes Fleisch ist nicht idiotensicher. Es kann falsch gehandhabt werden, und wenn das passiert, ist das, als hielte man eine Handgranate in der Hand. Wird der Stift gezogen, wird jemand verletzt.« Nun meinen sicher manche, dass es vielleicht einfach nicht besonders schlau ist, Handgranaten im Supermarkt zu verkaufen. Cox ist da jedoch anderer Meinung: »Meiner Meinung nach tragen die Verbraucher die Hauptverantwortung, aber sie weigern sich, diese auch zu übernehmen.«[447] Patricia Griffin, Leiterin der Epidemiologischen Forschung an den Centers for Disease Control, reagierte mit einer oft zitierten Antwort auf diese Art von Schuldzuweisungen an die Opfer: »Darf es denn sein«, fragte sie, »dass ein Verbraucher einen Hamburger zu kurz brät (...) und dann sein dreijähriges Kind dadurch stirbt?«[448]

Vorverarbeitete Lebensmittel liegen jedoch unbestreitbar in der Verantwortung der Industrie. Eier, die in vorgefertigten Lebensmitteln verwendet werden, werden zunächst pasteurisiert, um Sicherheit zu gewährleisten. Da die Verwendung von Eiern in der verarbeiteten Lebensmittelindustrie so weit verbreitet ist (etwa ein Drittel der Eier, die die Amerikaner verzehren, befinden sich in vorverarbeiteten Lebensmitteln),[449] untersuchten USDA-Forscher die standardmäßigen Pasteurisierungsprotokolle der Industrie, um sicherzustellen, dass das Vogelgrippevirus keine Überlebenschance hatte. Sie stellten zwar fest, dass die Pasteurisierung das Virus in Flüssigei abtötet, aber die Standardmethode zur Pasteurisierung von Trockeneiprodukten – die von der verarbeitenden Lebensmittel- und Backwarenindustrie ständig verwendet werden – war nicht wirksam zur Eliminierung der tödlichsten Vogelgrippeviren. Die Forscher des USDA zeigten, dass das branchenübliche »Niedrigtemperatur-Pasteurisierungsprotokoll« – eine Woche bei 50 Grad Celsius – zwar die niedriggradigen Vogelgrippeviren tötete, die auf natürliche Weise an die Überwinterung in eiskalten kanadischen Seen angepasst waren. Die hochgradigen Vogelgrippeviren wie H5N1, die an domestiziertes Geflügel angepasst sind, überlebten bei dieser Temperatur jedoch einen Zeitraum von mehr als zwei Wochen. Die zur Abtötung des Virus erforderliche Zeitspanne von etwa 15 Tagen wurde folglich als unvereinbar mit einer »kommerziellen Nutzung« angesehen.[450]

SCHMECKT WIE HÜHNCHEN

Die Reaktionen der Regierungen auf die Empfehlungen zur Lebensmittelsicherheit von Eiern und Geflügel angesichts der Vogelgrippe waren gemischt. In Indonesien und Pakistan[451] forderten die Gesundheitsminister die Menschen auf, den Verzehr von Huhn und Eiern vorerst einzustellen,[452] während der thailändische Premierminister den Angehörigen von Personen, die an gekochten Eiern oder Hühnern sterben sollten, drei Millionen Baht (76 000 US-Dollar) in Aussicht stellte.[453] Der internationale Flughafen in Rom versprach die »Vernichtung durch Verbrennung aller Lebensmittel auf Geflügelbasis, die im Gepäck von Passagieren gefunden wurden, die aus Risikogebieten einreisen.«[454] Ein Beratungsgremium der Europäischen Behörde für Lebensmittelsicherheit riet den Europäern angesichts der sich von Asien aus ausbreitenden Seuche, alle Eier und Hühner sorgfältig zu garen.[455] Es warnte auch davor, dass Daunen und Federn, die aus den betroffenen Gebieten stammen, »aufgrund der Kontamination mit infektiösen Fäkalien oder anderen Körperflüssigkeiten ansteckend sein können«, und stellte fest, dass die Verarbeitungsmethoden für diese Materialien »hinsichtlich der Virusreduktion sehr unterschiedlich sind.«[456]

Beamte in den Vereinigen Staaten zeigten sich jedoch weniger besorgt. Während eines Ausbruchs der niedriggradigen Vogelgrippe im Jahr 2002 in Virginia, West Virginia und North Carolina wurden die meisten der Millionen infizierten und potenziell infizierten Kadaver auf Deponien entsorgt, wobei die Kosten bis zu 140 Dollar pro Tonne Kadaver betrugen. (Die Verbrennung ist teurer und kostet die Hersteller 500 Dollar pro Tonne Kadaver.[457]) Der leitende Grippeforscher des USDA, David Swayne, empfahl den Herstellern, die Kosten für die Massenschlachtungen durch den Verkauf kranker Vögel für den menschlichen Verzehr wieder hereinzuholen. Man argumentierte, dass es aufgrund der Tatsache, dass normalerweise wohl nur hochgradige Viren in Skelettmuskelfleisch nachgewiesen werden können, für die Produzenten in Ordnung sei, mit niedriggradigen Viren infizierte Vögel als billige »Eliminierungsmethode« als Nahrungsmittel zu verkaufen.[458]

Bemerkenswerterweise hat Swayne inzwischen zugegeben, dass ein Wissenschaftler in seinem eigenen Labor Anfang der 1990er-Jahre nachgewiesen hatte, dass auch niedriggradige Vogelgrippeviren die Bauchluftsäcke der

Vögel infizieren, die sich bis in das Brustbein und den Humerusknochen auf dem Flügel erstrecken. »Das heißt, es besteht offensichtlich das Potenzial für eine Luftsackkontamination der betroffenen Fleischprodukte, wenn sie Knochen enthielten«, räumte Swayne ein.[459]

Dennoch schlägt Swayne vor, dass sogar Vögel, die mit hochgradigen Vogelgrippeviren infiziert sind, als Fleisch verwendet werden könnten, solange sie weiterverarbeitet und zu vorgefertigten Produkten verarbeitet würden.[460] Die Ernährungs- und Landwirtschaftsorganisation der Vereinten Nationen ist da allerdings anderer Meinung: »Geflügel aus infizierten Herden sollte mit umweltverträglichen Methoden entsorgt und nicht für den tierischen und menschlichen Verzehr verarbeitet werden.«[461] Die FAO missbilligt offensichtlich die Strategie, infizierte Kadaver zu entsorgen, indem man sie uns zum Mittagessen serviert. Selbst verdächtige Vögel, die noch keine Anzeichen einer Infektion zeigen, sollten laut FAO vernichtet und entsorgt werden und unter keinen Umständen »in die menschliche Nahrungskette gelangen oder direkt oder indirekt an andere Tiere, einschließlich Zootiere, verfüttert werden dürfen«.[462]

Während des Ausbruchs von 2002 zögerte sogar die Tierkörperbeseitigungsindustrie – die Schlachtabfälle, überfahrene Tiere und eingeschläferte Haustiere zu Nutztierfutter und Heimtierfutter verarbeitet[463] – wegen des mit der Krankheit verbundenen Stigmas, Vögel aus einem Vogelgrippeausbruch zu akzeptieren.[464] Nicht gut für Haustiere also, aber noch ganz in Ordnung für Kinder?

SCHLIMMER ALS 1918?

Der Z+-Stamm von H5N1 wurde nicht nur besser darin, andere Säugetiere wie Mäuse, Schweine und Katzen zu töten, sondern er lernte auch, sich tief in die menschliche Lunge zu vergraben. Der Wissenschaftler, der das SARS-Virus entdeckt hat, erklärt, wie H5N1 mutierte, um uns gezielter sterben zu lassen: »Im Gegensatz zur normalen menschlichen Grippe, bei der sich das Virus vorwiegend in den oberen Atemwegen festsetzt, sodass man Schnupfen und Halsschmerzen bekommt, scheint das H5N1-Virus direkt tief in die Lunge einzudringen und sich im Lungengewebe festzusetzen, wo es eine schwere Lungenentzündung verursacht.«[465] Der damalige Direktor der Klinischen Forschungseinheit der University of Oxford in Ho-Chi-Minh-Stadt beschreibt, wie sehr ihn das, was er sah, schockierte. »Was die zerstörerische Kraft anbelangt, habe ich so etwas noch nie erlebt.«[466]

H5N1 und das Virus von 1918 haben eine gemeinsame Vorliebe für die Lunge, aber bei H5N1 bleibt es nicht immer nur dabei. Es kann sich noch tiefer eingraben und in den Blutkreislauf gelangen, um andere innere Organe zu befallen. Was als Atemwegsinfektion beginnt, kann zu einer Ganzkörperinfektion werden. Die Forscher waren überrascht, dass das Virus von 1918, das so zerstörerisch war, nicht dahingehend mutierte, weitere Organe in Mitleidenschaft zu ziehen. Es wird vermutet, dass H5N1 deshalb mehr als zehnmal tödlicher sein könnte als das Virus, das die größte medizinische Tragödie in der Geschichte der Menschheit auslöste.[467] Unter den menschlichen Infektionskrankheiten sind nur Ebola und unbehandelte HIV-Infektionen noch tödlicher.[468] H5N1 könnte sich jedoch so entwickeln, dass es auch über die Luft übertragen werden könnte. In einer Tonalität, wie man sie nur selten in medizinischen Fachzeitschriften findet, hieß es in der medizinischen Fachzeitschrift *Lancet*: »Angesichts der Sterblichkeit von humaner Influenza in Zusammenhang mit diesem Stamm ist die Aussicht auf eine weltweite Pandemie überaus erschreckend.«[469]

Eines der Organe, die H5N1 vernichtend in Mitleidenschaft ziehen kann, wie die medizinische Welt schnell erkannte, ist das menschliche Gehirn. Der erste Fallbericht im *New England Journal of Medicine* begann mit der folgenden Zeile: »In Südvietnam kam ein vierjähriger Junge mit schwerem Durchfall zum Arzt, gefolgt von Krampfanfällen, Koma und schließlich Tod. Seine neunjährige Schwester war zwei Wochen zuvor auf ähnliche Weise gestorben. An einem Tag war sie noch wohlauf, fünf Tage später war sie tot. Ihr Bruder überlebte eine Woche. Das Vogelgrippevirus schien ihr zentrales Nervensystem angegriffen zu haben, um sie in ein rasch fortschreitendes, tödliches Koma fallen zu lassen. Die Forscher in Oxford kamen zu folgendem Schluss: »Diese Berichte deuten darauf hin, dass sich das Vogelgrippevirus A (H5N1) allmählich an Säugetiere anpasst und neurologisch virulenter wird.«[470]

Die Forscher waren sich nicht sicher, wie das Virus ins Gehirn gelangt war. Sie nahmen an, dass es über den Blutkreislauf, in dem das lebende Virus gefunden wurde,[471] dorthin gelangen konnte, aber experimentelle Studien ließen auch einen möglichen alternativen Weg vermuten. Einmal eingeatmet, kann sich das Virus an den Geruchsnerven, die für unseren Geruchssinn zuständig sind, entlangbewegen und so zu einer direkten Invasion des Gehirns durch die Nase ansetzen.[472] H5N1 ähnelt keinem anderen Grippevirus, das wir je gesehen haben. »Gerade wenn man anfängt zu glauben, dass man verstanden hat, wie es funktioniert, schüttelt es noch ein Ass aus dem Ärmel«, sagte Robert G. Webster vom St. Jude's Institute. »Es zählt zu den gerissensten Erregern von Infektionskrankheiten. Das Virus verfügt über ein unglaubliches Repertoire an Tricks.«[473] Aber H5N1 hat bis heute Schwierigkeiten, den größten Trick zu erlernen: eine wirksame Übertragung von Mensch zu Mensch.

MANO-A-MANO

Als Erstes starben ihre Hühner. Dann starb ihre Nichte, Blut hustend, in den Armen ihrer Mutter.[474] Im Jahr 2005 berichtete das *New England Journal of Medicine* über den ersten dokumentierten Fall einer tödlichen Übertragung von H5N1 von Mensch zu Mensch. Bis zu diesem Zeitpunkt waren an fast allen menschlichen Todesfällen »Menschen beteiligt gewesen, die in Südostasien mit Geflügel, Geflügelfleisch oder Eiern lebten oder arbeiteten.«[475]

Das elfjährige Mädchen war mit kranken Hühnern in Berührung gekommen, während sie mit ihrer Tante in einem Dorf lebte. Ihre Mutter war aus einem Vorort von Bangkok gekommen, um sich um sie zu kümmern, und es war nicht bekannt, dass sie mit Hühnern, weder kranken noch gesunden, in irgendeiner Form in Berührung gekommen war. Am Tag nach der Beerdigung begann sich auch die Mutter krank zu fühlen und starb nach schwerer Krankheit. Die Tante wurde letztlich ebenfalls krank, erholte sich aber wieder.[476] Sowohl sie als auch ihre Schwester wurden positiv auf das Virus getestet, das auch das Kind getötet hatte.[477]

Der Bericht schockierte Mediziner und Wissenschaftler.[478] In der Woche nach dem Bericht veröffentlichte das europäische Wissenschaftsjournal *New Scientist* einen Leitartikel mit dem Titel »Vogelgrippeausbruch könnte 1,5 Milliarden Menschen töten«.[479] Der Leiter der U.S. Centers for Disease Control bezeichnete den Ausbruch als Gesundheitsbedrohung Nummer eins weltweit und das Geschehen als eine »sehr bedrohliche Situation für den gesamten Globus«.[480] Der Leiter der WHO in Asien hielt eine Pressekonferenz, in der es hieß: »Die WHO geht davon aus, dass die Welt sich derzeit in der größtmöglichen Gefahr einer Pandemie befindet«.[481]

Der Fall führte in Thailand zu einer massiven Suche nach weiteren Fällen menschlicher Übertragung, bei der bis zu einer Million Freiwillige von Tür zu Tür gingen. Glücklicherweise wurden keine weiteren Vorkommnisse gefunden.[482] Das Virus hatte immer noch einiges zu lernen. Gegenwärtig erfordert eine Infektion mehr als nur ein Niesen, einen Händedruck oder einen Atemzug. Bisher handelte es sich bei allen offiziell vermuteten Übertragungen von Mensch zu Mensch um »engen Körperkontakt, bei dem die infizierten Personen umarmt, geküsst oder geherzt worden waren«.[483]

H5N1 hat sich als begabter Schüler erwiesen. Das Verständnis des Mutantenschwarm-Konzepts ist entscheidend, um zu verstehen, wie das Virus vom Stamm A zu Z+ gelangte und wie es künftig von Z+ zum pandemischen Stamm kommen könnte. Ein Individuum könnte theoretisch mit nur einem einzigen Viruspartikel infiziert sein, aber eine infizierte Zelle könnte damit beginnen, unkoordiniert Millionen von mutierten Nachkommen zu produzieren. H5N1 vermehrt sich schnell. Dieser dynamische Mutantenschwarm strömt nun aus und versucht, andere Zellen neu zu infizieren. Diejenigen, die andere menschliche Zellen am besten infizieren können, werden von der Natur so ausgewählt, dass sie möglichst lange leben und gedeihen können, damit sie ihre Gene weitergeben können. Nur die Starken überleben; es handelt sich um eine gigantische Kampagne unter dem Motto »Versuch und Irrtum«.

Von Millionen konkurrierenden Viren sind die, deren N-Spitzen sich am besten durch den menschlichen Schleim zwängen, deren H-Spitzen am besten menschliche Zellen aufschließen und die außerdem über NS1-Proteine verfügen, die am besten menschliches Interferon blockieren, eben die Viren, die am besten überleben können, um in der nächsten Zelle Millionen weitere zu produzieren. Zum Todeszeitpunkt ist die Lunge des Wirtes mit mehr als einer Milliarde infektiöser Virusdosen pro 30 Gramm Gewebe besiedelt.[484] »Die Uhr tickt weiter«, sorgt sich Robert Webster. »Jedes Mal, wenn sich dieses Virus repliziert, macht es Fehler. Früher oder später wird es die Fehler machen, die es ihm erlauben werden, von Mensch zu Mensch zu springen.«[485]

Der ehemalige Parteiführer des Senats der Vereinigten Staaten, der Arzt Bill Frist, verglich H5N1 mit einem Glücksspieler. Im Senat erklärte Frist: »Täglich treten Milliarden von Mutationen des Virus auf. Mit jeder Mutation vervielfacht das Virus seine Chancen, von Mensch zu Mensch übertragbar zu werden. Es ist, als würde man immer wieder den Hebel an einem Spielautomaten in Vegas ziehen. Wenn man oft genug zieht, gewinnt man irgendwann den Jackpot.«[486] Am Ende ist das Virus, das gewinnt, das, dem es gelingt, die meisten Kopien von sich selbst herzustellen. Es ist das Virus, das die anderen übertrifft, indem es sich durch Tausende einzelner Zellen frisst, um zu lernen, wie die menschliche Spezies am besten zu infizieren ist. Es ist das Virus, das es schafft, in die Lunge des nächsten Wirts eingeatmet zu werden. Dann beginnt der Prozess von vorne und das Virus wird noch intelligenter.

In jedem einzelnen Wirt entwickelt sich ein Virus, passt sich an, lernt dazu. Es stößt an seine Grenzen und versucht etwas Neues, wobei es langsam zu Mutationen kommt, die die Fähigkeit haben könnten, in Menschen effektiv zu überleben und sich von Mensch zu Mensch zu übertragen. Jede einzelne Person, die infiziert wird, birgt das Risiko, das Pandemievirus zu entwickeln. Ein Virologe beschreibt es so: »Sie spielen jedes Mal russisches Roulette, wenn Sie einen Infekt haben.«[487] Experten befürchten, dass in dem Moment, wenn immer mehr Menschen infiziert werden, eines der Viren schließlich die richtige Kombination herausfinden könnte – die richtige Kombination von Mutationen, die sich nicht nur in einem Aufzug oder in einem Gebäude ausbreitet, sondern in allen Häusern auf der ganzen Welt. Dann werden nicht nur die Bauern in Vietnam nach dem Umgang mit toten Vögeln oder rohem Geflügel sterben, sondern auch New Yorker, Pariser, Londoner und Menschen in allen Städten, Vorstädten und Dörfern der Welt, die sterben, nachdem sie jemandem die Hand geschüttelt, eine Türklinke berührt oder einfach zur falschen Zeit am falschen Ort eingeatmet haben. Das ist schon einmal passiert, und es könnte bald wieder passieren.

KEINE IMPFUNG

Experten befürchten, dass eine moderne Pandemie das Jahr 1918 »noch in den Schatten stellen« könnte,[488] aber wie kann das sein? Wir leben im Zeitalter der modernen Medizin. Wir haben Impfstoffe und Beatmungsgeräte, Antibiotika und antivirale Medikamente und die allerneueste medizinische Technologie. Im Jahr 1918 wusste man im Grunde nicht wirklich, was ein Virus überhaupt ist. Ein ehemaliger Präsident der American Medical Association wies darauf hin, dass die Ärzte von 1918 »nicht mehr über die Grippe wussten als die Florentiner des 14. Jahrhunderts über den Schwarzen Tod«.[489] Im Grunde war das Einzige, was die Ärzte tun konnten, den Menschen zu raten, sich auf Wartelisten für Särge setzen zu lassen.[490] Doch leider sieht es heute bei uns nicht viel besser aus. Osterholm erklärt, warum der medizinische Fortschritt des 21. Jahrhunderts im Falle einer Pandemie keine signifikante Linderung versprechen dürfte: »Wir haben heute tatsächlich kein Waffenarsenal, das sich im Großen und Ganzen von dem vor 100 Jahren unterscheiden würde, zumindest was das Angebot für die gesamte Weltbevölkerung angeht. Wir haben Impfstoffe, wir haben einige antivirale Medikamente, aber sie werden in so unzureichender Menge vorhanden sein, dass ihre Gesamtwirkung, wie wir gerne sagen, etwa so wäre, als wolle man den Lake Superior mit einem Gartenschlauch füllen.«[491]

Impfstoffe sind der Grundstein in unserem Kampf gegen Viruserkrankungen. Indem wir eine abgetötete oder geschwächte Version des entsprechenden Virus injizieren, können wir unser adaptives Immunsystem darauf vorbereiten, den Angreifer in Zukunft zu erkennen und eine schnellere Reaktion zu veranlassen. Leider mutieren Influenzaviren im Allgemeinen und

H5N1 im Besonderen so schnell, dass es unmöglich ist, dem Körper eine perfekte Übereinstimmung vorzulegen. Im Fall von H5N1 könnten wir zum Beispiel versuchen, Impfstoffe aus dem Z-Typ oder aus einer der zehn verschiedenen H5-Vogelgrippelinien, die seither entstanden sind,[492] herzustellen, aber jeder Stamm, der schließlich »menschlich« wird und eine Pandemie auslöst, könnte dem Körper inzwischen so anders erscheinen, dass der Impfstoff unwirksam ist. Daher »werden zu Beginn einer Pandemie in keinem Land ausreichende Impfstoffvorräte zur Verfügung stehen«, schließt die WHO.[493] Ab dem Zeitpunkt, wenn ein Pandemiestamm erkannt wird, dauert die Massenproduktion eines brauchbaren Grippeimpfstoffs voraussichtlich sechs bis acht Monate. Mit anderen Worten: Bitte haben Sie Geduld, Ihre Lieferung erfolgt in sechs bis acht Monaten. Webster stellt die Frage: »Wie viele Menschen werden in der Zwischenzeit sterben?«[494]

Es kann ein ganzes Jahr dauern, bis genug Impfstoff für die Vereinigten Staaten produziert ist,[495] und bis dahin könnte die Pandemie bereits vorüber sein. Mit der heutigen begrenzten Produktionskapazität wäre nicht zu erwarten, dass man innerhalb eines Jahres nach Ausbruch einer Pandemie mehr als etwa 14 Prozent der Weltbevölkerung impfen könnte.[496] Das größte Problem ist in diesem Fall laut WHO die Produktionskapazität.[497]

Die Schwächen der modernen Impfstoffproduktion – selbst für die saisonale Grippe[498] – wurden 2004 deutlich, als die Hälfte des erwarteten Grippeimpfstoffs für die Vereinigten Staaten aufgrund von Sterilitätsproblemen entsorgt werden musste.[499] Ein ehemaliger Leiter des Zentrums für Bioethik an der University of Pennsylvania gab zu denken, dass dieser Präzedenzfall Zweifel an den Zusicherungen von Politikern aufkommen lassen sollte, dass Impfstoffe während einer Pandemie wirksam verteilt werden können. »Die Rhetorik bezüglich der geordneten und sorgfältig durchdachten Rationierung einer knappen, lebensrettenden Ressource – des Impfstoffs gegen die Grippe – verwandelte sich [2004] in eine Kakofonie von Betrug, Hamsterkäufen, Lügen und Egoismus.«[500]

Eines der Hauptprobleme ist die veraltete Methode der Impfstoffherstellung. Nach Angaben der National Academy of Medicine hat sich die grundlegende Technologie zur Herstellung von Grippeimpfstoffen seit weit über 50 Jahren nicht verändert,[501] eine Zeit, in der Rechenschieber für mathematische Berechnungen noch der Stand der Technik waren.[502] Bei dieser veralteten Methode wird das Virus zur Impfstoffproduktion in frischen, fruchtbaren Hühnereiern herangezüchtet. Das ist allerdings ein Problem, wenn man gerade versucht, ein Vogelgrippevirus zu züchten, das für Hühner und ihre Eier wahrscheinlich zu 100 Prozent tödlich ist. Forscher haben diese Hürde seither durch den Einsatz zellbasierter Technologien überwunden, aber es gibt keine Garantie dafür, dass ein neu entstehender pandemischer Stamm schnell genug kultiviert werden könnte.[503] Die Aussichten, rechtzeitig einen sicheren, wirksamen Impfstoff gegen COVID-19 zu entwickeln, sind noch unsicherer.[504] »Wir müssen die Botschaft laut und deutlich vermitteln, dass ein Impfstoff uns nicht retten wird«, betont Osterholm. »Uns wird nur sehr wenig davon zur Verfügung stehen und er wird ohnehin zu spät kommen.«[505]

BITTERE PILLEN

Antibiotika helfen möglicherweise noch weniger. Wir leben in einer globalen »Just-in-time-Ökonomie«, die es Herstellern auf der ganzen Welt ermöglicht, ihre Produktion zu rationalisieren, um die Nachfrage punktgenau zu befriedigen und dadurch Lagerhaltungskosten und Abfall zu reduzieren. Das Problem ist, dass ein einziger Fehler in der Lieferkette das Angebot fast augenblicklich versiegen lassen kann. Während einer Krise, in der wir unsere Grenzen schließen, werden globalisierte Lieferketten zerschlagen und lebenswichtige Güter wie Arzneimittel im Allgemeinen knapp oder nicht verfügbar sein.[506]

Antibiotika wirken nur gegen Bakterien. Obwohl sie bei der Behandlung bakterieller Sekundärinfektionen helfen können, sind sie bei einer viralen Lungenentzündung nutzlos. Antibiotika halfen während der Pandemien von 1957 und 1968, weil diese im Grunde nur »schlimme« Grippephasen waren, in denen aufgrund der Neuheit der Vogel-Mensch-Hybridviren mehr Menschen als erwartet an einer Grippe erkrankten. Die Grippe von 1918 war anders, weil viele Menschen durch ihr eigenes Immunsystem in dem vom Virus entzündeten Zytokin-Feuersturm getötet wurden.[507] Antibiotika waren 1918 möglicherweise keine große Hilfe[508] und es besteht die Befürchtung, dass wir mit einem Virus wie H5N1 wohl in die gleiche Situation geraten würden.[509]

In den 1960er-Jahren wurde jedoch ein Durchbruch erzielt. Eine neue Klasse von Arzneimitteln – antivirale Medikamente – kam auf den Markt.

Hierbei handelt es sich um Medikamente, die das Eindringen von Influenzaviren in die Zellen tatsächlich blockieren konnten.[510] Die Medizinerwelt atmete kollektiv auf. Der CDC-Bericht über den Ausbruch in Hongkong im Jahr 1997 erklärte zuversichtlich: »Zwei antivirale Medikamente, Amantadin und Rimantadin, hemmen die Replikation praktisch aller natürlich vorkommenden menschlichen und tierischen Stämme des Influenza-Typs A [gemeint sind Influenzastämme mit pandemischem Potenzial] und sind daher wahrscheinlich zur Prophylaxe und Behandlung von Infektionen mit Influenza A anwendbar.«[511]

Die niederschmetternde Nachricht kam schließlich im Juni 2005. Jahrelang hatten chinesische Hühnerhalter die Medikamente in die Wasserversorgung der Hühner gekippt, um wirtschaftliche Verluste durch die Vogelgrippe zu verhindern. Aufgrund dieser Praxis wurde das aufkommende H5N1 völlig resistent gegen diese potenziell lebensrettenden Medikamente. »Medikament gegen die Vogelgrippe unbrauchbar gemacht«, lautete der Titel eines Beitrags in der *Washington Post*.[512] Die Befürchtungen der Wissenschaft hatten sich bewahrheitet.[513] »Im Wesentlichen«, so schrieb ein Experte, »bedeutet dieses Ergebnis, dass eine ganze Klasse von antiviralen Medikamenten zur Behandlung dieses Virus einfach verloren gegangen ist.«[514]

China hat diesen Trick von uns gelernt. Die Verwendung von Amantadin in der Wasserversorgung von Nutzgeflügel als Prophylaxe gegen die Vogelgrippe wurde in den Vereinigten Staaten nach dem Ausbruch der Vogelgrippe 1983 in Pennsylvania eingeführt.[515] Schon damals konnte gezeigt werden, dass innerhalb von neun Tagen nach der Anwendung arzneimittelresistente Mutanten auftraten.[516] In Europa ist die Verwendung von Antibiotika, die zur Anwendung beim Menschen gedacht sind, bei Nutztieren zu Nicht-Behandlungszwecken zwar seit 1998 verboten, Unternehmen in den Vereinigten Staaten setzen jedoch dem Futter ihrer Nutztiere weiterhin legal mehr als ein Dutzend Antibiotika zu. Tatsächlich schätzte die Union of Concerned Scientists, dass ganze 70 Prozent der in den Vereinigten Staaten verwendeten Antibiotika aus nichttherapeutischen Zwecken an Nutztiere verfüttert wurden. US-amerikanisches Geflügel frisst fast eine Million Kilo Antibiotika, die für die Humanmedizin von Bedeutung sind.[517] Da sich aktuell nur wenige bis gar keine neuen Antibiotikaklassen in der klinischen Entwicklung befinden,[518] warnte ein Experte für Antibiotikaresistenz am Institute for Agriculture and Trade Policy bereits, dass »wir gerade eine Zukunft verspielen, in der Antibiotika für die Behandlung kranker Menschen funktionieren, indem wir sie heute für Tiere verschwenden, die überhaupt nicht krank sind«.[519]

1999 kam eine neue Klasse antiviraler Arzneimittel auf den Markt, insbesondere Oseltamivir (Markenname Tamiflu®).[520] Auf der Grundlage einer Überprüfung von zehn herstellerfinanzierten Studien aus dem Jahr 2003, aus denen hervorging, dass Tamiflu angeblich die Zahl der grippebedingten Krankenhausaufenthalte und Komplikationen verringerte,[521] gaben Regierungen weltweit Milliarden für die Lagerung des Medikaments aus. Als die Welt während der Pandemie 2009 in Aufruhr geriet, wies ein japanischer Kinderarzt namens Keiji Hayashi darauf hin, dass die Daten aus acht der ursprünglich zehn Studien nie veröffentlicht worden waren. Roche, der Arzneimittelhersteller, von dem Tamiflu stammt und der die Studien durchgeführt hatte, weigerte sich, die Daten zu veröffentlichen.[522] Inzwischen wissen wir, warum. Im Jahr 2013, als endlich die vollständigen klinischen Daten vorlagen, wurden keinerlei derartige Vorteile bestätigt.[523] Das »Tamiflu-Fiasko« war vorbei, aber da hatte Roche durch die Verkäufe bereits 18 Milliarden Dollar eingenommen.[524]

Durch das Vorgehen der chinesischen Geflügelindustrie kam es, wie es eine weltweite Koryphäe auf dem Gebiet der Vogelgrippe formulierte, zu einer »sehr, sehr gefährlichen« Situation.[525] Selbst wenn Tamiflu wie beworben funktionieren würde, handelt es sich trotzdem um ein relativ instabiles Präparat, das nach wenigen Jahren abläuft, was die Lagerung erschwert. Amantadin hingegen ist unerbittlich; es hält praktisch ewig. Forscher hatten Amantadin aus den Regalen genommen, das dort buchstäblich bereits seit Jahrzehnten herumlag, und es dann einige Stunden lang gekocht. Es behielt trotz allem seine volle antivirale Wirkung.[526] »Daher«, so die Forscher, »könnte man Amantadin und Rimantadin in großen Mengen synthetisieren und mindestens eine Generation lang ohne Aktivitätsverlust lagern, um auf die nächste Influenza-A-Pandemie beim Menschen vorbereitet zu sein.«[527] Aber dank der weltweiten Praktiken der Geflügelindustrie wird das nun nichts mehr.[528] Amantadin war kein Allheilmittel – es hatte seltene, aber schwerwiegende Nebenwirkungen, und möglicherweise haben sich auch bei der Anwendung beim Menschen Resistenzen entwickelt[529] – aber es war vielleicht unsere einzige Chance,[530] eine Chance, die wir bereits verspielt haben.

EINE FRAGE DES GELDES

Wie sieht es mit dem Fortschritt im Bereich der Medizintechnik aus? Bei einem Virus wie H5N1 und in schweren Fällen von COVID-19 kann der Angriff des Immunsystems auf die Lunge zu einer Erkrankung führen, die als akutes Atemnotsyndrom bezeichnet wird, einer verheerenden, oft tödlichen entzündlichen Form schweren Lungenversagens, die man bei anderen Erkrankungen wie ausgedehnten chemischen Verbrennungen der Lungen beobachten kann.[531] Die Behandlung umfasst eine Paralysierung der Patienten, die Einleitung eines medikamenteninduzierten Komas und die mechanische Beatmung mit einem Schlauch durch die Luftröhre, der an ein Beatmungsgerät angeschlossen ist, das heißt, sie werden an eine Atemmaschine angeschlossen. Auf diese Weise können die Ärzte die Sauerstoffzufuhr erhöhen, während sie Flüssigkeit aus den Lungen absaugen, eine Behandlung, die 1918 noch nicht zur Verfügung stand.

Die hohen Sterblichkeitsraten, die aus Asien berichtet wurden, waren jedoch nicht auf veraltete medizinische Einrichtungen zurückzuführen. Osterholm besichtigte mehrere Krankenhäuser und war erstaunt über die Betreuung der Patienten. Er sagte damals: »Viele dieser Patienten werden so gut versorgt, wie es in den meisten medizinischen Zentren dieses Landes nur möglich ist. Aber das nützt ihnen letztendlich doch nichts – das Problem ist, dass der Zytokinsturm selbst unter den besten Bedingungen extrem schwierig in den Griff zu bekommen ist. Es tut praktisch nichts zur Sache, ob man auf der Intensivstation des [renommierten] Johns Hopkins Hospital oder der Mayo Clinic liegt oder in Hanoi. Es handelt sich schlicht um eine überaus schwierig zu behandelnde Erkrankung.«[532] »Im Allgemeinen«, so Osterholm weiter, »sind wir heute nicht viel besser in der Lage, mit dem akuten Atemnotsyndrom umzugehen, als 1918, egal, ob wir wenige oder viele Fälle haben.« Zu einem Reporter sagte er: »Gehen Sie also bitte nicht nach Hause und sagen: ›Na ja, heute ist es was anderes, wir leben ja nicht mehr im Jahr 1918.‹ Nun, es ist leider wieder ganz genau wie 1918, sogar was das klinische Ansprechen betrifft.«[533] Sollte sich die Geschichte wiederholen, ist Osterholm sich sicher: »Die moderne Medizin hat kaum Waffen in ihrem Arsenal, um dagegen anzukämpfen.«[534]

Ein ehemaliger Leiter der National Institutes of Health beschrieb, wie sich die Szene wohl abspielen würde: »Die Krankenhäuser werden mit Tausenden von Patienten aller Altersklassen überfüllt sein. Sie werden an Beatmungsgeräte angeschlossen, im Koma liegen und sterben, während ihr Herz und ihre Blutgefäße massiv versagen. Andere werden auf den Fluren liegen und warten.«[535] Tatsächlich sind viele unserer Krankenhäuser mit COVID-19-Patienten überfüllt, das wahrscheinlich hundertmal weniger tödlich ist als eine Pandemie mit einem Virus, wie es H5N1 sein könnte.

50 Prozent der an H5N1 erkrankten Menschen sterben trotz der besten uns zur Verfügung stehenden Behandlungsmethoden, und im Falle einer Pandemie werden auch diese Therapien nicht mehr ausreichend verfügbar sein. Es gibt weniger als 100 000 voll funktionsfähige Beatmungsgeräte in allen US-amerikanischen Krankenhäusern zusammen,[536] und die meisten davon sind bereits das ganze Jahr über im Rahmen der alltäglichen medizinischen Versorgung im Einsatz.[537] Experten wie Irwin Redlener, damals Leiter des National Center for Disaster Preparedness der Columbia University, betrachteten den Mangel an Beatmungsgeräten als Paradebeispiel für die allgemein mangelhafte Vorbereitung des Landes. »Es geht hier um eine Frage von Leben oder Tod, und es spiegelt alles andere wider, was bei unserer Pandemieplanung falsch läuft«, so Redlener. [538]

Innerhalb weniger Tage nach Ausbruch einer Pandemie dürften Beatmungsgeräte nur eines von vielen medizinischen Geräten sein, die mit dem Zusammenbruch der globalen Lieferketten knapp werden. »Während der gesamten Krise«, schrieb Osterholm in der Zeitschrift *Foreign Affairs*, »wären viele dieser Hilfsmittel für die meisten Gesundheitseinrichtungen schlichtweg nicht verfügbar.«[539] Bei COVID-19 sehen wir einen gigantischen Mangel selbst an grundlegender Schutzausrüstung für das Gesundheitspersonal wie etwa an Masken und Kitteln.

Redlener bezeichnete die unzureichende Krankenhauskapazität als unser »größtes schwaches Glied«.[540] Im Gegensatz zu den meisten anderen Gesundheitssystemen der Welt ist das Gesundheitswesen der Vereinigten Staaten weitestgehend gewinnorientiert. Die Umstrukturierung des amerikanischen Gesundheitssystems hin zur sogenannten Managed Care (dem Steuerungsmodell des amerikanischen Gesundheitswesens) führte zur Schließung von Hunderten von Krankenhäusern im ganzen Land,[541] sodass viele Städte nur über geringe Kapazitäten verfügen, um mit einem anormalen Zustrom von Patienten fertigzuwerden.[542] Die Aktienprofile von Unternehmen aus dem sogenannten Bereich der Health Maintenance Organization (HMO, eine private Sonderform eines bestimmten Krankenversicherungs- und Versorgungsmodells in den USA) können es sich kaum leisten, zusätzliche Betten und Beatmungsgeräte für einen künftigen Patientenzustrom unbestimmten Umfangs bereitzustellen.[543]

Ein Bericht des American College of Emergency Physicians (ACEP) aus dem Jahr 2016 stellte beispielsweise fest, dass 90 Prozent der Notfallstationen des Landes zu diesem Zeitpunkg bereits unterbesetzt und überfüllt waren.[544] Der Gründer der ACEP-Abteilung für Katastrophenmedizin beschrieb die Notfallversorgung in den Vereinigten Staaten als »ein Kartenhaus, das nur darauf wartet, dass ein heftiger Wind es zum Einsturz bringt«.[545] Gerade zu dem Zeitpunkt, als die Patientenzahlen in den Notaufnahmen des Landes einen historischen Höchststand erreichten,[546] ging die Anzahl der landesweit verfügbaren Notaufnahmen zurück.[547] »Wir müssten die Menschen wohl in Turnhallen und Gemeindezentren behandeln«, gab Osterholm zu bedenken, »genau wie 1918.«[548] Später führte der wohl wichtigste Grippeexperte der CDC, Keiji Fukuda, in einem Interview mit der *New York Times* aus: »Das medizinische System der Vereinigten Staaten hat sich dahingehend entwickelt, weniger Krankenhausbetten, weniger ungenutzte Kapazitäten vorzuhalten. Aus geschäftlicher Sicht ist das natürlich sinnvoll.« Daraufhin wurde seine Stimme Berichten zufolge weich und traurig. »Ich stamme noch aus einer Generation von Ärzten, die das, was wir tun, nicht in erster Linie als Geschäft betrachteten. Aber ich nehme an, wir sind inzwischen Dinosaurier. Wir müssen mit einer Realität klarkommen, in der die Medizin auf Kosten-Nutzen-Basis betrieben wird.«[549]

Laut einer Umfrage des Economist belegten die Vereinigten Staaten bei den Krankenhausbetten für Akutfälle pro Kopf weltweit den 55. Platz,[550] was eher mit dem Zustand in Entwicklungsländern vergleichbar ist als mit Europa, wo im Durchschnitt etwa doppelt so viele Betten pro Person zur Verfügung stehen.[551] Der Herausgeber des *Lancet* schrieb, dass im Laufe der letzten Generation »das öffentliche Gesundheitssystem der USA langsam und klammheimlich auseinandergefallen ist.«[552]

Besorgniserregend ist auch der erhebliche Personalmangel.[553] Einer der Verantwortlichen für das Notfall- und Kontinuitätsmanagement einer großen Krankenhauskette machte deutlich: »Die Frage lautet nicht, wie viele

Betten man hat, sondern für wie viele Betten man ausreichend Personal hätte.«[554] Während der SARS-Krise in Toronto kamen viele Mitarbeiter des Gesundheitswesens erst gar nicht zur Arbeit, aus Angst, die Infektion mit nach Hause zu ihren Familien zu tragen. Tatsächlich waren fast die Hälfte der vom Ausbruch Betroffenen Angehörige des Gesundheitspersonals, und zwei Krankenschwestern und ein Arzt starben an der Krankheit.[555] Eine Umfrage des Johns Hopkins Hospital unter Mitarbeitern des öffentlichen Gesundheitswesens in Maryland ergab, dass »fast die Hälfte der Mitarbeiter des örtlichen Gesundheitsamtes sich während einer Pandemie wahrscheinlich nicht zum Dienst melden würde«.[556]

Seit mehr als einem Jahrhundert enthält der Ethikkodex der American Medical Association (AMA) eine edelmütige Verpflichtung, die die der Canadian Medical Association entspricht: »Bei einer Epidemie ist es ihre Pflicht [das heißt die der Ärzte], sich der Gefahr zu stellen und ihre Arbeit zur Linderung des Leidens fortzusetzen, selbst wenn sie dabei ihr eigenes Leben aufs Spiel setzen.« Die AMA-Pflegeverpflichtungsklausel wurde inzwischen gestrichen.[557] Der Zeitschrift der American Bar Association zufolge haben jedoch 32 Regierungen von Bundesstaaten eine Gesetzesänderung in Betracht gezogen, die die Beschäftigten des Gesundheitswesens während einer medizinischen Krise unter Androhung der Entziehung ihrer Approbation letztlich dazu zwingen würde, zur Arbeit zu erscheinen.[558]

EXPLOSIONSARTIGE AUSWEITUNG

Eine Pandemie der Kategorie 5 könnte heute um ein Vielfaches schlimmer sein als die Pandemie von 1918 bis die bis dato größte medizinische Katastrophe der Weltgeschichte. Im Jahr 1918 waren wir als Nation und als Volk viel selbstständiger.[559] Jetzt, mit dem unternehmerischen Triumph des freien Handels, sind Just-in-time-Bestandsmanagement und globale Lieferketten das Markenzeichen aller großen Volkswirtschaften und Wirtschaftssektoren.[560] Wirtschaftsanalysten sagen voraus, dass eine Pandemie wohl einen in der modernen Geschichte beispiellosen globalen Wirtschaftszusammenbruch verursachen würde.[561] Da die Weltbevölkerung einen historischen Höchststand erreicht hat, könnte dies zu beispiellosem menschlichem Leid

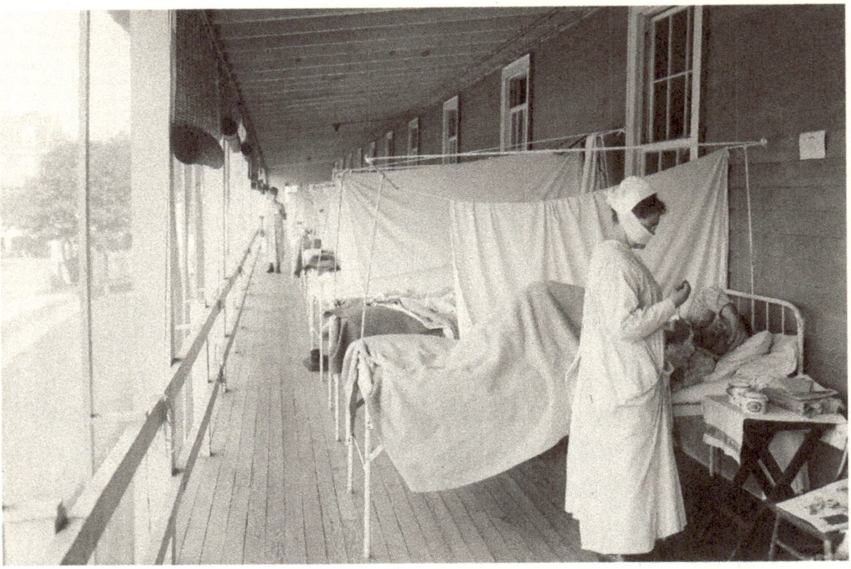

Grippestation während der spanischen Grippeepidemie von 1918 bis 1819

führen, von dem die Weltgemeinschaft durch die COVID-19-Pandemie bereits einen Vorgeschmack bekommt.

Vor nur 100 000 Jahren lebten alle Mitglieder der Spezies Mensch im östlichen Afrika.[562] Die 7,8 Milliarden Menschen, die heute auf der Welt leben, entsprechen etwa einem Vierzehntel aller Menschen, die jemals die Erde bewohnt haben.[563] Im Jahr 1918 waren Städte wie London mit etwas mehr als einer Million Einwohnern viel kleiner. Heute gibt es auf der Welt 26 Megastädte mit jeweils mehr als zehn Millionen Einwohnern.[564] Angesichts dieser Ausgangssituation sagen Experten wie Klaus Stöhr von der WHO voraus, dass eine Pandemie die Weltbevölkerung »explosionsartig« und »wie eine Sturzflut« treffen wird.[565]

»Die schnelle Ausbreitung der Grippe in einem Land wird lediglich durch das Tempo der Transportmittel eingeschränkt«, erklärte der Gesundheitskommissar des Staates New York 1918.[566] Damals war der schnellste Weg, die Welt zu durchkreuzen, mit einem Dampfschiff.[567] Früher dauerte eine Weltreise ein Jahr, heute können wir die Erde in 24 Stunden umrunden.[568] Die Zahl der menschlichen Globetrotter übersteigt heute eine Milliarde Menschen pro Jahr.[569] HIV schaffte es per Flugzeug aus Afrika heraus, und die Befürchtung ist gerechtfertigt, dass H5N1 Asien auf dieselbe Weise verlassen könnte, wie COVID-19 entkommen ist: ganz einfach per Flugzeug.

Rekordbevölkerungszahlen und die beispiellose Geschwindigkeit, Reichweite sowie der Umfang des heutigen weltweiten Flugverkehrs führen dazu, dass jedes pandemische Virus beispiellose Verwüstungen anrichten könnte.[570] H5N1 ist jedoch wohl mehr als nur irgendein Virus mit Pandemiepotenzial. Bei einer Informationsveranstaltung des Kongresses versuchte Gregory A. Poland von der Mayo Clinic und der Infectious Diseases Society of America, die Kongressmitglieder dazu zu bewegen, sich das Unvorstellbare vorzustellen – eine H5N1-Pandemie. »Ich möchte hervorheben, dass kein Zweifel daran besteht, dass es zu einer Pandemie kommen wird«, begann er. »Dies wird einen Umschwung in der menschlichen Zeitrechnung bedeuten: vor der Pandemie und nach der Pandemie. Wenigstens für die Menschen, die dann noch leben.«[571] Der bekannteste Virologe in Russland versuchte, die Zahl der potenziellen Todesfälle bei Menschen im schlimmsten Fall zu ermitteln: »Bis zu eine Milliarde Menschen könnten in sechs Monaten auf der ganzen Welt sterben. Wir sind nur einen halben Schritt von einer weltweiten Pandemiekatastrophe entfernt.«[572]

»Vergessen Sie das Wörtchen ›ob‹. Die Würfel sind bereits gefallen.«

Anthony Fauci[573]

In einem Vortrag im Jahr 2005 an seiner Alma Mater, der Harvard Medical School, beschrieb der ehemalige Parteiführer des Senats der Vereinigten Staaten von Amerika Frist die Schrecken des Jahres 1918 – mindestens 50 Millionen Tote durch ein »vogelartiges« Virus.[574] Frist fragte: »Wie würde eine Nation, die von den 3000 Toten des 11. September so sehr bewegt und berührt war, auf eine halbe Million Tote reagieren? In den Jahren 1918 bis 1919 lag die Sterblichkeitsrate zwischen 2,5 Prozent und 5 Prozent, was im Vergleich zur Sterblichkeitsrate von 55 Prozent bei der aktuellen Vogelgrippe gnädig erscheint. In nur 18 Monaten hat diese Vogelgrippe mehr als 100 Millionen Tiere getötet oder zu deren Notschlachtung gezwungen. Und nun, da sie in zehn asiatischen Ländern von Vögeln auf Menschen übergesprungen ist, wie viele Menschenleben wird sie oder ein anderes, ähnliches Virus fordern? Wie würde also eine Nation, die von 3000 Toten so überaus bewegt und berührt ist, auf fünf Millionen oder 50 Millionen Tote reagieren?«[575]

Gesundheitsbehörden auf der ganzen Welt äußerten ähnliche Befürchtungen. Der ehemalige geschäftsführende Leiter der WHO, David Nabarro, wurde zum »Vogelgrippe-Zaren« der Vereinten Nationen ernannt. Auf einer Pressekonferenz im UNO-Hauptquartier in New York versuchte Nabarro den Journalisten klarzumachen, dass »wir es hier mit dem Überleben der Welt zu tun haben – oder mit dem Überleben der Welt, wie wir sie kennen«.[576]

Ähnliche Befürchtungen sollen auch den ehemaligen US-Gesundheitsminister Mike Leavitt nachts wach gehalten haben. »Wenn das passiert, wird es die Welt verändern«, sagte Leavitt in einem Interview. »Und es geht dabei nicht nur um unsere Gesundheit«, sagte Leavitt in einem Interview. Die Auswirkungen betreffen auch Wirtschaft, Kultur, Politik und den allgemeinen Wohlstand – ganz zu schweigen vom menschlichen Leben, das zu Millionen bedroht ist.«[577] Ja, aber wie hoch ist das Risiko, dass es bei einem Virus wie H5N1 tatsächlich zu einer Pandemie solchen Ausmaßes kommt?

Wie groß ist die Wahrscheinlichkeit, dass sich ein tödliches Grippevirus wie eine Flutwelle über die Welt ausbreitet und Millionen von Menschen tötet? »Die brennende Frage ist, ob es eine Grippepandemie beim Menschen geben wird«, sagte Minister Leavitt zu Reportern. »Im Namen der WHO kann ich Ihnen sagen, dass es eine geben wird. Die einzige Frage ist die nach der Virulenz und der Schnelligkeit der Übertragung von Mensch zu Mensch.«[578] »Wir wissen einfach nicht, wie die Welt aussehen wird, falls dieses Ding kommt«, drückte es der damalige Leiter des International Emerging Infections Program der CDC in Thailand aus, unterbrach sich aber dann. »Eigentlich müsste ich ›wenn‹ sagen. Ich glaube, den Luxus des Wortes ›ob‹ können wir uns nicht mehr leisten. ›Wenn‹ haben wir lange hinter uns gelassen.«[579]

Der Chief Medical Officer Großbritanniens,[580] der deutche Bundesgesundheitsminister,[581] der Leiter der U. S. Centers for Disease Control,[582] der leitende Koordinator der Vereinten Nationen für aviäre und humane Influenza[583] und der Leiter des National Security Health Policy Center der USA[584] sind sich einig, dass eine weitere Grippepandemie nur eine Frage der Zeit ist. Wie der damalige Leiter des Trust for America's Health es ausdrückte: »Dies ist keine Brandschutzübung. Es handelt sich nicht um eine Planungsmaßnahme. Das ist die Realität.«[585]

»WENN«, NICHT »OB«

»Es geht los.«

Lee Jong-wook[586]

Die National Academy of Medicine bezeichnete eine Pandemie als »nicht nur unvermeidlich, sondern überfällig«.[587] Diese Aussage beruht zum Teil auf der Erkenntnis, dass seit etwa drei Jahrhunderten, als die Menschen damit begannen, die Welt zu bereisen, zwölf Pandemien verzeichnet wurden.[588] Pandemien traten in diesem Zeitraum im Durchschnitt alle 27,5 Jahre auf,[589] wobei 41 Jahre das längste bekannte Intervall zwischen Pandemien waren.[590]

Ein WHO-Sprecher sagte angesichts eines Virus wie H5N1: »Alles deutet darauf hin, dass uns die Zeit davonläuft.«[591] Ein leitender Mitarbeiter des Center for Biosecurity zählte die Anzeichen auf: »Die Letalität des Virus haben wir bei Influenza noch nie gesehen, das Ausmaß des aviären Ausbruchs ist völlig beispiellos und die Veränderung, die nötig wäre, um eine Pandemie auszulösen, ist so gering – sie könnte buchstäblich jeden Tag eintreten.«[592]

Noch nie zuvor hatte sich die Vogelgrippe H5N1 so weit und so schnell ausgebreitet,[593] und je länger das Virus in Geflügelproduktionssystemen zirkuliert, desto höher ist die Wahrscheinlichkeit einer zusätzlichen Exposition des Menschen.[594] Der Professor für Virologie John Oxford erklärte: »Das Problem ist, dass ein einziges Huhn Hunderttausende von H5N1-Stämmen in sich tragen kann. Nehmen wir an, es gibt eine Milliarde Hühner in Asien und zehn Prozent dieser Hühner sind infiziert – das ist eine riesige Virenpopulation, mehr als die gesamte menschliche Bevölkerung des Planeten. Nehmen wir nun weiter an, dass einige dieser Stämme mutiert sind, sodass sie nicht nur ein Huhn, sondern auch Sie oder mich infizieren können, aber sie tun das noch nicht sehr effizient. Das ist die Lage, in der wir uns wohl derzeit befinden. Wenn sich ein Kind den Virus von einem Huhn einfängt, kann es ihn auf seine Mutter übertragen, aber die Mutter wird nicht in der Lage sein, hinauszugehen und den Lebensmittelhändler zu infizieren. Im Moment bewegt sich das Virus überaus langsam. Aber wenn es erst einmal ein wenig Gas gibt, dann können wir uns auf etwas gefasst machen.«[595]

Im Jahr 1968, dem Jahr der H3N2-Pandemie, gab es in China 13 Millionen Hühner. Inzwischen sind es Milliarden. Und da die Zeit vom Ausschlüpfen bis zur Schlachtung nur eine Frage von Wochen oder Monaten ist, je nachdem, ob das Huhn für die Fleisch- oder Eierproduktion gezüchtet wird, durchlaufen mehrere Zyklen dieser Milliarden im Laufe des Jahres die Zuchtsysteme. In den 1960er-Jahren gab es in China fünf Millionen Schweine, heute sind es fast 500 Millionen.[596] »Durch eine hohe Tierdichte«, so die Schlussfolgerung des International Food Policy Research Institute, »können regelrechte Brutstätten für Krankheiten entstehen.«[597]

H5N1 ist wohl gekommen, um zu bleiben. »Dieses Virus kann jetzt nicht mehr vom Planeten getilgt werden«, sagte der Leiter des Center for Biosecurity, O'Toole. »Es ist in zu vielen Vögeln an zu vielen Orten.«[598] Das Virus schien sich immer weiter zu etablieren. »Würden wir das Ganze als Krieg bezeichnen, hätten wir mehr Schlachten verloren als gewonnen«, sagte ein WHO-Sprecher gegenüber der *Financial Times*. »Aus Sicht der öffentlichen Gesundheit und aus Sicht der Tiergesundheit ist die Region immer stärker von dem Virus betroffen.«[599]

In einer für internationale politische Institutionen untypischen Deutlichkeit schrieb die FAO: »Über dieser trostlosen Landschaft hängt eine schwarze Wolke der Angst, dass das Virus derart mutieren könnte, dass eine Übertragung von Mensch zu Mensch möglich wird und sich dann über den ganzen Globus verbreitet.«[600] Die Dringlichkeit und Beunruhigung unter den Beobachtern der Aufbaudynamik von H5N1 konnte man nahezu greifen.[601] »Es ist, als würde man einen Vulkan beobachten, der kurz vor dem Ausbruch steht«, beschrieb ein Sprecher der Weltorganisation für Tiergesundheit (bekannt als OIE, Office Internationale des Epizooties).[602] »Wir halten alle den Atem an«, sagte Julie Gerberding, ehemalige Leiterin der CDC.[603]

FÜNF VOR ZWÖLF

Zu welchem Zeitpunkt sollte die H5N1-Pandemie zuschlagen? Die Experten waren in diesem Punkt vage, »wahrscheinlich eher früher als später«,[604] »jetzt ist es bald so weit«[605] und »dieses oder nächstes Jahr«[606] waren gängige Phrasen. Einige wunderten sich, warum noch nichts passiert war.[607] »Es ist schwierig, Vorhersagen zu treffen«, sagte Yogi Berra, »besonders, was die Zukunft betrifft.«

Einige versuchten, sich mit der Tatsache zu trösten, dass das Virus nun seit fast zehn Jahren existierte und noch keine Pandemie ausgelöst hatte.[608] Es gibt jedoch Hinweise darauf, dass das Virus von 1918 mindestens elf Jahre lang vor sich hin geköchelt hatte, bevor es zur Pandemie wurde.[609]

Selbst wenn eine größere Anzahl von Menschen erkranken würde, müsste das Virus möglicherweise immer noch seine Funktionsweise bei der Ansteckung von Menschen verfeinern. Historiker haben Hinweise auf verdächtige Ausbrüche von schweren Atemwegserkrankungen im Jahr vor der Pandemie von 1918 gefunden. »Wir gehen davon aus, dass diese Ausbrüche 1917 in den Armeelagern begannen«, meinte ein Experte, »und dann dauerte es noch ein weiteres Jahr und es waren ein paar zusätzliche Mutationen notwendig, bevor es wirklich in die große weite Welt hinein explodierte.«[610] Gerberding sagte bei einem Treffen der American Association for the Advancement of Science, dass H5N1 die »größte Bedrohung« darstelle, der die Welt derzeit ausgesetzt sei. Sie sagte: »Ich denke, wir erkennen alle ein ähnliches Muster wie vor der Pandemie von 1918.«[611]

Im Gegensatz zur jährlichen saisonalen Grippe, die im Winter üblicherweise auf der Nordhalbkugel auftritt,[612] weiß man über Pandemien, dass sie zu jeder Jahreszeit auftreten können.[613] Obwohl es kein konkretes saisonales Muster zu geben scheint, scheint es auf der Grundlage einer Analyse von einem Dutzend früherer Pandemien sogar ein häufigeres Auftreten im Sommer als im Winter zu geben,[614] was möglicherweise damit zusammenhängt, dass Enten auf Chinas überfluteten Reisfeldern ausgesetzt werden.[615] Durch den verstärkten Geflügelverkauf und die massiven Reisen könnten die Tage vor dem Mond-Neujahrsfest Tet (das am 9. Februar beginnt) ebenfalls einen Hochrisikozeitraum darstellen.[616] Das Aufkommen von COVID-19 fiel mit dem Mond-Neujahrsfest zusammen, dem größten Feiertag in China, zu dem

Milliarden von Reisen von Einzelpersonen unternommen werden, die zwischen ihren Heimatstädten und ihrem Wohnsitz hin- und herreisen.[617] Die Experten gestehen ein, dass sie tatsächlich nichts Genaueres wissen.

»Es wäre unverantwortlich zu sagen, dass wir dieses oder nächstes Jahr mit Sicherheit eine Vogelgrippepandemie erleben werden, da wir die Evolution des Virus einfach nicht genau genug verstehen«, gab ein Harvard-Epidemiologe zu. »Meiner Meinung nach ist es korrekt zu sagen, dass wir uns in einer Zeit befinden, in der das Risiko wächst und höher ist als je zuvor.«[618] Die meisten Wissenschaftler sind sich jedoch einig, dass jeder Tag uns der Pandemie einen Schritt näher bringt, obwohl sie eingestehen, dass nicht bekannt ist, welches Virus die Pandemie letztendlich auslösen wird oder wie schwer die nächste Pandemie sein wird. Die aktuelle Coronaviruspandemie – die erste ihrer Art – ist sicherlich ein Beweis dafür.

»Nach dem Aufkommen von Aids, Vogelgrippe, Ebola und SARS«, so ein Forscher der Tulane University, »ist die Frage, was neue Epidemien und Pandemien auslöst, von höchster Bedeutung. Die leicht schockierende Antwort lautet, dass wir eigentlich nichts über die Faktoren wissen, die tierische Viren so verwandeln, dass es zu Epidemien oder Pandemien kommt.«[619] Einige Wissenschaftler spielen mit dem Gedanken, genau das herauszufinden.

Würde man in einem Labor H5N1- mit menschlichen Grippeviren mischen, könnte man etwa abschätzen, wie viel Zeit uns noch bleibt, indem man berechnet, wie viele Mutationen H5N1 davon entfernt sein könnte, einen Pandemiestamm zu erzeugen. Die WHO betrachtete diesen Ansatz mit Vorsicht und rief zu einem formellen wissenschaftlichen Konsens auf, da sie der Meinung war, dass globale Entscheidungen, die globale Risiken mit sich bringen, auch einer globalen Überprüfung bedürfen. Sollte ein Land ein solches Projekt alleine durchführen, so der ehemalige leitende Influenzaforscher der WHO, Klaus Stöhr, »wäre das wie die Entscheidung, einseitig Atomwaffentests durchzuführen.«[620] Die Befürworter argumentierten, dass jedes von ihnen geschaffene pandemische H5N1-Virus zwar sequenziert, dann aber umgehend vernichtet werden könnte. Mit einer genetischen Beschreibung des Virus und der leichten Verfügbarkeit seiner Vorfahren bestünde allerdings die Möglichkeit, es wieder aufleben zu lassen. »Sie können dieses Virus zerstören«, gab ein Kritiker zu bedenken, »aber es wird nie ganz verschwinden.«[621] Der niederländische Wissenschaftler, der den Vorschlag ursprünglich unterbreitet hatte, gab zu: »Es stimmt, wir könnten ein Monster erschaffen. Aber es ist ein Monster, das auch die Natur erschaffen könnte.«[622]

QUASI ÜBER NACHT

Die Wissenschaft ist sich uneins darüber, wie schnell sich eine Pandemie auf der ganzen Welt ausbreiten würde, wenn sie erst einmal ausgebrochen wäre. Die WHO geht davon aus, dass ihr innerhalb weniger Wochen jedes Land der Erde anheimfallen könnte.[623] Andere meinen, dass das Virus Wochen brauchen würde, nur um aus seinem vermutlich asiatischen Ursprungsland auszubrechen.[624] Sobald es sich jedoch in Bewegung setzt, so vermuten einige Behörden, würde es innerhalb einer Woche die US-amerikanische Westküste erreichen (wenn es denn tatsächlich aus Asien stammt).[625] Andere Experten argumentieren, dass dies wohl nur einen Tag dauern würde.[626] Oder zwölf Stunden.[627] Einmal in einem Land wie den Vereinigten Staaten angekommen, zeigen Supercomputersimulationen des Waffenlabors von Los Alamos, dass das Virus das Land »mit bemerkenswerter Geschwindigkeit und Effizienz« überziehen würde.[628]

1918 war innerhalb weniger Wochen der gesamte Erdball infiziert – und damals gab es noch keinen kommerziellen Flugverkehr.[629] In einem Versuch, die Ausweitung des Hongkong-Ausbruchs von 1997 zu modellieren (wenn es denn zu einer Pandemie gekommen wäre), berechneten Wissenschaftler, wie viele Reisende den Kai-Tak-Flughafen von Hongkong passiert hatten. Während des zweimonatigen Ausbruchs in Hongkong im Jahr 1997 verließen mehr als vier Millionen Menschen nur diesen einen Flughafen.[630] Viren reisen heutzutage mit Jet-Geschwindigkeit. Innerhalb weniger Monate hatte sich COVID-19 in mehr als 200 Ländern und Gebieten auf sechs Kontinenten ausgebreitet.[631]

Es wird erwartet, dass die nächste Pandemie in mehreren Wellen kommen wird. Auf der Grundlage früherer Pandemien geht man von zwei oder drei Infektionswellen im Abstand von mehreren Monaten aus, wobei jeder globale Infektionsanstieg etwa sechs bis acht Wochen dauern dürfte.[632] Die zweite Welle könnte tödlicher sein als die erste, da das Virus seine tödliche Kraft in dieser Zeit auf seinen Wirt abstimmen kann.[633]

Stellen Sie sich dieses Szenario vor: »Ein Mann checkt in ein Viersternehotel in Hongkong ein, um an einer Hochzeit teilzunehmen. Er scheint eine schlimme Erkältung zu haben, er hustet und niest, aber in Wirklichkeit hat er etwas viel Ernsteres. Die Hochzeit ist vorbei. Die Gäste reisen ab. Das von diesem einen Mann ausgehustete Virus breitet sich innerhalb von 24 Stunden auf fünf Länder aus.«[634]

Hierbei handelt es sich um die wahre Geschichte von SARS, das die Welt 2002 bis 2003 an den Rand einer grippeähnlichen Pandemie gebracht hatte.[635] Innerhalb weniger Monate hatte sich das Virus auf 30 Länder auf sechs Kontinenten ausgebreitet.[636] Das Global Outbreak Alert and Response Team der WHO wunderte sich später: »Auf diese Weise wurde ein globaler Ausbruch von einer einzigen Person an einem einzigen Tag auf einer einzigen Etage eines Hotels in Hongkong ausgelöst.«[637]

Die Übertragungsrate von SARS verblasst im Vergleich zu der von Influenza.[638] »Die Welt hatte Glück mit SARS«, erklärte ein renommierter Experte. »Es stellte sich heraus, dass es sich um einen Dackel unter den Viren handelte, ähnlich wie die Pocken, und nicht um einen sprintenden Windhund wie etwa (…) die Grippe.«[639] Damals wussten wir noch nicht, dass ein SARS-ähnliches Coronavirus doch noch eine Pandemie auslösen sollte.

DAS VIRUS EINFANGEN

»Die Geschichte hat uns gelehrt, dass niemand eine Pandemie aufhalten kann«, so der ehemalige WHO-Direktor der Abteilung Communicable Disease Surveillance and Response.[640] Aber wir leben immerhin im 21. Jahrhundert. Könnte eine schwelende Pandemie nicht mit genügend Vorwarnung ausgerottet oder zumindest kontrolliert werden?

Im Jahr 2005 erließ der damalige Präsident George W. Bush eine Verfügung zur Möglichkeit der Autorisierung von Quarantänemaßnahmen innerhalb der Vereinigten Staaten.[641] Der Mann, der dafür verantwortlich war, Amerika auf eine Pandemie vorzubereiten, war damals Gesundheitsminister Michael Leavitt. »Wir würden alles in unserer Macht Stehende tun, um eine Quarantäne auch durchzusetzen«, sagte Minister Leavitt. »Für mich ist das kein schöner Gedanke. Es handelt sich hier um etwas, das dem Präsidenten der Vereinigten Staaten den Schlaf raubt. Und mir auch.«[642] Doch Experten befürchten, dass eine Quarantäne nicht nur überaus unpraktisch und wirkungslos wäre, sondern die Situation sogar noch verschlimmern könnte.

Die WHO rät von solchen Maßnahmen zum Teil ab, da ihre Durchsetzung kaum realistisch wäre.[643] »Hier zeigt sich ein grundlegender Mangel an Verständnis für Notfälle im Bereich der öffentlichen Gesundheit«, sagt ein Sprecher der Federation of American Scientists. »Mich würde faszinieren zu sehen, ob der Präsident einen Plan hat, eine Stadt wie Washington, D. C., New York oder Boston mit so vielen Wegen hinein und hinaus unter Quarantäne zu stellen«, so ein Sprecher der Federation of American Scientists.[644] Der Vorschlag von Präsident Trump, eine »durchsetzbare« Quarantäne in Teilen von New York, New Jersey und Connecticut für COVID-19 zu erlassen, wurde schnell zurückgezogen.[645]

Nach der Polioepidemie von 1916 in New York City schrieb der Leiter des Gesundheitsministeriums, dass es angesichts der »zahllosen Unannehmlichkeiten, Entbehrungen, ja wirklich brutaler Unmenschlichkeit, die sich aus der Anwendung der allgemeinen Quarantäne ergaben«,[646] kein Wunder sei, dass so viele Menschen »einen geradezu perversen Einfallsreichtum entwickelten, um Umwege mit dem Auto zu fahren.«[647] Der Sprecher der Federation of American Scientists konnte sich nicht vorstellen, wie man eine Quarantäne in der heutigen Zeit durchsetzen könnte. »Will er Panzer und bewaffnete Soldaten in die Städte schicken?«, fragte er.[648] Vielleicht. Präsident Bush bat den Kongress, ihm die Befugnis zu erteilen, nötigenfalls das Militär einzuschalten, um einen Ausbruch einzudämmen.[649]

Das beunruhigte einige Beobachter. Ein Kolumnist der *Houston Chronicle* fragte: »Was würden die Soldaten tun, wenn ein Mitarbeiter des Gesundheitswesens, ein Drogenabhängiger oder ein Teenager versuchte, die Quarantäne zu durchbrechen? Bei Sichtkontakt schießen?« Teenager und Mitarbeiter des Gesundheitswesens waren die Hauptverantwortlichen für die Verletzung der Quarantänebestimmungen in Toronto während des SARS-Ausbruchs im Jahr 2003.[650] Experten wiesen auf das Offensichtliche hin, indem sie den Unterschied zwischen dem Hongkong-Ausbruch bei Hühnern von 1997 und einem Ausbruch unter Menschen verdeutlichten: »Menschen zu schlachten und unter Quarantäne zu stellen, ist keine Option.«[651]

»Selbst wenn es möglich wäre, eine Stadt abzuriegeln«, bemerkte damals O'Toole vom Center for Biosecurity, »würde das die Grippe nicht aufhalten.«[652] Auf Grundlage der Informationen über fehlgeschlagene historische Versuche und zeitgenössischer statistischer Modelle[653] sind die Influenzaexperten zuversichtlich, dass Quarantänebemühungen »schlicht und einfach nichts bringen würden.«[654] Experten betrachten die Planung einer Quarantäne wegen der extremen Ansteckungsgefahr von Influenza,[655] die mit der Inkubationszeit und der Übertragungsart zusammenhängt, als »zum Scheitern verurteilt.«[656]

SARS war rückblickend ein leicht einzudämmendes Virus, da die Menschen im Wesentlichen symptomatisch wurden, bevor sie andere Menschen anstecken konnten.[657] Die Menschen zeigten Anzeichen der Krankheit, bevor sie sie wirksam verbreiten konnten, sodass Hilfsmittel wie Wärmebildscanner auf Flughäfen zur Fiebererkennung oder das Screening von Patienten mit Husten die Ausbreitung der Krankheit wahrscheinlich eindämmen konnten. [658]

Hier hat das Grippevirus hat jedoch einen Vorsprung. Die Inkubationszeit für Influenza, also die Zeit zwischen der Ansteckung und dem tatsächlichen Auftreten der ersten Krankheitssymptome, kann bis zu vier Tage betragen.[659] Während dieser Zeit sind die Patienten sowohl infiziert als auch ansteckend. Genauso wie HIV-Infizierte das Virus verbreiten können, auch wenn sie völlig gesund erscheinen, können wir das Virus mindestens 24 Stunden vor dem Auftreten von Grippesymptomen mit jedem einzelnen Atemzug ausatmen.[660] Bis zur Hälfte der Infizierten zeigt möglicherweise zu keinem Zeitpunkt jegliche Symptome, kann aber trotzdem das Virus an andere Menschen weitergeben.[661]

Einige Atemwegserkrankungen scheinen sich nur durch Schleimtröpfchen zu verbreiten und werden daher nicht im wahrsten Sinne des Wortes über die Luft übertragen. Diese aerosolisierten Schleimstückchen – auch wenn sie winzig klein sind – setzen sich schließlich auf dem Boden ab und werden nicht sehr weit verbreitet. Die Vogelgrippe hingegen kann sprichwörtlich Flügel bekommen. Influenzaviren im Allgemeinen, auch wenn sie vorwiegend durch größere Tröpfchen verbreitet werden, können sich auch auf mikroskopisch kleinen Überbleibseln von verdampften Tröpfchen mit einem Durchmesser von weniger als einigen Millionstel eines Meters ausbreiten. Diese »Tröpfchenkerne« können wie Parfümteilchen in der Luft schweben[662] und sich daher zum Beispiel auch über Belüftungssysteme verbreiten.[663] Einige Forscher haben sogar die fragwürdige These aufgestellt, dass eine Luftübertragung von Influenzaviren über interkontinentale Windströmungen, die von Tiefdruckwetterfronten getrieben werden, über Tausende Kilometer hinweg stattfinden könnte.[664]

UNTER QUARANTÄNE

Eine drohende Quarantäne kann im Falle einer Pandemie die Lage manchmal sogar noch verschlimmern. Ein mit einer Quarantäne verbundenes Eingeschlossensein, die Angst vor Isolierung und Stigmatisierung schrecken viele Gemeinden von der rechtzeitigen Meldung von Ausbrüchen ab. Das Entsenden von Soldaten im Zuge einer Quarantäne kann sogar Panik auslösen und Menschen zur Flucht veranlassen, wodurch sich die Krankheit noch weiter ausbreitet. Während der SARS-Epidemie zum Beispiel führten Gerüchte über eine Quarantäne in Peking dazu, dass in dieser Nacht eine Viertelmillion Menschen aus der Stadt strömten.[665] Laut der National Academy of Medicine hat die Quarantänepolitik im Laufe der Geschichte »in den meisten Fällen mehr geschadet als genützt«.[666]

Irwin Redlener, ehemaliger Direktor des National Center for Disaster Preparedness, bezeichnete den Vorschlag des Präsidenten, das Militär zur Abschottung der von der Krankheit betroffenen Gemeinden einzusetzen, als »außerordentlich drakonische Maßnahme«. »Im Klartext würde das heißen«, so Redlener gegenüber der Washington Post, »dass in den Vereinigten Staaten das Kriegsrecht gilt.«[667]

Der Vorschlag des Präsidenten löste an beiden Enden des politischen Spektrums Unmut aus. Das konservative Cato Institute schloss sich dem Mercatus Center[668] der George Mason University an und warnte davor, dass Bush Gefahr laufe, »ein fundamentales Prinzip des amerikanischen Rechts« zu untergraben.[669] Der Posse Comitatus Act von 1878 hindert das Militär daran, auf amerikanischem Boden eine polizeiliche Rolle zu übernehmen. »Das spiegelt das traditionelle Misstrauen Amerikas wider, das Heer zur Durchsetzung der Ordnung im eigenen Land einzusetzen, ein Misstrauen, das durchaus begründet ist«, hieß es auf der Website des Instituts. Da Soldaten nicht als Polizeibeamte ausgebildet werden, befürchtete das Cato Institute, dass die Übertragung der Verantwortung für die zivile Strafverfolgung »zu ernsthaften Kollateralschäden für das Leben und die Freiheit der Amerikaner« führen könnte.[670]

Nach den Anschlägen vom 11. September wurde die FEMA – die Federal Emergency Management Agency – in das Department of Homeland Security eingegliedert. Laut einem Experten für Notfallmanagement am Institute for Crisis, Disaster and Risk Management an der George Washington University »degradierte« dieser Schritt die FEMA von einer gut funktionierenden, kleinen, unabhängigen Behörde in den 1990er-Jahren zu einer Behörde, die »unter mehreren Schichten Bürokratie begraben« war. Ein ehemaliger Leiter der FEMA sagte 2004 vor dem Kongress aus: »Ich habe die große Befürchtung, dass die Fähigkeit unserer Nation, sich auf Katastrophen vorzubereiten und darauf zu reagieren, stark untergraben wurde. Ich höre fast täglich von Notfallmanagern, lokalen und staatlichen Führungskräften und Ersthelfern, dass die FEMA, die sie kannten und mit der sie gut zusammengearbeitet haben, nun nicht mehr existiert. So sagte mir ein staatlicher Notfallmanager: ›Es ist, als hätte man einen Pfahl mitten ins Herz des Notfallmanagements gerammt‹.«[671]

Seine Befürchtungen bewahrheiteten sich ein Jahr später in Gestalt der Reaktion auf Hurrikan Katrina, die, so heißt es in einem Leitartikel von *USA Today*, »fast so katastrophal war wie der Hurrikan selbst.«[672] Und Bush wandte sich zur Koordinierung der Pandemiebegrenzung an ebendiese Behörde, die auch für Katrina zuständig gewesen war, das Department of Homeland Security.

In der Titelgeschichte der *Businessweek* zur Vogelgrippe unter der Überschrift »Hot Zone in the Heartland« verglich Osterholm das Management von Katrina mit der Aussicht auf eine Pandemie. »Der Unterschied zu einem Hurrikan besteht darin, dass alle 50 Staaten gleichzeitig betroffen sein werden«, sagte Osterholm. »Und diese Krise wird ein Jahr oder länger andauern. Sie wird die Welt vollkommen auf den Kopf stellen.«[673] Selbst Sympathisanten der Regierung äußerten Zweifel an deren Fähigkeiten zur Krisenbewältigung. Colonel Lawrence Wilkerson zum Beispiel, Colin Powells rechte Hand im Außenministerium, sagte: »Sollte etwas wirklich Ernsthaftes passieren (…) wie eine große Pandemie, werden wir die Unfähigkeit dieser Regierung in einer Weise sehen, die uns zur Unabhängigkeitserklärung zurückführen wird.«[674]

KAPITEL 2

WENN TIERVIREN ANGREIFEN

DAS DRITTE ZEITALTER

1948 verkündete der US-Außenminister, dass die Überwindung aller Infektionskrankheiten unmittelbar bevorstehe.[1] 20 Jahre später erklärte der Surgeon General der USA den Sieg: »Der Krieg gegen die Krankheiten ist gewonnen.« Aber, so schrieb der Vorsitzende der Abteilung für Medizinische Mikrobiologie an der University of Edinburgh im Rückblick: »Damit lag er auf spektakuläre Weise falsch.«[2]

NEUE INFEKTIONSKRANKHEITEN

Die National Academy of Medicine bezeichnete die Zeit nach dem Zweiten Weltkrieg als »Ära der Selbstgefälligkeit«.[3] Die damalige Selbstüberschätzung ist nachvollziehbar. Die Kinderlähmung war besiegt, die Pocken fast ausgerottet, Impfungen für Kinder waren entwickelt worden und man verfügte über ein Arsenal von mehr als 25 000 verschiedenen Antibiotika-Präparaten, die als »Wundermittel« bezeichnet wurden.[4] Sogar Nobelpreisträger ließen sich von dem berauschenden Optimismus verführen. Über Infektionskrankheiten zu schreiben, so ein Nobelpreisträger für Virologie im Jahr 1962 in dem Buch *Natural History of Infectious Disease*, »ist fast so, als würde man über etwas schreiben, das bereits in die Geschichte eingegangen ist.« – »Die wahrscheinlichste Prognose zur Zukunft von Infektionskrankheiten«, meinte er weiter, »lautet, dass sie sehr langweilig sein wird.«[5]

In dem Jahr, in dem der Sieg über die Pocken ausgerufen wurde, begann das menschliche Immunschwächevirus Afrika und die Welt mit HIV/Aids zu überschwemmen.[6] In einigen Ländern lag die HIV-Prävalenz in der erwachsenen Bevölkerung bei über 25 Prozent.[7] Dank der weltweiten Bemühungen im Zuge der Entscheidung der WHO, »Malaria auf dem gesamten Planeten auszumerzen«,[8] gelang es, wie es ein anderer Nobelpreisträger ausdrückte, »die Malariaforscher auszurotten, aber nicht die Malaria selbst.« Inzwischen sind Malariaparasiten resistent gegen Antibiotika, und auch die Moskitos, die sie übertragen, sind insektizidresistent.[9] »Sogar Krankheiten, die zuvor bereits als eingedämmt galten«, musste die WHO schließlich eingestehen, »wehren sich heute mit neuer Heftigkeit.«[10] Infektionskrankheiten sind nach wie vor weltweit die Todesursache Nummer eins bei Kindern.[11]

Und es wird immer schlimmer.[12] »Wir haben zu früh an den Sieg geglaubt«, sagte der Vizepräsident des Ausschusses für neue Infektionen an der Yale University. »Die Gefahr, die von Infektionskrankheiten ausgeht, ist bei Weitem nicht gebannt. Sie wird vielmehr immer größer.«[13] Nachdem die Sterblichkeit durch Infektionskrankheiten in den Vereinigten Staaten jahrzehntelang zunächst immer weiter zurückgegangen war, kehrte sich der Trend letztlich um,[14] und die Zahl der Amerikaner, die an Infektionskrankheiten starben, nahm wieder zu.[15] Unter Spezialisten für Infektionskrankheiten kursiert der sarkastische Spruch: »Auf das 19. Jahrhundert folgte das 20. Jahrhundert, und darauf folgte ... wieder das 19. Jahrhundert.«[16]

Der stellvertretende Vorsitzende der U. S. National Foundation for Infectious Diseases wurde einmal gefragt: »Haben wir heute mehr Seuchen?« – »Die Antwort ist ein eindeutiges Ja«, sagte er. »Und diese Seuchen kommen mit größerer Wucht und in viel größerem Umfang zurück, weil sie mehr Menschen töten als in den vergangenen Jahrhunderten.«[17]

Das Konzept der »neu auftretenden Infektionskrankheiten« hat sich von einer bloßen Kuriosität auf dem Gebiet der Medizin zu einer kompletten Disziplin ausgewachsen.[18] Wie in der Datenbank der U.S. National Library of Medicine verzeichnet, wurden in den letzten acht Jahren mehr wissenschaftliche Artikel über neu auftretende Infektionskrankheiten geschrieben als im ganzen letzten Jahrhundert.[19] Neue Krankheiten sind in der Humanmedizin in den Mittelpunkt des Interesses gerückt. [20]

Seit etwa 1975[21] treten neuartige Krankheiten in einem in der Medizingeschichte bislang unbekannten Tempo in Erscheinung[22] – mehr als 30 Krankheiten in 30 Jahren, die meisten davon ausgelöst durch neu entdeckte Viren.[23] Was geht hier vor sich? Warum wird es immer schlimmer? Woher kommen diese neuen Krankheiten? Immer mehr Infektiologen kommen zu dem Schluss, dass »praktisch alle« neu auftretenden Krankheitsfälle in den Vereinigten Staaten und auf der ganzen Welt in den letzten Jahren über das Reich der Tiere zu uns gelangt sind.[24]

DIE DOMESTIZIERUNG DER KRANKHEITSÜBERTRÄGER

Fast per definitionem neigen »neuartige« Viren dazu, von anderen Spezies zu stammen.[25] Im Jahr 1959 prägte die WHO den Begriff »Zoonose«, um dieses Phänomen zu beschreiben.[26] Das Wort bildet sich aus dem griechischen *zoion* für »Tier« und *nosos* für »Krankheit«. Bei den meisten neu auftretenden Infektionen handelt es sich um RNA-Viren wie Ebola, HIV oder Influenza[27] – was angesichts ihrer Fähigkeit, schnell zu mutieren, sich zu entwickeln und sich an neue Wirte anzupassen, kaum überrascht.[28] Obwohl viele Ärzte im Medizinstudium gelernt haben, dass Viren artspezifisch sind und daher nicht von Tieren auf Menschen überspringen können,[29] wissen wir heute, dass Viren, in den Worten der Mayo Clinic, »wahre Meister der Interspezies-Navigation« sind.[30]

Der genaue Anteil neu auftretender humaner Krankheiten mit ursprünglich tierischem Ursprung ist unbekannt. Im Jahr 2004 gab der Direktor der CDC an, dass »elf der letzten zwölf neu aufgetretenen Infektionskrankheiten, derer wir inzwischen weltweit bewusst sind und die Folgen für die menschliche Gesundheit hatten, wahrscheinlich von Tieren stammen.«[31] Ein Leitartikel im *Lancet*, der im selben Jahr veröffentlicht wurde, unterstrich, dass »alle menschlichen Krankheiten, die in den letzten 20 Jahren neu aufgetreten sind, einen tierischen Ursprung hatten«.[32] In jedem Fall sind sich die Experten einig, dass es sich um eine beträchtliche Mehrheit handelt.[33] Auch elf der zwölf gefährlichsten Bioterrorismus-Wirkstoffe wurden als zoonotische Krankheitserreger eingestuft.[34] Die National Academy of Medicine hat einen Bericht über die Faktoren veröffentlicht, die an der Entstehung von Krankheiten in den Vereinigten Staaten beteiligt sind. »Die Bedeutung von Zoonosen bei der Entstehung von Humaninfektionen«, so ihre Schlussfolgerung, »darf keinesfalls unterschätzt werden.«[35]

Nach Angaben der WHO wird erwartet, dass die Zahl von Tierviren, die auf den Menschen überspringen, weiterhin steigen wird.[36] Der zoonotische Virenpool ist noch längst nicht erschöpft.[37] »Wenn man sich das Tierreich einmal anschaut – Ziegen, Schafe, Kamele, Geflügel, alle Fische und eigentlich fast alle Tiere –, so hat jede dieser Tierarten wahrscheinlich 30 oder 40 schwere Krankheiten«, bemerkte der WHO-Experte, der den Kampf gegen SARS angeführt hatte. »Die Möglichkeit einer Exposition ist also überaus groß.«[38] Schätzungen hinsichtlich der Anzahl existierender Zoonosen gehen in die Tausende.[39] »Für jedes Virus, das wir kennen, gibt es Hunderte, von denen wir noch gar nichts wissen«, sagte ein Professor für Tropenmedizin der Tulane University, der sich mit neu aufkommenden Viren in Afrika befasst. »Von den meisten«, sagte er, »wissen wir wahrscheinlich nicht einmal, dass es sie überhaupt gibt.«[40]

Wie bereits erwähnt, sind Krankheitsübertragungen vom Tier auf den Menschen nicht neu.[41] Die meisten der heute existierenden menschlichen Infektionskrankheiten stammen ursprünglich von Tieren.[42] Viele der größten Geißeln der Menschheit – einschließlich der Grippe – lassen sich auf die Domestizierung von Tieren zurückverfolgen.[43]

»Die meisten und wahrscheinlich alle wichtigsten Infektionskrankheiten der Zivilisation wurden von Tierherden auf die menschliche Bevölkerung übertragen.«

William H. McNeill, Plagues and Peoples[44]

Die biblische »Herrschaft des Menschen über die Fische im Meer und über die Vögel unter dem Himmel; und über das Vieh und über die ganze Erde« hat die Büchse der Pandora mit den größten Killern der Menschheit geöffnet.[45] Einige Krankheiten wie Herpes und Gürtelrose haben uns wohl schon immer begleitet und wurden im Laufe der Evolution von einer Generation an die nächste weitergegeben, aber die meisten modernen menschlichen Infektionskrankheiten waren unseren Vorfahren, den Jägern und Sammlern, gänzlich unbekannt.[46] Die ersten Menschen mögen sich zwar sporadisch mit durch Tiere übertragenen Krankheiten wie Milzbrand (Anthrax) von wilden Schafen oder Tularämie von Wildkaninchen angesteckt haben,[47] aber erst die Domestizierung der Tiere löste das aus, was ein Leiter des Harvard Center for Health and the Global Environment als massenhaftes »Überschwappen« von Tierkrankheiten auf menschliche Populationen bezeichnete.[48]

Archäologische Funde deuten darauf hin, dass kleinere Nomadengruppen kaum an ansteckenden Krankheiten litten. Mit dem Aufkommen der Landwirtschaft siedelten sich die Gemeinschaften jedoch an relativ festen Standorten an und wurden dort immer größer, wodurch sie vermehrt mit ihren eigenen Abfällen und bestehenden Erregerreservoirs in Kontakt kamen. Auch Gruppen, die nur Pflanzen domestizierten, waren nun den wenigen Krankheiten, die es bereits gab, stärker ausgesetzt, doch war es letztlich die Domestizierung der Tiere, durch die die Menschheit mit einer ganzen Reihe neuer pathogener Keime in Kontakt kam.[49]

Epidemische Krankheiten gehen in der Regel nur von Tierarten aus, die sich in großer Zahl zusammenschließen oder in Herden leben. Diese Gruppenkonzentration ermöglicht die Entwicklung und Aufrechterhaltung ansteckender Krankheitserreger, die sich schnell in einer ganzen Population ausbreiten können. Leider ist es genau diese Eigenschaft – der Herdentrieb –, die diese Tiere für die Nutzhaltung besonders interessant macht, und es war die Domestizierung, die diese Tiere (zusammen mit ihren Krankheiten) in großer Zahl in die unmittelbare Nähe menschlicher Siedlungen brachte, da Menschen vorher nur bei der Jagd mit den Herden in Kontakt gekommen waren, sich sonst aber von ihnen ferngehalten hatten. Ein Forschungsteam der Johns Hopkins University kam zu dem Schluss: »Die Ausbreitung von Mikroben von Tieren auf Menschen war daraufhin unvermeidlich.«[50]

Man nimmt an, dass die Tuberkulose, »der Kapitän all dieser Männer des Todes«,[51] durch die Domestizierung von Ziegen aufkam.[52] Im 20. Jahrhundert starben etwa 100 Millionen Menschen an Tuberkulose.[53] Auch heute noch sterben jährlich mehr als eine Million Menschen an der Krankheit.[54] Die WHO erklärte die Tuberkulose 1993 zum globalen Gesundheitsnotfall und schätzte, dass im Zeitraum von 2000 bis 2020 fast eine Milliarde Menschen neu infiziert werden könnten. Von den Ziegen kommend, infizierte die Krankheit so im Laufe der Zeit ein Drittel der Menschheit.[55]

Aber die Hausziegen scheinen domestizierten Rindern lediglich zuvorgekommen zu sein. Zwischen 1850 und 1950 war die bovine Tuberkulose, mit der sich vor allem Kinder, die unpasteurisierte Milch tranken, ansteckten, allein in Großbritannien für mehr als 800 000 Todesfälle verantwortlich.[56] Interessanterweise kann die Krankheit in beide Richtungen übertragen werden. Das *British Journal of Biomedical Science* berichtete, dass Dutzende Fälle von Rindertuberkulose auf die »merkwürdige Praxis von Landarbeitern, auf das Heu zu urinieren, zurückgeführt werden konnten, vielleicht unter der folkloristischen Annahme, dass die Salze im Urin für das Vieh von Nutzen seien«. Wenn sich allerdings herausstellt, dass die Arbeiter an urogenitalen Tuberkuloseinfektionen leiden, ist das natürlich nicht mehr so vorteilhaft.[57]

Und Rindertuberkulose infiziert auch heutzutage noch Milchtrinker.[58] In einer Studie, die im Jahr 2000 in der Zeitschrift der American Academy of Pediatrics veröffentlicht wurde, untersuchten Ärzte in San Diego Kinder mit Tuberkulose und stellten fest, dass ein Drittel der Fälle nicht menschlicher Herkunft war. Das heißt, dass eines von drei Kindern tatsächlich an einer Tuberkulose litt, die nicht durch Husten, sondern, so vermuten die Forscher, durch das Trinken unzureichend pasteurisierter Milch von einer infizierten Kuh übertragen worden sein musste. Die Forscher kamen daraufhin zu folgendem Schluss: »Diese Daten zeigen die dramatischen Auswirkungen dieser unterschätzten Ursache zoonotischer Tuberkulosefälle unter Kindern in den Vereinigten Staaten.«[59]

Es wird angenommen, dass Masern von domestizierten Schafen und Ziegen stammen und dass es sich tatsächlich um eine Mutation des Rinderpestvirus handelt.[60] Das Masernvirus hat sich derart erfolgreich an den Menschen angepasst, dass Vieh keine Masern bekommen kann und wir keine Rinderpest bekommen können. Erst nach längerem engem Kontakt durch die Nutztierhaltung war das Rinderpestvirus in der Lage, ausreichend zu mutieren, um den Sprung auf den Menschen zu schaffen.[61] Obwohl Masern heute als relativ harmlose Krankheit betrachtet werden, wird geschätzt, dass sie in den letzten 150 Jahren weltweit etwa 200 Millionen Menschen getötet haben.[62] Diese Todesfälle lassen sich auf die Zähmung der ersten Schafe oder Ziegen vor einigen Hundert Generationen zurückführen.[63]

Pocken kamen wahrscheinlich durch Domestizierung von Kamelen auf.[64] Der Mensch begann mit der Schweinehaltung und bekam Keuchhusten, domestizierte Hühner und bekam Typhus,[65] hielt Enten und bekam die Grippe.[66] Und die Liste geht weiter.[67] Lepra stammt wohl von Wasserbüffeln,[68] das Erkältungsvirus von Rindern[69] oder Pferden.[70] Wie oft hatten Wildpferde die Gelegenheit, der Menschheit ins Gesicht zu niesen, bevor sie gezähmt und gezäumt wurden? Bevor es dazu kam, waren Erkältungen vermutlich nur bei Pferden üblich.

Nach wie vor werden neue Zoonose-Infektionen durch domestizierte Nutztiere entdeckt. Der Nobelpreis für Medizin wurde im Jahr 2005 den Wissenschaftlern verliehen, die 1982 entdeckt hatten, dass im menschlichen Magen lebende Bakterien, die sie Helicobacter pylori nannten, Magenkrebs und die überwiegende Mehrheit aller Magengeschwüre weltweit verursachen.[71] Ungefähr die Hälfte der Weltbevölkerung ist mit diesen Bakterien infiziert.[72] Man geht davon aus, dass die diese Geschwüre verursachenden Bakterien ihren Ursprung in Schafsmilch hatten, aber inzwischen werden sie von Mensch zu Mensch über orale Sekrete – Speichel oder Erbrochenes – oder vielleicht, wie bei der Cholera, über den fäkal-oralen Weg durch schlechtes Händewaschen nach dem Stuhlgang übertragen. Was laut CDC zur wahrscheinlich häufigsten chronischen Infektion der Menschheit geworden ist,[73] kam zustande, weil Menschen vor Tausenden von Jahren begannen, die Milch einer anderen Spezies zu trinken.[74]

Ein aktuellerer Neuzugang auf der Liste der infektiösen Bakterien, die von Nutztieren auf den Menschen übergesprungen sind, ist ein Verwandter von Helicobacter pylori, bekannt als Helicobacter pullorum (vom Lateinischen *pullus* für »Huhn«), von dem ein Großteil des Hühnerfleisches befallen ist.[75] Es wird vermutet, dass Helicobacter pullorum eine Durchfallerkrankung bei Menschen verursacht, die sich durch den Verzehr von Hühnerkotresten in nicht ausreichend durchgegartem Hühnerfleisch anstecken.[76]

Ein weiterer fäkaler Erreger, die Hepatitis E, gehört zu den neueren Mitgliedern der Hepatitis-Familie. Er kann bei schwangeren Frauen, vor allem im dritten Trimester, eine plötzlich auftretende Leberinfektion mit einer Sterblichkeitsrate von bis zu 20 Prozent verursachen. Wissenschaftler gelangten zu der Vermutung, dass dieses Virus zoonotischen Ursprungs war, nachdem sie feststellt hatten, dass es in kommerziellen Schweinefleischbetrieben in ganz Nordamerika nachgewiesen werden konnte.[77] Bei einer kürzlich durchgeführten Stichprobe von mehr als 5000 Schweinen in 25 Schlachthöfen in zehn US-Bundesstaaten wurde festgestellt, dass sechs Prozent der Tiere zum Zeitpunkt der Schlachtung aktiv mit dem Virus infiziert waren, was im Blut nachgewiesen werden konnte.[78] Der direkte Nachweis einer artenübergreifenden Infizierung wurde im Jahr 2003 erbracht.[79] Im Gegensatz zu einer Krankheit wie Trichinose, die Menschen nur durch den Verzehr von unzureichend gegartem Schweinefleisch bekommen, kann eine Krankheit wie Hepatitis E, sobald sie geschafft hat, auf die nächste Spezies überzuspringen, auch von Mensch zu Mensch übertragen werden. Es wurde festgestellt, dass zwischen einem und zwei Prozent der Blutspender in den Vereinigten Staaten bereits mit dem Virus in Kontakt gekommen sind.[80]

»In welche Gebiete der Europäer auch wanderte, scheint der Tod die dortigen Ureinwohner heimzusuchen.«

Charles Darwin[81]

Der UCLA-Professor Jared Diamond geht in seinem mit dem Pulitzerpreis ausgezeichneten Buch *Guns, Germs, and Steel* (deutsche Ausgabe: *Arm und Reich*) darauf ein, wie entscheidend die Domestizierung von Nutztieren für den Verlauf der Menschheitsgeschichte und der Medizin war. Im Kapitel »Lethal Gift of Livestock« (»Das tödliche Geschenk des Viehs«) argumentiert er überzeugend, dass die Krankheiten, die wir durch die Nutztierhaltung erst erworben haben, möglicherweise entscheidend für die europäische Eroberung Amerikas waren, bei der bis zu 95 Prozent der indigenen Völker durch die von den Europäern mitgebrachten Seuchen ausgerottet wurden. Die Ureinwohner waren Krankheiten wie Tuberkulose, Pocken und Masern zuvor noch nie ausgesetzt gewesen und hatten dementsprechend keinerlei Immunität. Überall auf der Welt lief es ähnlich ab, wenn einzelne Missionare unbeabsichtigt das gesamte Zielpublikum ihres religiösen Eifers mit einem der »tödlichen Geschenke des Viehs« ausrotteten.[82]

Wieso passierte nicht das Gegenteil? Warum löschten die Krankheiten der amerikanischen Ureinwohner nicht die ankommenden Europäer aus? Weil es bei ihnen ursprünglich gar keine epidemischen Krankheiten gab. Medizinhistoriker haben lange vermutet, dass der Grund für die zahlreichen Seuchen in Eurasien darin lag, dass für die Entwicklung von »Massenkrankheiten« große, dicht besiedelte Städte nötig waren, im Gegensatz zu den vermutlich kleineren Stammesgruppen in Amerika – aber diese Vermutung stellte sich schließlich als falsch heraus, denn einige Städte der neuen Welt wie Tenochtitlan gehörten zu den bevölkerungsreichsten der damaligen Welt.[83]

Der Grund dafür, dass die Seuchen den amerikanischen Kontinent nie zuvor heimgesucht hatten, liegt darin, dass es dort viel weniger Haustierherden gab. Es gab zwar Büffel, aber diese waren nicht domestiziert, sodass die Masern vermutlich keine Möglichkeit hatten, sich zu entwickeln. Keine Schweine, kein Keuchhusten; keine Hühner, kein Typhus. Während in Europa Millionen Menschen von tödlichen Seuchen wie der Tuberkulose dahingerafft wurden, geschah in der »neuen Welt« nichts Derartiges, weil es schlicht keine Tiere wie etwa Ziegen gab, die man hätte zähmen können. Die letzte Eiszeit hatte die meisten der leicht domestizierbaren Tierarten in der westlichen Hemisphäre wie beispielsweise amerikanische Kamele und Pferde getötet, sodass die einheimische Bevölkerung nur noch Tiere wie Lamas und Meerschweinchen zur Schlachtung aufziehen konnte, von denen keines ein großes Potenzial für epidemische Krankheiten zu haben scheint, die sich auch auf den Menschen übertragen könnten.[84]

SEUCHENJAHRE

Laut der Smithsonian Institution gab es in der Geschichte der Menschheit drei große epidemische Zeitalter. Die Epidemiologie ist die Wissenschaft von der Verbreitung epidemischer Krankheiten. Die erste Ära menschlicher Krankheiten begann mit dem Erwerb von Krankheiten über domestizierte Tiere (wie Masern und Pocken). Manche frühe Zivilisationen fielen in ihrer Gänze Krankheiten zum Opfer, die durch Tierzüchtung überhaupt erst entstanden waren.[85]

Die zweite Ära ging mit der industriellen Revolution des 18. und 19. Jahrhunderts einher, die epidemische Zivilisationskrankheiten hervorbrachte wie etwa Krebs, Herzkrankheiten, Schlaganfall und Diabetes.[86] Chronische Krankheiten sind heute für sieben von zehn Todesfällen in den Vereinigten Staaten[87] und für die Mehrheit der Todesfälle weltweit verantwortlich.[88] Glücklicherweise gelten diese Krankheiten als »weitgehend vermeidbar«, wenn man Änderungen der Ernährung und des Lebensstils vornimmt.[89]

Vor etwa 40 Jahren begann dann in die dritte Ära – das Auftreten (oder Wiederauftreten) von Zoonosen.[90] Medizinhistoriker beschreiben diese letzten Jahrzehnte als Zeitalter »der aufkommenden Seuchen«.[91] Noch nie in der Geschichte der Medizin sind so viele neue Krankheiten in so kurzer Zeit entstanden, und dieser Trend hält an. Nach Ansicht der National Academy of Medicine könnten wir es bald mit einem »katastrophalen Sturm mikrobieller Bedrohungen« zu tun haben.[92]

Es ist bekannt, dass die meisten dieser neuen Krankheiten von Tieren stammen, aber Tiere wurden bereits vor 10 000 Jahren als Nutztiere gehalten. Warum jetzt? Warum die Heftigkeit, mit der neue und wieder auftretende Zoonosen uns derzeit heimsuchen?

Seit dem letzten Viertel des 20. Jahrhunderts untersucht die Medizin neu auftretende Krankheiten in einem zunehmend ökologischen Kontext. Laut dem damaligen Leiter des australischen National Centre for Epidemiology & Population Health ist die Explosion zoonotischer Krankheiten angesichts der Umweltveränderungen der letzten Jahre keine Überraschung. »Wir müssen endlich ökologisch denken«, sagte er. »Diese Viren versuchen, sich weiterzuentwickeln.«[93] So wie Pflanzen und Tiere in freier Wildbahn versuchen, sich an neue Umgebungen anzupassen, um ihre Art zu vermehren, so dehnen sich auch Viren aus, um alle sich neu bietenden Nischen auszunutzen. »Wenn wir die neuen Infektionskrankheiten einmal näher betrachten«, so der geschäftsführende Leiter des Consortium of Conservation Medicine, »kann ich Ihnen für jede davon eine vom Menschen herbeigeführte Umweltveränderung nennen, die sie entweder verursacht oder verschlimmert hat.«[94] Um die amerikanische Comicfigur Pogo zu zitieren: »Wir sind dem Feind begegnet: Wir sind es selbst.«[95]

Vor 200 Jahren äußerte Edward Jenner, der Begründer der modernen Impfung, dass »die Abweichung des Menschen von seinem von der Natur vorgesehenen Zustand ihm vermutlich eine produktive Quelle von Erkrankungen beschert hat«.[96] Diese Beobachtung hatte Plutarch bereits im zweiten Jahrhundert gemacht, als er argumentierte, dass auf tiefgreifende Veränderungen in unserer Lebensweise auch neue Arten von Krankheiten folgten.[97] Dasselbe lässt sich auch für Tiere sagen. »Irgendetwas ist aus der Bahn geraten«, so Prof. Shortridge. »Die menschliche Bevölkerung ist explodiert, wir greifen mehr und mehr in das Reich der Tiere ein, eignen uns ihre Lebensräume an und zwingen die Tiere in immer künstlichere Umgebungen und Existenzen.«[98]

Laut dem Koordinator der WHO für Zoonosenbekämpfung ist »der Hauptrisikofaktor für neu auftretende Zoonosen die Zerstörung der Umwelt durch den Menschen.«[99] Dazu gehören etwa die Landverödung durch den weltweiten Klimawandel, die Entwaldung und, wie von der WHO beschrieben, »die Industrialisierung und Intensivierung der Tierzucht«.[100] Und dieser letzte Faktor könnte ein besonders wichtiger sein. Eine 2019 durchgeführte Untersuchung zu neu auftretenden menschlichen Infektionskrankheiten kam zu dem Schluss, dass die meisten neuen Krankheiten, die sich vom Tier auf den Menschen übertragen, sich auf die Art und Weise zurückführen lassen, wie heutzutage Tiere als Nahrung gezüchtet werden.[101] Doch die Schuld der Menschheit birgt auch einen Hoffnungsschimmer. Wenn Veränderungen im menschlichen Verhalten neue Seuchen hervorrufen können, dann können Veränderungen im menschlichen Verhalten diese in Zukunft womöglich auch verhindern.[102]

SELBST SCHULD

Im Jahr 1933 erklärte Aldo Leopold, der »Gründervater der Wildtierökologie«:[103] »Die wahren Determinanten für die Sterblichkeitsrate einer Krankheit sind Umwelt und Bevölkerung«, an denen, seiner Aussage nach, »täglich herumgedoktert wird, auf Gedeih und Verderb, mit Gewehren und Äxten, Feuer und Pflug.«[104] In der Zeit, nachdem Leopold diese Zeilen geschrieben hatte, wurden mehr als die Hälfte der Tropenwälder der Welt abgeholzt.[105] Laut der Ernährungs- und Landwirtschaftsorganisation der Vereinten Nationen ist die Ausweitung der Viehzucht einer der Hauptgründe für die Zerstörung der tropischen Regenwälder, vor allem in Mittel- und Südamerika.[106] Was die Amerikaner »Hamburgerisierung« der Regenwälder nennen, schafft in vielerlei Hinsicht die Voraussetzungen für das Entstehen und die Übertragung von Krankheiten.

Viele krankheitsübertragende Moskitos brüten lieber im Freien an teilweise gerodeten Waldrändern als tiefer im Waldesinneren.[107] Der Kahlschlag lockt auch Nagetiere an, die ebenfalls Erreger in sich tragen können. Wenn Vieh auf dem gerodeten Land weidet, dient es Krankheitsüberträgern wie Stechmücken und Bremsen als warme Mahlzeit, und diese Insekten können so zahlreich werden, dass sie dann auch das Blut der Menschen anzapfen.[108] Eine von Moskitos übertragene Krankheit, das Rifttalfieber, wäre ohne die verstärkte Zucht landwirtschaftlicher Nutztiere wahrscheinlich niemals beim Menschen aufgetreten.[109]

Als in Indien eine neue Krankheit auftrat, hielt man sie zunächst für einen schweren Ausbruch von Gelbfieber, aber in Wirklichkeit war sie durch ein von Zecken übertragenes Affenvirus verursacht worden. Die Krankheit wurde als Kyasanur-Wald-Fieber bekannt, da das Waldgebiet mit diesem Namen abgeholzt worden war, was wohl zu dem Ausbruch geführt hat.[110] Das gerodete Land wurde zum Weiden von Rindern, einem wichtigen Wirt für die entsprechende Zeckenart, genutzt, die das Virus aus ihrem Primatenreservoir in sich trugen. In der Folge wurden in einem einzigen Jahr bis zu 1000 Fälle beim Menschen aufgezeichnet.[111]

Während des Zweiten Weltkrieges befanden sich die in der Rinderzucht führenden Nationen im Krieg. Argentinien nutzte diese Situation aus, indem es seine Rindfleischindustrie auf Kosten seiner Wälder stark ausbaute. Die darauf folgende Explosion der Feldmauspopulation führte dazu, dass sich das tödliche Junin-Virus ausbreitete, welches das sogenannte argentinische hämorrhagische Fieber verursacht,[112] eine Krankheit, die bei bis zu einem Drittel der Infizierten starke Blutungen, Schock, Krampfanfälle und Tod verursacht.[113] Auf gerodetem Ackerland stehen ungeschützte Landarbeiter an vorderster Front, da die Erntemaschinen Wolken aus möglicherweise infektiösem Staub und Aerosolen aus dem Blut von Tieren produzieren, die in den Mähdreschern zerrissen werden.[114]

Dasselbe Szenario wiederholte sich andernorts, als der Mensch in entlegene Urwälder eindrang. In Bolivien wurde das Machupo-Virus entdeckt, oder besser gesagt, das Machupo-Virus entdeckte uns. In Brasilien fanden wird das Sabia-Virus. Das Guanarito-Virus führte in Venezuela zu hämorrhagischem Fieber.

Beim Eindringen in die Regenwälder Afrikas wurden andere hämorrhagische Fieberviren freigesetzt – das Lassa-Virus, das Rifttalfieber und Ebola. Laut WHO sind alle etwa ein Dutzend[115] bisher aufgetretenen hämorrhagischer Fieberviren zoonotischer Herkunft und springen von anderen Tieren auf uns über.[116] »Diese zoonotischen Viren scheinen einer Philosophie zu folgen, die besagt: ›Wenn du mich in Ruhe lässt, lasse ich dich auch in Ruhe‹«, erklärte eine ehemalige Redakteurin der Zeitschrift *Nature*.[117] Doch dann, so sagte sie weiter, als die Menschen begannen, »die Wälder zurückzudrängen oder Landwirtschaftspraktiken anzuwenden, die den Viren aus ökologischer Sicht zugutekommen, wurde es den Viren möglich, ihren Weg in die menschliche Bevölkerung zu finden und sich dort zu vermehren und zu verbreiten.«[118]

Radikale Veränderungen des Waldökosystems können zum Beispiel im Amazonasbecken oder in den Wäldern von Connecticut, wo die Lymeborreliose 1975 erstmals entdeckt wurde, überaus gefährlich sein. Seitdem hat sich die Krankheit in allen 50 Bundesstaaten der Vereinigten Staaten ausgebreitet[119] und schätzungsweise 100000 Amerikaner infiziert.[120] Die Lymekrankheit hatte sich durch bakterienverseuchte Zecken verbreitet, die auf Hirschen und Mäusen lebten – Tiere, mit denen die Menschen seit jeher den Wald teilen. Was aber nun anders war, waren die Vorstädte. Für Bauprojekte wurden die Wälder Amerikas parzelliert, dadurch wurden Füchse und Luchse vertrieben, die zuvor die Mäusepopulationen in Schach gehalten hatten. Tierökologen haben festgestellt, dass in Waldstücken von einem halben bis einem Hektar Größe etwa siebenmal mehr infizierte Zecken zu finden waren als in vier bis sechs Hektar großen Parzellen.[121]

Die Wälder Afrikas jedoch wurden nicht abgeholzt, um stattdessen Golfplätze anzulegen. Was da in die Regenwälder Afrikas gerissen wurde, waren Holzfällerstraßen für transnationale Holzkonzerne, die damit tief in die entlegensten Regionen des Kontinents vordrangen. Dies löste eine Massenmigration von Menschen in die Regenwälder aus, um Konzessionen zur Unterstützung des kommerziellen Holzeinschlags einzurichten. Eine der Hauptnahrungsquellen für diese Wanderarbeiter ist das sogenannte Buschfleisch: Wildtiere, die für den menschlichen Verzehr getötet werden.[122] Dazu gehören mehr als 26 verschiedene Arten von Primaten,[123] darunter Tausende vom Aussterben bedrohter Menschenaffen, Gorillas und Schimpansen, die erschossen, geschlachtet, geräuchert und als Nahrung verkauft werden.[124] Um die Infrastruktur der Holzindustrie zu unterstützen,[125] drängt eine regelrechte Armee kommerzieller Buschfleischjäger die Menschenaffen an den Rand des Aussterbens.[126] »Diese Holzfirmen haben den Buschfleischhandel selbst gefördert«, gab ein Experte an. »Es ist einfacher, Schrotpatronen zu verteilen, als Rindfleisch in den Wald zu transportieren.«[127]

Dass wir Pommes frites futtern können, ohne Angst davor zu haben, uns mit Kartoffelfäule anzustecken, liegt darin begründet, dass Krankheitserreger, die sich an die Infektion von Pflanzen angepasst haben, den Menschen nicht befallen. Der evolutionäre Sprung ist hier zu groß. Und der Verzehr von Tieren kann uns zwar Tierkrankheiten bescheren, aber glücklicherweise hat das nahezu universelle Tabu des Kannibalismus die menschliche Rasse davor geschützt, dass stärker verwandte Viren auf unseren Tellern landen.[128] Nachdem Wissenschaftler jedoch schließlich das Genom des Schimpansen sequenziert hatten, stellten sie fest, dass wir wohl mehr als 95 Prozent unserer DNA mit unseren Artgenossen, den Menschenaffen, gemein haben.[129]

»Darwin war nicht nur provokativ, als er sagte, dass wir von den Menschenaffen abstammen – er ist nicht weit genug gegangen«, sagte ein Primatologe. »Wir sind in jeder Hinsicht den Affen gleich.«[130] Indem wir unsere Artgenossen, die Primaten, verzehren, setzen wir uns Krankheitserregern aus, die besonders fein auf die menschliche Physiologie abgestimmt sind. Menschliche Ebola-Ausbrüche wurden zum Beispiel darauf zurückgeführt, dass die Betroffenen den toten Körpern infizierter Menschenaffen ausgesetzt waren, die als Nahrungsquelle gejagt worden waren.[131] Ebola, eine der tödlichsten Infektionen der Menschheit, verbreitet sich jedoch im Vergleich zu einem Virus wie HIV nicht besonders effizient.

DIE AIDS-KATASTROPHE

Das Jahr 1981 machte Ronald Reagan zum Präsidenten der USA, es lief die erste Sendung auf MTV, es bescherte uns die Pacman-Manie, *Indiana Jones – Jäger des verlorenen Schatzes* und den ersten Personal Computer von IBM. Im Juni gaben die Centers for Disease Control ein Bulletin mit neun kurzen Absätzen heraus. Fünf homosexuelle Männer in Los Angeles waren an einer seltsamen Häufung von Symptomen gestorben.[132] Seit diesen bescheidenen Anfängen hat Aids Millionen Menschen das Leben gekostet.[133]

Die Lockerung der Sexualmoral, Blutspenden und der Konsum von Injektionsdrogen trugen zur Verbreitung des Aids-Virus bei, aber woher stammte der Erreger? Die am weitesten verbreitete Theorie lautet: »Direkte Exposition gegenüber Tierblut und -sekreten infolge von Jagd, Schlachten oder anderen Aktivitäten (wie dem Verzehr von ungekochtem, kontaminiertem Fleisch).«[134] Experten gehen davon aus, dass das wahrscheinlichste Szenario für die Entstehung das HIV-Virus darin besteht, dass sich Menschen auf Abholzungsexpeditionen in die Wälder Westäquatorialafrikas gesägt und dabei Schimpansen wegen ihres Fleisches geschlachtet haben.[135]

In Botswana waren teilweise 39 Prozent der Erwachsenen mit HIV infiziert. Es gibt Länder, in denen 15 Prozent oder mehr der Kinder durch Aids verwaist sind, weil die Krankheit beide Eltern getötet hat. Bis zum heutigen Tag stirbt jede Minute ein Mensch an Aids. Obwohl es bei der Behandlung von Aids enorme Fortschritte gegeben hat, wurden Versuche, einen Impfstoff zu entwickeln, durch die unkontrollierbare Mutationsrate von HIV untergraben. Irgendjemand hat vor ein paar Jahrzehnten einen Schimpansen geschlachtet, und nun sind 30 Millionen Menschen tot.[136]

Und nicht nur das: Die Buschfleischindustrie könnte bereits dabei sein, eine neue Aids-ähnliche Epidemie auszulösen. Es wurden Blutproben von ländlichen Dorfbewohnern in Kamerun genommen, die dafür bekannt sind, dass sie bei der Jagd häufig Körperflüssigkeiten von wilden Primaten ausgesetzt sind. Zehn von ihnen waren mit unbekannten Affenviren infiziert.[137] »Unsere Studie ist die erste, die zeigt, dass diese Retroviren aktiv auf den Menschen übergehen«, sagte der Forschungsleiter.[138] Der in der Zeitschrift *Lancet* veröffentlichte Artikel zu der Studie endet mit dem Satz: »Unsere Ergebnisse zeigen eine retrovirale Affen-Zoonose bei Menschen, die direkten Kontakt mit frischem, nichtmenschlichem Primatenbuschfleisch haben, und sie deuten darauf hin, dass solche Zoonosen häufiger, weiter verbreitet und aktueller sind als bisher angenommen.«[139] Im begleitenden Leitartikel des *Lancet* werden wir daran erinnert, dass zoonotische Infektionen über Spezies hinweg »zu den wichtigsten Bedrohungen der öffentlichen Gesundheit gehören, denen die Menschheit ausgesetzt ist«.[140]

Durch zoonotische Krankheiten wie Tollwut werden zwar weltweit jährlich etwa 50 000 Menschen getötet,[141] aber der Mensch stellt in der Regel eine Sackgasse für die Viren dar. Was die weltweiten Auswirkungen auf die öffentliche Gesundheit anbelangt, so sind diejenigen Viren am bedrohlichsten, die nicht nur vom Tier auf den Menschen überspringen, sondern es dann auch schaffen, sich von Mensch zu Mensch zu verbreiten. Nur wenige Menschen auf der Welt essen Schimpansen, aber viele Menschen haben Sex.

AGGRESSIVE SYMBIOSE

Richard Preston schrieb in seinem Buch *The Hot Zone*: »In gewisser Weise baut die Erde eine Immunantwort gegen die menschliche Spezies auf.«[142] Seine Abhandlung unter dem Motto »Die Rache des Regenwaldes« ist eine nette Freizeitlektüre, aber es fehlt ihr die wissenschaftliche Basis. Es gibt jedoch eine neue Evolutionstheorie, die dazu beitragen könnte, eine biologische Grundlage für die Letalität neu aufkommender Infektionskrankheiten zu liefern.

Viren galten lange Zeit als der ultimative Parasit, der sich vom Wirtsorganismus »ernährt« und im Gegenzug nichts von Wert beiträgt. Doch diese Ansicht könnte sich ändern. Frank Ryan, ein britischer Arzt und Forscher, hat das Konzept der »aggressiven Symbiose« eingeführt. Im Gegensatz zum Parasitismus, bei dem ein Organismus ausschließlich den anderen ausnutzt, lassen sich symbiotische Beziehungen in der Biologie dadurch charakterisieren, dass beide Arten in irgendeiner Weise davon profitieren. *Symbiose* ist der griechische Ausdruck für »Kameradschaft«, während »Parasit« vom griechischen *parasitos* stammt, was »Person, die am Tisch eines anderen isst« bedeutet.[143] Die klassische symbiotische Beziehung ist die der Seeanemone und des Clownfischs. Der Clownfisch findet Schutz zwischen den stechenden Tentakeln der Anemone. Dies ist für die Seeanemone, die den Clownfisch nicht sticht und dafür andere Beutetiere anlockt, gleichfalls von Nutzen. Nicht alle symbiotischen Beziehungen sind jedoch so behutsam.

In Borneo hat eine bestimmte Art Rattanrohr eine symbiotische Beziehung zu einer Ameisenart entwickelt. Die Ameisen bauen ein Nest um den Rohrstock herum und trinken von seinem zuckerhaltigen Saft. Wenn sich ein Pflanzenfresser nähert, um an seinen süßen Blättern zu knabbern, stürmen die Ameisen hinaus und greifen an, um ihren Aufpasser zu verteidigen.[144] Ryan zieht eine Analogie zwischen dieser Art von Verhalten – die er als »aggressive Symbiose« bezeichnet – und dem Verhalten der neuen zoonotischen Krankheitserreger. Er argumentiert, dass, wenn es um neu entstehende Tierviren geht, die Tiere dem Rohr und die Ameisen dem Virus entsprechen.

Zum Beispiel hat ein Herpesvirus, das Herpesvirus saimiri, wohl eine Symbiose mit dem Totenkopfäffchen entwickelt, indem es harmlos von der Mutter auf ihr Neugeborenes übergeht. Wenn eine rivalisierende Spezies wie ein Marmosettenaffe in ihr Territorium eindringt, springt das Virus auf die neue Spezies und löscht den Herausforderer aus, indem es bei den Eindringlingen heftige Krebserkrankungen auslöst. Auf diese Weise schützt das Virus den Lebensraum der Totenkopfäffchen vor fremden Primaten. Es liegt im evolutionären Interesse der Totenkopfäffchen, eben nicht zu versuchen, das Virus aus ihrem System zu entfernen, wodurch es sich frei entfalten kann, ohne je von ihrem Immunsystem behelligt zu werden. Ein anderes ähnliches Virus, das Herpesvirus ateles, schützt Klammeraffen im südamerikanischen Dschungel auf ganz ähnliche Weise und tötet praktisch 100 Prozent der eindringenden

Affen, die keine Immunität gegen den Erreger besitzen. Die Klammeraffen geben sowohl das Virus als auch die Immunität gegen das Virus an die nächste Generation weiter, wovon alle Beteiligten profitieren. Dieses »Dschungel-Immunsystem« schützt die Bewohner vor eindringenden Primatenarten, auch dann, wenn wir Menschen diese eindringende Spezies sind.[145]

Dies könnte erklären, warum Ebola so virulent ist – zu virulent, um genau zu sein. Die durch das Ebolavirus hervorgerufene Krankheit ist so heftig, dass die Opfer es kaum schaffen, andere anzustecken, was das Virus zunächst einmal wie einen evolutionären Fehlschlag aussehen lässt. Nach der Hypothese einer aggressiven Symbiose könnte das Virus jedoch seinen evolutionären Zweck erfüllen und eine Wirtsart schützen, die wir lediglich noch nicht identifiziert haben.[146] Interessanterweise funktioniert das Ganze in beiden Richtungen. Das Herpesvirus, das beim Menschen nichts Schlimmeres verursacht als Fieberbläschen im Mundwinkel, kann für Affen in Mittel- und Südamerika eine tödliche Infektion bedeuten.[147]

Das simiane Immundefizienzvirus (vom lateinischen *simia* für »Affe«[148]) gilt als Vorläufer des menschlichen Aids-Virus HIV.[149] Schimpansen haben SIV, bekommen aber nie Aids.[150] SIV ist bei der afrikanischen Grünmeerkatze harmlos, kann aber beim Steppenpavian eine akute Erkrankung verursachen.[151] Hantaviren sind ebenfalls harmlos für ihre natürlichen Nagetierwirte.[152] Die aggressive Symbiose ist ein gutes Argument dafür, die Viren in ihren natürlichen Nischen zu belassen.

WILDE GESCHMÄCKER

Die Bevölkerung Zentralafrikas konsumiert jedes Jahr schätzungsweise 500 Millionen wilde Säugetiere, insgesamt Milliarden Kilogramm Fleisch. Doch der Handel mit Buschfleisch existiert nicht nur in Afrika. Im Amazonasbecken werden möglicherweise noch einige weitere Hundert Millionen Kilogramm Wildtierfleisch verzehrt, darunter 6 bis 16 Millionen Säugetiere.[153] »Alles in allem«, schrieben zwei leitende Wildtiertierärzte in der Zeitschrift *Foreign Affairs* des Council on Foreign Relations, »ergeben sich jährlich mindestens eine Milliarde direkter und indirekter Kontakte zwischen Wildtieren, Menschen und Haustieren aus dem Umgang und dem Handel mit Wildtieren.«[154]

Der intensive kommerzielle Buschfleischhandel begann auf den Lebendtiermärkten Asiens,[155] insbesondere in Guangdong, der südlichen Provinz um Hongkong, in der H5N1 entstand.[156] In der Literatur der Südlichen Song-Dynastie (1127–1279) wird beschrieben, dass die Bewohner von Guangdong »alles essen, was man nur essen kann, seien es Vögel, Tiere, Würmer oder Schlangen«.[157] Heute finden sich die außergewöhnlichen Vorlieben der Einwohner von Guangdong auf den »Nassmärkten« für lebende Tiere wieder, wo die Käufer die »Drachen-Tiger-Phönix-Suppe«, eine Brühe aus Schlange, Katze und Huhn,[158] oder Delikatessen wie *san jiao*, »Drei Schreie«, genießen können. Das zappelnde Rattenbaby soll dabei zum ersten Mal quieken, wenn es mit den Essstäbchen angehoben wird, ein zweites Mal, wenn es in Essig getaucht wird, und ein drittes Mal, wenn man hineinbeißt.[159]

In China werden Tiere zum Vergnügen, zur Ernährung und wegen ihrer angeblichen medizinischen Eigenschaften gegessen. Es gibt Berichte über Hunde, die »vor dem Tod brutal geprügelt werden, um ihre aphrodisierenden Eigenschaften zu verstärken«.[160] Katzen können getötet und zu »Katzensaft« eingekocht werden, der zur Behandlung von Arthritis verwendet wird. Viele der Katzen sind gefangene Wildkatzen, die sich in einem schlechten Gesundheitszustand befinden, sodass »der Verzehr solcher kranken Katzen eine Zeitbombe ist, die nur darauf wartet zu explodieren«, so der leitende Tierarzt des australischen RSPCA.

Wie bereits im Prolog erwähnt, ist der katzenartige Larvenroller eine beliebte Ware auf den chinesischen Tiermärkten.[161] Das Tier wird nicht nur wegen seines Fleisches gezüchtet, sondern sein Penis wird auch in Reiswein getunkt, um ihn als Aphrodisiakum zu verwenden.[162] Diese Tiere produzieren auch den teuersten Kaffee der Welt.[163] Sogenannter Katzenkaffee wird hergestellt, indem Kaffeebohnen an in Gefangenschaft lebende Zibetkatzen verfüttert und dann die teilweise verdauten Bohnen aus dem Kot gewonnen werden.[164] Eine moschusartige Substanz von butterartiger Konsistenz, die von den Analdrüsen der Tiere abgesondert wird, verleiht dem Kaffee seinen charakteristischen Geschmack und Geruch.[165] Ein wirklich einzigartiges Getränk – und womöglich auch sehr gefährlich.

Der Larvenroller wurde schon für die SARS-Epidemie verantwortlich gemacht.[166] »Eine kulinarische Spezialität in Südchina«, wurde das Geschehen von einem Kommentator im *Lancet* beschrieben, »führte zu einer tödlichen

Infektion in Hongkong und in der Folge zu 8000 Fällen des schweren akuten respiratorischen Syndroms (SARS) und zu fast 1000 Todesfällen in 30 Ländern auf sechs Kontinenten.«[167] Ironischerweise werden Larvenroller unter anderem zum Schutz vor Atemwegsinfektionen verzehrt.[168] In der *China Daily* hieß es: »Wir töten sie. Wir essen sie. Und dann geben wir ihnen die Schuld.«[169]

Wildtiere werden seit mehr als 100 000 Jahren gejagt[170] – warum rächt sich das gerade jetzt? Wachsende Bevölkerungszahlen und eine immer höhere Nachfrage nach Wildfleisch übersteigen das lokale Angebot an diesen Tieren.[171] Dies hat zu einem enormen (und weitgehend illegalen) grenzüberschreitenden Handel mit Wildtieren und zur Einrichtung von intensiven Zuchtfarmen geführt, in denen die Tiere in Gefangenschaft gehalten werden. Dort werden die Wildtiere unter schlechten hygienischen Bedingungen und in unnatürlicher Enge aufgezogen. Diese Tiere werden dann auf Märkten zum Verkauf zusammengepfercht. Diese Faktoren begünstigen die Ausbreitung und das Entstehen mutierter Stämme von Krankheitserregern, die Jäger, Züchter und Käufer infizieren können.[172] »Stellen Sie sich einen Vogel vor, der sein Geschäft auf eine Schildkröte verrichtet, die dasselbe wiederum über einem Larvenroller tut«, sagte der Leiter des Research Institute of Wildlife Ecology. »Selbst wenn Sie es darauf anlegen würden, ein neues Virus zu züchten, könnten Sie keine besseren Konditionen dafür schaffen.«[173]

Nach dem Ausbruch von SARS beschlagnahmte die chinesische Regierung Berichten zufolge mehr als 800 000 Wildtiere auf den Märkten von Guangdong.[174] Die Verbraucher stellen sich Tiere, die lebend verkauft werden, als etwas besonders Frisches vor, aber in ihrer ganzen »Frische« husten und koten die Tiere übereinander und spucken potenzielle Krankheitserreger über den gesamten Markt, der nass von Blut und Urin ist.[175] Diese viralen Tauschbörsen werden für die Verwandlung von Coronaviren verantwortlich gemacht, die früher dafür bekannt waren, Erkältungen zu verursachen, und nun zum Killer geworden sind.[176] Wären wir früher hellhörig geworden und wären Nassmärkte dauerhaft geschlossen worden, würden wir im Jahr 2020 vielleicht nicht unter einer Pandemie leiden.

TRANSPORTFIEBER

Der Buschfleischhandel ist jedoch für Viren nicht die einzige Eintrittskarte in die Welt. Mehr als 50 Millionen lebende Nutztiere – Rinder, Schafe und Schweine – werden jedes Jahr allein in den Vereinigten Staaten über die Staatsgrenzen hinweg verkauft, zusammen mit unzähligen lebenden Vögeln auf dem Weg zur Schlachtung.[177] Ein Pfund Fleisch kann in den Vereinigten Staaten noch in lebendiger Form 1600 Kilometer zurücklegen, bevor es auf dem Tisch landet.[178] Langstreckentransporte von lebenden Nutztieren verbreiten Krankheiten nicht nur geografisch, sondern können die Tiere gleichzeitig auch infektiöser und infektionsanfälliger machen.

Laut FAO »ist der Transport von Vieh zweifellos der stressigste und schädlichste Abschnitt in der Betriebskette zwischen Bauernhof und Schlachthof«, die zu erheblichen »Produktionsverlusten« führt.[179] Dieser Stress beeinträchtigt die Funktionsfähigkeit des Immunsystems und erhöht die Anfälligkeit der Tiere für Krankheiten, die sie auf ihren langen, oft überfüllten Transporten möglicherweise entwickeln.[180] Einige Krankheitserreger, die unter normalen Bedingungen nicht zu einer Erkrankung führen würden, werden zum Beispiel während des Transports durch eine stressbedingte Immunsuppression aktiviert und lösen eine Vielzahl von Durchfall- und Atemwegserkrankungen aus. Das sogenannte Transportfieber, dessen Rinderversion die US-Produzenten mehr als 500 Millionen Dollar pro Jahr kostet, wird häufig durch latente Krankheitserreger – darunter ein Coronavirus[181] – verursacht, die beim Transport von Lebendvieh über lange Strecken aktiv werden können.[182] Angesichts des erhöhten Krankheitsrisikos empfahl der Wissenschaftliche Ausschuss für Tiergesundheit und Tierschutz der Europäischen Kommission, dass »der Transport so kurz wie irgend möglich ausfallen sollte«.[183]

Sobald ein Tier infiziert ist, kann der Transportstress zu einer verstärkten Verbreitung des Erregers führen.[184] In einer Studie an der Texas Tech University lag die durchschnittliche Prävalenz von Salmonellen im Kot und auf der Haut von Rindern vor dem Transport beispielsweise bei 18 Prozent beziehungsweise sechs Prozent. Nach 30 bis 40 Minuten im dicht bepackten Transportfahrzeug stiegen die im Kot gefundenen Salmonellenwerte von 18 Prozent auf 46 Prozent, und der Anteil der Tiere, die äußerlich mit Salmonellen bedeckt waren, betrug bei der Ankunft im Schlachthof, wo eine Kotkontamination über die Haut oder die Innereien ins Fleisch gelangen kann, von 6 Prozent auf 89 Prozent.[185] Ähnliche Ergebnisse gab es bei Schweinen.[186] Der physiologische Stress beim Transport erhöht also die Krankheitsanfälligkeit eines gesunden Tieres,[187] während sich gleichzeitig die Fähigkeit eines kranken Tieres, eine Ansteckung zu verbreiten, erhöht.[188]

Daher überrascht es nicht, dass die FAO »den Transport von Tieren über große Entfernungen als eine der Ursachen für die wachsende Bedrohung durch Tierseuchen« bezeichnet.[189] So wurden beispielsweise Dutzende von Ausbrüchen der Maul- und Klauenseuche mit Viehtransporten[190] oder kontaminierten Transportfahrzeugen in Zusammenhang gebracht.[191]

Die FAO hat Lebendtiertransporte als »ideal für die Verbreitung von Krankheiten« beschrieben, da die Tiere aus verschiedenen Herden stammen können und »in einer schlecht belüfteten, stressigen Umgebung über lange Zeiträume zusammen eingesperrt sind«.[192] Angesichts der damit verbundenen »schwerwiegenden Probleme für die Gesundheit von Mensch und Tier« hat die Federation of Veterinarians of Europe gefordert, den Langstreckentransport von Schlachttieren so weit wie möglich durch einen »ausschließlichen Handel mit Schlachtkörpern« zu ersetzen.[193] Welche Rolle die Langstreckentransporte von lebenden Tieren bei der letzten Pandemie gespielt haben, wird im Kapitel »Bestimmung der Flugroute« erläutert.

AMERIKAS SCHWACHSTELLE

Nach Angaben des Government Accountability Office setzen Langstreckentiertransporte Länder nicht nur dem Risiko katastrophaler Krankheitsausbrüche aus,[194] sondern machen sie auch anfälliger für Bioterrorismus.[195] Die US-Tierzucht wurde bereits als besonders leichtes Ziel beschrieben,[196] und zwar nicht nur als »eine der wahrscheinlichen Bedrohungen für einen wirtschaftlichen Angriff auf dieses Land«,[197] so der ehemalige stellvertretende US-Landwirtschaftsminister, sondern im Rahmen direkter Angriffe auf die Bevölkerung.

Im Jahr 2004 erstellte die RAND Corporation für das Verteidigungsministerium einen Bericht über Agroterrorismus mit dem Titel *Hitting America's Soft Underbelly* (zu Deutsch: Ein Schlag in Amerikas weichen Unterbauch, also die Schwachstelle des Körpers). Sie führten die Verwundbarkeit der Vereinigten Staaten zum Teil auf die »Konzentration und Intensität der gegenwärtigen US-Landwirtschaftspraktiken« zurück.[198] Dem letzten USDA-Zensus zufolge produzierten ein Prozent der Mastbetriebe des Landes etwa die Hälfte aller Rinder[199] und ein Prozent der amerikanischen Eierfarmen mehr als 90 Prozent der Legehennen.[200] Angesichts der Tatsache, dass in den Vereinigten Staaten in »stark überfüllten« Ställen Tiere in »extremer Enge« gezüchtet werden, könnte ein infiziertes Tier schnell Tausende andere anstecken.[201]

Die RAND Corporation weist darauf hin, dass Tiere, die in der US-Landwirtschaft gezüchtet werden, durch immer stärker standardisierte invasive Verfahren zunehmend anfälliger für Krankheiten geworden sind: »Herden, die solchen Modifikationen unterzogen wurden – von Sterilisationsprogrammen bis hin zu Enthornung, Brandzeichnung und Hormoninjektionen –, leiden üblicherweise unter einem höheren Stressniveau, das die natürliche Toleranz der Tiere gegenüber Krankheiten durch ansteckende Organismen verringert und das virale und bakterielle ›Volumen‹ erhöht hat, das die Tiere normalerweise im Falle einer Infektion verbreiten.«[202]

Langstreckentransporte lebender Tiere könnten dann die sich ausbreitende Infektion nach USDA-Modellen innerhalb von fünf Tagen in bis zu 25 Staaten befördern.[203] Eine Einschränkung der Langstreckentransporte von lebenden Tieren sowie der Konzentration und Intensivierung der Lebensmitteltierindustrie ist somit möglicherweise eine Frage der nationalen Sicherheit.

DAS PROBLEM MIT DEN EXOTISCHEN HAUSTIEREN

»Es ist ein bisschen kitschig und ein Klischee«, so ein Veterinärvirologe, »aber Mutter Natur ist der schlimmste Bioterrorist der Welt.«[204] Ihre Viren können den Regenwäldern über lebende oder tote Tiere, in Form von Haustieren oder als Fleisch entkommen. Der internationale Handel mit exotischen Haustieren ist eine Multimilliarden-Dollar-Industrie, und exotische Haustiere können auch exotische Keime in sich tragen.[205] Der Wildtierschmuggel, der illegale Handel mit Wildtieren und Teilen von Wildtieren, ist ein aufstrebender

Schwarzmarkt im Wert von bis zu zehn Milliarden Dollar pro Jahr allein in den Vereinigten Staaten.[206] Früher waren die einzigen Flügel, mit denen Viren typischerweise fliegen konnten, die der Stechmücke. Jetzt stehen ihnen auch Jumbojets zur Verfügung. Die USA importieren 350 000 verschiedene Arten von lebenden Tieren, eine unvorstellbare Zahl. Laut Aussage des damaligen stellvertretenden Direktors des U. S. Fish and Wildlife Service vor einem Senatsausschuss im Jahr 2003 hatten die Vereinigten Staaten in einem einzigen Jahr mehr als 200 Millionen Fische, 49 Millionen Amphibien, zwei Millionen Reptilien, 365 000 Vögel und 38 000 Säugetiere importiert. Die knapp 100 US-Inspektoren, die den Verkehr landesweit überwachen, müssten jedes ankommende Tier also in weniger als einer Sekunde kontrollieren, selbst wenn sie rund um die Uhr arbeiten würden.[207]

Sowohl für exotische Haustiere als auch für die exotische Küche gilt: Importierte Tiere, die unter beengten Bedingungen zusammen transportiert werden, landen in den Lagerbereichen der Händler, wo sie und ihre Viren sich immer weiter vermischen können.[208] Der Ausbruch der Affenpocken im Jahr 2003 in einem halben Dutzend Staaten des Mittleren Westens wurde auf mit Affenpocken infizierte gambische Riesenratten zurückgeführt, die zusammen mit 800 anderen kleinen, aus dem afrikanischen Regenwald entführten Säugetieren an einen texanischen Tierhändler geliefert worden waren. Die Nager waren mit Präriehunden untergebracht, die sich mit der Krankheit infizierten und über einen Zwischenhändler in Illinois in Tierhandlungen und Tauschbörsen gelangten. Im einen Moment hatte das Virus noch in einem Nagetier im dichten Dschungel von Ghana entlang der Goldküste Westafrikas gesteckt, einige Wochen später fand sich dasselbe Virus dann in einem dreijährigen Mädchen aus Wisconsin wieder, deren Mutter ihr auf einer Tauschbörse von 4-H, einer internationalen Organisation für Kinder und Jugendliche, einen niedlichen kleinen Präriehund kaufte. »Im Grunde genommen hat man einen Ozean und einen halben Kontinent ausgelassen, indem man diese Tiere umherbewegt und schließlich irgendwo in einem Lagerhaus oder einer Garage nebeneinanderplatziert hat«, sagte der leitende Epidemiologe in Wisconsin.[209] Letztlich wurde niemand direkt von den afrikanischen Nagetieren angesteckt; die Leute steckten sich mit den Affenpocken über sekundäre und tertiäre Kontakte an, die mit dem Handel in Zusammenhang stehen.[210]

Der internationale Handel mit exotischen Haustieren wurde als »großer Schwachpunkt in der Verteidigung der öffentlichen Gesundheit der USA« beschrieben.[211] Ein Experte witzelte: »Es war wahrscheinlich leichter für eine gambische Ratte, in die Vereinigten Staaten zu gelangen, als für einen Gambier.«[212] Früher waren Affenpocken in der Regel nur dafür bekannt, dass sie Buschfleischjäger infizierten, die in bestimmten Gebieten Afrikas lebten und eine bestimmte Affenart aßen.[213] »Auf diesem Planeten geschieht nichts, was uns nicht betrifft«, bemerkte der Leiter des Lehrstuhls für Medizin am Medical College of Wisconsin. »Könnte es ein deutlicheres Beispiel als diesen [Affenpocken-Ausbruch] in Wisconsin geben? Die Leute in Wisconsin wissen nicht einmal, wo Gambia liegt.«[214]

Die Affenpocken werden durch ein Virus verursacht, das eng mit den menschlichen Pocken verwandt ist, aber aktuell nur über einen Bruchteil seiner Letalität verfügt.[215] Es ist jedoch bekannt, dass es zu Übertragungen von Mensch zu Mensch gekommen ist, und es besteht die Sorge, dass sich die Affenpocken zu einem »erfolgreicheren menschlichen Krankheitserreger« entwickeln könnten.[216] Die CDC äußerte, dass der Ausbruch der Affenpocken in den USA »die Bedrohung der öffentlichen Gesundheit durch den Import exotischer Haustiere in die Vereinigten Staaten zu kommerziellen Zwecken noch weiter unterstreicht«.[217] »Solange Menschen in engen Kontakt mit exotischen Tieren kommen«, so der Dekan der medizinischen Abteilung der University of Texas in Galveston, »werden sie auch gefährdet sein.«[218]

SCHWEINE, DIE BLUT HUSTEN

Als H5N1 im Jahr 1997 in Hongkong auftauchte, brannten in Borneo und Sumatra mehr als zehn Millionen Hektar Urwald. Es wird vermutet, dass der daraus resultierende Qualm eine Massenwanderung von Flughunden auf der Suche nach Nahrung auslöste. Einige dieser Tiere, die aus den Urwäldern hinaus in Landwirtschaftsgebiete gedrängt wurden, nisteten in Mangobäumen über riesigen malaysischen Schweinefarmen. Von den Flughunden tröpfelten Urin und halb verzehrte, mit Speichel überzogene Früchte in die Schweineställe.[219] Sowohl im Urin als auch im Speichel der Fledermäuse wurde später ein Virus gefunden,[220] das nach dem Dorf mit dem ersten menschlichen

Todesfall den Namen Nipah-Virus erhielt. Dieses Virus war für die Flughunde vollkommen harmlos, für alle anderen jedoch leider ganz und gar nicht.[221]

Die Schweine entwickelten in der Folge einen explosionsartigen Husten, der als »Ein-Meilen-Husten« bekannt wurde, weil das heftige Husten schon von Weitem zu hören war. Die Krankheit wurde nach dem ungewöhnlich lauten, bellenden Husten als »Barking Pig Syndrome« (Bellende-Schweine-Syndrom) bezeichnet.[222] Die Schweine fingen an, Blut zu husten,[223] und entwickelten neurologische Symptome. Sie drückten ihre Köpfe gegen die Wände, begannen zu zucken, wurden gelähmt oder litten an Krampfanfällen. Viele starben innerhalb von 24 Stunden.[224]

Mit Schweinen als Übertragungsweg richtete das Virus seine Aufmerksamkeit daraufhin auf andere Ziele. Fast jedes Tier in der Umgebung erkrankte – andere Nutztiere wie Ziegen und Schafe, Haustiere wie Hunde, Katzen und Pferde und Wildtiere wie Rehe bekamen Atemnot und verendeten.[225] Menschen waren keine Ausnahme. Bei den Patienten brachen hohes Fieber und Kopfschmerzen aus, als ihr Gehirn anzuschwellen begann. Viele hatten Krampfanfälle. Manche fielen in ein Koma und wachten nie wieder auf.[226] Bei der Autopsie stellte sich heraus, dass ihr Gehirn und ihre Lunge mit Flüssigkeit gefüllt waren.[227]

Die Seuche brach im nördlichen Teil der malaysischen Halbinsel aus, breitete sich aber schließlich in einem siebenmonatigen Amoklauf landesweit aus, wohl auch durch Tiertransporte an weit entfernte Orte.[228] »Vor hundert Jahren wäre das Nipah-Virus aufgetaucht und einfach wieder verschwunden«, erklärte der thailändische Gesundheitsminister, »stattdessen übertrug es sich auf Schweine und verbreitete sich so. In der modernen Landwirtschaft werden Schweine über weite Strecken hinweg zur Schlachtung transportiert. Und das Virus nehmen sie mit.«[229] Ein Ein-Meilen-Husten ist immer noch nur ein Ein-Meilen-Husten in einem Land von über 300 000 Quadratkilometer Fläche.[230]

Das Nipah-Virus wurde schließlich durch die Ausrottung eines Großteils der malaysischen Schweinepopulation schachmatt gesetzt.[231] Die Schweinezüchter begannen zunächst mit der Keulung und schlugen die Tiere mit Schlagstöcken tot, aber die malaysische Armee musste schließlich doch eingreifen, um die Arbeit zu einem Ende zu bringen. Mehr als eine Million Schweine wurden dabei getötet.[232]

Das Nipah-Virus erwies sich als einer der tödlichsten menschlichen Krankheitserreger, der 40 Prozent der Infizierten tötete, ein Merkmal, das ihn auf die US-Liste potenzieller Bioterrorismus-Wirkstoffe katapultierte.[233] Nipah ist auch für seine »faszinierende Fähigkeit« bekannt, bei einigen überlebenden Patienten[234] viele Monate nach der ersten Exposition wiederkehrende Hirninfektionen zu verursachen.[235] Noch beunruhigender ist, dass ein Wiederauftreten des Nipah-Virus im Jahr 2004 in Bangladesch eine ähnlich hohe Sterblichkeitsrate wie Ebola aufwies – 75 Prozent – und Anzeichen einer Übertragung von Mensch zu Mensch bestanden.[236]

Das Auftauchen des Nipah-Virus zeigt, wie die Brandrodung auf unerwartete Weise zur Entstehung von Krankheiten beitragen kann. Das Eindringen in entlegene Gebiete des Regenwalds kann Menschen mit Viren in Kontakt bringen, mit denen sie noch nie zuvor in Berührung gekommen waren, oder es kann, wie im Fall des Nipah-Virus, die neuen Viren direkt zu uns nach Hause bringen. Ein Zoologe beschrieb den Ausbruch so: »Nipah scheint ein Beispiel für die Rache der Flughunde zu sein.«[237] Ohne die Unterstützung durch die Schweineindustrie wäre diese Rache wohl niemals möglich gewesen.

Es ist wahrscheinlich kein Zufall, dass der Nipah-Ausbruch auf einer der größten Schweinefarmen des Landes seinen Anfang nahm.[238] Die Schweinezucht war in Malaysia nicht neu, wohl aber die moderne intensive industrielle Produktion. Auf der Leong-Seng-Nam-Farm, wo die Epidemie ausbrach, wurden bis dahin mehr als 30 000 Schweine gehalten. Das Nipah-Virus ist, wie alle ansteckenden Atemwegserkrankungen, ein dichteabhängiges Pathogen,[239] das eine bestimmte Schwellenwertdichte an empfänglichen Individuen erfordert, um sich innerhalb einer Population ausbreiten, bestehen und schließlich ausbrechen zu können.[240] Wissenschaftler vermuten, dass das Virus über ein Jahr lang in dieser unnatürlich großen Herde zirkuliert haben könnte, bevor es lernte, sich vollständig anzupassen und zu einem Stamm zu mutieren, der sich auf andere Säugetieren ausbreiten konnte.[241] »Ohne diese großen, intensiv bewirtschafteten Schweinefarmen in Malaysia«, so der Leiter des Consortium for Conservation Medicine, »wäre es für das Virus extrem schwierig gewesen, sich zu entwickeln.«[242]

China ist der weltweit größte Produzent von Schweinefleisch.[243] Ein Großteil der Schweinezucht konzentriert sich auf die Provinz Sichuan, die 2005 einen in Umfang und Letalität beispiellosen Ausbruch von Streptococcus suis, einem neu aufgetretenen zoonotischen Schweinepathogen, erlitt.[244] Streptococcus suis ist weltweit eine überaus häufige Ursache von Meningitis bei Schweinen aus Massentierhaltung[245] und tritt bei Menschen ebenfalls am häufigsten in Form einer Meningitis auf,[246] insbesondere bei denen, die infizierte Schweine schlachten oder später infizierte Schweineprodukte verarbeiten.[247] Aufgrund der Beteiligung der Hörnerven, die das Innenohr mit dem Gehirn verbinden, wird die Hälfte der menschlichen Überlebenden taub.[248]

Die WHO gab an, noch nie einen so virulenten Stamm gesehen zu haben,[249] und machte angesichts der stressbedingten Unterdrückung des Immunsystems der Schweine problematische Stallbedingungen als prädisponierenden Faktor für das plötzliche Auftreten des Virus verantwortlich.[250] Laut USDA können diese Bakterien als harmloser Bestandteil der normalen Bakterienflora eines Schweins existieren, doch kann Stress durch Faktoren wie zu enge Verhältnisse und schlechte Belüftung die Abwehrkräfte des Tieres derart schwächen, dass die Bakterien invasiv werden und Krankheiten verursachen können.[251] Der stellvertretende chinesische Handelsminister räumte damals ein, dass die Krankheit »in direktem Zusammenhang mit der für die Schweinezucht unangemessenen Umgebung steht«.[252] Die Krankheit kann sich durch Atemtröpfchen oder durch direkten Kontakt mit kontaminiertem Blut auf unsachgemäß sterilisierten Kastrationsskalpellen, Zahnschneidezangen oder Schwanzmessern ausbreiten.[253] China rühmt sich mit mehr als 10 000 Kleintierfütterungsbetrieben (Confined Animal Feeding Operations, CAFOs),[254] die umgangssprachlich als Fabrikfarmen bezeichnet werden und die, wie bereits erwähnt, üblicherweise derart dicht besetzt sind, dass dadurch das Entstehen und die Ausbreitung von Krankheiten begünstigt werden.[255]

Die Vereinigten Staaten sind der zweitgrößte Schweinefleischproduzent der Welt,[256] und Infektionen mit Streptococcus suis sind auch ein relativ neues Problem in der nordamerikanischen Schweineproduktion, insbesondere in »intensiven« Stallungen ohne Auslauf.[257] Nach Angaben des *Journal of Swine Health and Production* sind Fälle von Meningitis beim Menschen in Nordamerika aufgrund eines Mangels an angemessener Überwachung[258] wahrscheinlich unterdiagnostiziert und auch falsch identifiziert worden.[259] Die WHO ruft zu einer sorgfältigen Zubereitung von Schweinefleisch auf,[260] und nordamerikanische Landwirtschaftsbehörden drängen auf eine Sensibilisierung für die Gefahr von Streptococcus suis für Menschen, »die in Schweineställen und Verarbeitungsbetrieben arbeiten, aber auch in der Küche bei uns zu Hause«.[261]

Der erste menschliche Fall von Streptococcus suis trat jedoch nicht in Asien oder in den Vereinigten Staaten auf, sondern in Europa. Der niederländische »Schweinegürtel«, der sich bis in Teile der Nachbarländer Belgien und Deutschland erstreckt, hat mit über 50 000 Schweinen pro zweieinhalb Quadratkilometer die dichteste Schweinepopulation der Welt. Diese Region wurde in den letzten Jahren von großen Schweinepest- und Maul- und Klauenseuche-Epiedemien heimgesucht, die zur Notschlachtung von Millionen von Tieren führten. »Da immer mehr Schweine intensiv gezüchtet werden, um Europas Gier nach billigem Schweinefleisch zu befriedigen, sind Epidemien schlicht unvermeidlich«, schrieb der Europakorrespondent des *New Scientist*. »Und vielleicht sind die Schweine nicht die Einzigen, die krank werden.«[262]

Sogar Branchenverbände wie etwa die American Association of Swine Veterinarians haben »neu aufkommende Viehproduktionssysteme, besonders solche, die eine hohe Intensivierung umfassen« als Hauptgrund dafür ausgemacht, dass Zoonosen zunehmend Anlass zur Sorge geben. Diese Intensivsysteme erzeugen zusätzlich zu ihrer hohen Populationsdichte möglicherweise »auch Ansammlungen von Erregern oder beeinträchtigen die Fähigkeit der Tiere, Pathogene abzuwehren«.[263] Die steigende Verbrauchernachfrage nach tierischen Produkten hat in den letzten Jahrzehnten zu einer globalen Explosion riesiger Tierhaltungsbetriebe geführt, die im dritten Zeitalter neu aufkommender menschlicher Krankheiten eine Schlüsselrolle spielen.[264]

MASSENTIERHALTUNG

Als Reaktion auf die regelrechte Flut aufkommender und erneut auftauchender Zoonosen, die vom Tier auf den Menschen überspringen, hielten drei der wichtigsten Organisationen der Welt in dieser Thematik (die Ernährungs- und Landwirtschaftsorganisation der Vereinten Nationen, die WHO und die Weltorganisation für Tiergesundheit [World Organisation for Animal Health, früher Office International des Epizooties, daher auch heute noch OIE abgekürzt]) im Jahr 2004 eine gemeinsame Besprechung ab, um die wichtigsten Ursachen zu ermitteln. Dabei wurden vier Hauptrisikofaktoren für das Auftreten und die Ausbreitung dieser Krankheiten identifiziert. Erstens: »Steigende Nachfrage nach tierischem Protein.«[265] Dies hat zu dem geführt, was die CDC als »Intensivierung der Nahrungsmittel-Tierzucht« bezeichnet, einem Faktor, der teilweise für diese zunehmende Bedrohung verantwortlich gemacht wird.[266]

Die Art und Weise, wie der Mensch Tiere hielt, als er sie vor 10 000 Jahren zum ersten Mal domestizierte, hat kaum etwas mit der heutigen Aufzucht zu tun. Früher liefen Hühner auf kleinen Bauernhöfen frei herum. Heute werden Zuchthühner, die zur Fleischproduktion gehalten werden, in der Regel in langen Stallgebäuden untergebracht, in denen durchschnittlich 20 000 bis 25 000 Tiere gehalten werden.[267] Ein einziges Unternehmen wie Tyson ist in der Lage, mehr als neun Millionen Kilogramm Hühnerfleisch pro Tag herzustellen.[268] Weltweit werden schätzungsweise 70 bis 80 Prozent der Eier legenden Hühner intensiv in Batteriekäfigen gehalten,[269] kleinen, trostlosen Drahtgehegen, die mehrere Etagen hoch gestapelt sind und sich in langen Reihen in fensterlosen Ställen erstrecken.[270] Diese Käfige sind so dicht besetzt, dass jeder Henne in der Regel weniger Bodenfläche zur Verfügung steht als ein normales DIN-A4-Blatt.[271] Es ist nicht ungewöhnlich, dass Eierproduzenten Hunderttausende oder sogar eine Million Hühner in einem

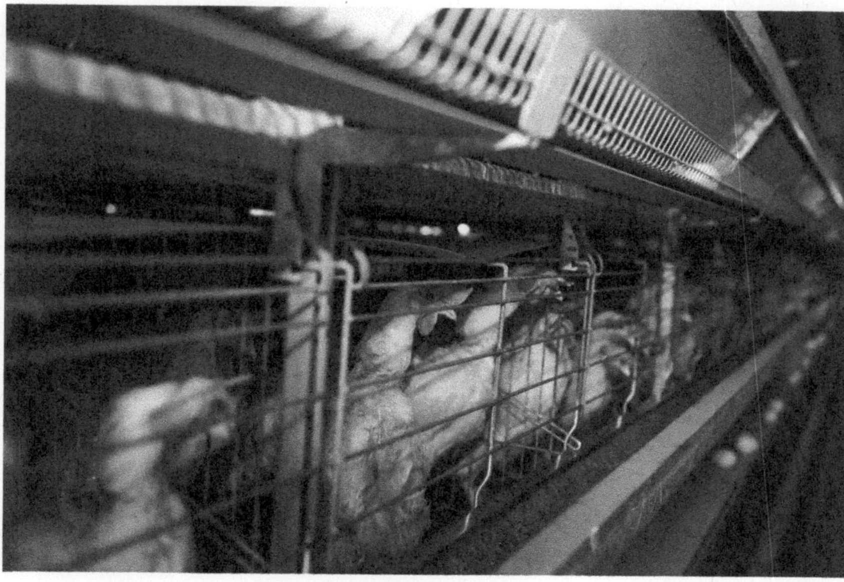

Legebatterien[275]

einzigen Betrieb unterbringen.[272] Auch die Hälfte des Schweinebestandes der Welt – heute annähernd eine Milliarde – ist in industriellen Stallhaltungsbetrieben zusammengepfercht.[273] Hierbei handelt es sich um die tiefgreifendsten Veränderungen in der Beziehung zwischen Tier und Mensch in den letzten 10 000 Jahren.[274]

Angetrieben von einem explosionsartigen Bevölkerungswachstum, der Urbanisierung und steigenden Einkommen[276] ist der Pro-Kopf-Verbrauch von Fleisch, Eiern und Milchprodukten in den Entwicklungsländern sprunghaft angestiegen[277] und hat seit den 1970er-Jahren zu einer regelrechten Viehzuchtrevolution geführt, ähnlich der sogenannten Grünen Revolution in der Getreideproduktion der 1960er-Jahre.[278] Die weltweite Fleischproduktion ist in den letzten Jahrzehnten um mehr als 500 Prozent gestiegen.[279]

Zur Bewertung der globalen Risiken ansteckender Tierkrankheiten bildete das in Iowa ansässige, von der Industrie finanzierte[280] Council for Agricultural Science and Technology eine Arbeitsgruppe, der Experten im Bereich der öffentlichen Gesundheit der WHO, Veterinärexperten des OIE, Landwirtschaftsexperten des USDA und Industrieexperten beispielsweise aus dem

National Pork Board angehörten. Ihr Bericht wurde 2005 veröffentlicht und verfolgte die Geschichte der Viehzucht zurück vom Familienbetrieb bis zur industriellen Batteriehaltung. Darin stellten die Experten fest, dass traditionelle Systeme mit einer Rate von mehr als vier Prozent pro Jahr durch intensive Systeme ersetzt werden, insbesondere in Asien, Afrika und Südamerika. »Eine der bedeutendsten Auswirkungen der modernen Intensivproduktionssysteme«, so heißt es in dem Bericht, »liegt darin, dass sie eine schnelle Selektion und Vermehrung von Pathogenen ermöglichen, die von einem virulenten Vorfahren stammen (häufig durch subtile Mutation). Dadurch besteht ein steigendes Risiko für das Auftreten und/oder die Verbreitung von Krankheiten.« Die moderne Tierhaltung sorgt für »eine erhebliche Effizienz durch das erhöhte Produktionsvolumen«, aber die »Kosten dieser erhöhten Wirtschaftlichkeit« bestehen unter anderem in einem erhöhten Krankheitsrisiko. »Einfach ausgedrückt«, so lautet die Schlussfolgerung des Berichts, »nimmt das globale Krankheitsrisiko aufgrund der Viehzuchtrevolution zu.«[281]

In den Vereinigten Staaten hat sich die durchschnittliche Zahl der Tiere in Hühner-, Schweine- und Rinderhaltungsbetrieben zwischen 1978 und 1992 etwa verdoppelt.[282] Diese zunehmende Viehpopulation scheint eine Schlüsselrolle beim Auftreten neuer Epidemien zu spielen. Was die Seuchenbekämpfung betrifft, so ist laut FAO »die Haltung von immer mehr Tieren auf immer kleinerem Raum ein kritischer Punkt«.[283] Die unnatürlich hohe Konzentration von Tieren, die in Räumen mit begrenzter Frischluftzufuhr eingesperrt sind und dabei enorme Mengen an Dung produzieren, bietet aus der Sicht eines Mikrobiologen »ideale Bedingungen für alle möglichen Infektionskrankheiten«.[284]

ZURÜCK INS MITTELALTER

Bevor im Zuge der sanitären Revolution des 19. Jahrhunderts die Abwassersammlung und -aufbereitung eingeführt wurde, waren die Städte überschwemmt von Schmutz und Pestilenz. »Tausende Tonnen Fäkalien und Dreck füllten die Behälter, Unmengen lagen überall dort verstreut, wo die Behälter voll waren«, beobachtete ein englischer Amtsarzt 1866 in Leeds. »Hunderte von Menschen, die wegen der wachsenden Kotmengen über größere

Zeiträume nicht in der Lage waren, den Abort zu benutzen, verrichteten ihr Geschäft auf dem Boden.«[285] Fäkalkrankheiten wie Cholera und Typhus, die auf Schmutz und Überfüllung zurückzuführen sind, grassierten. Tiere werden heute zunehmend unter Bedingungen gezüchtet, die geradewegs aus dem Mittelalter kommen.[286]

Die preisgekrönte Wissenschaftsjournalistin und Autorin Madeline Drexler verglich die modernen Fleischproduktionsanlagen mit einer »ummauerten mittelalterlichen Stadt, in der Abfall aus dem Fenster geworfen wird, Abwasser die Straße hinunterläuft und Futter und Trinkwasser routinemäßig durch Fäkalien verunreinigt werden«.[287] In den Vereinigten Staaten produzieren landwirtschaftliche Nutztiere jedes Jahr mehr als eine Milliarde Tonnen Dung – das Gewicht von 10000 Flugzeugträgern der Nimitz-Klasse.[288] Das ist eine riesige Ladung Mist. Jedes Rind kann 35 Kilogramm Dung pro Tag produzieren, wodurch Futterplätze zu wahren Schmutztümpeln werden.[289] »Die Tiere leben unter mittelalterlichen Bedingungen, und das im 21. Jahrhundert«, so der Leiter der CDC-Abteilung für Lebensmittel- und Durchfallerkrankungen. »Die Verbraucher müssen sich klarmachen, dass ihr Essen im 16. Jahrhundert hergestellt wird, auch wenn sie es in einer schicken und modernen Feinkost- oder Salatbar kaufen.«[290]

Die slumartigen Bedingungen in den Fabrikhöfen sind wahre Brutstätten für Krankheiten.[291] Das britische Landwirtschaftsministerium erklärt uns die mikrobiologischen Gefahren der modernen Schweineproduktion: »Säue werden möglicherweise mit Medikamenten gegen Metritis, Mastitis und Krankheiten wie Erysipel und Leptospirose behandelt. In den meisten Herden, die nur in geschlossenen Räumen gehalten werden, beginnt die Antibiotikabehandlung bereits kurz nach der Geburt. Ferkel erhalten Medikamente gegen Enteritis und gegen Atemwegserkrankungen. Nach dem Abstillen (in der Regel schon nach drei Wochen) werden alle Ferkel zusammengepfercht, vermischt und bis zum Schlachtgewicht aufgezogen. Die Ferkel entwickeln in der Regel einen durch Escherichia coli verursachten Durchfall, der am dritten Tag nach dem Abstillen auftritt. (...) Auf den Abstilldurchfall folgen dann in rascher Folge eine Reihe anderer Krankheiten. Die Glässer-Krankheit (*Haemophilus parasuis*) tritt nach vier Wochen auf, die Pleuropneumonie nach sechs bis acht Wochen, die proliferative Enteropathie ab sechs Wochen und die spirochaetale Diarrhö und die Colitis zu jedem Zeitpunkt ab sechs Wochen. (...) Mit acht Wochen werden die Schweine als Mastferkel bezeichnet und in einen anderen Stall gebracht. Dort entwickeln sie typischerweise eine enzootische Pneumonie, eine Streptokokkenmeningitis (*Streptococcus suis*) und möglicherweise auch eine Schweinedysenterie. Atemwegserkrankungen können bis zur Schlachtung Probleme bereiten.«[292]

Laut Veterinärwissenschaftlern der Purdue University und der University of Georgia war das späte 19. und frühe 20. Jahrhundert ironischerweise wohl »das eigentliche goldene Zeitalter für domestizierte Nutztiere, was Wohlbefinden und Krankheitsbekämpfung angeht«.[293]

Die Tierproduktion in großer Enge ermöglicht eine schnellere Ausbreitung von Krankheiten auf eine größere Anzahl von Tieren.[294] Da intensive Zuchtbetriebe anfällig für katastrophale Verluste durch Krankheiten sind,[295] betrachtet das USDA Tierkrankheiten als »das größte Einzelhindernis für eine effiziente Vieh- und Geflügelproduktion weltweit«.[296] Industrielle Tierfabriken führen nicht nur zu mehr Kontakten zwischen einzelnen Tieren, sondern auch zu mehr Kontakten zwischen Mensch und Tier, insbesondere wenn die Produktionsstätten an städtische Gebiete angrenzen.[297]

Aufgrund der globalen Landbeschränkungen sind massive Viehzuchtbetriebe in Ländern wie Bangladesch näher an die großen urbanen Gebiete herangerückt. Hier kommen die schlechtesten Eigenschaften aus beiden Welten zusammen[298] – die überlasteten Innenstädte in Entwicklungsländern, kombiniert mit der überlasteten Umwelt in den Industriebetrieben.[299] Die FAO der Vereinten Nationen betrachtet diese Situation als eine gefährliche Verbindung, die »Brennpunkte« für die Entstehung neuer Krankheiten schafft.[300]

Es gibt noch weitere systemische Faktoren, die von Natur aus die Krankheitsanfälligkeit dieser Tiere erhöhen. Das USDA weist beispielsweise auf einen Verlust der genetischen Vielfalt in Herden hin.[301] Ein ehemaliger Leiter des Special Pathogens Branch der CDC erklärt: »Intensive landwirtschaftliche Methoden bedeuten oft, dass eine einzige, genetisch homogene Art in einem begrenzten Gebiet gezüchtet wird, wodurch ein perfektes Angriffsziel für aufkommende Krankheiten entsteht, die sich unter einer großen Zahl ähnlicher Tiere in unmittelbarer Nähe fröhlich vermehren können.«[302]

Der Stress im Zusammenhang mit den routinemäßigen Verstümmelungen, denen landwirtschaftliche Nutztiere ohne Betäubung ausgesetzt werden[303] – unter anderem Kastration, Brandzeichnung, Enthornung, Ablösen von Klauen, Zahnbeschneidung, Schnabelstutzen und Kupieren der Schwänze[304] –, in Kombination mit den metabolischen Anforderungen der intensiven Produktion wie künstlich gesteigerte Fortpflanzung, Laktation, frühes Abstillen und beschleunigte Wachstumsraten machen die Tiere, so ein Bericht, »extrem anfällig für Krankheiten«.[305] Noch nie zuvor hatten Mikroben ein so leichtes Leben. In den 20 Jahren zwischen 1975 (etwa zu der Zeit, als der Dekan der medizinischen Fakultät von Yale den Studenten bekanntlich sagte, dass es »keine neuen Krankheiten zu entdecken«[306] gebe) und 1995 traten 17 lebensmittelbedingte Krankheitserreger auf, fast ein neues Pathogen pro Jahr.[307] Ein WHO-Beamter beschrieb die letzten Jahrzehnte als »das ehrgeizigste Kurzzeitexperiment der Evolution in der Weltgeschichte«, eine Zeit, in der Milliarden gefiederter und ringelschwänziger Tiere quasi als Reagenzgläser für die Inkubation und Mutation von Viren dienten.[308]

NEUE KRANKHEITEN VERDAUEN

Der Großteil des tierischen Dungs, der in den Vereinigten Staaten jedes Jahr produziert wird (fünf Tonnen für jeden Mann, jede Frau und jedes Kind im Land),[309] verschwindet unregistriert, ein Teil davon jedoch landet in unserer Nahrung und in unserem Wasser. Ein Überschuss an Nitraten im Dung kann eine Erkrankung namens Methämoglobinämie, im Englischen auch »Blue Baby Syndrome«, verursachen, eine seltene, aber unterschätzte Ursache von Krankheiten und Todesfällen bei Kindern in den Vereinigten Staaten, ganz davon abgesehen, dass diese Nitrate aquatische Ökosysteme mit Algenblüten ersticken.[310] In den 1990er-Jahren wuchs sich das letztere ökologische Problem mit dem Auftauchen der fleischfressenden Alge Pfiesteria piscicida (lateinisch für »Fischmörder«) zu einem Problem der öffentlichen Gesundheit aus.[311]

Die Alge können wir uns wie eine Grassorte vorstellen, die sich von Schafen ernährt. Dieses winzige Plankton setzt ein Gift frei, das Fische bei lebendigem Leib häutet, um sich von ihrem Fleisch zu ernähren. Mehr als eine Milliarde Fische sind auf diese Weise getötet worden,[312] und sie sind nicht die einzigen Betroffenen. Fischer, Freizeitkapitäne und Schwimmer an der Ostküste der Vereinigten Staaten begannen, Hautverletzungen und neurologische Defizite wie Gedächtnisverlust, Desorientierung und Sprachstörungen zu entwickeln. Ein Forscher, der die Pfiesteria untersuchen wollte, musste ins Krankenhaus eingewiesen werden[313] und litt noch Jahre später an neurologischen Symptomen.[314] Experten machten den Ausguss von Geflügelmist für die Entstehung dieser »Zelle aus der Hölle« verantwortlich,[315] was zu strengeren Vorschriften in der Geflügelindustrie führte.[316]

In unseren Küchen führen tierische Exkremente zu Lebensmittelvergiftungen. Die Risiken, die mit diesem »Abfall auf unseren Tellern« verbunden sind, haben sich zusammen mit der Industrie, die ihn erzeugt hat, ausgeweitet. In ihrem bahnbrechenden Bericht von 1992 mit dem Titel *Emerging Infections: Microbial Threats to Health in the United States* stellte die National Academy of Medicine fest, dass »die Einführung von Mastbetrieben und groß angelegten Geflügelaufzucht- und -verarbeitungsanlagen in den letzten 30 Jahren mit dem zunehmenden Auftreten menschlicher Krankheitserreger wie Salmonellen bei Haustieren in Verbindung steht«.[317] Wie der Mikrobiologe John Avens auf einer Veranstaltung der Geflügelindustrie sagte: »Salmonelleninfektionen von Tieren werden immer häufiger auftreten und mehr einzelne Tiere befallen, wenn die Massenhaltung in Gefangenschaft zunimmt.«[318]

Die WHO schätzt die Zahl der weltweit durch lebensmittelbedingte mikrobielle Krankheiten getöteten Menschen auf 20 Millionen pro Jahr, wobei tierische Produkte ganz vorne auf der Liste der Ursachen stehen.[319] Die WHO führt den weltweiten Anstieg der lebensmittelbedingten Krankheiten nicht nur auf den »höheren Konsum von Lebensmitteln tierischen Ursprungs« zurück, sondern auch auf die »Methoden der intensiven Produktion«, die erforderlich sind, um eine solche Nachfrage zu befriedigen.[320] Etwa die Hälfte aller bekannten lebensmittelbedingten Krankheitserreger wurde erst in den letzten Jahrzehnten entdeckt.[321]

In den Industrieländern hat sich die Inzidenz der gemeldeten Infektionskrankheiten, die durch Lebensmittel und Wasser übertragen werden, seit den 1970er-Jahren mehr als verdoppelt.[322] Den Hochrechnungen der CDC zufolge erkranken jährlich erstaunliche 48 Millionen Amerikaner an lebensmittelbedingten Krankheiten. Das ist fast jeder Siebte von uns – jedes einzelne Jahr. Erinnern Sie sich an den »24-Stunden-Infekt«, den Sie oder ein Familienmitglied im letzten Jahr vielleicht hatten? So etwas wie eine 24-Stunden-Grippe gibt es nicht. Es könnte aber durchaus eine Lebensmittelvergiftung gewesen sein.[323] In der Lebensmittelsicherheitslotterie haben Amerikaner jedes Jahr eine Chance von etwa 1 zu 2500, ins Krankenhaus eingewiesen zu werden, und eine Chance von etwa 1 zu 100 000, durch ihr Essen zu sterben.[324]

Das kann durch Escherichia coli O157:H7 in Hamburgern, Salmonellen in Eiern, Listerien in Hotdogs, »fleischfressende« Bakterien in Austern[325] oder Campylobacter in Truthähnen zum Thanksgiving-Fest passieren. Ein leitender Redakteur der Zeitschrift *Meat Processing* sagte: »Nahezu alle Lebensmittel, die die Verbraucher in Supermärkten kaufen oder in Restaurants bestellen, können hinsichtlich ihrer Sicherheit ohne Bedenken verzehrt werden – mit Ausnahme von Fleisch- und Geflügelprodukten.«[326]

Eine jüngst durchgeführte umfassende Auswertung der Quellen für Ausbrüche lebensmittelbedingter Krankheiten ergab, dass Hühner insgesamt die Hauptursache waren. Konkret verursachten Geflügel und Eier mehr Fälle als rotes Fleisch, Meeresfrüchte und Milchprodukte zusammen.[327] Eine britische Analyse konnte zeigen, dass Obst und Gemüse das geringste Risiko für Erkrankungen und Krankenhauseinweisungen bargen und Geflügel das höchste. Die Forscher kamen zu folgendem Schluss: »Die Verringerung der Auswirkungen von durch Lebensmittel übertragenen einheimischen Krankheiten hängt hauptsächlich von der Kontrolle der Kontamination von Hühnern ab.«[328] Na dann, viel Glück damit. In den Vereinigten Staaten ist die überwältigende Mehrheit der neun Milliarden Hühner, die jedes Jahr aufgezogen werden, in Beständen mit einer Dichte zwischen 10[329] und 20[330] Tieren pro Quadratmeter untergebracht, die nicht einmal genug Platz haben, ihre Flügel vollständig auszustrecken.[331] Und unter diesem Vogelteppich liegt ein fäkaler Schmutzteppich, auf dem die meisten Vögel ihr gesamtes Leben verbringen.[332]

Chicken of the Sea® ist ein wahrhaft ironischer Markenname eines Herstellers von Thunfischkonserven. Die einzige Tierindustrie mit einer höheren Herdendichte als die Geflügelproduktion ist die Fischzucht, in der sich in den Aquarien häufig bis zu einer Tonne Tiere in neun Kubikmetern Wasser zusammenquetschen.[333] Schwimmende Käfige sind dafür bekannt, dass sie bis zu viermal mehr fassen.[334] Das Wasser kann so stark mit Futter und Kot verschmutzt werden, dass die Betriebe die Fische genauso gut in einer Toilette halten könnten. Wie der Leiter der Abteilung für spezifische Pathogene der

CDC einmal betonte, droht jedes Mal Ärger, wenn man eine Monokultur einer einzigen Spezies zusammendrängt, ob nun in einer menschlichen Megastadt, in einem Masthähnchenstall oder in einem Wasserkulturbecken.[335] Kombiniert mit dem Stress, der mit der Überbelegung und der schlechten Wasserqualität einhergeht, ist es nicht schwer, sich vorzustellen, wie die Methoden der Massentierhaltung, die mit der Expansion der Fischzucht im Rahmen der sogenannten Blauen Revolution in den 1980er-Jahren einhergingen,[336] zur Entstehung einer weiteren Zoonose führen konnten.[337]

Streptococcus iniae (*inia* ist das Wort der Guarayo-Indios für »Delfin«[338]) wurde in den 1970er-Jahren erstmals bei einem Amazonas-Delfin entdeckt, von dem der Erreger seinen Namen erhielt. Er begann, durch Epidemien akuter Meningitis die Fischbestände in intensiven Fischfarmen auf der ganzen Welt auszurotten.[339] In den 1990er-Jahren waren Delfine nicht mehr die einzigen Säugetiere, bei denen Infektionen nachgewiesen werden konnten. Im Jahr 1995 wurde im *New England Journal of Medicine* über die erste bestätigte Infektion von Menschen berichtet, die Fisch in ihrer Küche zubereitet hatten. Die meisten Berichte über Menschen betrafen nur Hautinfektionen, aber in einigen wenigen Fällen wurden die Bakterien invasiv, breiteten sich über die Blutbahnen der Patienten aus und siedelten sich in den Gelenken, im Herzen oder sogar im Gehirn an. Glücklicherweise ist bisher noch niemand an dieser neu auftretenden Krankheit gestorben.[340]

»Der Nachweis eines weiteren neuen Krankheitserregers im Zusammenhang mit der Lebensmittelindustrie ist nicht überraschend«, folgerten die Forscher, »wenn man bedenkt, dass Veränderungen in der Produktion, Lagerung, Verteilung und Zubereitung von Lebensmitteln sowie Umweltveränderungen es vermehrt ermöglichen, dass Menschen neuen Organismen ausgesetzt werden, die möglicherweise pathogen sind.«[341] Zu den weiteren Krankheitserregern, die in Aquakulturfarmen auftauchen, gehören eine Klasse, die insbesondere immungeschwächte Personen bedroht,[342] sowie Wildtierpathogene, die aus Brütereien entweichen können und das Überleben von wilden Regenbogenforellen bedrohen, beispielsweise in vielen Flüssen im Westen der Vereinigten Staaten.[343]

Ein kürzlich entdeckter lebensmittelbedingter Erreger, der mit Geflügel in Verbindung gebracht wird, ist ExPEC. Harnwegsinfektionen sind die häufigsten bakteriellen Infektionen bei Frauen aller Altersgruppen,[344] und in den

Vereinigten Staaten sind jedes Jahr Millionen von Patienten betroffen. Aus ärztlicher Sicht sind sie immer schwieriger zu behandeln, da Antibiotikaresistenzen des Haupterregers Escherichia coli immer häufiger auftreten.[345]

Wenn die meisten Menschen an Escherichia coli denken, denken sie an Escherichia coli O157:H7, den Stamm, der durch den überraschenden Ausbruch von 1993 am besten bekannt ist, bei dem mehr als 500 Kinder und Erwachsene infiziert wurden, nachdem mit infektiösen Fäkalien verseuchte Burger an 93 Restaurants verteilt worden waren.[346] Die Infektion beginnt als hämorrhagische Kolitis (starker blutiger Durchfall) und kann zu Nierenversagen, Krampfanfällen, Koma und Tod führen. Obwohl Escherichia coli O157:H7 nach wie vor eine der Hauptursachen für akutes Nierenversagen bei Kindern in den Vereinigten Staaten ist,[347] infizieren sich jedes Jahr weniger als 100 000 Amerikaner, und weniger als 100 sterben.[348] Millionen erkranken jedoch an »extraintestinalen« Escherichia-coli-Infektionen – Infektionen der Harnwege, die den Blutkreislauf befallen und in den Vereinigten Staaten jährlich schätzungsweise 36 000 Todesfälle verursachen.[349] Das sind mehr als 500-mal so viele Todesfälle wie Escherichia coli O157:H7. Wir wissen, woher Escherichia coli O157:H7 stammt: von der fäkalen Kontamination aus der Fleisch-, Milch- und Eierindustrie.[350] Aber woher kommen diese anderen Escherichia coli?

Medizinische Forscher an der University of Minnesota veröffentlichten in der April-Ausgabe 2005 der Zeitschrift *The Journal of Infectious Diseases* einen Hinweis auf die Lösung des Rätsels. Bei der Entnahme von mehr als 1000 Lebensmittelproben aus mehreren Einzelhandelsmärkten fanden sie bei 69 Prozent der Schweine- und Rindfleisch- und bei 92 Prozent der Geflügelproben Anzeichen einer fäkalen Kontamination, bestätigt durch eine Escherichia-coli-Kontamination. Noch überraschender war, dass mehr als 80 Prozent der Escherichia-coli-Proben, die aus Rind-, Schweine- und Geflügelfleisch entnommen worden waren, gegen ein oder mehrere Antibiotika resistent waren, und mehr als die Hälfte der Proben mit Geflügelbakterien »waren gegen mehr als fünf Medikamente resistent!«. (In der medizinischen Literatur findet man sonst eher selten Ausrufezeichen.) Am überraschendsten war, dass die Hälfte der Geflügelproben mit den extraintestinalen pathogenen Escherichia-coli-Bakterien, abgekürzt ExPEC, kontaminiert war. Escherichia coli vom Typ, der Harnwegsinfektionen hervorruft, können möglicherweise auch über Lebensmittel übertragen werden.[351]

Wissenschaftler vermuten, dass Frauen durch den Verzehr von Huhn und anderem Fleisch ihren unteren Darmtrakt mit diesen antibiotikaresistenten Bakterien infizieren, die daraufhin in ihre Blase wandern können.[352] Zu den vernünftigen Hygienemaßnahmen zur Verhinderung von Harnwegsinfektionen gehören das Wischen von vorne nach hinten nach dem Stuhlgang und der Toilettenbesuch nach dem Geschlechtsverkehr, um mögliche Verunreinigungen auszuspülen. *Science News* kommentierte diese Forschungsergebnisse und schlug vor, Fleisch zu meiden, um Harnwegsinfektionen zu verhindern.[353]

Aber selbst wenn wir Fleisch meiden würden, könnten wir der Exposition gegenüber Krankheitserregern, die in tierischen Abfällen aufzufinden sind, kaum entkommen. Apfelwein, frisch gepresst aus Äpfeln, die in einem Obstgarten gesammelt wurden, in dem ein infiziertes Kalb weidete, hat einen Kryptosporidiose ausgelöst, eine parasitäre Erkrankung.[354] Hierbei handelte es sich um dieselbe Krankheit, die 1993 in der Gegend von Milwaukee eine Rekordzahl von 420 000 Fällen schwerer Gastroenteritis verursacht hatte, als Rinderkot von einer Hauptquelle der städtischen Wasserversorgung stromaufwärts gespült worden war.[355]

Die Alfalfasprossen, die die Vollkorn-Avocado-Sandwiches der gesundheitsbewussten Kalifornier verzieren, führten 2001 zu einem Salmonellenausbruch.[356] Seit dem ersten gemeldeten Sprossenausbruch im Jahr 1973 gab es in den Vereinigten Staaten mindestens zwei Dutzend weitere Ausbrüche,[357] sowohl von Salmonellen als auch von Escherichia coli O157:H7, die Tausende von Menschen infizierten.[358] Wie gelangten Bakterien von Hühnern und Rindern auf die Sprossen? Die Bakterien befanden sich in ihrem Dung, der als Düngemittel verwendet wurde.[359] Mit der Zunahme der Infektionen in den Exkrementen von Herdenvieh im Zuge der Massentierhaltung stieg auch die Kontamination der damit gedüngten Nutzpflanzen.[360]

Auch wenn Hersteller der Sprossen die Keimlinge in einer Bleichlösung einweichen, scheinen sich Krankheitserreger in mikroskopisch kleinen Spalten in den Samen verstecken zu können. Ein Ausbruch in Kalifornien veranlasste sowohl die CDC als auch die FDA, ihre Empfehlung zu wiederholen, dass alle Keimlinge vor dem Verzehr gekocht werden müssen.[361] Sprossen werden in den Vereinigten Staaten zwar jährlich mit etwa 100 Infektionen in Verbindung gebracht, aber es wird geschätzt, dass der Verzehr von Eiern 79 000 Menschen jährlich erkranken lässt.[362]

Tragischerweise kann eine Lebensmittelvergiftung im Laufe des Lebens immer wieder Probleme bereiten. Obwohl in den Vereinigten Staaten jedes Jahr Tausende Menschen an Lebensmittelvergiftungen sterben, erleidet die überwiegende Mehrheit nur akute Episoden, die von selbst wieder verschwinden. Bis zu 15 Prozent der Patienten, die an Salmonellen erkranken, entwickeln jedoch später schwere Gelenkentzündungen, die jahrelang andauern können. Schätzungsweise 100 000 bis 200 000 Amerikaner leiden jedes Jahr an Arthritis, die direkt zu Lebensmittelinfektionen zurückzuverfolgen ist.[363] Eine der gefürchtetsten Langzeitkomplikationen von Lebensmittelvergiftungen ist das Guillain-Barré-Syndrom, bei dem eine Infektion mit Campylobacter, einem Bakterium, von dem etwa ein Viertel des Hühnerfleisches im Einzelhandel in den Vereinigten Staaten befallen ist,[364] die eine monatelange künstliche Beatmung erfordern kann.[365] Nachdem die Kinderlähmung (Polio) weitgehend ausgemerzt ist, sind Geflügelprodukte heute die häufigste Ursache für akute Lähmungen in der entwickelten Welt.[366]

Campylobacter ist ein spiralförmiges Geflügelbakterium,[367] das sich »mit einer Geschwindigkeit, die andere Bakterien gar nicht erreichen können«, in die Darmschleimhaut bohrt.[368] So wie das Bakterium Helicobacter pylori mit Magenkrebs in Verbindung gebracht wurde, kann auch Campylobacter Krebs auslösen, und zwar ein seltenes Darmlymphom.[369] Campylobacter, dem erst in den 1970er-Jahren nachgewiesen wurde, dass es Menschen überhaupt krank macht,[370] wird heute hinter bis zu 25 Prozent der Fälle von Reizdarmsyndrom als Ursache vermutet[371] und ist derzeit der bakterielle Auslöser Nummer eins von Lebensmittelvergiftungen, die jedes Jahr Millionen von Amerikanern erkranken lassen.[372] Die Bakterien in einem einzigen Tropfen Hühner-»Saft« reichen aus, um uns krank zu machen[373] und können sich auf einem Schneidebrett stundenlang halten.[374]

Das US-amerikanische Fleischinspektionssystem HACCP (Hazard Analysis Critical Control Point) wurde ursprünglich von der NASA entwickelt und stellte eine willkommene wissenschaftliche Abkehr von der jahrhundertealten »Poke and Sniff«-Methode dar, bei der Inspektoren Fleischstücke in Schlachthäusern berührten und an ihnen rochen, um festzustellen, ob sie sich in einem angemessenen Zustand befanden.[375] Leider wurde die Umsetzung des Systems der Industrie überlassen, die nun ihre eigenen Hühnerställe inspizierte, sodass einige USDA-Inspektoren HACCP eher als ein »Have A

Cup of Coffee and Pray«-System verspotteten (etwa »Abwarten und Tee trinken«).[376] »Das ist etwa so«, sagte der Präsident der U. S. Meat Inspection Union, »als müsste ein Autofahrer jedes Mal, wenn er eine Geschwindigkeitsbegrenzung überschreitet, sich selbst einen Strafzettel ausstellen, weil er gegen das Gesetz verstoßen hat. Einige [Hühnerabpack-]Betriebe betrügen einfach sofort; andere betrügen erst dann, wenn sie in einem Wettbewerbsumfeld dazu gezwungen werden.«[377]

Nur wenige Fragen der öffentlichen Gesundheit sind so öffentlich wie die Lebensmittelsicherheit, doch mangelt es den Regierungen der einzelnen US-Staaten und der Bundesregierung nicht nur nach wie vor an der Befugnis, obligatorische Rückrufaktionen für kontaminiertes Fleisch zu verordnen, die Fleisch- und Geflügelindustrie muss nicht einmal preisgeben, wohin das infizierte Fleisch geliefert wurde. Bundesbehörden haben mehr Befugnisse, fehlerhaftes Spielzeug zurückzurufen als Fleisch. Wenn es der Industrie freiwillig überlassen wird, sich an solche Vorgaben zu halten, wird weniger als die Hälfte des verseuchten Fleisches zurückgerufen. Im Anschluss an eine der größten Fleischrückrufaktionen in der Geschichte der USA – dabei ging es um »verzehrfertige« Hühner- und Truthahnprodukte, die Listeria-Bakterien enthielten[378] – forderte das Government Accountability Office, der Überwachungsarm des Kongresses, 2004 eine Reform dieses Prozesses, in deren Rahmen die Regierung ausdrücklich für den Fleischrückruf autorisiert wurde.[379]

Die US-Geflügelindustrie hatte bisher dazu tendiert, auf kostengünstigere Alternativen zu drängen, wie zum Beispiel auf Bestrahlung zur Abtötung von Bakterien- und Virenresten in den Fäkalien, die auf den Kadavern zurückbleiben, bevor sie das Geschäft erreichen, statt vor ihrer eigenen Tür zu kehren – nämlich die zu enge Haltung der Vögel und die Hygiene zu verbessern und den Produktionsstress abzubauen, um die Infektionsraten zu senken. Ein ehemaliger Leiter der USDA-Fleischinspektion behauptete: »Das Einzige, was diese Bestrahlungen machen, ist, der US-amerikanischen Ernährung teilweise dekontaminierte Fäkalien hinzuzufügen. Die Lösung für das Problem der Lebensmittelsicherheit ist die Produktion sicherer Lebensmittel.«[380]

Eine neuartige »vielversprechende« Lösung ist die Anwendung von bakterienzerstörenden Viren in Hühnerfleisch, obwohl die Industrie ihre Besorgnis über erste Umfragen zum Ausdruck brachte, deren Ergebnisse zeigten, dass die Verbraucher von dieser Idee »nicht begeistert« waren.[381] Aus einem ähnlichen Grund zieht die Industrie den Begriff »Kaltpasteurisierung« dem Wort »Bestrahlung« vor.[382]

Die Industrie hat sogar erwogen, in den Schlachthöfen »die Rektalhohlräume von Truthähnen und Masthühnern zuzukleben«, bevor sie in die Brühtanks kommen, um ihr schmutziges Geheimnis der Kotverunreinigung zu verbergen.[383] Es gibt jedoch Bedenken, dass Leimreste das Endprodukt verunreinigen könnten. Andere Ideen zur Versiegelung des Rektums der Vögel sind eine Art mechanischer Stopfen sowie eine Hefttechnologie.[384] Der Name des Geflügel-Superleimproduktes lautet »Rectite®«.[385]

DIE WAHRHEIT ÜBER SCHLACHTABFÄLLE

Weltweit haben Experten für öffentliche Gesundheit auf »zweifelhafte Praktiken in der modernen Tierhaltung« hingewiesen, die über die ihr eigenen Überbestände, Stress und Schmutz hinausgehen und direkt oder indirekt tödliche neue Krankheiten ausgelöst haben könnten.[386] Eine solche »fehlgeleitete« moderne landwirtschaftliche Praxis ist die fortgesetzte Verfütterung von Schlachthofabfällen, Blut und Exkrementen an Tiere, um Futterkosten zu sparen.[387]

Die Ausgaben für Tierfutter stellen nach wie vor die größte Einzelausgabe der Branche dar.[388] Die Viehzuchtindustrie hat mit der Verfütterung von Zeitungspapier, Pappe, Zementstaub und Kanalisationsschlamm an Nutztiere experimentiert.[389] Ein Artikel des *U.S. News & World Report* fasste die Situation so zusammen: »Viehfutter enthält heutzutage Bestandteile wie Gülle und tote Katzen.«[390] Die Animal Industry Association verteidigt diese Praktiken und argumentiert, dass das durchschnittliche US-Nutztier »besser ernährt ist als der durchschnittliche US-Bürger«.[391] Natürliche Pflanzenfresser wie Kühe und Schafe zu Fleischfressern zu machen und zum Kannibalismus zu zwingen, hatte ernste Auswirkungen auf die öffentliche Gesundheit.

Eine der führenden Theorien über den Ursprung des Rinderwahns ist, dass Kühe durch den Verzehr kranker Schafe infiziert wurden.[392] In der modernen Agrarindustrie werden Eiweißkonzentrate (oder »Fleisch- und Knochenmehl«, beides beschönigende Bezeichnungen für »Schlachtabfall, ungenießbare Teilen und Organe, gereinigte Eingeweide und Föten«[393]) an Milchkühe zur Steigerung der Milchproduktion[394] sowie an die meisten anderen Nutztiere verfüttert.[395] Nach Angaben der WHO werden jedes Jahr fast zehn Millionen Tonnen Schlachthofabfälle an Nutztiere verfüttert.[396] Die Verwertung der Überreste infizierter Rinder zu Viehfutter war wahrscheinlich der Grund dafür, dass sich die britische Rinderwahnepidemie in den folgenden 20 Jahren explosionsartig[397] auf fast zwei Dutzend Länder weltweit ausbreitete.[398] Milchproduzenten verwenden teilweise Mais oder Sojabohnen als Proteinfutterzusatz, aber Schlachthof-Nebenprodukte sind oft billiger.[399]

In einem Leitartikel des *British Medical Journal* wurde der Rinderwahn als Folge »eines zufälligen Experiments zur ernährungsbedingten Übertragbarkeit der Prionenkrankheit zwischen Schafen und Kühen« beschrieben.[400] Ein anschließendes »zufälliges Experiment« – am Menschen – begann Ende der 1980er-Jahre, als mit dem Rinderwahn kontaminiertes Fleisch in die Lebensmittelversorgung gelangte.[401] Prionen – infektiöse Proteine – sind die unkonventionellen Krankheitserreger, die rinderwahnähnliche Krankheiten verursachen. Im Gegensatz zu anderen durch Lebensmittel übertragenen Krankheitserregern, die mit Antibiotika behandelt und durch richtiges Kochen abgetötet werden können, sind Prionen praktisch unzerstörbar und überleben sogar die Verbrennung[402] bei Temperaturen, die heiß genug sind, um Blei zu schmelzen.[403]

Mehr als 200 Menschen verstarben in diesem Experiment an der menschlichen Form des Rinderwahns, der sogenannten Variante der Creutzfeldt-Jakob-Krankheit,[404] deren Standardkrankheitsbild eine wöchentliche Verschlechterung[405] bis hin zu Blindheit und Epilepsie mit sich bringen kann,[406] während das Gehirn kontinuierlich von Löchern durchsetzt wird.[407] vCJD (*variant Creutzfeldt-Jakob disease*) führt zu einer unerbittlich fortschreitenden[408] und unweigerlich tödlichen Demenz.[409] »vCJD führt letzten Endes immer zum Tod, und der Krankheitsprozess ist fürchterlich – stumm, blind, inkontinent, unbeweglich/gelähmt/ bettlägerig.«[410] Zwischen dem Verzehr von infiziertem Fleisch und dem Auftreten der ersten Symptome eines vCJD-Todesurteils können Jahrzehnte vergehen.[411] Bis heute trägt nahezu einer von 2000 Einwohnern Großbritanniens die Infektion in seinem Körper[412] und erliegt möglicherweise der, wie der britische Gesundheitsminister es nannte, »schlimmsten vorstellbaren Form des Todes«.[413]

Vor Jahrzehnten forderte die WHO den Ausschluss der risikoreichsten Rindergewebe – Hirn, Augen, Rückenmark und Darm – aus der menschlichen Nahrung und aus allem Tierfutter.[414] Leider verfüttern die Vereinigten Staaten immer noch einige dieser potenziell riskanten Gewebe an Menschen, Schweine, Haustiere, Geflügel und Fische.[415] Und dann können die Überreste von Schweinen wiederum an Rinder verfüttert werden.[416] Rinderreste werden zudem nach wie vor an Hühner verfüttert, und die Geflügelstreu (eine Mischung aus Exkrementen, verschüttetem Futter, Schmutz, Federn und anderen Abfällen, die von den Böden von Vogelställen zusammengefegt werden[417]) wird wiederum an Kühe verfüttert.[418] Auf diese Weise können Prionen immer weiter in das Viehfutter zurückgelangen und den »kannibalischen« Kreislauf der Kühe vervollständigen.

Ökologen haben die Behauptung aufgestellt, dass tierische Fäkalienabfälle »ähnliche Risiken für die öffentliche Gesundheit darstellen wie menschliche Abfälle und entsprechend behandelt werden sollten«,[419] doch in der heutigen Tierhaltung werden Fäkalienabfälle stattdessen an andere Tiere verfüttert. Obwohl auch die Exkremente anderer Tierarten in den Vereinigten Staaten an Nutztiere verfüttert werden, gilt Hühnerkot als nahrhafter für Kühe als Schweinekot oder Rinderdung.[420] Da Geflügelkot bis zu achtmal billiger sein kann als Lebensmittel wie Alfalfa,[421] verfüttert die US-Rinderindustrie diesen an Rinder.[422] 1000 Hühner können genug Abfall produzieren, um ein heranwachsendes Kalb das ganze Jahr über zu ernähren.[423]

Eine einzige Kuh kann bis zu drei Tonnen Geflügelabfälle pro Jahr fressen,[424] doch der Dung scheint den Geschmack der produzierten Milch oder des Fleisches nicht zu beeinträchtigen.[425] Bei Umfragen zum Geschmack wurden kaum Unterschiede in der Zartheit, Saftigkeit und im Geschmack von Rindfleisch festgestellt, das von Ochsen stammte, die mit bis zu 50 Prozent Geflügelabfall gefüttert worden waren. Rindfleisch von Tieren, die mit Vogelkot gefüttert wurden, kann in der Tat sogar noch saftiger und zarter sein.[426] Kühe erhalten jedoch in der Regel kein Futter, das mehr als 80 Prozent Geflügelstreu enthält, da es nicht so schmackhaft ist[427] und möglicherweise den Protein- und Energiebedarf nicht vollständig abdeckt.[428]

Der Industrie ist bekannt, dass die Praxis der Verfütterung von Geflügelmist an Rinder einer öffentlichen Prüfung nicht standhalten würde. Man ist sich darüber im Klaren, dass die Praxis ein »gewisses Stigma« mit sich bringt,[429]

»spezielle Verbraucherfragen aufwirft«[430] und »potenzielle Probleme bei der Öffentlichkeitsarbeit« bedeuten könnte.[431] Man gibt sich verwundert, warum die Öffentlichkeit so »bereitwillig biologisch angebautes Gemüse« akzeptiert, das mit kompostiertem Dung gedüngt wird, während es »eine offensichtliche Abneigung seitens der Öffentlichkeit« zu geben scheint, die Verfütterung von Geflügelmist an Rinder zu akzeptieren.[432] »Wir hoffen«, so ein Branchenführer, »dass sich der gesunde Menschenverstand durchsetzen wird.«[433]

Der Herausgeber des Magazins *BEEF!* kommentierte: »Die Öffentlichkeit sieht es als ›Mist‹. Wir können das Ganze nennen, wie wir wollen, und seine Sicherheit, seinen Futterwert, seine Umwelteigenschaften und so weiter als Argumente nennen, aber für Laien ist und bleibt es einfach ›Hühnermist‹. Und das stichhaltigste und überzeugendste wissenschaftliche Argument wird einem Würgereflex nicht entgegenwirken.«[434] Die Reaktion der Industrie bestand also darin, das Thema totzuschweigen. Laut *BEEF!* warnten Experten für Öffentlichkeitsarbeit innerhalb der National Cattlemen's Beef Association die Rindfleischproduzenten, dass eine öffentliche Diskussion des Themas nur zu noch »mehr negativer Publicity führen würde«.[435] Als die Kansas Livestock Association es wagte, das Thema ins Rampenlicht zu rücken, indem sie eine Resolution verabschiedete, in der sie die Einstellung der Praxis forderte, drohten wütende Produzenten in den Nachbarstaaten mit einem Boykott der Futterhöfe in Kansas.[436]

In Übereinstimmung mit den Richtlinien der WHO hat Europa die Verfütterung aller Schlachthof- und Tierabfälle an Nutztiere verboten.[437] Die American Feed Industry Association nannte ein solches Verbot »einen radikalen Vorschlag«.[438] Das American Meat Institute stimmte dem zu und stellte fest: »Man wird nichts Positives erreichen, wenn man (...) in Teilen der Gesellschaft Vorurteile gegenüber der Fleischindustrie hervorruft.«[439] Bereits 1993 räumte Gary Weber, Direktor für Rindfleischsicherheit und Rindergesundheit bei der National Cattlemen's Beef Association, ein, dass die Industrie wirtschaftlich umsetzbare Alternativen zur Verfütterung von verarbeitetem tierischen Eiweiß an andere Tiere finden könne, dass die Cattlemen's Association aber keinen Präzedenzfall dafür schaffen wolle, sich von »Aktivisten« regieren zu lassen.[440]

Gary Weber war der Sprecher der Rindfleischindustrie, der 1996 in der berüchtigten Episode der *Oprah Winfrey Show* auftrat. Ein internes PR-Dokument zum Krisenmanagement der US-Regierung zeigte, dass der Regierung bekannt war, dass solche Fütterungspraktiken »anfällig für eine Kontrolle seitens der Medien« wären.[441] Tatsächlich schwor Oprah, alarmiert und beunruhigt darüber, dass Kühe in den Vereinigten Staaten mit den Überresten anderer Rinder gefüttert werden, dass sie nie wieder einen Burger essen würde.[442] Nachdem Oprah versucht hatte, die Zuschauer daran zu erinnern, dass Kühe üblicherweise Pflanzenfresser sind, verteidigte Weber diese Praxis mit den Worten: »Nun, aber denken Sie einmal daran, bevor Sie – Sie betrachten den Wiederkäuer, die Kuh, schlicht als Vegetarier – aber denken Sie daran, dass sie Milch trinken.«[443] Abgesehen von der Absurdität dieser Aussage ist sie nicht einmal korrekt. In der modernen Agrarwirtschaft trinken die Menschen die Milch. Kälber bekommen typischerweise eine »Ersatzmilch«.

Wie alle Säugetiere können Kühe erst Milch geben, wenn sie ein Baby bekommen haben. Die meisten neugeborenen Kälber in den Vereinigten Staaten werden innerhalb von zwölf Stunden – viele unmittelbar nach der Geburt – von ihren Müttern getrennt, damit die Muttermilch für den menschlichen Verzehr auf den Markt gebracht werden kann.[444] Obwohl einige Milchbauern ihre Kälber immer noch mit Vollmilch abstillen, verwenden die meisten Produzenten einen Milchersatz,[445] der allzu oft sprühgetrocknetes Rinderblut als billige Proteinquelle enthält.[446] Der Hauptnachteil von Milchersatz auf Blutbasis liegt nach Ansicht des Vizepräsidenten für Produktentwicklung der Animal Protein Corporation einfach in seiner »anderen Farbe«. Milchersatz, der Blutkonzentrat enthält, hat normalerweise eine »schokoladenbraune« Farbe, die einen dunklen Rückstand auf den Flaschen, Eimern und Utensilien hinterlassen kann, die zur Fütterung der Flüssigkeit verwendet werden.[447] »Für einige Hersteller«, bemerkte der Vertreter des Unternehmens, »ist der Unterschied zunächst schwer zu akzeptieren, da das Produkt nicht ›wie Milch‹ aussieht.« Aber den »Kälbern ist das völlig egal«, fügte er schnell hinzu.[448]

Den Kälbern mag es vielleicht egal sein, aber Stanley Prusiner ist es nicht egal. Prusiner erhielt den Nobelpreis für Medizin für seine Entdeckung der Prionen. Er wurde in der *New York Times* zitiert, als er die Praxis der Verfütterung von Rinderblut an junge Kälber als »eine wirklich dumme Idee« bezeichnete.[449] Auch die Europäische Kommission verurteilte diese Praxis der »speziesinternen Verwertung von Wiederkäuerblut und Blutprodukten« – die Praxis, Kälber mit dem Blutprotein von Kühen zu säugen.[450] Selbst wenn man die Tatsache außen vor lässt, dass Hirnemboli in den Trog gelangen können, der das Blut auffängt, sobald einem Tier die Kehle durchschnitten wird,[451] kommt der Bericht zu dem Schluss: »Was das Blut von Wiederkäuern betrifft, so vertreten wir die Auffassung, dass der beste Ansatz zum Schutz der öffentlichen Gesundheit derzeit darin besteht, davon auszugehen, dass es geringfügig infektiös sein könnte.«[452] Kälber in den Vereinigten Staaten trinken möglicherweise immer noch bis zu drei Tassen Konzentrat mit »Protein aus roten Blutkörperchen« pro Tag.[453]

Die American Protein Corporation rühmt sich damit, der weltweit größte Sprühtrockner für Blut zu sein,[454] und wirbt für Blutprodukte, die sogar »über das Trinkwasser« an Kälber und Schweine verfüttert werden können.[455] Die Mehrheit der Schweine in den Vereinigten Staaten wird nachweislich zum Teil mit sprühgetrocknetem Blutmehl aufgezogen.[456] Nach Angaben der National Renderers Association mögen junge Ferkel sprühgetrocknetes Blutmehl anfangs zwar als ungenießbar empfinden, aber sie gewöhnen sich letztendlich daran.[457]

Dateline NBC zitierte Daniel Carleton Gajdusek, den ersten Nobelpreisträger für Medizin, der für seine Arbeit über die Prionenkrankheit ausgezeichnet wurde, mit den Worten:[458] »Sie muss auch in den Schweinen sein, nicht nur in den Rindern. Auch Hühner haben sie sicher.«[459] Paul Brown, medizinischer Leiter des U. S. Public Health Service, war ebenfalls der Ansicht, dass Schweine und Geflügel Rinderwahn in sich tragen und Menschen infizieren könnten, und fügte hinzu, dass Schweine besonders empfindlich auf die Krankheit reagieren. »Das ist reine Spekulation«, sagte er, »aber es ist mir absolut ernst.«[460]

Seit 1996 empfiehlt die WHO allen Ländern, die Verfütterung von Kuhfleischresten an Kühe einzustellen, doch die US-Regierung erlaubt es den Milchbauern nach wie vor, eine Mischung aus konzentriertem Rinderblut und Fett, die in Schlachthöfen gesammelt werden, literweise an Kälber zu verfüttern.[461] Vertreter der Industrie unterstützen diese Praxis weiterhin aktiv.[462] »Die Bauern sind schuld«, flüsterte eine junge Patientin ihrer Mutter von dem Bett aus zu, in dem sie einen schmerzhaften, langwierigen Kampf gegen vCJD führte und verlor.[463]

Bereits seit 1996 empfiehlt die WHO allen Ländern, ihre notgeschlachteten Rinder – jene Tiere, die zu krank oder verkrüppelt sind, um überhaupt laufen zu können – auf Rinderwahn zu untersuchen, doch die US-Regierung testet nur einen Bruchteil dieser Hochrisikopopulation. Die Rindfleischindustrie bezeichnet die US-Überwachung dennoch als »aggressiv«[464] und hält weitere Tests für unnötig.[465] Stanley Prusiner, die weltweite Autorität auf dem Gebiet dieser Krankheiten, bezeichnete den Grad der Überwachung als »erschütternd«.[466]

Ebenfalls seit 1996 empfiehlt die WHO außerdem allen Ländern, die Verfütterung riskanter Rinderorgane (wie zum Beispiel Hirn) an alle Nutztiere einzustellen. Die Ernährungs- und Landwirtschaftsorganisation der Vereinten Nationen unterstützt diese Empfehlung.[467] Die US-Regierung verstößt weiterhin gegen die Richtlinien. Das American Meat Institute und 14 andere Industriegruppen sprachen sich lautstark gegen das Verbot aus.[468] Die offizielle Untersuchung der britischen Regierung über den Rinderwahn (auch bekannt als bovine spongiforme Enzephalopathie oder BSE) kam zu dem Schluss: »BSE entwickelte sich als Folge einer intensiven landwirtschaftlichen Praxis – der Verwertung von tierischem Protein in Wiederkäuerfutter – zu einer Epidemie. Diese über Jahrzehnte unangefochtene Praxis erwies sich als Rezept für eine wahrhaftige Katastrophe.«[469]

Der Fleischindustrie ist seit Langem bekannt, dass kannibalistische Fütterungspraktiken schädlich sein können, da Salmonellenepidemien bei Geflügel im Zusammenhang mit der Rückführung von Tierresten ins Tierfutter schon lange vor der Rinderwahnepidemie beschrieben worden waren.[470] Auch wenn die Fleischindustrie damals das Ausmaß der potenziellen Gefahr für den Menschen nicht erkannt hatte, so sollte sie es doch heute mit Sicherheit wissen. Dennoch ist sie nach wie vor gegen ein Komplettverbot der Verfütterung von Schlachtabfällen, Blut und Exkrementen an Nutztiere.[471]

Der Tierarzt, Autor und Journalistikprofessor für Mark Jerome Walters kehrte an den Schauplatz der Geburt des Rinderwahns im ländlichen England zurück. Der Landwirt, der den ersten entdeckten Fall beherbergte, gestand: »Im Rückblick bin ich entsetzt über all das, was ich nicht über meine eigenen Kühe wusste. Ich wusste nicht, dass sie mit anderen Kühen und Schafen gefüttert wurden, die zu Pulver zermahlen worden waren. Wir haben diese behuften Weidentiere zum Kannibalismus gezwungen. Auf einigen Betrieben werden sie mit Wachstumsförderern gefüttert, und das verursacht wahrscheinlich auch noch andere Probleme. An vielen Orten in der Welt wird Vieh unter erbärmlichen Bedingungen gehalten, alles aus Bequemlichkeit und Profitgier. Wir haben die Kühe auf ein Fließband gestellt, und am anderen Ende holen wir sie nur ab und schlachten sie. Dachten wir wirklich, wir könnten die Welt einfach so umgestalten, wie es uns gefällt? Niemand hätte sich diese schreckliche Krankheit namens BSE wünschen oder sie vorhersehen können. Aber war es wirklich eine Überraschung?«[472]

BIG-MAC-ATTACKE

Unnatürliche Fütterungspraktiken wurden auch für das Auftreten von Escherichia coli O157:H7 verantwortlich gemacht, dem Stamm, der bereits erwähnt wurde und der 1993 einen plötzlichen Ausbruch hervorrief.[473] McDonald's war jedoch bereits im Jahrzehnt davor der »Ground Zero« für den ersten Ausbruch von Escherichia coli O157:H7.[474] Eine Mutter berichtet als Augenzeugin, was der Erreger ihrer achtjährigen Tochter Brianne antat: »Die Schmerzen während der ersten 80 Stunden waren entsetzlich, mit starken Bauchkrämpfen alle zehn bis zwölf Minuten. Ihre Eingeweide schwollen auf das Dreifache der normalen Größe an, und sie wurde an ein Beatmungsgerät angeschlossen. Eine Notfalloperation war notwendig, und ihr Dickdarm wurde entfernt. Nach einer weiteren Operation entschieden die Ärzte, den Einschnitt vom Brustbein bis zum Schambein offen zu lassen, damit sich Briannes geschwollene Organe ausdehnen konnten und nicht die Haut aufrissen. Ihr Herz war so geschwollen, dass es wie ein Schwamm aussah und aus allen Poren blutete. Ihre Leber und ihre Bauchspeicheldrüse versagten und sie wurde von Tausenden von Krämpfen geschüttelt, die Blutgerinnsel in ihren Augen verursachten. Dann wurde uns gesagt, sie sei hirntot.«[475]

Brianne überlebte zwar, erlitt aber bleibende Nieren-, Leber- und Hirnschäden.[476] Alexander Thomas Donley, sechs Jahre alt, hatte weniger Glück. Er hörte erst auf zu schreien, nachdem Escherichia-coli-Toxine sein Gehirn zerstört hatten. »Ich war so entsetzt und so schockiert und so wütend über das, was ihm zugestoßen war«, sagte seine Mutter Nancy, die nach diesem Erlebnis Vorsitzende von Safe Tables Our Priority, einer in Chicago ansässigen Organisation, wurde. Sie fuhr fort: »Ich hatte keine Ahnung, dass es ein Problem mit unserer Nahrungsmittelversorgung gibt. Ich liebte mein Kind mehr als alles andere auf der Welt. Und dann herauszufinden, dass er starb, weil in einem Hamburger verseuchte Rinderfäkalien waren. Und herauszufinden, dass dies schon vor geraumer Zeit als Problem erkannt worden war. Warum hatte niemand etwas getan?«

Steve Bjerklie, Herausgeber der US-Fachzeitschrift *Meat and Poultry*, beschrieb das Mantra der Branche: »Es wird von Dutzenden von Branchenführern und Regierungsvertretern aufgesagt und sogar von Akademikern intoniert, die es besser wissen sollten«, schrieb er. »Immer wieder, auf einer Tagung nach der anderen, bei allen Meetings hört man die Worte von einem Branchensprecher nach dem anderen dröhnen, als ob die Existenz der Worte als Schallwellen in der Luft sie wahr machen könnten: ›Wir haben die sicherste Fleisch- und Geflügelversorgung der Welt‹.«[477] Leider, so gibt er zu, stützen die Fakten diese Behauptung nicht.

Die meisten europäischen Länder erlauben keine profitablen, aber riskanten Praktiken wie die Kühlbäder, die dem Geflügel in den Vereinigten Staaten Wassergewicht – und Bakterien – zufügen. Schwedens Geflügel ist praktisch frei von Salmonellen. In Schweden ist das nicht nur eine gute Idee, sondern auch gesetzlich vorgeschrieben – und das seit 1968, nachdem ein Salmonellenausbruch 9000 Erkrankungen verursacht hatte.[478] In den Vereinigten Staaten infizieren Eier weiterhin jährlich mehr als 79 000 Amerikaner.[479] Die US-Industriehandelsgruppe United Egg Producers hat offen mit der Behinderung von Maßnahmen im Bereich der öffentlichen Gesundheit geprahlt und gibt in ihrem »Washington-Bericht« an, dass sie dem USDA-Inspektionsbudget einen Absatz hinzufügen konnte, der das Salmonellen-Testprogramm effektiv im Keim erstickte.[480] Laut Marion Nestle, ehemalige Leiterin des Bereichs Ernährungspolitik im US-Gesundheitsministerium und langjährige Vorsitzende der Fakultät für Ernährungswissenschaften der New York University, »widersetzen sich die großen Lebensmittelindustrien mit allen ihnen zur Verfügung stehenden Mitteln den Maßnahmen zur Kontrolle von Krankheitserregern«.[481]

In den Vereinigten Staaten ist nach wie vor etwa eines von 16 untersuchten Hühnern mit Salmonellen infiziert.[482] Der Leiter der Abteilung für Epidemiologie an der University of Maryland School of Medicine und ehemalige Beamte des Dienstes für Lebensmittelsicherheit und -inspektion des Landwirtschaftsministeriums sagte der *New York Times*: »Wenn es um Geflügelprodukte geht, muss der Käufer weiterhin auf der Hut sein.«[483]

Das niederländische Testprogramm für Escherichia coli O157:H7, so Bjerklie, »lässt das USDA wie einen Witz aussehen«. Das mag daran liegen, dass ihr Fleischuntersuchungsprogramm dem niederländischen Gesundheitsministerium und nicht dem Landwirtschaftsministerium untersteht.[484] Bereits 1979 forderten der National Research Council,[485] das Government Accountability Office,[486] die National Academy of Medicine[487] – und sogar das konservative Food Marketing Institute[488] die Etablierung einer unabhängigen Behörde für Lebensmittelsicherheit in den Staaten, ähnlich der in Europa, jedoch ohne Erfolg.[489]

Im Jahr 2002 rief ConAgra in einer der größten Rückrufaktionen für Fleisch in der Geschichte der USA 19 Millionen Pfund mit Escherichia coli O157:H7 verseuchtes Rinderhackfleisch zurück,[490] doch löste dies in der Öffentlichkeit kaum Besorgnis aus. Aber wo war das Rindfleisch? »Wenn 19 Millionen Pfund Fleisch, die an die Hälfte dieses Landes verteilt wurde, von Terroristen mit einem tödlichen Stamm von Escherichia-coli-Bakterien verseucht worden wären«, schrieb ein Kolumnist, »würden wir durchdrehen. Aber wenn das von einem Fortune-100-Unternehmen gemacht wird, kaufen wir es weiter und füttern unsere Kinder damit.«[491]

Angesichts der wohl bestehenden Absprachen zwischen Industrie und Regierung[492] sind die Eltern gezwungen, selbst Verantwortung zu übernehmen. Ein Beamter des öffentlichen Gesundheitswesens brachte es ganz unverblümt zu Ausdruck: »Jemand musste rausgehen und es einfach sagen, denn es sagt sonst niemand etwas, weil die Leute um das Thema wie um den heißen Brei herumschlichen: ›Liebe Eltern, wenn Ihr Kind mit [Organversagen] im Krankenhaus liegt (...) und Sie sind diejenige Person, die ihm einen halb rohen Hamburger serviert hat, dann sind Sie für die Krankheit genauso verantwortlich, als hätten Sie es auf den Vordersitz eines Autos ohne Gurt oder Autositz gesetzt und wären mit 150 Stundenkilometern über eine rote Ampel gefahren‹.«[493]

Diese Position ist typisch für die Haltung der Branche, die stets die Opfer beschuldigt. Eine passendere Analogie könnte sein, sein Kind in ein Auto ohne Sicherheitsgurte zu setzen, das vor den 1970er-Jahren gebaut wurde, bevor die Verbraucherbewegung die Autohersteller zwang, diese einzubauen.

Escherichia coli O157:H7 bedeutet, dass Kinder heute sterben können, wenn sie in einen Streichelzoo gehen.[494] Seit 1990 hat die CDC mehr als zwei

Dutzend separate Ausbrüche bei Kindern in Verbindung mit Streichelzoos gemeldet.[495] Und es besteht absolut kein Grund, warum irgendeines unserer Kinder hierdurch oder durch irgendetwas anderes eine Escherichia-coli-Vergiftung bekommen müssten. Escherichia coli O157:H7 wird, wie viele der hier genannten Krankheiten, in der Landwirtschaft als ein nötiges Übel unseres neuen intensiven Systems der Massentierhaltung angesehen.

Die Veränderungen im Verdauungstrakt von Rindern, die mit energiedichtem Getreide gemästet werden, um das Fleisch mit gesättigten Fetten zu marmorieren (anstelle von natürlichen Rinderfuttermitteln wie Heu), wurden für das Auftreten von Escherichia coli O157:H7 verantwortlich gemacht. Mit Getreide gefüttertes Rindfleisch mag zarter sein, aber mit Gras gefüttertes Rindfleisch ist wohl sicherer.[496] Anstatt die Fütterungspraktiken zu ändern oder die überfüllten Futterplätze, die zu mit Dung verkrusteten Häuten führen, aufzugeben, hat die Industrie einstimmig beschlossen, dass es kostengünstiger ist, in chemische Enthaarungstechnologien für Schlachtkörper zu investieren, um die Kotkontamination zu verringern.[497] Kostengünstig vielleicht, solange unter dem Strich keine Kinderleben mit eingerechnet werden.

AUCH TIERISCHE ERREGER BLASEN ZUM WIDERSTAND

Auf der Jahrestagung der American Chemical Society 1950 in Philadelphia änderte sich das Geschäft mit der Aufzucht von Schlachttieren über Nacht. Wissenschaftler gaben bekannt, dass Antibiotika Hühner schneller wachsen lassen.[498] Schon 1951 genehmigte die FDA den Zusatz von Penicillin und Tetracyclin zum Hühnerfutter als Wachstumsförderer und ermutigte damit die Pharmaunternehmen zur Massenproduktion von Antibiotika für die Tierzucht. Antibiotika wurden daraufhin zu billigen Wachstumsförderern für die Fleischindustrie.[499]

Gesunde Tiere, die unter hygienischen Bedingungen aufgezogen werden, sprechen nicht auf die gleiche Weise auf solche Medikamente an. Wenn gesunde Tiere, die in einer sauberen Umgebung gehalten werden, mit Antibiotika gefüttert werden, ändern sich ihre Wachstumsraten nicht. Fabrikfarmen gelten als solche Brutstätten für Krankheiten, dass ein Großteil der Stoffwechselenergie der Tiere allein darauf verwendet wird, in derart verschmutzten, überfüllten und stressigen Bedingungen zu überleben;[500] normale physiologische Prozesse wie das Wachstum werden ausgesetzt.[501] Reduzierte Wachstumsraten unter solch lebensfeindlichen Bedingungen schmälern den Gewinn, aber das würde auch passieren, wenn man die Besetzungsdichte verringern würde. Antibiotika wurden so zu einer weiteren Stütze, mit der die Industrie an allen Ecken und Enden sparen und die Natur hinters Licht führen will.[502] Mutter Natur macht bei diesem Spiel allerdings nicht lange mit.

Die Geflügelindustrie mit ihrer extremen Größe und Intensivierung schluckt nach wie vor den größten Anteil aller Antibiotika. In den 1970er-Jahren wurden 100 Prozent des kommerziellen Geflügels in den Vereinigten Staaten mit Antibiotika gefüttert. Ende der 1990er-Jahre setzten die Geflügelproduzenten mehr als zehn Millionen Pfund Antibiotika pro Jahr ein.[503] Es wurden so viele Antibiotika an Geflügel verfüttert, dass es Berichte über Hühner gab, die an einer Überdosis Antibiotika starben.[504] Diese Tausenden von Tonnen Antibiotika dienten nicht zur Behandlung kranker Tiere; mehr als 90 Prozent der Antibiotika wurden nur zur Förderung der Gewichtszunahme gefüttert.[505] Die Mehrheit der in der Welt produzierten Antibiotika wird nicht in der Humanmedizin angewendet, sondern zur prophylaktischen Nutzung auf Tierfarmen.[506] Dies kann unter anderem zu Antibiotikaresistenzen führen.

Wenn man einen ganzen Stall voller Masthühner mit Antibiotika sättigt, tötet dies alle bis auf die resistentesten Erreger ab, die sich dann ungestört ausbreiten und vermehren können. Als chinesische Hühnerhalter Amantadin in die Wasserversorgung ihrer Herden gaben, entstand ein enormer Umweltdruck auf das Virus zu mutieren, um resistent gegen das Antivirusmittel zu werden. Angenommen, die Wahrscheinlichkeit, dass ein Grippevirus eine Resistenz gegen Amantadin entwickelt, läge bei eins zu einer Milliarde. Die Chancen stünden gut, dass jedes Virus, mit dem wir in Kontakt kämen, empfindlich auf das Medikament reagieren würde. Aber jeder infizierte Vogel scheidet jeden Tag mehr als eine Milliarde Viren aus.[507] Der Rest ihrer viralen Kollegen könnte durch das Amantadin getötet werden, aber dieser eine resistente Virusstamm ist der auserwählte, der es schafft, sich auf der Hühnerfarm zu verbreiten und von dort auszubrechen, was zu einer weitverbreiteten Virusresistenz führt und unser Arsenal gegen die Vogelgrippe vernichtet. Dieselben Prinzipien gelten auch für die Fütterung mit anderen antimikrobiellen Mitteln.[508]

Nach Angaben der CDC sind in den Vereinigten Staaten mindestens 17 Klassen von antimikrobiellen Mitteln zur Wachstumsförderung bei Nutztieren zugelassen,[509] darunter viele Antibiotikafamilien wie Penicillin, Tetracyclin und Erythromycin, die für die Behandlung menschlicher Krankheiten von großer Bedeutung sind.[510] Jedes Jahr werden in den Vereinigten Staaten neun Millionen Kilogramm medizinisch wichtiger Antibiotika in das Futter und Wasser von Nutztieren geschüttet.[511] Da die Erreger immer resistenter gegen die Antibiotika werden, die an gesunde Hühner verfüttert werden, werden sie möglicherweise auch gegen die Antibiotika resistenter, die zur Behandlung kranker Menschen benötigt werden. Laut einer aktuellen nationalen Studie ist die Hälfte der Salmonellen in Fleischproben, die im Einzelhandel in den Vereinigten Staaten bei Huhn, Truthahn, Rind und Schweinen entnommen wurden, gegen Tetracyclin resistent. Etwa ein Viertel der Erreger ist jetzt gegen drei oder mehr komplette Antibiotikaklassen resistent, darunter einige, die gegen Ceftriaxon resistent sind,[512] ein äußerst wichtiges Medikament, das wir zur Behandlung schwerer Salmonelleninfektionen, insbesondere bei Kindern, einsetzen.[513] Obwohl die Industrie weiterhin jede Schuld von sich weist,[514] wird der Zusammenhang zwischen dem Antibiotikaeinsatz bei Nutztieren und der Antibiotikaresistenz beim Menschen als eindeutig und als erhebliche Bedrohung für die menschliche Gesundheit angesehen.[515]

Tragischerweise wird die Situation nicht besser, sondern immer schlimmer. In der amerikanischen Tierhaltung werden heute mehr Antibiotika eingesetzt als je zuvor,[516] und nicht nur, weil wir mehr Tiere züchten. Der Verkauf von Antibiotika für die Fleischproduktion in den Vereinigten Staaten übertrifft die Fleischproduktion selbst.[517] Es ist schlicht und ergreifend möglich, dass wir auf dem Weg zu unbehandelbaren Infektionen sind, wenn wir sogar einige unserer Antibiotika, die wir nur als allerletzte Maßnahme einsetzen wie Carbapeneme, dazu nutzen, nur ein paar Cent an einem Stück Fleisch einzusparen.[518]

Das europäische Wissenschaftsmagazin *New Scientist* stellte in einem Leitartikel heraus, dass der Einsatz von Antibiotika, die Tiere schneller wachsen lassen, »ganz abgeschafft werden sollte«. Das war 1968.[519] Plädoyers zur Vorsicht bei der übermäßigen Verwendung von Antibiotika gehen weiter zurück auf Sir Alexander Fleming, den Erfinder des Penicillins, der 1945 gegenüber der *New York Times* erklärte, dass eine unangemessene Verwendung von Antibiotika zur Auswahl von »mutierten Formen« führen könnte, die gegen die Medikamente resistent wären.[520] Während Europa schon vor Jahren die Verwendung vieler medizinisch wichtiger Antibiotika als Wachstumsförderer für Nutztiere verboten hat,[521] wurde in den Vereinigten Staaten noch kein solch umfassender Schritt durchgeführt. Die vereinte Macht der Agrar- und Pharmaindustrie, die von all den angewendeten Medikamenten profitieren, wehrt sich erbittert gegen die Bemühungen der WHO,[522] der American Medical Association[523] und der American Public Health Association[524], ein ähnliches Verbot in den Vereinigten Staaten zu erlassen.[525]

Das U.S. Government Accountability Office hat eingeräumt, dass »viele Studien zu dem Ergebnis kamen, dass die Anwendung von Antibiotika bei Tieren signifikante Risiken für die menschliche Gesundheit mit sich bringt«, hat aber bemerkenswerterweise trotzdem nicht empfohlen, diese Praxis zu verbieten,[526] da ein Verbot der Verwendung von Antibiotika als Wachstumsförderer teilweise zu einer »Gewinnminderung« für die Industrie führen könnte. Selbst ein teilweises Verbot würde »die Kosten für die Hersteller erhöhen, die Produktion verringern und die Einzelhandelspreise für die Verbraucher erhöhen.« Aber um wie viel? Die National Academy of Sciences hat eine Schätzung veröffentlicht, die besagt, dass ein vollständiges Verbot der weitverbreiteten Verfütterung von Antibiotika an Nutztiere den Preis für Geflügel um ein bis zwei Cent pro Pfund und den Preis für Schweine- oder Rindfleisch um drei bis sechs Cent pro Pfund erhöhen würde, was den durchschnittlichen fleischessenden amerikanischen Verbraucher bis zu 9,72 Dollar pro Jahr kosten würde.[527] Unterdessen kosten antibiotikaresistente Infektionen in den Vereinigten Staaten jedes Jahr schätzungsweise 30 Milliarden Dollar[528] und töten 90 000 Menschen.[529]

Als die FDA zum ersten Mal in Erwägung zog, die Lizenz für den Einsatz von Antibiotika mit dem ausschließlichen Zweck der Wachstumsförderung von Nutztieren zu entziehen, flippte die Pharmaindustrie komplett aus. Der verstorbene Thomas H. Jukes, ein Vertreter der Branche, der früher bei einem der ersten kommerziellen Hersteller von Antibiotika für Nutztiere arbeitete, machte für die Überlegungen der FDA einen »Kult der Lebensmittelquacksalberei« verantwortlich, »dessen Hohepriester sich in das intellektuelle Vakuum begeben haben, das durch die Ablehnung etablierter Werte entstanden ist«. Jukes war von den Wachstumsvorteilen, die er auf den Industriefarmen sah, so angetan, dass er sich dafür einsetzte, dass Antibiotika der menschlichen Ernährung beigemischt werden sollten. »Meine Hoffnung war, dass das, was Chlortetracyclin bei Nutztieren bewirkte, auch bei Kindern funktionieren würde.« Seiner Meinung nach sollten vor allem Kinder in Entwicklungsländern mit Antibiotika gefüttert werden, um ihre unhygienische Überbevölkerung auszugleichen, die er mit den Bedingungen verglich, »in denen Hühner und Schweine in den Intensivställen gehalten werden«.[530] »Kinder wachsen viel langsamer als Nutztiere«, schrieb er. »Trotzdem besteht eine gute Gelegenheit, bei Kindern in einem verarmten Zustand eine niedriggradige Fütterung mit Antibiotika (...) einzusetzen.«[531]

Die Geflügelindustrie macht für den dramatischen Anstieg antibiotikaresistenter Bakterien die übermäßige Verschreibung von Antibiotika durch Ärzte verantwortlich.[532] Während Ärzte zweifellos eine Rolle spielen, häufen sich laut CDC die Beweise dafür, dass der übermäßige Einsatz bei Vieh besonders besorgniserregend ist.[533] Betrachten wir zum Beispiel den Sieg der FDA gegen das Unternehmen Bayer im September 2005.[534]

Typischerweise verursacht Campylobacter lediglich eine Durchfallerkrankung (»Magen-Darm-Grippe«), die von alleine wieder weggeht und keine Behandlung mit Antibiotika erfordert. Wenn die Gastroenteritis jedoch besonders schwerwiegend ist oder wenn Ärzte den Verdacht haben, dass der Erreger vom Darm in den Blutkreislauf gelangt, ist das erste Medikament der Wahl in der Regel ein Chinolon-Antibiotikum wie Cipro. Chinolon-Antibiotika werden seit den 1980er-Jahren in der Humanmedizin eingesetzt, aber der weitverbreitete antibiotikaresistente Campylobacter trat erst auf, nachdem Chinolone Anfang der 1990er-Jahre als Wachstumsförderer in Tierfuttermitteln zugelassen wurden. In Ländern wie Australien, die Chinolone nur für den menschlichen Gebrauch reserviert haben, sind resistente Bakterien praktisch unbekannt.[535]

Die FDA kam zu dem Schluss, dass die Verwendung von Cipro-ähnlichen Antibiotika bei Hühnern die Behandlung von fast 10 000 Amerikanern pro Jahr beeinträchtigte, was bedeutet, dass Tausende Patienten, die mit Campylobacter infiziert waren und eine medizinische Behandlung benötigten, zunächst mit einem Antibiotikum behandelt wurden, gegen das das Bakterium bereits resistent war, was die Ärzte in der Folge zwang, auf stärkere Medikamente umzusteigen.[536] Studien mit Tausenden von Patienten mit Campylobacter-Infektionen zeigten, dass diese Art der Verzögerung einer wirksamen Behandlung zu bis zu zehnmal mehr Komplikationen führte – zu Infektionen des Gehirns, des Herzens und, als häufigste schwere Komplikation, zum Tod.[537]

Als die FDA ankündigte, dass sie sich anderen Ländern anschließen und den Einsatz von Chinolon-Antibiotika auf amerikanischen Geflügelfarmen verbieten wolle, drohte der Arzneimittelhersteller Bayer mit einer Klage. Obwohl es Bayer gelang, den Prozess fünf Jahre lang erfolgreich zu behindern und gleichzeitig den geschätzten Markt von 15 Millionen Dollar pro Jahr[538] auszunutzen, gab das Unternehmen schließlich nach und beendete sein Spiel mit der Gesundheit der Amerikaner.[539]

Währenddessen erhöhen die Geflügelfabriken weiterhin die Wasser- und Futterversorgung mit anderen für die Humanmedizin wichtigen Antibiotika. Einzelhandelsproben von Hühnern aus Fabrikfarmen, die Antibiotika verwendet hatten, wiesen eine mehr als 450-mal höhere Wahrscheinlichkeit für eine Kontamination mit antibiotikaresistenten Erregern auf. Sogar Unternehmen wie Tyson und Perdue, die angeblich schon vor Jahren den Einsatz von Antibiotika eingestellt haben, produzieren immer noch mit antibiotikaresistenten Bakterien infizierte Hühner. Wissenschaftler gehen davon aus, dass sich nach wie vor Bakterien, die schon Jahre zuvor resistent geworden sind, in den oft schmutzigen Böden der riesigen Hühnerstallanlagen oder in den Wasserleitungen befinden könnten. Eine andere Möglichkeit besteht darin, dass die Kadaver der Hühner, die unter sogenannten antibiotikafreien Bedingungen aufgezogen werden, mit resistenten Bakterien aus Schlachthofanlagen kontaminiert werden, die mehr als 200 000 Vögel in einer einzigen Stunde verarbeiten können.[540]

Sich darauf zu verlassen, dass die Geflügelindustrie sich selbst reguliert, ist vielleicht nicht besonders schlau. Das ist dieselbe Industrie, die Pionierarbeit für den Einsatz des synthetischen Wachstumshormons Diethylstilbestrol (DES) für ein besseres Wachstum der Vögel – und der Brieftaschen der Hersteller – geleistet hat, obwohl es bekannterweise krebserregend war. Obwohl einigen Frauen während der Schwangerschaft DES verschrieben wurde – ein Medikament, das den Beschreibungen der Hersteller zufolge »größere und stärkere Babys« bringen sollte[541] –, kam die amerikanische Bevölkerung mit DES vor allem durch Rückstände im Fleisch in Kontakt. Selbst nachdem nachgewiesen wurde, dass Frauen, die DES ausgesetzt waren, Töchter zur Welt brachten, die hohe Raten von Vaginalkrebs entwickelten, konnte die Fleischindustrie jahrelang ein Verbot von DES im Hühnerfutter blockieren.[542] Nach Angaben eines Analysten für Gesundheitspolitik der Stanford University verbot die FDA 1979 DES als Wachstumsförderer in Geflügelfleisch erst, nachdem eine Studie ergeben hatte, dass DES-Rückstände in vermarktetem Geflügelfleisch 342 000-mal so hoch waren wie erwiesenermaßen krebserregende Werte.[543]

Die Industrie verteidigt ihre Antibiotika-Fütterungspraxis weiterhin. Bevor das Antibiotikum von Bayer verboten wurde, sagte ein Sprecher des National Chicken Council einem Journalisten: »Es verbessert die Darmgesundheit des Vogels und seine Futterverwertung, was wir das Futter-Effizienz-Verhältnis nennen (…) Und wenn wir davon ausgehen, dass man ist, was man isst, dann sind wir auch gesünder, wenn die Tiere gesünder sind.«[544] Hühner in der modernen kommerziellen Produktion sind zutiefst ungesund. Aufgrund von wachstumsfördernden Medikamenten und selektiver Zucht für ein beschleunigtes Wachstum sind viele Vögel durch schmerzhafte Bein- und Gelenkdeformitäten verkrüppelt.[545] Die Fachzeitschrift *Feedstuffs* berichtete, dass »Masthühner heute so schnell wachsen, dass Herz und Lunge nicht gut genug entwickelt sind, um den Rest des Körpers zu unterstützen, was zu kongestiver Herzinsuffizienz und einer enorm hohen Anzahl von Todesfällen führt«.[546]

Die Realität ist, dass diese Vögel unter derart extrem unhygienischen Bedingungen leben, zusammengepfercht in ihrem eigenen Dreck, dass sich die Industrie sogar gezwungen sehen könnte, ihre Wasserversorgung mit Antibiotika zu versetzen. »Die gegenwärtige Produktion konzentriert sich auf große Mengen in überfüllten, stressigen Umgebungen, was zum Teil durch die routinemäßige Verwendung von Antibiotika in Futtermitteln ermöglicht wird«, schrieb das Office of Technology Assessment des US-Kongresses bereits 1979. »Daher könnte die gegenwärtige Abhängigkeit von einem geringen Einsatz von Antibiotika zur Steigerung oder Aufrechterhaltung der Produktion, die zwar von unmittelbarem Nutzen ist, auch zur Achillesferse der gegenwärtigen Produktionsmethoden werden.«[547]

Im Jahr 2005 veröffentlichte die CDC Daten, die zeigten, dass antibiotikaresistente Salmonellen zu ernsthaften Komplikationen geführt hatten.[548] Über Lebensmittel übertragene Salmonellen traten Ende der 1970er-Jahre im Nordosten des Landes auf und breiteten sich in ganz Nordamerika aus. Eine Theorie lautet, dass multiresistente Salmonellen in den 1980er-Jahren weltweit über kontaminiertes Futter aus Zuchtfischen verbreitet wurden, die mit routinemäßig verabreichten Antibiotika gefüttert wurden,[549] eine Praxis, die von der CDC abgelehnt wurde.[550] Gegenwärtig sind Eier das wichtigste Vehikel für die Ausbreitung von Salmonellenbakterien auf den Menschen und sind für schätzungsweise 80 Prozent aller Ausbrüche verantwortlich. Die CDC ist besonders besorgt über das rasche Auftreten eines Stammes, der gegen neun verschiedene Antibiotika resistent ist, darunter das Medikament zur Erstlinienbehandlung bei Kindern.[551] Salmonellen töten jedes Jahr Hunderte von Amerikanern, bringen Tausende ins Krankenhaus[552] und machen mehr als eine Millionen krank.[553]

Der Generaldirektor der WHO befürchtete, dass dieser globale Anstieg von antibiotikaresistenten »Superbakterien« die Welt »in ein präantibiotisches Zeitalter zurückversetzen« könnte.[554] Resistente Bakterien sind gerade dabei, auch Zweit- und Drittlinienmedikamente zu überholen, und der Experte für Antibiotikaresistenz der CDC gibt zu bedenken, dass »wir gerade am Rande des Abgrunds entlangschlittern«.[555] Die Bakterien scheinen schneller resistent zu werden, als neue Antibiotika entwickelt werden können. »Wir brauchen 17 Jahre, um ein Antibiotikum zu entwickeln«, erklärte ein Medizinhistoriker der CDC. »Aber ein Bakterium kann praktisch in Minuten eine Resistenz entwickeln. Es ist, als würden wir unsere besten Spieler aufs Feld schicken, aber die Bank wird immer leerer, während die gegnerische Mannschaft einen endlosen Vorrat an neuen Spielern hat.«[556] Ein Mikrobiologe bemerkte: »Unterschätzen Sie nie einen Gegner, der einen Vorsprung von 3,5 Milliarden Jahren hat.«[557]

Für Kritiker der Geflügelindustrie ist die Lösung einfach. »Man braucht keine Raketenwissenschaft«, sagte der Direktor der Lebensmittelabteilung der Union of Concerned Scientists, »um die gesunden, stressfreien Bedingungen zu schaffen, die es möglich machen würden, den Einsatz von Antibiotika zu vermeiden.«[558] Was ausgehandelt werden muss, ist ein unmittelbarer wirtschaftlicher Nutzen für die Konzerne versus längerfristige Risiken, die uns alle betreffen, ein Thema, das auch die Bekämpfung der Vogelgrippe betrifft.[559]

2004 veröffentlichte das Worldwatch Institute einen Artikel mit dem Titel »Meat: Now, it's not personal!« (zu Deutsch: »Fleisch: Keine Privatsache mehr!«).[560] Damit spielte das Institut auf intensive Produktionsmethoden an, die uns alle in Gefahr bringen, unabhängig davon, was wir essen. Im Zeitalter der Antibiotikaresistenz kann sich ein einfacher Kratzer in eine tödliche Wunde verwandeln, und ein »einfacher« chirurgischer Eingriff könnte alles andere als einfach werden. Aber zumindest werden diese »Superbakterien« nicht effizient von Mensch zu Mensch verbreitet. Angesichts dessen, dass Fabrikfarmen immer mal wieder neue tödliche Krankheitserreger aus dem Ärmel schütteln: Was wäre denn, wenn sie ein Virus produzieren würden, das eine globale Pandemie auslösen könnte?

DIE LETZTE GROSSE PLAGE

Ein Bericht der National Academy of Sciences, der die immer größer werdende Flutwelle neuer Krankheiten untersucht, nennt unzähligen Faktoren, die das mikrobielle Äquivalent eines »perfekten Sturms« schaffen. »Doch im Gegensatz zu einem großen klimatischen Ereignis, bei dem verschiedene meteorologische Kräfte zusammenkommen, um einen Sturm zu erzeugen«, so heißt es in dem Bericht, »wird dieser mikrobielle perfekte Sturm nicht einfach wieder verschwinden. Es wird keine Ruhe nach der Epidemie geben; vielmehr werden die Kräfte, die sich zum perfekten Sturm vereinen, weiterhin aufeinanderprallen, und der Sturm selbst wird ein wiederkehrendes Ereignis sein.«[561] Und es gibt keinen Sturm, der so mächtig ist wie die Influenza.

Die Dutzende von neu auftretenden Bedrohungen durch zoonotische Krankheiten, die das dritte Zeitalter menschlicher Krankheiten gekennzeichnet haben, müssen im jeweiligen Kontext betrachtet werden. SARS hat Tausende von Menschen infiziert und Hunderte getötet. Nipah hat nur Hunderte infiziert und einige von ihnen getötet. Streptococcus suis infizierte wenige Hundert und tötete nur Dutzende. Aber Influenza infiziert Milliarden und kann Millionen töten.

Die Grippe, die »letzte große Plage der Menschheit«,[562] ist der einzige derzeit bekannte Erreger, der zu einer wirklich globalen Katastrophe führen könnte.[563] Im Gegensatz zu anderen verheerenden Infektionen wie Malaria, die äquatorial begrenzt ist, oder HIV, das nur durch Flüssigkeit übertragen wird, wurde die Influenza von Keiji Fukuda von den CDC als das einzige Pathogen benannt, das das Potenzial hat, »innerhalb eines Jahres einen riesigen Prozentsatz der Weltbevölkerung zu infizieren«.[564] Inzwischen wissen wir, dass Coronaviren möglicherweise zu der gleichen Leistung fähig sein könnten.

Aufgrund ihrer extremen Mutationsrate ist Influenza eigentlich immer eine neu auftretende Krankheit. Dr. Fauci nannte sie »die Mutter aller neu auftretenden Infektionen«.[565] In den 4500 Jahren, in denen die Grippe seit der ersten Domestizierung von Wildvögeln den Menschen infizierte, war sie immer einer der ansteckendsten Erreger.[566] Erst seit 1997 hat sie sich auch zu einem der tödlichsten entwickelt. Wenn wir uns die Influenza als den »König der Löwen« unter den aufkommenden Infektionen vorstellen,[567] dann könnte ein Virus wie H5N1 der König der Könige werden. H5N1 scheint um einiges tödlicher zu sein als jedes bekannte menschliche Influenzavirus, das je entdeckt wurde, es hat nichts mehr mit den Krankheiten zu tun, die wir kennen. Um das Risiko künftiger eskalierender Pandemien zu verringern, müssen wir seinen Ursprung genauer zurückverfolgen, um zu verstehen, wie ein Monster wie H5N1 überhaupt zustande kommen konnte.

BESTIMMUNG DER FLUGROUTE

Vor Graeme Lavers und Robert Websters bahnbrechenden Forschungsarbeiten zum Nachweis des Vogelgrippeursprungs beim Menschen – von Webster selbst als »Barnyard Theory«[568] bezeichnet – hatte man alle verspottet, die eine Verbindungen zwischen Vogelgrippe und menschlicher Grippe ziehen wollten. Laver erinnert sich an »höhnische Bemerkungen über ›Webster und seine Besessenheit von der Hühnergrippe‹.«[569] Jetzt spottet niemand mehr. Nach einer Analyse des Genoms von H5N1 vermuten Wissenschaftler nun, dass der Ausbruch von 1997 dadurch entstand, dass sich ein H5-Gänsevirus mit einem N1-Entenvirus kombinierte, wobei Wachteln als Mischgefäß fungierten (eine andere Art, die »unter Batteriebedingungen aufgezogen« wurde[570], genau wie Legehennen). Das Virus sprang daraufhin von Wachteln auf Hühner und dann von Hühnern auf Menschen über.[571]

Im Jahr 2001, scheinbar unabhängig davon, kombinierte sich dasselbe H5-Gänsevirus mit einem N1-Entenvirus in einer Ente und sprang dann, ohne zuvor Wachteln zu infizieren, direkt auf Hühner über.[572] In beiden Fällen stellte sich überraschenderweise heraus, dass das H5-Virus, das zuerst aus einer Zuchtganspopulation in der Provinz Guangdong isoliert worden war,[573] sich bereits teilweise an Säugetiere angepasst hatte.[574] Wissenschaftler gehen davon aus, dass dies darauf zurückzuführen sein könnte, dass das Virus Gelegenheit bekommen hatte, sich an Schweine anzupassen – insbesondere wohl angesichts der besonderen Fischzuchttechniken in Asien.[575]

Bei der sogenannten Schwein-Huhn-Fisch-Aquakultur sitzen die Hühner in Batteriekäfigen direkt über den Futtertrögen in den Schweineställen, die wiederum über den Fischteichen positioniert sind. Die Schweine fressen zunächst den Vogelkot und entleeren sich dann selbst in die Teiche. Je nach Fischart wird der Schweinekot dann direkt von den Fischen gefressen[576] oder dient als Dünger für Fischfutter aus Wasserpflanzen.[577] Das Teichwasser kann dann über Rohrleitungen wieder als Trinkwasser für Schweine und Hühner verwendet werden.[578] Die Effizienz der integrierten Aquakultur im Hinblick auf reduzierte Futter- und Abfallentsorgungskosten gilt in einigen Gebieten Asiens als Schlüssel zur Wirtschaftlichkeit der Hühnerzucht[579] und hat so zu einer zunehmenden Unterstützung durch internationale Hilfsorganisationen geführt.[580] »Das Ergebnis«, schrieben Experten des Instituts für Virologie in Gießen in der Wissenschaftszeitschrift *Nature*, »könnte in der Tat die Entstehung eines beträchtlichen Gefährdungspotenzials für die menschliche Gesundheit sein«.[581]

In Teilen Asiens können auch menschliche Fäkalien zur zusätzlichen Anreicherung in die Teiche geleitet werden.[582] Für Krankheitserreger, die über den fäkal-oralen Weg verbreitet werden, ist dieses Aquakultursystem natürlich ein Traum. Diese voll integrierten Systeme werden für die hohe Inzidenz eines aufkommenden Cholerastammes[583] bei Garnelen verantwortlich gemacht, die in der Region Kalkutta in Indien gezüchtet wurden.[584] Nach Ansicht von Aquakulturexperten gelten die vielen Krankheiten in asiatischen Aquakulturfarmen als Haupthindernis für ein Wachstum der Branche. Bereits 2005 hieß es, dass »die Aquakulturindustrie von Krankheiten und Problemen, die durch Viren, Bakterien, Pilze, Parasiten und andere nicht diagnostizierte und neu auftretende Pathogene verursacht werden, überfordert ist«.[585] Ein weiterer Bericht schloss mit den Worten: »Obwohl die Wiederverwertung von Exkrementen in integrierten landwirtschaftlichen Aquakultur-Zuchtsystemen viele Vorteile bietet, bedarf die Ausbreitung von Krankheiten auf den Menschen über Wasserorganismen, die sich in mit Exkrementen belastetem Wasser vermehren, besonderer Aufmerksamkeit.«[586] Ein Großteil dieser Aufmerksamkeit konzentriert sich inzwischen auf Influenza.[587]

DER TEICH DER PANDORA

»Die Enten, die Enten, die Enten sind der Schlüssel in dieser ganzen verdammten Angelegenheit«, rief Webster einmal einem Reporter von *Newsday* zu.[588] Aufgrund der zunehmenden Industrialisierung und der Verschmutzung der Routen dieser Zugvögel zu Luft und zu Wasser landen immer mehr Wildenten in den oben genannten Zuchtfischteichen.[589] Das Influenzavirus, das natürlich und harmlos im Darm der Enten vorkommt, wird in das Wasser ausgeschieden. Die Hühner trinken dann möglicherweise das virusbelastete Wasser. Die Schweine fressen daraufhin die virusbeladenen Hühnerexkremente. Die Enten trinken danach wiederum das mit den virusbeladenen Schweinekot kontaminierte Teichwasser, und der Kreislauf geht immer weiter. Das Teichwasser wird letztendlich zu einer »einzigen Virensuppe«, so der Leiter der Hongkonger Umwelt-Arbeitsgruppe Civic Exchange.[590] Tote Enten oder Hühner werden mitunter auch an Schweine verfüttert, was einen weiteren möglichen Infektionsweg darstellt. Diese riskante Praxis ist nicht nur in Asien gang und gäbe. Bei einem H5N2-Ausbruch in den Vereinigten Staaten in den 1980er-Jahren erkrankten ebenfalls Schweine, die in Hühnerställen in Pennsylvania gehalten und mit toten Vögeln gefüttert worden waren.[591]

Die Integration von Schweinen und Aquakultur in einem einzigen Zuchtsystem bietet diesem über das Wasser übertragene Entenvirus eine wahrhaft einzigartige Gelegenheit, eine Säugetierspezies zu infizieren und Mutationen entstehen zu lassen, die es ihm möglicherweise erleichtern, sich an die Säugetierphysiologie anzupassen. Wanderenten könnten das mutierte Virus dann theoretisch Tausende von Kilometern weit auf dem Flugweg transportieren und es in anderen Teichen, Schweinen und Enten auf dem ganzen Kontinent verbreiten. Obwohl die Sorge besteht, dass das Virus in die Abdominalflüssigkeit oder sogar in das Muskelfleisch von Zuchtfischen eindringen könnte,[592] werden diese Wassertiere weitgehend als unschuldige Zuschauer betrachtet.[593] Ohne diese »trojanischen Enten« würde die Fischzucht an sich keine Pandemiegefahr darstellen. Ebenso wären die Fischfarmen ohne die Schweine nicht risikoreicher als die Tausende kanadische Seen, in denen sich jeden Sommer Enten versammeln und das Virus ins Wasser abgeben. Jeder Löffel Seewasser aus diesem »wahrhaftigen Hexengebräu der Vogelgrippe«, wie Webster es genannt hat, kann das Virus enthalten, aber solange es sich nur unter den Enten ausbreitet, wie es seit Millionen von Jahren bis zur Domestizierung der Enten der Fall war, stellt dies an sich keine Pandemiegefahr dar.[594]

Die Aquakulturindustrie ist nicht der Meinung, dass ihre Praktiken potenziell gefährlich sind.[595] Befürworter der Fischzucht argumentieren, dass integrierte Aquakultur »ungewöhnlich« sei.[596] Ein Professor für Aquakultur schätzte, dass höchstens 20 Prozent der Schweine in China an der Aquakulturproduktion beteiligt sein dürften.[597] 20 Prozent bedeuten in China jedoch immer noch mehrere Millionen Schweine, also reichlich Futter für Viren, die sich in den Schweinen in aller Ruhe an Säugetiere anpassen können.[598] Ein Insider der Branche räumte ein, dass Aquakulturbetreiber allzu oft »den Kopf in den Sand stecken«, wenn es um die Bedrohung durch Krankheiten geht, die auch für uns Menschen gefährlich werden könnten.[599] Während die Fischzüchter die Risiken weiterhin herunterspielen, spekulieren Medizinhistoriker, dass die integrierte Aquakultur bei der zunehmenden Bedrohung durch eine Grippepandemie eine Rolle gespielt haben könnte.[600] »Mit der Zunahme dieser landwirtschaftlichen Praktiken«, schrieb ein Kommentator in der Zeitschrift *Science*, »steigt gleichzeitig auch die Wahrscheinlichkeit, dass neue potenziell tödliche Influenzaviren auftreten.«[601]

SAUEREI

Vor dem Ausbruch von H5N1 im Jahr 1997 und der Erkenntnis, dass das Virus von 1918 wahrscheinlich ebenfalls rein aviären Ursprungs war, wurden Schweine, wie bereits erwähnt, als wichtigste »Zwischenstopps« angesehen, in denen sich menschliche und aviäre Influenzaviren vermischen und ihre Gene aufeinander abstimmen könnten, wodurch Stämme entstehen könnten, die in der Lage sind, auch Menschen zu infizieren. Alle Influenzaviren nutzen zelluläre Sialinsäure-Rezeptoren, um an Zellen anzudocken und sie so zu infizieren. Die Sialinsäure-Rezeptoren, die den Darm von Enten auskleiden, haben sogenannte Alpha-2,3-Bindungen, während die menschliche Lunge über Sialinsäure-Rezeptoren mit Alpha-2,6-Bindungen verfügt. Influenzastämme sind üblicherweise nur dazu in der Lage, sich effektiv an den einen oder den anderen Rezeptortyp zu binden. Dieser Unterschied in der Rezeptor-Kompatibilität trägt zum Bestehen einer Artenbarriere bei, die dazu führt, dass die Vogelstämme nur Vögel infizieren und die menschlichen Stämme nur Menschen infizieren.[602] Wie also konnte ein hybrider Vogel-Mensch-Virus überhaupt entstehen?

Forscher haben herausgefunden, dass die Atemwege von Schweinen beide Arten von molekularen Verknüpfungen aufweisen. Da Schweine sowohl Virusrezeptoren vom Vogel- als auch vom Menschentyp aufweisen, könnten diese Tiere potenziell gleichzeitig mit der aviären als auch mit der humanen

Grippe infiziert sein. In dem Fall, dass beide Viren sich in den Atemwegen der Schweine befinden, könnten sich die Stämme neu sortieren, um ein Hybridvirus zu erzeugen, das Rezeptoren vom menschlichen Typ erkennen könnte, aber durch die Vogelviren neuartig genug wäre, um einer bereits bestehenden menschlichen Immunität zu entgehen. Dies könnte theoretisch milde Pandemien auslösen, wie sie 1957 und 1968 beobachtet wurden[603] und von denen man annimmt, dass sie deshalb nur schwach ausfielen, weil der Mensch zumindest bis zu einem gewissen Grad über ein Immungedächtnis gegenüber der menschlichen Fraktion des Hybridvirus verfügte.

Es gibt immer mehr Beweise dafür, dass dieses Szenario mehr als nur reine Spekulation sein könnte. Schweine könnten tatsächlich eine gewisse Rolle bei der Anpassung der Vogelgrippe an den Menschen spielen. Während der Pandemie von 1918 erkrankten Millionen von Schweinen. Haben sie uns angesteckt oder wir sie?[604]

Nach heutigem Verständnis wurde die Pandemie von 1918 ausgelöst, als ein H1N1-Vogelvirus in seiner Gesamtheit – das heißt alle acht Gensegmente – auf den Menschen übersprang, mit oder ohne Anpassung über einen Zwischenwirt.[605] Anscheinend haben wir das Virus dann an Schweine weitergegeben und Millionen von ihnen erkrankten auch. Nachdem die Pandemie von 1918 vorüber war, verwandelte sich eine Neuordnung des Virus von 1918 in die reguläre saisonale Grippe, und bei Schweinen verwandelte sich die Neuordnung in das, was wir die klassische Schweinegrippe nennen,[606] eine der häufigsten Ursachen für Atemwegserkrankungen in nordamerikanischen Schweinefarmen.[607] Vor 1918 gab es keine Berichte darüber, dass Schweine überhaupt jemals an der Grippe erkrankt waren.[608]

So bekamen während der »Wilden Zwanziger« jedes Jahr Menschen die normale Grippe und Schweine die Schweinegrippe. Das Gleiche gilt für die 1930er-Jahre und für die 1940er-Jahre. Im Jahr 1957 jedoch kombinierte sich ein H2N2-Vogelvirus mit der saisonalen Grippe. Es vertauschte drei Gene, löste die relativ milde Pandemie von 1957 aus und verwandelte sich dann in eine saisonale Grippe.[609] Die Schweinegrippe war davon allerdings überhaupt nicht betroffen, sie blieb völlig stabil.

1968 kombinierte sich ein H3-Vogelvirus mit der saisonalen Grippe. Dieses Mal tauschte es zwei Gene aus und löste die ebenfalls milde Pandemie von 1968 aus, bevor es sich in die saisonale Grippe verwandelte, die wir seither kennen.[610] Noch immer passierte der Schweinegrippe nichts, die in den 1970er- und 1980er-Jahren in Nordamerika stabil und unveränderlich blieb. Doch im Jahr 1999 änderte sich dann alles. Ein nie zuvor beschriebenes Grippevirus, das drei verschiedene Spezies infizieren konnte, entstand.[611]

Das klassische Schweinegrippevirus nahm, nachdem es 80 Jahre in Folge stabil gewesen war, drei Gensegmente aus dem zirkulierenden menschlichen Grippevirus und zwei Gensegmente aus einem Vogelgrippevirus auf und schuf so das erste dreifache Reassortierungsvirus, das jemals beschrieben wurde. Die erste Hybridvirusmutation, die sowohl Menschen als auch Schweine betraf, wurde im August 1998[612] in Newton Grove, North Carolina, bei einem industriellen Schweineproduktionsbetrieb entdeckt, der einem riesigen Schweinefleischkonglomerat namens Hog Slat gehört.[613] Innerhalb weniger Monate nach der Entdeckung tauchte das dreifache Hybridvirus in Texas, Minnesota und Iowa auf.[614] Innerhalb eines Jahres hatte es sich überall in den Vereinigten Staaten ausgebreitet.[615] Das war das Virus, aus dem unsere letzte Pandemie im Jahr 2009 entsprang.

Die rasche Ausbreitung dieses Virus im ganzen Land wurde auf Langstreckentransporte von lebenden Tieren zurückgeführt.[616] In den Vereinigten Staaten kann Lebendvieh durchschnittlich etwa 1500 Kilometer[617] transportiert werden, und Schweine reisen gar von der West- bis zur Ostküste oder umgekehrt. Sie können in North Carolina gezüchtet, im sogenannten Corn Belt (wegen der berühmten dortigen Maisproduktion) von Iowa gemästet und in Kalifornien geschlachtet werden.[618] Es ist billiger, die Schweine zum Mais zu bringen als den Mais zu den Schweinen. Dies mag zwar kurzfristig die Kosten für die Schweinefleischindustrie senken,[619] aber die hoch ansteckende Natur von Krankheiten wie Influenza (die, wie bereits erläutert, vielleicht durch den Stress beim Transport noch ansteckender wird)[620] muss bei der Berechnung der tatsächlichen Kosten von Langstreckentransporten von Lebendtieren mit einbezogen werden. Allein dieser Faktor bestätigt den Zusammenhang zwischen der industriellen Schweinefleischproduktion und der letzten Pandemie.[621] Wie könnte ein Virus sonst nach Minnesota, Mexiko[622] und Malaysia[623]gelangen? Die Antwort lautet: wenn Schweine fliegen lernen. Und in der Tat fliegen sie heute, dank der Globalisierung der Märkte.[624] Und das war wohl keine so tolle Idee.

Was hat nach acht Jahrzehnten Stabilität zu der beispiellosen Entstehung und Verbreitung dieses einzigartigen, nie zuvor gesehenen dreifachen hybriden reassortierten Schweinegrippevirus geführt? Wissenschaftler gehen davon aus, dass ein menschliches Grippevirus möglicherweise bereits 1995 in US-amerikanischen Schweinezuchtbetrieben in Umlauf gebracht wurde, aber »durch Mutation oder einfach durch das Erreichen einer kritischen Enge in den Ställen eine Krankheit bei Schweinen verursachte und sich rasch unter den Schweinebeständen in Nordamerika auszubreiten begann«.[625] Es ist daher wahrscheinlich kein Zufall, dass das erste Hybridvirus in North Carolina, der Heimat des größten Schweineproduktionsbetriebs der Nation, auftauchte. Darüber hinaus hat North Carolina die dichteste Schweinepopulation Nordamerikas und verfügt Berichten zufolge über mehr als doppelt so viele Schweine-Megafabriken wie jeder andere Bundesstaat.[626]

1998, das Jahr, in dem das Virus zunächst auftrat, war auch das Jahr, in dem der Schweinebestand in North Carolina zehn Millionen erreichte, gegenüber zwei Millionen nur sechs Jahre zuvor.[627] Gleichzeitig ging die Zahl der Schweinefarmen zurück, von 15 000 im Jahr 1986 auf 3600 im Jahr 2000. Wie können fünfmal so viele Tiere auf fast fünfmal weniger Betrieben gehalten werden? Indem man etwa 25-mal so viele Schweine in jeden Betrieb zwängt. In den 1980er-Jahren hatten mehr als 85 Prozent aller Schweinefarmen in North Carolina noch weniger als 100 Tiere. Ende der 1990er-Jahre kontrollierten Betriebe, in denen mehr als 1000 Tiere gehalten wurden, etwa 99 Prozent des Schweinebestandes des Bundesstaates.[628]

Bei der Grippepandemie von 1918 hatten Regimente der US-Armee, deren Kasernen nur etwa vier Quadratmeter pro Soldat zuließen, Berichten zufolge eine Grippeinzidenz, die mehr als zehnmal so hoch war wie die von Regimentern mit etwa sieben Quadratmetern pro Person.[629] Bei Schweinen standen Atemwegserkrankungen[630] wie etwa chronische Pleuritis und Pneumonie Berichten zufolge in engem Zusammenhang mit der zunehmenden Anzahl von Schweinen pro Stall[631] und Stallgebäude.[632] Ähnliche Studien zu Influenza in kommerziellen Schweinezuchtbetrieben sind zu demselben Ergebnis gekommen: Eine höhere Menge an Schweinen pro Stall, Schweinen pro Betrieb und Schweinen pro Gemeinde geht nachweislich mit einem erhöhten Risiko einer Schweinegrippeinfektion einher.[633] Die Schweinegrippe entwickelte sich von einer saisonalen zu einer ganzjährig grassierenden Infektion.[634] Ein Professor für Medizinische Mikrobiologie an der University of Edinburgh kam zu dem Schluss, dass »überfüllte Bauernhöfe eine Brutstätte für die genetische Vermischung von Grippeviren sind.«[635]

Ob Schweine im Stall oder verschnupfte Kinder im Kindergarten – je mehr Kontakte, desto größer die Gefahr der Ausbreitung. Eine systematische Überprüfung und Metaanalyse der Risikofaktoren für eine Schweinegrippeinfektion von Schweinebeständen ergab, dass die beiden wichtigsten Faktoren die Schweinebesatzdichte und die schiere Anzahl der Schweine in jedem Betrieb waren.[636] Eine Studie ergab, dass die Wahrscheinlichkeit einer Schweinegrippe-Infektion bei Betrieben, die mehr als 1000 Schweine hielten, 25-mal höher war[637] und dass jeweils weitere 1000 Schweine die Infektionswahrscheinlichkeit vervierfachen kann.[638] Die Forscher führen das erhöhte Risiko zum Teil auf das verringerte Luftvolumen pro Tier zurück, wodurch die Konzentration infektiöser Partikel erhöht und dadurch wiederum die Verbreitung von Aerosolen erleichtert wird.[639] Eine Studie in Brasilien fand Hinweise auf eine Exposition gegenüber der Schweinegrippe bei etwa einem Viertel der Schweine in Stallhaltung, aber keinen einzigen Fall in einem der 56 Freilandbetriebe, in denen man Proben entnommen hatte.[640]

Anfang der 1990er-Jahre begann die US-Schweinefleischindustrie, sich nach Tysons profitablem Hühnermodell mit Massivställen in Industriegröße umzustrukturieren.[641] Wie eine Schlagzeile in der Fachzeitschrift *National Hog Farmer* verkündete: »Die Überbelegung von Schweinen zahlt sich aus – wenn sie richtig gehandhabt wird.«[642] Die Mehrheit der US-Schweinefarmen halten heute jeweils mehr als 5000 Tiere.[643] Stellen Sie sich 5000 Menschen vor, die in einem Aufzug zusammengepfercht sind – und jemand niest. Berichten zufolge besitzt China einige der größten industriellen Schweinefarmen der Welt, in denen bis zu 250 000 Schweine in einem einzigen sechsstöckigen Betongebäude gehalten werden.[644] Eine Untersuchung der Rolle, die diese immensen Zahlen für das Krankheitsrisiko spielen, kam zu dem Schluss, dass es wegen der größeren »Bruttomarge pro verkauftem Schwein« unwahrscheinlich ist, dass die Produzenten »die Herdengröße freiwillig reduzieren werden.«[645]

Europa sieht sich einer ähnlichen Situation gegenüber.[646] Das in Virginia ansässige Unternehmen Smithfield, der größte Schweinefleischproduzent der Welt, erwirtschaftete 2005 einen Jahresumsatz von mehr als zehn Milliarden US-Dollar und erzielte Rekordgewinne, was zum Teil auf die Expansion der Schweinefarmen in Europa zurückzuführen ist.[647] Dieser Trend hat sowohl bei Umweltschützern[648] als auch bei Gesundheitsbehörden für Unmut gesorgt.[649]

Bis zum Jahr 1993 hatte ein Vogelgrippevirus es geschafft, sich an Schweine anzupassen, sich einige Gene des menschlichen Grippevirus zu schnappen und zwei kleine Kinder in den Niederlanden zu infizieren, wobei es sogar Anzeichen einer begrenzten Übertragung von Mensch zu Mensch gab.[650] Dänemark ist eine Art North Carolina Europas. Im Jahr 1970 war die Zahl der Schweinefarmen mit mehr als 500 Tieren gleich null. Zwischen 1980 und 1994 meldeten 70 Prozent der Schweinezuchtbetriebe Konkurs an, während der Schweinebestand auf über zehn Millionen Tiere anstieg.[651] Dieses winzige Land ist einer der größten Schweinefleischexporteure der Welt.[652] Frühere Verbote von asiatischem Geflügel wegen der Vogelgrippe und von amerikanischem Rindfleisch wegen des Rinderwahns, so der Vorsitzende des Danske Slagterier, SA (Dänischer Rat für Speck und Fleisch), begannen sich »günstig auf die Nachfrage auszuwirken«.[653]

»Die Grippe [bei Schweinen] steht in engem Zusammenhang mit der Dichte der Schweinebesetzung«, sagte ein von der Europäischen Kommission finanzierter Forscher, der die Situation in Europa untersuchte.[654] So wurde die sich rapide intensivierende europäische Schweineindustrie in *Science* als »Rezept für eine Katastrophe« beschrieben.[655] Einige Forscher haben spekuliert, dass die nächste Pandemie aus »Europas überfüllten Schweineställen« stammen könnte.[656] Die Landwirtschaftsdirektion der Europäischen Kommission warnt, dass »die Konzentration der Produktion ein zunehmendes Risiko für Krankheitsepidemien mit sich bringt«.[657] Die Besorgnis hinsichtlich Erkrankungsausbrüchen ist so groß, dass die dänischen Gesetze die Anzahl der Schweine pro Betrieb nun begrenzen und eine Obergrenze für die Gesamtzahl der Schweine festlegen, die im Land gehalten werden dürfen.[658] In den Vereinigten Staaten gibt es eine solche Obergrenze nicht.

Erschwerend für die Situation in den USA kommt hinzu, dass Schweineviren derzeit anscheinend wieder auf kommerzielles Geflügel überspringen, wie in der CDC-Zeitschrift *Emerging Infectious Diseases* berichtet wurde. Die Forscher warnten: »Die wiederholte Übertragung von Schweinegrippeviren auf Truthähne, die möglicherweise mit Vogelgrippeviren koinfiziert sind, bildet die Grundlage für das Entstehen neuartiger Reassortierungen von Genen, die für die Replikation beim Schwein oder sogar beim Menschen angepasst sein könnten.«[659] Dr. Robert Webster, einer der weltweit führenden Experten auf dem Gebiet der Evolution von Grippeviren, bezeichnete die »sich in den USA in letzter Zeit entwickelnde intensive landwirtschaftliche Praxis, Schweine und Geflügel mithilfe desselben Personals in Ställen nebeneinander zu züchten«, als »ungesund«.[660] North Carolina verfügt nicht nur über Unmengen von Schweinen. Der Staat ist auch einer der größten Geflügelproduzenten der Nation, der jedes Jahr fast eine dreiviertel Milliarde Hühner schlachtet[661] und genug Hühner hält, um drei Milliarden Eier zu produzieren.[662] Absaugventilatoren können dann möglicherweise infektiöse Partikel von einem Betrieb zum nächsten pusten.[663]

Bevor ein Schweinegrippevirus im Jahr 2009 mehr als eine halbe Million Menschen tötete,[664] gab es nur eine Handvoll dokumentierter menschlicher Todesfälle durch die Schweinegrippe.[665] Dazu gehörte 1988 eine junge schwangere Frau in den Vereinigten Staaten. An Tag eins besuchte die Frau eine Landwirtschaftsmesse in Wisconsin. Nach vier Tagen begann sie, Anzeichen der Grippe zu zeigen. Am elften Tag wurde sie ins Krankenhaus eingeliefert und wegen Atemversagens an einem Beatmungsgerät intubiert. Am 14. Tag wurden die Wehen eingeleitet, und sie brachte ein gesundes Baby zur Welt. Am 18. Tag starb sie. Eine Laboranalyse der CDC ergab, dass sie an einem Schweinegrippevirus gestorben war, das sie sich vermutlich auf der Landwirtschaftsmesse zugezogen hatte.[666] H5N1 und das Virus von 1918 stützen jedoch die These, dass Schweine möglicherweise gar nicht nötig sind, um Killerviren mit Pandemiepotenzial zu produzieren.[667]

Es hat sich gezeigt, dass die menschlichen Atemwege, genauso wie auch die Atemwege des Schweins, letztlich doch über Rezeptoren vom Vogelgrippe-Typ verfügen, sodass auf den Zwischenwirt Schwein verzichtet werden kann.[668] Menschen können sich direkt mit der Vogelgrippe infizieren. Wie bereits erwähnt, könnte ein rein aviäres Virus, sobald es sich ausreichend für eine effiziente Übertragung von Mensch zu Mensch angepasst hat, potenziell Milliarden von Menschen infizieren, da möglicherweise überhaupt keine vorherige Immunität beim Menschen besteht. Es wird bereits vermutet, dass H5N1 auf diese Weise in die Fußstapfen des Virus von 1918 treten könnte,[669] obwohl in Wirklichkeit die Fußspuren sozusagen verwittert sind.[670] Anstatt sich in einer Übergangsart wie den Schweinen zu reassortieren und Hybride zu bilden, hat H5N1 die menschliche Spezies direkt angepeilt, wie es das Virus von 1918 vermutlich auch tat, und zwar über eine »Adaptation eines schwelenden aviären Vorläufers«.[671] Der Leiter der American Public Health Association vermutete: »Dieser Organismus folgt der historischen Anleitung [für Pandemien] Schritt für Schritt.«[672]

Dieser aviäre Vorläufer hat möglicherweise einige adaptive Merkmale von Säugetieren erworben, die in Schweinen in den Aquakulturfarmen oder in überfluteten Reisfeldern vorkommen, die von Hausenten überflutet werden,[673] aber es besteht immer noch eine große Kluft zwischen einem harmlosen, im Wasser übertragbaren Entendarmvirus – von dem alle Grippeviren ausgehen – und einem tödlichen, über die Luft übertragenen Atemwegsvirus, das Menschen angreift. Das Influenzavirus verfügt über die Mutationsmaschinerie, um diese Lücke zu schließen, aber es braucht eine Menge Reagenzgefäße.

Obwohl Schweinefleisch das beliebteste Fleisch der Welt ist,[674] dürfen die größeren Schweinezuchtbetriebe nur Zehntausende von Tieren halten.[675] In den größeren Eierfarmen hingegen können mehr als eine Million Tiere gehalten werden.[676] Es kann sechs Monate dauern, bis ein Ferkel sein Schlachtgewicht erreicht hat, aber ein Großteil der weltweiten Masthähnchenpopulation braucht nur sechs Wochen vom Ausbrüten bis zum Schlachten, wodurch sich die jährliche Zahl der neuen Viruswirte dramatisch vervielfacht. Mehr als 45 Milliarden Hühner reisen jedes Jahr um die Welt, im Vergleich zu nur etwa einer Milliarde Schweinen. Flügel an Flügel würde die Zahl der täglich getöteten Hühner mehr als zweimal um den Äquator reichen.[677] Niemals zuvor hatte das Grippevirus eine so hervorragende Gelegenheit. Hat das allererste reassortierte Virus, das drei Arten infizieren kann, diese Chance genutzt? Der Vorbote der nächsten Pandemie hatte keine Federn, sondern einen Ringelschwanz.

WILDE SCHWEINE: DIE H1N1-SCHWEINEGRIPPE-PANDEMIE 2009

Blutproben von 4382 Schweinen in 23 US-Bundesstaaten ergaben 1999 in 20,5 Prozent der Fälle ein positives Testergebnis auf eine Exposition gegenüber dem Dreifach-Hybrid-Schweinegrippevirus, darunter 100 Prozent der in Illinois und Iowa untersuchten Herden und 90 Prozent in Kansas und Oklahoma.[678] Bald breitete sich das Virus auch nach Kanada aus,[679] und bis 2003 zeigte die Mehrheit der Tiere, die in industriellen Schweinehaltungsbetrieben in Mexiko getestet wurden, ebenfalls Anzeichen einer Exposition gegenüber unserem Dreifach-Hybridstamm.[680] Daraufhin wurde er nach Asien exportiert,[681] wo man uns diesen Gefallen offenbar zurückzahlte. Nach einer Vermischung mit der klassischen Schweinegrippe nahm unser in den USA hergestelltes Dreifach-Reassortierungsvirus zwei Gensegmente einer eurasischen Schweinegrippelinie auf und löste so die Grippepandemie von 2009 aus.[682]

Tatsächlich handelte es sich beim primären Vorläufer des Pandemievirus von 2009 um dieselbe Dreifach-Hybridmutation, die in den Vereinigten Staaten vor mehr als einem Jahrzehnt in Fabrikfarmen aufgetaucht war und sich dort verbreitet hatte.[683] Forscher versuchten, das Pandemievirus von 2009 zu reproduzieren, indem sie neun Schweine mit den beiden Vorläuferviren impften. Das klappte jedoch nicht, was darauf hinweist, dass die richtige Reassortierung ein »Glückstreffer« war.[684] Aber durch das Einsperren von Tausenden von Schweinen Schnauze an Schnauze auf engstem Raum können sich die großen Virenmengen ergeben, die für die Entstehung seltener Grippemutationen, die sich schnell von Tier zu Tier übertragen können, wohl notwendig sind.[685] In ähnlicher Weise wurde die explosionsartige Zunahme der Vielfalt der Schweinegrippeviren im letzten Jahrzehnt[686] eher auf »verstärkte intensive landwirtschaftliche Praktiken«[687] zurückgeführt als auf besondere Gegebenheiten in der Genetik der dreifachen Hybridmutation. Wie Prof. Ellen Silbergeld von der Johns Hopkins Bloomberg School of Public Health es ausdrückte: »Normalerweise kann ein Virus nur einmal das Roulette-Rad drehen, aber jetzt hat es Tausende und Abertausende von Möglichkeiten, ohne sich zusätzlich anstrengen zu müssen. Das treibt die Entwicklung neuer Krankheiten voran.«[688]

Der Stress in überfüllten Ställen kann auch die Immunfunktion schwächen und Schweine infektionsanfälliger machen.[689] Der Betrieb in North Carolina, in dem das erste Hybrid-Schweinegrippevirus festgestellt wurde, war eine Zuchtanlage, in der Tausende von Sauen in sogenannten Trächtigkeitskäfigen, kargen Metallkäfigen von etwa 60 Zentimeter Breite, eingesperrt waren. Diese hochintelligenten, sozialen Tiere werden im Grunde isoliert und in einer Kiste eingesperrt – Woche für Woche, Monat für Monat, fast ihr ganzes Leben lang. Wenn jemand einem Hund so etwas antun würde, könnte man ihn dafür ins Gefängnis bringen. Diese trächtigen Schweine können sich nicht nur nicht umdrehen, sondern sie können sich eigentlich gar nicht bewegen.

Man nimmt an, dass der Anstieg des Stresshormonspiegels bei Sauen in solchen Käfigen das Ergebnis einer Beeinträchtigung natürlicher mütterlicher Verhaltensweisen wie des Nestbaus ist, und diese Frustration kann durchaus zu einer Beeinträchtigung der Immunität führen.[690] Zuchtsauen, die in engen Ställen gefangen sind, wie es während der Trächtigkeit und beim Abferkeln in der intensiven Produktion üblich ist, stellen in Reaktion auf diese unnatürliche Umgebung geringere Mengen an Antikörpern her.[691]

Einfache Maßnahmen wie die Nutzung von Stroheinstreu können die Morbidität und Mortalität von Sauen im Vergleich zu Sauen, die auf Betonspaltenböden gehalten werden, verringern, vermutlich durch die Beseitigung von immunsuppressivem Stress, den das lebenslange Liegen auf blankem Beton mit sich bringt, was ebenfalls zu einem erhöhten Infektionsrisiko führen kann.[692] Es hat sich gezeigt, dass diese minimale Veränderung – Stroh zur Verfügung zu stellen – das Risiko einer Schweinegrippeinfektion senkt,[693] dennoch wird den Sauen oft auch dieses geringste Maß an Gnade verwehrt, zu ihrem und möglicherweise auch zu unserem Nachteil.

Wenn die Überbelegung von Schweinen das Risiko eines Auftretens und einer Verbreitung neuer Viren so stark erhöht, warum ändert die Industrie ihr Vorgehen nicht? Offensichtlich können Schweinefleischproduzenten ihre Gewinne maximieren, indem sie die Schweine auf eine Fläche von einem halben Quadratmeter pro Tier einsperren. Das bedeutet im Grunde, dass ein 200 Pfund schweres Tier auf eine Fläche von etwa 50 Zentimetern mal einem Meter eingepfercht werden muss. Ein Artikel in der Zeitschrift *National Hog Farmer* räumte ein, dass die Überbelegung Probleme mit sich bringt, einschließlich unzureichender Belüftung und erhöhter Gesundheitsrisiken, kam aber trotzdem zu dem Schluss, dass manchmal »eine etwas engere Unterbringung der Schweine mehr Geld bringt«.[694] Obwohl unter dem Strich für die Schweinefleischindustrie mehr herauskommt, fangen wir gerade erst an, die wahren Kosten dieses Konzepts zu verstehen – die ausgelagerten Kosten für die Gesellschaft.

Robert F. Kennedy jr. beschrieb die Schweinefarmen von North Carolina genauer: »In stadiongroßen Lagerhallen werden 100 000 Sauen in klaustrophobisch engen Käfigen eingepfercht, die sie ein Leben lang über Metallgitterböden in immer derselben Position festhalten. Darunter sammeln Aluminiumleitungen ihre verfaulenden Exkremente und leiten sie in 40 000 Quadratmeter große, drei Stockwerke tiefe Gruben unter freiem Himmel, deren Dämpfe die umliegenden Gemeinden ersticken. Zig Millionen Liter Schweinekot sickern in die Flüsse von North Carolina.«[695]

Die Schweinegrippe wird nicht nur in bis zu 100 Prozent der untersuchten Luftproben innerhalb von Schweinebetrieben gefunden, sondern auch mehr als eineinhalb Kilometer entfernt in Windrichtung.[696] Dieselbe weitläufige Ausbreitung über die Luft[697] war auch das Problem im Jahr 2015 bei dem Ausbruch der Vogelgrippe des Typs H5N2 in den Vereinigten Staaten, von dem mehr als 50 Millionen Hühner und Truthähne betroffen waren und der die Geflügelindustrie Milliarden Dollar kostete.[698] Riesige Tunnelventilatoren können aerosolierte Krankheitserreger aufsaugen und große Mengen an infektiösen Partikeln in die Landschaft blasen, was verdeutlicht, dass ein Begriff wie Biosicherheit kaum jemals wirklich auf die industrielle Tierhaltung angewendet werden kann.[699] Auf diese Weise können Fabrikfarmen, die auch als CAFOs (Confined Animal Feeding Operations, Tierfütterungsbetriebe in geschlossener Umgebung) bekannt sind, als Verstärker der Influenza fungieren[700] und nicht nur die Arbeiter infizieren,[701] sondern möglicherweise auch die umliegenden Gemeinden kontaminieren.[702]

Das Virus kann sich auch über die Millionen Liter von Exkrementen verbreiten, die in Freiluftklärgruben aufgefangen werden, von denen ich recht lebhafte Kindheitserinnerungen habe, da ich in der Nähe der größten Schweineproduktionsanlage westlich des Mississippi aufgewachsen bin. In Experimenten konnte gezeigt werden, dass Schweinegrippeviren sich im Verdauungstrakt eines Schweins vermehren und im Kot freigesetzt werden,[703] und sie können in dieser Gülle aus Urin und Exkrementen wochenlang überleben.[704] Ammoniak, das aus sich zersetzenden Abfällen freigesetzt wird, kann auch die Atemwege der Schweine verbrennen und sie überhaupt erst für eine Atemwegsinfektion anfällig werden lassen.[705] Die Ausbringung dieses unbehandelten Abfalls auf nahe gelegenem Land als Dünger kann das Virus dann weiter in die Umwelt – und direkt in andere Herden[706] – verschleppen, oder es kann durch Fliegenbefall kilometerweit transportiert werden.[707] Mitarbeiter von Schweinefabriken können ihre Stiefel in antiseptische Fußbäder tauchen, sooft sie wollen, aber die Fliegen bekommt man aus einem solchen Schweine-CAFO nicht heraus.

VERTUSCHT

Statt ihre Praktiken in Reaktion auf den H1N1-Ausbruch zu verbessern, konzentrierte sich die Schweinefleischindustrie darauf, den Namen der Pandemie zu ändern. »Beträchtliche Energie wurde aufgewendet, um die Menschen davon abzuhalten, das Virus Schweinegrippe zu nennen«, heißt es in einem Leitartikel der renommierten Zeitschrift *Nature*. »Diese Konzentration auf das Geschäft kann zu Interessenkonflikten sowie zu politischen Positionen führen, die an Leugnung grenzen.« Das nun unter dem Namen (H1N1)pdm09 bekannte Virus[708] wurde von den CDC ursprünglich ganz richtig Schweinegrippe H1N1 genannt,[709] aber »das ist hilft den Schweinefleischproduzenten nicht«, argumentierte der US-Landwirtschaftsminister, »es hilft auch den Menschen nicht, die Schweinefleisch essen (…) Was wir also diskutieren müssen, ist, ob es einen besseren Weg gibt, die Situation zu benennen, der nicht zu unangemessenen Aktionen seitens der Bevölkerung führt.«

Einerseits stimmt es: Es spielt keine Rolle, was man isst. Denn sobald ein pandemisches Grippevirus vom Vieh übergesprungen ist, verlagert sich das Risiko vom Essen auf das Atmen. Andererseits geht es beim Schutz vor Pandemien in gewisser Weise ausschließlich darum, was man isst. Ja, wir sollten wahrscheinlich aufhören, Schuppentiere zu verspeisen, aber es ist einfacher, Praktiken, die uns kulturell fremd sind, wie Nassmärkte und Buschfleisch, für unsere Probleme verantwortlich zu machen, als vor unserer eigenen Tür zu kehren.[710] Selbst der Begriff »Schweinegrippe« ist noch nicht die ganze Geschichte. Die Menschheit züchtet seit Tausenden von Jahren Schweine und Hühner in Hinterhöfen, und nie zuvor ist eine dreifache Hybridmutation aufgetaucht, bevor sie sich über die US-Schweine-CAFOs ausbreitete. »Fabrikfarmgrippe« wäre vielleicht ein besseres Wort.

Nimmt man all diese Faktoren zusammen, so erhält man den perfekten Hexenkessel für die Entstehung und Verbreitung gefährlicher Grippestämme. Was können wir tun, um diese Kette von vornherein zu unterbrechen? Wir müssen den Tieren mehr Raum zum Atmen geben. Sie sind diejenigen, die ein wenig »Social Distancing« ganz gut gebrauchen könnten. Um unser Risiko zu senken, immer gefährlichere Nutztier-Grippeviren zu erzeugen, muss die weltweite Fleisch- und Eierindustrie den Kurs der immer stärkeren Intensivierung umkehren. Aber wie? Wie in den *Annals of the New York Academy of Sciences* vorgeschlagen, sollten wir »große Industriebetriebe durch kleinere mit geringerer Besatzdichte ersetzen«, was wohl zu weniger Stress, geringerer Krankheitsanfälligkeit, weniger intensivem Infektionskontakt und geringerer Infektionsbelastung führen würde.[711]

Bevor es Fabrikfarmen gab, hatten wir nur Familienbetriebe. Es gab weniger Tiere, weniger Bauernhöfe und weniger Gedränge von Tieren auf den Höfen, die sich tatsächlich bewegen konnten. Die Schweine konnten nach draußen gehen, wo Grippeviren in der Brise zu Tode dehydriert und von der Sonne ausgebrannt wurden. Der Dung wurde kompostiert und düngte die Erde tatsächlich, anstatt sie zu verunreinigen und Fliegenschwärme anzulocken. Man fütterte die Tiere nicht mit Medikamenten, und selbst wenn ein neues Virus aufgetaucht wäre, es wäre nicht weit gekommen. Die Schweine landeten in einer örtlichen Metzgerei, nicht am anderen Ende der Welt.

Influenza ist nicht die einzige Bedrohung der öffentlichen Gesundheit, die sich im Schmelztiegel der Massentierhaltung zusammenbraut. Im Jahr 2005 kam es in China zum weltweit größten und tödlichsten Ausbruch des neuen Schweineerregers Streptococcus suis, der hier bereits zur Sprache kam und der bei Menschen, die mit infizierten Schweinefleischprodukten in Kontakt kommen, Meningitis und Taubheit verursacht.[712] Die USDA machte »Stress aufgrund schlechter Haltungsbedingungen wie beispielsweise Überbelegung und unzureichende Belüftung« für den Ausbruch verantwortlich,[713] und die WHO sah in ähnlicher Weise das Problem in den »›intensiven‹ Bedingungen, die Stress und eine nachfolgende Immunsuppression verursachen können«.[714] In den Schweinefabriken Malaysias entstand das Nipah-Virus, einer der tödlichsten menschlichen Krankheitserreger, eine ansteckende Atemwegserkrankung, die schubförmige Hirninfektionen verursacht und 40 Prozent der Infizierten tötet.[715] Die Schweinefleischindustrie in den Vereinigten Staaten füttert

Schweine jedes Jahr mit Millionen Kilogramm humaner Antibiotika, nur um ihr Wachstum zu fördern und Krankheiten in einer so stressigen, unhygienischen Umgebung zu verhindern, weshalb wir es inzwischen mit multiresistenten Bakterien zu tun haben, und uns Ärzten gehen langsam die wirksamen Antibiotika-Optionen aus. Wie es der Chief Medical Officer Großbritanniens einmal formulierte: »Ein sehr unangemessener oder unnötiger Einsatz [von Antibiotika] bei Tieren oder in der Landwirtschaft kann möglicherweise ein Todesurteil für einen zukünftigen Patienten darstellen.«[716]

Das öffentliche Gesundheitswesen prangert seit Jahren die Risiken an, die von der Massentierhaltung ausgehen. Im Jahr 2008 kam die Pew Commission on Industrial Farm Animal Production zu dem Schluss, dass die industrialisierte Tierhaltung »inakzeptable« Risiken für die öffentliche Gesundheit birgt: »Aufgrund der großen Anzahl von Tieren, die auf engem Raum in den typischen [industriellen Nutztierproduktions-]Einrichtungen untergebracht sind, gibt es zahlreiche Gelegenheiten für Tiere, sich mit mehreren verschiedenen Stämmen von Krankheitserregern zu infizieren, was die Wahrscheinlichkeit erhöht, dass ein Stamm auftaucht, der auch Menschen anstecken und sich unter ihnen ausbreiten kann.«[717]

Speziell in Bezug auf die Metallverschläge, in denen Zuchtschweine wie die in der Fabrik in North Carolina eingesperrt sind, wo das erste Hybrid-Schweinegrippevirus in Nordamerika entdeckt wurde, erklärte die Pew Commission, dass »Praktiken, die die natürliche Bewegung einschränken, wie beispielsweise Trächtigkeitskäfige für Sauen, ein hohes Maß an Stress bei den Tieren hervorrufen und ihre Gesundheit beeinträchtigen, was wiederum die menschliche Gesundheit gefährdet«.[718] Leider neigen wir Menschen dazu, erst nach einer Katastrophe unsere »Deiche zu befestigen«, aber jetzt, da wir wissen, dass sich Schweinegrippeviren so weiterentwickeln können, dass sie effizient von Mensch zu Mensch übertragen werden können, müssen wir dem Rat der American Public Health Association folgen und ein nationales Moratorium für Massentierhaltungsbetriebe ausrufen[719] und zumindest die Empfehlungen der Pew Commission befolgen, dem Beispiel Europas zu folgen und extreme Haltungspraktiken wie Trächtigkeitskäfige im ganzen Land abzuschaffen, was trotz des enormen Gegenwinds vonseiten der großen Agrarunternehmen (Big Ag[rar]) bereits in zehn Bundesstaaten erreicht wurde.[720, 721, 722, 723, 724, 725, 726, 727, 728, 729]

Angesichts massiver Konzentrationen von Nutztieren, in denen sie mutieren können, scheinen sich diese neuen Schweinegrippeviren in Nordamerika auf einer evolutionären Überholspur zu befinden, indem sie mit einem noch nie da gewesenen Tempo zwischen den Arten hin- und herspringen und sich reassortieren.[730] Diese Reassortierung, so schrieb Websters Team abschließend, macht die 65 Millionen große US-Schweinepopulation zu einem »zunehmend wichtigen Reservoir für Viren mit pandemischem Potenzial für den Menschen«.[731] Schweine könnten in diesem Fall als Sprungbrett dienen, damit Vogelgrippeviren sich besser an eine Infektion von Menschen anpassen können.[732] Forschungsergebnisse zeigen: Als man ein manipuliertes Grippevirus nur neunmal seriell durch Schweine »hindurchlaufen« ließ, kam es ganz unproblematisch zu dramatischen Anpassungsmutationen, die das pandemische Potenzial des Virus erhöhten, da es sowohl virulenter als auch leichter übertragbar wurde.[733] Solche Forschungen mit »Zweifachnutzen« sind umstritten, da Bioterroristen die erforschten Techniken ebenfalls anwenden könnten.[734] Solche »Experimente« werden jedoch unbeabsichtigt jeden Tag in industriellen Schweinehaltungsbetrieben auf der ganzen Welt durchgeführt. Wie der ehemalige Geschäftsleiter der Pew Commission on Industrial Farm Animal Production beschrieb, »sind Massentierhaltungsbetriebe Super-Inkubatoren für Viren«.[735]

Influenzaexperten hatten seit Jahren vor dieser Dreifach-Hybridmutation gewarnt und sie als »an Säugetiere angepasstes Virus, das extrem leicht übertragbar ist« beschrieben. Angesichts des Auftretens der Dreifach-Hybridmutation in Nordamerika wurde ein Virologe in der Zeitschrift *Science* mit den Worten zitiert: »Jetzt können wir in unserem eigenen Hinterhof den Ort suchen, an dem die nächste Pandemie auftreten könnte.«[736] Sechs Jahre nach dieser Prophezeiung sorgte dieses Virus für die erste Pandemie des 21. Jahrhunderts. Es hatte seit Jahrzehnten sporadische Fälle von Schweinegrippeinfektionen unter Menschen gegeben[737] wie die Schweinegrippe 1976 in Fort Dix in New Jersey.[738] Was sich 2009 änderte, war die Erkenntnis, dass Grippeviren direkt von Schweinen auf den Menschen überspringen, eine Pandemie auslösen und einen beträchtlichen Teil der Menschheit, darunter mehr als 100 Millionen Amerikaner, infizieren konnte.[739] Glücklicherweise handelte es sich nur um eine Pandemie der Kategorie 1,[740] die »nur« etwa eine halbe Million Todesopfer forderte.[741] Nächstes Mal haben wir vielleicht nicht mehr so viel Glück.

VIRALE TAUSCHBÖRSE

Wir haben gesehen, was passiert, wenn die Schweinegrippe die Fähigkeit entwickelt, sich leicht von Mensch zu Mensch zu übertragen, aber was ist mit der Vogelgrippe? Würde die Vogelgrippe, genauso wie die Schweinegrippe, in Massentierhaltungen, durch sie und aus ihnen heraus explodieren und diesem Vorbild folgen? Um seine gefiederten Gehilfen richtig auszunutzen, müsste das H5N1-Virus erst einen Ausweg aus den Eingeweiden von Wasservögeln herausfinden. Wie konnte das Guangdong-Gänse-H5 jemals mit dem Enten-N1 in Wachteln zusammentreffen? Wie hat der Gänse-Enten-H5N1-Hybrid den Weg von Wachteln zu Hongkonger Hühnern gefunden? Und wie hat sich das Virus von Betrieb zu Betrieb verbreitet? Obwohl einige als Verursacher die unsachgemäße Reinigung von Transportfahrzeugen für Lebendgeflügel zwischen verschiedenen Transporten unterschiedlicher Vogelarten genannt haben, ist die wahrscheinlichere Erklärung vermutlich eine Kreuzkontamination auf Märkten für lebende Vögel.[742]

Prof. Kennedy Shortridge, der Virologe, der H5N1 erstmals in Asien beschrieb, hat den Entstehungsort von H5N1 möglicherweise schon Jahre vor seinem Auftreten vorhergesagt. Im Jahr 1992 drängte er auf eine Überwachung von »Hongkong als dem Ort mit den umfangreichsten Kontakten zu China und als einem möglichen Austrittsort eines neu auftretenden Pandemievirus«.[743] Was hat China an sich, dass es eine solche Brutstätte von Influenzaviren ist? Shortridge macht die »große Vielfalt an Grippeviren in der Entenpopulation dieser Region« verantwortlich – eine Funktion, die zu einem großen Teil auf die »Massenproduktion von Enten für den menschlichen Verzehr« zurückzuführen ist.[744]

Seit Jahrhunderten gibt es in der Provinz Guangdong die größte Konzentration von Geflügel, Schweinen und Menschen auf der ganzen Welt.[745] Die »Asiatische Grippe« von 1957 und die »Hongkong-Grippe« von 1968 sind nur zwei Beispiele für Pandemien, die in der Region aufgetreten sind. Historische Aufzeichnungen, die Jahrhunderte zurückreichen, verbinden aufkommende Grippeepidemien und -pandemien mit dieser Region der Welt, obwohl die erste Pandemie, für die uns stichhaltige Daten vorliegen, diejenige war, die der Spanischen Grippe im Jahr 1918 vorausging, nämlich die Pandemie von 1889.[746]

Guangdong umgibt und versorgt Hongkong, eines der am dichtesten besiedelten Gebiete der Welt: Die sieben Millionen Einwohner[747] der Stadt leben in einer Dichte von mehr als 150 000 Menschen pro Quadratkilometer in einigen Gebieten.[748] Eine Umfrage unter fast tausend Hongkonger Haushalten[749] ergab, dass 78 Prozent »warmes« Fleisch bevorzugen.[750] Täglich strömen 100 000 Hühner aus Guangdong nach Hongkong,[751] um lebend auf mehr als 1000 Einzelhandelsmärkten, in Ständen und Geschäften verkauft zu werden.[752] Wie ein Influenzaexperte sagte: »Hongkong ist ein einziger großer Vogelmarkt.«[753]

Diese Vorliebe für frisch geschlachtetes Geflügel liefert das, was Shortridge einen »Schmelztiegel für Vogelgrippeviren« nennt.[754] Hühner, Enten, Gänse und Wachteln werden in diesen »Nassmärkten« für lebende Tiere in kleine Plastikkäfige gezwängt, von denen bis zu fünf übereinandergestapelt werden. Die gestressten Vögel koten auf die darunter liegenden.[755] Federn und Kot sind überall,[756] ebenso wie Blut und Eingeweide.[757] Nach Angaben der WHO werden die Vögel oft an Ort und Stelle geschlachtet, »üblicherweise mit sehr wenig Rücksicht auf Hygienemaßnahmen«.[758] »Das Tun des Menschen hat die Entwicklung von Influenza beeinflusst«, heißt es in einem Lehrbuch der Cambridge University Press über die Entwicklung von Krankheitserregern, »allerdings nicht zu unserem Vorteil. Das enge Einsperren verschiedener Geflügelarten auf den Märkten für lebendes Geflügel sorgt für Bedingungen, die besonders geeignet sind für die Bildung neuer Reassortierungsviren und deren Übertragung auf den Menschen.«[759] Wenn die Märkte für Lebendtiere im Fall von SARS und COVID-19 ein Erkältungsvirus effektiv zu einem Killer gemacht haben, können sie möglicherweise auch dazu beitragen, ein Grippevirus zu einem Massenmörder werden zu lassen.

Der Hongkonger Umfrage zufolge kaufen Hausbesitzer jedes Jahr schätzungsweise 38 Millionen lebende Hühner, wodurch sich Millionen von Kontakten zwischen Menschen und Geflügel ergeben.[760] Nach Angaben der University of Hong Kong School of Public Health werden Verkäufer und Verbraucher auf diesen Märkten unweigerlich mit Kotstaub kontaminiert.[761] Vogelgrippeviren können buchstäblich in der Luft schweben. Genauso wie man Schweinegrippeviren auf Lebendtiermärkten in Minnesota direkt in der Luft nachweisen kann,[762] wurden Vogelgrippeviren auf einem Lebendgeflügelmarkt in China gefunden, die in der Luft zirkulierten.[763] Tiere in einem Labor, die einfach nur dem Luftraum ausgesetzt werden, in dem man H5N1-infizierte Vögel schlachtet, werden krank und sterben.[764] Die Wissenschaftler waren also nicht überrascht darüber, dass H5N1 zum ersten Mal in Hongkong auftauchte.[765]

Vögel, die am Ende des Marktages noch unverkauft sind, kehren unter Umständen auf die Farmen von Guangdong zurück und nehmen dabei alle neuen Viren, die sie sich auf dem Markt eingefangen haben, mit.[766] Webster und seine Kollegin Diane Hulse schrieben: »Hochkonzentrierte Geflügel- und Schweinehaltung in Verbindung mit traditionellen Lebendtier- oder ›nassen‹ Märkten bieten optimale Bedingungen für eine verstärkte Mutation, Reassortierung und Rekombination von Influenzaviren.«[767] Sobald sich der Zyklus ausreichend wiederholt hat, kann ein Virus dann Hongkong nutzen, um aus der Region zu entkommen. Als Reise- und Handelszentrum im Asien-Pazifik-Raum stellt Hongkong ein virales Portal zwischen den Intensivfarmen des ländlichen China und der globalen menschlichen Bevölkerung dar.[768]

Als Reaktion auf das Auftreten von H5N1 versuchte die Regierung von Hongkong, verschiedene Tierarten voneinander zu trennen, und ordnete an, dass beim Verkauf auf Lebendgeflügelmärkten alle Enten- und Gänsedärme verpackt werden müssen, um Kreuzkontaminationen zu vermeiden. Langfristig forderte die Ernährungs- und Landwirtschaftsorganisation der Vereinten Nationen (FAO) Hongkong auf, zu zentralisierten Schlachtanlagen überzugehen, ein heikles Thema, bei dem es sowohl um politische als auch um wirtschaftliche Auswirkungen geht.[769]

Doch selbst wenn alle Hongkonger Lebendmärkte geschlossen würden, argumentierte Webster, wäre es unwahrscheinlich, dass dies das allgemeine Pandemierisiko verringern würde, es sei denn, die Lebendmärkte könnten auch in ganz China und anderswo geschlossen werden.[770] Laut Schätzungen der China Wildlife Conservation Association werden allein in der Provinz Guangdong jährlich mehrere Tausend Tonnen Wildvögel in speziellen Lagern gehalten und verzehrt und vermischen sich möglicherweise mit Zuchtvögeln, bevor sie als Nahrungsquelle geschlachtet werden.[771] Vogelmärkte außerhalb Hongkongs sind möglicherweise noch unzureichender reguliert und gehen wahrscheinlich mit einer weniger intensiven Krankheitsüberwachung einher.[772] China hat jedoch den Präzedenzfall geschaffen und versucht,[773] alle Märkte für lebende Vögel in Shanghai, der größten Stadt des Landes, sowie in der Hauptstadt Peking zu verbieten.[774] Auch Hongkong beschloss schließlich, sie auslaufen zu lassen.[775] »Bis sich die traditionelle Praxis des Verkaufs von Geflügel auf dem Lebendvogelmarkt ändert«, schloss Websters Team, »werden wir akzeptieren müssen, dass Lebendvogelmärkte Brutstätten für Grippeviren sind.«[776]

Diese Brutstätten beschränken sich allerdings nicht nur auf Asien.[777] Wir dürfen nicht vergessen, dass vor H5N1 der größte Ausbruch der Vogelgrippe in der Geschichte nicht in China, sondern in Pennsylvania stattgefunden hatte. In den 1980er-Jahren wurden die Vereinigten Staaten zur kostspieligsten und umfangreichsten Seuchentilgung gezwungen, die es je gegeben hat, nämlich infolge des Ausbruchs von H5N2, der zum Tod von 17 Millionen Hühnern führte, wobei die Kosten für Steuerzahler und Verbraucher sich auf mehr als 400 Millionen Dollar beliefen.[778] Der Ausbruch könnte in Verbindung mit den Märkten für Lebendvögel im Nordosten der Vereinigten Staaten gestanden haben.[779] Zuvor war die hochpathogene Vogelgrippe in den 1920er-Jahren ausgebrochen, später nochmals im Jahr 2004 in Texas. Diese beiden anderen hochgradigen Vogelgrippe-Vorkommnisse,[780,781] genauso wie die meisten der jüngsten Vorkommnisse niedriggradiger Viren in den USA, wurden ebenfalls mit einiger Wahrscheinlichkeit mit den Märkten für Lebendgeflügel in den USA in Verbindung gebracht.[782]

Nach Schätzungen der USDA durchlaufen möglicherweise jährlich mehr als 20 Millionen Vögel verschiedener Arten über 150 bekannte Märkte mit Marktständen für Lebendgeflügel in den nordöstlichen Ballungsgebieten.[783] Im Gegensatz zu Hongkong, das seine Lektion gelernt hat und nun immerhin die Wasservögel von den Landtieren fernhält, werden Enten und Hühner in den USA noch immer übereinandergestapelt.[784] Wie auf den Märkten in Hongkong werden üblicherweise vier bis fünf Käfige gestapelt, was für reichlich Kotspritzer von aufgeregten Vögeln sorgt.[785] »Wenn Sie diese Märkte gesehen haben, wissen Sie, dass die Vögel unter stressigen Bedingungen leben«, sagte ein Tierarzt des New Yorker Department of Agriculture. »Und gestresste Vögel sind um einiges anfälliger für Krankheiten.«[786]

Obwohl der Verdacht besteht, dass diese Märkte eine zentrale Rolle bei der Verbreitung der Vogelgrippe in den Vereinigten Staaten spielen,[787] scheint sich das Problem derzeit noch zu verschlimmern. In New York City zum Beispiel hat sich die Zahl der Märkte für Lebendgeflügel von 44 im Jahr 1994 auf über 80 im Jahr 2002 fast verdoppelt.[788] Angesichts des Risikos sind viele Vertreter der kommerziellen Geflügelindustrie der USA »absolut entschlossen«, die Märkte für lebende Vögel zu beseitigen, so ein Geflügelexperte der Louisiana State University.[789] Kurz, aber prägnant kommentierte der Präsident des USA Poultry & Egg Export Council: »Wir können nicht die gesamte US-[Geflügel-]Industrie gefährden.«[790]

Die USDA stimmt zu, dass die Märkte für Lebendvögel erwiesenermaßen ein »großes Risiko« für die Geflügelindustrie des Landes darstellen.[791] USDA-Wissenschaftler schrieben: »Die Märkte für Lebendgeflügel im Nordosten der USA stellen nach wie vor die größte Sorge dar hinsichtlich eines Auftretens der Vogelgrippe in den Vereinigten Staaten.«[792] Wenn sich sogar Industrie und USDA einig sind (was ja üblicherweise der Fall ist), warum bestehen die Märkte für lebende Vögel weiterhin und werden sogar immer noch zahlreicher? Einige Branchenvertreter befürchten, dass die Schließung der Vogelmärkte den gesamten Handel in den Untergrund treiben würde, was eine Regulierung noch schwieriger gestalten würde.[793] Nach SARS zum Beispiel trieb die Kundennachfrage in Asien den Preis für Larvenroller auf 200 Dollar, was es wahrscheinlich macht, dass solche Tiere beschafft werden können, ob nun legal oder nicht.[794] Die USDA hat sich daher dafür entschieden, »das Risiko zu verwalten oder zu verringern, anstatt es in die Illegalität zu treiben«.[795]

Nach eigenem Eingeständnis leistet die USDA beim Risikomanagement allerdings schlechte Arbeit. In einer Rede auf dem 5th International Symposium on Avian Influenza im Jahr 2002 sagten Geflügelforscher der USDA: »Die Industrie sowie die Bundes- und Landesregierungen unternehmen weiterhin beträchtliche Anstrengungen, um Influenza im LBM-System [Live Bird Market, Märkte für lebende Vögel] unter Kontrolle zu bringen, aber derzeit sind die Bemühungen weiterhin nicht von Erfolg gekrönt.«[796] »Trotz Aufklärungsbemühungen, Überwachung und verstärkter staatlicher Regulierungsbemühungen« räumte die USDA im folgenden Jahr ein, dass die »Zahl der positiv [auf Vogelgrippe] getesteten Märkte fortbesteht und ansteigt.«[797] Märkte für Lebendgeflügel scheinen von Natur aus riskant zu sein. Als Reaktion auf die Virusisolationen aus den Märkten von New Jersey gab der staatliche Tierarzt an: »Sie können alles richtig machen und trotzdem kann es zu positiven Testergebnissen auf einem Markt kommen.«[798]

Selbst wenn ein Teil des Handels mit lebenden Vögeln in den Untergrund gezwungen würde, könnte die Situation nicht mehr viel schlimmer werden. Die Protokollierung auf den Märkten für Lebendgeflügel ist bereits spärlich oder erfolgt überhaupt nicht, nicht einmal das Herkunftsland der Vögel wird aufgezeichnet.[799] Gegenwärtig ist der An- und Verkauf von Lebendgeflügel ein Bargeschäft, bei dem die Marktbesitzer »keinerlei Intention haben, genaue Aufzeichnungen zu führen, die kostspielig werden könnten, wenn sie von der IRS überprüft würden«.[800] Eine Untersuchung der Handhabungspraktiken auf Märkten für lebende Vögel ergab, dass weniger als zwei Prozent der Lieferanten die empfohlenen Biosicherheitspraktiken einhielten, um zum Beispiel die Ausbreitung von Krankheiten zu verhindern.[801] Der von der USDA Science Hall of Fame[802] ausgezeichnete Charles Beard äußerte sich besorgt darüber, dass die US-Lebendvogelmärkte das Portal sein könnten, über das H5N1 in kommerzielle Geflügelbestände in den Vereinigten Staaten gelingen könnte.[803]

Märkte für Lebendgeflügel gibt es in den Vereinigten Staaten nur deshalb immer noch, weil die lokalen Gesundheitsbehörden sie weiterhin genehmigen. Sie sind von den bundesstaatlichen Fleischinspektionsgesetzen ausgenommen, weil dort weniger als 20 000 Vögel pro Jahr geschlachtet werden,[804] eine Ausnahme, die für andere Tiere nicht gilt.[805] Würden die Märkte für lebende Vögel denselben bundesstaatlichen Standards hinsichtlich Inspektion, Sauberkeit und Krankheitserregerkontrollen unterliegen wie die kommerzielle Geflügelindustrie oder kleine Produzenten anderer Tiere, so, meinen Geflügelspezialisten, würden »die Behörden LBMs praktisch eliminieren.«[806]

Die University of Hong Kong School of Public Health beschrieb die Vor- und Nachteile wie folgt: »Der Kompromiss zwischen der Vorliebe für frisch geschlachtetes Hühnerfleisch und der Gefährdung der Gesundheit der lokalen, regionalen und globalen Bevölkerung durch die Vogelgrippe sollte direkt angegangen werden, und zwar im Sinne eines präventiven Ansatzes im Bereich der öffentlichen Gesundheit, der darauf abzielt, der größtmöglichen Anzahl von Menschen den größtmöglichen Nutzen zu bringen.«[807]

Die Vogelgrippeexperte Robert Webster schloss einen bahnbrechenden Artikel über die Entstehung pandemischer Grippestämme mit den folgenden Worten: »Ein sofortiger praktischer Ansatz ist die Schließung aller Märkte für Lebendgeflügel.« Er führte weiterhin an, dass es durch die weitverbreiteten Kühlsysteme – sogar in weiten Teilen der Entwicklungsländer – nicht mehr notwendig ist, lebende Vögel zu verkaufen. »Die Realität sieht so aus, dass sich Traditionen nur sehr langsam ändern«, sagte er, aber »eine neue Pandemie könnte diesen Prozess beschleunigen.«[808]

SPIELEN WIR MIT UNSEREM LEBEN?

Die Explosion von H5N1 Anfang des Jahres 2004, die zum Tod von mehr als 100 Millionen Hühnern in acht Ländern Südostasiens führte, konnte auf den Handel mit lebenden Vögeln zurückgeführt werden.[809] Der Zeitpunkt und das Muster stimmten nicht mit den bekannten Routen von Zugvögeln überein.[810] Die anfängliche Ausbreitung der Seuche scheint über Eisen-[811] und Autobahnen und nicht über die Flugroute erfolgt zu sein.[812]

Das risikoreichste Segment des Geflügelhandels könnten Kampfhähne sein, die innerhalb der Grenzen des jeweiligen Landes und über die Landesgrenzen hinaus transportiert werden, als unfreiwillige Teilnehmer an diesem blutigen »Sport«, einem Glücksspiel mit hohen Einsätzen.[813] In Hahnenkampfgruben werden Hähne aufeinander losgelassen, die oft mit Steroiden und Stimulanzien vollgepumpt sind und deren Beine mit scharfen Rasiermessern besetzt sind. Die spritzenden Blutströpfchen tragen dazu bei, dass ein möglicherweise vorhandenes Virus nach den Kämpfen bei neu infizierten Vögeln – oder Menschen – über die Grenzen nach Hause wandert. Eine Reihe von Hahnenkampffans und die Kinder von Hahnenkampfveranstaltern[814] sind an H5N1 gestorben.[815] Das thailändische Department of Disease Control beschrieb einen Fall eines jungen Mannes, der »sehr engen Kontakt zu (…) Kampfhähnen hatte, da er Hähne im Arm getragen und während der Kämpfe geholfen hatte, die Schleimsekrete mithilfe seines eigenen Mundes aus dem Rachen des Hahns zu entfernen.« Wie ein führender Epidemiologe der CDC trocken kommentierte: »Nun, das war ein Risikofaktor der Vogelgrippe, den wir zuvor noch nicht wirklich in Betracht gezogen hatten.«[816]

Der Transport von Kampfhähnen war direkt an der raschen Ausbreitung von H5N1 beteiligt. Malaysische Regierungsbeamte machten Veranstalter von Hahnenkämpfen als die »Hauptschuldigen« dafür verantwortlich, die Krankheit in ihr Land gebracht zu haben, da sie Vögel zu Hahnenkampfwettbewerben in Thailand mitgenommen und sie infiziert zurückgebracht hatten.[817] Thailand mit seinen geschätzten 15 Millionen Kampfhähnen[818] war schließlich gezwungen, ein landesweites vorläufiges Hahnenkampfverbot zu erlassen.[819] Der Direktor für Tiertransportkontrolle und Quarantäne im thailändischen Ministerium für Viehzucht erklärte, was zu diesem Verbot geführt hatte: »Als in einer Provinz, in der Hahnenkämpfe verboten waren, keine zweite Welle der Vogelgrippe ausbrach und es in einer angrenzenden Provinz zu Fällen kam, verstärkte sich die Vermutung, dass Hähne die Krankheit verbreiteten.«[820] Eine 2006 veröffentlichte thailändische Studie kam zu dem Schluss: »Wir fanden auf nationaler Ebene signifikante Zusammenhänge zwischen HPAI [H5N1] und der Gesamtzahl der bei Hahnenkämpfen eingesetzten Hähne.«[821]

Der FAO zufolge könnten Hahnenkämpfe auch eine Rolle dabei gespielt haben, dass die Krankheit so schwer zu kontrollieren war.[822] Bei massiven Notschlachtungen in Thailand erhielten Vogelbesitzer als Entschädigung für jedes getötete Huhn rund 50 Baht, etwa 1,25 Dollar, weniger als der Marktwert des Vogels für Fleisch.[823] Einige preisgekrönte Kampfhähne sind 1000 Dollar wert, was die Besitzer davon abhält, kranke Vögel zu melden.[824]

Berichten zufolge wurden Kampfhähne vor den Behörden versteckt und illegal über die Provinz- und Landesgrenzen geschmuggelt. Dies erschwerte nicht nur den Versuch, H5N1 auszurotten, sondern erleichterte möglicherweise sogar seine Ausbreitung,[825] was einige Beamte dazu veranlasste, die Verantwortung von sich zu weisen. »Die Kontrolle der Epidemie in der Hauptstadt liegt jetzt außerhalb der Zuständigkeit des Ministeriums«, sagte Thailands stellvertretender Landwirtschaftsminister gegenüber der *Bangkok Post*, »aufgrund des starken Widerstands der Besitzer von Kampfhähnen, die ihre Vögel weiterhin vor den Beamten der Viehzuchtbehörde verstecken.«[826] Die *Los Angeles Times* verglich die Aufforderung an Thailänder, den Hahnenkampf aufzugeben, mit einer »Aufforderung an die Amerikaner, das Baseballspielen sein zu lassen«.[827]

Ein anderes Geflügelvirus, die Ursache der exotischen Newcastle-Krankheit, konnte dank amerikanischer Hahnenkämpfer in Kalifornien einen Sieg erringen. Hahnenkämpfe sind in allen 50 Bundesstaaten der Vereinigten Staaten illegal und werden in den meisten von ihnen strafrechtlich verfolgt.[828] Hahnenkampfringe sind jedoch in einigen Bundesstaaten wie Kalifornien, in denen sie nur als Ordnungswidrigkeiten geahndet wurden, trotzdem recht beliebt.[829] Im Jahr 2002 verursachte ein Ausbruch der Newcastle-Krankheit in Kalifornien die Vernichtung von fast vier Millionen Hühnern mit Kosten für den Steuerzahler von über 200 Millionen Dollar[830] und führte zu einem multinationalen Boykott von US-Geflügelprodukten.[831]

Für das Auftauchen der Krankheit wurden aus Mexiko eingeschmuggelte Kampfhähne verantwortlich gemacht,[832] und nach Angaben des staatlichen Tierarztes und des damaligen Leiters des Animal Health and Food Services in Kalifornien spielte die hohe Mobilität der Kampfhähne – Treffen, Training, Zucht und Kampfaktivitäten – eine wichtige Rolle bei der Verbreitung derselben.[833] Obwohl die Landwirtschaftsinspektoren die genaue Route, über die die Seuche dann nach Las Vegas und nach Arizona gelangte, nicht genau identifizieren konnten, hatten die Strafverfolgungsbehörden eine Idee. »Wenn wir zum Beispiel eine Razzia bei einem Kampf in Merced County durchführen, treffen wir auf Leute aus Nevada, New Mexico, Mexiko, Arizona und Südkalifornien«, sagte ein Detektiv des Sheriff-Büros von Merced County. »Sie bringen Vögel zum Kämpfen und die überlebenden Tiere nehmen sie dann wieder mit nach Hause.«[834]

Hahnenkämpfe spielten auch eine Rolle beim vorangegangenen Ausbruch der exotischen Newcastle-Krankheit in Kalifornien, bei dem zwölf Millionen Hühner starben.[835] Obwohl die Newcastle-Krankheit für fast alle Vogelarten tödlich sein kann, stellt sie für den Menschen kein signifikantes Gesundheitsrisiko dar.[836] »Kampfhähne waren für die Ausbreitung der Newcastle-Krankheit in den USA verantwortlich«, warnte ein Betriebstierarzt des weltweit führenden Geflügelzuchtkonzerns,[837] »aber das Virus hätte genauso gut die Vogelgrippe sein können.«[838] Ein Artikel in *The Gamecock* ermutigt US-Züchter von Kampfhähnen offen dazu, Vögel vor den Gesundheitsbehörden zu verstecken, falls die Vogelgrippe in den Staaten eintreffen sollte.[839]

»Es sollte Sie nicht überraschen«, sagte Elton Gallegly, Mitglied des Repräsentantenhauses und langjähriges Mitglied des Permanent Select Committee on Intelligence, »wenn die tödliche Vogelgrippe über das Blut eines Hahns, der für den barbarischen Sport des Hahnenkampfes ins Land geschmuggelt wurde, in die Vereinigten Staaten gelangen würde.«[840] Während der Eindämmung nach dem Ausbruch von 2002 waren die Landwirtschaftsbehörden durch die Anzahl der illegalen Hahnenkämpfe, auf dsie sie stießen, erschüttert – nach einigen Schätzungen fanden bis zu 50 000 Hahnenkämpfe allein in Südkalifornien statt.[841] Obwohl Hahnenkämpfe seit über einem Jahrhundert illegal sind[842] und trotz Hunderter von Verhaftungen,[843] gaben staatliche Strafverfolgungsbeamte an, dass der Hahnenkampf weiterhin an Popularität zunimmt.[844] Nach Angaben des Handelsverbandes der Hahnenkämpfer, der American Animal Husbandry Coalition, gibt es Tausende von Betrieben, die Kampfhähne im ganzen Land züchten.[845] In Staaten, in denen die Aufzucht von Vögeln für Blutsportarten illegal ist, geben die Züchter an, dass die Hähne als Haustiere[846] oder für Ausstellungen aufgezogen werden.[847] Da amerikanische Hähne an Wettbewerben in Asien teilnehmen,[848] ist auch klar, dass die Vögel illegal in die ganze Welt verschifft werden.[849] Alles, was vermutlich nötig ist, um die Vogelgrippe in den Vereinigten Staaten zu verbreiten, ist ein einziger infizierter Vogel, der aus Asien herausgeschmuggelt und in einen geheimen Hahnenkampf in den USA eingeschleust wird. Die Verschärfung der Strafen und die Verbesserung der Durchsetzung von Strafen beim zwischenstaatlichen Transport von Kampfhähnen in Amerika könnten dazu beitragen, die Gesundheit der amerikanischen Herden und der Bevölkerung zu schützen.[850]

Das National Chicken Council, der Handelsverband der kommerziellen Geflügelindustrie der USA, ist derselben Meinung. Das NCC lehnt Hahnenkämpfe nicht nur als »unmenschlich« ab, sondern bezeichnet sie auch als »ernsthafte und konstante Gefahr einer Übertragung von Krankheiten auf die kommerzielle Geflügelindustrie«.[851] Ein Sprecher der United Gamefowl Breeders Association schimpft über die Vorstellung, dass Hahnenkämpfe unmenschlich seien, und argumentiert, dass Vögel keine Schmerzen empfinden.[852] Als der Präsident des National Chicken Council an den Vorsitzenden des Landwirtschaftsausschusses des Repräsentantenhauses schrieb: »Wir sind besorgt, dass der landesweite Handel mit Wildvögeln eine anhaltende Gefahr für die Verbreitung von Tierkrankheiten darstellt«, antwortete der Präsident der United Gamefowl Breeders Association: »Sie greifen unsere Industrie unverhohlen an (...), [aber] es ist die kommerzielle Geflügelindustrie, die das Leben anderer Vögel bedroht, indem sie Geflügel transportiert, das durch die offenen Transportmethoden auf den US-Highways über die Luft übertragene Krankheitserreger freisetzen könnte (zum Beispiel durch Federn, die wegfliegen).«[853] Auch das ist nicht ganz falsch.

Die Ernährungs- und Landwirtschaftsorganisation der Vereinten Nationen macht den Transport von lebenden Vögeln, die für den menschlichen

Verzehr gezüchtet werden, als Hauptschuldigen für die rasche Ausbreitung der Vogelgrippe in ganz Asien verantwortlich.[854] Geflügel, das für die südchinesischen Märkte für lebende Tiere bestimmt ist, kann Tausende Kilometer weit transportiert werden.[855] Ein hochrangiger thailändischer Beamter für öffentliche Gesundheit sagte einem Reporter des *New Yorker*: »Früher lebten Hühner in unseren Hinterhöfen. Sie reisten nicht viel. Jetzt sind überall auf der Welt die Farmen zu Fabriken geworden. Jeden Tag werden Millionen von Hühnern über riesige Entfernungen hinweg transportiert. Wir können nicht jedes Huhn, jede Ente oder jedes Schwein anhalten. Und sie bieten Millionen von Möglichkeiten für Krankheitserreger, sich ein Plätzchen zu suchen.«[856]

Der Transport von lebendigem Geflügel war auch an der Ausbreitung der Seuche in Europa beteiligt.[857] Ein FAO-Bericht über die Entstehung und Verbreitung von H5N1 kam zu dem Schluss, dass »eine längerfristige Präventionsmaßnahme darin bestehen könnte, lokale und internationale Diskrepanzen zwischen Angebot und Nachfrage zu verringern, um so den lokalen und Fernhandel zu reduzieren«.[858] In den Vereinigten Staaten werden lebende Vögel sogar in Kisten mit der dortigen Post verschickt.[859]

Im Jahr 2005 teilte der Verwalter der Abteilung für Lebensmittel- und Arzneimittelsicherheit des Landwirtschaftsministeriums von North Carolina vor einer Versammlung von Bundes- und Staatsbeamten mit, dass die aktuellen Vorschriften des U. S. Postal Service »unangemessen sind und ein großes Potenzial für eine Kontamination der Geflügelindustrie darstellen.«[860] Er schätzte, dass jedes Jahr Tausende von Kampfhähnen und anderen Vögeln ohne Gesundheitszertifikate nach North Carolina kommen und damit möglicherweise die massive[861] Geflügelindustrie des Bundesstaates gefährden.[862]

»Für die Hühner ist der Transport eine beängstigende, stressige, verletzungsanfällige und oft sogar tödliche Prozedur«, schloss eine Gruppe von Forschern.[863] Dieses hohe Stressniveau macht Vögel – ob sie nun zum Kämpfen, als Futter oder für andere Zwecke gezüchtet werden – nachweislich anfälliger für Krankheiten.[864] Und der legale und illegale internationale Handel mit Kampfhähnen macht den Blutsport zu einer unsicheren Wette – ja, der Wetteinsatz könnte womöglich höher sein, als wir uns vorstellen können.

DEN VERKEHR STOPPEN

Kampfhähne sind nicht die einzigen Vögel, die über Landesgrenzen hinweg geschmuggelt werden. Wildvögel werden millionenfach im Rahmen des globalen Heimtierhandels verkauft. Vor H5N1 wurden auf einem einzigen Markt in Indonesien jährlich bis zu eineinhalb Millionen Wildvögel verkauft.[865] Durch die Entwicklung elektronischer Zahlungsmethoden über das Internet hat der internationale Handel mit Wildtieren stark zugenommen.[866] Der U. S. Fish and Wildlife Service schätzt, dass US-Amerikaner mehr als 350 000 Vögel pro Jahr importieren.[867] Obwohl die Einfuhr aller Vögel aus Ländern mit dokumentierten H5N1-Geflügelausbrüchen gemeinsam von der CDC und dem USDA verboten wurde,[868] droht die Kombination aus einem florierenden Schwarzmarkt,[869] laxen Gesetzen in Südostasien[870] und der raschen Verbreitung der Krankheit in weitere Länder,[871] den legalen US-Handel mit Ziervögeln in einen Deckmantel für die Wäsche geschmuggelter asiatischer Vögel in die Vereinigten Staaten zu verwandeln.

»Es handelt sich um ein riesiges Geschäft«, so ein Sprecher des U. S. Fish and Wildlife Service über den illegalen Schmuggel exotischer Vögel, der diesen gleich hinter dem Drogenschmuggel als zweitwichtigsten Schwerpunkt von Beamten bei Grenzkontrollen einstufte.[872] Nach Schätzungen des US-Außenministeriums könnte der illegale Handel mit exotischen Tieren eine zehn Milliarden Dollar schwere Industrie darstellen.[873] Viele Vögel werden illegal aus asiatischen Ländern importiert, die Probleme mit der Vogelgrippe haben.[874] »Wir sind wirklich besorgt«, sagte ein Verwalter des USDA-Tiergesundheitsinspektionsdienstes über das Risiko, dass geschmuggelte Vögel H5N1 an die US-Küsten bringen könnten.[875]

Und dieses Risiko existiert nicht nur in der Theorie. Ende 2004 wurde ein Mann aus Thailand auf einem belgischen Flughafen für eine routinemäßige stichprobenhafte Drogenkontrolle angehalten. Die Behörden fanden in seinem Gepäck ein Paar seltene Haubenadler, die in Plastikschläuche gestopft worden waren.[876] Es wurde festgestellt, dass beide Vögel Träger von H5N1 waren.[877] Der Bericht über den Vorfall in der Zeitschrift *Emerging Infectious Diseases Journal* der CDC kam zu dem Schluss: »Internationale Flugreisen und Schmuggel stellen eine große Bedrohung für die weltweite Einschleppung und Verbreitung des H5N1-Virus dar.«[878] »Das Ganze hätte eine Bombe für Europa sein können«, sagte der leitende Influenzaexperte des belgischen wissenschaftlichen Instituts für öffentliche Gesundheit.[879]

Das West-Nil-Virus könnte tatsächlich durch Vogelschmuggel in die westliche Hemisphäre eingeschleppt worden sein.[880] Das West-Nil-Virus kam 1999 in New York an und hat sich seither in 48 US-Staaten sowie in Kanada ausgebreitet[881] und schätzungsweise sieben Millionen Amerikaner infiziert.[882] Seine anhaltende Ausbreitung deutet darauf hin, dass sich das Virus in den Vereinigten Staaten dauerhaft etabliert hat. All dies könnte möglicherweise auf einen einzigen illegal importierten Hausvogel zurückzuführen sein.[883]

Die FAO beschreibt den legalen Handel mit Wildvögeln sogar als »ernsthafte Möglichkeit für eine Übertragung neuer [Vogelgrippe]-Erkrankungen«.[884] Wildvögel stammen aus Dschungelgebieten auf der ganzen Welt. Man fängt sie in Netzen oder einfach mithilfe von Leim, der auf die Äste geschmiert wird. Traumatisiert durch die vielen Stunden in Lastwagen und Flugzeugen sterben möglicherweise bis zu 75 Prozent der Vögel in dem Zeitraum zwischen Fang und Verkauf. Diejenigen, die die Tortur überleben, leiden fortan an einem geschwächten Immunsystem und leben zusammengepfercht in Käfigen mit mehreren Arten in Tierhaltungszentren.[885] Ein ehemaliger Laborleiter der CDC erklärte: »Menschen, die die Tierhaltungseinrichtungen in London Heathrow, New York John F. Kennedy International und Amsterdam Schiphol [Flughäfen] gesehen haben, beschreiben Lagerhäuser, in denen alle Arten von Vögeln und anderen exotischen Tieren unter Bedingungen, die denen auf den Lebensmittelmärkten von Guangdong ähneln, dicht an dicht gehalten werden und auf ihre Umladung warten. Dort kann Geflügel leicht in engen Kontakt mit wild gefangenen Vögeln kommen.«[886]

Die USDA koordinierte sich mit dem US-Zoll und der US-Grenzkontrolle, um die Wachsamkeit in Bezug auf jeglichen Transport, sei es von Fracht oder Passagieren, aus Ländern zu erhöhen, in denen die Vogelgrippe H5N1 aufgetreten ist.[887] Wachsamkeit, die auf Importe aus bestimmten Ländern gerichtet ist, kann jedoch ein falsches Gefühl der Sicherheit vermitteln, da Händler in der Vergangenheit erfolgreich die jeweiligen Herkunftsländer verbargen, indem sie die Vögel für den Export durch nicht betroffene Länder schleusten. Der Fall des britischen Papageis ist ein perfektes Beispiel.

Im Oktober 2005 gab die britische Regierung bekannt, dass H5N1 bei einem aus Südamerika importierten Papagei entdeckt worden war. Wie kommt ein südamerikanischer Vogel mit H5N1 in Kontakt? Die Arbeitshypothese lautet, dass sich der Vogel mit dem Virus infiziert hat, während er in einer Quarantäneeinrichtung mit Vögeln aus Taiwan untergebracht war, bei denen ebenfalls eine Infektion festgestellt wurde.[888] Aber Taiwan ist, wie Südamerika, angeblich frei von der Vogelgrippe. Was war passiert? Im selben Monat wurde ein Frachter bei dem Versuch erwischt, mehr als 1000 Vögel, von denen einige mit H5N1 infiziert waren, von China nach Taiwan zu schmuggeln.[889] Möglicherweise wurden infizierte Vögel aus China für den weltweiten Export nach Taiwan geschmuggelt, wodurch die taiwanesischen Vögel infiziert wurden, die dann legal nach Großbritannien eingeführt wurden, wo sie wiederum mit dem südamerikanischen Papagei in Kontakt gerieten und ihn infizierten.[890] Dasselbe könnte auch in den Vereinigten Staaten geschehen sein, die jährlich bis zu 50 000 Vögel aus Taiwan importieren.[891]

Der Präsident des U. S. National Chicken Council behauptete, das amerikanische Importverbot aus den betroffenen Ländern habe »die Tür gegenüber allem, was das Virus in sich tragen könnte, wirksam verschlossen, verriegelt und verbarrikadiert«.[892] Die Zulassung der Einfuhr von Vögeln aus welchem Land auch immer birgt jedoch die potenzielle Gefahr, dass Vögel aus einem dritten, kontaminierten Land in dieses Land geschmuggelt werden. Ebenso kann es ein unnötiges Risiko bedeuten zu warten, bis H5N1 in einem Land nachgewiesen wurde, um die Einfuhr zu verbieten. Ein vollständiges Importverbot für Vögel für den Heimtierhandel, unabhängig vom vermeintlichen Herkunftsland, würde dieses Problem lösen. Dies ist der Präventionsansatz, den Europa verfolgt, indem es ein sofortiges vorläufiges Verbot für in Gefangenschaft gehaltene Vögel aus allen Ländern erlassen hat.[893] Eine solche Maßnahme hätte also durchaus Vorläufer, würde sie in den Vereinigten Staaten eingeführt.

Nach dem Ausbruch der Affenpocken im Mittleren Westen im Jahr 2003 erließen die CDC und die FDA eine gemeinsame Notverordnung, die die Einfuhr aller afrikanischen Nagetiere in die Vereinigten Staaten unterband.[894] Diese Maßnahme wurde weniger als einen Monat nach dem ersten bestätigten Fall in die Wege geleitet.[895] Angesichts der viel größeren Bedrohung, die die Vogelgrippe darstellt, sind die Vorschläge zur Ausweitung des Einfuhrverbots für Vögel wohl vernünftig. Sowohl die National Association of State Public Health Veterinarians als auch der Council of State and Territorial Epidemiologists haben gefordert, das Bundesverbot auszuweiten, um die Einfuhr und den Transport aller exotischen Wildtiere zu verbieten und so die Gesundheit von Mensch und Tier in den USA zu schützen.[896]

Das US-Gesetz schreibt vor, dass alle aus dem Ausland importierten Vögel eine 30-tägige Quarantäne durchlaufen müssen,[897] eine Maßnahme, die sich bei der Ansteckung mit dem Vogelgrippevirus bei vor Jahren aus Peking importierten Rotkehlchen als erfolgreich erwiesen hat.[898] Vögel, die illegal in die Vereinigten Staaten geschmuggelt werden, umgehen selbstverständlich diese Sicherheitsmaßnahme. Der legale Handel mit Haustiervögeln bietet dem illegalen Handel ein Schlupfloch, indem er den Schmugglern Marktchancen für den Verkauf ihrer Vögel eröffnet. Neben dem Verbot der Einfuhr von in Gefangenschaft gehaltenen Vögeln könnte eine Schließung von kaum regulierten Märkten wie Vogeltauschbörsen und -messen das Risiko der Ausbreitung von Krankheiten weiter verringern.[899] Auf die Frage nach der Möglichkeit, dass geschmuggelte Vögel H5N1 nach Amerika transportieren, warnte der leitende Influenzaforscher der USDA: »Wir sollten uns mehr Sorgen machen, als wir es derzeit tun.«[900]

Mehr als 200 Nichtregierungsorganisationen, die Millionen von Mitgliedern vertreten, haben sich zusammengeschlossen, um ein dauerhaftes Verbot der Einfuhr von Wildvögeln in die Europäische Union zu erwirken.[901] Die Vereinigten Staaten haben als Vorsichtsmaßnahme noch nicht einmal ein vorübergehendes Verbot erlassen. Die Haustiervogelindustrie behauptet, dass ein solches Verbot das Gegenteil des erwünschten Effekts hätte, da es den Handel in den Untergrund treiben und damit das Risiko für die öffentliche Gesundheit noch weiter erhöhen würde.[902] Das stimmt allerdings nicht, meinte ein Landwirtschaftsminister der EU, der vor dem Parlament aussagte, dass das derzeitige EU-Importverbot für Vögel den gewünschten Effekt hat und dass es keinerlei Anzeichen für eine Zunahme des Schmuggels gibt.[903] Historische Beweise sprechen ebenfalls dafür.[904]

1992 wurde der U. S. Wild Bird Conservation Act verabschiedet, um die Einfuhr bestimmter in der Wildnis gefangener Vögel zu verbieten und damit gefährdete Vogelarten vor dem Aussterben zu bewahren. Die Heimtierindustrie stellte damals die gleichen Behauptungen auf, nämlich dass der illegale

Handel infolge der Maßnahme zunehmen würde, doch das Gesetz funktionierte wie beabsichtigt.[905] Wissenschaftler, die Vogelpopulationen untersuchten, berichteten durchweg, dass die Wilderei von Vögeln nach Verabschiedung des Gesetzes deutlich zurückging, und der US-Zoll verzeichnete ebenfalls einen Rückgang der Zahlen an über die Grenze geschmuggelten Vögeln.

Nach dem Ausbruch der Affenpocken in den USA erschien in einer Ausgabe der Zeitschrift *Lancet*, die sich dem Thema Infektionskrankheiten widmete, ein Leitartikel mit dem Titel »Trade in Animals: A Disaster Ignored«, in dem der Zusammenhang zwischen dem Handel mit Wildtieren und diversen Krankheitsausbrüchen betont wurde. Der Leitartikel schloss: »Auch die Praxis des Einfangens von Wildtieren aus ihrer natürlichen Umgebung für den Heimtierhandel sollte rasch beendet werden. Es wird heftigen Widerstand gegen solche Maßnahmen geben, und ein Teil des Handels wird wohl in den Untergrund abwandern, aber wenn es uns gelingt, so tief verwurzelte kulturelle Traditionen wie das Verbrennen auf dem Scheiterhaufen und die Sklaverei abzuschaffen, sind wir auch in der Lage, die deutliche Gefahr des Handels mit Wildtieren für die menschliche Gesundheit zu überwinden.«[906]

Globale Beschränkungen für den Handel mit Hahnenkämpfen und Wildvögeln können einen wichtigen Beitrag zur Verlangsamung der Verbreitung von H5N1 und anderer Viren spielen. Da H5N1 jedoch bereits Zugvogelarten infizieren konnte, benötigt es unsere Hilfe möglicherweise gar nicht, um sich auszubreiten.[907] Die Überschneidung der Wege asiatischer und nordamerikanischer Zugvögel in Alaska birgt die Gefahr, dass das Virus in die westliche Hemisphäre gelangt – ohne je einen Frachtraum betreten zu haben.[908] Da die Möglichkeit besteht, dass Viren mit Pandemiepotenzial buchstäblich aus heiterem Himmel auftauchen, ist selbst das Schließen der klaffenden Lücken im Sicherheitsnetz des Tierhandels vielleicht lediglich eine Notlösung. Es würde gar keine Rolle spielen, wie viele Arten ein Vogelgrippevirus auf den weltweiten Märkten für lebende Tiere infiziert hat oder wie weit das Virus per Flugzeug, Lastwagen oder Ente reisen kann, wenn es nur weiterhin so harmlos bliebe, wie es seit Millionen von Jahren der Fall war.[909] Was also hat die Vogelgrippe überhaupt erst zu einem Killer werden lassen?

GRIPPE IM VOGELNEST

Wenn wir Strategien zur Verhinderung künftiger katastrophaler Ausbrüche entwickeln wollen, müssen wir zunächst die Ökologie des Virus in seinem sogenannten benignen (gutartigen) Reservoir verstehen.[910] Wie bereits erläutert, sind die primäre Quelle aller Influenzaviren – sowohl derer, die Vögel betreffen, als auch derer, die Säugetiere infizieren – die Wasservögel.[911]

Alle Vogelgrippeviren scheinen sowohl für Vögel als auch für Menschen zunächst einmal harmlos zu sein. In seinem natürlichen Zustand existiert das Influenzavirus seit Millionen von Jahren als harmlose, intestinale, über das Wasser übertragene Infektion von Wasservögeln wie zum Beispiel Enten.[912] Einige Forscher haben beispielsweise frei laufende Herden und Wildvögel für die Entstehung von H5N1 verantwortlich gemacht, aber die Menschen halten seit Tausenden von Jahren Hühner in ihren Hinterhöfen, und seit Millionen von Jahren ziehen die Vögel umher. Was geschah in den letzten Jahren, um die beispiellosen evolutionären Veränderungen auszulösen, die wir derzeit mit dem Virus erleben?

AKUTE ÜBERLEBENSSTRATEGIE

Der Influenza-Genpool ist eigentlich eher ein »Gen-Teich«. Jedes Jahr versammeln sich unzählige Wildenten auf den Seen der Welt, um sich zu paaren, Familien zu gründen und sich gegenseitig mit dem Grippevirus zu infizieren. Das Virus vermehrt sich unbemerkt in der Darmschleimhaut der Enten und wird dann in das Teichwasser ausgeschieden, wo es darauf wartet, dass andere Enten zum Trinken landen. Die Enten verschlingen das Virus, und der Zyklus geht weiter. Die Ente wird nicht krank, weil das Virus die Ente nicht krank machen muss, um sich zu verbreiten. Es könnte sogar im Interesse des

Virus liegen, dass die Ente nicht erkrankt, damit es sich weiter ausbreiten kann. Tote Enten fliegen nur selten. So lief das Ganze vielleicht 100 Millionen Jahre, bevor der erste Mensch sich eine Grippe einfing.[913]

Die meisten Enten werden bereits als Küken infiziert. Untersuchungen an Enten auf kanadischen Seen zeigen, dass bis zu 30 Prozent der Jungvögel das Virus aktiv verbreiten.[914] Die Enten scheiden derart massiv Titer des Virus aus,[915] dass Forscher das Virus direkt aus einem Löffel Seewasser züchten konnten.[916] Unter den richtigen Bedingungen kann das Virus Schätzungen zufolge jahrelang in kaltem Wasser überleben.[917] Bei solch hohen Viruskonzentrationen, einer solch hocheffizienten Übertragung[918] und einer solchen Stabilität in der Umwelt gehen Wissenschaftler davon aus, dass praktisch jede einzige der Millionen Enten auf der Welt zu irgendeinem Zeitpunkt in ihrem Leben infiziert wird.[919]

Die Enten bleiben allerdings nicht lange infiziert.[920] Die meisten scheiden das Virus nur einige Tage lang aus, aber der fäkal-orale Infektionsweg für Wasservögel ist so effizient, dass dies vermutlich ausreichte, dass sich das Virus über die Jahrtausende hinweg immer weiter verbreiten konnte und kann.[921] Millionen Jahre Evolution haben den Parasiten so auf seinen Wirt adaptiert – ein sogenanntes optimal angepasstes System –, dass das Virus auf den ersten Blick für die Enten völlig harmlos zu sein scheint.[922] Das Virus existiert in einer Art »evolutionärem Stillstand« bei Wasservögeln[923] und bleibt trotz seiner enormen Mutationsrate unverändert.[924]

Influenzaviren behalten neue Entenmutationen tendenziell nicht bei, weil sie ihre perfekte Nische bereits gefunden haben. Haie zum Beispiel haben sich seit 100 Millionen Jahren im Wesentlichen nicht verändert, auch wenn andere Arten um sie herum sich weiterentwickelt haben. Warum? Vermutlich, weil sich Haie bereits zu perfektionierten Tötungsmaschinen entwickelt hatten.[925] Ebenso scheint die Evolution nicht in der Lage zu sein, Influenza noch weiter zu verbessern. Das Virus produziert weiterhin Millionen von Mutationen in Wildenten, um sich schneller und weiter auszubreiten, aber da die Beziehung zwischen Virus und Ente so perfekt abgestimmt zu sein scheint, sind abweichende Virusnachkommen weniger erfolgreich und sterben aus. Das Virus hat seine höchste Wirksamkeit erreicht und ist in allen Wasservogelarten auf der ganzen Welt vorhanden.[926]

Da das Influenzavirus in seinem natürlichen Zustand so überaus genau auf seinen aquatischen Wirt abgestimmt ist, schädigt es nicht nur die Trägerente nicht, sondern scheint auch nicht in der Lage zu sein, schwere Krankheiten beim Menschen zu verursachen. In der medizinischen Literatur gibt es nur zwei Berichte über Infektionen von Menschen durch Wildvogelviren. In einem Fall handelte es sich um eine Frau, die Enten hielt und beim Säubern ihres Entenstalls ein Stück Stroh ins Auge bekam,[927] und der zweite Fall betraf einen Labormitarbeiter, in dessen Auge eine durch einen Vogel infizierte Robbe geniest hatte.[928] Trotz der direkten Infizierung mit dem Virus schien das Schlimmste, was die Grippe zu bewirken vermochte, ein leichter, sich selbst begrenzender Fall von Konjunktivitis zu sein, die allgemein als Bindehautentzündung bekannt ist.[929] Entengrippeviren scheinen bei Menschen (oder anderen Primaten) nicht gut zu wachsen, und menschliche Grippeviren scheinen bei Enten nicht gut zu wachsen.[930]

Wissenschaftler haben sogar versucht, menschliche Freiwillige direkt mit Wasservogelviren zu infizieren, aber mit wenig Erfolg. Die Testpersonen schnupften massive Dosen des Virus – genug, um bis zu eine Milliarde Vögel zu infizieren –, doch in den meisten Fällen konnte sich das Virus überhaupt nicht festsetzen. Und wenn es doch Wirkung zeigte, erzeugte es in der Regel nicht mehr als eine vorübergehende lokale Reaktion.[931] Der Grund dafür ist, dass die evolutionäre Kluft zwischen Entendarm und menschlicher Lunge so groß ist, dass man davon ausgeht, dass ein Zwischenwirt erforderlich ist, der als Sprungbrett für das Virus fungiert.[932] »Und bei Geflügel«, sagte ein Sprecher des National Center for Foreign Animal and Zoonotic Disease Defense des Heimatschutzministeriums, »ist die Wahrscheinlichkeit dafür, dieser Wirt zu werden, am höchsten.«[933]

Vogelgrippeviren »werden erst heiß«, um es mit den Worten des niederländischen Virologen Albert Osterhaus auszudrücken, »wenn sie von Wildvögeln auf Geflügel übergehen«.[934] Dr. E. Fuller Torrey, Direktor des Stanley Medical Research Institute, und Robert H. Yolken, Neurovirologe an der Johns Hopkins University School of Medicine, meinten in ihrem Buch *Beasts of the Earth: Animals, Humans, and Disease:* »Hätten wir nicht begonnen, Enten zu domestizieren, wüssten wir wahrscheinlich nicht einmal, dass so etwas wie eine Grippe überhaupt existiert.«[935]

Obwohl es jedes Jahr für einen kurzen Zeitraum in weit entlegenen kanadischen Seen von Viren nur so wimmelt,[936] könnte eine größere Gefahr für den Menschen in der ganzjährigen Aufzucht von domestizierten Enten auf südchinesischen Reisfeldern liegen, was zu einer, wie Shortridge es nennt, »Virensuppe« aus stehendem Wasser und Entenkot führt.[937] Laut dem Center for Food Security and Public Health der Iowa State University »hat der Mensch die natürlichen Ökosysteme der Vögel durch Gefangenschaft, Domestizierung, industrielle Landwirtschaft und nichttraditionelle Aufzuchtpraktiken verändert. Dies hat neue Nischen für AI-Viren [von englisch *Avian Influenza*] geschaffen.‹[938] Die Kombination der möglicherweise höchsten Virenkonzentration der Welt mit in engen Käfigen gehaltenem Geflügel und Schweinen, die als Trittbretter fungieren, könnte es der Influenza ermöglicht haben, auf die menschliche Spezies überzuspringen.[939]

Für ein Virus, das so perfekt an den Darm von wild lebenden Wasservögeln angepasst ist, ist die menschliche Lunge ein recht fremder Ort. Was hat die Influenza, ein durch den Darm von Wasservögeln übertragenes Entenvirus, mit einem menschlichen Husten zu tun? Stellen Sie sich eine infizierte Ente vor, die zu einem Lebendgeflügelmarkt transportiert wird. Die Ente ist in einen Käfig gepfercht, der gemeinsam mit anderen Käfigen so weit in die Höhe gestapelt ist, dass der virushaltige Kot überallhin spritzt. Selbst wenn der Verkäufer oder Kunde direkt von dem infizierten Kot getroffen würde, könnte der Mensch im Prinzip zu fremdartig sein, als dass sich das nicht mutierte Entenvirus in ihm festsetzen könnte. Aber was wäre, wenn das Virus an Land lebende Vögel wie Wachteln oder Hühner erreichen würde? Landvögel sind keine natürlichen Wirte für die Influenza,[940] aber sie sind für das Virus erkennbar genug, um sie infizieren zu können. Das Virus steht dann vor einem Problem, und die Lösung kann für die menschliche Gesundheit gefährlich sein.

Alle Viren müssen sich verbreiten, oder sie gehen zugrunde. Wie ein Fisch an Land hat das Influenzavirus, wenn es sich im Darm eines Huhns befindet, nicht mehr den Luxus einer leichten Verbreitung über das Wasser. Es kann nicht länger ein rein über das Wasser übertragenes Virus bleiben. Zwar kann sich das Virus immer noch über den Kot von Hühnern verbreiten, wenn diese in den Exkrementen ihrer Artgenossen picken, aber es muss zum Beispiel an der freien Luft resistenter gegen Dehydrierung werden.[941] Vermutlich muss es sich auch an die neue Körpertemperatur und den pH-Wert seiner neuen Umgebung anpassen.[942]

Bei Wasservögeln befand und befindet sich das Virus in vollkommenem evolutionärem Stillstand.[943] Doch wenn es sich plötzlich in einer neuen Umgebung wiederfindet, mutiert es schnell und vielfältig, um sich möglichst an den neuen Wirt anzupassen.[944] Das Virus muss mutieren oder aussterben.[945] Zum Glück für das Virus ist Mutieren genau das, was Influenza am besten kann[946]. Und wenn genug Zeit und genügend Wirte vorhanden sind, in denen sie mutieren können, können einige Vogelgrippeviren auf der Suche nach einer neuen Art der Fortbewegung lernen, in andere Organe einzudringen. Manchmal findet das Virus auch die Lunge.

Bei Enten hält sich das Virus selbst in Schach. Es ist auf einen gesunden Wirt angewiesen, der es von See zu See fliegt. Um seinen natürlichen Wirt zu schützen, scheint das Virus einen eingebauten, ausfallsicheren Mechanismus entwickelt zu haben, der es ihm erlaubt, sich nur im Darm zu vermehren und andere Gewebe nicht zu infizieren, was die Trägerente möglicherweise schädigen könnte. Um zu verhindern, dass es sich außerhalb des Verdauungstrakts vermehrt, scheint die Evolution über Millionen von Jahren einen Aktivierungsschritt eingebaut zu haben.

Bevor das Virus infektiös werden kann, muss seine Hämagglutinin-Spitze zunächst in zwei Hälften gespalten werden, um es zu aktivieren. Diese Spaltung erfolgt durch spezifische Wirtsenzyme, die nur in bestimmten Geweben wie dem Darmtrakt vorkommen. In seinem natürlichen Zustand erhält das Influenzavirus vor einer Gewebeinfektion also im Grunde die »Erlaubnis« seines Wirts. Die begrenzte Verteilung des spezifischen Spaltungsenzyms im Körper schränkt das Virus auf sichere Bereiche wie den Darm ein. Es wäre nicht in der Lage, sich im Gehirn oder anderen lebenswichtigen Organen zu vermehren, denen das für die Aktivierung erforderliche spezifische Spaltungsenzym fehlt. Dies ist eine Einschränkung, die sich das Virus anscheinend selbst auferlegt hat, indem es sich auf harmlose Weise entwickelt hat, um seine Gene auf die bestmögliche Art weiterzugeben und zu verbreiten.[947] Doch sobald es sich in einer unbekannten Spezies wiederfindet, geht es rund. Forscher haben gezeigt, dass H5N1 anscheinend als Darmvirus in Hühnerpopulationen eindringt, aber tendenziell eher als Atemwegsvirus wieder austritt.[948] Aviäre Influenza kommt bei Hühnern als über das Wasser übertragener Virus an, kann aber als luftübertragene Grippe aus diesem Zusammentreffen hervorgehen.

Bei der Ankunft auf fremdem Territorium ist es für das Virus vorteilhaft, neue Wege zur Verbreitung zu finden, aber noch mehr als das: Es sieht sich einer feindlichen Immunantwort gegenüber und muss zunächst einmal ums Überleben kämpfen. Du oder ich, »denkt« sich das Virus, weshalb es in bestimmten Fällen in der Lage ist, den ausfallsicheren Mechanismus zu eliminieren, der es auf den Darm beschränkt. Die Hämagglutinin-Spitze von H5- und H7-Viren kann im Laufe der Zeit mutieren und durch Enzyme, die in allen Organen des Körpers vorkommen, aktiviert werden. Dann läuft das Virus Amok und kann Vögel von innen heraus im Grunde verflüssigen – das sogenannte Flubola-Phänomen der hochpathogenen Vogelgrippe.[949]

Natürlich denken Viren in Wirklichkeit gar nichts. Was uns hier vorliegt, ist ein Beispiel für natürliche Selektion mit einer sehr hohen Geschwindigkeit. Sogar bei Enten existieren Influenzaviren in Form eines Schwarms von Mutationen, von denen sich jede auf subtile Weise von der nächsten unterscheidet. Seit Menschengedenken hat sich jedoch immer wieder derselbe perfektionierte, harmlose Mutant gegen alle anderen durchgesetzt. Tödliche Mutationen landen in einem sterbenden Vogel in einer Sackgasse und können sich letztendlich nicht weiterverbreiten. Schädliche Viren sind aus evolutionärer Sicht nicht sinnvoll.

Genau wie andere Parasiten neigen Viren dazu, sich im Laufe der Zeit einzupendeln. Nur wenn der Parasit auf feindlichem Neuland mit dem Rücken zur Wand steht, könnte es für ihn von Vorteil sein, seinen Wirt zu töten. Das Virus kann zu einer, wie Evolutionsbiologen es nennen, »akuten Überlebensstrategie« gezwungen werden, bei der seine einzige Wahl womöglich darin besteht, den Wirt schnell zu überwältigen, um einen Fuß in die Tür zu bekommen.[950]

Die Syphilis zum Beispiel trat vor mehr als 500 Jahren als akute, schwere, zu Invalidität führende Krankheit auf, hat sich aber inzwischen zu einer milderen chronischen Form entwickelt. Im Europa der Renaissance war die Krankheit als die »Großen Pocken« bekannt und war in der Lage, die Gesichter der Opfer wie Lepra mit eitrigen Beulen und großen Abszessen zu übersäen. »Furunkel explodieren in den Leisten wie Muscheln in der Brandung«, heißt es in einem zeitgenössischen Bericht, »und eitrige Flüsse konkurrieren mit den Brunnen auf der Piazza Navona.«[951] Bei einer sexuell übertragbaren Krankheit ist die Virulenz jedoch möglicherweise nicht förderlich für die Übertragbarkeit. Offensichtliche Anzeichen – wie der Verlust der Nase – können potenzielle Sexualpartner abschrecken (und machen wohl auch niemanden an), wodurch der selektive Vorteil aggressiver Stämme der Krankheit verringert wird.[952]

Das bestuntersuchte Beispiel für dieses Phänomen ist die absichtliche Einführung des Kaninchenpockenvirus in Australien. In den 1950er-Jahren wurden Kaninchen zu Jagdzwecken nach Australien transportiert, aber in Ermangelung natürlicher Raubtiere übervölkerten sie den Kontinent rasch.[953] Um die Kaninchen zu töten, führten Wissenschaftler ein Kaninchenpockenvirus ein, das aus einer brasilianischen Kaninchenart isoliert worden war, in der das Virus eine aggressive Symbiose entwickelt hatte.[954] Innerhalb eines Jahres hatte sich das Virus über 1000 Meilen in alle Richtungen ausgebreitet und Millionen von Kaninchen mit einer Sterblichkeitsrate von 99,8 Prozent getötet.[955] Zum Leidwesen der Bauern (aber zum Vorteil der Kaninchen) sank die Sterblichkeitsrate im zweiten Jahr auf 90 Prozent und fiel schließlich auf nur noch 25 Prozent, was die Versuche, die stummelschwänzige Bedrohung auszurotten, letztendlich vereitelte.[956]

Das Kaninchenpockenvirus musste einen Kompromiss eingehen. Da es nur einen einzelnen individuellen Wirt hatte, lag es vermutlich im Interesse des Virus, eine maximale Virulenz zu erreichen, sich zu replizieren und den Wirt dann mit Wucht zu zerstören, um die Immunabwehr des Kaninchens zu überwältigen, in der Hoffnung, sich auf andere Kaninchen ausbreiten zu können. Sollte das Immunsystem als Erstes die Oberhand gewinnen, bestand kaum eine Chance für das Virus, seine Gene weitergeben zu können. Diese Tendenz zur maximalen Virulenz wurde jedoch durch die Notwendigkeit einer effektiven Übertragung auf Populationsebene ausgeglichen. Durch die rasche Überwindung des Wirts gewann das Virus zwar die Schlacht, verlor jedoch den Krieg.[957]

Tötet ein Virus den Wirt zu schnell, sind die Chancen für eine Ausbreitung sowohl zeitlich als auch räumlich geringer. Genauso wie tote Enten nicht fliegen, hüpfen tote Kaninchen auch nicht herum. Wenn die Bauern die Kaninchen nicht zu Tausenden in eine Art riesigen Kaninchenstall stopfen, könnten Virusmutanten mit geringerer Letalität insgesamt einen Vorteil haben, da der Wirt möglicherweise länger am Leben bleibt und mehr Gelegenheit hat, das Virus weiterzugeben. Dies ist eine riskante Strategie für das Virus; ist es zu schwach, können die Abwehrkräfte des Wirts es vollständig auslöschen. Die natürliche Selektion balanciert diesen evolutionären Prozess aus, indem sie im Laufe der Zeit das Virus mit dem perfekten Gleichgewicht zwischen Letalität und Ansteckung auswählt.[958]

Das bedeutet nicht immer einen Übergang zu einer verringerten Virulenz. »Wenn räuberische Varianten einer Pathogenpopulation sich besser vermehren und verbreiten als gutartige Erreger«, schrieb ein Pionier der Evolutionsmedizin, »dann sind eine friedliche Koexistenz und langfristige Stabilität möglicherweise ausgeschlossen, so wie dies auch in Räuber-Beute-Schemata üblicherweise der Fall ist.«[959] Wenn das so ist, dann scheint H5N1 in der Tat ein Raubtier »par excellence« zu sein.

Wenn sich das Influenzavirus in einem so unbekannten Wirt wie einem Huhn wiederfindet, neigt es dazu, so virulent wie möglich zu werden, um die Abwehrkräfte des Vogels auszuschalten.[960] Je tödlicher, desto besser vielleicht. Aber gelten hier nicht die gleichen Einschränkungen? Wenn das Virus das Huhn zu schnell tötet, wie kann es dann andere Hühner infizieren? Da kommt die Geflügelmassenproduktion ins Spiel. Wenn der nächste Schnabel nur wenige Zentimeter entfernt ist, gibt es womöglich kaum Grenzen dafür, wie schrecklich Influenza werden kann.

»Bei unseren Bemühungen, die Zuchtmethoden zu rationalisieren, um mehr Fleisch für mehr Menschen zu produzieren, haben wir unbeabsichtigt Bedingungen geschaffen, durch die sich ein harmloser Parasit von Wildenten in einen tödlichen Killer des Menschen verwandelt konnte.«

Robert H. Yolken und E. Fuller Torrey[961]

Wie bereits erläutert, scheinen alle Vogelgrippeviren zunächst einmal harmlos zu sein, da sie aus dem beständigen, gutartigen, stabilen Reservoir der harmlosen Wasservogelgrippe entstehen. Sie beginnen als milde, niedriggradige, kaum pathogene Vogelgrippeviren oder LPAI-Viren (Low-Pathogenicity Avian Influenza). Aber H5- und H7-Viren haben, wenn Sie sich erinnern, das Potenzial, zu virulenten hochgradigen »Geflügelpest«-Viren zu mutieren – einer hochpathogenen Vogelgrippe oder HPAI (High-Pathogenicity Avian Influenza).

HPAI-Viren werden nicht geboren, sie entwickeln sich. Die WHO erklärte in ihrer Bewertung der Pandemiebedrohung von 2005: »Hochpathogene Viren haben kein natürliches Reservoir. Stattdessen entstehen sie durch Mutation, wenn ein Virus, das in seiner milden Form von einem Wildvogel eingeschleppt wird, auf Geflügel übertragen wird. Einmal in der Geflügelpopulation angekommen, beginnt sich das zuvor stabile Virus rasch zu entwickeln und kann über einen unvorhersehbaren Zeitraum zu einer hochgradig tödlichen Version desselben anfänglich milden Stammes mutieren.«[962]

Wissenschaftler konnten diese Transformation in einer Laborumgebung demonstrieren. Eine Zusammenarbeit US-amerikanischer und japanischer Forscher begann damit, dass sie ein harmloses Virus aus Wasservögeln isolierten, in diesem Fall H5N3 von einem Pfeifschwan, und es dann seriell durch Hühnerküken jagten. Zuerst nahmen die Forscher einen Tag alte Küken und spritzten eine Million infektiöser Dosen in ihre Lungen. Sie gingen davon aus, dass das Virus in den nächsten Tagen damit beginnen würde, sich an die Atemwege der Küken anzupassen. Dabei würde wohl, so vermutete man, diejenige Virusmutation, die durch Versuch und Irrtum am besten lernte, die Abwehrkräfte der Küken zu umgehen, die Vorherrschaft übernehmen. Nach drei Tagen töteten sie die Küken, zermalmten ihre Lungen und spritzten den viralen Lungenbrei in die Kehlen weiterer Küken. Sie ließen dem Virus einige Tage Zeit, um sich weiter anzupassen, bevor sie den Zyklus zwei Dutzend Mal wiederholten.

Als sie die letzte Gruppe Küken töteten, zermalmten die Forscher das Gehirn statt der Lunge und infizierten fünf weitere Populationen gesunder Küken mit dem Hirnbrei. Mit jedem Durchgang wurde das Virus geschickter darin, das Immunsystem der Vögel zu überwältigen und zu überlisten, um in seiner neuen Umgebung bestmöglich zu überleben und zu gedeihen. Die finale infizierte Hirnprobe wurde nach zwei Dutzend Zyklen durch die Lungen und fünf Zyklen durch das Gehirn in die Nasenlöcher gesunder erwachsener Hühner gespritzt. Den gesunden ausgewachsenen Hühnern passiert nichts, wenn man ihnen das ursprüngliche Schwanenvirus in die Nasenlöcher spritzt – aber Influenza lernt schnell. Nach dem 18. Durchgang durch die Lungen von Küken war das Virus in der Lage, die Hälfte der exponierten Hühner zu töten. Nach den letzten fünf Gehirndurchgängen schaffte es das Virus, alle Hühner sehr schnell zu töten. Die Forscher kamen zu dem Schluss: »Diese

Ergebnisse zeigen, dass die avirulenten [harmlosen] Vogelgrippeviren bei wiederholter Passage in Hühnern pathogen werden können.«[963]

Wenn verrückte Wissenschaftler ein Vogelgrippevirus von beispielloser Virulenz kreieren wollten, könnten sie versuchen, das Virus ständig durch Hühner hindurch zu lotsen. Stellen Sie sich vor, die serielle Passage würde nicht zwei Dutzend Mal, sondern 20 000 Mal erfolgen. Was für ein Virus würde am anderen Ende herauskommen?

Die World Organisation for Animal Health und die Food and Agriculture Organization der Vereinten Nationen sind sich einig, dass es »erwiesen« ist,[964] dass LPAI-Viren, sobald sie Zugang zu Geflügelhöfen bekommen, »bei Hausvögeln über eine Reihe von Infektionszyklen nach und nach Pathogenität erlangen, bis sie sich in HPAI verwandeln.«[965] Tödliche Vogelgrippeviren treten jedoch nicht in jedem Geflügelbetrieb auf. Nach Ansicht von USDA-Forschern sind es die »hochdichten Haltungsmethoden«, die der Vogelgrippe »eine einzigartige Chance eröffnen, sich an die neue Spezies anzupassen.«[966] Das heißt, die heutigen intensiven landwirtschaftlichen Praktiken können die natürlichen Übertragungshindernisse beseitigen, die verhindern, dass das Virus zu gefährlich wird.

David Swayne, der führende Vogelgrippeforscher der USDA und Leiter des wichtigsten Geflügelforschungslabors der USDA, hat mehr als 200 wissenschaftliche Publikationen über die Vogelgrippe verfasst.[967] Seinen Angaben zufolge wurde noch nie ein HPAI-Virus in Hinterhof- oder Freilandhaltung von Geflügel gefunden. Das ist auch kaum überraschend.

Stellen Sie sich eine Umgebung im Freien vor. Eine Ente, die über unseren Kopf fliegt, lässt eine mit relativ harmlosen Viren beladene Bombe auf eine Wiese fallen, auf der eine Gruppe Hühner pickt. Die Hennen mögen dem Virus ausgesetzt sein, aber da das Virus direkt von Wasservögeln stammt, ist es so fein auf die Entenphysiologie abgestimmt, dass es möglicherweise im Huhn gar nicht Fuß fassen kann, bevor es vom Immunsystem eines gesunden Tiers vernichtet wird. Deshalb injizierten Forscher im Labor infiziertes Lungengewebe von einem Vogel auf einen anderen, um die Übertragung zu erleichtern. »Die Bedingungen, unter denen wir aus einem avirulenten Stamm hochvirulente Viren erzeugt haben, sind in der Natur in der Regel nicht gegeben«, räumte das Forscherteam ein. »Viren mit geringer Pathogenität können jedoch bei körperlich beeinträchtigten Hühnern eine Virämie verursachen.«[968]

Unter Virämie versteht man das erfolgreiche Eindringen des Virus in den Blutkreislauf, was wahrscheinlicher ist, wenn das Tier bereits beeinträchtigt ist.

Wenn es eine Freilandherde trotzdem schaffen sollte, sich zu infizieren, muss sich das Virus immer noch verbreiten, um Bestand zu haben. Das Influenzavirus wird durch Sonnenlicht schnell abgetötet und neigt dazu, bei leichtem Wind auszutrocknen. Seine Fähigkeit, sich im Freiland effizient von einem Huhn zum nächsten zu verbreiten, ist recht begrenzt. In einer dünn besiedelten Freilandhaltung gibt es möglicherweise schlichtweg zu wenige anfällige Wirte in der Nähe, zwischen denen das Virus hin- und herspringen kann, um genügend anpassungsfähige Mutationen zu entwickeln, die zu mehr als nur ein paar zerzausten Federn führen. 1961 kam es zu einem tödlichen Ausbruch unter wilden Seevögeln in Südafrika[969] und 2004 zu einem Ausbruch auf zwei Freiland-Straußenfarmen,[970] und seltene sporadische Ausbrüche hochpathogener Vogelgrippeviren gibt es seit mehr als einem Jahrhundert immer mal wieder,[971] aber sie scheinen Ausnahmen von der Regel zu sein.[972] Laut dem Vogelgrippeexperten Dennis Alexander vom britischen Central Veterinary Laboratory sind hochpathogene Grippeviren, möglicherweise außer bei Straußen, »noch nie in einem Freilandbestand aufgetreten«.[973]

Kommen wir nun zu dem Szenario mit den verrückten Wissenschaftlern. Zehntausende von Hühnern leben zusammengepfercht in einem dreckigen, fußballfeldgroßen Mastbetrieb, Schnabel an Schnabel in ihrem eigenen Dreck. Die Luft ist voll von feuchtem Kotstaub und Ammoniak, der die Atemwege der Vögel reizt, was die Anfälligkeit der Tiere, die bereits durch den Stress der Gefangenschaft gesundheitlich beeinträchtigt sind, noch weiter erhöht. Da die Vögel in ihren eigenen Exkrementen stehen, muss das Virus nicht einmal eine Luftübertragung über Nasen- oder Atemwegssekrete entwickeln. Vielmehr hat das Virus die Möglichkeit, mit dem Kot ausgeschieden zu werden und dann von den Tausenden anderen Hühnern, die im Stall eingesperrt sind, eingeatmet oder geschluckt zu werden, sodass das Virus schnell und wiederholt zirkulieren kann. So viele Vögel machen Mutationen leicht möglich und manchmal können sich auf diese Weise Stämme mit niedriger Virulenz in tödliche Stämme verwandeln. Die Dosis des Virus, die von einem Vogel auf einen anderen übertragen wird, könnte ebenfalls eine entscheidende Rolle spielen.

Earl Brown ist Spezialist für die Evolution von Influenza. Er untersucht, wie das Virus Virulenz erlangt und sich an neue Arten anpasst. In einer bahnbrechenden Studie, die in *Proceedings of the National Academy of Sciences of the United States of America* veröffentlicht wurde, zeigte er, »dass eine Gruppe von elf Mutationen ein avirulentes Virus in eine virulente Variante umwandeln kann, die möglicherweise bereits bei minimaler Dosis tötet«. Anstatt Wasservogelviren in Hühnern zu untersuchen, untersuchte er menschliche Viren in ähnlich unnatürlichen Wirtsmäusen. Mäuse können experimentell mit menschlichen Grippestämmen infiziert werden, aber sie werden davon nicht krank. Das Virus ist daran angepasst, menschliche Zellen zu kapern und abzutöten und keine Mauszellen. Menschliche Viren neigen dazu, sich in einer Maus so schlecht zu vermehren, dass das Immunsystem der Maus sie auslöscht, bevor das Virus auch nur einen Schnupfen verursachen kann. Wenn das menschliche Virus jedoch direkt in die Nasenlöcher einer Maus getropft wird und man dann die Lungen der Maus zermahlt und das virusinfizierte Lungengewebe in die Nase einer anderen Maus tropft und diesen Zyklus ein paar Dutzend Mal wiederholt, ist das Virus – obwohl es anfangs völlig harmlos war – am Ende in der Lage, eine tödliche Lungenentzündung bei Mäusen auszulösen.[974]

Forscher haben herausgefunden, dass der Schlüssel zu diesem Anstieg der Virulenz möglicherweise in der Höhe der Infektionsdosis liegt, die von einem Tier auf ein anderes übertragen wird. In dem Virusmutantenschwarm in den Lungen jeder einzelnen infizierten Maus ist die Wahrscheinlichkeit recht groß, dass nur wenige Mutationen in der Lage sind, »den Wirt bestmöglich auszunutzen«.[975] Wenn diese Mutationen jedoch nie den Weg in eine andere Maus finden, werden sie zusammen mit den anderen ausgelöscht. Mit anderen Worten: Selbst wenn eine infizierte Maus ihre Schnauze an einer anderen Maus reiben und einen kleinen Teil der Infektion übertragen würde, wäre die Wahrscheinlichkeit immer noch gering, dass die wenigen virulenten Mutationen zufällig den Weg in die nächste Maus fänden. Da die Influenza so nachlässig bei der Replikation ist, ist möglicherweise die Mehrheit der Mutationen relativ dysfunktional, sodass eine geringe übertragene Dosis tatsächlich dazu führen kann, dass ein Virus abgeschwächt wird.[976] Das bedeutet im Grunde, dass es nicht nur auf die Anzahl der Tiere ankommt, zwischen denen ein Virus hin- und herspringt. Es kommt auch auf den Umfang der Dosis an. Je größer die Zahl der von einem Tier auf das andere übertragenen Viren, desto größer ist der Pool, aus dem die natürliche Selektion auswählen kann.

Prof. Brown erklärte mir das Ganze wie den Versuch, in der Lotterie zu gewinnen. Wenn man immer nur ein paar Lose auf einmal kauft, ist die Chance, den Jackpot zu knacken, gering. Was aber, wenn man alle Lose kauft? Die Entwicklung einer Hypervirulenz, wie sie bei Viren wie H5N1 zu beobachten ist, erfordert möglicherweise eine enorme Viruslast, die nur unter ziemlich einzigartigen Umständen zu beobachten ist – wie bei einer künstlichen Einimpfung in einem Labor oder bei Tieren, die »intensiv« in ihren eigenen Exkrementen eingesperrt sind, wo es zu einer Übertragung hoher Dosen durch Tausende von Wirten kommt. Das ist das, was Brown als »Dreh- und Angelpunkt« der Entwicklung extremer Virulenz bezeichnet hat.[977] Hochpathogene Vogelgrippeviren sind in erster Linie Produkte der Massentierhaltung.[978]

HÄHNCHEN »SURPRISE«

Die Massengeflügelhaltung, die dem Szenario mit den verrückten Wissenschaftlern ziemlich nahe kommt, wird mittlerweile rund um den Erdball praktiziert. Virale Transformationen von zunächst harmlosen hin zu tödlichen Viren wurden bei den Ausbrüchen in Pennsylvania in den 1980er-Jahren, in Mexiko,[979] Australien, Pakistan[980] und Italien in den 1990er-Jahren und in Chile, den Niederlanden und Kanada seit 2002 dokumentiert.[981] Einige der Betriebe, in denen diese Umwandlung stattfand, waren riesengroß (bei dem Ausbruch in Chile zum Beispiel gab es 600 000 Zuchthähnchen auf einem einzigen Hof,[982] in Pakistan waren es auf der betroffenen Farm 700 000 Legehennen in Käfighaltung[983]). Diese Ausbrüche haben insgesamt zum Tod von Abermillionen von Hühnern geführt. Aber sind hochpathogene Vogelgrippeviren auch für den Menschen gefährlicher? Die CDC geht davon aus, dass dies der Fall sein könnte.[984]

Die Anpassung an Landvögel umfasst Veränderungen des Virus, die auch ein erhöhtes Risiko für den Menschen darstellen können.[985] Jede Veränderung, die zum Beispiel die Übertragung über die Luft verbessert, wie etwa eine verbesserte Resistenz gegen eine Austrocknung des Virus, könnte das

Risiko für den Menschen erhöhen. Natürlich könnte eine Mutation, die es dem Virus ermöglicht, sich in allen Organsystemen auszubreiten, dazu beitragen, dass Viren wie H5N1 die Speziesbarriere zum Menschen überwinden[986] und eine größere Bedrohung für uns darstellen.[987] Um eine Pandemie beim Menschen auszulösen, muss das Virus jedoch in der Lage sein, effektiv an menschliche Rezeptoren zu binden.[988] Deshalb haben Schweine uns so viele Sorgen gemacht. Wie bereits erwähnt, verfügen Enten über 2,3-Rezeptoren, Menschen über 2,6-Rezeptoren und Schweine über beide. Im Fall einer Infektion eines Schweins könnte sich das Entenvirus also theoretisch an unsere Rezeptoren anpassen und dann auf die menschliche Population übergehen.[989] Zum Leidwesen der Menschheit haben Forscher kürzlich entdeckt, dass auch Hühner menschliche 2,6-Rezeptoren in ihren Lungen haben.[990]

Ein Pandemievirus steht vor einer paradoxen doppelten Herausforderung: Es muss für das menschliche Immunsystem neu sein, sodass keine Immunität besteht, während es gleichzeitig äußerst gut daran angepasst sein muss, uns zu infizieren.[991] Mikhail N. Matrosovich von der Russischen Akademie der Wissenschaften in Moskau entdeckte ein möglicherweise entscheidendes Teil des Puzzles der Pandemie, indem er zeigte, dass Hühner im Gegensatz zu Enten menschliche Grippeviren binden können und umgekehrt. Dies, schrieb Matrosovich, könnte zur Entstehung von Vogelgrippeviren mit »erhöhter Neigung zur Übertragung auf den Menschen« führen.[992]

Neben menschenähnlichen 2,6-Bindungen in den Atemwegen von Hühnern gibt es Hinweise auf eine zweite Sialinsäure-Bindungsstelle auf dem Virus, deren Bedeutung noch unbekannt ist. Diese zweite Bindungsstelle ist im Reservoir der Wasservögel noch erhalten, aber sowohl bei Hühnern als auch beim Menschen verloren gegangen – eine weitere Ähnlichkeit auf molekularer Ebene zwischen den Lungen von Hühnern und Menschen, die virale Anpassungen für eine Übertragung von den einen auf die anderen ermöglichen könnte.[993]

Eine dritte molekulare Beweisführungslinie, die auf Hühner als das trojanische Pferd der Apokalypse hinweist, hat mit der Länge der sogenannten Gangliosid-Zuckerketten zu tun. Ganglioside sind komplexe Fettmoleküle, die aus unseren Zellmembranen hervorragen und über Zuckerketten verfügen. Es reicht nicht aus, dass das Influenzavirus an die Sialinsäure-Rezeptoren auf einer unserer Zellen abdockt; das Virus muss dann mit der Zelle verschmelzen und seinen schlimmen Inhalt ins Zellinnere ausschütten, um die Kontrolle zu übernehmen. Das Virus muss nicht nur andocken, sondern auch die Tür aufbekommen. Hier können die Gangliosid-Zuckerketten ins Spiel kommen, die den Fusions- und Eintrittsprozess des Virus erleichtern.[994]

Welche Rolle die Ganglioside genau spielen, ist weiterhin unklar, aber wir wissen, dass Influenzaviren verschiedener Spezies unterschiedliche Bindungspräferenzen hinsichtlich der Länge dieser Zuckerketten haben. Entenviren haben eine Affinität für die kurzen Ketten, die im Entendarm reichlich vorhanden sind, während menschliche Viren eine Affinität für die längeren Ketten haben, die im Lungengewebe von Primaten vorkommen. Ein Teil der Enten-Mensch-Speziesbarriere mag also darin bestehen, dass Entenviren kurze Ketten bevorzugen, während menschliche Zellen mehr lange Ketten aufweisen. Hühner befinden sich dabei irgendwo in der Mitte.

Zirkuliert ein Entenvirus unter Hühnern, kann es zu Selektionsdruck auf das Virus kommen, das sich dann an längere – und daher menschenähnlichere – Ketten anzuheften versucht, um sich besser anzupassen und innerhalb eines Huhns und zwischen Hühnern verbreiten zu können. Denken Sie einmal an H5N1. Als Virus, das Wasservögel infiziert, hat es vermutlich kurze Ketten bevorzugt, aber es ist zugunsten einer Affinität zu längeren Hühnerketten mutiert, geradewegs auf einer potenziellen Flugbahn zur effizienteren Infektion von Menschen. Tatsächlich binden Hühnergrippeviren besser an menschliche Zellen als an Entenzellen. Infolge einer seltsamen Wendung des evolutionären Schicksals sehen Hühner für das Influenzavirus vielleicht eher wie Menschen aus als wie Enten. Wenn Wasservogelviren, die im Wesentlichen harmlos sind, Hühner infizieren, können sie Mutationen anhäufen, die sie für Hühner und Menschen gleichermaßen gefährlicher machen.[995] Es gibt immer mehr Beweise, die diese Hypothese stützen.[996] Wenn diese Viren eine Vorliebe für Hühner entwickeln, können sie auch eine Vorliebe für uns entwickeln.

Die Analyse der Proteinsequenzen des Virus von 1918 lässt vermuten, dass die Umwandlung in ein Pandemievirus einfacher sein könnte als bisher angenommen. Wie bereits erörtert, kann nur eine einzige punktuelle Mutation ein Virus, das an die 2,3-Rezeptoren der Ente bindet, in ein Virus verwandeln, das an die 2,6-Rezeptoren des Menschen bindet.[997] Die Forscher, die das Virus von 1918 wieder zum Leben erweckten, stellten fest, dass sich die Rezeptor-Bindungsstelle auf dem Virus von der Bindungsstelle seines mutmaßlichen Vogelvorläufers nur durch ein oder zwei winzige Aminosäure-Substitutionen unterschied – vermutlich alles, was es brauchte, um auch Menschen befallen zu können. Viele Experten erwarteten, dass H5N1 in ähnlicher Weise den Jackpot gewinnen und auf unsere Kosten abkassieren würde.

Die Anpassung an einen menschlichen Wirt erfordert mehr als nur den viralen Zugang zu menschlichen Zellen. Die interne virale Maschinerie muss sich noch weiterentwickeln, um unsere Zellen bestmöglich zu kapern, aber der virale Eintritt ist ein erster Schritt. Die trügerische Ähnlichkeit zwischen Hühner- und menschlichen Rezeptoren könnte es Vogelgrippeviren wie H5N1 leichter machen, von der Infektion von Milliarden von Hühnern zur Infektion von Milliarden von Menschen überzugehen. Dies kann als Beispiel für die sogenannte Exaptation betrachtet werden, ein Konzept in der Evolutionsbiologie, bei dem eine Anpassung in einem Kontext zufällig den Erfolg in einem nicht verwandten Kontext prädisponiert. Die Legionärskrankheit ist hier der klassische Fall.[998]

Die Legionärskrankheit wird durch Bakterien verursacht, deren primäre evolutionäre Nische der Schaum ist, der die Felsen natürlicher heißer Quellen auskleidet. Indem sie sich weiterentwickelten, um in dieser warmen, feuchten Umgebung gut gedeihen zu können, entwickelten sich die Bakterien zufällig auch so, dass sie sich in der warmen, feuchten Umgebung der menschlichen Lunge besonders wohlfühlen. Natürlich hatten die Bakterien wenig Gelegenheit, sich in unseren Lungen wiederzufinden, da wir gut daran tun, Wasser aus unseren Luftröhren fernzuhalten (um nicht zu ertrinken). Aber dann erfanden wir Maschinen wie Klimaanlagen, die in der Lage sind, Wasser in die Luft zu vernebeln, was beispielsweise zu dem berüchtigten Ausbruch von Philadelphia im Jahr 1976 auf einem Kongress der American Legion führte, bei dem das Lüftungssystem des Hotels die Luft mit Bakterien verseuchte, die heute als Legionellen bekannt sind.[999] In der Umgebung des menschlichen Atemtrakts erwiesen sich die vorherigen Anpassungen, die die Legionellen durchlaufen hatten, als tödlich. Im Falle von Influenzaviren wie etwa H5N1, die ein pandemisches Potenzial haben könnten, kann man sich vorstellen, dass Hühner sowohl als heiße Quellen als auch als Klimaanlage fungieren und die Grundlage schaffen könnten, durch die sich das Virus an die Bevölkerung anpassen und ausbreiten könnte.

Der evolutionäre Abstand von der Ente zum Menschen scheint für einen direkten Sprung der Grippe zu groß zu sein, aber Hühner, die verbindende Eigenschaften beider Spezies teilen, könnten als Sprungbrett zur Überbrückung der riesigen Spezieskluft dienen.[1000] Es gibt Hinweise darauf, dass andere an Land domestizierte Vögel wie Wachteln und Fasane ebenfalls als Vermittler fungieren können und vielleicht eine untergeordnete Rolle spielen,[1001] aber diese Vögel werden üblicherweise nicht wie Hühner gezüchtet. Obwohl es in den 1980er-Jahren auf einer Farm in Oregon, die mehr als 100 000 Wachteln züchtete, einen Ausbruch von H5N2 gab, sind Betriebe dieser Größe für andere Vögel als Hühner typischerweise die Ausnahme.[1002] In der Tat scheinen Hühner die bedrohlichste Spezies zu sein, die Verbindungen zum Menschen aufweist, da sie die einzigen Tiere weltweit sind, die wir jedes Jahr zu Zehnmilliarden züchten. In der Natur ist bekannt, dass Influenza als wasserübertragenes Virus Wassersäuger wie Wale und Robben infiziert,[1003] aber wie viele Wale passen schon in einen Maststall oder in einen Batteriekäfig?

AUS DEN SCHÜTZENGRÄBEN

1918 pickten Hühner immer noch fröhlich auf kleinen Bauernhöfen herum. Industrielle Hühnerfabriken kamen erst nach dem Zweiten Weltkrieg in Mode. Wie konnte dann ein Pandemievirus von solcher Schärfe entstehen? Niemand weiß es mit Sicherheit, aber die Evolutionstheorie lässt einige Spekulationen zu. Derzeit geht man davon aus, dass die Entwicklung einer solch extremen Virulenz eine Überbevölkerung von anfälligen Wirten erfordert, die einander nicht aus dem Weg gehen können. Andernfalls muss sich das Virus zurückhalten. Wie bereits erklärt, ist es weniger wahrscheinlich, dass ein Vogelgrippevirus andere Wirte dann infizieren kann, wenn es zu bösartig wird und der Vogel zu krank wird – es sei denn, der nächste Schnabel ist nur Zentimeter entfernt. Das war 1918 noch nicht der Fall. Es gab damals keine Berichte über ein Massensterben von Vögeln. Man würde auch keine erwarten, da es sich bei dem Virus von 1918 um das H1-Virus handelte, und man geht davon aus, dass nur H5- und H7-Viren in der Lage sind, bei Hühnern zu hochpathogenen Formen zu mutieren. 1918 gab es keine Hühner, deren Gesundheit durch Stress beeinträchtigt war und die zuhauf in geschlossenen

Räumen zusammengepfercht waren, wo es von Viren nur so wimmelte. Im Jahr 1918 lernte das Virus nicht, wie man Menschen tötet, indem es in engen und dreckigen Hühnerställen übte. Stattdessen könnte es diesen Schritt in den Schützengräben des Ersten Weltkriegs getan haben. 1918 könnten die Soldaten die Hühner gewesen sein.

Die Militärmedizinhistorikerin Carol Byerly argumentiert in ihrem 2005 erschienenen Buch *Fever of War: The Influenza Epidemic in the U.S. Army During World War I*, dass das Virus von 1918 seine Virulenz auf den Transportschiffen, in den Zügen und Schützengräben des Ersten Weltkriegs erworben habe.[1004] Millionen junger Männer wurden auf engstem Raum zusammengedrängt, wo sie einem möglicherweise kranken Kameraden nicht entkommen konnten. Anstelle von Batteriekäfigen mit Eier legenden Hühnern gruben sich Infanterieeinheiten selbst in verseuchte Gräben ein. Anstelle von Ammoniak, das die Atemwege der Hühner reizte und sie für Infektionen anfällig machte, überschwemmten Rückstände von Giftgasen wie Chlor die Westfront.[1005] Der Theorie zufolge lieferten die unsäglichen Bedingungen einen perfekten Nährboden für Influenza-Superstämme: eine Population »körperlich geschädigter« Individuen in intensiver Enge mit Massenbewegungen von Truppen, nicht unähnlich dem Transport lebender Tiere. In beiden Fällen führte der Weg ins Schlachthaus.[1006] Auf den Güterwagen war die Beschriftung »8 Pferde oder 40 Männer« zu lesen.[1007] Der Evolutionsbiologe Paul Ewald ist ebenfalls sicher, dass die überfüllten, stressigen, unhygienischen Bedingungen des Ersten Weltkriegs die Entwicklung eines »räuberischen Virus« begünstigt haben könnten, der ansonsten möglicherweise zu schnell getötet hätte, um sich unter normalen Bedingungen mit höchster Effizienz auszubreiten.[1008]

Wenn diese umstrittene Theorie richtig ist, wie könnte das Virus überhaupt in die Gräben gelangt sein? Es gibt noch eine Reihe anderer konkurrierenden Theorien über den wahren Ursprung des Virus, die ebenfalls allesamt umstritten sind.[1009] Shortridge von der University of Hong Kong geht davon aus, dass das Virus wohl aus Asien stammte, wo es durch chinesische Arbeiter, die von den Alliierten zum Ausheben von Gräben eingesetzt wurden, an die Front gebracht wurde.[1010] Zeitgenössischen Berichten zufolge sprachen die Arbeiter den kantonesischen Dialekt der Provinz Guangdong (damals Kanton), der Region, die nicht nur schon jahrhundertelang domestizierte Enten beherbergte, sondern auch die höchste Konzentration von Menschen,

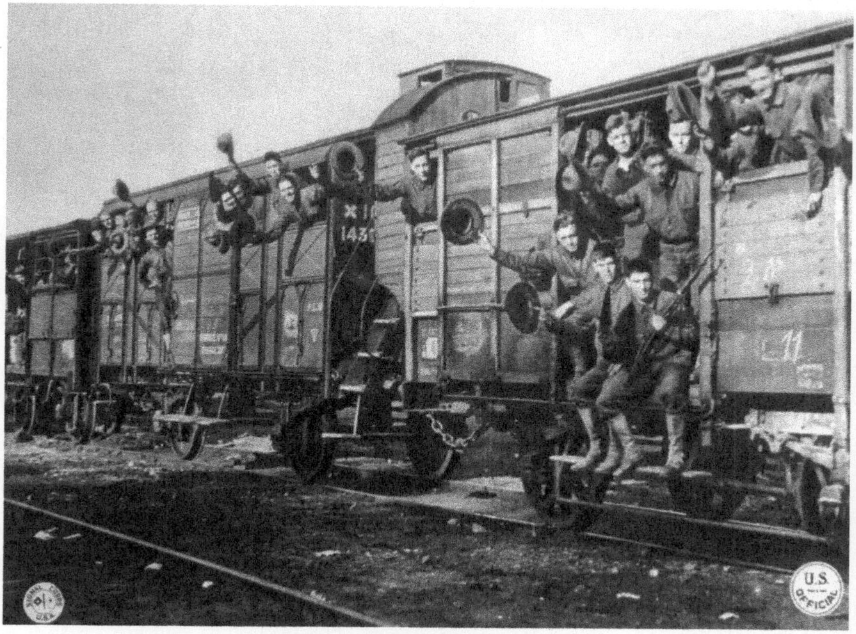

Truppentransport im Ersten Weltkrieg in Frankreich

Schweinen und Geflügel in der Welt hatte.[1011] Der Bericht des U. S. Surgeon General von 1918 über die Spanische Grippe weist in der Tat auf einen asiatischen Ursprung hin.[1012] Ein Vogelgrippevirus könnte in der chinesischen Bevölkerung schwelend vorhanden gewesen sein, bevor es sein Glück kaum fassen konnte, als es sich in den Schützengräben wiederfand, ganz wie ein Entenvirus in einem Masthähnchenstall.[1013]

John Oxford vom Royal London Hospital weist dagegen auf freigegebene Militärkrankenakten hin, die auf eine übermäßige Zahl von Todesfällen durch Atemwegsinfektionen in französischen Militärlagern noch vor der Ankunft der chinesischen Arbeiter hinweisen.[1014] Die in diesen Berichten beschriebene »heliotrope Zyanose« (bläulich-violette Hautverfärbung) hat durchaus Ähnlichkeit mit den Millionen von Fällen, die kurz danach auftreten sollten.[1015] Er vermutet, dass das Virus auf dem Schlachtfeld entstanden ist.

»Verwundete Überlebende von gasverseuchten Schlachtfeldern kamen im britischen Armeelager von Étaples in Nordfrankreich zusammen«, erklärt Oxford, »wo sie in unmittelbarer Nähe zueinander und zu Gänse- und Geflügelmärkten der Gegend und sogar zu Schweinefarmen, die direkt im Armeelager selbst eingerichtet wurden, lebten.«[1016] An jedem beliebigen Tag drängte der Armeestützpunkt 100 000 Soldaten in Zelte und provisorische Baracken, ein hervorragender Schauplatz für ein Atemwegsvirus. Überlebende aus den Schützengräben kreuzten allein im Lager Étaples die Wege von mehr als einer Million Männern aus England auf dem Weg zur Westfront. Kombiniert man nun eine solche Bevölkerungsdichte mit den Gänsen, Hühnern und Schweinen, die in den Lagern zur Schlachtung aufgezogen wurden, so Oxford, »ahmt man die Bedingungen nach, die in Asien natürlicherweise vorkommen«. [1017] In Ermangelung von Flugreisen könnte das Virus in einem solchen Lager monate- oder jahrelang vor sich hin geköchelt und dann im Zuge der Demobilisierung im Herbst 1918 eine rasche weltweite Ausbreitung erreicht haben.[1018]

Andere Forscher sind der Meinung, dass das Virus der Pandemie von 1918 in den Vereinigten Staaten entstanden ist. Die American Medical Association (AMA) gab eine Studie in Auftrag, die von vielen als die umfassendste unter mehreren internationalen Untersuchungen über die Pandemie betrachtet wurde. Der vom Herausgeber des *Journal of Infectious Disease* verfasste AMA-Bericht wurde 1927 veröffentlicht. Die dazwischenliegenden Jahre waren damit verbracht worden, Beweise aus der ganzen Welt zu überprüfen. Die AMA kam zu dem Schluss, dass der wahrscheinlichste Ursprungsort des Virus von 1918 Haskell County, Kansas, war.[1019]

Die erste Welle der Pandemie im Frühjahr 1918 war so mild, dass sie keine besondere Erwähnung in den medizinischen Fachzeitschriften der damaligen Zeit fand.[1020] Das Virus hatte damals noch viel zu lernen. Die AMA konnte die Ausbreitung dieser milden Welle im Frühling auf den ersten am 4. März 1918 registrierten Fall[1021] in Camp Funston (heute Fort Riley) in Kansas zurückverfolgen. Patient null war ein Soldat, der vor seiner Infektion mit der Reinigung von Schweineställen beauftragt gewesen war.[1022] Vielleicht flog eine kanadische Gans das Virus nach Kansas ein und infizierte ein Schwein, das wiederum einen Mann infizierte. Wir werden es wahrscheinlich nie genau erfahren. Vom Mittleren Westen aus verbreitete sich das Grippevirus entlang der Eisenbahnlinien von Armeelager zu Armeelager,[1023] dann in den Städten und schließlich zusammen mit den Truppen nach Europa.[1024] So schaffte es das Virus aus Kansas heraus.

Eine ebenso angesehene umfangreiche britische Analyse der Pandemie stimmte mit der AMA-Untersuchung überein: »Die Krankheit wurde wahrscheinlich von den Vereinigten Staaten nach Europa eingeschleppt.«[1025] Ein Nobelpreisträger, der den größten Teil seiner Forschungskarriere mit dem Studium von Influenza verbrachte, kam ebenfalls zu dem Schluss, dass die verfügbaren Beweise »stark darauf hinweisen«, dass das Virus in den Vereinigten Staaten seinen Anfang nahm und sich dann mit »der Ankunft amerikanischer Truppen in Frankreich« verbreitete.[1026]

Im Sommer 1918 mutierte das Virus dann zum Killer.[1027] Genauso wie niedriggradige Influenzaviren Freilandhühner infizieren können, können sie auch Freilandfranzosen infizieren. Die höchst unnatürlichen Kriegsbedingungen könnten es dem Virus ermöglicht haben, sein volles tödliches Potenzial zu entfalten. Die entscheidende Komponente, so argumentiert Ewald, »ist ein Faktor, den Hühnerfarmen mit der Westfront gemeinsam haben: eine große Anzahl von Wirten, die so dicht gedrängt sind, dass selbst unbewegliche Wirte das Virus auf empfängliche Opfer übertragen können.«[1028] Sobald die Fähigkeit des Virus, sich zu verbreiten, nicht mehr davon abhängt, ob sich der Wirt wohl genug fühlt, um sich an einen anderen Ort zu bewegen, um andere zu infizieren, gibt es möglicherweise kaum noch eine darwinistische Grenze dafür, wie brutal das Virus werden kann.[1029]

Wenn ein Vogel in freier Wildbahn zu schnell zu krank wird, kommt das Virus nicht weiter. Steckt man jedoch ein krankes Huhn in einen Mastbetrieb oder einen kranken Soldaten in einen Truppentransport, können die Nichtinfizierten ihrem kranken Begleiter nicht mehr aus dem Weg gehen. Der Schlüssel für die Entwicklung der Virulenz könnte eine gemeinsame Unterbringung der Infizierten mit den Nichtinfizierten sein, Schnabel an Schnabel oder Schulter an Schulter.[1030] In diesem Punkt ist Ewald kompromisslos: »Wir werden weiterhin schwere Grippeepidemien in Hühnerfarmen erleben, solange die Bedingungen in den Ställen insofern den Bedingungen an der Westfront gleichen, als eine Übertragung durch Hühner möglich ist, die sich nicht bewegen können. Diese Vorhersage wurde durch die tödlichen Ausbrüche von H5N1 in Asien und H5N2 in Mexiko bestätigt. Wer diese Analyse als Spekulation abtut, versteht nicht, wie der wissenschaftliche Prozess funktioniert oder was wissenschaftliche Theorie eigentlich ist, zumindest was die Evolutionsbiologie betrifft.«[1031]

Die Autorin von *Fever of War* betonte die Einzigartigkeit der Bedingungen, die zu der Pandemie führten. »Die Grippeepidemie von 1918 wird höchstwahrscheinlich so nicht wieder auftreten«, sagte sie, »weil wir keine Westfront mehr haben werden.«[1032] Sie versäumte zu berücksichtigen, dass derselbe Stress, derselbe Dreck und die Enge von Schützengräben in fast jeder industriellen Eierfarm und Hühnerhaltung auf der ganzen Welt existieren. In einer Situation, in der die Gesunden den Kranken und Sterbenden nicht entkommen können, in der das Virus seinen Wirt töten und trotzdem weiter übertragen werden kann, weil die Verhältnisse so eng sind, ist es womöglich kaum zu verhindern, dass schnell mutierende Viren zu Amokläufern werden.

Selbst Ewald, der davon überzeugt war, dass die Überbelegung der intensiven Geflügelproduktion H5N1 zu dem Killer gemacht hat, der es heute ist,[1033] hat anscheinend nicht die genetischen Ähnlichkeiten zwischen Hühnern und Menschen erkannt, die die virale Evolution in den Eierfarmen und Masthähnchenställen zu einer schweren Sorge für uns alle machen.[1034] Die eigentümliche Ähnlichkeit zwischen der viralen Bindungsfähigkeit sowohl an die Schleimhäute der Atemwege von Hühnern als auch von Menschen könnte dazu führen, dass Hühner als Mittler in der Evolution der menschlichen Letalität genutzt werden. Es kämpften zwar Millionen von Soldaten an der Westfront, aber wir halten Milliarden von Vögeln ganz genau wie in einem Schützengraben.

EIN HUHN IN JEDEM TOPF

Die Amerikaner sind vielleicht die Erfinder der industriellen Geflügelproduktion, doch vor 100 Jahren wurden Hühner in den Vereinigten Staaten mehr als Ausstellungsstücke und weniger als Mahlzeit geschätzt. Hühner wurden, wie heute viele ausgefallene Taubenrassen, eher für Ausstellungszwecke und nicht als Nahrungsmittel gezüchtet. Erst um 1910 verdrängte die Zucht dieser Vögel wegen ihrer Eier die Zucht für Vogelausstellungen.[1035] Als Herbert Hoover 1928 »ein Huhn in jedem Topf« versprach, hätte der gesamte jährliche Pro-Kopf-Verbrauch Amerikas tatsächlich noch in einen einzigen Topf gepasst – die Amerikaner aßen im Durchschnitt nur ein halbes Pfund Huhn pro Jahr.[1036] Im Jahr 1945 lag die Zahl bei fünf Pfund pro Jahr. Der Wandel vollzog sich nach dem Zweiten Weltkrieg.[1037] Der gegenwärtige Hühnerkonsum liegt bei etwa 100 Pfund pro Jahr,[1038] mehr als ein halbes Pfund pro Woche.[1039] Früher war Huhn in den Vereinigten Staaten teurer als Steak oder Hummer; heute ist Geflügel unter Umständen billiger als die Kartoffeln, die es als Beilage zieren.[1040]

In den Worten des ehemaligen Tyson-CEO Don Tyson halten die Konzerne »das Hauptgericht auf den Tellern des amerikanischen Volkes unter Kontrolle«[1041], indem sie ein Feiertags- oder Sonntagsessen durch die sogenannte Least-Cost-Produktion,[1042] den starken Druck, die Produktionskosten lebender Tiere so niedrig wie möglich zu halten, alltagstauglich machen.[1043] Die erste Hürde bestand darin, Vögel in geschlossenen Räumen zu halten, um die Produktion das ganze Jahr über aufrechterhalten zu können.[1044] Ohne ausreichenden Auslauf und natürliche Sonneneinstrahlung litten die in Lagerhäusern aufgezogenen Herden jedoch an Rachitis und anderen Entwicklungsstörungen. Die Entdeckung des »Sonnenschein«-Vitamins D im Jahr 1922[1045] ermöglichte jedoch schließlich eine völlige Einsperrung,[1046] sodass die Hersteller fast ununterbrochen künstliches Licht nutzen konnten, um die Umwandlung von Futter in Fleisch zu verbessern.[1047] Genau wie im Fall der antibiotischen Wachstumsförderer haben solche technologischen Kurzzeitlösungen es der Geflügelindustrie ermöglicht, kurzfristig zu profitieren, indem sie natürliche Schutzvorkehrungen umging. Aber zu welchen langfristigen Kosten?

Eine intensive Haltung in geschlossenen Räumen ist zwar »wirtschaftlicher«, so die USDA-Forscher, hat aber »die unangenehme Folge, dass Krankheitsausbrüche häufiger und schwerwiegender sind«.[1048] Viele der frühen Masthähnchenbetriebe der 1920er- und 1930er-Jahre wurden durch ansteckende Krankheiten ausgelöscht, die durch die beengten Verhältnisse begünstigt wurden,[1049] was es unmöglich machte, große Herden wirtschaftlich zu halten.[1050] Die Überbelegung weitete sich auch auf die Eierindustrie aus. 1945 wurden in einem typischen Hühnerstall 500 Eier legende Vögel gehalten; heute gibt es Megaställe, in denen 100 000 oder mehr Hennen in einem einzigen Stall auf einer einzigen Eierfarm untergebracht sind.[1051] Dies wurde zum Teil durch die Antibiotika-Revolution ermöglicht. Ein Landwirt räumte ein: »Je intensiver die Landwirtschaft, desto mehr Zubehör braucht man. Man drängt die Tiere zusammen, um auch noch den letzten Cent zu sparen; und dann muss man ihnen mehr Antibiotika geben, um sie gesund zu halten.«[1052]

Die Geschichte der Geflügelindustrie ist eine Geschichte von Krankheiten. Sobald eine Epidemie eingedämmt war, schien schon die nächste aufzutauchen.[1053] Bakterielle Krankheiten wie Geflügeltyphus und Tuberkulose wichen im Laufe des Jahrhunderts allmählich viralen Erregern.[1054] In den 1960er-Jahren wurde eine hypervirulente Form der Marek-Krankheit entdeckt, ein zerstörerisches Krebsvirus, das bis zu ein Fünftel der amerikanischen Masthähnchenherden auslöschte.[1055] In den 1970er-Jahren verursachte die exotische Newcastle-Krankheit, eine virale Invasion in das Nervensystem, den Tod von zwölf Millionen Hühnern.[1056] In den 1980er-Jahren befiel H5N2 Pennsylvania und vernichtete 17 Millionen Hühner. Dieser Vogelgrippeausbruch blieb der schlimmste in den Vereinigten Staaten,[1057] bis vor wenigen Jahren eine weitere Serie von H5-Vogelgrippeviren erneut zuschlug und 50 Millionen Hühner und Truthähne vernichtete.[1058] In den 1990er-Jahren traten wieder parasitäre Krankheiten wie die Histomoniasis (Schwarzkopfkrankheit) auf, bei der man zuvor ausgegangen war, dass man sie unter Kontrolle hatte,[1059] und einige Bakterien tauchten in Form antibiotikaresistenter Superbakterien erneut auf.[1060] In einem Rückblick auf die unerbittlichen weltweiten Ausbrüche epidemischer Krankheiten schrieb ein Veterinärgeflügelspezialist aus North Carolina in *Poultry World*: »Die Intensivierung der Geflügelindustrie scheint ihren Tribut zu fordern.«[1061]

GRAIN, eine angesehene landwirtschaftliche Forschungsorganisation, wies in ihrem Bericht »Fowl Play: The Poultry Industry's Central Role in the Bird Influence Crisis« (zu Deutsch etwa: Falsches Spiel mit Hühnern: Die zentrale Rolle der Geflügelindustrie in der Vogelgrippekrise) auf eine Parallele zwischen der Newcastle-Krankheit und der Vogelgrippe hin.[1062] Die Newcastle-Krankheit ist ein weiteres Vogelgrippevirus, das zu einer hochpathogenen Form mutieren kann, wenn es seinen Weg in intensiv geführte Stallanlagen findet. Der GRAIN-Bericht verwies auf das Beispiel eines plötzlichen australischen Ausbruchs der Newcastle-Krankheit im Jahr 1998, der zur Vernichtung von 100 000 Hühnern führte. Obwohl man ursprünglich angenommen hatte, dass das Virus aus dem Ausland eingeschleppt worden war, kamen die Virologen des Australian Animal Health Laboratory letztlich zu dem Schluss, dass ein gutartiger lokaler Stamm zu einer hochvirulenten Form mutiert war.[1063] Impfungen wurden für alle Hühner in allen Betrieben mit mehr als 1000 Tieren vorgeschrieben. Die Regierung erklärte, warum Kleinbetriebe und Hinterhofhühner davon ausgenommen waren: »Alle verfügbaren Beweise deuten darauf hin, dass das Auftreten einer solchen Mutation eine große Anzahl von Vögeln in engen Räumlichkeiten erfordert, um den Mutationsprozess der Viren zu ermöglichen. Einfach ausgedrückt: Eine kleine Anzahl von Vögeln kann keine ausreichend großen Virusmengen erzeugen, als dass ein Mutationsprozess stattfinden könnte.«[1064]

Selbst bei vollständiger Kontrolle über das Leben und die Bewegungen der Tiere und bei einem Arsenal an Impfstoffen, antimikrobiellen Mitteln und Entwurmungsmitteln ist die intensive Nutztierindustrie nach wie vor von Krankheitsepidemien geplagt.[1065] In der intensiven Schweineproduktion sind bestimmte interne Parasiten eliminiert worden, aber Atemwegserkrankungen wie Grippe haben sich noch weiter verstärkt.[1066] In der Geflügelindustrie, so ein Lehrbuch über Vogelvirologie, schaffen »geschlossene, überdachte, hochdichte« Einrichtungen »eine ideale Umgebung für die Übertragung von Viren, insbesondere von solchen, die aus dem Atem- oder dem Magen-Darm-Trakt ausgeschieden werden«.[1067] Das Grippevirus kann auf beide Arten verbreitet werden.

»Man muss sagen, dass eine intensive Hühneraufzucht ein perfektes Umfeld für die Erzeugung des virulenten Vogelgrippevirus bietet.«

Earl Brown[1068]

Angesichts der Existenz von Krankheiten wie der Vogelgrippe mit potenziell katastrophalen Folgen für die menschliche Gesundheit hat die Leichtigkeit, mit der die groß angelegte Geflügelproduktion Krankheiten hervorbringt, die »industrielle Ökologie durch intensive Innenhaltung«, wie eine wissenschaftliche Technologiezeitschrift beschrieb, »Auswirkungen weit über den Hühnerstall hinaus«.[1069] Letztendlich sind es wahrscheinlich nicht mehr nur Hühner, die krank werden.

Moderne Massengeflügelbetriebe mit Zehn- oder Hunderttausende von Hühnern sind im Grunde riesige Slums.[1070] Die Tiere verbringen ihr ganzes kurzes Leben damit, in denselben beengten Quartieren zu fressen, zu schlafen und ihren Darm zu entleeren, wobei sie Partikel des Drecks ihrer Nachbarn und das stechende Ammoniak der sich zersetzenden Fäkalien einatmen. Das erste und letzte Mal können sie frische Luft auf dem Lastwagen zum

Schlachthof atmen. In dieser Art von Umgebung sind Massenausbrüche von Krankheiten möglicherweise unvermeidlich.[1071]

»Der wichtigste Anreiz war wirtschaftlicher Natur – ein kurzfristiger Gewinn«, sagte der Leiter des Centre for Travel and Tropical Medicine des Toronto General Hospital. »Wir bringen Zehntausende von Tieren zusammen, quetschen sie in diese anormalen Umgebungen, stopfen sie mit allem möglichen Zeug voll und machen sie für den Verkauf fetter. Jede Mikrobe, die in diese Population eindringt, wird auf Tausende von Tieren übertragen.«[1072] Die intensive Geflügelproduktion senkt die Kosten für den einzelnen Verbraucher, könnte aber für die Menschheit insgesamt einen untragbaren Preis kosten.

Eine Reihe prominenter Journalisten weltweit teilt mittlerweile diese Vorstellung von Massentierhaltungsbetrieben als potenzielle Pandemiebrutstellen. Theresa Manavalan, eine führende malaysische Journalistin, forderte uns auf: »Machen Sie keinen Fehler: Schweine sind hier nicht die Bösewichte und Hühner auch nicht. Wir sind selbst das Problem. Und unsere furchtbaren Landwirtschaftspraktiken. (...) Was wir möglicherweise damit wirklich geschafft haben«, so warnt sie, »ist, unwissentlich die perfekte Startrampe für eine Grippepandemie bereitzustellen, die wahrscheinlich eine große Zahl von Menschen auf der ganzen Welt töten wird.«[1073] Deborah Mackenzie von der Brüsseler Niederlassung des *New Scientist* schrieb: »Jahrelang haben wir unzählige Hühner gezwungen, im Namen der intensiven Landwirtschaft ein kurzes, erbärmliches Leben in riesigen, überfüllten Hühnerställen zu führen. Im Jahr 2004 begannen sie sich schließlich zu rächen.«[1074]

WHO, OIE und FAO, die weltweit führenden Organisationen für Medizin, Veterinärmedizin beziehungsweise Landwirtschaft, haben allesamt die Rolle der industriellen Geflügelproduktion in der H5N1-Krise betont. Die WHO machte zum Teil die »Industrialisierung des Tierzuchtsektors«[1075] für die zunehmende Tendenz neu auftretender Infektionskrankheiten im Allgemeinen und konkret die »intensive Geflügelproduktion« für das Auftreten von H5N1 verantwortlich.[1076] Die OIE, die Weltorganisation für Tiergesundheit, machte unter anderem die kürzeren Produktionszyklen und höheren Besetzungsdichten der Tiere in der modernen Geflügelproduktion verantwortlich, die zu einer »größeren Anzahl anfälliger Tiere führen, die in einer bestimmten Zeiteinheit gezüchtet werden«.[1077] Ein hochrangiger FAO-Vertreter sagte: »Die intensive industrielle Tierhaltung ist heutzutage eine Chance für neu auftretende Krankheiten.«[1078]

Experten weltweit machten in ähnlicher Weise zumindest teilweise die »sogenannte Fabrikhaltung«,[1079] »intensive Geflügelproduktion«,[1080] »großindustrielle Geflügelbestände«,[1081] »intensive landwirtschaftliche Produktionssysteme«[1082] oder »intensive Stallhaltung«[1083] verantwortlich. »Wir verschwenden wertvolle Zeit damit, mit dem Finger auf Wildvögel zu zeigen«, stellte die the Food and Agriculture Organization fest, »während wir uns eigentlich darauf konzentrieren sollten, die Grundursachen dieser sich ausbreitenden Epidemie zu bekämpfen, die (...) Haltungsmethoden [umfassen], bei denen eine große Zahl von Tieren auf engem Raum zusammengepfercht wird.«[1084]

Im Oktober 2005 gaben die Vereinten Nationen eine Pressemitteilung zur Vogelgrippe heraus, in der es hieß: »Regierungen, lokale Behörden und internationale Organisationen müssen bei der Bekämpfung der Rolle der Massentierhaltung, des Handels mit lebendem Geflügel und der Märkte für Wildtiere, die ideale Bedingungen für die Ausbreitung des Virus und für seine Mutation zu einer gefährlicheren Form bieten, eine wesentlich größere Rolle übernehmen.«[1085]

Der emeritierte Prof. Kennedy Shortridge wurde für seine bahnbrechenden Arbeiten zu H5N1 mit dem hoch angesehenen Prince Mahidol Award in Public Health, dem »Nobelpreis Asiens«,[1086] ausgezeichnet.[1087] Von 1977 bis 2002 beriet er die WHO in Fragen der Ökologie von Influenzaviren.[1088] Shortridge beschrieb, wie moderne Geflügelhaltungsbetriebe das größte Risikoszenario der Geschichte geschaffen haben: »Die Industrialisierung ist der Dreh- und Angelpunkt des Problems«, so Shortridge. »Wir haben auf unnatürliche Weise pandemiefähige Viren genau vor unsere Haustür gebracht. Wir haben ihnen die Möglichkeit gegeben, eine riesige Anzahl von Vögeln zu infizieren und zu vernichten und (...) auf die menschliche Rasse überzuspringen.«[1089] Der Leiter des Consortium for Conservation Medicine stimmte dieser Ansicht zu. »Die weltweite Geflügelindustrie steht eindeutig in Zusammenhang mit der Vogelgrippe [H5N1]«, sagte er. »Ohne sie wäre es nie dazu gekommen.«[1090]

IM STALL DAHEIM

Was genau an der intensiven Produktion war es, das die weltweit führenden Behörden für öffentliche Gesundheit und Tiergesundheit dazu veranlasste, zu einem schärferen Durchgreifen aufzurufen? Eine Fachzeitschrift der Branche listet einige Faktoren auf, die intensive Geflügelanlagen zu solch »idealen«[1091] »Brutstätten für Krankheiten«[1092] machen: »schlechte Belüftung, hohe Besatzdichte, schlechte Einstreubedingungen, schlechte Hygiene, hoher Ammoniakgehalt, Begleiterkrankungen und Sekundärinfektionen.«[1093]

ÜBERFÜLLUNG

Die Überbelegung ist die erste Zutat in diesem Rezept, die möglicherweise die Übertragung der Vogelgrippe erleichtert. Forscher haben eine 100-prozentige Kontakt-Übertragungsrate von H5N1 zwischen Hühnern, die in Standardbesatzdichten gehalten werden, nachgewiesen, aber die Übertragungsrate konnte halbiert oder sogar eliminiert werden, wenn man den Lebensraum der Vögel verdoppelte.[1094] Als ein experimentell mit einem hochpathogenen Truthahngrippevirus infiziertes Huhn in einen Raum mit vier anderen Hühnern gebracht wurde, starb der infizierte Vogel, aber keines der anderen vier Hühner erkrankte. Als das gleiche Experiment jedoch mit 13 Hühnern wiederholt wurde, erkrankten fünf der Kontakthühner im Szenario mit höherer Dichte und drei starben.[1095] In der modernen Geflügelproduktion sprechen wir aber nicht mehr von 13 Hühnern, sondern von Zehntausenden.

In der modernen Masthähnchenproduktion werden 20 000 bis 30 000 wenige Tage alte Küken auf groben Holzspänen oder anderem Einstreumaterial in einem ansonsten gänzlich kahlen Stall untergebracht.[1096] Die Küken werden schnell größer, um schnell ihr Schlachtgewicht zu erreichen, und so

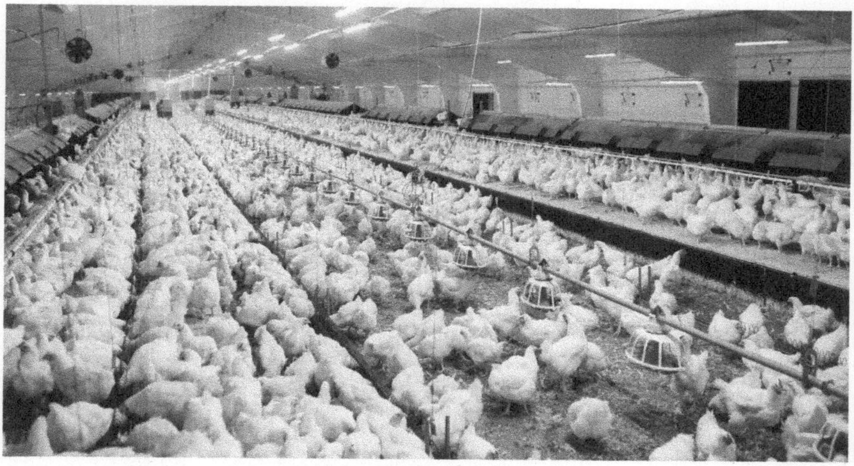

Hühnerstall für Masthähnchen

wird das Gedränge immer intensiver. In einem Standard-Referenzhandbuch für die kommerzielle Hühnerproduktion heißt es: »Unter kommerziellen Standardbedingungen haben Hühner mit einem Gewicht von 2 bis 2,5 Kilogramm in den letzten zwei Wochen ihrer 42 bis 47 Lebenstage pro Vogel kaum mehr als 250 Quadratzentimeter Lebensraum zur Verfügung.«[1097] Wie ein Forscher berichtete: »In den Ställen sieht es aus, als würde dort ein weißer Teppich liegen – wenn die Vögel ausgewachsen sind, könnte man keine Hand zwischen die Vögel legen; wenn ein Vogel hinfällt, wäre es ein Glück, wenn er wieder aufstehen könnte, weil er von den anderen zerquetscht werden würde.«[1098] »Offensichtlich«, so schrieben Veterinärwissenschaftler der Louisiana State University, »ist das Potenzial für eine katastrophale Epidemie unter diesen Bedingungen überaus hoch.«[1099]

Wie bereits erwähnt, ist die Mehrheit der Legehennen in der Welt in Batteriekäfigen eingesperrt,[1100] das heißt in Käfigen aus Draht, die so klein sind, dass jeder Henne weniger Platz zur Verfügung steht als ein normales Stück DIN-A4-Papier.[1101] Eine Henne braucht 1800 Quadratzentimeter Platz, um mit den Flügeln zu schlagen, 1200 Quadratzentimeter, um sich umzudrehen, und 450 Quadratzentimeter, um frei zu stehen.[1102] In kommerziellen Batterieanlagen in den USA stehen jedem Vogel durchschnittlich 400 Quadratzentimeter zur Verfügung.[1103] Mit bis zu zehn Vögeln pro Käfig und Tausenden von Käfigen, die in mehreren Etagen gestapelt sind, können Legehennenställe durchschnittlich mehr als 100 000 Hühner pro Stall beinhalten.[1104]

Die Royal Geographical Society stellt fest: »Die massive Nachfrage nach Hühnern hat zu einer Massentierhaltung (Batteriehaltung) geführt, die ideale Bedingungen für die Verbreitung von Viren auf oralem Wege und über Ausscheidungen bietet, die in den beengten Verhältnissen, in denen die meisten Vögel gehalten werden, unweigerlich deren Nahrung kontaminieren.«[1105]

Europa hat sich von diesem Grad der Intensivierung entfernt, sowohl bei Legehühnern als auch bei Masthühnern. Im Jahr 2007 hat die Europäische Kommission eine maximale Besatzdichte für Masthühner in ganz Europa vorgeschrieben.[1106] Im krassen Gegensatz zum »kommerziellen Standard (...) von 400 Quadratzentimeter Stallfläche pro Tier« verlangen bestimmte Bio-Standards in Großbritannien bereits mehr als 14 Quadratmeter pro Tier.«[1107] Im Interesse der Gesundheit und des Wohlergehens von Legehennen hat das Europäische Parlament 2012 konventionelle Batteriekäfigsysteme vollständig verboten.[1108] Seitdem sind sieben US-Bundesstaaten dem Beispiel gefolgt, die Verwendung von Käfigbatterien zu verbieten oder einzuschränken.[1109, 1110, 1111, 1112, 1113, 1114, 1115]

In einer gemeinsamen Konsultation stellten WHO, FAO und OIE fest, dass die schiere Anzahl intensiver Kontakte zwischen Vögeln mit zunehmender Bestandsdichte dazu dient, Krankheitserreger wie die Vogelgrippe zu verbreiten und zu verstärken.[1116] Dies wird durch Forschungsergebnisse unterstützt, die zeigen, dass zunehmende Hühnerbesatzdichten zu einer erhöhten Belastung mit Krankheitserregern führen, was uns natürlich kaum überrascht.[1117]

Die erhöhte Geflügeldichte ermöglicht nicht nur die verstärkte Ausbreitung der Vogelgrippe, Websters Gruppe bezeichnete sie auch als einen »großen Faktor« für die Zunahme hochpathogener Viren im Allgemeinen. Je »mehr Wirte auf engem Raum« vorhanden sind, desto leichter kann das Virus zu einer Form mutieren, die in der Lage ist, auch Menschen zu befallen und sich schließlich in der gesamten menschlichen Bevölkerung auszubreiten.[1118] Je mehr Tiere es gibt, zwischen denen ein Virus leicht hin- und herspringen kann, desto mehr Chancen bekommt das Virus, am Roulette-Rad zu drehen, bis es vielleicht den Pandemie-Jackpot knackt, der möglicherweise in der Lungenschleimhaut der Hühner versteckt ist. Forschungsprojekte zur

Entwicklung von Antibiotikaresistenzen zum Beispiel haben gezeigt, dass eine »intensive Produktion« das Auftreten von eigentlich überaus seltenen genetischen Ereignissen »enorm steigern kann«.[1119] Influenzaviren müssen sich nicht nur vermehren, sie müssen sich weiterentwickeln.

Bei Landvögeln kann es für Influenzaviren von Vorteil sein, anstatt weiter friedlich im Darm auszuharren, in die Atemwege einzudringen, um sich nicht nur über das Wasser, sondern auch über die Luft verbreiten zu können. Um sich anzupassen, muss das Virus zunächst die angreifenden Abwehrkräfte des Wirts überleben. Wie wir in den vorigen Beispielen gesehen haben, wird das Virus bei einer räumlichen Ausbreitung der Tiere vermutlich dadurch eingeschränkt, dass es den Wirt ausreichend lange gesund halten muss, um sich auf den nächsten Wirt ausbreiten zu können. Unter extremen Bedingungen im Gedränge kann es jedoch vorkommen, dass die natürliche biologische Kontrolle der Virulenz nicht mehr gegeben ist. Die Anthropologin und Autorin Wendy Orent erklärte dies in der *Los Angeles Times*: »H5N1 hat bei Hühnern nur aufgrund der Bedingungen, unter denen die Tiere in Käfigen zusammengepfercht und in riesige Lagerhäuser gesteckt werden, eine höhere Virulenz entwickeln können. H5N1 war ursprünglich ein mildes Virus, das bei Wanderenten vorkam; wenn es dort seinen Wirt sofort getötet hätte, hätte es auch selbst nicht überlebt. Aber wenn der Schnabel des nächsten Wirts nur einen Zentimeter entfernt ist, kann sich das Virus so entwickeln, dass es schnell tötet und trotzdem überlebt.«[1120]

Bei Zehntausenden, wenn nicht Hunderttausenden von empfänglichen Wirten in einem einzigen Hühnerstall kann das Virus schnell von einem Vogel zum nächsten überspringen und adaptive Mutationen anhäufen. Der französische Wissenschaftler C. J. Davaine war einer der ersten, der das Konzept der »seriellen Durchgänge« nachgewiesen hat. Er fragte sich, wie viel mit Anthrax infiziertes Blut nötig sei, um ein Kaninchen zu töten.

Davaine zeigte, dass nur zehn Bluttropfen, in denen es von Milzbrand nur so wimmelte, notwendig waren, um ein Kaninchen zu infizieren und zu töten. Waren es weniger als zehn Tropfen, überlebte das Kaninchen. Als er jedoch dem ersten Kaninchen Blut entnahm und damit ein weiteres infizierte, benötigte das zweite Kaninchen eine geringere Infektionsdosis. Der Milzbranderreger lernte dazu. Auf dem Weg von Kaninchen zu Kaninchen passte sich der Anthraxerreger an seinen neuen Wirt an und wurde immer tödlicher. Beim fünften Kaninchen brauchte es statt zehn Tropfen nur noch ein Hundertstel eines einzigen Tropfens, um das Kaninchen zu töten. Beim 15. Durchgang war das Pathogen so gut angepasst, dass es nur noch ein Vierzigtausendstel eines einzigen Tropfens benötigte. Nach der Passage durch 25 Kaninchen konnte bereits ein Millionstel eines Tropfens tödlich sein. Ein Millionstel von nur einem einzigen Tropfen konnte tödlich sein.

Wenn ein Krankheitserreger in eine neue Umgebung, eine neue Spezies oder sogar in einen neuen Wirt übergeht, kann er anfangs eine geringe Pathogenität aufweisen, aber wenn er von Tier zu Tier weiterspringt, kann er sich in einen wahren Killer verwandeln.[1121] Vergessen Sie 25 Wirte: Masthähnchenställe bieten durchschnittlich 25 000 in Gefangenschaft lebende Wirte und einige Legehennenställe 250 000 von ihnen.[1122]

Sobald das Virus einen kompletten Hühnerstall befallen hat, ist sein Überleben erneut gefährdet – es sei denn, es kann neue Opfer finden. Abhängig von den Umgebungsbedingungen kann sich das Influenzavirus höchstens einige Wochen lang in nassem Mist halten.[1123] Das Virus hat hier nicht mehr den Luxus, monatelang geschützt in den Tiefen eines kanadischen Sees zu lauern. Es hat nur noch sehr wenig Zeit, um in eine andere Herde zu gelangen, weshalb das Virus alles nutzt, was es nur finden kann: Schuhe, Kleidung, Reifen, Lastwagen, Käfige, Kisten, Insekten, Nagetiere oder sogar den Wind, der von den kolossalen Ventilatoren, die die Ställe belüften, in die Landschaft geblasen wird. Nerzpelzfarmen sind zum Beispiel überfüllt genug, um Grippeausbrüche zu erleiden, aber wenn in der Nähe nicht mehrere Farmen vorhanden sind, zu denen das Virus gelangen kann, verpufft es nach einiger Zeit meist unweigerlich.[1124]

Als räumliche Analysen der Ausbreitung von H5N1 in Asien durchgeführt wurden, entsprachen die Ausbrüche den Gebieten mit der größten Anzahl von Hühnern pro Quadratkilometer. Wenn Forscher eine Karte der Geflügeldichte eines Landes mit einer Karte der Ausbrüche überlagerten, passten diese mit statistischer Signifikanz zueinander.[1125] Innerhalb eines Stalls, auf einem Geflügelhof oder sogar in einer ganzen Region, wie es der Leiter der Region Asien der WHO damals formulierte, »entsprechen Ausbrüche der Vogelgrippe stets den Orten, wo die [Geflügel-]Populationssdichte besonders hoch ist«.[1126]

Große, überfüllte Betriebe sind möglicherweise die einzige Möglichkeit, durch die ein kurzlebiges Virus wie Influenza es geschafft hat, seit Millionen von Jahren zu existieren. Viren neigen dazu, eine von zwei »viralen Überlebensstrategien« zu verfolgen.[1127] Es gibt hartnäckige Viren wie Herpes, die über die Jahrhunderte hinweg überlebt haben, weil sie sich im Körper verstecken können und nur ab und zu einen vorübergehenden blasenbildenden Ausschlag hervorrufen, um sich verbreiten zu können, bevor sie wieder in den Untergrund zurückkehren, um sich vor den Abwehrkräften des Körpers zu verstecken. Dann gibt es akute Viren wie die Grippe, die sich nirgends verstecken können. Sie haben nur wenige Tage Zeit, sich auszubreiten, bevor sie den Wirt töten, oder, was wahrscheinlicher ist, bevor der Wirt sie tötet. Ohne eine riesige, dichte Population von empfänglichen Wirten würde das Virus daher schnell verschwinden.

Selbst bei wild lebenden Wasservögeln ist eine Influenzainfektion vorübergehend. Es gibt keine Hinweise darauf, dass Enten das Virus länger als ein paar Wochen am Stück in sich tragen, weshalb man annimmt, dass das Virus sich wohl darauf verlässt, dass sich Wasservögel wie Enten und Gänse seit 100 Millionen Jahren in Massenansammlungen zusammenfinden. In Kombination mit einer effizienten Übertragung über das Wasser macht dieser einzigartige Umstand einer dicht gedrängten, aber mobilen Population Wasservögel im Wesentlichen zum einzigen Wirt im Tierreich, von dem man annimmt, dass er in der Lage ist, eine solch kurzlebige Infektion kontinuierlich zu unterstützen.[1128] Fledermäuse könnten eine entsprechende Rolle in Bezug auf Coronaviren spielen.[1129]

1989 sprang in China ein Vogelgrippevirus direkt auf Pferde über, tötete 20 Prozent einer Herde und verschwand dann sehr schnell einfach wieder.[1130] Solche Epidemien scheinen notwendigerweise selbstbegrenzt zu sein, da die Population in ihrer Größe begrenzt ist und sich nicht schnell mit neuen Wirten wieder auffüllt.[1131] Wenn wir nicht damit beginnen, Zehntausende von Pferden durch überfüllte Megastallungen in Umlauf zu bringen, hat die Pferdegrippe kaum eine Chance, Fuß zu fassen, und vermutlich ist es noch unwahrscheinlicher, dass sie jemals eine Bedrohung für den Menschen darstellen könnte. Vielleicht konnten die Hühner erst dann als Herolde von Viren wie H5N1 fungieren, als die Geflügelpopulation und -dichte eine kritische Masse erreichte, die auch stetig neu besetzt wurde.[1132]

STRESS

Die Überbesetzung kann auch die Anfälligkeit eines jeden Tieres erhöhen. Frederick Murphy, ehemaliger Dekan der School of Veterinary Medicine der University of California in Davis, bemerkte, dass diese Veränderungen in der Art und Weise, wie wir Tiere als Nahrungsmittel züchten, »es Krankheitserregern oft möglich macht, direkt an der Quelle in die Nahrungskette einzudringen und zu wachsen, und das ist weitgehend auf stressbedingte Faktoren zurückzuführen«.[1133] Die körperliche Belastung, die sich durch die beengten Verhältnisse ergibt, kann »tiefgreifende« Auswirkungen auf die Immunität[1134] haben und die Tiere für eine Infektion anfälliger machen.[1135] Eine verminderte Immunfunktion bedeutet eine verminderte Schutzreaktion durch Impfungen. »Da die Impfimmunität durch Faktoren wie (...) immunsuppressiven Stress beeinträchtigt wird«, so schrieb ein führender[1136] USDA-Experte für Geflügelimpfstoffe, »haben mutierte Klone eine bessere Chance, sich selektiv zu vermehren und sich in der Umwelt auszubreiten.«[1137] Studien, in denen man Vögel stressigen Haltungsbedingungen aussetzt, liefern »solide Beweise für die Theorie, dass Stress die adaptive Immunität von Hühnern beeinträchtigt«.[1138]

Hühner, die in überfüllten Ställen gehalten werden, entwickeln mit der Zeit ein »erhöhtes Nebennierengewicht« – ein anschwellendes Wachstum der Drüsen, die Stresshormone wie Adrenalin produzieren –, während gleichzeitig eine »Rückbildung der lymphatischen Organe« stattfindet, also die Organe des Immunsystems schrumpfen.[1139] Es wird angenommen, dass dies einen metabolischen Kompromiss darstellt, bei dem die in die Abwehrkräfte des Wirts investierten Energien durch die Stressantwort umgeleitet werden,[1140] was zu einer »erweiterten Immunsuppression« führen kann.[1141] Europas Scientific Veterinary Committee berichtete, dass einer der Gründe, warum Europa die Käfighaltung von Legehennen auslaufen ließ, darin besteht, dass es Hinweise darauf gibt, dass Batteriehühner möglicherweise höhere Infektionsraten haben, »da der Stress in Käfigen die Immunfunktion beeinträchtigt«.[1142]

Der führende Berater der Fleischindustrie, Temple Grandin, ein Veterinärwissenschaftler an der Colorado State University, beschrieb in einer Ansprache an das National Institute of Animal Agriculture die Belastungen durch ein Leben in der Legebatterie. »Als ich einen großen Legehennenbetrieb besuchte und alte Hennen sah, die am Ende ihres produktiven Lebens angekommen waren, war ich entsetzt. Auf maximale Eierproduktion gezüchtete Legehennen (…) waren nervlich am Ende, wahre Wracks, die durch ständiges Schlagen gegen den Käfig die Hälfte ihrer Federn verloren hatten.«[1143] Mit Bezug auf die Praktiken der Eierindustrie im Allgemeinen bemerkte Grandin: »In diesem Fall sind diese schlechten Praktiken zur Norm geworden.«[1144]

Unter intensiven Haltungsbedingungen ist es nicht nur unmöglich, dass die Vögel sich bequem umdrehen oder sogar frei stehen können. Auch die grundlegendsten natürlichen Verhaltensweisen wie das Putzen der Federn können stark eingeschränkt sein, was noch zu zusätzlichem Stress führt.[1145] Eine Überbelegung kann die natürliche Hackordnung der Vögel stören und zu sozialem Stress führen, der nachweislich seit mehr als 40 Jahren die Resistenz gegen Virusinfektionen[1146] und in jüngster Zeit gegen eine Vielzahl anderer Krankheitsherausforderungen schwächt.[1147] Fachleute aus der Industrie sehen es als »erwiesen« an, dass »hohe Stresspegel, wie sie durch moderne Haltungspraktiken geschaffen werden«, zu einer verminderten Immunantwort führen.[1148]

Wir sehen ähnliche Stressfaktoren auch in der Schweinebranche. »Vergessen Sie, dass ein Schwein ein Tier ist«, erklärte eine Branchenzeitschrift vor Jahrzehnten. »Behandeln Sie es wie eine Maschine in einer Fabrik.«[1149] Und in der Tat sind Zuchtsauen, wie bereits erwähnt, typischerweise in kahlen Metallställen oder Kisten eingesperrt, die so eng sind, dass sich die Tiere nicht einmal umdrehen können. Da die Schweine daran gehindert werden, normales mütterliches Verhalten (das natürlich auch ein körperliches Verhalten ist) an den Tag zu legen, produzieren sie als Reaktion auf diese Erfahrungen geringere Mengen an Antikörpern.[1150] »Studien deuten darauf hin«, so heißt es in einem Bericht, »dass der Stress durch das Liegen auf nacktem Beton den Widerstand gegen Atemwegserkrankungen verringern kann, was zu einem erhöhten Infektionsrisiko führt.«[1151] Deutsche Forscher fanden insbesondere heraus, dass Stroheinstreu mit einem verringerten Risiko einer Infektion mit dem Influenzavirus verbunden ist.[1152]

Eine weitere Stressquelle für viele Vögel, die zur Fleisch- und Eierproduktion gehalten werden, sind die vielfältigen Verstümmelungen, die sie ertragen müssen. Körperteile wie ihre Kämme, Sporen und Krallen werden oft ohne Betäubung abgeschnitten, um den Schaden der oft stressbedingten Aggressionen zu begrenzen. Manchmal werden Zehen zu Identifizierungszwecken am ersten Knöchel abgetrennt.[1153] Der Geflügelexperte der University of Georgia, Bruce Webster, beschrieb das Masthuhn auf einer Konferenz des American Meat Institute im Wesentlichen als »einen übergroßen, leicht verletzbaren Babyvogel, der manchmal wie eine Bowlingkugel behandelt wird«.[1154]

Die meisten Legehennen in den Vereinigten Staaten sind »schnabelbeschnitten«.[1155] Teile des Schnabels der Küken werden abgeschnitten, oft mit einer heißen Klinge, ein äußerst schmerzhaftes[1156] Verfahren, das nachweislich ihre Fähigkeit, Futter aufzupicken und zu schlucken, beeinträchtigt.[1157] Dieses Verfahren, das in einigen europäischen Ländern bereits wegen seiner Sinnlosigkeit verboten ist,[1158] wird von einigen Geflügelexperten lediglich als eine »Überbrückungsmaßnahme angesehen, die grundlegende Unzulänglichkeiten in Umwelt oder Verwaltung kaschieren soll«.[1159]

In einem Grundsatzpapier der National Defense University über Bioterrorismus in der Landwirtschaft wurden Verstümmelungen und Überfüllung ausdrücklich als Faktoren genannt, die das Stressniveau so weit erhöhen, dass die daraus resultierende Immunsuppression eine Rolle dabei spielen könnte, die US-Tierzucht für Terroranschläge anfällig zu machen.[1160] Der emeritierte Universitätsprofessor Ian Duncan vom Animal and Poultry Science Department der University of Guelph hat sich jahrzehntelang zu den Auswirkungen dieser belastenden Praktiken auf die Gesundheit von Mensch und Tier geäußert. »All diese ›elektiven Eingriffe‹ sind mit Schmerzen verbunden«, schrieb Duncan, »vielleicht sogar mit chronischen Schmerzen. Den Vögeln wird niemals ein Betäubungsmittel verabreicht. Diese Verstümmelungen sind krude Lösungen für die Probleme, die durch moderne Methoden der Huhn- und Truthahnzucht entstehen.«[1161]

Der ehemalige Leiter der Abteilung für Geflügelwissenschaft an der North Carolina State University beschrieb, wie Truthähne ihr Leben beginnen. Neugeborene Truthahnküken werden »gequetscht, über eine Rutsche auf ein Laufband geworfen, jemand hebt sie hoch und zieht ihnen den typischen roten Hautlappen vom Kopf ab, schneidet ihnen drei Zehen von jedem Fuß ab, kürzt ihnen den Schnabel, legt sie auf ein anderes Förderband, das sie zu einem weiteren Karussell befördert, wo sie eine Spritze, meist mit einem Antibiotikum, erhalten, die ihnen in den Nacken gesteckt wird. Im Grunde handelt es sich um eine große Operation. Sie sind traumatisiert.«[1162]

Forschungsarbeiten am Exzellenzzentrum für Geflügelwissenschaften der University of Arkansas weisen darauf hin, dass die kumulative Wirkung mehrerer Stressoren in der gesamten Putenproduktion zu Bedingungen wie dem »Truthahn-Osteomyelitis-Komplex« führt, bei dem eine verminderte Widerstandsfähigkeit gegen Infektionen zu einer bakteriellen Invasion in den Knochen führt, was die Bildung abszessartiger Eitertaschen im gesamten Skelett der Vögel verursacht. Es hat sich gezeigt, dass allein der Stress beim Einfangen und Transport der Tiere die Krankheit auslösen kann.[1163]

Wenn moderne Produktionsmethoden die Tiere so anfällig für Krankheiten machen, warum werden sie dann immer noch praktiziert? Die Industrie könnte die Überbelegung verringern und dadurch die krankheitsbedingten Sterblichkeitsverluste senken, aber, wie die Geflügelwissenschaftler erklären, »eine Verbesserung der Handhabe ist möglicherweise nicht durch die Produktionsverluste gerechtfertigt«.[1164] Mit anderen Worten: Selbst wenn viele Vögel krankheitsbedingt sterben, könnte das derzeitige System kurzfristig immer noch rentabler sein. »Geflügelhaltung ist das kostenintensivste aller Tierproduktionssysteme«, heißt es in einem veterinärmedizinischen Lehrbuch, »und es werden die kostengünstigsten Methoden der Seuchenbekämpfung eingesetzt.«[1165] Es mag billiger sein, einfach Antibiotika ins Futter zu geben, als substanzielle Änderungen vorzunehmen, aber sich hier auf Antibiotika zu stützen, fördert die Entwicklung antibiotikaresistenter Superbakterien, und gegen die Vogelgrippe helfen Antibiotika nun einmal auch nicht.

Das führende Handbuch zur Geflügelproduktion erklärt die wirtschaftliche Begründung für die Überbelegung: »Die Einschränkung der Bodenfläche führt zu schlechteren Ergebnissen für die Vögel, doch die Frage ist und bleibt: Was ist die minimale Bodenfläche, die pro Tier erforderlich ist, um die größte Rendite zu erzielen?«[1166] Was in diesen Berechnungen jedoch fehlt, sind die Kosten für Menschenleben, die bei Geflügelkrankheiten wie der Vogelgrippe potenziell in die Millionen gehen könnten.

SCHMUTZ

In der intensiven Batteriehaltung gehen Produktion, Gedränge, Stress und Schmutz Hand in Hand. Das USDA weist darauf hin, dass ein einziges Gramm Dung (ungefähr das Gewicht einer Büroklammer) von einem infizierten Huhn »genug Viruslast enthalten kann, um eine Million Vögel zu infizieren«.[1167] Ein Bestand von 20 000 Masthühnern produziert täglich mehr als eine Tonne Kot.[1168]

Sie sitzen buchstäblich in ihrem eigenen Dreck. Am Ende ihres Lebens können viele der Vögel nicht mehr stehen. »Die Vögel werden auf eine solche Größe gezüchtet, dass ihre Beine so schwach werden, dass sie oft das Gewicht ihres Körpers einfach nicht mehr tragen können«, erklärte ein Geflügelspezialist der USDA. »Deshalb verbringen sie die meiste Zeit damit, im Schmutz auf dem Boden zu hocken.«[1169] Dort fressen, schlafen und koten sie. Mit gerade einmal sechs Wochen sind Masthühner so schwer und die Belastung für ihre Hüften und Beine so groß, dass sie mehr als drei Viertel ihrer Zeit in ihrem eigenen Abfall liegend verbringen.[1170] Temple Grandin schrieb: »Das heutige Geflügelhuhn ist so gezüchtet, dass es so schnell wächst, dass seine Beine unter dem Gewicht seines aufgeblasenen Körpers zusammenbrechen können. Es ist schrecklich.«[1171] Wenn sie geschlachtet werden, weisen alle Kadaver Anzeichen einer groben fäkalen Kontamination auf.[1172] Kein Wunder, dass moderne Geflügelprodukte die Hauptüberträger lebensmittelbedingter Krankheiten sind,[1173] zumal im Gegensatz zu Rindern und Schweinen die Haut zusammen mit dem Fleisch gegessen werden kann.[1174]

Die verfaulenden Fäkalien erzeugen mehrere irritierende Chemikalien, darunter Schwefelwasserstoff (das Gas, das nach faulen Eiern riecht), Methan und Ammoniak.[1175] »Ammoniak in einem Geflügelstall löst Schwindel bei den Mitarbeitern aus, reizt die Augen und wirkt sich auf die Hühner aus«, heißt es in einem Lehrbuch über Geflügelkunde.[1176] Angesichts der extremen Besatzdichte kann die Einstreu so mit Exkrementen verseucht sein, dass die Vögel Wunden oder »Ammoniakverbrennungen« auf der Haut entwickeln können, die als Brustblasen, Sprunggelenksverbrennungen und Ballendermatitis bekannt sind und die in den letzten Jahrzehnten deutlich häufiger und schwerer geworden sind.[1177] Das Ammoniak verbrennt auch die Augen und Lungen der Vögel.

Studien haben gezeigt, dass hohe Ammoniakkonzentrationen den Schweregrad von Atemwegserkrankungen wie Lungenentzündung erhöhen,[1178] zum Teil durch direkte Schädigung der Atemwege, wodurch diese für eine Infektion anfälliger werden.[1179] Eine umfangreiche Studie, an der Millionen von Vögeln aus fast 100 kommerziellen Betrieben in mehreren Ländern untersucht wurden, ergab, dass Ammoniakspiegel die Ausscheidung des Stresshormons Kortikosteroid, eines starken Immunsuppressivums, erhöhen.[1180]

Neben der Rolle, die chronischer irritativer Stress spielt, unterdrückt Ammoniak auch direkt das Immunsystem.[1181] Ammoniak wird in den Blutkreislauf der Vögel aufgenommen, wo es die Wirkung einzelner Immunzellen, der weißen Blutkörperchen, stört.[1182] Obwohl die luftgetragene Übertragung von H5N1 über Aerosole selbst unter Vögeln immer noch relativ ineffizient ist,[1183] können die Ammoniakschäden, die mit der intensiven Geflügelproduktion verbunden sind, es dem Virus erleichtern, ein sogenanntes pneumotropes oder lungensuchendes Verhalten zu entwickeln.[1184]

Die Luft in industriellen Masthähnchenställen ist dick mit Kotstaub durchsetzt, wodurch sich das Grippevirus vermutlich ganz mühelos ausbreiten kann. Eine erhöhte Belegungsdichte führt zu höheren Konzentrationen von Luftschadstoffen, die dann zu einer erhöhten Herausforderung des Immunsystems der Vögel durch Atemwegserkrankungen führt.[1185] Neben Kotmaterial enthält der Luftstaub in solchen Einrichtungen nachweislich Bakterien, bakterielle Toxine, Viren, Schimmelpilze, Nasensekret, Feder- und Hautreste, Futterpartikel und Insektenteile.[1186] In Geflügelställen können durchschnittlich mehr als eine Million Bakterien in jedem Kubikmeter Luft schweben.[1187]

Zusätzlich zur Reizung der Atemwege verstopfen diese Staubpartikel die Lungen der Vögel und überwältigen ihre Abwehrmechanismen. Forscher haben bereits vor Jahrzehnten gezeigt, dass die Exposition eines Kükens gegenüber einem normalerweise harmlosen Escherichia-coli-Stamm in einer mit Staub oder Ammoniak getrübten Umgebung Krankheiten verursachen kann.[1188] Sogar die Luft, die die Vögel atmen, während sie sich in intensiver Gefangenschaft befinden, kann sie für eine Grippeinfektion anfälliger machen.

Jeden Tag fällt eine weitere Tonne Kot auf die Böden der Ställe. In den Vereinigten Staaten werden Masthühner im Alter von etwa 45 Tagen geschlachtet und eine neue Kükenherde aus der Brüterei zieht in die Stallungen. Unglaublicherweise dürfen die Ställe zwischen zwei Herden nicht gereinigt werden. Neu geschlüpfte Küken können also direkt auf die Tonnen Kot gesetzt werden, die bereits in den Ställen liegen, und der Kreislauf geht fröhlich weiter. »Europäische Züchter, die US-amerikanische Produktionsstätten besuchen, sind von den hiesigen Praktiken durchweg schockiert«, räumte der Geflügelspezialist Frank Jones vom Department of Poultry Science der North Carolina State University.

Auch Veterinärexperten haben sich kritisch zu dieser Praxis geäußert. Wie in der Zeitschrift der Weltorganisation für Tiergesundheit angegeben, sollten Kotabfälle aus dem Stall entfernt werden, bevor eine neue Herde dorthin transportiert wird.[1189] Die Unterbringung von Küken, die nur wenige Tage alt sind, in Ställen, die mit »angesammeltem« Schmutz kontaminiert sind, setzt die Vögel möglicherweise »einer breiten Palette von Geflügelpathogenen« aus.[1190] Das Advisory Committee on the Microbiological Safety of Food berichtete, die wichtigste Quelle für Campylobacter-Infektionen bei Hühnern – eine Infektion, die Millionen von Amerikanern krank macht[1191] – seien »industrielle Masthähnchenställe«.[1192] Die Geflügelindustrie vermutet, dass »die allgemeine Betriebshygiene die Anzahl [der mit Campylobacter-Bakterien kontaminierten Schlachtkörper] um etwa 40 Prozent reduzieren könnte«. Aber eine »Nulltoleranz«-Politik ist unpraktisch, betont die Industrie, »weil sie unmöglich zu tragbaren Kosten erreichbar ist«.[1193] Die verklumpte Schicht aus Fäkalienmaterial einfach liegen zu lassen, ist ein weiteres Beispiel für eine »Produktion zu den geringsten Kosten« und nicht für eine Produktion, die das Risiko weitestgehend zu eliminieren sucht.

Kostenoptimierte Geflügelställe bedeuten oft schmutzige Böden.[1194] Jedes Mal, wenn der Stall gereinigt wird, wird ein Teil des Schmutzes abgekratzt und schließlich durch neuen Schmutz ersetzt. Bei Betonböden ist es einfacher, diese häufiger zu reinigen, sie sind allerdings auch teurer. »Wir sind wirklich in dem aktuellen System gefangen«, so Jones. »Es jetzt zu ändern, würde Unsummen kosten.«

In einer Spezialausgabe zur Krankheitsprävention zur Feier des 40-jährigen Erscheinens von *Poultry International* stellte das Fachmagazin Folgendes fest: »Das Ersetzen gebrauchter Einstreu zwischen Herden ist weltweit gängige Praxis, wird sich aber in den Vereinigten Staaten nicht durchsetzen.«

Die Investition wäre offensichtlich zu hoch für die zu erwartende Rendite. »Sollten Bundesvorschriften keine drastischen Änderungen erzwingen«, so die Schlussfolgerung des Artikels, »sollten wir keine spektakulären Veränderungen erwarten«.[1195]

KEIN SONNENLICHT

Wenn die Geflügelställe schließlich ausgemistet werden, wird ein Teil der Abfälle – etwa eine Million Tonnen pro Jahr – an amerikanisches Vieh verfüttert,[1196] und einiges wird als Dünger auf Ackerland verteilt. Unter freiem Himmel trocknen die Tonnen Mist schnell aus, zusätzlich unterstützt durch die reinigenden Sonnenstrahlen, und die Fäkalmikroben sterben ab.[1197] In schwach beleuchteten Ställen hingegen gedeihen in der feuchten Einstreu menschliche Krankheitserreger wie Salmonellen[1198] und Campylobacter.[1199] Auch Viren wie H5N1 können es sich dort gemütlich machen.

Übertragungsexperimente mit Hühnern zeigen, dass die Ausbreitung von H5N1 vorwiegend über den fäkal-oralen Weg und nicht über Atemtröpfchen erfolgt. H5N1 kann in feuchtem Kot wochenlang überleben, wird aber bei Außentemperaturen deaktiviert, sobald der Kot austrocknet.[1200] In einer Freilandhaltung dürfte die Verbreitung von Vogelgrippeviren wie H5N1 also relativ unwirksam sein.

In Ländern wie Thailand macht die Kombination aus tropischer Hitze und beengten Platzverhältnissen eine »Verdunstungskühlung« in Geflügelställen erforderlich, bei der große Ventilatoren und eine Art Wassernebel eingesetzt werden, um die Vögel während der heißen Jahreszeit abzukühlen. Dies reduziert zwar den Hitzestress, aber die hohe Luftfeuchtigkeit sorgt dafür, dass die Einstreu immer feucht ist, was die Verbreitung von Krankheitserregern wie der Vogelgrippe erleichtern kann. Diese »Evap Houses« erhöhen die Überlebensrate der Herde, können dasselbe aber auch für das Virus leisen.[1201]

Weiter nördlich in China befinden sich einige Geflügelherden die meiste Zeit des Jahres im Freien, werden aber während der kalten Wintermonate in den Stall gebracht, was Forschern die einzigartige Gelegenheit bietet, die Vogelgrippeaktivität von im Stall eingesperrten Herden mit der von im Freien verbleibenden Herden zu vergleichen. In der Tat sind Ausbrüche der Vogelgrippe wahrscheinlicher, wenn die Vögel im Stall zusammengepfercht sind. Auch wenn dies möglicherweise auch auf andere Faktoren zurückzuführen ist wie beispielsweise auf ein erhöhtes Überleben der Viren bei kälteren Temperaturen, gibt die FAO der Stallhaltung im Winter teilweise die Schuld.[1202] Das stärkere Gedränge in geschlossenen Räumen mit suboptimaler Belüftung,[1203] kombiniert mit einer geringeren Sonneneinstrahlung über die Erdoberfläche,[1204] könnte einer der Gründe dafür sein, dass die menschliche Grippesaison nach dem Winter jedes Jahr zwischen der Nord- und Südhalbkugel hin und her wechselt.

»Vögel, die das ganze Jahr über in geschlossenen Räumen untergebracht sind, sind vermutlich anfälliger für Infektionskrankheiten«, heißt es in einem Lehrbuch über Vogelviren, »und zwar aufgrund der verminderten Luftqualität, der Ansammlung von Krankheitserregern in einer begrenzten Umgebung und der fehlenden Sonneneinstrahlung. Diese Faktoren bewirken gemeinsam, dass die natürliche Krankheitsresistenz der Vögel reduziert wird«, heißt es weiter.[1205]

Das Fehlen einer ausreichenden Belüftung und von Sonnenlicht, wie dies bei intensiver Stallhaltung der Fall ist, unterstützt in dieser Kombination die Ausbreitung von Influenza in hohem Maße. Das vielleicht besterforschte Beispiel in der Humanmedizin für die Gefahr, die von überfüllten geschlossenen Räumen ausgeht, war ein Passagierflug im Jahr 1977, bei dem das Flugzeug aufgrund eines mechanischen Versagens mehr als vier Stunden lang auf dem Rollfeld festsaß – während eine junge Frau im hinteren Teil der Kabine mit Fieber auf dem Bauch lag und wegen einer Grippe heftig hustete. Innerhalb von drei Tagen waren fast drei Viertel ihrer Mitreisenden von denselben Symptomen geplagt.[1206] Laboruntersuchungen an Tieren zeigten dieselben Ergebnisse: Ein verminderter Luftaustausch steht in engem Zusammenhang mit einer erhöhten Influenzainfektionsrate.[1207]

Wir können aus vergangenen Pandemien lernen. 1918, als die Krankenhäuser in Boston überfüllt waren, wurde im nahe gelegenen Brookline ein Zeltkrankenhaus errichtet. Obwohl es von den Bostonern als »barbarisch und grausam« verurteilt wurde, kranke Patienten dem kalten Bostoner Herbst auszusetzen, stellte sich heraus, dass die frische Brise und der Sonnenschein den überzähligen Patienten weitaus bessere Überlebenschancen zu bieten schienen als denen in den überfüllten, schlecht belüfteten Krankenhäusern.[1208]

Eine Studie zur Pandemie von 1957 bis 1958 zeigte die mögliche Rolle des Sonnenlichts. Ultraviolette Strahlen schädigen genetisches Material. Deshalb bekommen wir auch einen Sonnenbrand. Das ultraviolette Licht der Sonnenstrahlen schädigt die DNA in unserer Haut und löst eine Entzündung aus, die sich in Form von Rötung und Schmerz äußert.[1209] Ultraviolettes Licht wurde also in Tuberkulosestationen eingesetzt, um in die Luft geschleuderte TB-Erreger abzutöten. Um herauszufinden, ob die Grippe auf dieselbe Weise abgetötet werden konnte, verglichen Forscher während der Pandemie die Gripperaten bei Patienten in TB-Kliniken mit UV-Licht mit denen von Patienten in TB-Kiniken ohne UV-Licht. In den Kliniken ohne UV-Licht bekamen 19 Prozent die Grippe, in Kliniken mit UV-Licht infizierten sich nur zwei Prozent, ein statistisch signifikanter Unterschied.[1210] Dies deutet darauf hin, dass Sonnenlicht dazu beitragen kann, das Influenzavirus aus der Luft herauszudesinfizieren, was das erhöhte Infektionsrisiko durch beengte Verhältnisse von Geflügel im Stall unterstreicht. Bei Herden, die im Freien aufgezogen werden, können laut FAO die natürlichen UV-Strahlen der Sonne »alle Virusreste zerstören«.[1211]

Wenn das Sonnenlicht eine derart desinfizierende Wirkung hat, warum baut die Industrie dann nicht Fenster ein, damit ein Teil des natürlichen Sonnenlichts vielleicht die fäkalen Schadstoffe in der Luft reduzieren kann? Mehr Licht bedeutet allerdings auch, dass die Hühner aktiver werden, was wiederum dazu führt, wie es eine Fachzeitschrift der Geflügelindustrie ausdrückt, dass »die Vögel ihre Energie durch Aktivität verbrennen und sie nicht ausschließlich für Wachstum und Entwicklung einsetzen«. Natürliche Beleuchtung hat einen negativen Einfluss auf die »Futterverwertung«.[1212] Mit anderen Worten: Die Tiere »verschwenden« Energie, indem sie sich bewegen, anstatt einfach dicker zu werden, um schneller das Schlachtgewicht zu erreichen. Laut Broiler Industry »ist es offensichtlich, dass das Licht, das durch Sonnenschein während des Tages geliefert wird, sowie normale Dunkelheit in der Nacht, das minderwertigste aller Beleuchtungsprogramme ist«.[1213]

KRANK GEZÜCHTET

Die Immunkompetenz bei modernen Geflügelstämmen befindet sich wahrscheinlich auf einem historischen Tiefstand. Die Zucht im Hinblick auf Produktionsmerkmale wie zum Beispiel auf erhöhte Brustmuskulatur bei Vögeln, die zur Fleischgewinnung aufgezogen werden, oder auf erhöhte Legefähigkeit bei Legerassen scheint notwendigerweise auch eine Zucht hin zu einer verminderten Immunfunktion zu bedeuten. Angesichts der intensiven Wegzüchtung der Immunfunktion sind möglicherweise fast alle modernen kommerziellen Hühner in einer gewissen Weise »körperlich beeinträchtigt«, was vermutlich die Verbreitung von Viren wild lebender Wasservögel erleichtert. »Zuchtgeflügel wird schon seit einiger Zeit gezüchtet, um prall und saftig zu werden, und nicht, um besonders krankheitsresistent zu sein«, erklärte ein leitender Virologe am Australian Animal Health Laboratory. »Es ist sozusagen leichte Beute für die wild lebende Verwandtschaft.«[1214]

Erst weit nach Beginn des 20. Jahrhunderts begann die Geflügelindustrie damit, Hühnerrassen zu trennen – die einen für Fleisch und die anderen für Eier.[1215] Sobald die maximale Produktivität im Vordergrund stand, schlossen sich diese beiden Merkmale gegenseitig aus. Für Masthühner gilt die »Fleischleistung pro Huhn« als wichtigstes Ziel,[1216] also je größer, desto besser.[1217] Im Gegensatz dazu will die Industrie, dass Legehennen möglichst klein sind. Große Eier aus kleinen Körpern sorgen dafür, dass mehr vom Futter in das Ei gelangt und nicht für die Ernährung der Mutter »verschwendet« wird.[1218]

In der Eierindustrie gilt die »Futterverwertung«, die Umwandlung von Futtermitteln in Eier, als das Merkmal mit der größten »Auswirkung auf die Rentabilität«. Moderne Legehennen werden so dürr gezüchtet, dass es nicht rentabel ist, ihre männlichen Küken für Fleisch aufzuziehen. Da sie keine Eier legen können, sind männliche Küken lediglich ein unerwünschtes Nebenprodukt der Industrie. Es ist wirtschaftlich sinnvoller, sie kurz nach dem Schlüpfen zu Hunderten von Millionen zu töten[1219] – sie lebendig zu zermahlen, zu vergasen oder in einen Müllcontainer zu werfen, um sie zu ersticken oder zu dehydrieren[1220] –, als Futter an sie zu verschwenden.[1221]

Auf diese Weise wurden im Interesse der Produktivitätsmaximierung zwei verschiedene Hühnerzuchtlinien geschaffen, eine für Fleisch und eine für Eier. Wie ein Historiker bemerkte, brach Ende der 1950er-Jahre die »Ära der Designer-Hühner« an.[1222] Die Ergebnisse waren außergewöhnlich. Die selektive Zucht im Laufe der Zeit hat schließlich aus einem Wolf einen Pudel gemacht. Die Vorfahren der heutigen Hühner legten nur etwa 25 Eier pro Jahr.[1223] Heutige Legehennen produzieren mehr als zehnmal so viele Eier, [1224] was zu zunehmenden Problemen mit Uterusprolaps [1225] und Knochenbrüchen aufgrund kritischer Schwächung führt, da Skelettkalzium mobilisiert wird, um Schalen für die Eier zu bilden.[1226]

Die »Essenz«[1227] der Masthähnchenproduktion, wie Geflügelwissenschaftler sie beschreiben, besteht darin, »Futtermittel in Fleisch zu verwandeln«.[1228] Die Vorfahren dieser Hühner wuchsen innerhalb von vier Monaten auf etwa ein Kilo an.[1229] In den 1950er-Jahren konnte die Industrie ein zweieinhalb Kilo schweres Huhn schon in weniger als drei Monaten aufziehen. Vor allem dank der selektiven Zucht (zusätzlich zu wachstumsfördernden Medikamenten) dauert dieser Prozess heute nur noch durchschnittlich 45 Tage.[1230] Masthühner werden heute in weniger als der Hälfte der Zeit mehr als doppelt so groß. Die University of Arkansas Division of Agriculture stellte folgenden Vergleich zur Wachstumsrate der heutigen Masthühner auf: »Wenn Sie so schnell wie ein Huhn wachsen würden, würden Sie mit zwei Jahren 160 Kilo wiegen.«[1231] Innerhalb eines Jahrhunderts wurde, so ein Historiker, »das Stallhuhn in eine hocheffiziente Maschine zur Umwandlung von Futtergetreide in billiges Tierfleischprotein transformiert«.[1232]

Interessanterweise wurde diese Veränderung bei Hühnern als solch »herausragendes Beispiel für den Beitrag der Zuchtarbeit« angesehen,[1233] dass viele der ersten Geflügelwissenschaftler bei der Gründung der American Breeders' Association mitwirkten,[1234] welche später die menschliche Eugenikbewegung anführte. [1235] Der führende US-Geflügelwissenschaftler und Eugenik-Pionier Charles B. Davenport sprach von den Bemühungen der Geflügelzucht als analog zu denen einer »Rassenverbesserung«[1236] und »-reinigung«.[1237] Auch Heinrich Himmlers Erfahrungen mit der Hühnerzucht haben seine Ansichten zu diesem Thema geprägt.[1238]

Die »Verbesserung« von Geflügel während des letzten Jahrhunderts wurde als »recht profitabel« bezeichnet,[1239] aber die Branche gesteht auch die Nachteile ein. Der Herausgeber der Branchenzeitschriften *WATT PoultryUSA* und *Poultry Tribune* schrieb: »Laufende Bemühungen zur Steigerung des Brustfleischertrags haben zum Beispiel zu einer höheren Neigung zu Muskel-Skelett-Problemen, Stoffwechselkrankheiten, Immunschwäche und männlicher Unfruchtbarkeit geführt, vor allem deshalb, weil das zusätzliche Protein, das zur Brustmuskelproduktion verwendet wird, die Entwicklung der inneren Organe beeinträchtigt.«[1240]

Moderne Masthühner wachsen so schnell, dass dies die Fähigkeit ihres Herz-Kreislauf-Systems überfordert und zu Formen von Herzinsuffizienz wie dem plötzlichen Herztod bei Hühnern (Sudden Death Syndrome), auch als »Flip-Over Syndrome« (»Umfallsyndrom«) bekannt, führt. Herzinsuffizienz ist eine immer wichtigere,[1241] häufige[1242] Todesursache bei kommerziellen Herden, sogar bei Vögeln, die erst wenige Wochen alt sind. Eine Fachzeitschrift berichtete, dass »Masthühner heutzutage so schnell wachsen, dass Herz und Lunge nicht gut genug entwickelt sind, um den Rest des Körpers zu versorgen, was zu kongestiver Herzinsuffizienz und enormen Verlusten durch Tod führt«.[1243]

Die Sterblichkeitsraten von Masthähnchen sind bis zu siebenmal höher als die von Hühnern, die nicht auf schnelles Wachstum hin gezüchtet werden.[1244] Dieser Kompromiss wird akzeptiert, wenn die erhöhte Sterblichkeit durch eine Steigerung der Fleischleistung oder Futterverwertung kompensiert wird. Um ihre Gewinne zu maximieren, nehmen kommerzielle Masthähnchenproduzenten eine Sterblichkeitsrate von fünf Prozent hin.[1245]

Hühner sterben nicht einfach nur, weil ihr Kreislaufsystem unter dem Stress zusammenbricht. Hühner, die so gezüchtet werden, dass sie ungewöhnlich starke Muskeln (Fleisch) entwickeln, haben ein unnatürlich unterentwickeltes Immunsystem. Masthühner, die für ein beschleunigtes Wachstum ausgewählt wurden, leiden unter einer geschwächten Immunität, was ihre Sterblichkeit erhöht,[1246] da sie »anfälliger für eine Vielzahl von Infektionskrankheiten« sind.[1247] Wenn man nur auf ein Merkmal hin züchtet, kann ein anderes verloren gehen. Die moderne Tomate zum Beispiel kann vollkommen rund sein und weniger Druckstellen aufweisen, aber sie ist mitunter auch zäh und geschmacklos im Vergleich zu den ursprünglichen Sorten. Genauso wie reinrassige Pudel Probleme mit ihren Hüften haben, neigen moderne reinrassige Hühner zu Problemen mit ihrem Immunsystem.

Selbst wenn man die Herzinsuffizienz nicht mit einrechnet, zeigen Studien, dass die höchste Sterblichkeit bei den am schnellsten wachsenden Hühnern und die niedrigste Sterblichkeit bei den am langsamsten wachsenden Hühnern auftritt. Die Forscher kommen zu folgendem Schluss: »Masthühner mit einer schnelleren Wachstumsrate scheinen unter physiologischem und immunologischem Stress zu stehen, der sie empfindlicher für Infektionskrankheiten macht.«[1248] Dies wurde sowohl für virale[1249] als auch für bakterielle[1250] Krankheitserreger nachgewiesen. In einer Studie wurden Masthühner absichtlich mit Escherichia coli infiziert, und 40 Prozent der schnell wachsenden, schwereren Vögel starben, während die Sterblichkeitsrate bei langsamer wachsenden Rassen nur 8 bis 20 Prozent betrug. Die Wissenschaftler kommentierten: »Diese Ergebnisse deuten darauf hin, dass die schnelle Wachstumsrate die Lebensfähigkeit von Masthühnern erheblich verringert.«[1251]

Untersuchungen mit Truthähnen zeigen dasselbe, obwohl der Präsident des nationalen Truthahnverbandes behauptete, dass »die Gesundheit der Vögel für die Geflügelindustrie in diesem Land oberste Priorität hat«.[1252] Leichtere und langsamer wachsende Putenrassen haben im Gegensatz zu den herkömmlich verwendeten eine bessere Immunleistung[1253] und sind daher widerstandsfähiger gegen Stress[1254] und Krankheiten.[1255] Forscher haben beobachtet, dass bei natürlichen Krankheitsausbrüchen wie der Geflügelcholera[1256] Puten, die zur Steigerung der Eierproduktion gezüchtet wurden, und solche, die wegen ihres höheren Körpergewichts ausgewählt wurden, signifikant höhere Sterblichkeitsraten aufwiesen.[1257] Langsamer wachsende, leichtere Putenrassen haben auch eine größere Anpassungsfähigkeit an den mit der Produktion verbundenen Stress wie zum Beispiel Überbelegung.[1258] USDA-Forscher an der Universität von Arkansas wiesen in einer Arbeit in der Zeitschrift *Poultry Science* sogar darauf hin, dass »schnelles Wachstum in modernen Putenlinien« zu Stressreaktionen führen kann, »die mit den schweren Stressfaktoren, die manchmal in der kommerziellen Geflügelproduktion vorherrschen, unvereinbar sind«.[1259]

Die Putenindustrie hat den natürlichen Lauf der Dinge derart verändert, dass die kommerziellen Rassen dank ihrer enormen Brustfleischmasse physisch nicht paarungsfähig sind.[1260] »Eine 100-prozentige künstliche Besamung«, stellen Forscher in *Livestock Production Science* fest, »hat die Fortsetzung der intensiven Selektion nach Körpergewicht bei männlichen Linien ermöglicht.«[1261] Weibliche Puten werden immer mit einem Schlauch oder einer Spritze besamt.[1262]

Die Selektion war so intensiv, dass kommerzielle Puten, genau wie Masthühner, ihr eigenes Gewicht kaum tragen können. Ein leitender Redakteur der führenden US-Publikation der Viehfutterindustrie schrieb, dass »Truthähne gezüchtet wurden, um schneller zu wachsen und schwerer zu werden, aber ihre Skelette haben dieser Entwicklung nicht Schritt gehalten, was zu den sogenannten Cowboybeinen führt. Häufig haben Truthähne Probleme beim Stehen (...) und fallen und werden zertrampelt oder suchen Zuflucht unter den Futtermaschinen, was zu Prellungen und Qualitätsabstufungen sowie notgeschlachteten oder getöteten Vögeln führt.«[1263] Eine Gruppe von Forschern kam zu dem Schluss: »Wir sind der Ansicht, dass Vögel möglicherweise so weit gezüchtet wurden, um immer schneller zu wachsen, dass sie am Rande eines strukturellen Zusammenbruchs stehen.«[1264] Viele brechen zusammen und verbringen einen Großteil ihrer Zeit damit, in ihrem eigenen Dreck zu liegen. Ähnlich wie Masthühner sind die meisten Truthähne in der kommerziellen Produktion in lagerähnlichen Ställen dicht an dicht zusammengedrängt, und die Mehrheit[1265] leidet an ulzeröser Kontaktdermatitis, von Brustblasen bis zu Verbrennungen an den Sprunggelenken, zu denen es normalerweise bei einer langen Bettlägerigkeit kommt.[1266] Diese schmerzhaften Läsionen verstärken den Stress, der dann wiederum die gesamte Immunleistung beeinträchtigen kann. USDA-Forscher kommen zu dem Schluss: »Die Selektion von Geflügel auf schnelle Wachstumsraten hin geht oft mit einer Verringerung der spezifischen Immunreaktionen oder einer erhöhten Krankheitsanfälligkeit einher.«[1267]

Ein langsameres Wachstum ist kostspielig, aber das sind Krankheitsausbrüche auch. Warum züchtet die Industrie nicht Vögel mit verbesserten Immunreaktionen? Man hat es in der Tat versucht. Zu Beginn der Branchengeschichte wurden ziemlich grobe Methoden angewandt, um zu versuchen, auf Resistenz hin zu züchten. Die Züchter nahmen Küken und provozierten ihr Immunsystem, indem sie sie ausgewachsenen Hühnern mit der Marek-Krankheit aussetzten, einer durch ein krebserregendes Herpesvirus verursachten Geflügelkrankheit. Diejenigen, die diese Exposition überlebten, stellten die Eltern der nächsten Generation, von der man annahm, dass sie resistenter gegen die Krankheit wäre.[1268] Niemand will bei Kentucky Fried Chicken in einen Tumor beißen.

Manchmal infizierten sich die Küken jedoch nicht durch die zufällige Exposition. Die Züchter stellten fest, dass sie durch das Tropfen von virusgeladenem Blut infizierter Hühner in die Augen der Küken eine Infektion garantieren konnten, doch dies führte zu Sterblichkeitsraten zwischen 30 und 60 Prozent. Es wurde nicht als wirtschaftlich erachtet, mehr als die Hälfte der Küken zu töten. »Die Herausforderung durch intraperitoneale Injektion von Vollblut oder Suspensionen frischer tumoröser Keimdrüsen von klinisch kranken Vögeln wurde ebenfalls untersucht«, berichten Geflügelwissenschaftler, »aber später wurden die Versuche eingestellt, weil die Sterblichkeitsraten das Optimum von 50 Prozent überschritten. Die Absicht bestand darin, die Hälfte der Küken zu töten, aber die Injektion von zermahlenen tumorösen Geschlechtsorganen in den Bauch von Küken erwies sich als ein bisschen zu tödlich.«[1269]

In der Geflügelzucht werden weiterhin Provokationstests durchgeführt, jedoch in viel kleinerem Maßstab.[1270] Diese Art der Direktselektion gilt in intensiven Produktionssystemen aufgrund der damit verbundenen Kosten als »unbequem«.[1271] Züchter haben versucht, direkt in Hinblick auf Antikörperreaktionen zu selektieren, aber Geflügelwissenschaftler haben herausgefunden, dass diejenigen mit den besten Antikörperreaktionen in allen Altersgruppen durchweg deutlich geringere Gewichte erzielten.[1272] Forschungen, die mehrere Jahrzehnte zurückreichen, zeigen, dass auf Krankheitsresistenz hin gezüchtete Hühner ein geringeres Körpergewicht haben und auch kleinere Eier produzieren.[1273] Studien deuten darauf hin, dass Immundefekte die Geflügelleistung tatsächlich verbessern können.[1274] Es scheint, als könne man nur das eine oder das andere haben – Immunität oder Wachstum – und die Industrie entscheidet sich stets für mehr Wachstum.

Dies geschieht bei allen Tierarten. Es hat sich gezeigt, dass Wachstum und Krankheitsanfälligkeit bei Schweinen,[1275] Rindern[1276] und Milchkühen Hand in Hand gehen. Im letzten Jahrhundert hat die genetische Manipulation von Milchkühen durch selektive Züchtung den jährlichen Milchertrag auf etwa 8000 Liter Milch pro Kuh verdreifacht. Es dauerte die erste Hälfte des letzten Jahrhunderts, um die Produktion zum ersten Mal um 800 Liter zu steigern, aber seit den 1980er-Jahren ist es der Industrie gelungen, alle acht oder neun Jahre die Milchproduktion nochmals um weitere 800 Liter zu erhöhen.[1277] Die Umwandlung der Kühe in Milchfabriken hat ihr Immunsystem geschwächt[1278] und das Risiko von Mastitis[1279] und Euterinfektionen erhöht. Mastitis kann für das Tier schmerzhaft sein und die Milchversorgung mit zunehmenden Mengen an somatischen (Eiter-)Zellen erhöhen, aber eine verminderte Immunität der Kühe wird im Gegensatz zu einer verminderten Immunität der Hühner wahrscheinlich nicht dazu beitragen, die Tötung von Millionen von Menschen zu begünstigen.

Warum verringert sich die Immunität, wenn man die Produktion maximiert? Soweit derzeit bekannt, handelt es sich hierbei um die »Ressourcenallokationstheorie«. Es gelangt immer nur eine bestimmte Menge an Energie, Proteinen und anderen Nährstoffen zu einer bestimmten Zeit in das System eines Tieres. Diese Ressourcen können für den Muskelaufbau oder für die Abwehr verwendet werden, wie in einem nationalen Haushalt, in dem das Geld zwischen der Infrastruktur des Landes und der inneren Sicherheit aufgeteilt wird. So wurden zum Beispiel Milchkühe gezüchtet, um »Ressourcen von der Aufrechterhaltung eines adäquaten Immunsystems auf die Milchproduktion umzulenken, um Vorteile bei der Milchleistung zu erzielen«, wie es in einem wissenschaftlichen Lehrbuch aus der Milchforschung heißt.[1280] Das Ganze ist ein Kompromiss zwischen Produktionsmerkmalen und Immunkompetenz.[1281]

Studien zeigen, dass altmodische, langsamer wachsende Hühnerrassen größere[1282] und besser entwickelte[1283] antikörperproduzierende Immunorgane haben. Anstatt gezüchtet zu werden, um den Großteil der Ressourcen für den Aufbau von Brustfleisch zu nutzen, während andere Bedürfnisse vernachlässigt wurden, verfügten diese langsamer wachsenden Rassen über ausreichend Ressourcen, um ein funktionsfähigeres Antikörperreaktionssystem zu stützen.[1284] Antikörper sind für die Wirksamkeit eines Impfstoffs von entscheidender Bedeutung, insbesondere bei Tieren wie Masthühnern, die nach nur wenigen Lebenswochen getötet werden und keine Zeit haben, einen ausreichenden eigenen Immunspeicher aufzubauen. »Tiere, die intensiv aufgezogen und jung geschlachtet werden«, so ein landwirtschaftlicher Mikrobiologe, »haben das größte Potenzial, Krankheitserreger in sich zu tragen.«[1285]

Einer der Gründe dafür, dass ein bis vier Prozent der Masthühner ein »akutes Herztodsyndrom« erleiden[1286] (bei dem Hühner plötzlich das Gleichgewicht verlieren, heftig mit den Flügeln schlagen, Krämpfe bekommen und an akuter Herzinsuffizienz sterben), besteht darin, dass der metabolische Sauerstoffbedarf, der durch die zunehmende Muskelmasse entsteht, dazu führt, dass der Rest des Körpers zu wenig Sauerstoff hat.[1287] Vergessen Sie das Thema Immunität – viele moderne Masthühner schaffen es ja kaum noch zu atmen und wachsen so stark, dass ihre Lunge, ihr Herz und ihr Immunsystem einfach nicht mehr mithalten können.

Die Aufrechterhaltung eines wirksamen Immunsystems ist aus metabolischer Sicht überaus kostspielig.[1288] Die »Riesenfresszellen« (Immunzellen, für die der Fachbegriff »Makrophagen« lautet) verbrennen fast so viel Energie wie ein maximal funktionierender Herzmuskel.[1289] Antikörper werden aus Protein (Eiweiß) hergestellt. Wenn der Körper Tausende von Antikörpern pro Sekunde ausschüttet, steht weniger Protein für das Wachstum zur Verfügung. Studien zeigen, dass Hühner, die in der Lage sind, eine angemessene Antikörperreaktion hervorzurufen, ein geringeres Gewicht und auch eine geringere Gewichtszunahme haben als Hühner mit suboptimaler Antikörperproduktion.[1290] Keimfreie Küken, die in keimfreien Umgebungen aufgezogen werden, wachsen schneller als Hühner in unhygienischen Umgebungen.[1291] Selbst kleinste Expositionen gegenüber der normalen mikrobiellen Darmflora reichen als Immunreiz aus, um die Wachstumsraten deutlich zu reduzieren.[1292] Obwohl es keine Gewebeschäden und keine Anzeichen von Krankheiten gibt, leitet allein die normale alltägliche Funktion des Immunsystems Energie vom maximalen Wachstum ab.[1293] Deshalb kann man keimfreien Hühnern in einer hygienischen Laborumgebung alle Antibiotika füttern, die man will, und es wird keine Veränderung der Wachstumsraten geben, wohingegen kommerziell gehaltene Batteriehühner, die mit Antibiotika gefüttert werden, einen bemerkenswerten Wachstumsschub zeigen.[1294] Indem die Industrie auf maximale Produktion hin züchtet, scheint sie eine Zucht auf minimale Immunität in Kauf zu nehmen.

Der Grund dafür, dass die Selektion nach Wachstumskriterien die Immunität beeinträchtigt, ist derselbe, aus dem menschliche Aids- und Tuberkulosepatienten langsam dahinsiechen. Die Bekämpfung der Infektion erfordert eine bemerkenswerte Menge an Energie und Nährstoffen. Der Körper verlagert die Ressourcen weg von nicht lebensnotwendigen anabolen (das heißt wachstumsfördernden, wie in »anabolen Steroiden«) und erhaltenden Prozessen hin zur Stärkung der Abwehrkräfte in einem Kampf auf Leben und Tod.[1295] Diese Umverteilung der Ressourcen ist aus evolutionärer Sicht sinnvoll. Was nützt uns ein langfristiges Wachstum, wenn das kurzfristige Überleben nicht gesichert ist? Es werden nicht nur alle »Bauprojekte« des Körpers gestoppt, er beginnt vielmehr auch damit, bestehende Strukturen einzureißen, um an die Rohstoffe zu kommen. Menschen mit schweren Infektionen können bis zu einem Drittel ihres Körpergewichts verlieren, wenn der Körper beginnt, sich selbst zu zerfressen, um der Immunmaschine mehr Brennstoff verfüttern zu können.[1296]

Selbst relativ unbedeutende Herausforderungen an das Immunsystem können das Wachstum erheblich beeinträchtigen. Einfache Impfungen können bei Nutztieren zu einem Rückgang der täglichen Gewichtszunahme um mehr als 20 Prozent und zu einem Anstieg des Proteinbedarfs um bis zu 30 Prozent führen,[1297] was das perverse Gleichgewicht zwischen Wachstum und Immunität verdeutlicht. Die Geflügelindustrie kann schlichtweg nicht beides haben.

Vor der Domestizierung wählte die natürliche Selektion starke Immunsysteme zum Überleben.[1298] Nach der Domestizierung jedoch »konzentrierte sich die künstliche Auslese auf die Verbesserung der Produktionsmerkmale und legte kaum Wert auf die Resistenz gegen Krankheiten«,[1299] heißt es in einem Lehrbuch über Geflügelzucht. Die Industrie scheint sich mehr für das Überleben der Dicksten und nicht der Stärksten zu interessieren.[1300]

Tiere sind durch die Evolution so vorprogrammiert, dass sie mit nahezu optimaler Geschwindigkeit wachsen. Je schneller ein Jungtier in der Wildnis heranwächst, desto schneller kann es sich vermutlich gegen konkurrierende Bewerber durchsetzen, um sich zu paaren und mehr Nachkommen zu zeugen. Auf dieser Grundlage würde die Natur tendenziell nach maximalen Wachstumsraten selektieren, aber die Ressourcenallokation ist nicht der einzige Grund, warum Mutter Natur auf die Bremse tritt. Selbst in einer vollständig keimfreien Umgebung können sich Zellen nicht teilen und wachsen und gleichzeitig Höchstleistungen erbringen.

Schneller wachsende Fische schwimmen zum Beispiel weniger effizient als langsamer wachsende Fische.[1301] Es hat sich gezeigt, dass schneller wachsende Regenbogenforellen eine erheblich beeinträchtigte Schwimmleistung haben.[1302] Bei Lachsen, die gentechnisch so verändert wurden, dass sie mehr als doppelt so schnell wachsen wie die Kontrollfische der Studie, ist die kritische Schwimmgeschwindigkeit halbiert, das heißt, die Kontrollfische schwimmen doppelt so schnell.[1303] Auf beschleunigtes Wachstum hin gezüchtete Masthühner haben nicht nur kleinere Immunorgane, sondern ihr eingeschränktes Immunsystem funktioniert möglicherweise auch nicht besonders gut.

Die Analogie mit dem Haushaltsbudget hinkt also. Es ist nicht so, dass nur eine bestimmte Menge an Ressourcen zur Verfügung steht und jeder Dollar, der für die Infrastruktur ausgegeben wird, ein Dollar ist, der nicht für die Verteidigung ausgegeben werden kann. Es ist noch schlimmer. Indem man Masthühner dazu zwingt, den Löwenanteil der Ressourcen für ein schnelles Wachstum zu nutzen, wird die innere Sicherheit nicht nur dem Zufall überlassen, sondern die Immunabwehr kann auch aktiv untergraben werden.

Die Industrie hat versucht, die auferlegten Mängel mit Programmen zur Fütterungsbeschränkung, verbesserter Hygiene und chemoprophylaktischen Behandlungen zu beheben.[1304] Wie USDA-Forscher in einem Artikel in *Poultry Science* anmerken: »Ein Großteil der Fortschritte, die in den letzten 50 Jahren in der intensiven Geflügelproduktion zu verzeichnen waren, wurde möglich durch die Verfügbarkeit sehr wirksamer und preiswerter Antibiotika, die stressbedingte opportunistische bakterielle Erkrankungen verhindert und eine effiziente Produktion ermöglicht haben, auch wenn die Belegungsdichte und die Wachstumsrate zugenommen haben.« Die Forscher zeigen sich im Weiteren verstimmt darüber, dass die Sorge um die menschliche Gesundheit die Industrie von solchen Zwischenlösungen wegdrängt.[1305]

Trotz Medikamenten und neuen Impfstoffen kam der Leiter der angesehenen Wageningen University Animal Production Systems Group vor langer Zeit zu dem ernüchternden Schluss, dass ein modernes Masthuhn »immer noch nicht ausreichend mit seiner pathogenen Umgebung zurechtkommt«.[1306] Möglicherweise können wir die Hühnerbiologie dem Diktat der industriellen Produktion nur noch eine gewisse Zeit lang unterordnen, bevor es zu unbeabsichtigten Konsequenzen kommt.[1307] »Wir sind dabei, starken Einfluss auf den Wachstumsprozess dieser Tiere zu nehmen«, bemerkte ein Geflügelgenetiker in »High Yielding Broiler Production: The Big Trade-Off«, einem Artikel in der Zeitschrift *Broiler Industry*. »Ich glaube, wir stehen kurz davor, dass Situationsmanagement allein nicht in der Lage sein wird, die genetischen Probleme in den Griff zu bekommen, die durch die metabolischen Belastungen dieser Vögel entstehen.«[1308] Oder, wie Rachel Carson es schon vor fast 60 Jahren formulierte: »Die Natur schlägt zurück.«[1309]

Die Geschichte der industriellen Landwirtschaft im Allgemeinen ist voller technologischer Korrekturen, die mit unvorhergesehenen Folgen verbunden sind, wie zum Beispiel DDT. Ein Buch zur historischen Abhandlung zur

Masthähnchenindustrie betrachtet die intensive Geflügelproduktion in dieser Hinsicht als paradigmatisch. Der Autor schreibt: »Praktisch jeder Versuch, die Biologie von Masthähnchen weiter zu industrialisieren, hat zur Entstehung neuer Risiken und Anfälligkeiten geführt. Die intensive Batteriehaltung in Verbindung mit einer erhöhten genetischen Einheitlichkeit hat neue Möglichkeiten für die Verbreitung von Krankheitserregern geschaffen. Ein erhöhter Brustfleischertrag ist auf Kosten einer erhöhten Immunschwäche erfolgt. Und natürlich hat der weitverbreitete Rückgriff auf Antibiotika eine Nische für die Verbreitung resistenter Bakterien geschaffen.«[1310] In einer Branche wie der Geflügelindustrie, die nur auf Gewinn bedacht ist, ist das Ganze selbstverständlich wirtschaftlich sinnvoll.

Die Geflügelindustrie akzeptiert die Tatsache, dass die Masthühner mit den schnellsten Wachstumsraten ab Erreichen des Schlachtgewichts an Herzversagen leiden und unter Umständen einfach tot umkippen, selbst wenn sie »bereits fast ihr gesamtes Futterbudget verbraucht haben und daher ein Großteil des Gewinns verloren gehen könnte«.[1311] Man nimmt dies jedoch nicht nur als notwendigen Verlust in Kauf, es wird vielmehr als Zeichen einer guten Aufzucht noch begrüßt. Wie ein Hühnerzüchter schrieb: »Abgesehen von der hervorragenden Wachstumsrate (...) ist das Zeichen für einen guten Fleischbestand die Zahl der Vögel, die an Herzinfarkt stirbt.«[1312]

Ein interessanter Vorbehalt wird vom führenden Geflügelzuchtexperten Gerard Albers ergänzt. Obwohl »Entscheidungen in der Geflügelindustrie weitgehend und in zunehmendem Maße von wirtschaftlichen Erwägungen bestimmt werden«, so Albers, »können die psychologischen Auswirkungen von Herdenmorbidität und -sterblichkeit auf den Landwirt nicht ignoriert werden. Sterblichkeitsraten über einer bestimmten psychologischen Schwelle sind inakzeptabel.« Die überhöhte Sterblichkeit kann einfach zu beunruhigend werden. Albers ist jedoch nicht optimistisch, dass die Zucht hin zu einer »erhöhten Lebensfähigkeit« Vorrang vor der Selektion auf »rentablere« Merkmale haben wird.[1313]

Dieselbe Haltung findet sich auch in der Eierindustrie. In einem Artikel mit dem Titel »Industrial Perspective on Problems and Issues Associated with Poultry Breeding« unterstreichen Legehennenzuchtbetreiber, dass »die Eierproduktion pro Henne im Stall auch weiterhin das wichtigste Merkmal bei der Selektion sein wird«.[1314]

In der Masthähnchenindustrie werden die Kosten von Produktionskrankheiten auf 10 bis 20 Prozent der gesamten Produktionskosten geschätzt,[1315] ein geringer Preis für die Jumbo-Vögel. Es liegt einfach nicht im finanziellen Interesse der Industrie, die Krankheitsraten vollständig herunterzufahren. Geflügelforscher haben die Frage gestellt: »Ist es rentabler, den größtmöglichen Vogel zu züchten und die Sterblichkeitsrate aufgrund von Herzinfarkt, Aszites [Herzversagen] und Beinproblemen zu erhöhen, oder sollten Vögel langsamer gezüchtet werden, sodass die Vögel kleiner sind, aber weniger Herz-, Lungen- und Skelettprobleme haben?« Ihre Antwort? »Ein großer Teil des Ertrags der Züchter basiert auf dem produzierten Pfund verkaufsfähigen Fleisches, daher legen einfache Berechnungen nahe, dass es besser ist, das bestmögliche Gewicht mitzunehmen und die Sterblichkeit zu ignorieren.«[1316] Angesichts von Vogelgrippeviren wie H5N1 sind die Todesfälle bei Hühnern jedoch nicht die einzigen Todesfälle, die die Industrie hierbei möglicherweise ignoriert.

Die Masthähnchenbranche könnte auf eine verbesserte Immunität hin züchten, auch wenn dies »nachweislich zu einem verringerten Körpergewicht führt«,[1317] räumt aber offen ein, dass »nicht auf Krankheitsresistenz selektiert wird, wenn die Kosten für einen Verlust genetischer Verbesserungen bei anderen Merkmalen zu groß sind«. Die Industrie zieht es vor, Gesundheitskosten auf die menschliche Bevölkerung zu externalisieren. »Zum Beispiel«, so heißt es in einer Veröffentlichung der Zuchtindustrie, »würde die Selektion hin zu einer wirksamen Resistenz gegen Salmonellen derzeit so viel an Leistung kosten, dass sie völlig undurchführbar wäre.«[1318] Es scheint keine Rolle zu spielen, dass in den Vereinigten Staaten weiterhin Geflügel von Salmonellen befallen wird[1319] und dass jedes Jahr Hunderte von Amerikanern an Salmonellen sterben.[1320] Lassen wir einfach die Verbraucher ihre Fleischthermometer sterilisieren und besonders darauf achten, dass kein Tropfen Fäkalienflüssigkeit auf den Küchenboden tropft, um nicht Gefahr zu laufen, ihr Kleinkind zu töten.

Europa hat bezüglich seiner Zuchtprogramme bereits umgedacht. Gemäß Bericht des wissenschaftlichen Komitees der Europäischen Kommission zur Masthähnchenzucht lautet die »wichtigste Empfehlung«, dass »die Züchter den Gesundheitsvariablen im Zuchtindex eine wesentlich höhere Priorität einräumen sollten, wenn nötig auch auf Kosten des Selektionsdrucks für

Wachstum und Futterverwertung«.[1321] Währenddessen werden in den Vereinigten Staaten die Wachstumsraten weiterhin jedes Jahr schneller vorangetrieben.[1322] Ein Geflügelspezialist drückt es so aus: »Mathematisch gesehen ist es offensichtlich, dass die gegenwärtige Verbesserung der Wachstumsrate nicht länger als ein paar weitere Jahrzehnte fortgesetzt werden kann, oder die Industrie steht vor einem Vogel, der schon beim Schlüpfen praktisch explodiert.«[1323]

H5N1 hätte der Weckruf für die Industriezüchter sein sollen, dass kurzsichtige Zuchtprogramme, die Wachstum vor Gesundheit stellen, die Lebensfähigkeit ihrer Branche bedrohen.[1324] Die Botschaft scheint nicht angekommen zu sein. »Bei Masthähnchen«, so schrieben Geflügelforscher, »scheint ein Teil der Immunantwort aufgrund der genetischen Selektion hin zu Körpergewicht und Futterverwertung gestört zu sein. Nichtsdestotrotz scheinen Masthühner mit dieser Immunantwort in den gegenwärtigen Haltungssystemen überleben zu können.«[1325] Fünf Prozent überleben tendenziell die ersten sechs Wochen nicht, aber es überleben genug, um das System wirtschaftlich zu rechtfertigen. Ihr gestörtes Immunsystem könnte sie jedoch zu einem geeigneten Virenfutter für den Ausbruch und die Verbreitung von Vogelgrippeviren mit Potenzial für eine menschliche Pandemie machen.

MONOKULTUR

Eine Handvoll Konzerne liefert den Hauptteil der Zuchtbestände für das gesamte Geflügel der Welt. Bis zu 95 Prozent des weltweiten Geflügelbestands wurde von vier Putenzuchtbetrieben, fünf Legehennenzüchtern und fünf Masthähnchenzuchtbetrieben geliefert.[1326] Bald, so prognostiziert die Branche, könnte es im Wesentlichen nur noch drei Geflügelzüchter auf der ganzen Welt geben.[1327] Ein einziger Zuchthahn kann potenziell zwei Millionen Masthühner hervorbringen.[1328]

Diese massive Konsolidierung hat sowohl positive als auch negative Aspekte. Positiv ist zu vermerken, dass Selektionsentscheidungen in wenigen Jahren in der ganzen Welt verbreitet werden können. Wenn die Industrie beschlösse, die Selektion hin zu einer immer stärkeren Immunität zu priorisieren, könnte in drei oder vier Jahren praktisch der gesamte weltweite Bestand durch die verbesserte krankheitsresistente Sorte ersetzt werden. Die Kehrseite der Medaille ist jedoch, dass die weitere Priorisierung von Produktionsmerkmalen mit nachteiligen Auswirkungen auf die Immunität sich mit derselben Geschwindigkeit ausbreiten wird.[1329] Ein weiterer Nachteil ist die zunehmende globale genetische, durch Züchtung künstlich hervorgerufene Uniformität des Geflügels, die an sich schon die Anfälligkeit des weltweiten Bestandes für Krankheiten erhöhen kann.[1330]

Nach Angaben der FAO sind im letzten Jahrhundert 1000 Nutztierrassen – etwa ein Sechstel aller Rinder- und Geflügelarten der Welt – einfach verschwunden.[1331] Nach wie vor sterben jede Woche ein bis zwei Rassen aus. Mehr als 1000 Rassen – eine von vier Nutztierrassen – sind vom Aussterben bedroht.[1332] Die größte Bedrohung für die Vielfalt landwirtschaftlicher Nutztiere ist laut FAO der Export von hochproduktiven Zuchttieren aus den Industrieländern in die Entwicklungsländer, der die einheimischen Rassen ausdünnt oder vollständig verdrängt.[1333]

Diese Erosion der biologischen Vielfalt hat Folgen für die menschliche Gesundheit. Die American Association of Swine Veterinarians erklärt, warum die genetischen Engpässe, die durch engstirnige Zuchtprogramme entstehen, ein Hauptgrund für die wachsende Besorgnis über menschliche Zoonosen sein könnten: »Da die genetische Verbesserung in die Hände nur einiger weniger Unternehmen fällt und sich der Trend in Richtung intensiver Vermehrung einer begrenzten Anzahl von Genotypen (Monokultur, Klonen) entwickelt, wächst die Besorgnis, dass große Populationen zunehmend gleichermaßen anfällig für bestimmte Krankheitserreger sein könnten.«[1334] Hierbei handelt es sich um ein Risiko, das jede Art von landwirtschaftlichem Monokulturanbau beziehungsweise -zucht mit sich bringt.

Wir können aus den Fehlern der Vergangenheit lernen. In den frühen 1970er-Jahren entwickelte die US-Maisindustrie den sogenannten TCMS-Mais, eine hochprofitable Sorte, die für einen großflächigen Anbau geeignet ist. Erst nachdem 85 Prozent der nationalen Saatgutmaisanbauflächen mit der neuen Sorte bedeckt waren, erkannte die Industrie, dass die Sorte zufällig auch besonders anfällig für eine seltene Form des Blattfäulepilzes war, der dann Teilbereiche des US-Maisgürtels komplett auslöschte.[1335]

Putenzüchter haben die Möglichkeit, traditionelle Rassen aufzuziehen und so »möglicherweise sowohl die Krankheitsresistenz als auch die Sicherheit ihrer Geflügelprodukte zu verbessern«, so die Geflügelwissenschaftler der University of Arkansas, »indem sie sich für langsamer wachsende kommerzielle Zuchtlinien entscheiden«.[1336] Möglicherweise gibt es derzeit keine ausreichend langsam wachsenden kommerziellen Linien für Masthühner, die man auswählen könnte, aber sie könnten entwickelt werden, wenn es genügend politischen Willen für eine solche Aufgabe gäbe.

Die amerikanische Industrie begann, genetische Vielfalt aus ursprünglich chinesischen Linien von Hühnern der traditionellen Rassen einzubringen, in der Hoffnung, die Immunität der US-Herde zu stärken. »Es hat sich gezeigt, dass einige chinesische Hühner sehr krankheitsresistent sind«, erklärte ein Zoologe der Hong Kong University. »Da sie nicht von einer starken selektiven Zucht betroffen waren, ist ihre Krankheitsresistenz im Allgemeinen sehr hoch.«[1337] Angesichts des umgekehrten Verhältnisses von Immunität und beschleunigtem Wachstum geht die Branche jedoch möglicherweise noch nicht weit genug.

Als Reaktion auf die Pattsituation zwischen Krankheitsresistenz und kurzfristiger Rentabilität hat die Industrie mit der Schaffung eines transgenen »Superhuhns« experimentiert, das genetisch so verändert wurde, dass es gegen die Vogelgrippe resistent ist.[1338] Dies erinnert an den Versuch der Viehindustrie, gegen Rinderwahn resistente Rinder zu kreieren. Wäre es nicht umsichtiger, die Verfütterung von Schlachtabfällen an natürliche Pflanzenfresser einfach einzustellen? Umsichtig vielleicht, aber nicht so wirtschaftlich.

Biodiversität ist immer auch Biosicherheit. Selbst die virulentesten Krankheiten töten in der Regel nicht alle infizierten Individuen, was zum Teil auf die natürliche angeborene genetische Variabilität zurückzuführen ist. In freier Wildbahn macht sich die natürliche Selektion diese Variation zunutze, um krankheitsresistente Eigenschaften an die nächste Generation weiterzugeben.[1339] Die Vielfalt in der Natur stellt normalerweise sicher, dass einige Individuen überleben, egal, welchen Erregern sie über den Weg laufen. Künstliche Selektion auf Produktionsqualitäten untergräbt Mutter Natur allerdings auf zwei Arten: durch (In-)Zucht in Richtung einer unnatürlich erhöhten Eiproduktion und viel Fleisch auf Kosten der Gesundheit, und durch Verringerung der genetischen Vielfalt, die als Resistenzversicherung gegen bereits bestehende und zukünftige, unbekannte Krankheitsgefahren dienen kann.[1340]

ERWORBENE IMMUNSCHWÄCHESYNDROME

Der Zusammenhang zwischen immunschwächenden Geflügelviren und der Vogelgrippe wurde zuerst vom Zoologen Frederick Leung von der University of Hong Kong entdeckt und später vom Anthropologen und Agrarökologen Ronald Nigh weiter erforscht.[1341] Leung vermutete einen Zusammenhang zwischen Hühnerfarmen in Hongkong, die 1996 Ausbrüche eines Immunschwächevirus, bekannt als infektiöse Bursitis bei Hühnern (Infectious Bursal Disease Virus, IBDV), erlitten hatten, und dem anschließenden ersten Ausbruch von H5N1 etwa sechs Monate später im Jahr 1997.[1342]

Der Schleimbeutel (Bursa) ist ein spezielles Organ von Vögeln, das in erster Linie für die Entwicklung ihres Immunsystems verantwortlich ist.[1343] So erhielten die menschlichen antikörperproduzierenden B-Zellen ihren Namen, weil sie zuerst bei Hühnern entdeckt wurden.[1344] So wie sich HIV beim Menschen in weißen Blutkörperchen, den sogenannten T-Zellen, repliziert und zu deren Zerstörung und der anschließenden Immunschwäche des Körpers führt, infiziert IBDV bei Vögeln die B-Zellen, lähmt das Immunsystem und hinterlässt bei den Überlebenden ein lebenslang unterdrücktes Immunsystem.[1345] Durch ihre »stark beeinträchtigte«[1346] Fähigkeit, Antikörper zu produzieren, reagieren überlebende Vögel schlecht auf Impfungen[1347] und sind anfällig für eine Vielzahl von viralen, bakteriellen und parasitären Erkrankungen.[1348]

Ab den 1980er-Jahren – einige Jahrzehnte nach der Entdeckung von IBDV[1349] – kam es in den Vereinigten Staaten zu einem dramatischen Anstieg von verschiedenen Atemwegsinfektionen bei Hühnern. Impfstoffe schienen nicht mehr so effektiv zu wirken.[1350] Bei Nachforschungen stellte sich heraus, dass ein neuer hypervirulenter Stamm im konzentriertesten Geflügelproduktionsgebiet der Welt, [1351] der Delmarva-Halbinsel, entstanden war, die Teile von Delaware, Maryland und Virginia umfasst.[1352] Die Delaware-Variante, wie sie genannt wurde, begann ihren Siegeszug um die Welt in den späten 1980er-Jahren,[1353] teilweise wohl dank der »hohen Konzentration von Geflügel in unmittelbarer Nähe«.[1354] Es gibt sogar Hinweise darauf, dass IBDV von domestizierten Hühnern bei Kaiserpinguinen in der Antarktis nachgewiesen werden konnte, ein Beispiel für die »Pathogenverschmutzung« durch die industrielle Tierhaltung bis in die entlegensten Winkel der Erde.[1355]

Auch die Virulenz einer anderen Viruserkrankung – der vor 100 Jahren erstmals beschriebenen Marek-Krankheit (Marek's Disease, MD)[1356] – hat seit den 1960er-Jahren dramatisch zugenommen.[1357] Neben Tumoren in Haut, Muskeln (also Fleisch), Nerven und Bauchorganen von Hühnern verursacht das Herpesvirus der Marek-Krankheit auch eine Unterdrückung des Immunsystems (Immunsuppression).[1358] Eine größere wissenschaftliche Studie beschreibt die heute hinlänglich bekannte Entwicklung der Virulenz: »Die Geflügelproduktion umfasste bis Mitte der 1900er-Jahre hauptsächlich eine Haltung in Gärten und auf kleinen Höfen mit einer sehr niedrigen Populationsdichte (...) mit niedrigen Wachstumsraten und geringer Eierproduktion. In diesem Umfeld wurde MD nicht als bedeutende Krankheit angesehen, obwohl in verschiedenen Teilen der Welt bereits Ausbrüche von MD gemeldet worden waren. Seit den 1960er-Jahren gab es jedoch große Veränderungen in den Geflügelproduktionspraktiken. Heute hat sich die Geflügelproduktion zu einem bedeutenden globalen Wirtschaftszweig entwickelt, der in sehr hohen Populationsdichten unter hochintensiven Managementbedingungen arbeitet und auf höhere Wachstumsraten und Produktivität abzielt (...) Bis etwa 1960, als die Geflügelproduktion noch nicht in intensivem Umfang betrieben wurde, konnten Virus wie auch Wirte einen Zustand ausgewogener Koexistenz halten. Mit der Umstellung der Geflügelindustrie auf die intensive Produktionspraxis ab Anfang der 1960er-Jahre verschob sich dieses Gleichgewicht jedoch stark zugunsten des Virus. Die ständige Verfügbarkeit großer Populationen genetisch anfälliger, krankheitsnaiver Wirte (die den jeweiligen Erregern zuvor noch nicht ausgesetzt gewesen waren), meist in einer überfüllten Umgebung, ermöglichte eine rasche Ausbreitung des Virus und förderte seine rasche Entwicklung zu einer größeren Virulenz. Dies wurde deutlich, als in den 1960er-Jahren riesige MD-Ausbrüche durch Geflügelbestände fegten und große Populationen auf der ganzen Welt einfach ausrotteten.«[1359]

Durch die erste Evolutionswelle in den späten 1950er-Jahren verlagerte sich das Virus von einem »mMDV« (Mild Marek's Disease Virus, mildes Marek-Virus) zu einem »vMDV« (Virulent Marek's Disease Virus, virulentes Marek-Virus). Zum Teil aufgrund anhaltender und eskalierender industrieller Praktiken wurde aus »vMDV« schließlich »vvMDV«. Aktuell wird die Welt von »vv+MDV« in Schach gehalten.[1360] Die Industrie hat wieder einmal ein Monster geschaffen.

Andere immunsuppressive Viren sind das Hühner-Anämie-Virus (Chicken Infectious Anemia Virus, CIAV) und ein Virus, das bei Truthühnern eine hämorrhagische Enteritis verursacht.[1361] CIAV wurde 1979 erstmals beschrieben[1362] und hat sich seither weltweit ausgebreitet, sodass es sowohl bei Hühnern, die wegen ihrer Eier gezüchtet werden, als auch bei denen, die zur Fleischproduktion gehalten werden, weltweit allgegenwärtig geworden ist.[1363] CIAV zerstört Immunvorläuferzellen und untergräbt so das Immunsystem, bevor es sich überhaupt entwickeln kann.[1364] Die mit CIAV verbundene Immunsuppression gilt als ein Faktor bei »vielen Krankheitsproblemen in Herden, die unter den hochdichten Bedingungen der modernen Geflügelproduktion aufgezogen werden«.[1365]

Diese Immunschwächeviren können miteinander interagieren, um den weltweiten Hühnerbestand synergistisch noch weiter für eine Infektion zu prädisponieren. Eine CIAV-Infektion kann die Virulenz des Marek-Virus verstärken,[1366] und eine Koinfektion mit IBDV und CIAV kann zu einer noch höheren Anfälligkeit für weitere Infektionserreger führen.[1367] Ein für Tyson arbeitender Geflügelwissenschaftler beschrieb die US-Geflügelindustrie als »in einem ständigen Kampf mit immunsuppressiven Krankheiten begriffen«.[1368]

Die unhygienischen Bedingungen, in denen kommerzielles Geflügel gehalten wird, begünstigen die Verbreitung dieser Viren. Eine Infektion mit der Marek-Krankheit tritt auf, wenn ein Huhn infizierten Staub in einem Geflügelstall einatmet, der mit Viren gesättigt ist, die sich direkt von der Haut der Hühner ablösen.[1369] Das Auftauchen neuer Stämme von IBDV wurde zum Teil auch auf »unsachgemäße Reinigung und Desinfektion« zurückgeführt.[1370] Ein Grund dafür, dass die Industrie die Ställe nicht häufiger reinigt und desinfiziert, liegt darin, dass die Branche möchte, dass junge Zuchthühner frühzeitig mit Viren wie CIAV infiziert werden, in der Hoffnung, dass sie die Infektion überstehen, bevor sie reif zum Eierlegen sind, um Nachkommen mit »schlechterer Leistung« zu verhindern.[1371] Immunschwächekrankheiten wie die Marek-Krankheit kosten die Geflügelindustrie jährlich mehr als eine Milliarde Dollar,[1372] aber die Säuberung der Ställe könnte mitunter noch mehr kosten. In einem veterinärwissenschaftlichen Lehrbuch wird erklärt, dass »zwangsläufig Kompromisse eingegangen werden müssen, da die Tierhaltung ein Geschäft ist und die Bereitstellung der bestmöglichen Umgebung möglicherweise nicht profitabel ist«.[1373]

Keines dieser Viren befällt Menschen direkt, aber nach der Bedrohung durch die Vogelgrippe haben wir gesehen, dass alles, was zur Immunsuppression bei Hühnern führt, auch ein bedeutendes Thema für die öffentliche Gesundheit sein sollte. Dieselben Bedingungen in der Massentierhaltung, die das Auftauchen von Killerviren wie H5N1 erleichtert haben, führen zum Auftauchen – und zur Ausbreitung – von Immunschwächeviren, die sogar auch selbst zum Teil für H5N1 mit verantwortlich sein und noch tödlichere Pandemiestämme auf der Welt verbreiten könnten.

STALLWACHE

Offensichtlich erleichtert die stressige und überfüllte Unterbringung in industriellen Geflügelanlagen die Immunsuppression bei Vögeln, die bereits mit geschwächter Immunität gezüchtet wurden, und bietet Viren wie der Vogelgrippe reichlich Gelegenheit zur Verbreitung, Vermehrung und Mutation. Die Unterbringung von Zuchtvögeln in solchen unhygienischen Umgebungen ohne auch nur einen Hauch von frischer Luft oder einen reinigenden Sonnenstrahl scheint der perfekte Schmelztiegel für die Entwicklung des nächsten Super-Influenzastammes zu sein, der eine Pandemie auslösen könnte. Warum gibt es jedoch auch Bedenken zum Gegenteil, der Freilandhaltung von Hühnern?

Der Soziograf Mike Davis beschuldigt den internationalen Geflügelsektor, eine weltweite Kampagne gestartet zu haben, um den Kleinproduzenten,[1374] den Hunderten Millionen Bauern, die vielleicht ein Dutzend Vögel in ihren Hinterhöfen züchten, die Schuld zu geben.[1375] Die kommerzielle Geflügelindustrie rühmt sich ihrer »Biosicherheit«, die als »modernes Schlagwort« der Branche bezeichnet wird,[1376] und argumentiert, die ganzjährige Stallhaltung schütze die Vögel vor der Exposition gegenüber Wildvögeln und all den Krankheiten, die diese übertragen könnten. [1377] Das U. S. National Pork Board verteidigt das großflächige Einsperren von Schweinen mit den gleichen Argumenten.[1378]

Nach dem Ausbruch in Hongkong schrieb Webster, dass frühere Ausbrüche hochgradiger Viren rein theoretisch »wahrscheinlich hätten verhindert werden können, wenn domestiziertes Geflügel in ökologisch kontrollierten Ställen mit hohem Sicherheitsstandard und beschränktem Zugang aufgezogen worden wäre«.[1379] Das klingt zwar sinnvoll, aber nur in der Theorie. In der Praxis kann das Einsperren von Vögeln in industriellen Stallungen das Risiko für die öffentliche Gesundheit auf globaler Ebene erhöhen, ob man nun versucht, die Ausbreitung von H5N1 einzudämmen oder Ausbrüchen der hochpathogenen Vogelgrippe zuvorzukommen.

Die thailändische Geflügelindustrie hat die Vogelgrippe zum Vorwand genommen, um ihre Produktionssysteme weiter zu industrialisieren. Der thailändische Geflügelbaron und Milliardär Dhanin Chearavanont, ein Führer in der »Tysonisierung« Südostasiens, überzeugte die Regierung davon, dass seine Fabrikfarmen der sicherste Weg zur Hühnerzucht seien,[1380] wodurch Tausende von Kleinbauern letztendlich aus dem Geschäft gedrängt wurden. Die Regierung fing an, Bauern vertraglich an industrielle »Hühnerfarmen« zu binden,[1381] und ordnete an, dass nur die Besitzer geschlossener Betriebe eine Entschädigung für die Wiederaufstockung der zur Seuchenbekämpfung notgeschlachteten Herden erhalten sollten.[1382] Aber H5N1 hat auch die Vögel auf den »geschlossenen« Farmen dahingerafft. Eine von Chearavanonts eigenen Farmen mit mehr als 100 000 Vögeln wurde infiziert.[1383] Trotz Millionen von Freilandhühnern in Frankreich[1384] und Nigeria[1385] betrafen die ersten Ausbrüche in Europa beziehungsweise Afrika einen Betrieb mit über 11 000 Truthähnen[1386] und einen Batterielegehennenbetrieb, in dem 40 000 Hühner starben.[1387]

Die Nachbarländer Kambodscha und Laos können für Fallstudien zum Vergleich herangezogen werden. Während in Thailand die Produktion so stark industrialisiert ist, dass das Land inzwischen zum viertgrößten Geflügelexporteur der Welt geworden ist,[1388] war der Großteil der Geflügelproduktion in Kambodscha und Laos nach wie vor extensiv (und nicht intensiv) und wurde hauptsächlich von Bauern mit kleinen Freilandherden betrieben. In welchen Ländern breitete sich die Vogelgrippe am stärksten aus? In den Ländern, in denen die meisten Vögel intensiv im Stall gehalten wurden, oder in den Ländern, in denen die meisten Hühner im Freien aufgezogen wurden? Laut der Food and Agriculture Organization »gibt es Hinweise darauf, dass sich die HPAI [Highly Pathogenic Avian Influenza, zu Deutsch: hochpathogene Vogelgrippe] in Kambodscha nicht in dem Maße wie in Vietnam und Thailand durchgesetzt hat«, also den beiden jeweiligen Nachbarländern neben Kambodscha. »Dies mag zum großen Teil auf die primär extensive Natur der Geflügelindustrie zurückzuführen sein (die Geflügeldichte in Kambodscha ist viel geringer [weniger als 30 Prozent] als in Thailand und Vietnam).«[1389]

Die USDA hat über ein ähnliches Phänomen in Laos berichtet, dem anderen Land, das zwischen Thailand und Vietnam liegt. Von den wenigen Ausbrüchen, die sich in Laos ereigneten, ereigneten sich mehr als 90 Prozent in kommerziellen Geflügelbetrieben und nicht in frei lebenden Herden.[1390] Wenn wir uns frühere Ausbrüche der Vogelgrippe anschauen, können wir noch weitere Rückschlüsse ziehen.

Im Jahr 2004, als H5N1 in Südostasien wütete, trat gleichzeitig auch ein hochpathogener H7N3-Ausbruch im kanadischen Fraser Valley östlich von Vancouver auf.[1391] Dutzende von Geflügelarbeitern, die an der Vergasung und Verbrennung der 19 Millionen notgeschlachteten Hühner beteiligt waren, entwickelten Symptome einer Infektion.[1392] Im Labor bestätigte Vogelgrippeinfektionen bei zwei Arbeitern[1393] veranlassten die WHO, Kanadas »Pandemiebereitschaft« auf den gleichen Stand anzuheben wie die von H5N1 betroffenen asiatischen Länder.[1394] Die Transparenz der kanadischen Regierungsinteressen in Bezug auf die Landwirtschaft schien dabei nicht wirklich höher zu sein als die ihrer asiatischen Pendants: Die kanadische Lebensmittelinspektionsbehörde leugnete zunächst nicht nur die Existenz menschlicher Infektionen gegenüber der Öffentlichkeit, sondern enthielt die Informationen auch dem Zentrum für Krankheitskontrolle vor – eine Unterlassung, von der das Zentrum sagte, sie hätte »überaus schwerwiegende Folgen haben können«.[1395] Glücklicherweise konnten sowohl die infizierten Arbeiter als auch alle anderen mutmaßlichen menschlichen Fälle ohne gemeldete Komplikationen geheilt werden.[1396]

Die Hinterhof-Hühnerzüchter machten die kommerzielle Industrie für den Ausbruch verantwortlich,[1397] und die Industrie gab den Kleinbauern die Schuld.[1398] Ein Sprecher der Industrie bestritt nicht nur, dass völlig überfüllte Masthähnchenställe eine Rolle bei dem Ausbruch spielten, sondern stellte infrage, dass die Ställe überhaupt überfüllt seien. »Alles, was ein besseres Umfeld für unsere Vögel schafft«, sagte der Sprecher, »macht unsere Industrie grundsätzlich stärker.«[1399]

»Nur gesunde Tiere liefern auch« ist eine gängige Verteidigung der Befürworter der Massentierhaltung. Die Rentabilität hängt zwar von der Produktivität ab, aber die Produktivität wird nicht auf einer Pro-Tier-Basis gemessen. »Die Produktivität«, so die Geflügelspezialistin Joy Mench von der University of California in Davis, »wird oft auf Ebene einer bestimmten Einheit gemessen (zum Beispiel Eieranzahl oder -masse pro Hühnerstall), und einzelne Tiere können sich in einem vergleichsweise schlechten Zustand befinden, auch wenn die Produktivität innerhalb der Gesamteinheit vielleicht hoch ist.«[1400] Einige der schwerwiegendsten Probleme entstehen durch einige der gewinnbringendsten Praktiken, wie etwa die Zucht hin zu beschleunigten Wachstumsraten,[1401] durch die, wie bereits besprochen, viele Vögel verkrüppeln, leicht Knochenbrüche erleiden, durch Herzversagen aufgedunsen sind und Narben durch Ammoniakverbrennungen aufweisen, da sie ständig in ihren eigenen und den Abfällen unzähliger anderer Tiere hocken. Branchenkenner geben zu, dass »der Erfolg der modernen Geflügelindustrie auch ein sehr günstiges Umfeld für hoch ansteckende Erreger geschaffen hat«.[1402]

In der Öffentlichkeit weist die Industrie jede Schuld von sich. Intern räumt sie »die wachsende Erkenntnis ein, dass Viren, die früher für natürliche Wirtsarten harmlos waren, aller Wahrscheinlichkeit nach durch die Passage durch große kommerzielle Populationen virulenter geworden sind«.[1403] Ein Artikel in der Fachzeitschrift *Poultry International* bietet eine knappe Erklärung der Rolle der Massenproduktion: »Das AI-Virus lebt harmlos in den Enten, die in Asien zur Bekämpfung von Schadinsekten und Schnecken in Reisfeldern beliebt sind. Wenn diese Entengrippe auf in der Nähe gehaltene Hühner übergeht, kann sie zu einem tödlichen und hoch ansteckenden Stamm mutieren, der sich schnell ausbreitet und eine hohe Sterblichkeitsrate aufweist. Je größer die Herden und je intensiver die Produktion, desto mehr Spielraum besteht für die Ausbreitung der Krankheit aufgrund genetischer Veränderungen des Virus.«[1404]

Zu der gleichen Schlussfolgerung kamen viele Mitglieder der kanadischen Wissenschaftsgemeinschaft. Earl Brown von der University of Ottawa erklärte der kanadischen Presse: »Wenn man ein [H5- oder H7-]Virus in einen dicht belegten Geflügelbetrieb bringt und ihm eine gewisse Zeit lässt, im Allgemeinen etwa ein Jahr, dann verwandelt sich dieses Virus in ein hochvirulentes Virus. Das passiert immer.«[1405] Kanadas National Manager of Disease Control innerhalb der Food Inspection Agency schien dem zuzustimmen: »Allein die Weitergabe des Virus an 3000 oder 4000 Hühner reicht aus, um ein harmloses Virus in ein pathogenes zu verwandeln.«[1406] »Es ist die hochdichte Hühnerhaltung, die hochvirulente Influenzaviren hervorruft«, schloss Brown. »Das ist ziemlich klar.«[1407]

Diese Schlussfolgerungen basierten auf den besten bis dato verfügbaren wissenschaftlichen Ergebnissen. Der kanadische Ausbruch trat nicht zuerst in einer Hinterhofherde oder unter Hühnern in Freilandhaltung auf, sondern in einer vollkommen geschlossenen, »hochentwickelten« Industrieanlage. Dann sprang er von Masthähnchenstall zu Masthähnchenstall und übersprang die Freilandhaltung weitestgehend.[1408] Die Ausbreitung des Virus wurde hauptsächlich auf eine sogenannte laterale Übertragung durch den Menschen von infektiösem Kot über Geräte oder andere Infektionsträger zurückgeführt, die von Betrieb zu Betrieb transportiert wurden.[1409] Dies könnte auch erklären, wie das Virus zunächst überhaupt in die industriellen Masthähnchenställe eingeschleppt wurde. Hühner müssen nicht in direkten Kontakt mit Enten kommen, um sich zu infizieren. Sie brauchen nur Kontakt mit dem Virus, das zum Beispiel über die Kleidung einer Person in einen »biologisch sicheren« Betrieb gelangen kann.[1410]

Epidemiologische Analysen ergaben schließlich, dass kommerzielle Herden beim kanadischen Ausbruch von 2004 eine 5,6-mal so hohe Infektionswahrscheinlichkeit hatten wie Hinterhofherden. Infizierte Hinterhofherden wurden erst entdeckt, nachdem nahe gelegene kommerzielle Herden infiziert worden waren, was darauf hindeutet, dass sich das Virus von den Industriebetrieben auf Freilandgeflügel ausgebreitete und nicht umgekehrt.[1411] Ja, es stimmt, im Freien gehaltene Vögel kommen eher mit wild lebenden Wasservögeln in Kontakt, aber sie kommen auch regelmäßig mit Sonnenlicht, Freiraum und frischer Luft in Kontakt. Ein niedrigeres Stressniveau kann ihrem Körper helfen, eine Erstinfektion besser zu überwinden, und da sie nicht auf mehreren Schichten ihres eigenen Drecks leben, während sie zu Zehntausenden in schlecht belüfteten Ställen eingepfercht sind, kann sich das Virus möglicherweise nicht effektiv genug ausbreiten, um zu einem Killer zu mutieren. Anstatt den Hinterhofherden die Schuld zu geben, sollte man die Aufmerksamkeit, wie es ein ehemaliger Redakteur der *Vancouver Sun* formulierte, auf die Fabrikfarmen konzentrieren, auf die »profitablen Schwachstellen, die in unsere Nahrungsmittelversorgung eingebaut sind«.[1412]

Der größte Ausbruch der Vogelgrippe vor der H5N1-Explosion im Jahr 2004 war der Ausbruch des hochpathogenen H7N7 in den Niederlanden im Jahr 2003, der 30 Millionen Vögel vernichtete, [1413] mehr als 1000 Menschen infizierte[1414] und einen der Tierärzte tötete, die den Ausbruch untersuchten.[1415] In einem Artikel mit dem Titel »Why Factory Farms and Mass Trade Make for a World Where Disease Travels Far and Fast« schrieb der Korrespondent für

Verbraucherangelegenheiten des *Guardian*, dass sich die Krankheit »wie ein Lauffeuer durch die intensive Geflügelindustrie des Landes verbreitete«, wobei Hunderte von Unternehmen betroffen waren,[1416] und sich auf Belgien und Deutschland ausdehnte.[1417] Trotz Biosicherheitskontrollmaßnahmen konnte die Seuche nicht eingedämmt werden und schien erst dann aufzuhören, sobald sie die Grenzen der dichten Geflügelproduktion durchbrochen hatte.[1418]

Während einige Experten den Anstieg der Massentierhaltung für diesen Ausbruch verantwortlich machen, betrachten andere den Anstieg der Freilandhaltung als Ursache.[1419] Es konnte jedoch nicht festgestellt werden, dass frei laufende Herden während des Ausbruchs einem erhöhten Risiko ausgesetzt waren.[1420] In einem Bericht der Zeitschrift *World Poultry* hieß es: »Ein bemerkenswertes Merkmal der niederländischen Epidemie war, dass große, dicht besetzte Herden am schlimmsten betroffen waren. Einige extensiv bewirtschaftete Bestände [im Gegensatz zu intensiv bewirtschafteten Beständen] infizierten sich mit dem Virus, ohne dass es zu einer signifikanten Erkrankung von Vögeln oder Menschen kam. Das bedeutet zwar nicht, dass wir nun alle zu kostenintensiven, leistungsschwachen Produktionssystemen zurückkehren sollten (..), aber es bedeutet, dass einige Erzeuger die Unterbringungs- und Managementsysteme, die die Vögel in Bezug auf Besatzdichte, Luftqualität, Gruppengröße, Instabilität der Population und allgemeine Vitalität übermäßig belasten, sinnvollerweise herunterfahren könnten.«

Im Weiteren äußert der Autor die Sorge, dass intensive geschlossene Haltungssysteme das Immunsystem der Vögel kritisch schwächen und die gesamte Geflügelindustrie gefährden könnten, und endet mit der Erklärung, dass »eine Kette nur so stark ist wie ihr schwächstes Glied!«.[1421]

Obwohl das niederländische Virus eine Person tötete, waren die meisten der von ihm verursachten Symptome mild, und Hunderte von Infizierten zeigten überhaupt keine Symptome. Einige der Personen, die Symptome entwickelten, waren jedoch in der Lage, das Virus auf andere in ihrem Haushalt zu übertragen. Mit der Anpassung an Hühner scheint sich das Virus auch an den Menschen angepasst zu haben.[1422] Der Ausbruch in den Niederlanden hat nicht nur gezeigt, dass in intensiven Hühnerhaltungsbetrieben ein Virus zustande kommen kann, das von Mensch zu Mensch übertragbar ist, sondern auch, dass ein solcher Stamm in einem fortgeschrittenen Industrieland mit modernen, hochtechnologischen Geflügelanlagen entstehen kann.[1423]

Bei all den intensiven Batterieställen, die auf dem ganzen Globus verbreitet sind, könnte Südchina seinen Ruf als angebliches Pandemie-Epizentrum der Welt bald verlieren.[1424] In Chile im Jahr 2002[1425] und in Italien und Mexiko in den 1990er-Jahren spielten sich ähnliche Szenarien ab. Ein niedriggradiges Wasservogelvirus fand sich in einem Stall mit Tausenden von Hühnern wieder, was zu einer »inzwischen vorhersehbaren Mutation zu einem hochpathogenen Virus« führte.[1426]

In Mexiko gelangte ein minderwertiges H5N2-Virus, das bei Hühnern nur leichte Atemwegssymptome hervorrief, in industrielle Geflügelanlagen außerhalb von Mexiko-Stadt und wurde tödlich,[1427] wobei es schließlich fast eine Milliarde Vögel im ganzen Land infizierte.[1428] Die »lehrreiche, aber beängstigende«[1429] Lektion, die man aus dem Ausbruch in Mexiko lernen kann, ist, dass ein harmloses Wasservogelvirus, sobald es in einen Stall mit Millionen von domestizierten Vögeln eingeschleppt wird,[1430] »mehrfache Mutationen akkumulieren und zu einem hochpathogenen Stamm werden kann, der eine hohe Sterblichkeitsrate verursacht.«[1431]

Der italienische Ausbruch in den Jahren 1999 bis 2000 unter »intensiv aufgezogenem Geflügel« verursachte den Tod von mehr als 13 Millionen Vögeln innerhalb von drei Monaten und entwickelte sich zu einem Virus mit 100 Prozent Morbidität und 100 Prozent Mortalität[1432] – was bedeutet, dass sich jeder Vogel ansteckt und jeder Vogel stirbt, wenn das Virus in einen Bestand gelangt. In den vorangegangenen 20 Jahren war die italienische Geflügelindustrie dramatisch gewachsen und industrialisiert worden, insbesondere in den Regionen Veneto und Lombardei, genau dort, wo die Epidemie im Jahr 1999 ausbrach.[1433]

Die Epidemie fegte sowohl Masthühner- als auch Legebetriebe leer. Damals schrieben Veterinärbeamte der World Organization for Animal Health in Italien: »Bis heute hat die HPAI [hochpathogene Vogelgrippe] praktisch alle intensiv aufgezogenen Vogelarten befallen, unabhängig von Alter oder Haltungssystem.«[1434] Das Virus verbreitete sich in Ställen für Masthühner schneller als in Käfigbatterieanlagen für Legehennen. Auch die Käfighennen erlagen zwar schließlich alle dem Virus, aber es musste sich zunächst von Käfig zu Nachbarkäfig ausbreiten. In den Maställen jedoch konnte es sich mit einem Schlag in der gesamten Anlage ausbreiten und alle Hühner infizieren, da diese direkt in ihrem eigenen Dreck standen. Die Wissenschaftler, die den Ausbruch untersuchten, vermuteten damals, dass das Verhalten der Virusverbreitung »wahrscheinlich mit der Menge des infizierten Kots zusammenhing, mit dem die Vögel in direkten Kontakt kamen«.[1435] Dies deutet darauf hin, dass Freilandhühnerherden möglicherweise am wenigsten gefährdet sind, da der Kot in der Sonne und an der frischen Luft schnell trocknen kann, was jedes darin enthaltene Virus abtötet.[1436]

WUNSCHDENKEN

Ausbrüche innerhalb und Übertragungen zwischen modernen, vollständig geschlossenen, »biologisch sicheren« Stallungseinrichtungen auf der ganzen Welt haben die Frage aufgeworfen, wie ein Virus von wild lebenden Wasservögeln überhaupt ins Innere gelangen konnte. Wie wir bereits wissen, kann das Virus selbst mit dem Kot von wandernden Wasservögeln buchstäblich vom Himmel fallen. Enten überfliegen praktisch alle Kontinente der Welt, wobei sie möglicherweise in einer theoretischen Höhe von bis zu 6000 Metern[1437] mit dem Virus im Gepäck unterwegs sind und diesen in der Landschaft verbreiten können.[1438] Eine einzige Ente kann an einem einzigen Tag Milliarden von infektiösen Virusdosen »abwerfen«.[1439] Die umfassendste Untersuchung nordamerikanischer Wasservögel ergab, dass bis zu 60 Prozent der Jungenten, die von Kanada aus in Richtung Süden unterwegs waren, infiziert waren[1440] und das Virus bis zu 30 Tage lang aktiv ausscheiden konnten.[1441] Angesichts der immer weniger werdenden und verkümmernden Feuchtgebiete in Nordamerika[1442] und andernorts[1443] könnten Wasservögel sich gezwungen sehen, sich in größerer Zahl zu versammeln, was die Infektionsraten noch weiter in die Höhe treiben dürfte.[1444]

Kommt ein Virus im Freien auf dem Boden auf, ist die Wahrscheinlichkeit hoch, dass es schnell austrocknet und stirbt, es sei denn, es wird in eine für sein Überleben günstigere Umgebung transportiert. Der Hauptweg für die mechanische Übertragung infektiöser Fäkalien wurde in der Vergangenheit mit kontaminierten Geflügelarbeitern oder -geräten in Verbindung gebracht.[1445] Aber auch ohne menschliches Zutun haben wir einfach »sehr viel von allem«, bemerkte ein Geflügel-Mikrobiologe der USDA. »Viele Vögel, viel Mist, viel Feuchtigkeit, viel Staub. Alles, was in so einen Stall hineinkommt –

egal ob zwei-, vier- oder sechsbeinig –, ist ein potenzieller Vektor, der ein Virus von einem Ort zum anderen bewegen kann.«[1446]

Nagetiere, Insekten und Wildtiere könnten allesamt Vektoren sein, die das Virus in die geschlossenen Ställe einschleusen.[1447] Experimentelle Studien zeigen, dass Ratten und Mäuse, beide problematisch für die Geflügelindustrie,[1448] H5N1 übertragen können.[1449] Ein Ausbruch in Australien hat gezeigt, dass auch Stare und Spatzen potenzielle Überträger von Vogelgrippeviren sind,[1450] und andere Wildtierarten, die im Lebensraum von Wasservögeln und auf Geflügelfarmen vorkommen, wie Stinktiere, Erdhörnchen und Waschbären, sind nachweislich in der Lage, Vogelgrippeviren in sich zu tragen.[1451] DNA-Fingerabdruckuntersuchungen von Campylobacter deuten auf einen Kontakt zwischen Stallgeflügel und Wildvögeln hin,[1452] die möglicherweise von der Fülle an einfachem Futter in den Masthähnchenställen angezogen werden. Ellen Silbergeld, eine renommierte Professorin der Bloomberg School of Public Health der Johns Hopkins University, erklärte: »Man raubt eine Bank aus, weil dort das Geld ist – in den Ställen befindet sich das ganze Futter, also werden sie natürlich versuchen, da hineinzukommen.«[1453]

Sogar Fliegen übertragen möglicherweise die Seuche. Bei bis zu 50 Prozent der zahlreichen[1454] in der Nähe von Geflügelställen gefangenen Fliegen konnte festgestellt werden, dass sie das Geflügelfäkalbakterium Campylobacter in sich tragen.[1455] In ähnlicher Weise wurde das tödliche H5N2-Virus während des Ausbruchs in den 1980er-Jahren in Pennsylvania[1456] aus Schmeißfliegen[1457] isoliert. Influenzaviren können sogar in die Wasserversorgung sickern, wobei Oberflächenwasser aus kontaminierten Teichen möglicherweise in nahe gelegene Grundwasservorräte für Stallgeflügel eindringt.[1458] Ein Professor für Geflügelgesundheitsmanagement an der North Carolina State University schrieb in einer Branchenfachzeitschrift, dass »hohe Biosicherheit und ordnungsgemäße Überwachung in vielen Bereichen der intensiven Geflügelproduktion verständlicherweise immer noch reines Wunschdenken sind«.[1459]

Durch die zunehmende Intensivierung ist dieser Wunsch in noch weitere Ferne gerückt. Die World Organisation for Animal Health (OIE) hat darauf hingewiesen, dass die Veränderungen in der globalen Geflügelindustrie in den letzten Jahrzehnten die Bekämpfung von Infektionskrankheiten »erheblich erschweren, da pro Zeiteinheit eine größere Anzahl anfälliger Tiere aufgezogen wird und es schwierig ist, angemessene Biosicherheitsprogramme umzusetzen«.[1460] Die OIE stellte fest, dass Biosicherheitsmaßnahmen möglicherweise mit modernen hochdichten Haltungssystemen schlichtweg unvereinbar sind.[1461] »Wenn ein Ausbruch der Vogelgrippe in einem Gebiet mit hoher [Geflügel-]Populationsdichte auftritt«, schrieben OIE-Vertreter, »ist die Anwendung strenger Biosicherheitsmaßnahmen möglicherweise gar nicht möglich.«[1462] Forscher der Industrie und der USDA[1463] haben zugegeben, dass dies einer der Nachteile des US-Systems ist. Wie bereits erwähnt, haben sich die Geflügelhaltungsbetriebe derart dramatisch vergrößert, dass üblicherweise nicht nur 20 000 bis 25 000 Masthühner in einem einzigen Stall untergebracht sind, sondern es kann in einer einzigen Anlage auch bis zu 16 Ställe geben,[1464] und einige Legebetriebe haben die Kapazität, mehr als vier Millionen Hennen in einem einzigen Komplex zu halten.[1465] Wir wissen auch, dass dann, wenn Stallungen und Betriebe nahe genug beieinanderliegen, sich das Virus möglicherweise über den Wind ausbreiten kann.[1466]

Selbst wenn man davon ausgeht, dass alle Mitarbeiter eines Geflügelbetriebs, sowohl in den Ställen als auch in den Büros, und alle Besucher die Biosicherheitsprotokolle – wie etwa Säubern der Schuhe mit Desinfektionsmittel bei jedem Betreten eines Stalls und dreimaliges Händewaschen vor dem Betreten (wie im Lehrvideo *Biosecurity: For the Birds*[1467] der USDA beschrieben) – streng beachten, könnte eine verirrte Rauchschwalbe oder eine Stubenfliege theoretisch eine Ansteckung in eine Intensivhaltungseinrichtung hinein oder aus ihr heraus transportieren. Und Studien zeigen, dass die Beachtung des Biosicherheitsprotokolls alles andere als perfekt ist.

Vertreter der US-Geflügelindustrie behaupten, über das »beste Biosicherheitssystem der Welt« zu verfügen,[1468] aber wissenschaftliche und staatliche Untersuchungen haben eine weitverbreitete Missachtung der Biosicherheitsvorkehrungen sowohl bei großen als auch bei kleinen Heimproduzenten aufgedeckt.[1469] Im Jahr 2002 verschickten Forscher der University of Maryland Fragebogen zu den Biosicherheitspraktiken an kommerzielle Masthähnchenbetriebe auf der gesamten Delmarva-Halbinsel, wo sich zu jedem beliebigen Zeitpunkt mehr als 100 Millionen Masthähnchen unterschiedlichen Alters befinden. Weniger als die Hälfte der Einrichtungen beantwortete die Umfrage, und diejenigen, die es taten, gaben schwere Versäumnisse bei der Biosicherheit zu. Die Forscher kamen zu dem Schluss, dass US-amerikanische

Masthähnchenherden »beständig der Gefahr einer Infektion ausgesetzt sind, die durch schlechte Biosicherheitspraktiken ausgelöst werden könnte«.[1470]

In einem Moment der Offenheit seitens der Branche gab Charles Beard, Vizepräsident der U. S. Poultry & Egg Association, zu, dass es »naiv erscheinen könnte«, sich zum Schutz der US-Geflügelindustrie auf Biosicherheitsmaßnahmen zu verlassen.[1471] »Schließlich«, so schrieb er, »hängt die Biosicherheit hauptsächlich davon ab, wie die Leute sie umsetzen.« Die Umfragen der University of Maryland zeigen, dass es an »Enthusiasmus« für Biosicherheit mangelt, und die lauen »Verurteilungen« von Geflügelkonzernen wie Tyson haben eher dazu geführt, dass es zu noch mehr Verbrechen, beispielsweise zur illegalen Einleitung von unbehandeltem Abwasser in Flüsse, gekommen ist,[1472] als zu dem Wunsch, bessere Maßnahmen für die Biosicherheit umzusetzen.[1473] Tatsächlich stand Tyson Foods, der größte Hühnerproduktionskonzern der Welt, 2005 vor dem US-amerikanischen Supreme Court, weil er sich geweigert hatte, Arbeiter für die Zeit zu bezahlen, die sie in einer Geflügelfabrik mit dem Anlegen von Schutzkleidung verbrachten. Das Gericht entschied eindeutig zu Ungunsten von Tyson.[1474]

Verstöße gegen die Biosicherheit treten in moderen Anlagen auf der ganzen Welt auf.[1475] Die Europäische Behörde für Lebensmittelsicherheit hat erkannt, dass diese Verstöße in einem dicht besiedelten Geflügelgebiet zu einer »massiven Krankheitsausbreitung« führen können.[1476] Unter dem Strich, so die Experten für Tierseuchenbekämpfung, seien Biosicherheitsmaßnahmen für die Industrie kostspielig[1477] und »auf lange Sicht nicht leicht aufrechtzuerhalten«.[1478] Der emeritierte Professor für Veterinärmedizin im Bereich Geflügelzucht Simon M. Shane, Autor des *Handbook on Poultry Diseases* (Handbuch der Geflügelkrankheiten), bestätigt sogar einen »Rückgang der Biosicherheitsstandards, der sich durch den Versuch ergibt, die Kosten auf wettbewerbsorientierten Märkten zu senken«. Dieser Rückgang, so Shane abschließend, ist zu einem wichtigen Faktor bei der Häufigkeit und Schwere von Krankheitsausbrüchen geworden.[1479]

In *Poultry Digest* schrieb der langjährige Brancheninsider und Experte für Vogelgesundheit Ken Rudd einen offenen Artikel mit dem Titel »Poultry Reality Check Needed«, in dem er die verschobenen Prioritäten der Branche in aller Deutlichkeit darlegte: »Eine Untersuchung praktisch aller in den letzten zehn Jahren vorgenommenen Veränderungen zeigt, dass sie unter dem

Deckmantel der Vereinfachung und Effizienz erfolgten, in Wirklichkeit aber Kostensenkungsmaßnahmen sind. Wenn überhaupt, dann wurden nur wenige Entscheidungen allein im Hinblick auf die Vogelgesundheit oder den langfristigen Schutz der Industrie getroffen. Das Gleichgewicht zwischen beiden ist verloren gegangen; das Gewicht liegt jetzt fast ausschließlich auf der Seite der Kostensenkung Und damit auch auf der Seite der Mikroorganismen – und die sind schon viel länger auf dieser Erde als der Mensch!«[1480]

Insbesondere kritisierte Rudd die gewinnbringende, aber riskante Praxis, die Dauer der Leerzeiten zwischen den Herden zu verkürzen, und den Trend, die Geflügelställe zwischen den Herden nicht zu reinigen. Er appellierte an seine Branche, auch »die Kosten einer Katastrophe zu bedenken«.[1481]

Man braucht nicht lang zu suchen, um auf andere weitverbreitete Ausbrüche von Viruskrankheiten zu stoßen wie auf die Maul- und Klauenseuche in Europa. Dadurch wird die Anfälligkeit der modernen Tierhaltung recht klar.[1482] In den Vereinigten Staaten war bereits drei Jahre nach dem Auftreten der hochvirulenten »Delaware-Variante« des IBDV, des erwähnten Immunschwächevirus, praktisch die gesamte Masthähnchenindustrie östlich des Mississippi betroffen.[1483] Wenn dies das »beste Biosicherheitssystem der Welt« ist, dann muss die globale Industrie möglicherweise grundlegend überdenken, wie sie Vögel für die Produktion von Fleisch und Eiern züchtet. In den Vereinigten Staaten, dem Land, das Pionierarbeit in der industrialisierten Geflügelproduktion geleistet hat, werden mehr Fälle von Vogelgrippe gemeldet als in jedem anderen Land der Welt.[1484]

MADE IN THE USA

Vogelgrippeviren werden in den Vereinigten Staaten seit Mitte der 1960er-Jahre jedes Jahr nachgewiesen.[1485] Allein in den letzten fünf Jahren gab es in den Vereinigten Staaten mehr als 200 Ausbrüche hochpathogener Vogelgrippeviren, darunter H5N1, H5N2, H5N8, H7N8 und H7H9, die zum Tod von mehr als 50 Millionen Hühnern und Puten führten.[1486] Der Vogelzug auf der pazifischen Flugroute im Herbst 2014 brachte wohl ein H5N8-Virus aus Asien mit,[1487] das vom ursprünglichen H5N1-Virus abstammt[1488] und sich dann mit einer Vielzahl nordamerikanischer Stämme vermischte,[1489] um den explosivsten und teuersten Ausbruch von Tierseuchen in der Geschichte der USA zu verursachen.[1490] Als Reaktion auf eine Forderung, künftige Entschädigungszahlungen an die Bedingung zu knüpfen, dass Geflügelbetriebe ihre Vogelbesatzdichte reduzieren, räumte das USDA ein, dass »die Auswirkungen eines HPAI-Ausbruchs dort verstärkt auftreten, wo die Geflügelproduktion stark konzentriert ist«, und ermutigte »die Landwirte dazu, eine Reduzierung der Zahl der Vögel in Geflügelställen in Erwägung zu ziehen.« Es wurde aber auch klar gesagt, dass »jegliche staatlichen Beschränkungen zum jetzigen Zeitpunkt nicht umgesetzt werden«.[1491] Mit anderen Worten: Man werde es der Geflügelindustrie überlassen, während die Behörde selbst weiterhin – mit Steuergeldern – denselben Betrieben die Verluste erstattete, deren intensive Haltungspraktiken überhaupt erst zur Inkubation und Verbreitung von Krankheiten beigetragen hatten.[1492]

Der zweitgrößte Ausbruch in der Geschichte der USA war der Ausbruch in Pennsylvania im Jahr 1983, der sich über Maryland und Virginia ausbreitete,[1493] zum Tod von 17 Millionen domestizierten Vögeln führte[1494] und die Nation mehr als 400 Millionen Dollar kostete.[1495] (Die Ausbrüche im Jahr 2015 kosteten die Vereinigten Staaten zusammen schätzungsweise 3,3 Milliarden Dollar.)[1496]

Forscher spekulieren, dass das für den Ausbruch verantwortliche H5N2-Virus möglicherweise von einer Wildentenherde ausging, die in einem Teich auf einer Hühnerfarm im Osten von Pennsylvania gelandet war.[1497] Entenkot auf den Stiefeln eines Landwirts könnte das Virus zunächst in die Masthähnchenställe eingeschleppt haben.[1498] Das Virus, wie im Wesentlichen alle Wildvogelviren, begann zunächst harmlos und verursachte einen Rückgang der Eierproduktion oder leichte Symptome der oberen Atemwege, wütete aber schon bald »in riesigen kommerzielle Hühnerlagerhallen«.[1499] Der Direktor des Geflügellabors der University of Pennsylvania erklärte, dass »bei so vielen Gelegenheiten, unter diesen intensiven Bedingungen zu mutieren«, das Virus sich von einem Virus, das Hühnern einen Schnupfen verpasste, zu dem von Webster als »Hühner-Ebola« bezeichneten »blutigen Wackelpudding«-Virus wandelte, das Vögel am und im ganzen Körper bluten ließ.[1500]

Websters Team führte genetische Analysen des H5N2-Virus durch, und zwar sowohl bevor und nachdem es tödlich wurde. Überraschenderweise unterschieden sich die beiden Varianten nur durch eine einzige Aminosäure.

Aminosäuren sind Bausteine, die in Ketten aneinandergereiht sind und Proteine bilden. Das H5-Hämagglutinin-Protein ist mehr als 500 Aminosäuren lang.[1501] Es bedurfte nur einer winzigen Punktmutation im genetischen Material des Virus, um die 13. Aminosäure in der H5-Kette von einer Aminosäure namens Threonin in eine Aminosäure namens Lysin zu verwandeln – eine Mutation, die, in Websters Worten, »dieses gutartige Virus in ein absolut tödliches verwandelte«.[1502] »Dass eine so winzige Veränderung des Virus es ihm ermöglichen konnte, eine derartige Verwüstung anzurichten«, schrieben Webster und seine Kollegen später, »war eine großartige Entdeckung.«[1503]

Der geologische Dienst des US-Innenministeriums (U. S. Department of the Interior's U. S. Geological Survey, USGS), 1879 durch ein Gesetz des Kongresses ins Leben gerufen, stellt die führende Regierungsbehörde der Nation im Bereich der Biowissenschaften dar.[1504] Nachdem er die Entwicklung von niedriggradigen zu hochgradigen Stämmen der Vogelgrippe beobachtet hatte, schloss der USGS sich den anderen Weltbehörden an, indem er industrielle Geflügelpraktiken nicht nur als eine »ausgezeichnete Gelegenheit« für eine rasche Ausbreitung beschrieb (insbesondere dann, wenn »Geflügel in hoher Dichte in geschlossenen Räumen gehalten wird«), sondern diesen auch teilweise eine »ideale« Rolle bei der möglichen Auslösung der nächsten menschlichen Pandemie voraussagte.[1505]

H5N2 tauchte zwei Jahre später in einer niedriggradigen Form in Massachusetts, New Jersey, Ohio und abermals in Pennsylvania erneut auf,[1506] was jedes Mal auf die Märkte für Lebendgeflügel in New York City zurückgeführt werden konnte. Eine Untersuchung dieser Märkte im Jahr 1986 ergab, dass das Virus auf 48 Märkten nachweisbar war,[1507] woraufhin die Forscher meinten, dass die Märkte für Lebendgeflügel der kritische Schmelztiegel für Enten oder Gänse und Hühner gewesen sein könnten, der die ursprüngliche Epidemie in Pennsylvania ausgelöst hatte.[1508]

Die Bemühungen, die Märkte von Vogelgrippeviren zu reinigen, waren im Laufe der Jahre weitgehend erfolglos,[1509] trotz regelmäßiger Quarantänen, Räumungen, Reinigungen und Desinfektionsmaßnahmen. Im Jahr 2004 wurde ein Ausbruch des hochpathogenen H5N2-Virus in einer Herde von 7000 Masthühnern in Texas entdeckt, nachdem der Besitzer ein Huhn von einem Lebendgeflügelmarkt in Houston mit in seine Herde gebracht hatte.[1510] In Anbetracht der Tatsache, dass der Ausbruch in Hongkong und andere Ausbrüche in den USA[1511] und Italien auf Märkte für Lebendgeflügel zurückgeführt werden konnten,[1512] beschreiben USDA-Geflügelforscher Märkte für lebende Vögel als das »fehlende Glied in der Epidemiologie der Vogelgrippe«.[1513]

Der erste Fall einer Vogelgrippeinfektion beim Menschen in den Vereinigten Staaten ereignete sich 2002. Ein H7N2-Virus verursachte mehr als 200 Ausbrüche in Hühner- und Putenbetrieben in einem Geflügelmassenproduktionsgebiet zunächst in Virginia und dann in West Virginia und North Carolina, was zum Tod von fast fünf Millionen Vögeln führte.[1514] Es handelte sich um ein Virus mit geringer Pathogenität, das nur hinter einer einzigen menschlichen Infektion vermutet wurde,[1515] aber genetische Analysen zeigen, dass es gerade in Richtung einer größeren Virulenz mutiert.[1516]

Im Jahr 2003 wurde eine Person mit Atemwegssymptomen in ein Krankenhaus in New York eingeliefert und es konnte bestätigt werden, dass sie mit dem Vogelgrippevirus H7N2 infiziert war. Trotz einer ernsten medizinischen Grunderkrankung erholte sich der Patient und ging nach einigen Wochen nach Hause.[1517] Bis zu diesem Jahr hatte das Virus bereits Millionen von Legehennen in riesigen Käfigbatterieanlagen in Connecticut und Rhode Island befallen,[1518] Ausbrüche, die, wie die Industrie zugibt, »die Anfälligkeit der Eierproduktionseinheiten bestätigen«.[1519] Die OIE-Expertin Ilaria Capua bezeichnete es als »sehr schwierig«, eine industrielle Legebatterieanlage sauber zu halten und eine Ausbreitung von Betrieb zu Betrieb über Eier, Eiercontainer und Ausrüstung zu verhindern. »Unserer Meinung nach ist es so«, sagte sie auf dem 5. International Symposium on Avian Influenza, »dass sich die Infektion, sobald sie in einen Kreislauf gelangt, innerhalb dieses Kreislaufs auch ausbreiten wird. Sie findet immer einen Weg, sich auszustreuen.«[1520]

Es wurde festgestellt, dass sich H7N2 in den Vereinigten Staaten über Märkte für Lebendgeflügel verbreitete. Die Märkte wurden als Hintergrund der Ausbrüche in Pennsylvania (1996,[1521] 1997, 1998, 2001 und 2002[1522]), Virginia (2002),[1523] Connecticut und Rhode Island (2003) und Delaware (2004) vermutet.[1524] Der Ausbruch in Delaware in einem Masthähnchenbetrieb, in dem mehr als 85 000 Hühner untergebracht waren, breitete sich nach Maryland aus, bevor er durch die Notschlachtung von mehr als 400 000 Vögeln gestoppt werden konnte.[1525] In zwei Fällen konnte ein direkter epidemiologischer Zusammenhang mit Lastwagen hergestellt werden, die Vögel in einem Zeitraum von einer Woche vor dem Auftreten der klinischen Krankheit zu Lebendgeflügelmärkten in den betroffenen Betrieben transportiert hatten.[1526] Die Lastwagen liefern Vögel von den Höfen zu den Märkten, holen die leeren, schmutzigen Käfige ab und kehren dann zu den Farmen zurück. Das »wahrscheinlichste Szenario«, so die Wissenschaftler des USDA, ist, dass die Käfige oder Lastwagen nicht vollständig von den potenziellen Milliarden von infektiösen Partikeln befreit wurden, die bei einer infektiösen Kotkontamination vorhanden sind.[1527]

Das US-amerikanische System der Märkte für Lebendgeflügel wurde von der Southeastern Cooperative Wildlife Disease Study der University of Georgia als »kompliziertes Geflecht aus Einzelhandelsmärkten, Geflügelauktionen, Großhändlern und Farmbeständen« beschrieben. Die Studie stellt fest, dass in diesem System »die Vögel bis zu fünfmal den Besitzer wechseln können, bevor sie beim Verbraucher landen«, was die Exposition erhöht und die Rückverfolgbarkeit erschwert.[1528]

Wissenschaftler haben H7N2 seit seinem Auftauchen auf den Märkten für lebendes Geflügel in den Vereinigten Staaten im Jahr 1994 ständig beobachtet. Wie bereits erwähnt, ist der ausfallsichere Mechanismus des Virus, der es daran hindert, seinem natürlichen Wirt, dem Wasservogel, zu gefährlich zu werden, der Aktivierungsschritt des Hämagglutinins, wodurch die Virenvermehrung auf »sichere« Organe des Körpers wie den Darm beschränkt wird. Sobald sie jedoch in einen an Land lebenden Wirt wie ein Huhn eindringen können, ist es möglich, dass Virusmutationen, die alle Organsysteme des Tiers infizieren können, einen selektiven Vorteil haben, da eine einfache Verbreitung über Wasser nicht mehr möglich ist. H5- und H7-Viren können sich anpassen, indem sie basische (im Gegensatz zu sauren oder neutralen) Aminosäuren in der Spaltstelle des Hämagglutinin-Proteins ansammeln, wo die Enzyme des Wirts das Virus aktivieren. Sobald das Virus ungefähr fünf basische Aminosäuren akkumuliert hat, kann es sich von einem Virus mit geringer Pathogenität in ein hochpathogenes Virus verwandeln.

Die frühesten H7N2-Isolate auf US-Lebendgeflügelmärkten im Jahr 1994 wiesen bereits zwei basische Aminosäuren an der kritischen Spaltstelle auf. Bis 1998 waren es teilweise bis zu drei. Dann, im Jahr 2002, wurden H7N2-Viren mit vier Aminosäuren gefunden. Nur noch eine winzige Mutation mehr, und das Virus hätte tödlich werden können.[1529] Obwohl es sich bei dem Virus technisch gesehen immer noch um ein LPAI-Virus handelte, war die Regierung in der Lage, die Warnhinweise richtig zu interpretieren, und schritt ein, um H7N2 überall dort auszumerzen, wo es entwichen war – und die Industrie finanziell zu entschädigen.[1530]

Die Bemühungen, das Virus direkt an der Quelle – auf den Märkten für Lebendgeflügel – auszurotten, waren gescheitert. Laut dem USDA Animal and Plant Health Inspection Service besteht »trotz Aufklärungsbemühungen, Überwachung und verstärkter staatlicher Regulierungen die Anzahl der [virus-]positiven Märkte fort und nimmt sogar weiter zu«. Im Jahr 1998 waren 30 Prozent der Märkte mit H7N2 infiziert, besonders im Großraum New York. New York hat mehr Lebendmärkte als alle anderen Bundesstaaten im Nordosten zusammen.[1531] 2001 konnten die Inspektoren das Virus bereits auf 60 Prozent der Märkte bei Messungen zu verschiedenen Zeitpunkten finden.[1532]

Die einzelnen Staaten hatten versäumt, das Problem in den Griff zu bekommen. Da das Virus dieser letzten Mutation gefährlich nahe war, musste das USDA eingreifen und 2002 eine systemweite Schließung aller Einzelhandelsmärkte für Lebendgeflügel im Nordosten der Vereinigten Staaten anordnen. Nach der Massenschließung wurden alle Vögel verkauft oder geschlachtet, und die Märkte wurden allesamt gereinigt und desinfiziert, standen tagelang leer und wurden dann nur mit Vögeln aus genau überwachten Herkunftsbeständen erneut belegt, bei denen Tests auf Vogelgrippeviren negativ ausgefallen waren. Dann wartete man erst einmal ab und beobachtete die weitere Entwicklung. Nach fünf Wochen war H7N2 wieder da.

Ob das Virus irgendwie auf den Märkten fortbestand oder neu eingeschleppt wurde, ist nicht bekannt. Ungeachtet der Bemühungen um die Ausrottung und Eindämmung scheint jedoch klar, dass die Märkte für Lebendgeflügel ein Risiko für die öffentliche Gesundheit darstellen. In einem Artikel im *Journal of Virology* kamen USDA-Forscher zu dem Schluss, dass »die rasende Reassortierung der AIV [Vogelgrippeviren] in den LBM [Märkte für lebende Vögel] das Risiko eines Artensprungs erhöhen könnte, weil dadurch die Wahrscheinlichkeit des Auftretens der richtigen Genkonstellation erhöht werden könnte, um ein Virus zu schaffen, das sich in Säugetieren effizient vermehrt«.[1533] Im Jahr 2006 wurde das Virus angeblich aus dem System der Lebendgeflügelmärkte ausgerottet,[1534] doch im Jahr 2016 erkrankten Hunderte von Katzen in New York City an einer H7N2-Grippe, die zu 96 bis

98 Prozent mit den Marktviren für lebende Vögel identisch war.[1535] Ein Mitarbeiter eines Tierheims[1536] und ein behandelnder Tierarzt infizierten sich ebenfalls, was die Anpassung des Virus an Säugetiere weiter belegt.[1537]

Die massenhafte Schließung der Märkte und die Desinfektion schienen das Virus jedoch einen Schritt zurückgeworfen zu haben, nämlich auf drei basische Aminosäuren.[1538] Aber dennoch: Wenn nicht alle Märkte für Lebendgeflügel vollständig geschlossen werden, ist es sehr wahrscheinlich, dass H7N2 seinen Weg in Richtung einer erhöhten Virulenz fortsetzt. Oder wie der Leiter des virologischen Labors am Cornell University's Animal Health Diagnostic Center es ausdrückte: »Es ist zwei größere Mutationen davon entfernt, sich in ein Virus zu verwandeln, das viele Hühner töten und für den Menschen um ein Vielfaches pathogener werden könnte.«[1539] Das H7N2-Virus, das auf den Märkten für Lebendvögel im Nordosten der Vereinigten Staaten zirkulierte, hat bereits eine Affinität zu den Alpha-2,6-Bindungen in der menschlichen Lunge gezeigt.[1540] Einige der Isolate erwiesen sich auch als resistent gegen das Anti-Grippe-Mittel Amantadin.[1541] Noch besorgniserregender ist die Tatsache, dass das Vogelgrippevirus, das den New Yorker infizierte, in Experimenten durch direkten Kontakt von Tier zu Tier übertragen werden konnte,[1542] was bei H5N1 bisher noch nicht nachweisbar war.[1543]

Viele vermuteten, dass H5N1 vor H7N2 zu einer Pandemie werden könnte, aber wenn H5N1 nicht wäre, würde man erwarten, dass der nächste Killer-Superinfluenzavirus auf den Lebendgeflügelmärkten in New York City – und nicht in Hongkong – entsteht. Seitens des landwirtschaftlichen Forschungsdiensts des USDA heißt es: »Die USA haben derzeit die größte, genetisch homogenste und damit potenziell krankheitsanfälligste Population von Tieren, die zu Ernährungszwecken gezüchtet werden, in der Geschichte der Menschheit. Das Auftreten einer neuen Krankheit oder eine leichte Verschiebung in der Epidemiologie einer bestehenden Erkrankung könnte zu umgehenden und katastrophalen Folgen für die amerikanischen Viehzüchter und Verbraucher führen.«[1544]

Forscher der Johns Hopkins School of Public Health schlossen: »Es gibt wesentliche Beweise, die die Annahme infrage stellen, dass industrialisierte Betriebe biologisch sicher und gegenüber Erregern abgeschottet sind.«[1545] Der Ausbruch in Virginia im Jahr 2002, der zum Tod von Millionen von Vögeln führte und seinen Weg in Hunderte von Betriebe fand, ist ein Beispiel für diese Anfälligkeit. Ausgehend von der raschen Ausbreitung der Vogelgrippe in den Vereinigten Staaten im Jahr 2002 haben führende USDA-Geflügelforscher das Offensichtliche festgestellt: »Die Biosicherheit auf vielen Farmen ist unzureichend.«[1546] Und das war vor dem Ausbruch im Jahr 2015, von dem Hunderte von kommerziellen Betrieben in neun Bundesstaaten betroffen waren.[1547] Der leitende Redakteur des Magazins *Poultry* und Professor für Geflügelwissenschaft an der Mississippi State University hat einen Leitartikel verfasst, in dem es heißt: »Wenn die WHO recht hat und eine Pandemie eine AI in die Vereinigten Staaten bringt, die auch Menschen infizieren kann, werden Sie dann Ihrer Familie und Ihren Nachbarn in die Augen schauen und sagen können, dass Sie alles getan haben, um die Ausbreitung zu stoppen? Diese Frage beantworten zu müssen, macht mich ganz schön nervös!«[1548]

KAPITEL 3

PANDEMIEBEREITSCHAFT

EIN KÄFIG FÜR DIE VOGELGRIPPE

Der einzige Weg, eine Pandemie wirklich zu stoppen, so die landläufige Meinung, besteht darin, sie im Keim zu ersticken.[1] Nimmt sie erst einmal ihren Lauf, so die Redaktion der Zeitschrift der Canadian Medical Association, »werden Schulschließungen, Quarantäne, Reisebeschränkungen und so weiter wahrscheinlich nicht wirksamer sein als ein Gartenschlauch bei einem Waldbrand«. Aber jeder Waldbrand beginnt mit einem Funken. Einige Experten sind der Meinung, dass – zumindest theoretisch – eine pandemische Glut ausgelöscht werden könnte, wenn sie früh genug erkannt wird. Und unter Umständen kommt man einem Funken noch mit einer Wasserpistole bei, meinte der Leiter des U.S. National Vaccine Program. »Wenn man richtig zielt, kann man den Funken erwischen und das war's. Wenn Sie aber danebenzielen, wird sich das Feuer ausbreiten und Sie können nichts mehr tun, um es aufzuhalten.«[2]

DIE GRIPPE ZÄHMEN

Zwei unabhängige mathematische Modelle – eines vom Imperial College of London[3] und ein weiteres von der Emory University[4] – schlugen vor, dass unter den richtigen Bedingungen ein Pandemieausbruch innerhalb weniger Monate an der Quelle abgeschnitten werden könnte. Wenn ihr Ansatz funktioniert, könnten weniger als 150 Menschen erkranken, anstatt die Hälfte der Welt zu infizieren.[5] Die Strategie, die als »Ringfencing« bezeichnet wird, besteht darin, den Ausbruch direkt am Anfang aufzuspüren und ihn sofort zu ersticken, indem alle Menschen in der Gegend mit antiviralen Medikamenten behandelt werden.[6] »Im Grunde genommen«, so schrieb einer der führenden Biostatistiker, »haben Sie zwei Möglichkeiten: Entweder Sie halten einen Ausbruch sofort bei den ersten Anzeichen auf oder Sie haben versagt.«[7]

Es gibt allerdings noch ein paar Einschränkungen. Diese Modelle gingen davon aus, dass der Ausbruch schnell entdeckt und gemeldet werden würde, während sich die menschlichen Cluster noch auf ein kleines geografisches Gebiet beschränken. Das Virus müsste abgefangen werden, bevor es hoch anstekkend würde.[8] Niemand dürfte ein- oder ausreisen.[9] Und natürlich müssten wir wirksame antivirale Medikamente zur Verfügung haben.

So weit das Computermodell. In der realen Welt stehen die Chancen gut, dass der Ausbruch nicht rechtzeitig entdeckt würde. Länder in Südostasien haben zum Beispiel tendenziell schlechte Überwachungskapazitäten und geben Ausbrüche nur ungern zu, selbst wenn sie schon entdeckt wurden.[10] »Wenn man es nicht mit der Geschwindigkeit eines Rauchmelders und eines Feuerwehrautos schaffen kann, hat man absolut keine Chance, so was aufzuhalten«, sagte Osterholm einem Reporter.[11]

Die größte Schwachstelle in unserem Schutzschild ist wohl der Mangel an klinischer Überwachung und schneller Erkennung.[12] Um eine Pandemie auch nur theoretisch zu stoppen, ist es nach dem Modell des Imperial College erforderlich, die beginnende Pandemie schon bei 30 menschlichen Fällen zu entdecken. Nach dem Emory-Modell hätte die Welt 21 Tage Zeit, um einzugreifen.[13] »Die Chancen, dass dies geschieht«, räumte Minister Leavitt ein, »stehen nicht besonders gut.«[14] Die National Academy of Medicine ist zu dem Schluss gekommen, dass es »in den Vereinigten Staaten oder andernorts kein einziges Beispiel für ein gut funktionierendes Überwachungssystem für zoonotische Krankheiten gibt, das in alle Bereiche der Gesundheit von Mensch und Tier integriert ist«.[15]

Als zum Beispiel die Vogelgrippe in Vietnam auftauchte, hatte das führende Analysezentrum des Landes – das National Institute of Hygiene and Epidemiology in Hanoi – keine Sicherheitsschränke, Gefriertruhen, Zentrifugen oder Inkubatoren und musste sich an die WHO wenden, um die Gerätschaften geliehen zu bekommen. Einfache Bluttests mussten ins Ausland verschickt werden, um Ergebnisse zu erhalten.[16] »Wir hatten nicht einmal Masken und Handschuhe«, sagte ein Virologe des Instituts.[17] Einige Länder wie Laos verfügen noch nicht einmal über ein virologisches Labor.[18]

Die WHO, die World Organisation for Animal Health und die Food and Agriculture Organization der Vereinten Nationen haben sich 2005 zusammengeschlossen, um einen internationalen Spendenaufruf zur Bekämpfung der Krankheit in Geflügelpopulationen und zum Nachweis der Krankheit in menschlichen Populationen zu initiieren. Sie forderten ein Minimum von 100 Millionen Dollar.[19] »Die Länder in Asien tun ihr Bestes, um das Virus unter Kontrolle zu bringen, aber man kann und sollte von ihnen nicht erwarten, dass sie diese Aufgabe allein bewältigen«, sagte der leitende Veterinärbeamte der FAO.[20] »Die kommende Influenzapandemie wird riesige Schneisen in die Weltgemeinschaft schlagen«, warnte Prof. John Oxford, »und die Geschichte wird mit einem bitteren Beigeschmack auf die Episode zurückblicken, sollten die Regierungen zögern und sich nicht an diesem Krieg beteiligen und anderswo monetäre Prioritäten setzen.«[21]

Samuel Jutzi, der damalige oberste FAO-Vertreter, sagte: »Es besteht ein zunehmendes Risiko für eine Verbreitung der Vogelgrippe, welches kein Land mit Geflügelzucht ignorieren kann.«[22] Und nicht nur, dass es ignoriert wird, die Länder haben es zum Teil aktiv vertuscht. Selbst wenn sich die Länder angemessene Einrichtungen leisten könnten, haben viele asiatische Nationen zugegeben, Ausbrüche zum Teil zu verheimlichen, um die Interessen der Geflügelindustrie zu schützen. »Eine offensichtliche große Schwachstelle in der globalen Überwachung«, so der Direktor des Australian National Centre for Epidemiology & Population Health, »ist die Tendenz der nationalen Regierungen, Informationen abzustreiten oder zu zurückzuhalten.«[23] Thailand ist hierfür eine gute Fallstudie.[24]

»CHICKEN CURRY« AUF THAILANDS TELLERN

Bei 30 000 bis 50 000 Vögeln pro Stalleinheit, wie dies in intensiven Geflügelfarmen häufig der Fall ist, bedeutet eine massive Notschlachtung einen erheblichen finanziellen Verlust.[25] Einige Einrichtungen in Thailand haben Berichten zufolge jeweils mehr als zehn Millionen Hühner.[26]

Laut der Thai Broiler Association war Thailand vor dem Ausbruch der Vogelgrippe der viertgrößte Geflügelexporteur der Welt,[27] produzierte jährlich mehr als eine Million Tonnen Fleisch und erwirtschaftete Einnahmen in Höhe von vier Milliarden US-Dollar.[28] Inmitten des Zusammenbruchs der thailändischen Geflügelindustrie steht der Multimilliardär Dhanin Chearavanont, der im *Time Magazine* in dem Bericht »The Families That Own Asia« porträtiert wurde.[29] Er brachte die von Tyson vor fast 40 Jahren begonnene industrielle Hühnerzucht nach amerikanischem Vorbild nach Thailand[30] und verwandelte ein kleines Familienunternehmen in ein multinationales Firmenimperium.[31] Chearavanont war der thailändische Tycoon, der 1996 dabei erwischt wurde, wie er dem U. S. Democratic National Committee eine illegale Spende in Höhe von 250 000 Dollar zukommen ließ. Es gibt auch das Gerücht, dass er George H. W. Bush ebenfalls eine Viertelmillion Dollar zugesteckt hat – es sollte ja nicht heißen, dass er eine Partei der anderen vorzog.[32]

Im November 2003 begannen in ganz Thailand Hühner zu sterben. Senatorin Malinee Sukavejworakit, Ärztin und Vertreterin einer der am schwersten betroffenen Provinzen, zeigte sich besorgt. Die Regierung versicherte ihr, dass es sich nur um Hühnercholera handele – eine Krankheit, die keine Auswirkungen auf die menschliche Gesundheit habe – und daher kein Grund zur Sorge bestehe. In der dritten Januarwoche erhielt sie einen Anruf von einem Arztkollegen, der von einem örtlichen Metzger berichtete, der an den klassischen Symptomen der Vogelgrippe litt und im Sterben lag. Die Senatorin besuchte ihn im Krankenhaus. »Er erzählte mir, dass er auf einem Bauernhof Hühner geschlachtet habe und dabei auf eine Menge Vögel gestoßen sei, deren Innereien seltsam aussahen – so etwas hatte er noch nie erlebt«, sagte sie. »Sie rochen ranzig.« Sie besuchte den betroffenen Bauernhof. »Was auch immer das ist«, sagte ihr der Farmer, »Cholera ist es nicht.« Als das Amt für öffentliche Gesundheit sich weigerte, die Testergebnisse des Metzgers herauszugeben, beschloss sie, an die Öffentlichkeit zu gehen.[33]

Als Hauptberaterin des Senatsausschusses für öffentliche Gesundheit berief Sukavejworakit eine Sitzung ein und hielt am nächsten Tag eine Pressekonferenz ab. Für ihre Bemühungen, die Wahrheit aufzudecken, warf der stellvertretende Landwirtschaftsminister ihr vor, »gegenüber dem Mutterland unverantwortlich« zu handeln. Der Premierminister selbst wies die Idee einer Vogelgrippeepidemie als »Fantasie und Einbildung« zurück und warnte, dass eine solche Übertreibung »den Geflügelexporten des Landes schaden und die Hühnerzüchter und Feldarbeiter ins Unglück stürzen würde.«[34]

Chearavanont litt allerdings ganz und gar nicht. Während der gesamten Krise, als die Vögel ihnen unter den Händen wegstarben, machten die Verarbeitungsbetriebe der Unternehmen Überstunden. »Vor November verarbeiteten wir etwa 90 000 Hühner pro Tag«, erklärten Gewerkschafter der *Bangkok Post* nach Bekanntwerden des Skandals. »Aber von November bis Januar mussten wir täglich etwa 130 000 Hühner töten. Unsere Aufgabe ist es, die Vögel zu zerteilen. Es war offensichtlich, dass sie krank waren: Ihre Organe waren geschwollen. Wir wussten nicht, worum es sich bei der Krankheit handelte, aber wir verstanden, dass das Management sich beeilte, die Hühner schnell zu verarbeiten, bevor sie einer tierärztlichen Inspektion unterzogen werden konnten. Im Oktober hörten wir auf, [Huhn] zu essen.«[35]

Später wurde bekannt, dass die Veterinärwissenschaftler des Landes schon vor Monaten H5N1 entdeckt und der thailändischen Viehzuchtbehörde gemeldet hatten, jedoch, so behauptete ein Senator, »mussten alle Wissenschaftler und Experten aufgrund politischer Einmischung den Mund halten«.[36] Die Presse in Bangkok fand Beweise dafür, dass die Regierung mit den großen Geflügelunternehmen, auch »Big Poultry« genannt, konspiriert hatte,[37] um die Epidemie zu verbergen, damit die Exporteure Zeit hatten, den erkrankten Bestand zu verarbeiten und zu verkaufen.[38] Eine Redakteurin der *Bangkok Post* erklärte später einer Gruppe von Journalisten, warum die Presse nicht früher auf die Vertuschung aufmerksam geworden war. »Wir berichten normalerweise im Grunde das, was die Leute sagen, und verlassen uns dabei zu sehr auf die Regierung«, sagte sie. »Wie sich herausstellte, vertuschte die Regierung aber die Wahrheit.«[39]

Die internationale Gemeinschaft war nicht überrascht. »Unterm Strich sind es wirtschaftliche Erwägungen, die den Reaktionen der Regierungen zugrunde liegen, die sicherstellen wollen, dass die Folgen eines aviären Ausbruchs im Zaum gehalten werden«, sagte der WHO-Vertreter in Thailand. »Das ist zwar verständlich, aber es ist wichtiger, dass ausreichende Maßnahmen ergriffen werden, um zu verhindern, dass sich Menschen mit der Krankheit anstecken.«[40] Der Erste, der in Thailand an H5N1 starb, war ein sechsjähriger Junge. »Die Regierung wusste Bescheid«, sagte sein Vater, »also warum hat man die Information nicht öffentlich gemacht, damit wir uns schützen konnten?«[41]

Dieses Szenario wiederholte sich in der gesamten Region. Ein Ausbruch in Japan wurde von Beamten eines Geflügelunternehmens – zwei von ihnen begingen später Selbstmord[42] – verschwiegen und kam erst durch einen anonymen Hinweis ans Licht. Die *Japan Times* schrieb, dass die Fabrik – eine der größten in der Region – offenbar »mehr um ihren Profit als um Sicherheit besorgt« war.[43] Nachdem die nationale Leiterin für Tiergesundheit Indonesiens gegenüber der *Washington Post* enthüllt hatte, dass die Regierung aufgrund des Drucks der Geflügelindustrie gezwungen war, den Ausbruch der Krankheit mehr als ein Jahr lang zu verbergen, wurde sie entlassen. Als UN-Beamte sich über die Entlassung beschwerten, antwortete der Landwirtschaftsminister: »Es ist so, dass wir wegen der Auswirkungen auf unsere Farmen nicht allzu viel über die Vogelgrippe publik machen wollen. Die Preise sind sehr drastisch gesunken.«[44] Er hatte Informationen zurückgehalten, so erklärte er, weil »wir durch eine übereilte Entscheidung keine unnötigen Verluste verursachen wollten«.[45]

Der stellvertretende Direktor von Focus on the Global South, einer gemeinnützigen Interessenvertretungsorganisation, fasste den Thailand-Skandal so zusammen: »Der Umgang der Regierung mit der Vogelgrippe ist eine Saga der Vertuschung, der Inkompetenz, der Lügen und äußerst fragwürdiger Entscheidungen: die lange Zeit, die verging, bevor die Existenz der Vogelgrippe sowohl unter Tieren als auch beim Menschen zugegeben wurde, die selektiven Maßnahmen, die ergriffen wurden, um die Ausbreitung der Epidemie aufzuhalten, und, was am spektakulärsten ist, die massiven PR-Kampagnen, um die thailändischen Bürger davon zu überzeugen, dass der Verzehr von Huhn einer Art patriotischem Akt gleichkam.«[46]

Der Direktor verwies auf zahlreiche PR-Stunts in der gesamten Region. Die thailändische Regierung versammelte Prominente[47] zu kostenlosen »Hühnerschmaus-Festivals«[48] und Kentucky Fried Chicken verteilte 50 000 Stück

Hühnchen in Thailand.[49] In China aß der stellvertretende Gesundheitsminister – ein Vegetarier – zum ersten Mal seit 30 Jahren wieder Huhn, um dessen Sicherheit zu bezeugen. Chinas wichtigste Propagandaeinheit räumte ein, dass die inszenierten Mahlzeiten einen offiziellen Schritt »von traditioneller Propaganda hin zu politischer Kommunikation westlicher Prägung zur Krisenbewältigung« darstellten.[50] Die Strategie wurde vielleicht am bekanntesten durch den britischen Landwirtschaftsminister, der im Fernsehen gezeigt wurde, wie er seine vierjährige Tochter mit einem Hamburger fütterte, während er die Öffentlichkeit mit der pauschalen Erklärung beruhigte, dass der Verzehr von Rindfleisch »vollkommen sicher« sei, nur ein paar wenige Jahre bevor junge Menschen an Rinderwahn zu sterben begannen.[51]

Nicht alle dieser Medienereignisse hatten auch den gewünschten Effekt. Bei einer Zeremonie anlässlich massiver Notschlachtungen auf einer Schweinefarm in Indonesien erschien der Landwirtschaftsminister in einem speziellen weißen Outfit mit Handschuhen und Maske und überraschte damit die Mitarbeiter, Reporter und Hunderte von Einheimischen, die keinerlei Schutzausrüstung trugen. »Geben Sie nicht mir die Schuld, wenn Sie die Vogelgrippe bekommen, weil Sie keine Maske tragen. Das hier ist sehr gefährlich, denn das Virus kann durch die Luft übertragen werden«, warnte er die Reporter durch seine Maske hindurch.[52]

Die offiziellen staatlichen Vertuschungen der Vogelgrippe erinnerten viele an das SARS-Debakel in China. Alle Ausbrüche von Infektionskrankheiten galten offiziell als Staatsgeheimnis; Ärzte oder Journalisten, die dabei erwischt wurden, wie sie ihren Freunden SARS-bezogene Informationen preisgaben, wurden nach dem offiziellen Staatsgeheimnisgesetz verhaftet.[53] Als China schließlich zugab, dass es Monate nach dem ersten entdeckten Fall ein Problem gab, waren bereits Hunderte von Menschen infiziert.[54] Im Allgemeinen, so ein WHO-Sprecher, »wiegen Wirtschaft und Landwirtschaft bei den Entscheidungen der Regierungen zu schwer, und man sollte sich mehr Gedanken über das Risiko für die menschliche Gesundheit machen.«[55]

Im Fall von COVID-19 wurde der Patient null möglicherweise im November 2019 infiziert,[56] aber lokale Beamte waren offenbar in der Lage, die Epidemie erfolgreich vor den zentralen Behörden zu verbergen, wodurch die nationalen Maßnahmen bis weit in den Januar 2020 hinein verzögert wurden.[57] Ein von der Bill & Melinda Gates Foundation finanziertes Modell legt nahe, dass

China, wenn es auch nur eine Woche früher gehandelt hätte, zwei Drittel der folgenden Fälle hätte verhindern können. Hätten sie jedoch überhaupt nicht gehandelt, hätte die Epidemie noch 67-mal schlimmer werden können.[58]

Das ist einer der Gründe dafür, dass die Aussicht, eine Pandemie rechtzeitig einzudämmen, so gering ist. »Hätte man es [SARS] frühzeitig erkannt und hätten wir das Virus in Südchina in Echtzeit beobachten können, hätten wir es wahrscheinlich isolieren können, bevor es außer Kontrolle geriet«, erklärte ein Experte für Infektionskrankheiten. »Aber sie haben es komplett geheim gehalten. Sie lassen nichts an die Öffentlichkeit. Man kann nicht einmal herausfinden, wie viele Menschen bei Erdbeben sterben.«[59] Die Grundlage der theoretischen Modelle sind Offenheit und Zusammenarbeit zur schnellen Erkennung von Influenzaausbrüchen. »Würden sie es zugeben, wenn das Virus schon hier wäre?«, fragte ein asiatischer Diplomat. »Das ist die große Frage, denn sie leugnen wirklich einfach alles.«[60]

Eine gewisse Zurückhaltung bei der gemeinsamen Nutzung von Daten scheint ein universelles Phänomen zu sein. In einem Artikel in der Zeitschrift *Science* mit dem Titel »Flu Researchers Slam U. S. Agency for Hoarding Data« behaupten internationale Wissenschaftler, dass es irgendwo zwischen »extrem schwierig und unmöglich« sei, Daten von der CDC zu bekommen.[61] »Die CDC ist nicht die CIA«, sagte der Direktor des Projekts der Federation of American Scientists über das Regierungsgeheimnis. »Das Zurückhalten von Daten ist nicht nur schlechte Öffentlichkeitsarbeit, sondern vielmehr schlechte Wissenschaft.«[62]

Während eines Ausbruchs der niedriggradigen Vogelgrippe im Jahr 2004 in Delaware und Maryland weigerten sich die staatlichen Behörden, die Identität der betroffenen Geflügelbetriebe bekannt zu geben. »Das Stigma, das mit einer Infektionskrankheit verbunden ist, ist ein echtes Problem«, erklärte ein Tierarzt der North Carolina State University in *Poultry International*[63] »und veranlasst die Leute oft dazu, derlei Informationen vor anderen geheim zu halten.« Ein Sprecher der Gruppe Common Cause in Delaware war jedoch mit dieser Politik nicht einverstanden. »Wenn man über ein weltweites Problem spricht, kann man die Tatsachen nun wirklich nicht geheim halten, selbst wenn man das für eine gute Öffentlichkeitsarbeit hält. Die Leute wollen so etwas wissen, und sie wollen, dass ihre Regierungsbehörden ehrlich, offen und transparent sind.«[64]

Selbst wenn Regierungen versuchen, das Richtige zu tun, kann es sein, dass die Bevölkerung schlicht nicht nachzieht. Als H5N1 in der Türkei Truthähne zu infizieren begann, ertönte der Befehl »Bringen Sie Ihr Geflügel heute Abend zur Schlachtung auf den Marktplatz« aus den Lautsprechern des Rathauses. »Die Nichtbefolgung dieser Anweisung kann bis zu sechs Monate Gefängnis nach sich ziehen.«[65] Als die Behörden Enten und Hühner in der Region gewaltsam zusammentrieben, trafen sie Berichten zufolge auf feindliche Bauern, die mit Mistgabeln und Äxten bewaffnet waren.[66]

Ein Teil des Problems mag darin liegen, dass das bestehende internationale Recht zur Bekämpfung von Infektionskrankheiten archaisch ist, entstandenvor vielen Jahrzehnten, lange vor dem weltweiten Massentourismus. Die WHO kann zum Beispiel nur »weiche« Empfehlungen statt verbindlicher Verpflichtungen herausgeben. Dieses veraltete System der internationalen Beziehungen im Allgemeinen geht auf den Westfälischen Frieden des 17. Jahrhunderts zurück, mit dem der Dreißigjährige Krieg beendet wurde. Das westfälische System beruht auf dem Prinzip der absoluten nationalen Souveränität.[67] »Viele Regierungen betrachten sie [die Krankheitsprävention] als eine interne Angelegenheit«, sagte die Generaldirektorin der WHO. »Es gibt ein allgemein verbreitetes Bauchgefühl, dass das hier mein Problem ist, und das löse ich auf meine Weise. Aber heutzutage, in unserer globalisierten Welt, ist jede Krankheit nur ein Flugzeug entfernt. Es ist kein regionales oder nationales Problem, es ist ein globales Problem.«[68]

Die Welthandelsorganisation hat mehr Befugnisse als die WHO.[69] Analog zur FEMA während der Hurrikan-Katrina-Krise hat auch die WHO nicht die Befugnis, Ausbrüche ohne Einladung zu untersuchen.[70] Für SARS gab die WHO allerdings erstmals seit 25 Jahren wieder eine Reisewarnung heraus.[71] Der daraus resultierende politische Rückschlag aufgrund des verlorenen Handels und Tourismus mag erklären, warum die Mitgliedsstaaten die Unmittelbarkeit der aktuellen Pandemiebedrohung herunterspielten.[72] In der für internationale Rechtszeitschriften typischen untertriebenen Art und Weise kam eine Rezension zu dem Schluss: »Der weiche Prozess (Soft Law) zur Kontrolle von Infektionskrankheiten funktioniert bisher nicht besonders gut.«[73]

»Unsere Chancen, eine Pandemie zu stoppen, sind genauso gut wie die, einen Vorhang um Minnesota zu ziehen, um den Winter fernzuhalten.«

Michael Osterholm[74]

Selbst wenn wir davon ausgingen, dass die Länder über die Ressourcen für eine ordnungsgemäße Überwachung verfügen und Ausbrüche umgehend melden, gab es im Fall von H5N1 keine antiviralen Lagerbestände, um die Strategie des Ringfencing zur Eindämmung durchzuführen. Die WHO verfügte nur über 120 000 Einheiten antiviraler Medikamente, aber es wären möglicherweise Millionen notwendig gewesen.[75] Die WHO schickte 2500 Behandlungseinheiten nach Vietnam, 500 nach Kambodscha[76] und ein paar Hundert nach Indonesien, wo sie auf 44 Krankenhäuser verteilt werden mussten; viele erhielten nicht mehr als eine Handvoll.[77] Risikoländer wie Sri Lanka berichteten, dass sie keine einzige Dosis zur Verfügung hatten.[78] »Ich denke, die Botschaft ist klar«, sagte damals ein Epidemiologe in Harvard, »die derzeitigen Vorräte werden höchstwahrscheinlich nicht ausreichen, um irgendetwas aufzuhalten.«[79]

Währenddessen setzte die westliche Welt ihre »narzisstische Planung« fort,[80] wie es in einem Leitartikel einer medizinischen Fachzeitschrift heißt, und ignorierte dabei das Flehen der WHO, Ressourcen nach Südostasien zu schicken.[81] Die Vereinigten Staaten haben möglicherweise etwa eine Milliarde Dollar ausgegeben, um im Inland antivirale Medikamente zu lagern,[82] mehr als das Zehnfache des gesamten Gesundheitsbudgets für Vietnam. In Kambodscha belief sich das jährliche Gesamtbudget für eine Kampagne, mit der die Bürger ermutigt werden sollten, Verdachtsfälle von Vogelgrippe zu melden, auf etwa 3000 Dollar.[83] In einem Interview mit dem *New Yorker* wurde ein hoher Beamter des öffentlichen Gesundheitswesens gefragt, ob Länder im Westen ihre Ressourcen zur Bekämpfung der Grippe nach Südostasien schicken könnten. Er schmetterte die Frage ab: »Wem wollen Sie etwas vormachen?«[84]

Letztendlich bleiben mathematische Modelle genau das – mathematische Modelle. Selbst wenn man davon ausgeht, dass die Modelle gültig sind, basieren sie so stark auf theoretischen Annahmen, dass sie unter realen Bedingungen möglicherweise vollkommen nutzlos werden. Experten für öffentliche Gesundheit weisen darauf hin, dass die Chancen verschwindend gering sind, in einem ländlichen Gebiet mit wenig öffentlicher Gesundheitsinfrastruktur eine kleinere Anhäufung von Ausbrüchen frühzeitig zu erkennen und daraufhin einen noch nicht existierenden Vorrat an antiviralen Medikamenten zu verteilen – und das alles innerhalb von drei Wochen.[85] Michael Osterholm, Experte für Krankheitsbekämpfung und verantwortlich für die Leitung der größten Eindämmungskampagne in der Geschichte der USA zur Kontrolle eines Meningitisausbruchs,[86] ist unsicher, ob Influenza überhaupt gestoppt werden kann: »Zu glauben, dass man sie lokal eindämmen kann, ist, als glaubte man an Märchen.«[87]

Selbst wenn eine solche menschliche Pandemie erfolgreich bekämpft werden könnte, hätten wir dann nicht vielleicht immer noch ein Problem mit weiteren Krankheitswellen? Experten spekulieren, dass sich H5N1 so endemisch in einer Vielzahl von weltweit umherziehenden Zugvogelarten einnisten könnte, dass wir seine Ausrottung als praktisch unmöglich betrachten müssen, da es einen ständigen Pool mutierter Viren gibt, die jederzeit an einem anderen Ort wieder auftauchen könnten. Bei Vogelpopulationen haben wir es mit einem beweglichen Ziel zu tun.[88] Wie können diesen Dschinn nicht einfach zurück in die Flasche stecken.

Angesichts dieser Überlegungen zog ein Mikrobiologe der Chinese University folgendes Fazit: »Sobald H5N1 es schafft, sich leicht auf den Menschen zu übertragen, dann ist das unser Ende«, sagte er. »Wir können nichts tun, um die Ausbreitung aufzuhalten.«[89]

WETTLAUF MIT DER ZEIT

»Wer wünscht, aber nicht handelt, züchtet die Pest.«

William Blake

Seit Jahren fordern Wissenschaftler detaillierte operative Pläne (sowohl für die Landesebene als auch für einzelne Gemeinden), um genau festzulegen, was im Fall einer Pandemie innerhalb von etwa 12 bis 24 Monaten zu tun ist.[90] »Wenn uns tatsächlich die größte Pandemie der Geschichte bevorsteht«, schrieb der Redaktionsausschuss des *Lancet* im Jahr 2005, »dann muss diese Bedrohung durch den umfassendsten Plan zur öffentlichen Gesundheit bekämpft werden, der je ausgearbeitet wurde.«[91] »Wir haben nur einen einzigen Feind«, sagte CDC-Direktorin Gerberding wiederholt, »und das ist Selbstgefälligkeit.«[92]

Leider haben sich die Länder nicht darauf vorbereitet.[93] In politischen Fachzeitschriften wie *Foreign Affairs* räumten hohe Beamte ein, dass die Planung für den, wie sie es nannten, »katastrophalsten Ausbruch in der Geschichte der Menschheit (…) völlig unzureichend« sei.[94] Trotz wiederholter Warnungen im Laufe der Jahre, dass eine neue Pandemie unvermeidlich sei, und trotz wiederholter Anstöße der WHO, dass Länder Bereitschaftspläne aufstellen sollten, taten dies nur etwa 50 der mehr als 200 Länder weltweit.[95] Einige dieser »Pläne« waren so spärlich, dass sie auf einer einzigen Seite zusammengefasst waren,[96] und die meisten waren, laut der Wissenschaftszeitschrift *Nature*, »überaus lückenhaft«.[97] Die WHO forderte die Länder dazu auf, »diese Pläne ein wenig aufzupeppen«, indem sie Praxissimulationen durchführten. »Man muss sehr wachsam, ehrlich und mutig sein«, erklärte Margaret Chan, die Leiterin der Pandemievorsorge der WHO. »Manchmal muss man den politischen Führern unpopuläre, schwierige Empfehlungen geben, die sich kurzfristig negativ auf die Wirtschaft und auf bestimmte Sektoren auswirken können.«[98] Wie das Motto der Los Angeles County Disaster Preparedness Task Force lautet: »Das Einzige, was schwieriger ist, als sich auf eine Katastrophe vorzubereiten, ist, wenn man erklären muss, warum man es nicht getan hat.«[99]

Weniger als zehn Prozent der Länder, die einen Plan hatten, unternahmen den notwendigen nächsten Schritt zur Umsetzung der Pläne durch die nationale Gesetzgebung.[100] Besorgt über den Stand der Bereitschaftsplanung der USA sagte der damalige Vorsitzende der Influenzapandemie-Taskforce der Infectious Diseases Society of America: »Obwohl viele Regierungsebenen dem Problem verstärkte Aufmerksamkeit widmen, sind die Vereinigten Staaten nach wie vor auf eine Grippepandemie, die Millionen von Amerikanern töten könnte, bedauerlicherweise ganz und gar nicht vorbereitet.«[101] Osterholm war, wie üblich, direkter. »Wenn es heute Abend noch passiert«, sagte Osterholm auf einem vom Council on Foreign Relations gesponserten Forum, »dann sind wir erledigt.«[102]

Osterholm legte es in dem Programm »The NewsHour with Jim Lehrer« so dar: »Nach dem heutigen Stand können wir es mit 12 bis 18 Monaten Stress zu tun bekommen, in denen wir zusehen müssen, wie geliebte Menschen sterben, möglicherweise nicht zur Arbeit gehen können, und uns fragen, ob wir am nächsten Tag etwas zu essen auf dem Tisch haben. All dies bedeutet, dass wir planen müssen, und zwar anders als für jede andere Art von Krise, die wir in den letzten 80 Jahren in diesem Land hatten.«[103]

Der Bereitschaftsplan der USA für eine Pandemie ist seit Langem in Arbeit. Der Planungsprozess begann 1976, um dann zu einem der längsten unvollständigen Prozesse in Washington zu werden.[104] In den Jahren 1978 und 1983 entstanden verschiedene Entwürfe, die jedoch wieder auf die lange Bank geschoben und vergessen wurden, bis 1993 die jüngsten Bemühungen zur Aktualisierung und Umsetzung eines solchen Plans wieder aufgenommen wurden.[105] Das Government Accountability Office, die Aufsichtsbehörde des Kongresses, beschwerte sich bei sechs verschiedenen Gelegenheiten über das Department of Health and Human Services, weil es trotz des jahrelangen »Prozesses« versäumt hatte, einen nationalen Reaktionsplan zu entwickeln.[106]

Im Oktober 2005 bekam die *New York Times* einen Entwurf des Plans in die Hand. Der »Bereitschaftsplan« machte deutlich, wie schlecht das Land auf eine Pandemie vorbereitet war. Die Schlagzeile lautete: »Bush-Plan zeigt, dass die USA nicht bereit für die tödliche Grippe sind.«[107] Im *Boston Globe* stellte der Senator von Massachusetts, Edward Kennedy, fest, dass andere Nationen wie Kanada, Großbritannien und Japan ihren Plan ein Jahr oder sogar mehrere Jahre zuvor abgeschlossen hatten. »Sie setzen ihre Pläne gerade in die Tat um«, schrieb Kennedy, »während wir darauf warten, unseren überhaupt lesen zu können. Amerika hat Besseres verdient.«[108] Senator Arlen Specter stimmte dem zu. »Wir brauchen bessere Möglichkeiten, um überhaupt erst herauszufinden, was zum Teufel hier vor sich geht.«[109]

Einer der Faktoren, der für die 29-jährige Verzögerung bei der Erstellung eines Plans verantwortlich gemacht wurde, war die Schwierigkeit der abteilungsübergreifenden Koordination. Eine Pandemie würde alle Regierungsstellen betreffen, aber nicht alle von ihnen haben die gleichen Prioritäten. Leitende Politikanalytiker bezeichneten zum Beispiel das Department of Agriculture und das Department of Health and Human Services als »keine besonders guten Bettgenossen«. Die traditionelle Aufgabe der USDA, die wirtschaftlichen Interessen der Agrarindustrie zu verteidigen, führt zu einer natürlichen Spannung mit Behörden, die allgemeineren Belangen Vorrang einräumen.[110] Experten prognostizierten, dass die wirtschaftlichen Auswirkungen auf die US-Landwirtschaft nichts wären im Vergleich zu den Verwüstungen, die das Virus insgesamt anrichten konnte.

Der offizielle Plan wurde schließlich im November 2005 veröffentlicht. Die CDC-Planer nahmen kein Blatt vor den Mund: »Keine andere Bedrohung durch infektiöse Krankheiten, gleich ob natürlich oder künstlich erzeugt, ist vergleichbar mit der aktuellen Bedrohung, die in den Vereinigten Staaten und weltweit schnell eine Zunahme von Infektionen, Krankheiten und Todesfällen verursachen könnte.«[111] Was den Bereitschaftsplan betrifft, so bemerkte die *New York Times*, dass er »wie ein Rezept zum Scheitern aussieht, sollte in den nächsten Jahren tatsächlich ein hoch tödliches Grippevirus in der Bevölkerung wüten«. Der Leitartikel merkte an, dass Experten den Plan als »beunruhigend unvollständig« erachteten, insbesondere weil er »den Schwarzen Peter für alle praktischen Probleme« weitgehend an staatliche und lokale Behörden weitergibt, »von denen keine mit ausreichenden Ressourcen ausgestattet ist, um diese Aufgaben auch tatsächlich zu bewältigen«.[112] Irwin Redlener von der Columbia University nannte ihn »die Mutter aller unterfinanzierten Mandate«.[113] Wir haben gesehen, wie unvorbereitet wir selbst im Falle einer relativ milden Pandemie wie COVID-19 waren. Laurie Garrett vom Council on Foreign Relations setzt sich seit Langem für eine integrierte öffentliche Gesundheitsinfrastruktur ein. »Gäbe es in Zeiten großer Not kein solch vernetztes System, würde dies einen ungeheuerlichen Vertrauensbruch darstellen«, schrieb sie in ihrem Buch *Betrayal of Trust: The Collapse of Global Public Health*.[114]

ES WAR EINMAL ... EIN HÜHNCHEN MIT GRIPPE

Ein weiteres Hindernis für eine bessere Umsetzung könnte die Angst der Behörden vor dem Vorwurf gewesen sein, man säe unnötige Panik in der Bevölkerung. Zu diesem Zeitpunkt hatte die US-Regierung die Öffentlichkeit jedoch noch gar nicht wirklich einbezogen.[115] Viele der Kongressbesprechungen über H5N1 und die Vorbereitung auf eine Pandemie wurden als »Top Secret/Sensitive Compartmented Information« eingestuft, wovon Redlener überhaupt nichts hält. »Das sind altmodische Geheimhaltungstaktiken aus dem Kalten Krieg, die hier bei einem Thema der öffentlichen Gesundheit angewandt werden«, sagte er, »eine überaus schlechte Idee.«[116]

Aber eine bürokratische Tendenz hin zu einer gewissen Arroganz gibt es nicht nur in den Vereinigten Staaten. Die *London Times* berichtete über eine Dringlichkeitssitzung von 25 europäischen Staaten, die sich mit der Bedrohung durch das H5N1-Virus befassten und die Bürger aufforderten, wegen der Vogelgrippe nicht in Panik zu geraten.[117] Daraufhin hieß es auf dem führenden Gesundheitsblog zum Thema Vogelgrippe: »Ich weiß nicht, wie es Ihnen geht, aber das Einzige, was bei mir gerade Panik aufkommen lässt, ist, dass die Staats- und Regierungschefs von 25 Ländern zu einer Dringlichkeitssitzung zusammenkommen und mir sagen, ich solle nicht in Panik geraten.«[118] Ähnliche Versuche, die Öffentlichkeit zu beschwichtigen, wurden bereits vor einem Jahrhundert unternommen.

Ein Jahr nachdem der kalifornische Senator Hiram Johnson den berühmten Satz geprägt hatte: »Wenn es zum Krieg kommt, ist das erste Opfer die Wahrheit«,[119] machten sich Regierungsbeamte daran, die Öffentlichkeit zu belügen, um die Pandemie von 1918 herunterzuspielen, um die Kriegsanstrengungen nicht zu untergraben.[120] Einer der führenden Pandemiehistoriker stellt fest, wie dieses Verhalten zu einer öffentlichen Gegenreaktion führte: »Die Leute merkten, dass man ihnen zwar sagt, es handele sich um eine gewöhnliche Grippe, aber ihre Ehepartner erkrankten und starben innerhalb von 24 Stunden oder weniger, bluteten aus Augen, Ohren, Nase und Mund und wurden so dunkel, dass die Menschen dachten, es sei der Schwarze Tod. Die Menschen wussten, dass sie belogen wurden; sie wussten, dass es sich nicht um eine gewöhnliche Grippe handelte.«[121]

Historikern zufolge war die erste Reaktion der meisten Behörden während der Pandemie von 1918, das Ganze »schlichtweg zu leugnen«.[122] Der Chief Health Officer von Neuseeland forderte die Zeitungen auf, »ihren Lesern zu sagen, sie sollen sich nicht unnötig aufregen.« Der leitende Sanitätsbeauftragte von Rom verharmloste die Grippe als »vorübergehendes, unbedeutendes Phänomen«. Die polnische Kommission für öffentliche Gesundheit und der medizinische Direktor Rhodesiens gaben ähnliche Meldungen heraus: »Es gibt keinen Grund zur Beunruhigung.«[123] Der Medical Officer von Toronto sagte: »Es gibt absolut keinen Grund, sich Sorgen zu machen«, selbst als die Seuche bereits vor der Haustür stand,[124] was etwa dem entspricht, was auch der Health Commissioner von New York City bestätigt hatte: »Die Stadt ist nicht von einer Epidemie bedroht. Unser Volk braucht sich keine Sorgen zu machen.«[125] Das daraus resultierende Misstrauen gegenüber Regierungsbeamten trug nur noch mehr zu einem Klima der Angst bei. Und dieses Szenario hätte sich angesichts der Bedrohung durch die H5N1-Pandemie leicht wiederholen können.[126] »Dass die Menschen nicht besonders viel aus der Geschichte lernen«, sagte Aldous Huxley einmal, »ist die wichtigste aller Lehren, die wir aus der Geschichte ziehen können.«[127]

Ein Faktor, der sich insbesondere auf US-Beamte ausgewirkt haben könnte, ist die Erinnerung an das »Schweinegrippe-Debakel« von 1976, bei dem mehrere Dutzend Millionen Amerikaner gegen einen angeblich pandemischen Influenzastamm geimpft wurden, der sich dann nie materialisiert hat. Die CDC blieben nicht nur auf 90 Millionen nutzlosen Impfstoffdosen sitzen,[128] sondern mehrere Personen, die geimpft wurden, litten unter lebensbedrohlichen Nebenwirkungen,[129] was Tausende von Klagen nach sich zog, von denen wiederum Hunderte erst nach Schadenersatzzahlungen in Millionenhöhe beigelegt werden konnten.[130] Das daraus resultierende politische Fiasko führte zur Entlassung der Leiter sowohl der CDC als auch des Gesundheitsministeriums.[131]

Wo lag der Unterschied zwischen der Bedrohung durch H5N1 und der vermuteten Bedrohung durch die Schweinegrippe im Jahr 1976? Wie konnten US-Beamte sicher sein, dass die Vogelgrippe nicht wieder ein falscher Alarm war? Der entscheidende Unterschied war der weltweite wissenschaftliche Konsens, dass H5N1 eine echte Pandemiegefahr darstellen könnte. 1976 stimmten Behörden in der ganzen Welt – einschließlich der WHO – nicht mit den Vereinigten Staaten darin überein, dass der Tod eines einzelnen Soldaten an einem Schweinegrippevirus eine allgemeine Impfung rechtfertigte. Man war allgemein der Meinung, dass Amerika überreagiere.[132] Bei H5N1 waren sich die Behörden der Welt jedoch einig. Wie Lee Jong-wook, der verstorbene Generaldirektor der WHO, zusammenfasste, stellen Viren wie H5N1 eine »ernste Gefahr für alle Menschen in allen Ländern« dar.[133]

Das ist eine Rolle, die Beamte des öffentlichen Gesundheitswesens nirgends gerne spielen. »Ich hätte lieber nicht recht«, sagte der WHO-Vertreter Lee. »Das ist hier keine Panikmache«, erklärte Kanadas Topexperte und Leiter des nationalen mikrobiologischen Labors. »Es handelt sich nicht um ein ›Peter-und-der-Wolf-Szenario‹«, sagte er, »es gibt den Wolf wirklich. Wir wissen nur nicht, wann er kommt.«[134] In Bezug auf Beamte des öffentlichen Gesundheitswesens, die befürchteten, man würde sie beschuldigen, unnötige Panik verbreitet zu haben, erinnerte ein Experte für Risikokommunikation einen Reporter an Folgendes: »Sie vergessen, dass in der echten *Peter und der Wolf*-Geschichte der Wolf am Ende auftaucht.«[135]

Lee bestand darauf, dass jedes Land nicht nur einen nationalen Pandemiereaktionsplan haben müsse, sondern auch eine Kommunikationsstrategie, um die Öffentlichkeit darüber zu informieren, was vor sich geht und was sie tun kann, ohne eine Panik zu verursachen.[136] Die Kommunikation von Risiken für die öffentliche Gesundheit sei jedoch, als würde man ein Automatikauto mit beiden Füßen gleichzeitig fahren wollen, so Osterholm. »Sie setzen einen Fuß auf das Gaspedal und den anderen auf die Bremse. Die Leute sollen einerseits motiviert werden und andererseits nicht in Panik verfallen.«[137]

Im Auftrag des Trust for America's Health und der Mailman School of Public Health der Columbia University führten Forscher individuelle Interviews mit Journalisten von Fernsehen, Radio und Zeitungen, die über Fragen der öffentlichen Gesundheit berichteten. Zahlreiche Befragte gaben an, sie hätten ihre Berichterstattung gezielt abgeschwächt oder Storys über eine Grippepandemie zurückgehalten, um »die Nachrichten zu präsentieren, ohne Panik zu verbreiten«. Die Studie deutete darauf hin, dass die Reporter durchaus sachkundig waren, aber befürchteten, »dass die Weitergabe von zu viel Wissen an ihre Leser eine Panik verursachen könnte«.[138]

Die Selbstgefälligkeit der Öffentlichkeit, so der Dekan der Harvard School of Public Health, ist das größte Hindernis auf dem Weg hin zu einer Pandemieprävention.[139] Die amerikanische Öffentlichkeit wünscht sich eine eingehendere Berichterstattung zu diesem Thema.[140] Die bevormundende Haltung, die in der Studie deutlich wird, lässt vermuten, dass einige Journalisten sich zurückhalten, anstatt umfassend zu berichten, was die Menschen jedoch zum Handeln motivieren könnte.

Ein an der Studie beteiligter Medienvertreter erläuterte sein Dilemma: »Ich möchte niemanden in Panik versetzen, aber ich möchte mein Publikum auch auf eine solche Situation vorbereiten. Ich habe meiner Familie persönlich gesagt, dass sie Vorräte für 90 Tage anlegen soll für den Fall, dass sie sich eine Zeit lang von anderen Menschen fernhalten müssen. Ich sage das meinen Lesern nicht, weil unsere Redakteure der Meinung sind, dass das nur wenig bringen würde und eine Panik auslösen könnte. Aber die Welt ist ein beängstigender Ort. Die Menschen müssen verstehen, was passieren könnte, damit sie darauf vorbereitet sind.«[141]

Es ist ja nett, keine Panik verursachen zu wollen, aber in einem Land, das daran gewöhnt ist, als Reaktion auf formlose terroristische Bedrohungen alarmiert zu werden, erscheint es angebracht, über Bedrohungen zu informieren, die wir getrost als real und unmittelbar bevorstehend betrachten können.[142] Ein Kommunikationsdirektor der CDC stellte infrage, dass es überhaupt möglich sei, Menschen wirksam dazu zu motivieren, angemessene Vorkehrungen im Hinblick auf Gesundheitsrisiken zu treffen, ohne dass sie zumindest ein gewisses Maß an Besorgnis oder Beunruhigung empfinden. »Das ist so, als würde man mit seinem Freund Schluss machen, ohne seine Gefühle verletzen zu wollen«, sagte er. »Es klappt einfach nicht.«[143]

Die WHO-Spezialisten für Risikokommunikation formulierten das Schlüsselprinzip: »Habt keine Angst davor, die Leute zu erschrecken, um Risiken wie H5N1 umfassend zu kommunizieren«.[144] Damals riet UN-Generalsekretär Kofi Annan: »Wenn uns andere Pandemien überhaupt etwas gelehrt haben, dann, dass Schweigen tödlich ist.«[145]

Es stimmt, dass Menschen, die bereits Angst haben, durch weitere Angstmache in eine Situation getrieben werden, in der sie alles abstreiten, um nicht die Kontrolle zu verlieren. Im Allgemeinen zeigten die Meinungsumfragen jedoch, dass die Bevölkerung der Bedrohung durch die Vogelgrippe weiterhin zu apathisch gegenüberstand.[146] Eine Umfrage in Europa zeigte, dass die Mehrheit der Bevölkerung der Meinung war, dass ihre Regierungen sie im Falle einer Pandemie irgendwie schützen könnten.[147] In einer WHO-Veröffentlichung kamen die Kommunikationsexperten zu dem Schluss: »Wir können den Menschen gar nicht genug Angst vor H5N1 machen.«[148] Ich kann nur hoffen, dass die COVID-19-Krise die Menschen wachgerüttelt hat, die Pandemiegefahr ernster zu nehmen.

Ein Grund dafür, dass die Vogelgrippe vielleicht etwas abstrakt für manche klingt, besteht darin, dass wir einfach nicht glauben können, dass es immer noch Krankheiten gibt, denen die moderne Medizinwissenschaft nicht beikommen kann.[149] Der Gesundheitsminister von Alberta sagte: »Was mich am meisten beunruhigt, ist die Unwissenheit der Menschen in der Öffentlichkeit, die davon ausgehen, dass wir schon irgendetwas für sie haben werden, wenn sie krank werden, und sich nicht bewusst sind, wie schlimm das Ganze in Wirklichkeit werden könnte.«[150] Zu sehen, wie überfordert manche Krankenhäuser schon während einer vermuteten Pandemie der Kategorie 2 mit COVID-19 waren, sollte helfen, diese Vorstellung zu zerstreuen.

Die Aussicht auf eine schwerere Pandemie könnte auch schlichtweg zu beunruhigend sein, um sie ernsthaft in Betracht zu ziehen. Derselbe Unglaube bestand 1918. Auf Kostümbällen im Johannesburger Rathaus in spanischer Tracht unter dem Motto »Spanische Grippe« und »Niespartys« in London, bei denen eine Flasche Champagner als Preis für das lustvollste Niesen überreicht wurde, machten sich die Bewohner des Planeten Anfang 1918 über die Bedrohung durch die »Spanische Grippe« lustig.[151] Das Lachen sollte ihnen bald vergehen.

Die Medienberichterstattung über H5N1 war durchwachsen. Bis Herbst 2005 gab es in Nordamerika praktisch keine Nachrichten über die drohende Pandemie.[152] Die Redaktionsseiten begannen langsam, den Ernst der Lage zu erkennen. Der *Philadelphia Inquirer* veröffentlichte im August einen Leitartikel, in dem es hieß, dass »die politischen Entscheidungsträger in den USA immer noch erstaunlich passiv hinsichtlich der Pandemievorbereitung sind«.[153] Aber im September 2005 schaffte es die Vogelgrippe dann doch noch in die Hauptsendezeit. Das ABC News-Special im Programm *Primetime* begann mit den Worten: »Diese Krankheit könnte weltweit eine Milliarde Menschen töten, Teile von Großstädten in Geisterstädte verwandeln, und wir haben nicht genug Medikamente, um sie zu bekämpfen. Man nennt sie die Vogelgrippe.«[154] So erhielt das Thema schließlich doch die Berichterstattung, die es verdiente.

Dann begannen die Gegenreaktionen der Medien. Schlagzeilen wie »Keine lokale Bedrohung durch die Vogelgrippe«[155] oder »Vogelgrippe wird in Arkansas nicht erwartet«[156] verharmlosten die globale Reichweite, indem sie die Fähigkeit des Virus, zu einer für den Menschen übertragbaren Form zu mutieren, fehlinterpretierten. Das Virus wurde als ausschließliche Bedrohung für Hühner und einige wenige Kleinbauern dargestellt. Vertreter der Fleischindustrie auf der ganzen Welt sagten Sätze wie: »Wir machen uns Sorgen um eine Pandemie. Wir sorgen uns wirklich. Aber bis jetzt gibt es keinen wissenschaftlichen Beweis für eine Übertragung von Mensch zu Mensch.«[157] Das Problem ist nur, dass es dann natürlich auch einfach zu spät ist.

»Viele westliche Regierungen sehen das Ganze immer noch so, dass im Grunde genommen wohl viele Hühner sterben werden, was schlecht für die Hühnerzüchter ist, und dann denken sie: ›So dringend ist das auch wieder nicht‹«, erklärte die FAO der Vereinten Nationen. »Unsere Antwort lautet: Wenn sich die Krankheit in einem Jahr zu einer unkontrollierbaren Pandemie entwickelt, werden es nicht die Bauern auf den Reisfeldern in Vietnam sein, die sterben. Es werden Menschen in Washington, New York, London und Paris sterben.«[158] Die Länder steckten jedoch weiterhin den Kopf in den Sand,[159] und die Vereinigten Staaten bildeten dabei keine Ausnahme, behauptete Osterholm, der während seines Berufslebens sowohl als Direktor des Center for Infectious Disease Research and Policy als auch als stellvertretender Direktor des National Center for Food Protection and Defense des Department of Homeland Security tätig war. »Für mich ist das so, als würde ich in Iowa leben«, sagte Osterholm, »und den 50 Kilometer entfernten Tornado kommen sehen. Und er kommt näher. Und näher. Und näher. Und immer näher.«[160]

»Es bereitet mir Sorgen, dass zu viele führende Politiker um den heißen Brei herumreden, weil sie befürchten, dass sie die Öffentlichkeit entweder beleidigen oder ängstigen könnten«, sagte Osterholm, womit er auf Kritiker reagierte, die sich über seine furchterregenden Warnungen beschwerten. »Unsere Aufgabe ist es weder, die Menschen zu verärgern, noch, sie zu beruhigen. Unsere Aufgabe ist es, die Wahrheit zu sagen.«[161] »Ich versuche nicht, die Menschen zu Tode zu erschrecken«, sagte er. »Ich versuche, ihnen ein wenig Verstand einzubläuen.«[162]

WAS WIR WIRKLICH TUN KÖNNEN

Im Jahr 2005, zwei Monate nach der Katastrophe durch den Hurrikan Katrina, schlug US-Präsident Bush einen Multimilliarden-Dollar-Budgetplan zur Bekämpfung der Pandemie vor, mit dem dringend benötigte Mittel zur Aufstockung der Vorräte an antiviralen Medikamenten und zur Verbesserung der Impfstofftechnologie für die heimische Impfstoffproduktion bereitgestellt werden sollten.[163] In einem unklassifizierten Briefing des Kongresses sagte Gregory A. Poland von der Mayo Clinic und der Infectious Diseases Society of America: »Wir und die ganze Welt sind nach wie vor nicht auf die wohl schrecklichste Katastrophe der modernen Geschichte vorbereitet.« Er betonte: »Der Schlüssel zu unserem Überleben und zur Kontinuität der Regierung ist meiner Meinung nach eine Impfung.«[164]

Die Beamten waren sich darüber im Klaren, dass das Warten auf das Auftreten des Pandemiestammes vor Beginn der Impfstoffproduktion eine sechs- bis achtmonatige Verzögerung und unzählige Todesfälle bedeuten würde. Anstatt abzuwarten, sprachen sich viele Experten dafür aus, einen Humanimpfstoff gegen das an Vögel angepasste H5N1 herzustellen, in der Hoffnung, dass der aktuelle Stamm dem Virus, wenn es denn schließlich »menschlich« würde, ausreichend ähnlich sei, sodass der Impfstoff zumindest einen gewissen Schutz bieten könne. Die Impfstoffindustrie kam dieser Empfehlung allerdings nicht besonders schnell nach. Im Jahr 2004 fragte der Redaktionsausschuss des Wissenschaftsmagazins *Nature Medicine*: »Warum haben wir so lange mit der Entwicklung eines Humanimpfstoffs gegen die Vogelgrippe gewartet, obwohl es bereits seit 1997 Hinweise auf eine Infektionsmöglichkeit von Menschen gibt?«[165] Ein Jahr zuvor, nachdem ein weiterer Mann in Hongkong an H5N1 gestorben war, drückte Robert Webster es noch deutlicher aus: »Wir haben H5N1 nun seit 1997, aber wir haben immer noch keinen Impfstoff im Regal. Das ist ein echtes Problem für die WHO und das System. Was zum Teufel ist da los?«[166]

Unseren jahrelangen Vorsprung hatten wir bereits verspielt, als 2005 schließlich doch die Entwicklung eines H5N1-Impfstoffs angekündigt wurde. Die *New York Times* veröffentlichte in ihrer Sonntagsausgabe ein Exklusiv-Interview mit dem Titel »Vogelgrippeimpfstoff in Humanstudien als wirksam benannt«. Die Geschichte eines H5N1-Impfstoffs für den Menschen wurde von der Nachrichtenagentur Associated Press aufgegriffen und mit Titeln wie »Impfstoff zur Abwehr der Vogelgrippe erscheint« herausposaunt.[167] Diese Wohlfühlgeschichten nach dem Motto »Es gibt Hoffnung« mögen zu einem landesweiten kollektiven Seufzer der Erleichterung geführt haben. Leider wurde die Nachricht einige Tage später berichtigt,[168] als Einzelheiten bekannt wurden.[169]

Die Ankündigung basierte auf einer kleinen klinischen Studie, die zeigte, dass gesunde Freiwillige, denen ein Impfstoff aus einem einzigen südostasiatischen H5N1-Stamm injiziert worden war, anscheinend Antikörper gegen das Virus gebildet hatten. Der verwendete H5N1-Stamm war jedoch nicht derjenige, der aus China nach Russland entfleucht war und sich seinen Weg nach Westeuropa gebahnt hatte. Hinzu kommt, dass diese Reaktion leider nicht unbedingt zu einem Schutz vor Krankheiten führte. Andere experimentelle Grippeimpfstoffe hatten in ähnlicher Weise Antikörper gebildet, aber paradoxerweise führten sie bei geimpften Tieren in den Labors zu einer erhöhten Schwere der Krankheit und zu einer erhöhten Sterblichkeit.[170] Selbst wenn der Impfstoff die Sterblichkeit durch den verwendeten Geflügelstamm und zusätzlich das drohende humane Pandemievirus wirksam reduzieren konnte, stellten die Forscher fest, dass die Dosis, die erforderlich war, um die Immunantwort auszulösen, so hoch war, dass sie die weltweite Produktion impraktikabel machte.[171] Für Osterholm deuteten die Ergebnisse darauf hin, dass die Welt noch unvorbereiteter war als bisher angenommen.[172] »Wenn Sie sich vorstellen, wie Kinder erst krabbeln, dann gehen und dann schließlich laufen«, sagte Osterholm, »dann müssen wir zugeben, dass wir immer noch auf den Knien herumrutschen.«[173]

Jährliche Grippeimpfstoffe erfordern in der Regel nur eine einzige Impfung mit 15 Mikrogramm abgetötetem Virusprotein, da die Menschen bereits eine geringe vorher bestehende Immunität gegen ähnliche Stämme aus vergangenen Grippesaisons haben.[174] Im Grunde hat jedoch niemand eine natürliche Immunität gegen H5-Viren.[175] Die Forscher berichteten, dass eine wahrhaft massive Impfdosis – zwei getrennte Injektionen zu jeweils 90 Mikrogramm – erforderlich wäre. Das Zwölffache der Standarddosis eines regulären Grippeimpfstoffs bedeutet im Gegenzug, dass zwölfmal weniger Impfstoffdosen hergestellt werden können. »Die Notwendigkeit von zwei Dosen von 90 Mikrogramm ist ein Worst-Case-Szenario«, stellte ein führender Virologe fest. »Damit werden Sie nicht sehr weit kommen.«[176]

Zu dieser Zeit betrug die Produktionskapazität der USA für Impfstoffe gegen die saisonale Grippe 180 Millionen Dosen. Zwei Dosen von je 90 Mikrogramm würden bedeuten, dass das gesamte US-Produktionssystem, selbst wenn es sich ausschließlich der Herstellung von Pandemieimpfstoff widmen würde, nur genug produzieren könnte, um 15 Millionen Menschen zu schützen, also kaum fünf Prozent der US-Bevölkerung.[177] Global gesehen war die Situation noch schlimmer. In der erforderlichen Konzentration würden die Impfstoffhersteller der Welt bei voller Auslastung der Kapazitäten nur etwa ein Prozent der Weltbevölkerung abdecken können. »Unter den Wissenschaftlern – mich eingeschlossen – herrscht heute eine ungeheure Besorgnis darüber«, sagte Prof. Peter Dunnill, damals Vorsitzender des Advanced Centre for Biochemical Engineering am University College London. »Anstatt bis zu einer Milliarde Menschen auf der ganzen Welt Schutz zu bieten, können wir froh sein, wenn wir genug Dosen erhalten, um einige Dutzend Millionen zu impfen.«[178] Ein WHO-Beamter fragte: »Wer wird die begrenzten Virostatika und Impfstoffe bekommen, die dann verfügbar werden? Und wie leben wir mit Menschen, die nichts bekommen? Was sagen wir ihnen?«[179]

»Die gute Nachricht ist, dass wir einen Impfstoff haben«, sagte Minister Leavitt in der *Early Show* der CBS News.[180] »Es spielt keine Rolle, ob wir jetzt einen Impfstoff haben oder nicht«, rief Osterholm in einem Telefoninterview aus. »Wir können nicht genug davon herstellen.«[181] Es reicht nicht aus, einen Impfstoff herzustellen, er muss in Massen produziert werden.[182] Anthony Fauci, Direktor des U. S. National Institute of Allergy and Infectious Diseases, beschrieb das »kritische Thema« so: »Können wir angesichts der bekannten Unfähigkeit der Impfstoffindustrie, genügend Impfstoff herzustellen, irgendwie genug Impfstoff bekommen?«[183] »Denjenigen von uns, die in diesem Feld arbeiten und jeden Tag den ganzen Tag lang über diese Frage nachdenken«, fuhr Fauci fort, »ist ganz klar: Selbst wenn wir es könnten und wollten und die Entscheidung getroffen würde zu sagen: ›Ja, wir brauchen die Impfung‹ – die Kapazität ist einfach nicht vorhanden.«[184] Da stellte sich die Frage: Warum bloß nicht? Warum beschäftigen sich nicht mehr Hersteller mit der Aufgabe? Warum ist das Impfstoffverteilungssystem angeblich immer noch »kaputt, sowohl technisch als auch finanziell«?[185] Warum ist der Herstellungsprozess – wie es ein Experte in einem Wort zusammenfasste – »lausig«?[186]

Die zweifach mit dem Pulitzerpreis ausgezeichneten Journalisten Donald L. Barlett und James B. Steele wurden von der *Washington Journalism Review* als »mit ziemlicher Sicherheit das beste Team in der Geschichte der investigativen Berichterstattung« bezeichnet.[187] Sie stellten sich diesen Fragen im Hinblick auf die saisonalen Grippeimpfungen in einem Leitartikel der *New York Times* und gaben der Privatisierung der Impfstoffproduktion die Schuld. »Die Verhinderung einer Grippeepidemie, an der Tausende sterben könnten«, schrieben die Autoren, »ist nicht annähernd so profitabel wie die Herstellung von Pillen gegen so etwas wie erektile Dysfunktion.«[188] Einen Impfstoff auf den Markt zu bringen, kann die Arzneimittelfirmen fast eine Milliarde Dollar kosten;[189] so viel Geld bringt allein Viagra jedes Jahr ein.[190] Im Idealfall handelt es sich bei Impfstoffen um »One-Shot-Deals«, das heißt, sie müssen nur einmal angewendet werden, im Gegensatz zu Medikamenten, die langfristig rentabler sind.[191] »Im Grunde handelt es sich schlicht um das Unternehmensmodell«, sagte ein Grippeexperte an der University of Michigan. »Man steckt sein Geld eben in die Verkaufsschlager.«[192]

Branchenkenner stimmen dem zu. David Fedson, ein ehemaliger Leiter für medizinische Angelegenheiten bei einem großen Impfstoffhersteller, bemerkte: »Wir haben in Amerika eine toxische Mischung aus einer Unternehmenskultur, die für die Herstellung von Impfstoffen für die nationale Sicherheit ungeeignet ist, und einer politischen Kultur, in der die Regierung nicht bereit ist, die Verantwortung dafür zu übernehmen, das Ziel selbst umzusetzen. (...) Unsere Unternehmenskultur verlangt eine jährliche Nettoumsatzrendite von 15 bis 25 Prozent«, sagte er weiter, »die lebensrettende Massenprodukte wie Impfstoffe niemals erreichen werden.«[193]

In Ermangelung einer angemessenen einheimischen Impfstoffproduktion bestand die Befürchtung, dass sich die Amerikaner beim Ausbruch einer H5N1-Pandemie am Ende der Lieferkette befänden.[194] Die wenigen US-Impfstoffhersteller produzierten den größten Teil ihrer Impfstoffe in anderen Ländern, die Produktionsstätten verstaatlichen und erste Zugriffsrechte beanspruchen könnten.[195] 1976 haben wir selbst ganz ähnlich gehandelt; im Vorfeld einer Schweinegrippepandemie weigerten sich die Vereinigten Staaten, einen ihrer Impfstoffe zu teilen.[196] »Es ist komplett verrückt«, schrieb ein Arzt, »zu erwarten, dass die Beschaffung [eines Impfstoffs] im Ausland als Option überhaupt auch nur infrage kommt.«[197]

Der Rest der Welt wäre noch schlechter dran. Damals konzentrierten sich 90 Prozent der Produktionskapazitäten für alle Grippeimpfstoffe auf europäische und nordamerikanische Länder, die nur zehn Prozent der Weltbevölkerung ausmachen.[198] »Wenn es eine Vogelgrippeepidemie gibt und die Menschen in dem Maße sterben, wie wir derzeit annehmen, dann wird es kein Entgegenkommen mehr geben«, sagte ein ehemaliger Vorsitzender des Impfstoffberatungsausschusses der Food and Drug Administration. »Wir werden alle auf uns selbst gestellt sein.«[199]

Die Antwort der Bush-Administration, die ein »dringendes nationales Interesse an der Existenz einer Impfstoffherstellungskapazität« anerkannte, bestand darin, Anreize und Subventionen »von der Haftpflichtversicherung bis zu besseren Gewinnspannen« für die Pharmariesen, die Impfstoffe herstellen, anzubieten.[200] Die potenzielle Rettung von Millionen von Menschenleben an sich sei offensichtlich kein »zwingendes nationales Interesse«, kommentierte der leitende Reporter von *Nature*: »Wenn das Militär weiß, dass es ein Kampfflugzeug braucht, bietet es keine Anreize für Lockheed Martin oder Boeing. Es bezahlt sie durch Beschaffungsmaßnahmen, damit sie die Waffe den gewünschten Spezifikationen gemäß entwickeln.«[201]

Wissenschaftler arbeiteten an einer Möglichkeit, die erforderliche Dosis des H5N1-Impfstoffs durch Hinzufügen eines chemischen Adjuvans zu verringern – einer Substanz, die das Immunsystem unspezifisch reizt und die Immunantwort auf den Impfstoff verstärken kann.[202] Andere drängten auf radikalere Lösungen. Ein neuer Ansatz war die Impfstoffproduktion in Zellkulturen statt auf Eibasis. Ein Artefakt des Systems bestand darin, dass sich ein Virus, wenn es für bestimmte Arten von Impfstoffen in Eiern gezüchtet wird, eher an die Infektion von Eiern als an die Infektion von Menschen anpassen kann. Die direkte Kultivierung des Virus in menschlichen Zellkulturen schloss diese Möglichkeit jedoch aus.[203] Außerdem, so der damalige Leiter des Center for Biologics Evaluation and Research der FDA, mache die Anzucht des Impfstoffvirus in Kultur nicht nur Hunderte von Millionen fruchtbarer Hühnereier überflüssig, sondern es werde auch erwartet, dass die Flexibilität, der Ertrag und die Geschwindigkeit der Impfstoffproduktion erhöht würden.[204] Man ging davon aus, dass Präsident Bushs Abspaltung von den Pro-Life-Vertretern, was die Stammzellforschung anging, die Forschung an zellkulturbasierten Impfstoffen erleichtern könnte,[205] von denen einige – wie Sabins berühmter Polioimpfstoff – fötales Gewebe verwenden.[206]

In den Vereinigten Staaten wurden die Bemühungen um die Modernisierung und Ausweitung der heimischen Impfstoffproduktion fortgesetzt, es wurde jedoch erwartet, dass es Jahre dauern würde, bis sie Wirkung zeigen würden.[207] Heute werden die meisten Grippeimpfstoffe immer noch aus Hühnereiern hergestellt.[208] Auf die Frage, ob es zu spät sei, sich auf die kommende Pandemie vorzubereiten, antwortete ein Insider der Impfstoffindustrie, Fedson: »Es ist immer zu spät, und es ist nie zu früh. Aber irgendwo müssen wir ja anfangen.«[209]

VERGESSENES WISSEN

»Der Erfolg oder Misserfolg einer Regierung muss sich letztlich am Wohlergehen ihrer Bürgerinnen und Bürger messen lassen. Nichts kann für einen Staat wichtiger sein als seine öffentliche Gesundheit; das oberste Anliegen des Staates sollte die Gesundheit seiner Bevölkerung sein.«

Franklin Delano Roosevelt[210]

Der Ansatz »Besser spät als nie«, den Bush verfolgte und der Ausgaben in Milliardenhöhe zur Verbesserung der heimischen Kapazitäten für Virostatika und Impfstoffe vorsah, blieb nicht ohne Kritik. Der Chef der UN Food and Agriculture Organization stellte infrage, warum die Vereinigten Staaten nicht mehr bei den Bemühungen um die Überwachung und Kontrolle der Krankheit in Südostasien mithalfen. »Es erscheint uns nicht ganz vernünftig«, sagte er, »dass wir bereit sind, derartige Unsummen in die zweite Verteidigungslinie zu investieren, und dann für die erste Linie des Schlachtfeldes nicht einmal 100 Millionen Dollar einrechnen.«[211] Sollten wir erst einmal von der Grippe getroffen werden, würden die kaum nennenswerten Vorräte an antiviralen Medikamenten in den reichen Ländern den Worten der Canadian Medical Association zufolge nicht mehr als ein »kleineres Hindernis« für eine Pandemie darstellen.[212] Aber selbst wenn sich die antiviralen Medikamente auf globaler Ebene nur als eine Art »Pflaster« erweisen würden, wie der Dekan der School of Public Health der Drexel University feststellte, würden sie doch immerhin einen Teil der Blutung stoppen.[213]

Beim Schutz vor der Vogelgrippe nur auf Tamiflu zu setzen, war vielleicht nicht die schlauste Art, US-Gelder anzulegen. Eine bessere Lösung hätte vielleicht darin bestanden, die wichtigsten Infrastrukturen des öffentlichen Gesundheitswesens wiederzubeleben, die laut der National Academy of Medicine durch »gravierende Unterfinanzierung und politische Vernachlässigung«

lahmgelegt worden war.[214] Ein hochrangiger Senator räumte ein: »Der Rückgang der Bereitschaft und der Wirksamkeit der medizinischen Verteidigungssysteme der ersten gesundheitlichen Verteidigungslinie des Landes ist auf diese unüberlegten Haushaltskürzungen zurückzuführen, die die Einstellung grundlegender Forschungs- und Ausbildungsprogramme erzwangen.«[215] In einem Bericht des Institute of Medicine aus dem Jahr 1988 heißt es: »Wir haben als Nation unseren Gesundheitsschutz außer Acht gelassen, und die Gesundheit der Öffentlichkeit ist infolgedessen unnötigerweise bedroht.«[216] Ein 2002 aktualisierter Bericht des Instituts kam zu dem Schluss, dass das öffentliche Gesundheitssystem der USA, »das 1988 in Unordnung war, auch heute noch in Unordnung ist«.[217]

Der Generaldirektor des konservativen Mercatus Center schlug eine haushaltsneutrale Umschichtung des größten Teils der zehn Milliarden Dollar vor, die in die Entwicklung von Raketenabwehrtechnologien fließen sollten, zum Teil, um die Bereitschaft des lokalen öffentlichen Gesundheitssystems zu stärken.[218] Leider schien sich der entgegengesetzte Trend abzuzeichnen. So wie Präsident Bush die Deiche von New Orleans[219] vor dem Hurrikan Katrina wiederholt unterfinanziert hatte, wurden die Mittel für die lokalen und staatlichen Gesundheitsbehörden weiter gekürzt. Für das Geschäftsjahr 2005 schlug die Regierung sogar eine Kürzung um 100 Millionen Dollar für die Bereitschaft der staatlichen und lokalen Gesundheitsbehörden[220] und für 2006 um weitere 129 Millionen Dollar vor.[221] Die Vorsitzende der Demokraten im Repräsentantenhaus, Nancy Pelosi, kritisierte diese Kürzungen, da hierdurch »unseren staatlichen und lokalen Gesundheitsbehörden die Mittel vorenthalten werden, die sie benötigen, um im Falle einer Pandemie die Gemeinden zu schützen«.[222] Der Präsident der National Association of County and City Health Officials stimmte dem zu. »Die kritische Finanzierung schrumpft immer weiter«, sagte er, »gerade jetzt, wo die Gesundheitsbehörden ihre Arbeit bei der Vorbereitung und Reaktion auf eine Grippepandemie eigentlich noch erweitern müssten.«[223]

Nach dem 11. September 2001 gab das Department of Homeland Security Milliarden für die Vorbereitung auf Katastrophen aus, aber der größte Teil davon konzentrierte sich auf Terrorakte.[224] »Niemand kümmert sich um Katastrophen, bis sie geschehen«, beklagte ein Experte für Notfallmanagement. »Das ist eine politische Tatsache.«[225] Der Präsident der National Academy of Medicine und ehemalige Dekan der Harvard School of Public Health bezeichnete die Natur als den schlimmsten Terroristen, den man sich vorstellen kann.[226]

Die Entlassung des US-Pandemie-Einsatzteams durch die Trump-Regierung aus Kostengründen[227] ist eine Fortsetzung desselben Dilemmas. Am Tag vor Bekanntgabe der Auflösung sprach eine der Mitarbeiterinnen dieses Teams, die Leiterin der medizinischen und biologischen Verteidigungsbereitschaft im Nationalen Sicherheitsrat, auf einem Symposium anlässlich des 100. Jahrestags der Grippepandemie von 1918. »Die Bedrohung durch eine Grippepandemie ist das größte Problem für die Gesundheitssicherheit«, sagte sie dort vor Publikum. »Sind wir auf eine solche Pandemie vorbereitet? Ich fürchte, die Antwort lautet ›Nein‹.«[228]

»Wir brauchen keinen Wetterfrosch,
um zu wissen, aus welcher Richtung der Wind weht.«

Bob Dylan

Auf einer Pressekonferenz im Rosengarten des Weißen Hauses, die eine Welle der Medienberichterstattung über die Vogelgrippe auslöste, sprach Präsident Bush über die Pandemie. »Die Menschen in unserem Land sollten sicher sein«, sagte Bush, »dass wir wirklich alles tun, was in unserer Macht steht.«[229] Tom Harkin, Senator von Iowa, war sich da allerdings nicht so sicher. »Nach dem, was bei Katrina passiert ist, kann die Regierung nicht mehr einfach sagen: ›Vertrauen Sie uns!‹«, sagte er in einem Interview. »Ich glaube nicht, dass der Kongress dazu geneigt ist, irgendwem zu vertrauen. Wir wollen Pläne. Wir wollen konkrete Ziele und Verfahren, mit denen wir uns darauf vorbereiten können.«[230]

Der Hurrikan Katrina schlug nur wenige Tage, nachdem Bush Berichten zufolge während seines Urlaubs im August auf seiner Ranch den klassischen historischen Text über die Pandemie von 1918 zu Ende gelesen hatte, mit voller Wucht ein. John M. Barrys Buch *The Great Influenza: The Epic Story of the Deadliest Plague in History*[231] beschreibt im Detail, wie »schlecht [die US-Regierung] mit der Situation umgegangen ist«, wie es in einem Bericht der National Academy of Medicine von 2005 heißt.[232] Die Kombination mit dieser Naturkatastrophe könnte das plötzliche Interesse der Regierung geweckt haben. Redlener nannte es den »Post-Katrina-Effekt«. Er sagte: »Ich glaube nicht, dass die Regierung auf politischer oder konzeptueller Ebene das Gefühl hat, dass sie eine weitere tragisch unangemessene Reaktion auf eine große Katastrophe hinnehmen könnte.«[233]

Als Sekretär Leavitt nach Rita, dem Hurrikan, der nur wenige Wochen nach Katrina wütete, die Hurrikan-Notunterkünfte besichtigte, wurde ihm klar, wie katastrophal eine Pandemie wäre. »Was wäre, wenn das Problem nicht nur in New Orleans bestünde?«, dachte er damals. »Was wäre, wenn Seattle, San Diego, Corpus Christi, Denver, Chicago und New York betroffen wären? Machen Sie Ihre eigene Liste.«[234] »Wir haben in den letzten Wochen gelernt«, sagte Minister Leavitt gegenüber Journalisten, »dass Schlimmes schneller passieren kann, als uns lieb ist.«[235]

Ihm hätte dabei auch klar werden müssen, wie verrückt es ist, die Warnungen von Experten einfach in den Wind zu schlagen. Ob wir es nun mit der Challenger-Katastrophe, 9/11 oder Katrina zu tun haben, jedes Mal gab es Experten, die davor warnten, dass diese konkreten Tragödien passieren konnten. Das U. S. Army Corps of Engineers hatte seit Jahren vor den Deichen in New Orleans gewarnt, und die wichtigste Zeitung von New Orleans brachte schon im Jahr 2002 eine fünfteilige Serie heraus, die nicht nur den unvermeidlichen Schlag eines schweren Sturms, sondern auch die albtraumhaften Nachwirkungen genau vorhersagte.[236] »Die Gefahr, dass ein großer Hurrikan New Orleans treffen könnte, wurde so lange ignoriert, bis es zu spät war«, sagte Senator Kennedy. »Wir können uns im Rahmen einer Grippepandemie nicht erlauben, denselben Fehler noch einmal zu machen.«[237] Obwohl leitende Wissenschaftler des öffentlichen Gesundheitswesens eine H5N1-Pandemie mit Schlagworten wie »Tausend Hurrikans Katrina« beschrieben,[238] bewertete ein ehemaliger FEMA-Direktor im Oktober 2005 den Grad der Vorbereitung auf die Pandemie seitens der Regierung als »null«.[239]

Bei einer Pandemie der Kategorie 5 kommt keine Kavallerie, um uns zu retten.[240] Während Katrina wurden die Ressourcen der gesamten Nation mobilisiert, um nur drei Staaten zu unterstützen. Stellen Sie sich vor, jede einzelne Stadt wäre so stark betroffen wie New Orleans. »Wir würden wahrscheinlich zum selben Zeitpunkt an 5000 verschiedenen Fronten kämpfen. Jede Gemeinde, die sich in der Erwartung, dass die Regierung schon zur Rettung eilen wird, nicht ausreichend vorbereitet, wird tragisch danebenliegen«, sagte Staatssekretär Leavitt gegenüber Beamten des staatlichen Gesundheitswesens.[241] In Chicago haben die Beamten des öffentlichen Gesundheitswesens ein Übungsszenario für eine Grippepandemie durchgespielt. Die Simulation hat gezeigt, dass das öffentliche Gesundheitssystem praktisch umgehend zusammenbrechen würde.[242] Der leitende Medical Officer des Department of Homeland Security warnte: »Die US-Regierung wird nicht kommen, um Sie im Falle einer Pandemie vom Dach zu retten.«[243] »Wenn die Vogelgrippe hier zuschlagen würde, wäre es, als ob ein viraler Hurrikan der Kategorie 5 jeden einzelnen Staat gleichzeitig treffen würde«, sagte der Leiter des Trust for America's Health.[244] »Wir sind nicht vorbereitet. Das ist einfach die nackte Wahrheit.«[245]

Das Mercatus Center der George Mason University kam zu dem Schluss, dass wir »uns klarmachen müssen, dass die Landesregierung in den schlimmsten Phasen einer Pandemie weitgehend machtlos sein wird, und entsprechende lokale Pläne erstellen müssen.«[246] Jede einzelne Gemeinde sollte für die Vorbereitung eines eigenen Pandemieplans verantwortlich sein – und diese Vorbereitungen beginnen in jeder Familie, jedem Freundeskreis, jeder Nachbarschaft, jedem Geschäft, jeder Gemeinde. »Irgendwann«, schrieb Osterholm in der Zeitschrift *Foreign Affairs*, die sich mit öffentlichen Angelegenheiten beschäftigt, »wenn die nächste Pandemie da war und wieder verschwunden ist, wird eine Kommission ähnlich der 9/11-Kommission damit beauftragt sein festzustellen, wie gut die Verantwortlichen in Regierung, Wirtschaft und Gesundheitswesen die Welt auf die Katastrophe vorbereitet haben, denn es gab ja ausreichend klare Warnungen. Wie wird wohl ihr Urteil wohl lauten?«[247]

Nach Ansicht des Inhabers des Holbert-C.-Harris-Lehrstuhls für Wirtschaftswissenschaften an der George Mason University und Generaldirektors des Mercatus Center derselben Universität war die milliardenschwere Initiative der Regierung, um mit den Vorbereitungen anzufangen, möglicherweise zu eingeschränkt und kam ohnehin zu spät. »Wenn 2006 eine Pandemie ausbrechen würde«, sagte er damals, »wären die amerikanischen Bemühungen statistisch gesehen nicht von einer inexistenten Vorbereitung zu unterscheiden.«[248] Osterholm erklärte im Namen des Center for Infectious Disease Research and Policy: »Wenn wir noch heute Abend mit einer Reaktion nach Art des Manhattan-Projekts anfangen würden, die Impfstoff- und Arzneimittelproduktion auszuweiten, hätten wir mindestens einige Jahre lang erst einmal keinen messbaren Einfluss auf die Verfügbarkeit dieser wichtigen Produkte, um eine weltweite Pandemie ausreichend bekämpfen zu können. Was wir jetzt tun müssen, ist, uns darauf zu konzentrieren, was uns dabei hilft, eine Pandemie zu überleben, ohne auf Medikamente zu setzen. Wir verfügen einfach nicht über eine Versorgungskette, die genügend Impfstoffe und Virostatika herstellen kann, um den Bedarf sinnvoll zu decken, den wir in den ersten zwei oder drei Jahren im Falle einer Pandemie hätten. Wir müssen über Dinge wie Lebensmittelversorgung, Gesundheitspersonal und -einrichtungen und grundlegende Dienstleistungen nachdenken. Wir verschwenden nur unsere Zeit.«[249]

KAPITEL 4

DIE COVID-19-PANDEMIE ÜBERLEBEN

AUF DIE BREMSE TRETEN

Unabhängig davon, wo das COVID-19-Virus SARS-CoV-2 herkommt, was können wir jetzt, da es sich von Mensch zu Mensch ausbreitet, dagegen tun?

EINEN AUSBRUCH VERLANGSAMEN

MERS konnte wegen seiner relativ niedrigen »Basisreproduktionszahl«, abgekürzt R0, aufgehalten werden. (Das ist das berühmte R, von dem Sie vielleicht schon gehört haben.) R0 ist ein Maßstab dafür, wie ansteckend ein neuer Erreger ist. Genauer gesagt steht es für die Anzahl der Menschen, auf die eine einzelne infizierte Person in einer anfälligen Bevölkerung die Krankheit überträgt. Bei MERS betrug der R0-Wert nur 1, sodass jeder MERS-Patient die Krankheit tendenziell auf nur eine andere Person übertrug.[1] Sie können sich vorstellen, wie viel leichter eine solche Krankheit gestoppt werden kann im Vergleich zu einem Virus mit dem Potenzial, sich exponentiell zu verbreiten wie etwa die Coronaviren SARS oder COVID-19, mit einem R0 von 2 oder mehr. Im Falle eines Virus mit einem R0 von 2 könnten zum Beispiel aus einer infizierten Person erst zwei, dann vier, dann acht und so weiter werden, wenn die Übertragung nicht aufgehalten wird. Das Coronavirus, das COVID-19 verursacht, kann sich möglicherweise besser an Rezeptoren in den menschlichen Atemwegen anheften als das Coronavirus, das SARS verursachte,[2] und sich auch besser in den oberen Atemwegen vermehren,[3] aber der Hauptgrund dafür, dass im ersten Monat der Meldung möglicherweise mehr Fälle von COVID-19 aufgetreten sind,[4] als jemals durch SARS verursacht wurden, hängt weniger damit zusammen, wie ansteckend es ist, sondern eher damit, wann es ansteckend ist.[5]

Die drei Merkmale von Mikroben, »die am wahrscheinlichsten Pandemien und globale Katastrophen verursachen«, sind (1) ihre Neuheit, das heißt, es gibt keine bereits existierende Immunität; (2) die Ausbreitung über die Atemwege (Infektionen der Atemwege sind auch außerhalb einer Pandemie die vierthäufigste Todesursache unter Menschen);[6] und (3) die Übertragungsfähigkeit vor Symptomausbruch.[7] Die letzten vier luftübertragenen Pandemien wurden durch neue Grippeviren verursacht, die jeweils alle drei dieser Kriterien erfüllen. SARS wurde jedoch nicht als Pandemie kategorisiert, obwohl es sich auf 29 Länder und Regionen ausbreitete. Warum betrachtete die WHO SARS nur als »öffentlichen Gesundheitsnotfall von internationalem Interesse«, und wie konnten wir es innerhalb weniger Monate mit nur 8096 Fällen und 774 Todesfällen aufhalten?[8] Obwohl es sich um ein brandneues Virus handelte, das sich über Atemtröpfchen verbreitete, fehlte SARS weitestgehend das dritte notwendige Merkmal: eine signifikante Ausbreitung, bevor erste Symptome bei den Patienten auftreten.

Bei SARS betrug die durchschnittliche Inkubationszeit – die Zeit zwischen der ersten unwissentlichen Infektion nach ausreichender Exposition mit dem Virus und dem ersten Auftreten von Symptomen – etwa fünf Tage.[9] Es dauerte jedoch weitere sechs bis elf Tage, bis die Viruslast in den Sekreten der oberen Atemwege, die von einer Person zur nächsten gehustet oder geniest wurden, vollständig aufgebaut war.[10] Selbst nach der Erkrankung waren SARS-Patienten also in den ersten fünf Tagen nicht besonders ansteckend.[11] Die Viruslast erreichte etwa zehn Tage, nachdem sich die Menschen krank fühlten, ihren Höhepunkt.[12] Daher war es leicht, die Übertragung von Mensch zu Mensch einzudämmen, indem die Patienten innerhalb der ersten Tage nach dem Auftreten der Symptome isoliert wurden.[13] Und genau das ist in diesem Fall geschehen. Eine massive internationale Anstrengung unter der Leitung der WHO konnte alle Fälle anhand der Symptome identifizieren, die Patienten isolieren und alle ihre Kontakte zurückverfolgen.[14] In ähnlicher Weise schafften wir es, die Pocken mit einem Impfstoff auszurotten, denn auch diese Krankheit war erst dann ansteckend, als man schon sehen konnte, wer sie hatte.[15]

Das Fieberscreening an Flughäfen trug dazu bei, die weltweite Ausbreitung von SARS in ihren Anfängen zu stoppen. Die Patienten wurden erst nach dem Auftreten der ersten Symptome wirklich ansteckend, und 100 Prozent der SARS-Patienten bekamen Fieber.[16] In gewisser Weise war SARS eine Krankheit, die geradezu dafür geschaffen war, aufgehalten zu werden. Ähnlich erging es MERS, bei dem 98 Prozent der Patienten Fieber bekamen.[17] Im Fall von COVID-19 haben jedoch 36 Prozent der Patienten zu Beginn der Symptome kein Fieber,[18] und, was noch schlimmer ist, die Patienten können während der Inkubationszeit infektiös sein, ohne überhaupt irgendwelche Symptome zu zeigen. Die Viruslast in der Nase und im Rachen asymptomatischer Patienten mit COVID-19 war in einigen Fällen ähnlich hoch wie die von symptomatischen Patienten, bis zu 15 Millionen Viruskopien in jeweils einem Viertel Teelöffel Nasensekret.[19] Genau wie bei einer Grippe kann sich die Krankheit potenziell schon Tage, bevor man weiß, dass man sie überhaupt hat, ausbreiten,[20] selbst wenn man sich vollkommen gesund fühlt.[21] Es handelt sich um eine Krankheit, die nur schwer aufzuhalten ist. Um die Ausbreitung dieser Art von Krankheit zu verlangsamen, muss man versuchen, die gesamte Bevölkerung zu isolieren.[22]

EINE PANDEMIE VERLANGSAMEN

Die Schließung von Geschäften, die nicht absolut lebenswichtig sind, die Absage von Veranstaltungen und die Ermutigung der Menschen, zu Hause zu bleiben, sind Versuche, jede mögliche Übertragungskette zu unterbrechen. China wurde für seine anfängliche Reaktion verurteilt, da Kritiker sanktioniert[23] und das Ausmaß der Krise geleugnet wurde (man bezeichnete sie als »vermeidbar und kontrollierbar«[24]). Später wurde das Land jedoch für seinen autoritären Ansatz gelobt, als es erfolgreich extreme Quarantänemaßnahmen verhängte. Ein hochrangiger WHO-Beamter lobte die Bemühungen

Chinas als »die wahrscheinlich ehrgeizigsten und, wie ich sagen würde, agilsten und aggressivsten Bemühungen zur Eindämmung einer Krankheit in der Geschichte«.[25]

Es stellte sich jedoch heraus, dass die Maßnahmen nicht frühzeitig und umfassend genug umgesetzt wurden, um die Krankheit lokal einzudämmen.[26] Als die Behörden letztlich die Ausreise aus Wuhan verboten, hatte bereits mehr als ein Drittel der 14 Millionen Einwohner die Region verlassen, sei es zum chinesischen Neujahrsfest oder um vor der Krankheit zu fliehen, bevor die Abriegelung der Stadt am 23. Januar 2020 rechtsgültig wurde.[27] Man könnte argumentieren, dass die Welt von dieser Pandemie hätte verschont bleiben können, wenn lokale Beamte nicht Wochen damit verschwendet hätten, Informanten zum Schweigen zu bringen und falsche Epidemieberichte zu veröffentlichen,[28] aber die aggressiven Maßnahmen, die China in der Folge ergriff, haben uns allen vielleicht tatsächlich etwas Zeit verschafft.[29]

Mit der Einführung sogenannter Kriegszustand-Kontrollmaßnahmen[30] leitete China die größte Eindämmungsaktion der Geschichte ein,[31] von der schätzungsweise 760 Millionen Menschen betroffen waren.[32] Die Grenzen wurden geschlossen, die Städte abgeriegelt und die Menschen in ihren Häusern eingesperrt. Im Gegensatz zu den »Lockdowns«, die andere Länder einführten und die es den Einwohnern immer noch erlaubten, sich frei nach draußen zu begeben, solange sie eine gewisse persönliche Distanz einhielten, wurden die Bürger in China mit Erlaubniskarten eingeschränkt, die es ihnen nur ermöglichten, ihre Wohnung jeden zweiten Tag für maximal 30 Minuten zu verlassen.[33] Diese Politik wurde von Menschenrechtsverfechtern kritisiert,[34] aber sie funktionierte. Die Epidemie begann umgehend, sich zu verlangsamen.[35]

Die chinesischen Behörden erreichten, was viele Experten des öffentlichen Gesundheitswesens nicht für möglich hielten – die relative Eindämmung der Ausbreitung einer weitverbreiteten Atemwegsinfektion.[36] Innerhalb von zwei Monaten meldete die Provinz Hubei, der »Ground Zero«, wo die Krankheit erstmals auftrat, zum ersten Mal einen Tag ohne neue lokale Fälle.[37] »Ich werde China immer wieder loben, weil die dort umgesetzten Maßnahmen tatsächlich dazu beitragen, die Ausbreitung des neuartigen Coronavirus in andere Länder einzudämmen«, sagte der Generaldirektor der WHO.[38] »In vielerlei

Hinsicht setzt China tatsächlich einen neuen Standard für die Reaktion auf Ausbrüche. Das ist keine Übertreibung.«[39]

Der Tag, an dem die Provinz Hubei keine neuen Fälle mehr meldete, ist jedoch auch gleichzeitig der Tag, an dem die Welt ihren 200 000. Fall bestätigt.[40] Wäre der Rest der Welt bereit, Verhaltensnormen zu erlassen, die ein Spezialist für globale Gesundheitspolitik als »verblüffend, beispiellos und mittelalterlich« bezeichnete?[41] Die Kommando- und Kontrollautorität der chinesischen Regierung erlaubte es ihr, eine ressourcenintensive Eindämmungsstrategie durchzusetzen, die mit Kosten für Handel, Reisen und die persönliche Freiheit verbunden war und von denen viele Experten annahmen, dass sie in demokratischen Ländern kaum umzusetzen sei.[42] Glücklicherweise haben erfolgreiche Strategien in Ländern wie Singapur und Südkorea gezeigt, dass solche drakonischen Maßnahmen möglicherweise gar nicht notwendig sind.

Alle Nationen, die in der Lage waren, die Krankheit rasch unter Kontrolle zu bringen, verließen sich dabei auf schnelle und umfassende Tests und eine Nachverfolgung der Kontaktpersonen (»Testing and Tracing«). Diese bedeutete, dass möglichst alle Fälle durch massive Tests identifiziert wurden, um dann jeden möglichen Kontakt zurückzuverfolgen, um so viele Übertragungsketten wie möglich durch Isolation und Quarantäne unterbrechen zu können.[43] Südkorea verfügte bereits in der ersten Februarwoche über einen genehmigten Test[44] und konzentrierte sich fortan darauf, bis zu 18 000 Menschen pro Tag durch Dutzende von schnellen, kostenlosen Drive-through-Teststationen zu testen.[45] Mit solch ausgedehnten, gut organisierten Tests waren Länder wie Südkorea in der Lage, die Epidemie unter Kontrolle zu bringen, ohne ihre Bevölkerung einzusperren.[46] Die WHO nahm dies zur Kenntnis. »Wir haben eine einfache Botschaft für alle Länder«, erklärte der Generaldirektor. »Machen Sie Tests, Tests und noch mehr Tests.«[47]

Bei den Vereinigten Staaten scheint die Botschaft nicht rechtzeitig angekommen zu sein. Mitte März hatte Südkorea bereits mehr als eine Viertelmillion seiner Bürger getestet, mehr als 50-mal mehr pro Kopf als die Vereinigten Staaten.[48] Durch die Bürokratie der FDA[49] und eine Reihe von Fehlern gelähmt,[50] konnte keine ausreichende Testkapazität in den USA aufgebaut werden, bevor sich das Fenster zur Eindämmung der Krankheit schloss.[51] Das ist ganz schön auffällig, wenn man bedenkt, dass die Vereinigten Staaten und

Südkorea ihre ersten Fälle am selben Tag verzeichneten.[52, 53] Die Epidemie, die sich daraufhin entwickelte, verlief in beiden Ländern dann jedoch sehr unterschiedlich.

Ist die erste Maßnahme, die lokale Eindämmung, erst einmal gescheitert, verlagert sich die Strategie auf Unterdrückung und Milderung des Verlaufs. Wenn man nicht weiß, wer alles infiziert ist, kann man nur versuchen, zu verhindern, dass niemand mit irgendwem sonst in Kontakt kommt. Mitte März erhielt ein Viertel der US-Amerikaner die Anweisung, zu Hause zu bleiben, um zu versuchen, die Ausbreitung einzudämmen.[54] Wie Dr. Fauci den politischen Entscheidungsträgern und der Öffentlichkeit sagte: »Wenn Sie sich so fühlen, als würden Sie überreagieren, dann tun Sie wahrscheinlich das Richtige.«[55]

Die Schließung nicht lebensnotwendiger Betriebe und die Ermutigung der Bevölkerung, nicht vor die Tür zu gehen, um soziale Kontakte einzuschränken, sind Bemühungen in dem Versuch, »die [epidemische] Kurve abzuflachen«, bevor sie uns abflacht – mit anderen Worten, die Ausbreitung der Krankheit zu verlangsamen, um die Fälle gleichmäßiger über einen längeren Zeitraum hinweg zu verteilen.[56] In der Theorie sollte das den Gesundheitssystemen Zeit geben, mehr Ressourcen zu beschaffen und angemessen zu reagieren, nicht nur, um COVID-19 behandeln zu können, sondern auch, um die allgemeine Kontinuität der Versorgung aufrechtzuerhalten.[57] Während der jüngsten Ebolakrise in Westafrika zum Beispiel nahmen die Todesfälle auch aus anderen Gründen zu, was auf eine Überlastung des Gesundheitssystems (sowie auf den Tod von Gesundheitspersonal) zurückzuführen war.[58]

Schulschließungen sind umstrittener, da sie die Verfügbarkeit der 29 Prozent der Gesundheitsdienstleister in Haushalten mit kleinen Kindern beeinträchtigen könnten. In einem Modell wurde vorgeschlagen, dass Schulschließungen die COVID-19-Fälle um mehr als 25 Prozent reduzieren müssten, um den Verlust an Gesundheitspersonal im Sinne einer Nettoreduzierung der COVID-19-Mortalität auszugleichen.[59] Dies mag bei einer Grippepandemie möglich sein,[60] einer Krankheit, bei der Kinder möglicherweise eine entscheidende Rolle bei der Übertragung in der Gemeinschaft spielen,[61] aber Kinder scheinen nicht die Hauptverantwortlichen für die Übertragung von COVID-19 zu sein.[62]

Bis ein wirksamer Impfstoff allgemein verfügbar ist, was wahrscheinlich frühestens 2021 der Fall sein wird,[63] können Lockdowns dazu beitragen, dem

Virus keine anfälligen Wirte mehr zu präsentieren. Sobald diese Maßnahmen jedoch gelockert werden, könnte die Krankheit wieder aufflammen.[64] Bei der Pandemie von 1918 zum Beispiel erlebten einige US-Städte nach der Aufhebung der Social-Distancing-Maßnahmen einen zweiten Mortalitätshöhepunkt.[65] Wenn wir periodisch auf die Bremse drücken, um die Kurve abflachen zu lassen, indem wir Strategien wie Verordnungen, möglichst daheim zu bleiben, zur Verlangsamung der Übertragung in der Gemeinde anwenden, besteht die Hoffnung, dass wir die anfängliche Flutwelle von Fällen in eine Reihe kleinerer aufeinanderfolgender Wellen verwandeln können, die unsere Gesundheitsdienstleister sicherer betreuen können.[66] Wenn nicht, könnten die Intensivstationen in den US-Krankenhäusern genauso überlastet werden wie in Italien,[67] und die Ärzte werden Triage-Entscheidungen darüber treffen müssen, wer am Leben erhalten wird und wen man sterben lässt. Da ist es doch besser, zwei Meter voneinander entfernt zu sein als zwei Meter unter der Erde zu liegen.

Vorgeschlagene Triage-Protokolle wurden bereits in der Zeitschrift des American College of Chest Physicians veröffentlicht. Bei der Vergebung von Beatmungsgeräten stehen diejenigen Patienten an erster Stelle, die am ehesten sowohl kurzfristig als auch im folgenden Jahr überleben werden. Dann geht die Priorität an Kinder und Erwachsene unter 50 Jahren. Die 50- bis 69-Jährigen sind die nächsten in der Reihe, gefolgt von den 70- bis 84-Jährigen und schließlich den 85-Jährigen und Älteren. Bei Gleichstand kann die lebensrettende Beatmung auf der Grundlage »einer beliebigen Art von Lotterieverfahren« vergeben werden wie durch das Werfen einer Münze.[68] Im *New England Journal of Medicine* schrieb eine renommierte Gruppe von Medizinethikexperten: »Wir glauben, dass es auch gerechtfertigt sein kann, einem Patienten ein bereits angeschlossenes Beatmungsgerät oder ein Bett auf der Intensivstation wieder wegzunehmen, um es anderen Bedürftigen zur Verfügung zu stellen, und dass Patienten bei der Krankenhausaufnahme auf diese Möglichkeit aufmerksam gemacht werden sollten«, und weiter führten sie aus: »Die Entscheidung, eine knappe Ressource nicht weiter zur Verfügung zu stellen, um andere zu retten, stellt keinen Akt des Tötens dar und bedarf nicht der Zustimmung des Patienten.« Um die Kliniker an vorderster Front zu entlasten, schlagen sie die Benennung von »Triage Officers« vor, die diese Entscheidungen treffen sollen.[69]

Die Länder, die sich am schnellsten mobilisieren konnten und am besten in der Lage waren, COVID-19 zu kontrollieren, waren diejenigen, die aus früheren Ausbrüchen bereits harte Lehren gezogen hatten. In Staaten wie China, Hongkong, Singapur und Taiwan war die Erinnerung an SARS noch lebendig.[70] Erst im Jahr 2015 erlitt Südkorea einen MERS-Ausbruch, der durch die Rückkehr eines Geschäftsmannes aus dem Nahen Osten ausgelöst worden war.[71] Die Test- und Rückverfolgungsinfrastrukturen der Länder waren bereits vorhanden, und ihre Bevölkerung war bereit, Opfer zu bringen, wenn man dadurch nur die Krankheitsverbreitung eindämmen konnte.[72] Vielleicht ist COVID-19 der Testlauf, den wir gebraucht haben, eine Feuerübung, die uns aus unserer Selbstgefälligkeit herausdrängen wird. Wenn Ausbrüche mit Dutzenden oder gar Hunderten von Todesopfern die Länder in einen Zustand der Pandemiebereitschaft bewegen können, dann werden vielleicht die Tausende oder sogar Millionen von Todesopfern durch COVID-19 die Länder der Welt endlich mit der Aufgabe der Pandemieprävention beginnen lassen.

Darum geht es in diesem Buch. Aber zunächst einmal: Was kann jeder von uns individuell tun, um die aktuelle Pandemie zu überstehen?

COVID-19 VERSTEHEN

Bei einer durchschnittlichen Inkubationszeit von etwa fünf Tagen vergeht fast eine Woche zwischen dem Zeitpunkt, an dem wir dem Virus in einem ausreichenden Maße ausgesetzt sind, um krank zu werden, und dem Zeitpunkt, an dem wir dann tatsächlich die ersten Symptome zeigen. In diesen etwa fünf Tagen können wir infiziert – und potenziell infektiös – sein, bevor wir es überhaupt wissen. Etwa 98 Prozent der Menschen, die letztlich Symptome zeigen, tun dies bis zum zwölften Tag,[73] was erklärt, warum Menschen nach einer möglichen Exposition in der Regel zwei Wochen lang unter Quarantäne gestellt werden.[74] Nach der Ansteckung kann die Virusverbreitung noch mehr als einen Monat[75] (durchschnittlich 20 Tage) andauern, wobei unklar ist, wie ansteckend die Überlebenden während dieses verlängerten Zeitraums sind.[76]

Die häufigsten Symptome sind Fieber (tritt bei etwa 90 Prozent der Patienten auf) und Husten (tritt bei etwa 70 Prozent auf), wie sich nach einer Analyse von mehr als 50 000 COVID-19-Patienten ergab.[77] Nur etwa vier von zehn Patienten leiden möglicherweise unter Müdigkeit, drei von zehn husten Schleim aus und zwei von zehn haben Muskelschmerzen. Nur etwa jeder Zehnte scheint entweder unter gastrointestinalen Symptomen wie Übelkeit, Erbrechen oder Durchfall oder unter den üblichen Erkältungssymptomen wie einer laufenden oder verstopften Nase, Kopfschmerzen oder Halsschmerzen zu leiden.[78] Das hat damit zu tun, dass ACE2 – die Rezeptoren, an die das Virus bindet – sich hauptsächlich in der Lunge und nicht in der Nase oder im Rachen befinden.[79] (Bei Schuppentieren befinden sich die ACE2-Rezeptoren auf der beweglichen Ameisenbärzunge.[80]) Das einzige Symptom, das sich als prädiktiv für einen schwereren Verlauf herausstellte, waren Atembeschwerden. Liegt dieses Symptom vor, ist die Wahrscheinlichkeit, auf der Intensivstation zu enden, mehr als sechsmal so hoch.[81]

DER KLINISCHE VERLAUF VON COVID-19

Die Vorstellung, dass der Verlauf von etwa 80 Prozent der Fälle »mild« ist, geht aus einer Analyse des chinesischen Zentrums für Krankheitskontrolle und Prävention (Chinese Center for Disease Control and Prevention, CCDC) hervor, die auf fast 45 000 bestätigten Fällen basierte. Auch wenn es sicherlich milde und sogar asymptomatische Fälle gibt, ist es wichtig zu verstehen, was »mild« für das CCDC bedeutet. Seine Definition von »mild« umfasste auch Patienten mit »atypischer Lungenentzündung«, das heißt mit einer Lungenentzündung, die nicht so schwerwiegend war, dass sie zusätzlichen Sauerstoff oder einen Krankenhausaufenthalt erforderte. Dennoch handelte es sich dabei um Lungenentzündungen und sicher nicht um die üblichen Erkältungssymptome, an die wir spontan denken, wenn wir das Wort »mild« hören, obwohl die Fälle zumindest so mild waren, dass die Menschen sich zu Hause selbst auskurieren konnten. Die verbleibenden etwa 20 Prozent der bestätigten Verläufe wurden entweder als schwerwiegend (etwa 15 Prozent) oder als kritisch (fünf Prozent) eingestuft. Bei Ersteren hatten die Patienten Schwierigkeiten, ausreichend Sauerstoff zu bekommen, und bei Letzteren hatten es die Ärzte mit Atemstillstand, septischen Schocks und Multisystemorganversagen zu tun. Etwa die Hälfte der kritischen Fälle starb an der Krankheit.[82]

Der Schweregrad von COVID-19 ist je nach Vorerkrankungen sehr unterschiedlich. Bei Menschen mit Bluthochdruck ist die Wahrscheinlichkeit, einen schweren Verlauf zu erleiden, doppelt so hoch wie bei Gesunden, und bei Menschen mit Herz-Kreislauf-Erkrankungen sogar dreimal so hoch.[83] Bei Personen mit beiden Erkrankungen ist die Wahrscheinlichkeit, auf die Intensivstation zu kommen, etwa um ein Vierfaches erhöht.[84] Diejenigen mit COPD – chronisch obstruktive Lungenerkrankung wie Emphysemen – scheinen das höchste Risiko zu haben: Die Wahrscheinlichkeit, einen schweren Verlauf von COVID-19 zu erleiden, ist sechsmal so hoch wie bei Patienten ohne Vorerkrankungen und die Wahrscheinlichkeit, auf die Intensivstation eingeliefert zu werden, fast 18-mal so hoch.[85]

Bei Patienten, die in ihrer Vorgeschichte eine Aussetzung gegenüber starker Luftverschmutzung haben, kann die Anfälligkeit erhöht sein,[86] aber ironischerweise hat sich wohl die Zahl der Todesopfer in China reduziert, da durch den Lockdown die Umweltverschmutzung verringert wurde, wodurch üblicherweise 24 000 bis 36 000 vorzeitige Todesfälle pro Monat verbucht werden müssen[87] – die Zahl der so geretteten Personen könnte die Zahl der Menschen, die der Pandemie zum Opfer gefallen sind, übersteigen.[88] Im Klartext bedeutet das, dass die Luftqualität in China so schlecht war, dass COVID-19 dort möglicherweise Leben gerettet hat.

Wie bei den beiden anderen tödlichen Coronaviruskrankheiten SARS[89] und MERS[90] scheinen auch Diabetiker ein höheres Risiko zu haben,[91] obwohl auf der Grundlage einer retrospektiven SARS-Analyse eine optimale Blutzuckereinstellung während der Behandlung die Prognose verbessern kann.[92] Überschüssiges Körperfett allein scheint ein weiterer, von einer Diabeteserkrankung unabhängiger Risikofaktor zu sein.[93] Personen mit schwerer Adipositas (mit einem Gewicht von mehr als 105 Kilogramm bei einer durchschnittlichen amerikanischen Körpergröße von etwa 1,70 Metern) haben eine siebenmal höhere Wahrscheinlichkeit, ein Beatmungsgerät zu benötigen.[94] Aber schon das bloße Vorhandensein von Übergewicht stellt ein Risiko dar. Personen mit einem Body-Mass-Index (BMI) von 28 oder mehr (circa 80 Kilogramm bei einer durchschnittlichen Körpergröße) scheinen eine fast sechsmal so hohe Wahrscheinlichkeit zu haben, einen schweren COVID-19-Verlauf zu erleiden.[95] In den Vereinigten Staaten liegt der durchschnittliche BMI über 29.[96]

Das zusätzliche Risiko durch überschüssiges Körperfett ergibt sich möglicherweise aufgrund einer größeren systemischen Entzündung,[97] durch Fett, welches das Herz bedeckt,[98] oder durch eine eingeschränkte Atmung durch übermäßiges Fettgewebe im Oberkörper.[99] Selbst ohne Berücksichtigung des Gewichts leiden die meisten amerikanischen Erwachsenen über 50 Jahren an irgendeiner »Komorbidität«, durch die sie einem Risiko ausgesetzt sind.[100]

Auch ein fortgeschrittenes Alter ist ein wichtiger Risikofaktor für die Progression von COVID-19.[101] Obwohl die Krankheit sowohl erst einige Tage alte Neugeborene als auch über 90-jährige Senioren befallen hat, sind die meisten Patienten (fast 90 Prozent in einer konkreten großen Fallserie) zwischen 30 und 79 Jahre alt.[102] Ein hoher Schweregrad der Krankheit betrifft jedoch unverhältnismäßig viele ältere Menschen. In China lag das Durchschnittsalter der Intensivpflegebedürftigen bei 62 Jahren, während das Durchschnittsalter der Nicht-Intensivpatienten bei 46 Jahren lag.[103] In den Vereinigten Staaten scheinen die über 65-Jährigen auch ohne Vorerkrankungen oder andere Risikofaktoren etwa dreimal so häufig im Krankenhaus behandelt werden zu müssen oder auf der Intensivstation zu landen wie die 19- bis 64-Jährigen.[104]

Obwohl sich die Medien geradezu auf Geschichten über junge, gesunde Menschen mit schweren oder sogar tödlichen Folgen gestürzt haben, sind Menschen unter 65 Jahren ohne bekannte zugrunde liegende, prädisponierende medizinische Bedingungen nur für etwa ein Prozent aller COVID-19-Todesfälle verantwortlich.[105] Von den bestätigten Fällen in Südkorea starb nur etwa einer von 1000 Patienten zwischen 30 und 50, aber diese Zahl stieg auf annähernd einen von 150 Patienten zwischen 50 und 60, einen von 50 zwischen 60 und 70, einen von 15 zwischen 70 und 80 und einen von fünf Patienten über 80.[106] Obwohl der relative Mangel an Tests die US-Daten weniger zuverlässig macht, ist die Verteilung des altersbedingten Sterblichkeitsrisikos basierend auf den ersten paar Tausend US-amerikanischen Fällen ähnlich.[107] Die Anfälligkeit unserer Senioren im Rahmen der Pandemie wurde am »Ground Zero« des ersten größeren US-Ausbruchs, einem Pflegeheim im Staat Washington, deutlich. Von den rund 130 Bewohnern des Heims infizierten sich 101, und mehr als ein Drittel kam ums Leben.[108]

In den Autopsien ergab sich bei mikroskopischen Untersuchungen, dass die Atemoberfläche der Lunge von Narbengewebe übersät zu sein schien.[109] Vermutlich wird eine Lungenfibrose (Lungenvernarbung) zu einer der Langzeitkomplikationen bei Überlebenden einer schweren COVID-19-Infektion werden.[110] Eine sechsmonatige Nachbeobachtung von SARS-Überlebenden ergab, dass bei etwa einer von drei Personen Hinweise auf Narbenbildung auf Thoraxröntgenbildern vorlagen, und eine von sechs Personen erlitt eine signifikante Beeinträchtigung der Lungenfunktion.[111]

Ein Versterben durch COVID-19 ist auf eine fortschreitende »Konsolidierung« der Lunge zurückzuführen, was bedeutet, dass die Lunge beginnt, sich mit etwas anderem als Luft zu füllen. Im Falle einer regulären Lungenentzündung handelt es sich größtenteils um Eiter. Bei einer Lungenentzündung nach COVID-19 zeigt die Obduktion, dass man in einer Lunge ertrinkt, die »mit klarem, flüssigem Gelee gefüllt ist«.[112]

DAS PROBLEM MIT DEN ACE-HEMMERN

Rauchen in der Vorgeschichte ist ein Risikofaktor für eine fortgeschrittene COVID-19-Erkrankung,[113] auch wenn überraschenderweise aktives Rauchen ein Risikofaktor sein kann[114] oder auch nicht.[115] Dieses scheinbare Paradoxon kann einen Hinweis darauf geben, warum auch Menschen mit Bluthochdruck ein höheres Risiko zu haben scheinen.

Es ist leicht vorstellbar, warum Menschen mit Herzerkrankungen ein höheres Risiko für einen schweren Verlauf von COVID-19 haben. Lungeninfektionen können eine enorme Belastung für das Herz darstellen. Bis zu 30 Prozent der Patienten, die wegen einer regulären Lungenentzündung ins Krankenhaus eingeliefert werden, entwickeln kardiovaskuläre Komplikationen.[116] Etwa einer von 35 Patienten erleidet einen Herzstillstand,[117] und diejenigen, bei denen dies nicht der Fall ist, haben innerhalb der ersten 30 Tage nach der Entlassung aus dem Krankenhaus immer noch ein bis zu viermal höheres Risiko für einen Herzinfarkt oder Schlaganfall.[118] Aber warum ist ein einfacher Bluthochdruck ein Risikofaktor für den Schweregrad von COVID-19?

Unter bestimmten Umständen geht es Patienten, die wegen einer normalen Lungenentzündung mit Bluthochdruck ins Krankenhaus eingeliefert werden, sogar besser. Forscher haben die Hypothese aufgestellt, dass dies auf die entzündungshemmende Wirkung einer verbreiteten Klasse von Bluthochdruckmedikamenten, der sogenannten ACE-Hemmer,[119] zurückzuführen sein könnte (wie etwa Lisinopril, für das allein in den Vereinigten Staaten jährlich mehr als 100 Millionen Rezepte ausgestellt werden).[120] In der Tat scheinen die Menschen, die diese Medikamente anwenden, nicht nur seltener an einer Lungenentzündung zu sterben, sie scheinen auch weniger wahrscheinlich überhaupt eine Lungenentzündung zu bekommen.[121] Ironischerweise könnte derselbe Grund, warum Menschen mit Bluthochdruck vor einer regulären Lungenentzündung geschützt sind, auch der Grund sein, warum Menschen mit Bluthochdruck einem höheren Risiko durch COVID-19 ausgesetzt sind.

ACE-Hemmer können entzündungshemmend wirken, aber sie können auch die Expression von ACE2 hochregulieren.[122] Wie Sie sich vielleicht erinnern, ist ACE2 das Enzym ist, an das das COVID-19-Virus in unserer Lunge andockt, um unsere Zellen zu infizieren und sich zu verbreiten. Vielleicht ist der Grund dafür, dass es Menschen mit Bluthochdruck anscheinend schlechter geht, dass so viele von ihnen diese Medikamentenklasse erhalten und sie dadurch möglicherweise anfälliger für virale Angriffe sind. Die Expression von ACE2 ist bei komorbiden Zuständen wie

Bluthochdruck erhöht,[123] aber der Zusammenhang zwischen den Medikamenten muss noch überprüft werden.[124] Sicherlich sollten diejenigen, die diese ACE-Hemmer gegen Herzinsuffizienz oder bei schwerer oder unkontrollierter Hypertonie einnehmen, nicht einfach die Behandlung mit diesen Medikamenten einstellen. (Sie wollen auf keinen Fall einen Schlaganfall bekommen, wenn die Intensivstationen sowieso schon überlastet sind.) Die überwiegende Mehrheit der Patienten, die diese Medikamente einnehmen, tun dies jedoch, um eine gut beherrschte leichte Hypertonie zu behandeln, und bei diesen Patienten sollten die Ärzte möglicherweise erwägen, die Einnahme vorübergehend einzustellen, wenn ein hohes Risiko besteht, an COVID-19 zu erkranken.[125]

Schon ziemlich frühzeitig begann ich, von einer unnötigen Einnahme von Ibuprofen abzuraten,[126] da es sich um ein weiteres Medikament handelt, das wohl die ACE2-Expression fördern kann.[127] Obwohl diese Besorgnis nur in der Theorie besteht, ist kein Medikament vollkommen ohne Probleme. (Medikamente wie Ibuprofen verursachen beispielsweise bei bis zu 80 Prozent der Behandelten Schäden an der Darmschleimhaut.[128]) Es sollte also kein Medikament unnötigerweise angewendet werden. Darüber hinaus wird von dem Ibuprofen ähnlichen Medikamenten bei Infektionen der unteren Atemwege dringend abgeraten, da es sowohl bei Kindern als auch bei Erwachsenen mit Lungenentzündung zu höheren Komplikationsraten geführt hat.[129] Tatsächlich kann Fieber sogar von Vorteil sein und sollte vermutlich auf keinen Fall routinemäßig behandelt werden, auch nicht mit Medikamenten vom Nicht-Ibuprofen-Typ wie Tylenol.[130] Diejenigen, die bei Herz-Kreislauf-Erkrankungen niedrig dosiertes Aspirin verschrieben bekommen haben, sollten ihre Behandlung jedoch fortsetzen.[131]

Um auf unsere ursprüngliche Frage zurückzukommen: Die ACE2-Verbindung könnte auch dazu beitragen, die widersprüchlichen Ergebnisse zwischen aktuellen und früheren Rauchern zu erklären. Nikotin kann ACE2 herunterregulieren.[132] Während es also immer eine gute Idee ist, mit dem Rauchen aufzuhören, könnte dies dennoch erklären, warum bei aktiven Rauchern ein signifikant höheres Risiko einer COVID-19-Progression derzeitig nicht eindeutig bestätigt werden kann.[133]

DIE BEHANDLUNG VON COVID-19

Während ich diesen Text im April 2020 verfasse, gibt es keine spezifische, bewährte Therapie für COVID-19. Es gibt mehr als 400 laufende klinische Behandlungsstudien,[134] aber wir sollten nicht erwarten, dass in absehbarer Zeit ein Impfstoff oder ein wirksames antivirales Medikament zur Verfügung stehen wird.[135]

Viele haben mich um Rat gefragt, wie sie ihre Ernährung umstellen können, um ihr Immunsystem zu stärken. »Infektionen überlisten« ist immerhin der Titel von Kapitel 5 meines Buches *How not to die*,[136] und ich habe mehr als 100 kostenlose Videos auf NutritionFacts.org online gestellt, die sich auf die Immunfunktion beziehen.[137] Es gibt erstaunliche Studien, beispielsweise randomisierte, doppelblinde Studien, die zeigen, dass der Verzehr von Brokkolisprossen die Viruslast von Influenza senken, die virusinduzierten Entzündungen verringern[138] und die Aktivität unserer antiviralen natürlichen Killerzellen steigern kann.[139] Aber das hier ist keine Grippe.

Ich teile auf jeden Fall den allgemeinen, vernünftigen Rat, während der Krise gesund zu bleiben, der von so vertrauenswürdigen Autoritäten wie der WHO und dem American College of Lifestyle Medicine gegeben wird. Dazu gehört, ausreichend Schlaf zu bekommen (sieben bis neun Stunden), aktiv zu bleiben, Stress abzubauen, mit Freunden und Familie in Verbindung zu bleiben – wenn auch aus der Ferne – und sich gesund zu ernähren (eine Ernährung, die auf vollwertiger pflanzlicher Nahrung aufbaut). [140,141,142] Angesichts unserer nahezu vollständigen Unkenntnis der immunologischen Aspekte dieser neuen Krankheit habe ich jedoch dem Drang widerstanden, Ihnen wie ein Scharlatan »50 Lebensmittel, die Ihr Immunsystem stärken« oder Ähnliches anzupreisen. Die Stärkung spezifischer Teile des Immunsystems könnte die Situation rein theoretisch sogar noch verschlimmern.

Die Annahme, dass ältere Menschen schlicht aufgrund des altersbedingten Nachlassens ihres Immunsystems anfälliger für einen schweren Verlauf von COVID-19 sind, ist möglicherweise überhaupt nicht richtig. Kleinkinder haben ein relativ unreifes Immunsystem und leiden normalerweise unverhältnismäßig stark unter Virusinfektionen wie Grippe,[143] aber offenbar nicht an COVID-19 oder SARS oder MERS.[144] Ebenso haben immunsupprimierte Patienten normalerweise ein höheres Risiko für schwere Komplikationen durch Atemwegsviren, aber auch das ist bei COVID-19 oder den beiden anderen tödlichen Coronaviren möglicherweise gar nicht der Fall. Nehmen wir das Beispiel eines Ehepaares, wie es in einer Schweizer medizinischen Zeitschrift beschrieben wurde. Beide waren im selben Alter und wurden am selben Tag mit derselben COVID-19-Infektion ins Krankenhaus eingeliefert. Tragischerweise war das Immunsystem der Frau geschwächt, weil sie wegen einer Brustkrebserkrankung eine Chemotherapiebehandlung erhielt, während ihr Mann über ein intaktes Immunsystem verfügte. Der Frau ging es jedoch gut, und in weniger als einer Woche konnte sie aus dem Krankenhaus entlassen werden, während der Ehemann auf der Intensivstation landete.[145] Wie ist es möglich, dass es der immungeschwächten Patientin besser ging? Weil unsere eigene Immunreaktion möglicherweise die Hauptursache für die Schädigung des Lungengewebes im Rahmen einer Coronavirusinfektion sein könnte.[146]

Eine Theorie, warum Kinder einen gewissen Schutz gegen das Virus zu haben scheinen, baut darauf, dass bei ihnen eine größere, bereits bestehende Exposition gegenüber gewöhnlichen Erkältungscoronaviren vorliegt, wodurch bis zu einem bestimmten Grad ein Kreuzschutz gegen das neue Virus bestehen könnte.[147] Ironischerweise deutet eine konkurrierende Theorie darauf hin, dass Kinder gerade durch die fehlende Exposition gegenüber ähnlichen Viren geschützt sind.[148] Es gibt ein Phänomen, das als Infektionsverstärkende Antikörper (*Antibody Dependent Enhancement*, ADE) bekannt ist. In den meisten Fällen neutralisieren die Antikörper, die unser Körper gegen Krankheitserreger produziert, diese oder markieren sie zumindest zum Zweck einer Entfernung. Manchmal jedoch können Antikörper tatsächlich eine Virusinfektion erleichtern und Krankheiten verschlimmern. Dies könnte zum Beispiel bei SARS der Fall sein, wo Antikörper, die gegen die viralen Proteinspitzen gebildet werden, manchmal eine Infektion noch fördern.[149] Bei Affen führte ein experimenteller SARS-Impfstoff zu schweren Lungenschäden.[150] Die Impfstoffentwickler sind sich dieses Phänomens natürlich bewusst und würden dafür sorgen, dass ein möglicher kommerzieller Impfstoff frei von derlei Fehlwirkungen ist,[151] aber man hat die vorsichtige Vermutung aufgestellt, dass dies die ungewöhnliche Altersverteilung der schweren COVID-19-Fälle erklären könnte.

Vielleicht zirkulierten ähnliche Coronaviren vor Jahrzehnten unbemerkt, und diejenigen, die alt genug sind, um ihnen ausgesetzt gewesen zu sein, erleben jetzt eine übertriebene Reaktion auf COVID-19.[152] Ich behaupte nicht, dass diese Spekulation der Wahrheit entspricht. Ich ziehe sie nur als Beispiel heran, um die Komplexität unserer Immuninteraktionen zu veranschaulichen. Krankheitserreger greifen an, wir kontern, und dann entwickeln sich Krankheitserreger manchmal so, dass sie es schaffen, unseren eigenen Gegenangriff zu ihren Gunsten zu nutzen. Nur ein Wort der Vorsicht, bevor Sie versuchen, einen Teilbereich Ihres Immunsystems gezielt zu stärken, noch bevor Sie das ganze Ausmaß einer neuen Bedrohung verstanden haben: Angesichts der Unsicherheiten besteht die beste Strategie darin, sich gar nicht erst anzustecken, insbesondere nicht, bevor wirksame Behandlungen – und ein funktionierendes Gesundheitssystem – zur Verfügung stehen.

WAS IST MIT ZINK?

Ich habe mich mit Zink als einer potenziellen Behandlungsmöglichkeit befasst, nachdem die Faktenprüfungs-Website Snopes bestätigt hatte, dass ein bekannter Virologe im Februar 2020 tatsächlich die Empfehlung ausgesprochen hatte, »uns umgehend mit Zinklutschtabletten einzudecken«.[153] Er begründete seine Vermutung mit der Wirksamkeit von Zink bei Erkältungskrankheiten, von denen bis zu 29 Prozent durch Coronaviren verursacht werden.[154] Dazu gibt es eine nette Hintergrundgeschichte: Ein dreijähriges Mädchen, das wegen Leukämie (einer Krankheit, die durch niedrige Zinkspiegel gekennzeichnet ist[155]) mit einer Chemotherapie behandelt wurde, weigerte sich, ein Zinkpräparat zu schlucken. Da sie immunsupprimiert war, hatte sie sich eine Erkältung zugezogen. Anstatt das Ergänzungsmittel zu schlucken, ließ sie es einfach im Mund zergehen, und die Erkältung schien innerhalb von Stunden zu verschwinden.[156] Diese Beobachtung veranlasste ihren eigenen Vater dazu, die erste randomisierte, doppelblinde, placebokontrollierte Studie mit Zinklutschtabletten durchzuführen.[157]

Seither wurden mehr als ein Dutzend randomisierter kontrollierter Studien dazu veröffentlicht. Insgesamt haben die Forscher herausgefunden, dass Zink tatsächlich dabei helfen kann, sowohl die Dauer als auch den Schweregrad einer Erkältung zu verringern, wenn es innerhalb der ersten 24 Stunden nach Auftreten der Symptome eingenommen wird.[158] Zinklutschtabletten scheinen Erkältungskrankheiten um etwa drei Tage zu verkürzen, [159] mit einer signifikanten Verringerung von nasaler Verstopfung und Sekretbildung, Heiserkeit und Husten.[160]

Die Ergebnisse hinsichtlich der Wirkung von Zink bei einer normalen Erkältung werden oft als »durchwachsen« beschrieben, aber das scheint hauptsächlich darauf zurückzuführen zu sein, dass in einigen Studien Zinklutschtabletten mit Inhaltsstoffen wie Zitronensäure verwendet wurden, die Zink stark aufnehmen, sodass nur wenig oder gar kein Zink tatsächlich freigesetzt wird.[161] Lutschtabletten, die etwa 10 bis 15 Milligramm Zink enthalten, entweder als Zinkacetat oder Zinkgluconat ohne Zinkbindemittel wie Zitronensäure, Weinsäure, Glycin, Sorbitol oder Mannitol[162] und die unmittelbar nach dem Einsetzen der Symptome einige Tage lang tagsüber alle zwei Stunden eingenommen werden, wirken wohl am besten.[163] Am besten bei einer Erkältung, aber was ist mit COVID-19?

Es gibt mindestens drei Mechanismen, die erklären sollen, wie der durch Zink gewährte Schutz zustande kommt.[164] Der erste besagt, dass Zink die Anheftung von Rhinoviren, der häufigsten Ursache für Erkältungen, an unsere Zellen behindert.[165] Dies würde uns im Fall von COVID-19 vermutlich nicht helfen, da SARS-CoV-2 einen anderen Andockrezeptor verwendet. Zink scheint auch die Replikation des Rhinovirus zu verlangsamen, zumindest in einer Petrischale,[166] was sich auch bei dem ursprünglichen SARS-Coronavirus bestätigt hat, allerdings in Verbindung mit einer Chemikalie, die Zink ins Innere der Zellen beförderte.[167] Es gibt natürliche Nahrungsbestandteile, die möglicherweise eine ähnliche Funktion haben,[168] aber selbst wenn die Virusvermehrung im Rachen, wo sich die Lutschtablette befindet, verlangsamt werden könnte, müssen wir immer noch davon ausgehen, dass sich das COVID-19-Virus hauptsächlich in der Lunge und nicht im Rachen vermehrt.[169] Der dritte Mechanismus, durch den Zink helfen könnte, scheint vielversprechender zu sein: die Stärkung unserer eigenen antiviralen Immunität. Beispielsweise hat sich gezeigt, dass die Verabreichung von Zinktabletten an Kinder mit schwerer Lungenentzündung die Sterblichkeitsrate im Vergleich zu Placebo bis um das Dreifache reduzierte,[170] aber diese Studien wurden in Ländern wie Uganda,[171] Indien[172] und Ecuador durchgeführt[173], in denen möglicherweise bereits vorher ein Zinkmangel bestand.[174] Es ist unklar, ob ähnliche Vorteile in Ländern mit höherem Einkommen und einem besseren bevölkerungsweiten Mikronährstoffstatus erzielt werden könnten.

Ich bezweifle, dass Zink für COVID-19 bei gut ernährten Personen hilfreich ist, aber bei vorschriftsmäßiger Einnahme sollte es auch keine nachteiligen Wirkungen haben, obwohl Zinkpräparate und Lutschtabletten Übelkeit verursachen können,[175] insbesondere wenn sie auf nüchternen Magen eingenommen werden. Und sie sollten niemals Zink über die Nase anwenden. Es gibt im Handel intranasale Zinkgele, -sprays und -tupfer, die mit einem möglicherweise dauerhaften Verlust des Geruchssinns in Verbindung gebracht wurden.[176, 177]

ANSTECKUNG MIT COVID-19 VERMEIDEN

Die Maßnahmen, die die Regierungen ergreifen können, sind begrenzt. Vorläufige Daten aus Japan deuten darauf hin, dass das Absagen von Veranstaltungen, Versammlungen und Treffen die Verbreitung von COVID-19 möglicherweise um bis zu 35 Prozent verlangsamen konnte, aber diese Vorschriften haben nicht ausgereicht, um den Ausbruch ganz einzudämmen.[178] Während der ungezügelten Phase einer Pandemie ist es vielleicht das Beste, zu Hause zu bleiben und dort Schutz zu suchen, um den Kontakt mit Personen außerhalb des eigenen Haushalts so weit wie möglich zu vermeiden.[179] Sie können nicht einfach warten, bis bekannt gegeben wird, dass die Pandemie in Ihrer Gegend ausgebrochen ist. Zu dem Zeitpunkt, zu dem es den ersten Todesfall in Ihrer Gemeinde gibt, sind wahrscheinlich Hunderte oder sogar Tausende von Personen infiziert.[180]

Diejenigen von uns, die ihr Zuhause verlassen müssen, um lebenswichtige Dienstleistungen zu erbringen, von der Pflege bis zur Nahrungsmittellieferung, sollten sich bemühen, einen Sicherheitsabstand zu anderen zu wahren und sich die Hände jedes Mal ausreichend zu desinfizieren, wenn sie draußen eine Fläche berühren, bevor sie ihre Schleimhäute, also die Augen oder die Innenseite der Nase oder des Mundes, berühren. Sobald die Pandemie besser unter Kontrolle ist, umfangreiche Tests durchgeführt werden und das Gesundheitssystem nicht mehr überlastet ist, könnten diese sogenannten Social-Distancing-Maßnahmen zumindest für weniger gefährdete Personen gelockert werden.[181]

Sie können andere nicht anstecken, wenn Sie nicht infiziert sind, und Sie können das Virus nicht bekommen, wenn das Virus nicht an Sie herankommt.

Man geht davon aus, dass das COVID-19-Virus von einer Person auf die nächste über Atemtröpfchen übertragen wird, die von den Infizierten ausgehustet und durch die Luft geschleudert werden, um dann in Nase, Mund oder vielleicht sogar den Augen einer Person in der Nähe zu landen. Indirekte Verbreitungswege könnten sich in Situationen ergeben, in denen wir uns infizieren, indem wir Augen, Nase und Mund mit den Händen berühren, nachdem diese in Kontakt mit einem viruskontaminierten Gegenstand beziehungsweise einer Oberfläche gekommen sind, beispielsweise wenn man sich die Augen reibt oder in der Nase bohrt, nachdem man jemandem die Hand geschüttelt hat oder draußen eine Oberfläche wie einen Aufzugknopf, ein Geländer, eine Zapfpistole oder einen Toilettenhandgriff berührt hat.[182] Die Virusschwarmrate im Nasensekret von an COVID-19 erkrankten Personen kann fast eine Million pro Tropfen erreichen,[183] was erklärt, wie leicht es diesem Virus fällt, seine Umgebung so gründlich zu kontaminieren.

Das Vorhandensein des COVID-19-Virus in Stuhlproben deutet auf eine weitere Möglichkeit hin, wie Toiletten potenziell eine Infektion übertragen können.[184] Moderne Toiletten mit Wasserspülung stoßen eine Wolke von bis zu 145 000 Tröpfchen aerosoliertes Toilettenwasser aus, [185] die mindestens 30 Minuten lang in der Luft schweben kann.[186] Dies könnte auch einer der Übertragungswege für das Poliovirus sein.[187] Machen Sie also unbedingt den Deckel zu, bevor Sie spülen, und waschen Sie sich dann natürlich gründlich die Hände.

Während des SARS-Ausbruchs wurden Spuren des Virus nicht nur auf Gegenständen gefunden, die direkt von den Patienten in die Hand genommen worden waren (wie Fernbedienungen von Fernsehgeräten und so weiter) und auf Oberflächen, die von Personen berührt worden waren, die mit den Patienten in Kontakt kamen (wie eine Kühlschranktür auf einer Pflegestation), sondern auch in Luftproben, die aus dem Krankenzimmer eines infizierten Patienten entnommen wurden, was auf die Möglichkeit einer robusteren Übertragung über die Luft in Form ausgehusteter Tröpfchen schließen lässt.[188] In einer ähnlichen Studie, die ursprünglich im Krankenzimmer eines COVID-19-Patienten durchgeführt wurde, wurde das Virus auf der Mehrzahl der beprobten Oberflächen gefunden, aber alle Luftproben waren negativ.[189] Seitdem liegen uns neue Ergebnisse vor.

Studien, die im Nebraska Biocontainment Unit und im National Quarantine Unit durchgeführt wurden, ergaben, dass die Mehrheit der Luftproben positiv auf Spuren des COVID-19-Coronavirus getestet wurde – sogar in den Fluren außerhalb der Patientenzimmer. Angesichts der extrem niedrigen Konzentration von weniger als zehn Kopien pro Kubikmeter Luft konnten die Forscher jedoch nicht überprüfen, ob das über die Luft übertragene Virus infektiös war.[190] Da das Virus jedoch stundenlang lebensfähig bleiben kann, wenn es experimentell in der Luft vernebelt wird,[191] ist bei aerosolerzeugenden medizinischen Verfahren sicherlich besondere Vorsicht geboten.

Wie lange hält sich das Virus auf kontaminierten Oberflächen? Coronaviren sind »umhüllte« Viren, umgeben von einem gestohlenen Schwarm unserer eigenen Zellmembranen. Wenn sie aus infizierten Zellen ausbrechen, hüllen sie sich in die äußere Schicht unserer Zellen. Dieser ölige Überzug hilft ihnen, sich vor unserem Immunsystem zu verstecken, aber er macht sie auch anfällig für Desinfektion und Inaktivierung durch Umwelteinflüsse. Nicht umhüllte Viren wie das Poliovirus können außerhalb des Körpers wochenlang überleben, während umhüllte Viren in der Regel nur wenige Tage überleben.[192] Für umhüllte Viren sind Coronaviren jedoch recht resistent.[193]

Es gibt ein Coronavirus, von dem Schweine befallen werden, das auf nichtporösen Oberflächen[194] wie Metall, Plastik oder Glas einen Monat lang überleben kann, aber menschliche Coronaviren schaffen es höchstens eine Woche.[195] Auf Kupfer und Messing können Coronaviren unter Umständen nicht länger als ein paar Stunden überleben.[196, 197] Unterschiedliche Coronaviren verfügen über eine unterschiedliche Umweltstabilität. SARS-CoV, das SARS-Virus, hält mehr als sechs Tage auf trockenem Plastik, während eines der gewöhnlichen Erkältungscoronaviren nicht einmal drei Tage überlebt.[198] SARS-CoV hält sich außerdem bis zu vier Tage im Wasser oder auf dem Boden,[199] aber es überlebt nach dem Trocknen auf Papier oder Baumwolle bei leichter Kontaminierung nur wenige Minuten, bei starker Kontaminierung bis zu einen Tag.[200] Aber was ist mit SARS-CoV-2?

Das COVID-19-Virus scheint auf Pappe etwas stabiler zu sein als das SARS-Virus, wobei die Infektiosität bei der gleichen Viruslast, die zur Inaktivierung des SARS-Virus nach acht Stunden führte, erst nach 24 Stunden erloschen ist.[201] Das COVID-19-Virus scheint jedoch auf Druckpapier weniger als drei Stunden zu überleben.[202] Seine Halbwertszeit auf Stahl oder Plastik beträgt etwa sechs Stunden, sodass etwa 99 Prozent in 48 Stunden verschwunden sind, aber es kann bis zu 96 Stunden dauern, bis die gesamte Infektiosität verschwunden ist.[203] Auf Stoff hält SARS-CoV-2 möglicherweise nur einen Tag, aber auf der äußeren Schicht von chirurgischen Masken kann es sieben Tage überleben.[204]

Das Virus kann Sie jedoch nur infizieren, wenn es ihm gelingt, in Ihren Körper einzudringen. Das Virus an die Finger zu bekommen ist nur dann auch ein Problem, wenn Sie sich dann selbst infizieren, indem Sie das Virus auf Ihre Augen, Ihren Mund oder Ihre Nase übertragen, von wo aus es bis hinunter zu Ihren Lungen kriecht. Dabei geht es nicht um das ganze Gesicht – im Allgemeinen ist es nicht gefährlicher, sich die Stirn, die Wange oder das Kinn zu berühren als den Ellenbogen. Das Virus kann die Haut nicht durchdringen. (Das Virus kann sich, wie bereits erwähnt, nur in lebenden Zellen vermehren, und die äußere Schicht der Haut ist von schützenden Schichten abgestorbener Hautzellen bedeckt.) Um in die Lungen zu gelangen, muss das Virus seinen Weg zu den Schleimhäuten, zur feuchten Auskleidung der Augen, zu den Nasenlöchern oder zum Mund finden. Wie kann ein Virus von Ihren Augen in Ihre Lungen gelangen? Der Grund dafür, dass Ihre Nase zu laufen beginnt, wenn Sie weinen, liegt darin, dass Tränen durch winzige Kanäle abfließen, die sich im Nasenbein befinden und in Ihre Nasenlöcher auslaufen. Viren in Ihren Augen können denselben Weg nehmen.[205]

Wenn Sie Ihr Gesicht also einfach nicht berühren, warum ist es dann so wichtig, ob die Oberflächen kontaminiert sind? Weil Sie Ihr Gesicht am Ende doch berühren. Die oft zitierte Statistik von 23 Berührungen pro Stunde ist eine Überschätzung, da die meisten Berührungen in der entsprechenden Studie mit Universitätsstudenten sich nur auf die Gesichtshaut bezogen, aber zehn Berührungen pro Stunde betrafen die Augen, die Nase oder den Mund.[206] Erwachsene, die in einer Büroumgebung gefilmt wurden, schnitten noch schlechter ab: Jede Person berührte ihre Nasenlöcher, Augen oder Lippen im Durchschnitt fast 16-mal pro Stunde.[207]

Wie sieht es mit Ärzten aus? Ärzte und andere paramedizinische Fachkräfte wurden während der großen Besuchsrunde in einem Krankenhaus verdeckt beobachtet. Etwa 40 Prozent bohrten mindestens einmal in der Nase.[208] In hausärztlichen Praxen berührten Ärzte und Personal ihre Augen, Nase oder ihren Mund durchschnittlich 19-mal innerhalb von zwei Stunden (mit einer Bandbreite von null- bis 105-mal).[209] Noch besorgniserregender in Bezug auf die Patientensicherheit war jedoch die Feststellung, dass Ärzte sich nur in etwa 30 Prozent der Fälle, in denen sie eigentlich die Hände waschen sollten, dies auch tatsächlich tun – selbst auf Intensivstationen.[210] Und selbst wenn sich das medizinische Personal die Hände wusch, geschah dies im Durchschnitt nur für weniger als neun Sekunden.[211]

COVID-19 DEAKTIVIEREN

Da es so schwierig ist, Menschen davon abzuhalten, unbewusst ihr Gesicht zu berühren, ist es wichtig, dass sie ihre Hände desinfizieren. Dies kann durch richtiges Händewaschen mit Seife und Wasser erreicht werden. Die CDC empfiehlt, sich mindestens 20 Sekunden lang einzuseifen[212]. Es ist nicht klar, warum sie diese Dauer gewählt haben.[213] Es überrascht nicht, dass es Beweise dafür gibt, dass das Waschen mit Seife für 20 Sekunden dem Waschen ohne Seife für fünf Sekunden vorzuziehen ist,[214] aber die meisten der veröffentlichten Studien vergleichen 15 Sekunden Einseifen mit 30 Sekunden Einseifen, und dabei hat sich gezeigt, dass es keinen bedeutenden Unterschied zu geben scheint.[215] Die 20-Sekunden-Empfehlung wurde wahrscheinlich deshalb ausgesprochen, um eine ausreichende Abdeckung der Hände zu fördern. Forscher haben festgestellt, dass zu den Bereichen, die beim Waschen am häufigsten übersehen werden, die Fingerspitzen, Daumen und Handrücken gehören.[216] Von künstlichen Nägeln wird abgeraten, da sie nachweislich die Wirksamkeit des Händewaschens beeinträchtigen.[217]

Sollten Sie warmes Wasser verwenden? Nicht nötig. Entgegen der landläufigen Meinung[218] zeigen Studien, die seit mehr als 80 Jahren durchgeführt werden, keinen Vorteil bei der Keimbeseitigung, wenn heißes Wasser gegenüber kaltem Wasser verwendet wird,[219] und häufiges Händewaschen mit heißem Wasser kann das Risiko von Hautreizungen erhöhen.[220] (Der falsche Glaube, dass warmes oder heißes Wasser vorzuziehen sei, kann auch dazu führen, dass jedes Jahr allein durch diesen zusätzlichen Energieverbrauch in den Vereinigten Staaten eine weitere Million Tonnen Kohlenstoff in die Atmosphäre gelangt.[221]) Es hat sich gezeigt, dass die Verwendung von Lotionen oder Cremes dazu beiträgt, die Hände vor geringfügigen Hautschäden zu schützen, die mit häufigem Händewaschen bei jeder Temperatur einhergehen können.[222]

Sowohl die WHO[223] als auch die Centers for Disease Control and Prevention[224] empfehlen den Angehörigen von Gesundheitsberufen, für die routinemäßige Händedesinfektion – das heißt, wenn die Hände nicht sichtbar verschmutzt sind – eher alkoholische Händedesinfektionsmittel in Form von Gel, Schaum oder Spray zu verwenden, als sich einfach die Hände zu waschen. Ein Teil des Grundes ist eine verbesserte Umsetzung. So wie wir uns nicht darauf verlassen können, dass die Menschen ihr Gesicht nicht berühren, können wir uns auch nicht darauf verlassen, dass die Menschen ihre Hände richtig waschen. In einer Klinik für Familienmedizin entsprach weniger als jedes zehnte Händewaschen auch nur einer 10-Sekunden-Version der CDC-Standards. Im Gegensatz dazu wurden in mehr als acht von zehn Fällen Maßnahmen zur Desinfektion mit alkoholhaltigen Reinigungsmitteln, bei der die Hände einfach so lange aneinander gerieben werden, bis der Alkohol alle Oberflächen der Hände bedeckt, und man dann wartet, bis das Produkt vollständig getrocknet ist, korrekt umgesetzt.[225]

Normalerweise sind Handdesinfektionsmittel günstig und überall zu haben, aber als sich die COVID-19-Krise abzeichnete, zählten sie zu den ersten Artikeln, die aus den Regalen der Geschäfte und aus Internetbeständen verschwanden. Jeder, der meinen jahrzehntealten Ratschlag zur Pandemievorsorge bereits befolgt hat, sollte gut versorgt sein, aber sollte dies nicht auf Sie zutreffen, können Sie auch Ihr eigenes Desinfektionsmittel herstellen. Obwohl sich herausgestellt hat, dass 40 Prozent Alkohol (entweder Ethanol, normaler Trinkalkohol oder Isopropyl, das in Franzbranntwein enthalten ist) einige umhüllte Viren wie SARS oder MERS abtötet, benötigen andere wie Hepatitis C und Ebolavirus 60 Prozent Alkohol oder mehr, wobei dies auf Volumen- und nicht auf Gewichtsbasis berechnet wird.[226] Aus diesem Grund reichen die empfohlenen Alkoholkonzentrationen in Handdesinfektionsmitteln von 60[227] bis 80 Prozent,[228] da sie wohl eine Vielzahl von Krankheitserregern berücksichtigen. Aber was brauchen wir speziell für COVID-19?

Auf Snopes wurde das Social-Media-Meme, dass ein »hausgemachtes Handdesinfektionsmittel, das mit Tito's Wodka hergestellt wird, zur Bekämpfung des neuen Coronavirus verwendet werden kann«, als falsch beurteilt, da die meisten Wodkaprodukte (einschließlich Tito's) nur 40 Prozent Alkohol enthalten und Snopes die 60-Prozent-Regel der CDC zitierte.[229] Inzwischen haben die CDC jedoch von einem renommierten, von der Europäischen Kommission und der deutschen Regierung finanzierten Forscherteam erbrachte Beweise dafür veröffentlicht, dass das COVID-19-Coronavirus innerhalb von 30 Sekunden durch nur 30 Prozent Alkohol (entweder Ethyl oder Isopropyl) inaktiviert werden kann.[230] In diesem Fall könnten in der Tat eine Vielzahl von Spirituosen als Handdesinfektionsmittel für COVID-19 umfunktioniert werden, entweder pur oder sogar bis zu einem gewissen Grad verdünnt.

Die meisten Wodka-, Rum-, Brandy-, Gin- und Whisky-Produkte haben mehr als 30 Volumenprozent Alkohol. Unter COVID-19-Gesichtspunkten sind also durchaus noch Flaschen mit Handdesinfektionsmitteln in den Regalen zu finden – nur eben in Spirituosenläden und nicht in der Apotheke. Ehemalige Gäste in meinem Haus waren überrascht, so viele große Plastikflaschen mit billigem, hochprozentigem Wodka in meinem Weinregal zu sehen (besonders weil sie wissen, dass ich gar nicht trinke). Ich habe mich bereits vor einem Jahrzehnt eingedeckt und meine eigenen Pandemievorbereitungsrichtlinien befolgt, um beim nächsten Ausbruch ein zusätzliches, haushaltsfreundliches Handdesinfektionsmittel selbst herstellen zu können. Und beim COVID-19-Virus sieht es so aus, als könnte ich es eins zu eins verdünnen. Beachten Sie, dass 30 Prozent Alkohol nicht ausreichen, um viele andere Krankheitserreger abzutöten, daher würde ich immer noch 60- bis 80-prozentige Alkoholprodukte empfehlen, wenn man sie bekommen kann. Aber in einer Notlage während dieser Krise kann es tröstlich sein zu wissen, dass es vielleicht noch Alternativen gibt.

Die WHO-[231] und vorläufigen[232] FDA-Richtlinien für diejenigen, die ihr eigenes Handdesinfektionsmittel herstellen wollen, beinhalten die Verwendung eines Weichmachers (1,45 Volumenprozent Glyzerin, auch als Glyzerol bekannt), um ein Austrocknen der Haut durch den Alkohol zu verhindern, sowie eines Konservierungsmittels (0,125 Volumenprozent des standardmäßigen 3-Prozent-Wasserstoffperoxids), um kontaminierende Bakteriensporen abzutöten. Wichtig für die Inaktivierung des Virus ist jedoch der Alkoholgehalt.

Wenn wir annehmen, dass 30 Prozent Alkohol ausreichen, und Sie über alle Zutaten verfügen, könnten Sie etwa vier Liter COVID-19-Handdesinfektionsmittel herstellen, indem Sie cirka drei Liter eines 80-prozentigen alkoholischen Getränks (40 Volumenprozent Alkohol) mit circa 60 Milliliter Glyzerin und einem Teelöffel Wasserstoffperoxid normaler Stärke (drei Prozent) mischen und dann den Rest des 4-Liter-Behälters einfach mit Wasser füllen. Sie können das Rezept auch vierteln, um einen Liter herzustellen (750 Milliliter Alkohol, ein Esslöffel Glyzerin, ein Viertel Teelöffel Wasserstoffperoxid plus Wasser). Bei diesem speziellen Virus wäre es jedoch am einfachsten, den 80-prozentigen Alkohol einfach direkt zur Handdesinfektion zu verwenden. Gießen Sie ihn in eine Sprühflasche und tragen Sie so viel auf, dass alle Handoberflächen vollständig bedeckt sind, und reiben Sie die Hände dann gegeneinander, bis sie trocken sind. Die Zugabe eines Geliermittels wie Aloe vera wird nicht empfohlen, da dies die antivirale Wirksamkeit beeinträchtigen könnte.[233]

Auf leblosen Oberflächen wird Bleichmittel zur Desinfektion empfohlen (ein Teil Haushaltsbleichmittel verdünnt in 49 Teilen Wasser, also etwa ein Teelöffel Bleichmittel pro 250 Milliliter Wasser).[234] Eine typischere Verdünnung des Bleichmittels im Verhältnis eins zu 100, wie sie manchmal von den Herstellern empfohlen wird, ist aufgrund der Daten eines anderen menschlichen Coronavirus möglicherweise nicht ausreichend.[235] Beachten Sie, dass die 1:50-Empfehlung für ein Standardbleichmittel (fünf Prozent Natriumhypochlorit) gilt. Lesen Sie das Etikett: Wenn Sie 2,5 Prozent Hypochlorit-Bleichmittel haben, müssten Sie zwei Teelöffel pro 250 Milliliter verwenden, und wenn Sie zehn Prozent Hypochlorit-Bleichmittel haben, wäre das Äquivalent ein halber Teelöffel pro 250 Milliliter.

Die Bleichlösung kann innerhalb eines Monats nach der Zubereitung verwendet werden, wenn sie in einem geschlossenen, undurchsichtigen Behälter bei Raumtemperatur gelagert wird.[236] Es wird zwar empfohlen, sie mindestens zehn Minuten auf der zu desinfizierenden Oberfläche zu belassen,[237] aber in einer Studie wurde festgestellt, dass fünf Minuten in dieser Konzentration SARS-CoV-2 bereit auslöschen.[238] Beachten Sie, dass stark mit Körpersekreten kontaminierte Oberflächen möglicherweise eine stärkere Bleichlösung erfordern (ein Teil Haushaltsbleiche auf neun Teile Wasser für zehn Minuten einwirken lassen).[239]

Alkohol kann auf Oberflächen verwendet werden, die nicht für Bleichmittel geeignet sind, wie beispielsweise Metall, das beim Auftragen von Bleiche Flecken bekommen oder sogar rosten kann.[241] Povidon-Iod (7,5 Prozent),

WARNUNG: NICHT MISCHEN!

Mischen Sie Bleichmittel niemals mit anderen Reinigungsmitteln. Bleichmittel reagiert mit Ammoniak, das in vielen Glasreinigern enthalten ist, und bildet dabei gefährliche Gase, die als Chloramine bezeichnet werden. Bleichmittel reagiert auch mit Säuren wie Essig (und einigen Produkten für Toilettenschüsseln, Abflussrohre und Geschirrspülmitteln) und bildet damit Chlorgas, das ebenfalls giftig ist.[240]

Chloroxylenol (0,05 Prozent), Chlorhexidin (0,05 Prozent) und Benzalkoniumchlorid (0,1 Prozent), die in einer Vielzahl kommerzieller Desinfektionsmittel enthalten sind, haben ebenfalls gezeigt, dass sie das COVID-19-Virus innerhalb von fünf Minuten beseitigen, aber eine Seifenlösung (ein Teil Handseife, 49 Teile Wasser) scheint bis zu 15 Minuten zu brauchen, um es abzutöten.[242] Geschirrspülmittel scheint schneller zu wirken, zumindest gegen das SARS-Virus, wobei die gleiche 1:50-Verdünnung von Geschirrspülseife mit Wasser innerhalb von fünf Minuten wirksam ist.[243]

Innerhalb von 30 Sekunden zerstören Lysol-Desinfektionsspray, ein im angelsächsischen Raum bekanntes Produkt auf Chlorxylenol-Basis, und eine 1:64-Verdünnung von Pine-Sol, einem ebenfalls dort gängigen Desinfektionsmittel, das murine Hepatitis-Virus, ein Maus-Coronavirus, das als potenzieller Ersatz für menschliche Coronaviren verwendet wird (da es im Labor sicherer zu handhaben ist). Diese Produkte wurden jedoch noch nicht hinsichtlich ihres Nutzens bei COVID-19-Coronaviren untersucht.[244] Bereits eine kleine Menge Weinessig (mit sechs Prozent Säuregehalt) zerstört, wie sich gezeigt hat, innerhalb von mindestens 60 Sekunden mehr als 99,9 Prozent des SARS-Virus.[245] Obwohl laut EPA auch übliche quaternäre Ammoniumverbindungen, wie sie in einer Reihe von Haushaltsreinigern enthalten sind, wirksam sein sollen,[246] las ich einen älteren Artikel, dass diese als alleiniges Desinfektionsmittel »praktisch nutzlos« sind gegen auf Oberflächen angetrocknete Viren, darunter eines der gewöhnlichen menschlichen Coronaviren,[247] obwohl Benzalkoniumchlorid sich als wirksam gegen SARS-CoV-2 erwiesen hat (bei 0,1 Prozent für fünf Minuten).

Es scheint keine veröffentlichten Fälle von Infektionen durch Lebensmittellieferungen oder Restaurantbesuche zu geben, aber um eine angemessene Vorsicht walten zu lassen, sollten Sie nach dem Auspacken von Lebensmitteln zu Hause Einwegbeutel und Kartonverpackungen entsorgen, die Hände waschen oder desinfizieren und Küchenoberflächen oder andere Flächen, die mit den Beuteln oder Kartons in Berührung gekommen sind, desinfizieren.[248] Das Erwärmen von Lebensmitteln schon auf die Temperatur von heißem Tee (etwa 70 Grad Celsius) kann das Virus innerhalb von fünf Minuten inaktivieren.[249] Obst und Gemüse sollten Sie ohnehin vor dem Verzehr gründlich unter fließendem Wasser waschen.[250]

Der makaberste Ratschlag zur Dekontamination, den ich gefunden habe, wurde im *Journal of the Chinese Medical Association* veröffentlicht: »Leichen sollten möglichst eingeäschert oder tief vergraben werden.«[251]

UND WAS, WENN MAN SICH DOCH MIT COVID-19 ANGESTECKT HAT?

Im Idealfall würde man Sie, sobald Sie sich infiziert haben, sicher und fern von Ihrer Familie in einer »Fieberklinik« unter Quarantäne stellen, einer speziellen Einrichtung zur Beurteilung, Untersuchung, Behandlung und Triage von Patienten, damit Sie die Menschen, mit denen Sie zusammenleben, keinem Risiko aussetzen. Fieberkliniken waren eine der Strategien, die eingesetzt wurden, um den Ausbruch in China unter Kontrolle zu bringen, indem man Cluster von Familieninfektionen verhinderte.[252] In Ermangelung solcher Kliniken sollte man versuchen, sich zu Hause auszukurieren, so weit wie möglich isoliert von den Mitbewohnern. Vorzugsweise sollten Sie den Kontakt sowohl mit Menschen als auch mit Haustieren vermeiden und sich, wenn irgend möglich, in einem »Krankenzimmer« mit separatem Bad isolieren.[253]

Um das Risiko einer Verbreitung der Krankheit zu verringern, bedecken Sie Nase und Mund mit einem Taschentuch, wenn Sie husten oder niesen, werfen Sie das benutzte Taschentuch in einen Mülleimer mit Mülltüte und desinfizieren Sie dann sofort Ihre Hände. Teilen Sie keine persönlichen Haushaltsgegenstände wie Essgeschirr, Handtücher oder Bettwäsche mit anderen Personen. Waschen Sie sich oft die Hände. Desinfizieren Sie routinemäßig alle Gegenstände, die Sie häufig berühren, in Ihrem Krankenzimmer und im Bad selbst, zum Beispiel Telefone, Türgriffe und Toilettenoberflächen, und lassen Sie den Rest des Hauses von einer anderen Person reinigen und desinfizieren.[254] Die Nutzung des Abluftventilators im Badezimmer[255] und eines Luftreinigers[256] sowie das Öffnen der Fenster im Krankenzimmer, um die Belüftung zu verbessern, [257] und, basierend auf Daten von Ersatz-Coronaviren, die Verwendung eines Luftbefeuchters, wenn die Luft trocken ist, können allesamt ebenfalls die Viruszirkulation einschränken.[258] Während des SARS-Ausbruchs schienen Krankenhausstationen mit größeren Lüftungsfenstern ein deutlich geringeres Infektionsrisiko für das Gesundheitspersonal darzustellen.[259]

KÖNNEN HAUSTIERE SICH ANSTECKEN?

In seltenen Fällen wurde bei Hunden eine Infektion mit dem neuen Coronavirus festgestellt.[260, 261] Allerdings vermehrt sich das Virus bei Hunden schlecht, sie scheinen nicht zu erkranken und sie scheinen das Virus auch nicht an andere weitergeben zu können.[262] Hunde wurden auch während des SARS-Ausbruchs positiv getestet, aber es wurde keine Übertragung von Hund zu Mensch gemeldet.[263]

Es hat sich jedoch gezeigt, dass sich das COVID-19-Coronavirus wirksam bei Katzen vermehrt, die in Experimenten auch in der Lage waren, das Virus auf andere Katzen in separaten Käfigen zu übertragen, vermutlich über Atemtröpfchen, auch wenn sie selbst nicht krank wurden.[264] Nach dem Ausbruch von COVID-19 fand eine Untersuchung von 102 Katzen in der Provinz Wuhan statt und bei 15 von ihnen ergaben sich Hinweise auf eine Infektion, wobei davon ausgegangen wurde, dass es sich, wie bei den Hunden, um Fälle einer Übertragung vom Menschen auf das Tier handelte.[265] In den Vereinigten Staaten war der erste bestätigte Fall einer Tierinfektion ein erkrankter Tiger im Zoo der Bronx.[266]

Wenn Sie mit einer anderen Person im selben Raum sein müssen, sollten Sie eine Gesichtsmaske tragen.[267] Dafür wurden die Masken ursprünglich entwickelt, für die sogenannte Quellenkontrolle – und nicht zum Selbstschutz.[268] Sie sind dazu gedacht, andere vor Ihnen zu schützen, und nicht Sie vor anderen. Erkältungscoronaviren (wie auch Grippe und Rhinoviren) können im ausgestoßenen Atem nachgewiesen werden, nicht nur beim Husten und Niesen, und chirurgische Masken können die Menge des Virus, die Sie in die Welt ausatmen, verringern.[269] Wir wissen noch nicht, ob dies auf COVID-19 zutrifft, aber der Leiter des Standing Committee on Emerging Infectious Diseases and 21st Century Health Threats der National Academy of Sciences sagte vor dem Weißen Haus, dass »die derzeit verfügbare Forschung die Möglichkeit unterstützt, dass SARS-CoV-2 [das COVID-19-Coronavirus] über Bioaerosole verbreitet werden könnte, die direkt durch die Ausatmung der Patienten erzeugt werden«.[270]

Dies sollte uns kaum überraschen. Schließlich sind Atemtröpfchen nicht nur ausgehustete Schleimklumpen. Denken Sie daran, wie Sie Ihren Atem sehen können, wenn Sie an einem kalten Tag draußen sind: Das ist eine Illustration der Atemtröpfchen. Diese Nebelwolke, die aus Ihrem Mund kommt, besteht aus winzigen Wassertröpfchen, die direkt aus Ihrer Lunge stammen. An einem warmen Tag atmen Sie genau dieselbe Wolke aus – Sie können sie nur nicht sehen. Seien Sie also vorsichtig und gehen Sie davon aus, dass das Virus sich in Ihrem Atem befindet.

SOLLTEN IN DER ÖFFENTLICHKEIT ALLE EINE MASKE TRAGEN?

Da Infizierte das Virus ausatmen, bevor sie überhaupt wissen, dass sie es haben, sollten wir wohl alle in der Öffentlichkeit unser Gesicht bedecken. Die CDC widersetzten sich anfänglich einer solchen Maßnahme, eine Entscheidung, die der Generaldirektor des chinesischen CCDC als »einen großen Fehler« bezeichnete.[271] Die US-CDC gaben am 3. April 2020 nach und empfahlen, »in öffentlichen Einrichtungen, in denen andere soziale Distanzierungsmaßnahmen nur schwer aufrechtzuerhalten sind«, wie zum Beispiel in Lebensmittelgeschäften oder Apotheken, »Gesichtsbedeckungen aus Stoff zu tragen«.[272] Diese Meinungsänderung um 180 Grad wird wahrscheinlich am besten durch das Umschwenken des US-amerikanischen Surgeon General deutlich, der zunächst über Twitter verlauten ließ: »Im Ernst, Leute – HÖRT AUF, MASKEN ZU KAUFEN!«,[273] nur um dann einige Wochen später in einem Video zu zeigen, wie man Masken aus einem Kopftuch und Gummibändern improvisiert.[274] Die CDC haben inzwischen unter bit.ly/CDCDIY einfache Anweisungen für Masken bereitgestellt, die man nicht zusammennähen muss.

Obwohl Gesichtsschutzmasken eher dazu gedacht sind, andere Personen vor dem Maskenträger zu schützen als umgekehrt, wurden während der letzten Pandemie Masken zum Selbstschutz für Personen mit hohem Risiko in unvermeidlich überfüllten Umgebungen empfohlen.[275] In Krankenhauseinrichtungen schienen Maskenträger vergleichsweise vor der Ansteckung mit SARS geschützt zu sein.[276] Allerdings filtern selbst drei oder vier Lagen Stoff (Baumwolltaschentücher) nur einen Bruchteil dessen, was eine einfache chirurgische Maske blockieren kann.[277] Improvisierte Masken schienen 1918 nicht vor einer Ansteckung zu schützen, was darauf zurückzuführen war, dass für die notwendige Schutzfilterung so viele Schichten Gaze verwendet werden mussten, dass das Atmen schwerfiel und Luft an den Rändern austrat.[278]

Die WHO hält das routinemäßige Tragen von Masken in der Öffentlichkeit nach wie vor nicht für notwendig und äußerte die Sorge, dass dies zu einem falschen Gefühl der Sicherheit und zur Vernachlässigung wichtigerer Maßnahmen wie Handhygiene und sozialer Distanzierung führen könnte.[279] [Anmerkung der Redaktion: Mittlerweile hat die WHO ihren Masken-Standpunkt geändert und empfiehlt die Nutzung von Gesichtsmasken für Orte, an denen Abstand halten nur schwer möglich ist.] Andererseits könnte man sich vorstellen, dass das Tragen einer Maske die Menschen dazu veranlassen könnte, ihre Gesichter weniger oft zu berühren. Handschuhe könnten eine ähnliche Rolle spielen. Wenn man hellviolette Handschuhe an den Händen sieht, kann dies eine ständige Mahnung sein. Ja, Sie können das Virus immer noch einatmen, während Sie eine Maske tragen, und Sie können sich immer noch mit Handschuhen kontaminieren, aber alles, was Sie ständig über die Position Ihrer Hände auf dem Laufenden hält, um zu verhindern, dass Sie Ihr Gesicht berühren, könnte möglicherweise eine Unterstützung sein.

Und da wir schon vom Eigenbewusstsein sprechen: Wenn jeder in der Öffentlichkeit eine Maske tragen würde, dann hätten symptomatische Patienten, die auf jeden Fall eine Maske tragen sollten, keine Angst davor, stigmatisiert und ausgegrenzt zu werden.[280] Natürlich kommt eine universelle Verwendung von Gesichtsmasken in der Öffentlichkeit während einer Pandemie nur dann infrage, wenn die Versorgung dies zulässt. Leider haben unzureichende Vorbereitung, Missbrauch und Horten zu einem kritischen Mangel an persönlicher Schutzausrüstung für die Menschen an vorderster Front geführt.[281] Deshalb empfiehlt die CDC für Menschen, die keine Mitarbeiter des Gesundheitswesens oder andere medizinische Ersthelfer sind, einen »Gesichtsschutz aus Stoff« anstelle von chirurgischen Masken.[282] (Sie wissen, dass die Situation spätestens dann ziemlich verzweifelt ist, wenn ein Leitartikel im *Journal of the American Medical Association* mit dem Titel »Sourcing Personal Protective Equipment During the COVID-19 Pandemic« [Beschaffung persönlicher Schutzausrüstung während der COVID-19-Pandemie] Masken aus Kaffeefiltern als Lösung vorschlägt.[283])

Gesichtsbedeckungen aus Stoff sind zwar kein Ersatz, aber sie sind wahrscheinlich besser als nichts.[284] Eine Studie, in der die Wirksamkeit verschiedener selbst gemachter Masken getestet wurde, ergab, dass Schals, Kissenbezüge und T-Shirts aus 100 Prozent Baumwolle wahrscheinlich die geeignetsten Haushaltsmaterialen sind, da sie verschiedene Bakterien und Viren zu etwa 60 Prozent blockieren, genauso wie chirurgische Masken. Staubsaugerbeutel funktionierten besser und fanden sich direkt neben Operationsmasken an oberster Stelle. Es war jedoch wesentlich schwerer, durch sie hindurch zu atmen.[285] Im Vergleich zu N95-Atemschutzmasken blockiert eine Maske aus einem T-Shirt bei der Partikelgröße, bei der N95-Masken mehr als 95 Prozent blockieren, nur etwa zehn Prozent, ein Schal etwa 20 Prozent, ein Sweatshirt etwa 30 Prozent und ein Handtuch um die 40 Prozent.[286] Ingenieure der University of Cambridge schlagen vor, dass eine einzelne Socke, die eng an Nase und Mund gepresst wird, ein guter Ersatz für eine Notfallmaske sein könnte.[287] Unabhängig davon, was Sie verwenden, sollten Stoffgesichtsabdeckungen regelmäßig gewaschen werden.[288]

Chirurgische Masken sind nach wie vor ratsam für diejenigen, die krank sind und sich notwendigerweise anderen Personen aussetzen müssen, sowie bei der Desinfektion eines Wohnhauses, das möglicherweise dem Virus ausgesetzt war. Außerdem sollten Sie Einweghandschuhe tragen, alle Fenster öffnen, während Sie den Boden wischen, alle Oberflächen mit einer Desinfektionslösung reinigen und alle Wäsche und die Kleidung, die Sie getragen haben, mit Reinigungsmittel waschen. Achten Sie darauf, verschmutzte Bettwäsche vom Körper fernzuhalten, und schütteln Sie sie vor dem Waschen nicht aus. Achten Sie wie immer darauf, Augen, Nase und Mund nicht zu berühren, wenn Sie die Maske abnehmen, und waschen Sie sich danach sorgfältig die Hände.[289]

Die meisten Menschen, die sich mit COVID-19 infizieren, erholen sich spontan, ohne dass ein medizinischer Eingriff erforderlich ist. Sollten Sie erkranken, schützen Sie Ihre Mitmenschen, ruhen Sie sich aus, nehmen Sie ausreichend Flüssigkeit zu sich und beobachten Sie Ihre Symptome. Wenn ernsthafte Probleme auftreten wie Atembeschwerden oder anhaltende Schmerzen oder Druck im Brustkorb, suchen Sie ärztliche Hilfe auf, rufen Sie jedoch zuerst Ihren Arzt oder die Notaufnahme an, bevor Sie sich auf den Weg machen, da diese möglicherweise besondere Anweisungen für Verdachtsfälle in Ihrer Umgebung haben.[290]

Die CDC rät: Wenn sich Ihre Symptome zu bessern beginnen, Sie drei volle Tage ohne fiebersenkende Medikamente fieberfrei sind und seit dem ersten Auftreten Ihrer Symptome mindestens eine volle Woche vergangen ist, können Sie damit beginnen, Ihre häusliche Isolation zu lockern.[291] Die WHO ist jedoch vorsichtiger und empfiehlt eine Selbstquarantäne für volle 14 Tage für jeden, der Symptome hat oder mit jemandem zusammenlebt, der Symptome hat.[292]

N95-ATEMSCHUTZMASKEN

Chirurgische Masken bestehen in der Regel aus Papier und verfügen über eine gelatineartige Schicht. Man sollte sie alle vier Stunden wechseln oder wenn sie durch Speichel oder eine andere Flüssigkeit befeuchtet werden, je nachdem, was zuerst eintritt.[293] Wie der Name schon sagt, sind chirurgische Masken in der Regel dazu gedacht, andere zu schützen (das heißt den Patienten, der auf dem Operationstisch liegt). N95-Atemschutzmasken, also jene schalenförmigen Masken, die enger am Gesicht anliegen, sollen jedoch den Träger schützen.[294] Das N in N95 steht für NIOSH – das US-amerikanische National Institute for Occupational Safety and Health – und 95 spiegelt die Filtereffizienz der Maske wider, die 95 Prozent der Partikel einer bestimmten Größe effektiv herausfiltert.[295]

Die WHO und die CDC haben widersprüchliche Richtlinien dazu, welche Gesichtsbedeckungen das Gesundheitspersonal bei der Routineversorgung von Patienten mit COVID-19 tragen sollte. Die CDC empfehlen zusammen mit ihrem europäischen Pendant Atemschutzmasken, während die WHO chirurgische Masken für ausreichend hält.[296] Auch wenn ein Teil der Zurückhaltung der WHO gegenüber N95 durch eine Sensibilität gegenüber der weltweiten Knappheit dieser Ressourcen zu erklären ist, ist die zugrunde liegende Übertragungsdynamik von COVID-19 nach wie vor weitgehend unbekannt, sodass es zum gegenwärtigen Zeitpunkt unmöglich ist, mit Sicherheit zu sagen, welche Empfehlung am besten ist.[297]

Die relative Bedeutung der direkten respiratorischen Ausbreitung von COVID-19 im Vergleich zu einem indirekten Kontakt über kontaminierte Gegenstände ist unklar. Bei anderen viralen Atemwegserkrankungen wie Erkältungen scheint Atmen wichtiger zu sein als Berühren.[298] In einem Rhinovirus-Experiment zum Beispiel infizierten sich nur 50 Prozent der Personen, die kontaminierte Kaffeetassengriffe berührten.[299] Bei der Grippe wird weiterhin über die relative Bedeutung der Übertragung diskutiert.[300]

Beachten Sie, dass N95-Atemschutzmasken nur dann mit höchster Wirksamkeit funktionieren, wenn sie sich vollständig an das Gesicht anlegen. Beispielsweise sind sie nicht für Menschen mit Gesichtsbehaarung geeignet.[301] Selbst ein bis zwei Tage Bartwuchs können die erforderliche Abdichtung unmöglich machen.[302] Sie müssen auch richtig angewendet werden. In einer Laborumgebung haben sich N95-Atemschutzmasken als sehr wirksam erwiesen, aber in der realen Welt fand eine Überprüfung der besten wissenschaftlichen Erkenntnisse zur Verhinderung der Ausbreitung von Atemwegsviren »keinen Beweis dafür, dass die teureren, irritierenden und unbequemen N95-Atemschutzmasken einfachen chirurgischen

Masken überlegen waren«, was vielleicht auf eine schlechte Anwendung zurückzuführen ist.[303] Ich erinnere mich noch, wie unbequem ich sie fand, als ich vor Jahren mit Tuberkulosepatienten arbeitete.

Selbst mit der perfekten Maske, die dicht über Mund und Nase anliegt, liegen Ihre Augen immer noch frei, was zu der Empfehlung geführt hat, dass medizinisches Personal eine Schutzbrille tragen sollte.[304] Affen können durch in ihre Augen getropftes COVID-19-Coronavirus infiziert werden,[305] aber eine retrospektive Studie zu SARS fand zumindest keine dokumentierten Fälle einer Übertragung auf medizinisches Personal, die auf einen fehlenden Augenschutz zurückgeführt werden konnten.[306]

Solange wir nicht mehr über die Übertragung des COVID-19-Coronavirus wissen, erscheint es für diejenigen, die in engem Kontakt mit hustenden Patienten stehen, ratsam, möglichst vorsichtig zu sein und sowohl Augenschutz (zumindest einen »Face-Shield«) als auch N95-Atemschutzmasken zu verwenden. Während des SARS-Ausbruchs in Nordamerika wurden anfänglich reguläre chirurgische Masken empfohlen, aber die Empfehlung wurde schließlich zu Atemschutzmasken geändert, nachdem bereits Ärzte gestorben waren.[307]

WIE WIRD COVID-19 ENDEN?

Wird COVID-19 einfach auf natürliche Weise verschwinden, wenn sich wärmeres Wetter einstellt? Wir sollten uns nicht darauf verlassen. Obwohl die gewöhnlichen Erkältungscoronaviren einem jahreszeitlichen Muster folgen wie die Grippe, die jeden Winter ihren Zenit erreicht,[308] gibt es andere Atemwegsvirusinfektionen, die im Frühjahr oder Sommer ihren Höhepunkt erleben. [309] Tatsächlich erreichte MERS-CoV, das letzte tödliche Coronavirus, das eine Epidemie auslöste, im August in der sengenden Hitze und unter der glühenden Sonne der Arabischen Halbinsel seinen Höhepunkt.[310]

Die Mechanismen, die der Saisonabhängigkeit von viralen Atemwegsinfektionen zugrunde liegen, sind nach wie vor Gegenstand wissenschaftlicher Debatten. Es handelt sich wahrscheinlich um eine Kombination von Faktoren, die das Virus selbst (zum Beispiel die Lebensfähigkeit des Virus bei verschiedenen Temperaturen und Graden von Luftfeuchtigkeit), die Wirtsimmunität (wie den Vitamin-D-Status und die Austrocknung unserer Atemwege) und das Wirtsverhalten (wie ein Aufhalten in geschlossenen Räumen mit anderen Personen) betreffen.[311] Die nahezu universelle Anfälligkeit für neue pandemische Viren kann jedoch diese saisonalen Faktoren überlagern.[312] Alle neueren Grippepandemien traten auf der Nordhalbkugel in den Frühlings- oder Sommermonaten auf,[313] wenngleich Sekundärwellen tendenziell erst im folgenden Winter auftraten.[314] Selbst wenn die Ansteckungsfähigkeit von COVID-19 in diesem Sommer aufgrund des wärmeren, feuchteren Wetters abnehmen sollte, ist nicht zu erwarten, dass dies einen großen Knick in der Pandemiekurve hinterlassen wird.[315]

Was die Pandemie stoppen würde, wäre eine Herdenimmunität, die sich ergibt, wenn ein bedeutender Teil der Bevölkerung bereits gegen das Virus immun ist. Eine Infektion kann eine Population nur dann durchlaufen, wenn es genügend anfällige Individuen gibt, damit die viralen Funken von einer

Person zur nächsten springen können. Immunisierte Individuen, die das Virus nicht bekommen oder übertragen können, wirken dabei wir eine Art Feuerschneise, wodurch die Ausbreitung verlangsamt wird. Wir können sie uns auch wie Kontrollstäbe in einem Kernreaktor vorstellen, die die Übertragungskette unterbrechen. Idealerweise wird dies durch eine Massenimpfung erreicht. Impfstoffe sind eine Möglichkeit, Feuer mit Feuer zu bekämpfen, wobei das Virus selbst zur Bekämpfung des Virus eingesetzt wird, indem es die Vorteile einer Infektion (Immunität) ohne die Risiken (Krankheit und Tod) erzeugt. Ohne einen Impfstoff kann die Herdenimmunität nur auf die harte Tour durch eine Masseninfektion erreicht werden.

Der Anteil der Bevölkerung, der eine Immunität erwerben müsste, um eine Pandemie aufzuhalten, lässt sich grob anhand der Basisreproduktionszahl abschätzen, auf die wir schon zuvor zu sprechen gekommen sind: die Anzahl der Menschen, die ein einzelner Infizierter üblicherweise in der Lage ist anzustecken. Die grundlegende Gleichung lautet Pcrit = 1–1/R0, wobei R0 für die grundlegende Reproduktionszahl und Pcrit für den Mindestanteil einer Population steht, der geimpft werden muss oder sich mit anschließender Immunität von der Erkrankung erholt hat, um den Ausbruch innerhalb dieser Population zu ersticken.[316] Wenn also jeder COVID-19-Fall dazu führt, dass sich zwei weitere Personen infizieren, muss möglicherweise die Hälfte der Bevölkerung geimpft oder infiziert werden, bevor die Pandemie abklingt (1–1/2 = 0,50). Wenn jedoch jede Person im Durchschnitt vier andere infiziert, dann müssten etwa drei Viertel der Bevölkerung immun sein, um die Pandemie zu stoppen (1–1/4 = 0,75). Hierbei handelt es sich natürlich um ein stark vereinfachtes Modell,[317] das nur eine grobe Annäherung an den Normalfall bietet.

Basierend auf R0-Schätzungen für das COVID-19-Virus aus großen Ausbrüchen in betroffenen Ländern reicht die erforderliche Mindestimmunität der Bevölkerung von etwa 30 Prozent (basierend auf Südkoreas R0-Schätzung von 1,43) bis zu etwa 80 Prozent (basierend auf einer frühen R0-Schätzung aus Spanien, die näher bei 5 lag).[318] Aus diesem Grund ist es so wichtig, kurvenabflachende Maßnahmen wie Social Distancing umzusetzen, um die Anzahl der Kontakte zu reduzieren und die Grundreproduktionszahl so niedrig wie möglich zu halten. Wir sollten nicht warten müssen, bis 80 Prozent der Bevölkerung infiziert sind.

Dies alles funktioniert natürlich auch nur unter der Annahme, dass Menschen, die sich von COVID-19 erholen, eine Immunität gegen eine erneute Infektion erwerben. Bislang hat das bei Rhesusaffen funktioniert. Wissenschaftler haben zwei genesene Affen erneut mit dem Virus infiziert und waren einen Monat später nicht in der Lage, erfolgreich eine erneute Infektion hervorzurufen.[319] Wir haben noch keine definitive Antwort darauf, ob Menschen nach der Infektion immun werden, aber die Tatsache, dass zumindest eine kleine Studie über einen potenziellen Behandlungsnutzen von »Konvaleszenzplasma« berichtet, das heißt einer Transfusion von Blutprodukten von einem genesenen Patienten in einen kranken Patienten, deutet darauf hin, dass zumindest eine vorübergehende Immunität entsteht.[320]

Im Grunde verfügen wir über drei Verteidigungslinien gegenüber einer viralen Reinfektion: zirkulierende Antikörper, die das Virus neutralisieren können, Gedächtnis-B-Zellen, die bei erneuter Exposition neue Antikörper bilden können (der Grund dafür, dass Menschen zum Beispiel 50 oder mehr Jahre lang gegen das Windpockenvirus immun bleiben können), und Gedächtnis-T-Zellen, die bei der Jagd auf virusinfizierte Zellen helfen können. Der Nutzen von Konvaleszenzplasma ergibt sich aus den darin befindlichen Antikörpern, aber eine sechsjährige Nachbeobachtungsstudie mit Patienten, die von SARS genesen waren, ergab, dass etwa 90 Prozent (21 von 23 Patienten) keine nachweisbaren Anti-SARS-Antikörper mehr in ihren Blutbahnen hatten. Aber das ist ja in Ordnung, weil ihre Gedächtnis-B-Zellen einfach mehr davon produzieren können, nicht wahr? Leider wurde bei keinem der ehemaligen SARS-Patienten auch nur eine einzige SARS-spezifische Gedächtnis-B-Zelle gefunden. Etwa 60 Prozent (14 von 23 Patienten) waren in der Lage, eine Gedächtnis-T-Zell-Antwort hervorzurufen, obwohl nicht klar ist, ob dies allein dazu geführt hätte, sie vor einer erneuten Ansteckung zu schützen.[321] Ausgehend von der Geschwindigkeit, mit der die Immunität gegenüber normalen Erkältungscoronaviren abnimmt, meinte eine Modellgruppe der Harvard University, dass bis mindestens 2022 längere oder zeitweilige Social-Distancing-Maßnahmen aufrechterhalten werden sollten.[322]

Im Gegensatz zu HIV, das sich teilweise im Körper »versteckt«, um dem Immunsystem zu entkommen und eine lange, latente Infektion zu etablieren, scheint das COVID-19-Virus eher einen überfallartigen Ansatz zu verfolgen. Es zeigt unbeeindruckt seine ganze Palette von Proteinspitzen in dem vermuteten Versuch, sich besser an sein Opfer zu binden, setzt aber darauf, das sinkende Schiff zu verlassen, bevor sich eine Immunität entwickelt, indem es sich möglichst schnell auf einen neuen Wirt husten lässt. So viel Unverschämtheit bedeutet sowohl für den Erwerb einer Immunität nach der Genesung als auch für die Aussichten auf Entwicklung eines Impfstoffes gute Nachrichten.[323] Ein Merkmal, das das COVID-19-Virus wiederum mit HIV gemeinsam hat, ist jedoch seine schnelle Mutationsrate.[324]

Wie bereits besprochen, ist liegt ein Grund dafür, dass RNA-Viren wie HIV, Coronaviren und Grippeviren eine höhere pandemische Bedrohung darstellen als solche, die DNA als genetisches Material verwenden, darin, dass die virale RNA-Replikation ungenau sein kann.[325] Jeder Kopierzyklus kann zu einer Vielzahl von Varianten führen, von denen die meisten wahrscheinlich nicht einmal lebensfähig sind. Die Kehrseite dieser inhärenten Ineffizienz ist jedoch, dass aus dem Mutantenschwarm, der aus jeder infizierten Zelle explodiert, seltene Abweichungen entstehen können, die entweder besser an den aktuellen Wirt angepasst oder auf neue Wirte zugeschnitten sind.[326]

Die hohe Mutationsrate der Coronaviren kann vielleicht helfen zu erklären, warum es ihnen überhaupt so leichtfiel, die Speziesgrenze zu überschreiten,[327] aber die Frage, vor der wir jetzt stehen, ist, was das neuartige Coronavirus als Nächstes tun wird. Die genetischen Sequenzen der Viruskopien, die von COVID-19-Patienten auf der ganzen Welt gewonnen wurden, haben sich bereits um bis zu 15 Prozent voneinander entfernt, da sich verschiedene Stämme rund um den Globus verbreiten.[328] Bei der SARS-Epidemie dominierten bestimmte frühe Mutanten, was zu der Vermutung führte, dass die genetische Anpassung an den Menschen den Ausbruch begünstigte, [329] was aber noch nicht bestätigt werden konnte. Obwohl die bisherigen Mutationen des COVID-19-Virus noch keinen Einblick erlauben, in welche Richtung es sich entwickeln wird,[330] können wir nicht ausschließen, dass das Virus in naher Zukunft noch leichter übertragbar oder noch gefährlicher werden könnte.[331]

KAPITEL 5

DIE NÄCHSTE PANDEMIE ÜBERLEBEN

UNSERE GESUNDHEIT LIEGT IN UNSEREN HÄNDEN

Im Hinblick auf künftige Pandemien wurde eine Behörde mit den Worten zitiert: »Wenn wir keine [antiviralen] Medikamente bekommen, können wir nicht wirklich viel tun, um uns vorzubereiten.«[1] Das ist nun nicht wirklich wahr. Wir wissen bereits durch die COVID-19-Pandemie, dass wir trotzdem einige Eindämmungsstrategien umsetzen können, wie beispielsweise Social Distancing, richtige Verhaltensregeln in Bezug auf unsere Atemwege und andere Hygienemaßnahmen wie Desinfektion der Hände. Niemand »bekommt« einfach eine Grippe. Man fängt sich das Virus von jemand anderem ein oder, genauer gesagt, das Virus fängt uns.

Im Jahr 1918 war die Hälfte der Weltbevölkerung dem Virus ausgesetzt.[2] Sieht man das Glas als halb leer, dann bedeutet das erst einmal eine unvorstellbar leicht übertragbare Krankheit. Sieht man das Glas als halb voll, erkennt man jedoch auch, dass sich die Hälfte der Weltbevölkerung eben nicht ansteckte. Dann stellt sich die Frage: Wie lebt diese andere Hälfte? Wie können wir unsere Chancen verbessern, zu der besser aufgestellten Hälfte zu gehören?

Unter Social Distancing versteht man die Vermeidung aller »unnötigen Kontakte von Menschen«.[3] Da es sich sowohl bei COVID-19 als auch bei Grippe um ansteckende Krankheiten handelt, die von einer Person auf die andere übertragen werden, ist es sinnvoll anzunehmen, dass die Chancen, sich anzustecken, umso geringer sind, je weniger Menschen wir an uns heranlassen. Auf persönlicher Ebene bedeutet Social Distancing, zu Hause zu bleiben, nicht zur Arbeit zu gehen und Menschenmassen wie die Pest zu meiden, insbesondere in geschlossenen Räumen. Auf kommunaler Ebene kann dies bedeuten, Schulen, Kirchen und andere öffentliche Versammlungen zu schließen.[4] »Die meisten Amerikaner nehmen ihre Freiheit als selbstverständlich hin«, heißt es in einer rechtlichen Überprüfung der 1918 erlassenen Hygienegesetze, »und es ist normal, sich mit anderen in einer Vielzahl von sozialen Einrichtungen zu treffen.«[5]

Auf Empfehlung des Surgeon General des U. S. Public Health Service[6] sollen ganze Bundesstaaten 1918 öffentliche Versammlungen jeglicher Art, einschließlich Beerdigungen, abgesagt und verboten haben.[7] Die American Public Health Association stimmte zu, dass »nichtessenzielle Versammlungen verboten werden sollten.« Auch Gesetze »zur Regelung des Hustens und Niesens« wurden als wünschenswert erachtet.[8] Riesige Schilder auf den Straßen New Yorks warnten: »Es ist gegen das Gesetz, zu husten und zu niesen«. Zuwiderhandelnde mussten mit bis zu einem Jahr Gefängnis rechnen.[9] Innerhalb weniger Tage wurden mehr als 500 New Yorker vor Gericht gezerrt. Der Gesundheitsbeauftragte von Chicago sagte der Polizei: »Verhaften Sie wenn nötig Tausende, um das Niesen in der Öffentlichkeit zu unterbinden.«[10] Auf Schildern war zu lesen: »Speichel bringt den Tod.«[11]

In ganz Amerika gab es Städte voller maskierter Gesichter. Die Menschen hatten Angst davor, miteinander zu reden, miteinander zu essen, sich zu küssen. Das Land hielt den Atem an.[12] In einigen Städten wurde es zum Verbrechen, sich die Hand zu geben.[13] Hunderte wurden zusammengetrieben, weil sie keine Masken trugen, und für bis zu 30 Tage ins Gefängnis gesteckt.[14] Aus Protest gründeten Bürgerrechtler und christliche Wissenschaftler mit Unterstützung einiger Wirtschaftsvertreter die »Anti-Mask League« (Anti-Masken-Liga). Tabakwarenhändler beklagten sich darüber, dass die Verkäufe zurückgingen, weil die Menschen mit ihren Masken nicht rauchen konnten. Geschäftsinhaber befürchteten, dass die Maskenpflicht die Menschen vom

Weihnachtseinkauf abhalten könnte.[15] Aufgrund des geschäftlichen Drucks schlossen einige Städte alle Schulen, Kirchen und Theater, hielten aber die Kaufhäuser offen,[16] was dem Ausdruck »Einkaufen bis zum Umfallen« womöglich eine ganz neue Bedeutung verlieh.

Die Schließung von Schulen und anderen öffentlichen Einrichtungen wurde nicht allgemein hingenommen.[17] In einem Leitartikel des *British Medical Journal* aus dem Jahr 1918 hieß es: »Jeder Stadtbewohner, der anfällig ist, wird sich früher oder später mit der Grippe anstecken, egal, was die Gesundheitsbehörden tun mögen; und je mehr Schulen und öffentliche Versammlungen verboten werden und das allgemeine Leben der Gemeinschaft aus den Fugen gerät, desto größer werden Arbeitslosigkeit und Depressionen.«[18] Ein Echo der gleichen Stimmung ist heute sicherlich zu hören. Was ist Ihnen wichtiger, Ihr Geld oder Ihr Leben? Hierbei könnte es sich jedoch um eine falsche Dichotomie handeln, denn Städte, die 1918 aggressivere Maßnahmen ergriffen, schienen sich wirtschaftlich genauso schnell oder sogar noch schneller zu erholen.[19] Die Schließung von Schulen war möglicherweise besonders nützlich, um die Ausbreitung einzudämmen.[20]

Obwohl die Rolle, die Kinder bei der Übertragung von COVID-19 spielen, noch unbekannt ist,[21] waren sie, wie bereits erwähnt, die Hauptüberträger für die Ausbreitung der Grippepandemie.[22] Aus verschiedenen Quellen ist bekannt, dass Kinder in den jeweiligen Gemeinden üblicherweise die Hauptüberträger der Influenza sind.[23] Ein im Bostoner Kinderkrankenhaus eingerichtetes Echtzeitüberwachungssystem hat herausgefunden, dass Kinder im Schulalter tatsächlich jeden Winter die treibende Kraft der jeweiligen Grippeepidemie sein können. Vor allem Vorschulkinder gelten als »Infektionsherde«.[24] Sie bohren nicht nur häufiger in der Nase als Erwachsene und bedecken sich nicht beim Niesen, sondern Kinder sind auch in der Lage, das Grippevirus bis zu sechs Tage lang zu verbreiten, bevor sie selbst irgendwelche Symptome zeigen. Das bedeutet, dass sie fast eine Woche lang, bevor jemand Verdacht schöpft, infiziert sein und das Virus auf andere übertragen können.[25]

Auf diese Weise spielen Kinder eine zentrale Rolle bei der Verbreitung der Grippe. Studien deuten darauf hin, dass sie sich die Viren in der Schule einfangen, wo sie mit anderen Kindern in Kontakt kommen, und dem Virus sozusagen Tür und Tor zum eigenen Haushalt öffnen.[26] Man kann sagen, dass

Kinder in jeder Grippesaison ihre Großeltern töten. Japan experimentierte in den 1970er- und 1980er-Jahren mit seiner Grippeimpfstrategie und zeigte, dass durch die gezielte Impfung von Kindern gegen Influenza Krankenhausaufenthalte und Todesfälle bei älteren Menschen verringert werden konnten.[27]

Für einige von uns ist es leichter als für andere, sich von Menschenmengen und Kindern fernzuhalten, aber die Vermeidung einer Grippe ist für alle Menschen eine schwierige Aufgabe.[28] Grippeerreger werden über die Atemluft ausgestoßen und überleben stundenlang auf festen Oberflächen wie Metall oder Kunststoff. Es handelt sich um eine überaus ansteckende Krankheit.[29] Ein anderer Experte bemerkte auf einer Konferenz zu pandemischer Influenza: »Ich weiß, wie ich vermeiden kann, Aids zu bekommen, aber ich wüsste nicht, wie ich eine Grippe vermeiden könnte.«[30]

Eine vollständige Vermeidung der Krankheit würde einen vollständigen Austritt aus der Gesellschaft bedeuten. Eine sehr deutliche, realistische Beschreibung einer kommenden Pandemie auf einem Forum des Council on Foreign Relations überzeugte einen Zuhörer von der Idee, »in mein Auto zu steigen und nach Montana oder so zu ziehen«. Man sagte ihm: »Das wird nicht helfen.«[31]

Webster sagte gegenüber dem *New Yorker*: »Wir müssen uns so vorbereiten, als ob wir in den Krieg ziehen würden, und die Öffentlichkeit muss verstehen, dass wir uns nirgends verstecken können, wenn es dazu kommt, woran ich im Übrigen keinerlei Zweifel hege. Weder in den Vereinigten Staaten oder in Europa noch irgendwo in einem Bunker. Das Virus ist ein sehr promiskuitiver und effizienter Killer.«[32]

DIE MACHT DES EINZELNEN

1918 war nur ein einziger Fremder nötig, um einer ganzen Gemeinschaft den Tod zu bringen, selbst in den entlegensten Teilen der Welt. In der abgelegenen chinesischen Provinz Shanxi konnte die Ausbreitung der Pandemie auf einen einzigen Holzfäller zurückgeführt werden, der von Dorf zu Dorf zog. In Kanada trug das Virus die Uniform eines hartnäckigen Beamten der Canadian Pacific Railway, der die Quarantäne missachtete und infizierte Kriegsheimkehrer auf dem Weg von Quebec bis nach Vancouver absetzte. Eine ganze Hafenstadt in Nigeria wurde von weniger als zehn Personen infiziert.[33]

Social Distancing, auf die logische Spitze getrieben, würde eine vollständige Isolation von der Außenwelt bedeuten. Ein Einsiedler zu werden, der in einer Höhle lebt, würde zwar vermutlich verhindern, dass man während der Pandemie stirbt, aber das ist leichter gesagt als getan. Kein Mensch ist eine Insel, wie es so schön heißt ... Aber was wäre, wenn wir zum Beispiel auf einer Insel leben würden?

Die Influenzapandemie erreichte die Pazifischen Inseln erstmals 1830 auf der Messenger of Hope, einem Schiff, das die erste Ladung christlicher Missionare transportierte. Springen wir vor bis zum 7. November 1918. Die SS Taline läuft um 9:35 Uhr von Auckland kommend in den Hafen von Apia auf der neuseeländischen Kolonialinsel Westsamoa ein. Trotz vieler mit der Spanischen Grippe infizierter Passagiere an Bord erklärt der Kapitän dem Inselarzt, dass niemand krank sei. Ein einwandfreier Gesundheitszustand wird bestätigt, die gelbe Quarantäneflagge gesenkt, und das Schiff kann landen.[34]

Nur wenige Meilen entfernt lag Amerikanisch-Samoa, eine von der US-Marine regierte Insel. Der Ausbruch auf Westsamoa sprach sich herum. Der amerikanische Kommandeur bot an, freiwilliges medizinisches Personal zu Hilfe zu schicken. Der Verwalter von Westsamoa weigerte sich hartnäckig, schaltete den Telegrafen ab und erklärte später, dass er »die Amerikaner nicht mochte«.[35] Eine Woche später befahl der Oberstleutnant der neuseeländischen Armee, der für Westsamoa zuständig war, alle Verbindungen zwischen den Inseln zu unterbrechen, wütend über die Weigerung Amerikanisch-Samoas, Schiffe in die Nähe seiner Insel kommen zu lassen.[36]

Die US-Marine-Leitung riegelte Amerikanisch-Samoa bis 1920 für 18 Monate von der Außenwelt ab und verweigerte selbst die Postzustellung.[37] Aufgrund seiner Vorsichtsmaßnahmen blieb Amerikanisch-Samoa das einzige Land der Welt, in dem während der Pandemie von 1918 kein einziger Mensch starb.[38] Im benachbarten Westsamoa, das nur wenige Kilometer entfernt liegt, starb mehr als ein Fünftel der Gesamtbevölkerung,[39] wahrscheinlich der höchste Prozentsatz aller Länder der Welt.[40]

Eine einfache Quarantäne funktioniert nicht, da Menschen, die noch gesund erscheinen, die Krankheit bereits verbreiten können. Aber die U. S. Navy hat gezeigt, dass eine Isolation, bei der man sowohl Kranke als auch Gesunde von der Welt abschneidet, funktionieren kann. Während die Westsamoaner zu Tausenden starben, zeigen Aufzeichnungen über die Amerikanisch-Samoaner, dass sie weiterhin ein normales Leben führten und Todesfälle nur selten verzeichneten wurden, etwa durch »den Verzehr von Haifischleber« oder durch »eine herabfallende Kokosnuss«.[41]

Zwei weitere Inseln entkamen ebenfalls unversehrt – St. Helena im Südatlantik, bekannt als Napoleons Exil,[42] und die Insel Yerba Buena direkt in der Bucht von San Francisco. Während die Pandemie entlang der kalifornischen Küste wütete, schottete der auf Yerba Buena stationierte Ausbildungsstützpunkt der US-Marine seine 4000 Einwohner vollständig ab und praktizierte vorbeugende Maßnahmen wie das buchstäbliche stündliche Erhitzen von Trinkbrunnen mit Bunsenbrennern, um diese zu desinfizieren.[43]

Eine vollständige Abgrenzung ist auf dem Festland schwieriger als auf einer Insel, aber auch Teile Nord- und Ostislands[44] und eine Stadt in Alaska schafften es, sich während der Pandemie erfolgreich zu isolieren.[45] Coromandel, ein Urlaubsort in Neuseeland, schottete sich mit einer rotierenden Liste von Bürgerwehrlern mit Schrotflinten vom Rest der Welt ab. Es funktionierte.[46]

Die einzige Stadt im kontinentalen Teil der Vereinigten Staaten, die auch nur annähernd etwas Ähnliches zustande bekam, war die abgelegene Bergbausiedlung Gunnison in Colorado.[47] Während die umliegenden Bergbaustädte verwüstet wurden[48] und die Situation in Denver mit den Worten »[es gibt] den ganzen Tag Begräbnisse und die ganze Nacht über [hört man] Krankenwagen« beschrieben wurde,[49] blockierten die Bewohner von Gunnison die beiden Passübergänge mit bewaffneten Männern[50] und überstanden die Pandemie mit einer der niedrigsten Infektionsraten des Landes.[51] In ähnlicher Weise versuchten Kommandanten der US-Armee, komplette Militäreinheiten zu isolieren. Sie »scheiterten immer dann und dort, wo [diese Maßnahmen] nachlässig angewandt wurden«, aber die Vorkehrungen »taten das Ihrige überall dort, wo sie rigoros umgesetzt wurden«.[52]

Inselnationen wie Neuseeland zogen angesichts eines möglichen H5N1-Ausbruchs ähnliche Maßnahmen in Erwägung und prüften die Durchführbarkeit einer sofortigen Blockade aller Menschen und Importe – sogar von Lebensmitteln und Medikamenten –, falls es zu einer solchen Pandemie kommen sollte. »Zu diesem Zweck«, so erkannte ein neuseeländischer Mikrobiologe, »würden auch all jene Menschen, die im Ausland Urlaub machen, nicht mehr zurück ins Land gelassen werden. Das Ganze klingt vielleicht erst mal nach einer guten Idee, aber ich fände es interessant zu sehen, ob die Umsetzung überhaupt jemals möglich wäre.«[53]

Mike Davis, Autor des Buches *The Monster at Our Door: The Global Threat of Avian Flu*, wurde in einem Interview gefragt, was er und seine Familie tun würden, sollte die Pandemie zuschlagen. »Offen gesagt, die Strategie, sich in der Wildnis zu verstecken, gibt es natürlich« antwortete er, auch wenn er einräumte, dass dies vielleicht nicht viel nützen würde. »In einem unbewohnten Gebiet zu leben mag für eine Handvoll Menschen funktionieren. Vielleicht bekommen einige Überlebenskünstler das hin. Aber die Chancen stehen gut, dass sich mindestens ein Viertel der Amerikaner im Falle einer pandemischen Grippe anstecken [und erkranken] würde.«[54] So majestätisch die Bergketten Nordamerikas auch sein mögen, 330 Millionen Menschen können sich dort nicht verstecken.

HUSTEN UND NIESEN ALS KRANKHEITSVERBREITER

Die Umsetzung von Social-Distancing-Maßnahmen schützt nicht nur Sie vor ihren Mitmenschen, sondern auch ihre Mitmenschen vor Ihnen. Wenn man tatsächlich erkrankt, kann es zum Wohl der öffentlichen Gesundheit am besten sein, zu Hause eine Selbstquarantäne auszusitzen, um die Ausbreitung des Virus zu verhindern.[55] Im Falle von COVID-19 bekommen wir einen Vorgeschmack darauf, aber bei einem noch gefährlicheren Erreger könnten Sie jedem, den Sie treffen, ein mögliches Todesurteil auferlegen, wenn Sie vor die Tür gehen. Die extreme Letalität eines Virus wie H5N1 könnte tatsächlich zugunsten der Menschheit wirken – viele Menschen würden möglicherweise so krank werden und so schnell sterben, dass es unwahrscheinlich wäre, dass sie aus dem Bett aufstehen und das Virus auf andere außerhalb ihres Haushalts übertragen würden. Experten gehen jedoch davon aus, dass das Virus im Interesse einer effektiveren Verbreitung seine Letalität verringern könnte. Und wenn wir uns anstecken, kann es natürlich ein oder zwei Tage oder sogar noch länger dauern, bis wir es merken, weshalb wir alle, außer dem Personal in überlebenswichtigen Einrichtungen, in Erwägung ziehen sollten, uns für den Fall einer Pandemie auf eine längere Isolierung zu Hause vorzubereiten, ganz ähnlich, wie wenn wir durch einen Schneesturm abgeschnitten wären. [56] Statt für einen Tag mit hohem Schnee, so Osterholm, sollten wir jedoch Vorbereitungen für einen weltweiten »12- bis 18-monatigen Schneesturm« treffen,[57] obwohl jede einzelne Welle möglicherweise nur wenige Wochen dauern würde.[58] Wir alle sollten uns auch daran gewöhnen, das zu üben, was Fachleute für Infektionskontrolle als eine angemessene »Atemwegsetikette« bezeichnen.[59]

Die meisten Menschen wissen, dass sie Nase und Mund bedecken müssen, wenn sie husten oder niesen, aber viele von uns machen es nicht richtig. Sie sollten niemals in die Hand husten oder niesen. Sie sollten nur in die Armbeuge oder in ein Taschentuch husten.[60] Wenn wir Nase und Mund bedecken, kann die Verbreitung kontaminierter Atemtröpfchen etwas eingeschränkt werden, aber wenn wir in die Hand husten, wird sie mit dem Virus überzogen, das dann auf alles übertragen werden kann, das wir anfassen, von Aufzugknöpfen und Lichtschaltern bis hin zu Zapfpistolen und Toilettengriffen.[61] Eine Studie ergab, dass das Influenzavirus während der Grippesaison auf mehr als 50 Prozent der üblichen Oberflächen in Haushalten und Kindertagesstätten nachgewiesen werden kann.[62] Dies ist nicht überraschend, wenn man bedenkt, dass mitunter in jedem Tropfen des Nasensekrets bis zu fünf infektiöse Virusdosen gemessen werden konnten.[63] Das Husten in den inneren Ellenbogenbereich des Arms oder Ärmels verhindert die Kontamination der Hände.[64] Man muss allerdings üben, um sich daran zu gewöhnen, und so haben wir es der COVID-19-Pandemie zu verdanken, dass wir alle jetzt mit dem Üben anfangen können. Die Mayo Clinic hat einen Slogan: »Die zehn schlimmsten Ansteckungsquellen sind unsere Finger«.[65]

»Mikrobenträger« ist der Fachbegriff für ein kontaminiertes physisches Objekt, das Krankheiten unter die Menschheit bringen kann, wie den archetypischen Türgriff. Der englische Begriff hierfür, *fomite*, kommt vom lateinischen *fomes*, was »Zunder« bedeutet.[66] Dieser Funke eines infektiösen Feuers kann durch Desinfektion im Keim erstickt werden. Bei Raumtemperatur und einer gewissen Luftfeuchtigkeit kann das Influenzavirus auf nicht porösen Oberflächen wie Metall oder Kunststoff bis zu 48 Stunden und auf Stoff, Papier oder Taschentüchern bis zu zwölf Stunden intakt überleben,[67] es lässt sich jedoch mit einer einfachen Lösung aus Haushaltsbleiche leicht abtöten. Influenzaviren können durch eine viel stärker verdünnte Bleichlösung abgetötet werden als das COVID-19-Virus. Ein Esslöffel Chlorbleichmittel, gemischt in etwa vier Litern Wasser, sollte für das Influenzavirus ausreichend sein. Diese verdünnte Bleichlösung kann auf potenziell kontaminierte übliche Oberflächen gesprüht werden und sollte mindestens fünf Minuten lang einwirken. Häufig verwendete, aber selten desinfizierte Gegenstände wie beispielsweise Kühlschrankgriffe und Telefonhörer sollten dabei nicht vergessen werden.[68] Die Bleichlösung kann auch zum Waschen kontaminierter Kleidung und Bettwäsche verwendet werden, da Untersuchungen gezeigt haben, dass eine ausgeschüttelte kontaminierte Decke infektiöse Viruspartikel in die Umgebung abgeben kann.[69] Es muss ein Chlorbleichmittel sein, das heißt, es sollte eine chlorhaltige Verbindung wie Natriumhypochlorit enthalten. Sogenannte farbsichere Bleichmittel sollten nicht als Desinfektionsmittel für Influenza oder COVID-19 verwendet werden.

Eingehüllt in einen gestohlenen Fettmantel aus unseren Zellen können Influenza- und Coronaviren unter den richtigen Bedingungen möglicherweise tagelang auf der Lauer liegen und geduldig Däumchen drehen, bis jemand einen kontaminierten Türgriff anfasst. Wie wir bereits festgestellt haben, muss das Virus jedoch noch immer die Hautbarriere überwinden und einen Weg in den Körper hinein finden. Deshalb sollten wir es uns zur Gewohnheit machen, unsere Augen, Nasen und Münder wann immer möglich in der Öffentlichkeit nicht zu berühren, bis wir uns die Hände waschen oder desinfizieren können.[70] Die Wirkung dieser einfachen Intervention wird durch eine Studie veranschaulicht, die zeigte, dass Kinder im Alter von vier bis acht Jahren, denen beigebracht wurde, das Berühren von Nase und Augen zu vermeiden, ihr Risiko, sich mit einer Erkältung anzustecken, im Wesentlichen halbierten.[71] Obwohl Viren wie Influenza auch über die Luft übertragen werden können, deuten Studien über Ausbrüche in Pflegeheimen darauf hin, dass dieser direkte Körperkontakt eine bedeutende Rolle bei ihrer Verbreitung spielen könnte.[72]

DIE GRIPPE VON DEN HÄNDEN WASCHEN

Der Kausalzusammenhang zwischen kontaminierten Händen und der Übertragung von Infektionskrankheiten im Allgemeinen gilt als eines der bestdokumentierten Phänomene in der klinischen Wissenschaft.[73] 80 Prozent aller Infektionskrankheiten werden durch Berührung übertragen – von der einfachen Erkältung über »fleischfressende« Bakterien bis hin zu Ebola. Ein Direktor für klinische Mikrobiologie an der New York University betrachtete richtiges Händewaschen als ein ernsthaftes Problem der öffentlichen Gesundheit, ähnlich wie die Raucherentwöhnung.[74] In der Tat schien ein richtiges Händewaschen während der SARS-Epidemie zweifellos zu funktionieren. Bei Hochrisikopatienten, die sich die Hände wuschen, war die Wahrscheinlichkeit, an der Krankheit zu erkranken, zehnmal geringer.[75] Diese ölige Hülle, die die Viren aus unseren Zellen übernehmen, macht sowohl Coronaviren als auch Grippeviren besonders empfindlich dafür, von der Waschkraft gewöhnlicher Handseife weggespült zu werden. Wie wir im Medizinstudium gelernt haben, kann Seife zwar ein Virus nicht abtöten, aber die »Lösung einer Kontamination ist die Reduktion«. Das Händewaschen soll die Viruszahl unter einen Infektionsschwellenwert senken. Nach Ansicht des ehemaligen Influenzaprogrammbeauftragten des National Institute of Allergy and Infectious Diseases ist in Ermangelung eines Impfstoffes »der wichtigste Schritt, den die Menschen unternehmen können, um eine Grippeinfektion zu verhindern, das Händewaschen«.[76]

Die Leute waschen ihre Hände nicht so oft, wie sie sollten – und nicht einmal so oft, wie sie selbst denken. 95 Prozent sagen zwar, dass sie sich nach der Benutzung einer öffentlichen Toilette die Hände waschen, doch die American Society for Microbiology veröffentlichte eine Umfrage unter fast 8000 Menschen in fünf US-Städten und stellte fest, dass die tatsächliche Zahl nur etwa zwei Drittel beträgt. Chicago führte die Liste mit 83 Prozent an; in New York City fiel die tatsächliche Zahl auf weniger als die Hälfte.[77]

Ärzte bilden da keine Ausnahme. Obwohl etwa 100 000 Amerikaner jedes Jahr an Infektionen sterben, die sie sich im Krankenhaus zugezogen haben,[78] und das Händewaschen als die wichtigste Einzelmaßnahme zur Verhinderung solcher Infektionen gilt,[79] haben Studien gezeigt, dass weniger als die Hälfte der Ärzte angemessene Handwaschprotokolle in den Krankenhäusern befolgen. Eine Stichprobe von Ärzten, die ausgerechnet auf einer pädiatrischen Intensivstation arbeiten, wurde gefragt, wie oft sie sich ihrer Meinung nach die Hände wuschen. Die durchschnittliche Selbsteinschätzung der eigenen Handwaschrate lag bei 73 Prozent, wobei die individuellen Antworten zwischen 50 und 95 Prozent lagen. Diese Ärzte wurden einzeln beobachtet und nachverfolgt. Ihre tatsächliche Handwaschrate? Neun Prozent.[80]

In einem Leitartikel im *New England Journal of Medicine* heißt es: »Es scheint eine schreckliche Anklage gegenüber Ärzten zu sein, dass Praktiken und Protokolle entwickelt werden müssen, um etwas so Einfaches (...) wie das Händewaschen sicherzustellen. Vielleicht ist es eine noch größere Sorge der gegenwärtigen medizinischen Praxis, die uns alle dazu veranlassen sollte, uns selbst zu prüfen, dass sorgfältige und fürsorgliche Ärzte in Bezug auf ihr Verhalten sich ganz erheblich selbst hinters Licht führen können.«[81] Die Hauptausreden, die Ärzte heranzogen, um zu begründen, warum sie sich nicht die Hände wuschen, waren: »zu beschäftigt« und »sehr trockene Haut«.[82]

Wie bereits erwähnt, zeigen Studien, dass sich Ärzte, wenn sie sich die Hände waschen, im Durchschnitt nur neun Sekunden lang waschen.[83] Richtiges Händewaschen, so der damalige Leiter der klinischen Mikrobiologie am Mount Sinai Hospital, bedeutet, dass die Hände 20 bis 30 Sekunden lang mit reichlich Seife eingeschäumt werden (etwa so lange dauert es, »Alle meine Entchen« dreimal in schnellem Tempo zu singen), dann gespült und dann weitere 20 bis 30 Sekunden lang erneut gewaschen werden.[84] Die CDC-Richtlinien sind ähnlich (»mindestens 20 Sekunden«[85]), mit dem zusätzlichen Hinweis, auch zwischen den Fingern und unter den Nägeln zu waschen und auch die Falten um die Fingerknöchel einzuseifen.[86] Wie ich bereits erwähnt habe, gibt es kaum Anzeichen dafür, dass heißes (oder sogar warmes) Wasser besser für die Händedesinfektion geeignet ist. Im Gegenteil, je kälter das Wasser, desto weniger Hautschäden werden durch die in der Seife enthaltenen Reinigungsmittel nach wiederholtem Händewaschen verursacht. Das Waschen mit warmem oder lauwarmem Wasser mag zwar angenehmer sein, aber man muss nicht unbedingt heißes Wasser zur Hand haben, um effektiv waschen zu können.[87]

Die meisten Amerikaner geben an, sich nach dem Wechseln einer Windel oder vor dem Umgang mit Lebensmitteln die Hände zu waschen, aber die meisten behaupten nicht einmal, sich nach dem Husten oder Niesen zu waschen.[88] Ein absolutes Mindestmaß, so raten Experten, sollte ein Händewaschen nach jedem Husten, nach jedem Niesen und nach jedem Händeschütteln sein. Noch besser wäre es, wenn wir die Sitte des Händeschüttelns in die ewigen Jagdgründe verabschieden würden. Diese einfachen Empfehlungen können die Zahl der Erkältungen, die wir jedes Jahr bekommen, die Zahl der Arbeitstage, die wir versäumen, und die Zahl der Tage, an denen wir im Bett liegen, verringern. Und während einer Pandemie können sie sogar Ihr Leben retten.[89]

FLÜSSIGALKOHOL ZUM EINREIBEN

Die Ansichten zur Handhygiene haben sich rasch entwickelt. Seit 2005 lauten die Konsensempfehlungen der WHO für die routinemäßige, ganztägige Händedesinfektion auf Verwendung von alkoholbasierten Desinfektionsflüssigkeiten oder -gelen statt Händewaschen. Produkte, die zwischen 60 und 80 Prozent Alkohol enthalten, wurden in jeder verfügbaren wissenschaftlichen Studie als wirksamer als Seife befunden, und, wie ich bereits erläutert habe, sind umhüllte Viren wie Coronaviren und Grippe besonders anfällig für topische Alkoholdesinfektionsmittel. Es wurde festgestellt, dass Alkohollösungen nicht nur Keime wirksamer eliminieren, sondern auch weniger Zeit dafür brauchen und weniger Reizungen verursachen als Händewaschen. Das Händewaschen hat immer noch seinen Platz, wenn die Hände schmutzig oder sichtbar mit Körperflüssigkeiten wie Atemwegssekreten oder Blut kontaminiert sind, aber für die routinemäßige Dekontamination sind alkoholbasierte Produkte möglicherweise die zu bevorzugende Methode zur Händedesinfektion.[90]

Wollen Sie selbst Hand anlegen? Sie können zu Hause eine preiswertere, wirksamere Version herstellen, die der Empfehlung von mehr als 60 Prozent Alkoholgehalt entspricht: Mischen Sie dafür 950 Milliliter 70-prozentigen (Isopropyl-)Alkohol zum Einreiben mit 20 Milliliter Glyzerin. Das Ergebnis ist rund ein Liter Desinfektionsmittel.

Das Glyzerin wirkt als sogenannter Feuchtigkeitsfaktor oder -spender.[91] Glyzerin wird bevorzugt, da es ungiftig, billig, nicht allergen und weithin verfügbar ist. Pflanzliches Glyzerin ist in der Regel in Naturkostläden oder im Internet erhältlich, und in Drogerien findet man massenhaft Alkohol zum Einreiben in praktischen Behältern. Während einer Pandemiekrise ist zu erwarten, dass alle Formen von Alkohol schnell ausverkauft sein werden, aber wenn man dieses Rezept im Voraus herstellt, könnte es relativ leicht eine kostengünstige Handdesinfektionslösung für eine komplette Nachbarschaft liefern. Darüber hinaus hat sich gezeigt, dass Flüssigalkoholdesinfektionslösungen die Hände besser desinfizieren als die Alkohol-Gel-Produkte und ebenso bequem in kleinen Spritzflaschen aufbewahrt werden können.[92]

Statt Isopropylalkohol, der bei Einnahme akut giftig sein kann,[93] kann man stattdessen einen hochprozentigen Whiskey verwenden. Ein zusätzlicher Vorteil der Verwendung von Spirituosen ist, dass Schnapsvorräte ebenso wie Zigaretten, Benzin, Wasser, Waffen, Gemüsekonserven und seltsamerweise auch Kosmetika historisch gesehen zu den wertvollsten Tauschgegenständen in Krisensituationen gehören.[94] Wie bereits erwähnt, hat eine Gruppe angesehener Forscher nachgewiesen, dass das COVID-19-Virus bereits durch die Hälfte dieser Alkoholkonzentration inaktiviert werden kann, aber für eine Allzweck-Pandemie-Desinfektion – eine Lösung zum Einreiben, die mit allen Keimen fertigwird – empfiehlt es sich, dem Rat der CDC zu folgen und bei einer Alkoholkonzentration zwischen 60 und 95 Prozent zu bleiben.[95]

Obwohl es in der Tat Fälle von schwerer Alkoholvergiftung bei Patienten gab, die Flaschen mit Alkoholdesinfektionsmittel getrunken haben, wird bei korrekter topischer Anwendung nur eine minimale Menge Alkohol direkt durch die Haut aufgenommen.[96] Alkoholgele und -flüssiglösungen sind jedoch brennbar, weshalb sie von Flammen und heißen Oberflächen ferngehalten werden müssen. In der medizinischen Fachliteratur wird ein Fall beschrieben, in dem eine US-Gesundheitsdienstleisterin Alkoholgel auf ihre Hände aufgetragen, danach direkt einen Polyester-Isolationsanzug ausgezogen und eine Metalltür berührt hat, bevor der Alkohol verdunstet war. Das Abziehen des Polyesterkittels erzeugte so viel statische Elektrizität, dass ein hörbarer statischer Funke entstand, der den nicht verdampften Alkohol an ihren Händen entzündete. Eine solch unwahrscheinliche Serie von Ereignissen lässt sich vermeiden werden, wenn man das richtige Desinfektionsprotokoll befolgt, indem man beim Auftragen die Hände aneinanderreibt, bis der Alkohol vollständig verdunstet ist und die Hände trocken sind.[97]

Im Oktober 2005 gab es eine Kampagne von zwölf Ländern, um eine Geheimwaffe gegen die Vogelgrippe einzuführen: Anweisungen zur Verbesserung der Handhygiene, indem man die Menschen aufforderte, sich die Hände zu waschen und eine kleine Plastikflasche mit Alkoholdesinfektionsmittel mit sich herumzutragen.[98] Ähnliche Aufklärungskampagnen müssen weltweit verbreitet werden, um die Menschen davon zu überzeugen, ihren Hygienestandard auf das höchstmögliche Niveau zu heben, indem sie sich sichere Husten- und Niespraktiken aneignen und ihre Hände desinfizieren, bevor sie ihr Gesicht nach Kontakt mit anderen oder mit öffentlichen Oberflächen berühren.[99] Und wenn die Menschen jemals einen anderen Grund brauchten, um mit dem Rauchen aufzuhören oder das Passivrauchen zu vermeiden, dann ist jetzt die Zeit dafür gekommen. Die Gesunderhaltung der Atemschleimhaut kann dazu beitragen, eine Verbreitung von Atemwegsviren zu verhindern. »Das Umsetzen von ganz einfachen Maßnahmen«, so ein stellvertretender staatlicher Gesundheitsbeauftragter, »kann den Unterschied zwischen Leben und Tod bedeuten.«[100]

UNSERE UNWISSENHEIT VERBERGEN

Wie wendet man Masken am besten an und welche ist die beste Maskenart? San Francisco ist eine der Städte, die 1918 das Tragen von Masken zur Pflicht machten. Unter Berufung auf einen Slogan, den das italienische Oberkommando auf jede Gasmaske aufgedruckt hatte – »Wer diese Maske zurücklässt, stirbt« –, drohte der Bürgermeister von San Francisco damit, jeden zu verhaften, der ohne Maske erwischt wurde.[101] Innerhalb von 36 Stunden verhaftete die Polizei von San Francisco 175 »Maskenverweigerer«.[102]

Der Hauptübertragungsweg für Coronaviren und Influenzaviren ist wahrscheinlich das Aushusten und Ausatmen von virusbeladenen Schleim- und Speicheltröpfchen. Allein beim Sprechen können Tausende dieser winzigen Tröpfchen entstehen,[103] die sich innerhalb von Minuten in der Luft absetzen und sich einige Meter weit in die unmittelbare Umgebung der sprechenden Person ausbreiten.[104] Da es, wie bereits erwähnt, zu einer Infektion kommen kann, wenn einer dieser Tröpfchen auf der Oberfläche der Augen, im Mund oder in der Nase einer anderen Person landet oder über kontaminierte Händen an eine dieser drei Stellen gelangt,[105] kann das Tragen einer Maske nicht nur den Kontakt der Tröpfchen mit den Schleimhäuten verhindern, sondern den Maskenträger auch daran erinnern, das Gesicht nicht zu berühren.[106]

Im Kapitel »COVID-19 verstehen« ging es unter anderem um das Problem, das entsteht, wenn der Toilettendeckel vor dem Spülen nicht geschlossen wird. Wie wäre es mit ein bisschen Fäkalnebel? Lebende Viren konnten aus der Diarrhö eines Kindes isoliert werden, das an H5N1 erkrankt war und im Sterben lag, wodurch die Möglichkeit in Betracht gezogen wurde, dass das Virus auch über einen fäkal-oralen Weg von Mensch zu Mensch übertragen werden kann. Experimente mit fluoreszierend gefärbtem Wasser haben gezeigt, dass nicht nur Toilettensitze signifikant kontaminiert sind, sondern dass beim Spülen außerdem eine Wolke von aerosolisiertem Toilettenwasser entsteht, die die Standhöhe eines Kindes erreicht.[107]

Wenn wir während einer Pandemiekrise aus irgendeinem Grund gezwungen sind, uns nach draußen zu begeben, sollten wir in öffentlichen Toiletten – und überhaupt in allen überfüllten öffentlichen Bereichen – Masken tragen.

Im selben Kapitel haben wir auch über chirurgische Masken, N95-Atemschutzmasken und selbst gemachte Stoffmasken gesprochen. Obwohl sie weder die Filterkapazität noch die Elastizität einer N95 besitzen, haben chirurgische Masken den Vorteil, dass sie atmungsaktiver sind – sie verursachen weniger thermische und körperliche Beschwerden und Ermüdung.[108] Erschwinglicher sind sie auch. Vor der COVID-19-Pandemie wurden chirurgische Masken in Apotheken zu Centpreisen verkauft; N95-Masken waren in Baumärkten für circa einen Dollar pro Stück erhältlich. Ob beide Masken bei einer Grippepandemie ausreichenden Schutz bieten würden, ist jedoch umstritten.[109]

Es besteht jedoch kein Zweifel, dass chirurgische Masken einige größere Atemtröpfchen filtern können. Während des SARS-Ausbruchs schien es 15-mal weniger wahrscheinlich, dass Hochrisikopersonal, das chirurgische Masken trug, sich mit der Erkrankung ansteckte.[110] Da Tröpfchen der wichtigste Verbreitungsweg von Influenza sind, entschieden Behörden wie das US-Gesundheitsministerium, dass OP-Masken ausreichenden Schutz bieten,[111] vor allem angesichts ihrer Kosteneffizienz.[112]

Obwohl die Tröpfchenausbreitung die Hauptmethode ist, wurde eine tatsächliche Luftübertragung des Influenzavirus in Partikeln dokumentiert, die zu klein sind, um von chirurgischen Masken gefiltert zu werden.[113] Es stimmt schon, Atemtröpfchen setzen sich auf dem Boden ab, aber wenn man den Boden bis zu einen Tag später fegt, können winzige ausgetrocknete Viruspartikel zurück in die Luft geschleudert werden, die durch chirurgische Masken hindurchgelangen können und sich in einer Laborumgebung als infektiös erwiesen haben.[114] N95-Masken bestehen aus einem speziellen, nicht gewebten Polypropylen-Vliesstoff, der statische Elektrizität erzeugt, um winzige Partikel abzufangen.[115] Keine Maske bietet eine perfekte Barriere, aber man kann davon ausgehen, dass N95-Masken einen größeren Schutz vor luftübertragenen Viren bieten als chirurgische Masken.[116] »N100«-Masken, die sogar noch teurer sind, filtern schätzungsweise 99,7 Prozent aller Feinpartikel.[117]

Egal, welche Masken verwendet werden, sie müssen stets ordnungsgemäß getragen und entsorgt werden. Schon ein Spalt von wenigen Millimetern zwischen Gesicht und Maske kann eine Maske vollkommen unwirksam machen.[118] Im beruflichen Umfeld werden Gesichtshaare rasiert und die N95-Masken akribisch an die Gesichtsgröße und -form jedes Einzelnen angepasst, und oft werden bitter schmeckende Testaerosole genutzt, um die Luftdichtheit zu überprüfen. In einer häuslichen Umgebung, in der eine Passformprüfung nicht möglich ist, könnte die beste Option darin bestehen, die Maske rundherum mit Klebeband am glatt rasierten Gesicht zu befestigen.[119]

Bei der Handhabe oder Wiederverwendung bereits getragener Masken besteht die Gefahr einer Kontamination der Hände.[120] Gegebenenfalls können Masken von derselben Person wiederverwendet werden, sofern sie nicht beschädigt, nass oder schmutzig sind oder es schwerfällt, durch sie hindurch zu atmen.[121] Im Idealfall sollten jedoch alle Masken nur einmal verwendet[122] und mit Handschuhen ordnungsgemäß entsorgt werden.[123]

Keine dieser Masken schützt die Augen. Personen, die mit Infizierten in Kontakt kommen, sollten erwägen, den bei SARS populären »m3g«-Ansatz[124] zu praktizieren, der sich aus den englischen Begriffen »Mask, Gown, Gloves, and Goggles« ableitet, also Maske, Kittel, Handschuhe und Schutzbrille.[125] Kittel sollten idealerweise den Körper und die Arme bedecken und am Handgelenk in die Handschuhe gesteckt werden. Operations- oder Untersuchungshandschuhe sind nur für den einmaligen Gebrauch und eine darauffolgende Entsorgung bestimmt. Das Waschen oder Desinfizieren von Handschuhen kann das dünne Material ausdünnen. Richtige Gebrauchshandschuhe hingegen – die Gummihandschuhe, die für Haushaltsarbeiten verwendet werden – können dekontaminiert und erneut getragen werden.[126] Und eine Schwimmbrille mit Silikondichtung ist die empfohlene Schutzbrille. Sie tragen bereits eine Brille? Eine eng anliegende Schutzbrille mit Klebeband über den Lüftungsschlitzen hilft, Ihre Augen zu schützen.

Aber selbst mit diesen Vorsichtsmaßnahmen ist die Influenza so ansteckend, dass eine Exposition in überfüllten öffentlichen Einrichtungen oder der Kontakt mit potenziell infizierten Personen auf ein absolutes Minimum beschränkt werden sollte. Während eines massiven Vogelgrippeausbruchs in den Niederlanden im Jahr 2003 konnten die Forscher keine Schutzwirkung von Masken und Schutzbrillen für Geflügelarbeiter nachweisen. Der offizielle Bericht der Regierung vermutete, dass sich die Arbeiter infizierten, indem sie ihre kontaminierten Overalls nach dem Abnehmen der Masken und Schutzbrillen ablegten.[127] Angesichts des Ausbruchs in den Niederlanden und des Mangels an Daten aus dem Jahr 1918, die belegen, dass die Maskenpflicht eine wirksame Strategie im Bereich der öffentlichen Gesundheit war, hat die WHO nationale Gesetze zur Durchsetzung des Maskentragens per Dekret in nationalen Pandemiereaktionsplänen zwar toleriert, aber nicht gefördert.[128] Gegenwärtig empfiehlt die WHO Masken nur für asymptomatische Personen, die sich um Personen kümmern, bei denen der Verdacht auf eine Infektion mit dem COVID-19-Coronavirus besteht.[129] [Anmerkung der Redaktion: Mittlerweile hat die WHO ihren Masken-Standpunkt geändert und empfiehlt die Nutzung von Gesichtsmasken für Orte, an denen Abstand halten nur schwer möglich ist.]

Was die einzelnen Strategien betrifft, so dürfte die beste Empfehlung das sein, was sich letztendlich aus der SARS-Krise ergeben hat:[130] in der Öffentlichkeit chirurgische Masken für die Kranken und N95-Masken für die Gesunden.[131] Natürlich funktioniert das nur in einer perfekten Welt, in der es genügend Masken für alle gibt. Wenn Sie meinen Rat von vor 15 Jahren befolgt haben, sich einen persönlichen Vorrat an N95-Masken anzulegen, und sie nicht gerade brauchen, um einen geliebten Menschen zu pflegen, würde ich Sie ermutigen, sie an medizinisches Fachpersonal an vorderster Front zu spenden, die um ihr eigenes Leben kämpfen, während sie versuchen, ihre Mitmenschen zu retten. Wenden Sie sich an Ihr örtliches Krankenhaus oder an eine gemeinnützige Organisation wie GetUsPPE.org.

Im Angesicht einer Pandemie hat die CDC alle Krankenhäuser, Arztpraxen und andere Gesundheitsdienstleister dazu ermutigt, an alle neuen Patienten, die Anzeichen einer Atemwegserkrankung aufweisen, OP-Masken als Teil der »universellen Atemetikette« zu verteilen. In Japan wurde dies ohnehin bereits routinemäßig praktiziert. Wenn Menschen mit Erkältung oder Husten in Japan in die Öffentlichkeit gehen müssen, tragen sie oft eine chirurgische Maske. Diese Gesinnung ist eine nachahmenswerte Angewohnheit.[132]

Wirksame Masken sind zu Hause nicht leicht nachzubasteln. Als die Maskenpreise während der SARS-Epidemie in Asien in die Höhe schnellten,[133] schnallten sich einige schlicht BHs ins Gesicht.[134] Improvisierte Masken aus gewebtem Material wie Baumwolltuch oder Gaze bieten jedoch wenig Schutz vor über die Luft übertragenen Krankheitserregern (aber sie erinnern die Träger daran, ihr Gesicht in der Öffentlichkeit nicht zu berühren, bevor sie ihre Hände dekontaminiert haben, und können die Atmungstropfen, die man in die Umwelt ausscheidet, reduzieren), wie bereits im Kapitel »COVID-19 verstehen« besprochen.

Einige Länder haben sich mit einem Maskenvorrat eingedeckt.[135] In den Vereinigten Staaten hatte man eine solche Bevorratung jedoch nicht geplant, sodass es letztlich jedem Einzelnen überlassen blieb, für seine eigene Sicherheit zu sorgen. Die nordamerikanische Investmentfirma BMO Nesbitt Burns unterstrich in ihrem Bericht über die Pandemieplanung die Notwendigkeit, persönliche Verantwortung zu übernehmen. »Gesichtsmasken würden aus den Regalen verschwinden und eine Wiederaufstockung der Lagerbestände wäre unmöglich«, schrieb ihr Weltwirtschaftsstratege. »Es würden sich Schwarzmärkte (zum Beispiel) für Gesichtsmasken entwickeln und die Kriminalität würde zu einem ernsten Problem. Das Militär und die Nationalgarde sowie Polizei und Feuerwehr würden gebraucht, um den Frieden aufrechtzuerhalten, aber auch sie wären bald durch die Krankheit erschöpft.«[136] Wenn man die Werkzeuge zur Hand (und im Gesicht) hat, um einfache Hygienemaßnahmen zu praktizieren, kann man die Chancen erhöhen, zu der Hälfte der Bevölkerung zu gehören, die nur als Beobachter mit ansieht, wie andere erkranken.

BEREITEN SIE SICH VOR

Wenn wir trotz bester Vorsichtsmaßnahmen erkranken, wie können wir dann zu Hause für uns selbst sorgen, falls das Gesundheitssystem zusammenbricht?

PFLEGE ZU HAUSE

Die Symptome von COVID-19 haben wir bereits besprochen. Was ist mit der nächsten Pandemie? Vermutlich sollte die Konstellation der Symptome für das jeweilige Virus zu dem Zeitpunkt, an dem es Ihr Gebiet erreicht, bereits gut bekannt sein. Typisch für Influenza ist ein plötzlicher Ausbruch. Das Wort »Grippe« stammt vom französischen *gripper*, was »nach etwas haschen, greifen« heißt, und beschwört damit die Vorstellung herauf, dass die Krankheit uns plötzlich befällt. Die Leute sagen oft, dass sie sich »wie von einem Lastwagen überfahren« fühlen. Die Grippe schlägt in der Regel mit plötzlichem Fieber und Schüttelfrost, Husten, Muskelschmerzen, Müdigkeit und Schwäche zu, sodass es schwierig ist, überhaupt aus dem Bett zu kommen. Das heißt, wenn Sie eine Grippe haben, dann werden Sie es schon merken.

Obwohl hohes Fieber aus jeglichem Grund bei Kindern zu Erbrechen führen kann, sind gastrointestinale Symptome bei Influenza eher selten.[137] Die sogenannte 24- oder 48-Stunden-Magen-Darm-Grippe, die mit Übelkeit, Erbrechen und Durchfall einhergeht, ist dabei eine unglückliche Fehlbezeichnung. Wie zuvor bereits im Kapitel »Massentierhaltung« erwähnt, handelt es sich bei der 24-Stunden-Grippe meistens um eine Lebensmittelvergiftung (virale lebensmittelbedingte Gastroenteritis) und nicht um eine echte Influenza.[138]

Im Gegensatz zu Influenza ist eine Erkältung eher ein örtlich begrenztes Phänomen, bei dem die Symptome einer systemischen Grippe wie extreme Müdigkeit, Fieber und starke Schmerzen fehlen. Husten, Kopfschmerzen und Beschwerden in der Brust können beide Erkrankungen begleiten, sind bei einer Grippe jedoch meist stärker ausgeprägt.[139]

Mit oder ohne antivirale Medikamente beruht die Grundlage der Behandlung von Influenza auf Ruhe und ausreichender Flüssigkeitszufuhr. Müdigkeit, Schwäche und Muskelschmerzen sind die Art und Weise, auf die Ihr Körper Ihnen sagt, dass Sie im Bett bleiben sollen. Ihr Körper ist nicht dumm. Dadurch ist es nämlich nicht nur weniger wahrscheinlich, dass Sie die Krankheit auf andere Personen übertragen, sondern die Bettruhe ermöglicht es Ihrem Körper auch, mehr Energiereserven zu mobilisieren, um die ersten Abwehrkräfte auf den Weg zu bringen.[140] Wenn Sie sich nicht anstrengen, verringert sich auch die Wahrscheinlichkeit, dass das Virus durch tiefes Einatmen noch tiefer in die Lungen eindringt.[141] Tatsächlich könnte eine Vermutung darüber, warum 1918 mehr junge Männer als junge Frauen starben, »auf die Tendenz vieler Männer zurückzuführen sein, aus der Not heraus oder einem männlichen Impuls folgend weiterzuarbeiten, anstatt sich auszuruhen, wenn sie krank waren«.[142]

Neben antiviralen Medikamenten ist das Beste, was man normalerweise tun kann, um die Grippe zu überleben, eine angemessene Flüssigkeitszufuhr, indem man tagsüber jede Stunde mindestens einen Viertelliter Wasser, Tee, Saft, Suppe oder ein anderes alkoholfreies Getränk zu sich nimmt. Das sind drei bis fünf Liter Flüssigkeit pro Tag, die die Lungensekrete lockern, um den Körper vom Virus zu befreien[143] und die mit Fieber einhergehende Dehydrierung zu verhindern.[144] Wenn Sie nichts essen beziehungsweise die Person, die Sie pflegen, nichts isst, können Sie eine Rehydratationslösung mit Elektrolyten herstellen: Mischen Sie dafür einen Liter Trinkwasser, zwei Esslöffel Zucker, einen Viertel Teelöffel Salz und einen Viertel Teelöffel Backpulver. Das Ergebnis ist rund ein Liter Rehydratationslösung. Falls verfügbar, können Sie durch eine zusätzliche halbe Tasse Orangensaft, Kokosnusswasser oder eine zerdrückte reife Banane noch Kalium hinzufügen. Wenn kein Backpulver zur Verfügung steht, ersetzen Sie es durch einen weiteren viertel Teelöffel Salz.[145] Wenn eine Person zu krank zum Trinken ist, kann Flüssigkeit auch tatsächlich Tropfen für Tropfen verabreicht werden, bis sich der Patient erholt hat.[146] Bei der Behandlung der Grippe außerhalb eines medizinischen Umfelds geht es weniger darum, ein Fieber durch Medikamente zu senken oder ähnliche Maßnahmen zu ergreifen. Was wir zu Hause versuchen müssen, ist, das Fieber zu ertränken.

Das Fieber künstlich zu senken ist ein umstrittenes Thema. Fieber mag unangenehm sein, aber es wirkt sich positiv auf den Verlauf vieler Infektionen aus. Erhöhte Temperaturen hemmen nachweislich die Replikation des Influenzavirus. Auch hier weiß unser Körper in der Regel am besten, was gut für ihn ist.[147] Wenn wir ein Fieber künstlich mit Medikamenten wie Paracetamol oder Ibuprofen zu senken versuchen, fühlen wir uns vielleicht im ersten Moment besser, aber wir untergraben möglicherweise die Fähigkeit unseres Körpers, sich gegen Keime zu wehren. Ein kühles Tuch auf der Stirn kann ebenfalls helfen, und zwar ohne unser inneres Virusbekämpfungsfieber zu senken. Medikamente sollten jedoch in Betracht gezogen werden, wenn die Fieberbeschwerden oder Muskelschmerzen den Schlaf stören, der auch wichtig für eine Genesung ist. Hohes Fieber – über 40 Grad Celsius – sollte auf jeden Fall behandelt werden. Eine Kombination von Paracetamol und Ibuprofen, die beide gleichzeitig eingenommen werden, sowie lauwarme Wasserschwammbäder sollten fast jedes hohe Fieber erfolgreich senken. Wegen des Risikos einer seltenen, aber schwerwiegenden Nebenwirkung, des sogenannten Reye-Syndroms, sollte Aspirin niemals an Kinder verabreicht werden.[148] Während einer Vogelgrippepandemie kommt Hühnersuppe möglicherweise nicht infrage, aber warme Flüssigkeiten können im Allgemeinen die Symptomanhäufung lindern und können auch die Temperatur der Atemwege begünstigend erhöhen.[149]

Die Laienpresse hat die antiviralen Vorteile einer chemischen Verbindung namens Resveratrol angepriesen, die natürlicherweise in Trauben vorkommt.[150] In Laborexperimenten mit infizierten Mäusen schien die Injektion von Resveratrol tatsächlich die Überlebenschancen zu verbessern,[151] aber die Forscher setzten massive Dosen auf einem nichtoralen Weg bei nichtmenschlichen Versuchstieren ein.[152] Das menschliche Äquivalent würde bedeuten, täglich 15 Liter Rotwein zu trinken, um in den Genuss der Verbindung zu kommen.[153] Während also Resveratrol ein gewisses pharmakologisches Potenzial für die Zukunft birgt, ist Traubensaft möglicherweise nicht besser als jede andere hydratisierende Flüssigkeit. Es hat sich gezeigt, dass keine Kombination fragwürdiger Heilmittel, die über das Internet angepriesen werden, Bettruhe und Flüssigkeiten zur Verbesserung der Überlebenschancen übertrumpft.

KOLLATERALSCHÄDEN

Das Überleben der Krankheit ist nur ein Teil des Überlebens der Pandemie. Bedeutende Finanzanalysten sagten voraus, dass eine Pandemie mit einem Virus wie H5N1 einen beispiellosen weltweiten wirtschaftlichen Zusammenbruch auslösen könnte.[154] Der Leiter der Abteilung für Pediatric Infectious Disease an der Winthrop University drückte dies in einem Artikel in der wissenschaftlichen Zeitschrift *Pediatric Annals* im Jahr 2005 recht blumig aus: »Zwei Meister der spannenden Erzählung, Alfred Hitchcock und Stephen King, sind der Wahrheit vielleicht näher gekommen, als sie selbst jemals geglaubt hätten. Sowohl Vögel als auch eine Supergrippe könnten das Ende der Zivilisation, wie wir sie kennen, herbeiführen.«[155]

Das Projekt »Mapping the Global Future« für das Jahr 2020 des U. S. National Intelligence Council identifizierte eine Pandemie als wichtigste Bedrohung der Weltwirtschaft.[156] Nachdem sie erkannt hatten, dass es praktisch keine Aussicht auf eine Verhinderung der Pandemie gibt, arbeiteten führende Wissenschaftler wie Osterholm mit der Wirtschaft zusammen, um eine Infrastruktur für die Überlebenden dessen zu schaffen, was in politischen Fachzeitschriften als »Abschaltung des globalen Wirtschaftssystems« bezeichnet wurde.[157] Als stellvertretender Direktor des National Center for Food Protection and Defense des Department of Homeland Security sprach Osterholm auf einer Konferenz von Landwirtschaftsbankern und erläuterte die Situation wie folgt: »Das hier [H5N1] wird die katastrophalste Situation in meinem Leben sein. Wenn es dazu kommt, werden wir die globalen Märkte über Nacht komplett abschalten. Es wird keinen Warenverkehr geben; es wird keinen Personenverkehr geben. Das wird mindestens ein Jahr, vielleicht zwei Jahre dauern.«[158] Es könnten durchaus Jahre sein, die von »völligem Chaos« gekennzeichnet sind,[159] sagte er. »Es würde absolute Panik herrschen.«[160]

Die große nordamerikanische Maklerfirma BMO Nesbitt Burns war die erste, die die globalen wirtschaftlichen Auswirkungen beschrieb und darauf hinwies, dass eine Pandemie einen katastrophalen Abschwung ähnlich der Großen Depression auslösen könnte. »Eine Pandemie wäre sogar noch schlimmer«, hieß es in ihrem Bericht.[161] Die Chefökonomin des Unternehmens wies jedoch auf einen großen Unterschied zwischen einem Pandemiecrash und der Großen Depression hin. »Wir werden keine 30 Prozent Arbeitslosigkeit haben«, sagte sie, »denn offen gestanden werden viele Menschen einfach sterben.«[162]

Man hat versucht, die Kosten zu berechnen. Eine Gruppe der Oxford University schätzte die Kosten einer leichten Pandemie auf Billionen von Dollar,[163] was bei COVID-19 in der Tat der Fall zu sein scheint,[164] hielt es jedoch für unmöglich, den Preis einer virulenteren Pandemie zu beziffern, die die Weltwirtschaft für Jahre in Trümmer legen könnte.[165] SARS verursachte in Kanada nur ein paar Dutzend Todesfälle, und nach Angaben des Ministers für öffentliche Gesundheit ging bereits dadurch die gesamte Wirtschaft »in die Knie«.[166] Experten stellten fest, dass wir »großes Glück hatten, dass SARS nur SARS war« und nicht so etwas wie eine Grippepandemie, die SARS »wie einen Urlaub« aussehen lassen würde.[167]

Teilweise würde sich die wirtschaftliche Lähmung aus der Angst vor einer Ansteckung ergeben. Laurie Garrett ist die erste Reporterin überhaupt, die alle drei wichtigsten »P«-Auszeichnungen des Journalismus gewonnen hat – den Peabody sowie den George Polk Award und den Pulitzerpreis. Bei einem Treffen des Council on Foreign Affairs versuchte sie, den Dialog einzuleiten, indem sie die möglichen Auswirkungen auf eine Stadt wie Washington, D. C. besprach. »Ein Grippevirus wie H5N1«, sagte sie, »liebt Türklinken. Es liebt die Haltegriffe in der U-Bahn. Es liebt jeden Eingang, jede Oberfläche, die wir alle berühren.« Sie beschrieb das Fortbestehen des Virus in der Umwelt so: »Ganz Washington D. C. ist also voller häufig berührter Oberflächen, und auf einmal wäre diese Stadt völlig gelähmt. Die Regierung würde aufhören zu arbeiten. Man kann sich nicht vorstellen, dass Menschen sich sicher fühlen würden, wenn sie in den Regierungsbezirk hinein- und herauspendeln müssten, zu Regierungsbüros gehen, in die U-Bahn steigen, all die Dinge, die für das Funktionieren dieses Ortes von so entscheidender Bedeutung sind. Ich will damit nur sagen: Wenn Sie Ihre Vorstellung davon, was das Ganze allein für Washington bedeuten würde, auf alle wichtigen Knotenpunkte der Weltwirtschaft ausweiten, können Sie leicht erkennen, welche Auswirkungen eine solche Pandemie auf die Weltwirtschaft hätte.«[168]

Ähnliche Szenarien wurden für eine bis ins Mark erschütterte New York City entwickelt. Als stellvertretender Dekan der School of Public Health der Columbia University hatte Irwin Redlener mit Beamten der Stadt New York zusammengearbeitet, um die Metropole auf eine Pandemie vorzubereiten. Redlener erwartete, dass man versuchen würde, ganze Stadtteile unter Quarantäne zu stellen. »Die Stadt«, sagte er, »würde wie in einem Science-Fiction-Film aussehen.«[169]

Wie beim Hurrikan Katrina reicht es nicht aus, den Sturm zu überleben, sondern wir müssen auch die Nachwirkungen verkraften – die Warenknappheit, den Verlust lebenswichtiger Dienstleistungen und das daraus resultierende soziale Chaos. Da die Versorgungsketten durch das Zusammenbrechen der Grenzen unterbrochen werden,[170] ist weltweit mit großen Versorgungsengpässen zu rechnen – von Seife, Papier und Glühbirnen bis hin zu handelsüblichen Medikamenten, Benzin und Ersatzteilen für die Reparatur von militärischer Ausrüstung bis hin zur kommunalen Wasserversorgung.[171] Auf einer Konferenz zur Pandemievorbereitung saß Garrett still in einem Vortrag nach dem anderen über die verschiedenen Facetten der Vogelgrippe. »Nun ja«, fragte sie, als endlich die Frage-und-Antwort-Runde kam, »aber was werden wir essen?«[172]

1918 waren wir viel unabhängiger.[173] Da unsere Weltwirtschaft heute auf einer Just-in-time-Bestandskontrolle basiert, verfügen die Unternehmen über minimale Lagerbestände an Rohstoffen oder Fertigprodukten.[174] Moderne Unternehmen haben keine Lagerhäuser mehr, die mit Beständen für die nächsten Monate überquellen. Lebensmittelgeschäfte haben selten mehr als ein paar Tage an gängigen Waren auf Lager, und der Verband der Lebensmittelhersteller hat auf noch strengere Bestandsbeschränkungen gedrängt. Der Hauptgeschäftsführer des Council of Supply Chain Management Professionals sagte gegenüber dem *Wall Street Journal*, dass die Lebensmitteleinzelhändler »sich keine Lagerbestände leisten können, die nur ›für den Fall, dass‹ angelegt werden«.[175] Schon die Bedrohung durch einen schlimmen Wintersturm kann zu regionalen Engpässen bei wichtigen Rohstoffen führen;[176] stellen Sie sich vor, dass sich diese Engpässe über Monate hinziehen.[177]

Mit COVID-19 sind zwar die Toilettenpapiervorräte schnell zuneige gegangen, aber Lebensmittel waren weiterhin vorhanden. Die Pandemiemodellierung legt nahe, dass es nur einer 25-prozentigen Verringerung der Arbeitskraft bedürfte, um eine weitverbreitete Nahrungsmittelknappheit zu verursachen.[178] Der Kongress wurde von einem Arbeitsmediziner darüber informiert, dass bei einer schwerwiegenderen Pandemie nicht nur die Lebensmittelgeschäfte leer wären, sondern dass wir auch Strom, Wasser und Telefondienste verlieren könnten. Eine Simulation des Weltwirtschaftsforums kam zu dem Schluss, dass das Internet innerhalb von zwei bis vier Tagen abgeschaltet würde.[179] Osterholm sagte zu Oprah: »Fragen Sie mal die Stadt Chicago: ›Wie viel Chlor haben Sie?‹ Viele Städte der Welt haben möglicherweise nicht mehr als fünf bis sieben Tage Chlor auf Lager, um ihre Wasserversorgung tatsächlich zu nutzen und zu reinigen.«[180] Wir könnten gezwungen sein, einen harten Winter ohne Heizung zu überstehen.[181] Der Zerfall kritischer Infrastrukturen könnte zum Teil die Folge eines ungebremst zunehmenden Personalmangels sein.[182] »Milliarden würden krank werden«, erklärte ein WHO-Sprecher, »weitere Milliarden hätten zu viel Angst, um zur Arbeit zu gehen, was zu einem Zusammenbruch der lebenswichtigen Dienste führen würde.«[183] Hochkarätige UN-Pandemie-Katastrophensimulationen legten nahe, dass die Aufrechterhaltung von Wasser, Strom und Nahrung für die Gesunden mehr Leben retten könnte, als sich auf die Behandlung der Kranken zu konzentrieren.[184]

Wie bei vielen Polizisten in New Orleans nach dem Hurrikan Katrina im Jahr 2005 ist es möglich, dass selbst systemrelevantes Personal wie Ärzte und Pflegekräfte einfach nicht zur Arbeit erscheinen würde.[185] Würde man sie bitten, in überfüllten »Krankenhäusern« – umfunktionierten Turnhallen, Sportarenen oder Waffenkammern – zu operieren, wo die Kranken wie in einem Lagerhaus gestapelt werden könnten? Garrett meinte, dass diese behelfsmäßigen und provisorischen Krankenstuben in einem ähnlichen Chaos enden könnten wie der Louisiana Superdome nach Katrina.[186] Unter diesen Bedingungen fragte sich Osterholm: »Würden Sie zur Arbeit kommen? (…) Würden Ihre Lieben zur Arbeit kommen, wenn sie einer lebensbedrohlichen Infektion ausgesetzt wären, vor der es praktisch keinen Schutz gibt?«[187]

Während der COVID-19-Pandemie haben Mediziner auf der ganzen Welt heldenhaft das Risiko einer Exposition auf sich genommen und sind der ursprünglichen Verpflichtung des American Medical Association Code of Ethics von 1847 treu geblieben: »Wenn eine Seuche herrscht, ist es die Pflicht [der Ärzte], sich der Gefahr zu stellen und ihre Arbeit zur Linderung des Leidens fortzusetzen, selbst wenn sie dabei ihr eigenes Leben aufs Spiel setzen.« Diese Forderung wurde 1977 aus dem Gesetzbuch gestrichen, aber die Aids-Epidemie rief einen Teil dieser Pflicht wieder auf den Plan, nämlich, die medizinische Versorgung »selbst bei größeren als den üblichen Risiken für die eigene Sicherheit, Gesundheit oder das Leben der Ärzte« zu gewährleisten. Für Menschen in ihren 30ern oder 40ern entspricht das Risiko, an COVID-19 zu sterben, möglicherweise nur etwa eins zu 1000.[188] Würden Ärzte immer noch auftauchen, wenn es bei 50 Prozent läge?

LEICHENMANAGEMENT

Die Entsorgung der Toten, im Krisenmanagement als »Leichenmanagement« bezeichnet,[189] stellt die Beamten des öffentlichen Gesundheitswesens vor besondere Probleme. »Wir sprechen hier über Anweisungen darüber, wie die Menschen ihre Toten in ihren Hinterhöfen begraben sollten und wie weit von den septischen Systemen entfernt«, erklärte der Direktor der Abteilung für öffentliche Gesundheit von King County in Seattle. »Nur für den Fall, dass Sie sich fragen: hochwertige Leichensäcke kosten 20 Dollar das Stück.«[190]

Vor einem halben Jahrhundert betrug die durchschnittliche Zeit vom Bau eines Sarges bis zur Beerdigung Monate. Heute sind es weniger als drei Wochen.[191] Osterholm sagte daher voraus: »Uns werden die Särge über Nacht ausgehen.«[192] Auch die Kapazität der Krematorien ist begrenzt.[193] Es wird schlichtweg keinen Platz für die Toten geben.[194]

»In unserem ganzen Leben haben wir noch keine Krankheit gesehen, durch die die Menschen so schnell sterben, dass es niemanden gibt, der sich im Krankenhaus um sie kümmern, und niemanden, der sie begraben kann«, sagte Dr. Greg Poland, Vorsitzender der Vaccine Research Group der Mayo Clinic. »Genau das wird bei einer [schweren] Pandemie allerdings passieren. Es gäbe mehr Tote als in allen Kriegen der Welt in der gesamten Menschheitsgeschichte zusammen. Und das alles innerhalb von sechs bis 18 Monaten.«[195] Sogar bei einer so milden Pandemie wie COVID-19 mussten Eisbahnen[196] und Kühllastwagen[197] zu diesem Zweck vorübergehend beschlagnahmt werden. In einigen Ländern wurden Leichen auf den Straßen zurückgelassen.[198] In New York City landeten einige Patienten, die COVID-19 zum Opfer gefallen waren, in Massengräbern.[199]

In Großbritannien hatten Beamte im Rahmen der »Operation Arctic Sea«, der Notfall-Pandemiesimulation der britischen Regierung, die Landschaft in der Suche nach geeigneten Standorten für Massengräber durchkämmt.[200] Ihr Bereitschaftsplan sah kreative Lösungen wie mobile aufblasbare Leichenhallen vor, die groß genug waren, um Hunderte von Leichen aufzunehmen.[201] In Australien erkannten die Beamten, dass sich die Leichen selbst bei obligatorischen Einäscherungen und einem Rund-um-die-Uhr-Betrieb aller vorhandenen Krematorien möglicherweise immer noch stapeln würden. Sollte dies der Fall sein, ist geplant, Ingenieure der Armee mit Kühllastwagen die Leichen in »kommunalen Bestattungen« entsorgen zu lassen. Die Regierung erkannte, dass dies eine »Vielzahl von Problemen in unserer multikulturellen Gemeinschaft« aufwerfen könnte. Ein Sprecher des Gesundheitsministeriums plädierte: »Alle religiösen Gesellschaften müssen die Tatsache respektieren, dass sie unter Umständen in Massengräbern gemeinsam bestattet werden müssen.«[202]

DIE GEIER STEHEN SCHON SCHLANGE

Laut einer öffentlichen Meinungsumfrage waren Menschen mit Gehältern von über 100 000 Dollar am stärksten über eine Vogelgrippepandemie besorgt. Weitere Analysen legten nahe, dass dies nicht auf ein höheres Bildungsniveau zurückzuführen war, sondern dass »Menschen mit höheren Einkommen (…) auch mehr zu verlieren haben«.[203] Investmentbanking-Unternehmen wie Citigroup sahen jedoch einen Silberstreif am Horizont – die Möglichkeit, von einer Pandemie stark zu profitieren.

Denken wir beispielsweise an Immobiliengeschäfte. »Steigende Todesraten würden die Immobilienblase durchbrechen und ein riesiges Überangebot an Wohnraum schaffen«, prophezeite ein Bankunternehmen. »In dem Maße, in dem ein unverhältnismäßig hoher Anteil der 20- bis 40-Jährigen sterben würde, würden die Wohnungsmärkte als Reaktion auf das Überangebot schwächer werden. (…) Die Immobilienwerte würden sinken, und einige Objekte würden später zu Schnäppchenpreisen angeboten werden.«[204]

Devisenspekulanten würden riesige Gewinne erzielen. »Schlechte Nachrichten«, erklärte ein hochrangiger Devisenhändler, »sind stets eine Chance, einen Gewinn zu erzielen.«[205] Während Aktien von Lebensversicherungsgesellschaften eher als schlechte Investition betrachtet wurden, hieß es in *An Investor's Guide to Avian Flu*: »Sicherlich würde es Gewinner geben, wie zum Beispiel Bestattungsunternehmen und andere ›todesbezogene‹ Unternehmen.«[206] Citigroup Investment Research empfahl den Verkauf von Aktien von Einkaufszentren, Fluganbietern und Luxusgütern und den Kauf von Aktien von Herstellern von Reinigungsprodukten wie Clorox, Home-Entertainment- und Telekommunikationsprodukten. Auch der Verteidigungssektor gilt als langfristiger Gewinner.[207]

Falls die Geschichte wirklich ein guter Lehrmeister ist, können wir wohl opportunistische Werbeaktionen erwarten. 1918 schwor Colgate-Zahnpasta, dass »gute Zähne gute Gesundheit« bedeuten.[208] InfoWars-Gründer Alex Jones war noch direkter und behauptete schlichtweg, dass seine Zahnpasta »die gesamte SARS-Coronafamilie komplett ausmerzt.«[209] Wucherpreise wären ebenfalls zu erwarten. 1918 verdreifachten die Bestattungsunternehmen die Sargpreise.[210] Während der COVID-19-Pandemie bot ein Verkäufer bei Amazon 15 N95-Gesichtsmasken für 3799 Dollar an.[211]

In vielen Staaten gibt es Gesetze, die in nationalen Notfällen ein derartiges künstliches Hochtreiben der Preise verbieten. Während eines Stromausfalls beispielsweise ist es in bestimmten Staaten gegen das Gesetz, die Preise für Taschenlampen plötzlich in die Höhe schießen zu lassen. Das Mercatus Center, der kommerziell finanzierte[212] Think Tank der George Mason University, sprach sich dafür aus, alle Gesetze zur Verhinderung von Preismanipulation in Vorbereitung auf die Pandemie aufzuheben. Das Zentrum argumentierte, dass es sich hierbei um ein wirksames Mittel handele, um Engpässe zu vermeiden, und dachte dabei wohl an eine Art »Pferdeäpfel-Theorie«, um allein die Versorgung der Wohlhabenden mit kritischen Gütern möglich zu machen. »Wir sollten uns nicht zu intensiv mit der Frage beschäftigen«, schrieb der Generaldirektor des Zentrums in seinem offiziellen Bericht »Avian Flu: What Should Be Done«, »ob ›die Reichen‹ oder ›die Armen‹ einen größeren Anteil an Behandlungs- oder Präventionsmaßnahmen erhalten.«[213]

Aber auch für die Reichen, die die Pandemie überleben, wird es nicht nur rosig aussehen. »Viele der Annehmlichkeiten unseres täglichen Lebens«, erklärte ein Experte, »Salat im Winter, Glühbirnen, neue Turnschuhe, werden für uns von Menschen angebaut oder hergestellt, die in Entwicklungsländern leben. Wenn ihre Belegschaften dezimiert werden, werden auch wir die Auswirkungen spüren.«[214]

Einer der führenden Wirtschaftswissenschaftler Kanadas beschrieb die Auswirkungen eines solchen Vorkommnisses als »wirklich faszinierend« und sagte voraus, dass »am Ende der Krise viele Schnäppchen zu machen sein werden«.[215] Aber die Menschen müssten dazu erst einmal finanziell in der Lage sein, die Situation auszunutzen. BMO Nesbitt Burns veröffentlichte einen Bericht, in dem Personen mit sechsstelligen Einkommen dahingehend beraten wurden, wie sie ihre Karten am besten ausspielen könnten. Diejenigen, die Bargeld horten könnten, würden »letztlich davon profitieren, wenn sie Immobilien, Farmen, Unternehmen und Aktien zu außergewöhnlichen Preisen kaufen könnten«. Das Bankenkonglomerat räumte ein, dass dies vielleicht »ziemlich gefühllos« klinge, meinte jedoch, dass dies die Art und Weise sei, wie die Welt nun einmal seit jeher funktioniere. Im Vorfeld der Weltwirtschaftskrise, so die Erklärung, seien diejenigen mit liquiden Mitteln in der Lage gewesen, »das Eigentum hochverschuldeter Menschen zu übernehmen«.[216] Die Pandemie könnte also für dieses eine Prozent der Bevölkerung etwas Gutes bringen.

Auf die Pandemie von 1918 folgten die »Wilden Zwanziger«. Unter den glücklichen Überlebenden, so ruft man uns ins Gedächtnis, waren »haufenweise Neureiche (...) und viele der Altreichen waren nun sagenhaft reich geworden«. Mit dem richtigen Pandemieportfolio, so der Rat von Investmentfirmen, müssten sich die Überlebenden der Pandemie nicht auf das Glück verlassen, »um die breite Palette billiger Vermögenswerte zu nutzen«.[217]

Die Löhne nach einer Pandemie könnten dank des »begleitenden negativen Schocks für die Bevölkerung und die Arbeitskräfte« sogar steigen. Derselbe Segen folgte offensichtlich auf die Pest, in deren Nachgang einigen Historikern zufolge die Mieten fielen und die Löhne stiegen. Eine Finanzanalyse von 1918 behauptete, dass die Pandemie einen »großen und robusten positiven Effekt« auf das Wachstum des Pro-Kopf-Einkommens hatte, wobei genau berechnet wurde, wie viel Wirtschaftswachstum jedem zusätzlichen Todesfall zugeschrieben werden konnte.[218] Während der Konferenz des Council on Foreign Relations 2005 über die globale Bedrohung durch eine Grippepandemie mit dem Titel »What Would the World Look Like After a Pandemic?« (Wie sähe die Welt nach einer Pandemie aus?) bemerkte der Bioterrorismusexperte Yanzhong Huang, Direktor des Center for Global Health Studies an der Seton Hall University: »Ich möchte darauf hinweisen, dass dieser negative Schock für das Bevölkerungswachstum nicht unbedingt etwas Negatives darstellt.«[219]

In diesen Pandemieinvestitionsberichten gab es auch einige Finanzratschläge für die breite Öffentlichkeit. Der Appell an den gesunden Menschenverstand, eine persönliche Verschuldung nicht zu erhöhen, war wohl ein guter Rat,[220] aber andere Empfehlungen scheinen weniger stichhaltig. Der Präsident von Global Trends Investments empfahl zum Beispiel den Rückgriff auf Edelmetalle und Hartwährung,[221] aber bei so vielen zu erwartenden Todesfällen könnten groß angelegte Nachlassliquidationen von Schmuck den Goldmarkt unterbieten.[222] Eine Lehre aus dem Hurrikan Katrina war, dass die lokale Wirtschaft zu Tauschhandelssystemen zurückkehren könnte.[223] Geld, so behauptete ein Experte des British Institute for Animal Health, »würde bedeutungslos werden«.[224] Sollte das Worst-Case-Szenario eintreten, erklärte der Präsident der Investmentforschungsfirma WBB Securities (vielleicht nur halb im Scherz), »dann wären die besten Investitionen vielleicht Konserven und Schrotflintenpatronen«.[225]

»Wir haben sehr wenig Neues über die Krankheit gelernt, aber viel Altes über uns selbst.«

Frederick C. Tilney, über die Polioepidemie von 1916 in New York[226]

Große Krisen können das Beste im Menschen hervorbringen, aber auch das Schlimmste. »Wir müssen Maßnahmen ergreifen, damit die Menschen, die vom pandemischen Grippevirus verschont bleiben, nicht durch Hunger, Kälte, chronische Krankheiten oder verseuchtes Wasser sterben«, schrieb ein bekannter Risikomanagementspezialist.[227] »Wir wollen auch nicht, dass Menschen, die von dem Virus verschont bleiben, bei Aufständen getötet werden.«

Es wird erwartet, dass die Zivilgesellschaft zerfällt und gewalttätige soziale Unruhen ausgelöst werden, während die Bevölkerung versucht, aus verseuchten Gebieten zu fliehen oder sich an Massenplünderungen zu beteiligen.[228] Nach dem Anschlag von Katrina dauerte es nur 48 Stunden, bis 20 Prozent der Polizeibeamten von den Straßen von New Orleans verschwunden waren und Drogensüchtige auf Entzug mit Schüssen die Straßen regierten.[229] FEMA-Direktor Brown sagte, seine Behörde sei gezwungen gewesen, »unter Bedingungen städtischer Kriegsführung« zu arbeiten.[230] Und hier war nur eine einzige Stadt von der Krise betroffen.

Experten befürchten, dass zivile Unruhen in einer Reihe von Regierungen auf der ganzen Welt ausschlaggebende Moment für Instabilität sein könnten, »da ihre Volkswirtschaften implodieren würden«.[231] Es besteht die Befürchtung, dass selbst in nicht betroffenen Ländern schon früh Panik und Chaos ausbrechen könnten, während die Weltmedien über das tägliche Voranschreiten der Pandemie berichten.[232]

1918 begann das geordnete Leben in Amerika zusammenzubrechen. Die Familien hörten auf, sich umeinander zu kümmern. In seinem Bericht »An Account of the Influenza« von 1919 konstatierte das Rote Kreuz, dass »die Menschen nicht aus Mangel an Nahrung verhungerten, sondern weil die Gesunden in Panik gerieten und sich den Kranken nicht näherten.«[233] Die Sozialdienste flehten die Nachbarn an, Kinder aufzunehmen, deren Eltern im Sterben lagen oder tot waren. Ein Historiker berichtete: »Die Reaktion war praktisch null.«[234] Victor Vaughn, Surgeon General der U. S. Army, der als »ein vorsichtiger Mann, ein maßvoller Mann, ein Mann, der nicht übertreibt, um seinen Standpunkt klarzumachen« bezeichnet wurde, warnte: »Die Zivilisation hätte innerhalb weniger Wochen von der Erdoberfläche verschwinden können.«[235]

1918 brach die Gesellschaftsordnung zusammen. Der Chefdiagnostiker der New Yorker Gesundheitsbehörde fasste die Auswirkungen der Pandemie auf den psychischen Zustand ihrer Opfer so zusammen: »Intensive und langwierige Widrigkeiten führten zu Hysterie, Melancholie und Wahnsinn mit Selbstmordabsichten.«[236] Es kam zu Gewaltausbrüchen. In San Francisco erschoss ein Inspektor des Gesundheitsamtes einen Mann, weil er sich weigerte, eine Maske zu tragen. In Chicago schrie ein Arbeiter: »Ich werde sie auf meine Weise heilen!«, und schnitt dann seiner Frau und seinen vier Kindern die Kehle durch.[237]

Unruhen brachen aus. Das von der Pandemie überwältigte Kriegsministerium war nicht in der Lage, bei der Kontrolle der inneren Unruhen im eigenen Land zu helfen.[238] Alle Regierungsebenen wurden schwer in Mitleidenschaft gezogen, was den öffentlichen Dienst auf breiter Front beeinträchtigte.[239] Unternehmen mussten private bewaffnete Wachen einstellen, um ihre wertvollen Särge zu bewachen.[240]

Der offizielle Bereitschaftsplan der USA für eine Pandemie prognostizierte viele ähnliche Szenarien für den Fall einer schweren Pandemie,[241] was die Forscher der Materie kaum überraschte. Einer von ihnen fragte: »Was passiert, wenn Menschen in South Side Chicago oder Compton oder in der Bronx sehen, wie Menschen an der Krankheit sterben, während andere die Pflege bekommen, die sie brauchen? Was passiert, wenn die Krankenhäuser, die traditionell die Bedürfnisse der Innenstadt abdecken, langsam keine Betten mehr haben? Glauben wir wirklich, dass die Menschen in den Sozialprojekten und ärmeren Vierteln unseres Landes sitzen bleiben und zusehen werden, wie ihre Familie und Freunde, ihre komplette Gemeinde, sterben? Ich kann mir wirklich nicht vorstellen, dass es keine Unruhen geben würde.«[242]

Als die Bewohner eines chinesischen Dorfes erkannten, dass die Provinzbeamten während des SARS-Ausbruchs Informationen zurückgehalten hatten, randalierten sie in Quarantänezentren, die gerade darauf vorbereitet wurden, Personen von außerhalb zu isolieren. Auf die Frage, warum den Dorfbewohnern Informationen vorenthalten worden waren, sagte ein Bürokrat zu einem Nachrichtenkorrespondenten: »Sie würden es einfach nicht verstehen.«[243] Eine offene Kommunikation wird jedoch als entscheidend für die Aufrechterhaltung des Vertrauens angesehen. Wie der ehemalige Senator Sam Nunn sagte, als er in »Dark Winter«, einer bioterroristischen Pockenübung, den US-Präsidenten spielte:[244] »Die Bundesregierung braucht die Kooperation des amerikanischen Volkes. Es gibt keine staatliche Macht, die 300 Millionen Menschen dazu zwingen kann, Maßnahmen zu ergreifen, die sie nicht ergreifen wollen.«[245]

Das bedeutet, dass die nationale Debatte sofort in Angriff genommen werden muss. Wer soll das Beatmungsgerät, den Impfstoff, das Krankenhausbett bekommen – die 70-jährigen Großeltern, die 30-jährige Mutter von zwei Kindern oder die Kinder selbst? »Die Menschen in Amerika sind an diese Art der Rationierung nicht gewöhnt«, sagte ein Ökonom der CDC gegenüber *Science*.[246] Der Leiter der klinischen Bioethik der U. S. National Institutes of Health veröffentlichte einen Vorschlag, der sich unter Medizinern als kontrovers erwies.[247] Er schlug vor, dass Kindern Vorrang eingeräumt werden sollte, auch wenn die bloße Priorisierung von Ärzten mehr Leben retten könnte, basierend auf dem sogenannten Fair-Innings-Prinzip,[248] das besagt, dass »jeder Mensch die Möglichkeit haben sollte, alle Lebensphasen zu durchleben«.[249] Der richtige Zeitpunkt für diese Diskussion ist vor dem Beginn einer Pandemie.[250]

Sozialpsychologen beschreiben eine erschreckende Wirkung auf die menschliche Natur, unsere Werte und Motivationen, die uns im Laufe der Geschichte von Seuchen immer wieder begegnet ist. Ein Chronist des Schwarzen Todes schrieb 1348: »Väter verließen ihre Kinder, Ehefrauen ihre Ehemänner, ein Bruder einen anderen. (…) Und niemand konnte gefunden werden, der die Toten begraben hätte, egal, was man ihm anbot.« Er selbst war gezwungen, seine fünf Kinder mit eigenen Händen zu begraben.[251] Einem angesehenen Medizinhistoriker zufolge lässt sich die allgemeine Haltung durch eine Zeile aus Ben Jonsons *Der Alchemist* zusammenfassen, in der während eines Pestausbruchs eine Romanfigur zu einer anderen sagt: »Atme weniger und weiter weg!«[252]

Diese aus Furcht und Misstrauen geborene menschliche Grundtendenz kann zu einer Sozialpathologie des Hasses wie in *Herr der Fliegen* verkommen.[253] Die Beulenpest führte zu gewalttätigen Angriffen auf Minderheiten wie die Juden, insbesondere nachdem ein Jude in ganz Europa dafür bekannt wurde, (unter Folter) »gestanden« zu haben, Brunnen vergiftet zu haben.[254] Dies führte zu einer weiteren Ausbreitung der Krankheit, da die verfolgten Menschen massenhaft aus den betroffenen Gebieten flohen. Dominante gesellschaftliche Gruppen nutzten die Situation für weitere sozialkonservative Ziele unter dem Motto der »Strafe Gottes für die Sünde«.[255] Während der COVID-19-Krise schossen Angriffe und Schikanen gegen asiatische Amerikaner Berichten zufolge in die Höhe.[256]

Die Hetze gegen angebliche Sündenbocke ist in der gesamten Medizingeschichte zu finden. Seit dem frühen 16. Jahrhundert wird beispielsweise die Syphilis in Italien als »Morbus gallicus« (französischen Krankheit), in Frankreich als »le mal de Naples« (Krankheit aus Neapel), in Russland als »polnische Krankheit«, in Sibirien als »russische Krankheit«, in Indien als »portugiesische Krankheit«, in Portugal als »spanische Krankheit« und in Tahiti als »britische Krankheit« bezeichnet.[257]

Im Jahr 1918 gaben die Reichen den Armen und die Armen den Reichen die Schuld für das Entstehen der »Spanish Lady« – was ja schon an sich ein xenophobes, frauenfeindliches Etikett ist. Die schwedischen Sozialisten veranstalteten einen Generalstreik, in dem sie verkündeten: »Die Grippe rächt die Arbeiter.« Die armen Gegenden der Welt litten zwar unverhältnismäßig stark, aber in einigen Städten wie London war die Todesrate »in den wohlhabenden Stadtteilen Chelsea und Westminster genauso hoch wie in den Slums von Bermondsey und Bethnal Green«, und zwar zum ersten Mal in der Geschichte der öffentlichen Gesundheitsakten.[258] Wie ein Experte feststellte, »ist die Grippe sehr, sehr demokratisch«.[259]

Die Pandemie von 1918 war eine wahre Goldgrube für Rassisten und Antisemiten. In Baltimore wurden die Krankenhäuser unter der Rassentrennung von Jim Crow für Afroamerikaner in der Zeit ihrer größten Not geschlossen. Nachdem die Pandemie vorüber war, begründeten die Beamten von Baltimore die schlechte öffentliche Gesundheit der Stadt damit, dass sie die erhöhte Sterblichkeitsrate auf den Anteil der schwarzen Einwohner zurückführten.[260] Die Polen gaben den Juden die Schuld, die sie »einen besonderen Feind der Ordnung und Sauberkeit« nannten.[261] Wie es in einem Artikel des *New England Journal of Medicine* hieß, war dies »leider weder das erste noch das letzte Mal, dass man soziale Sündenböcke benutzte. Vielmehr handelt es sich um eines der häufigsten, hässlichsten und unproduktivsten Merkmale von Epidemien in der menschlichen Gesellschaft.«[262]

Bis heute werden die Opfer von Infektionskrankheiten beschuldigt und gemieden. Während der SARS-Epidemie wurde Künstlern chinesischer Abstammung der Zugang zu einer Mittelschule in New Jersey verwehrt.[263] Einige Mitarbeiter des Unternehmens, das vom ersten Anthraxfall betroffen war, wurden doppelt gemieden. Hausärzte weigerten sich, sie zu untersuchen, und ihre Kinder wurden von den Schulen abgewiesen.[264]

Die religiöse Intoleranz und die Schuldzuweisungen an die Opfer von 1918 wiederholten sich 2005 nach dem Hurrikan Katrina.[265] Der Gründer der Christian Coalition of America und ehemalige Präsidentschaftskandidat Pat Robertson brachte sowohl Katrina als auch terroristische Anschläge mit der Legalisierung der Abtreibung in Verbindung.[266] Der Direktor der fundamentalistischen christlichen Organisation Repent America betete: »Möge dieser Akt Gottes uns alle veranlassen, darüber nachzudenken, was wir innerhalb unserer Stadtgrenzen tolerieren, und uns vor dem Thron des allmächtigen Gottes erzittern lassen.«[267] Ein christlicher Führer in New Orleans stimmte zu, dass es Gottes Gnade war, die New Orleans reinigte. »New Orleans ist jetzt abtreibungsfrei«, sagte er. »New Orleans ist jetzt frei vom Mardi Gras.«[268]

Die Pandemie von 1918 brachte das Schlimmste in den Menschen hervor, aber auch das Beste. »Damals arbeiteten Weiße und Schwarze Seite an Seite«, erinnerte sich ein Überlebender aus Louisiana. »Hätten wir heute die Zusammenarbeit zwischen Angehörigen verschiedener ethnischer Gruppen, wie wir sie während dieser Epidemie hatten, wäre es ein Segen.«[269] Die Nationale Strategie für eine Grippepandemie des U. S. Homeland Security Council verließ sich auf diesen guten Willen: »Institutionen, die Gefahr laufen, überfordert zu werden, verlassen sich auf die Freiwilligkeit und den Sinn für die zivile und humanitäre Pflicht der einfachen Amerikaner.«[270] Einen Monat nach dem Waffenstillstand des Ersten Weltkriegs schrieb der für die Erfindung des Syphilistests berühmt gewordene deutsche Bakteriologe aus Berlin: »Für mich gibt es keine Deutschen, keine Engländer – nur Männer, die leiden und denen geholfen werden muss.« Als das schicksalhafte Jahr zu Ende ging, fasste eine griechische Tageszeitung den sich entwickelnden Zeitgeist mit dieser Zeile zusammen: »Heute niesen alle Länder wie eine einzige Nation.«[271]

»Wenn keine Pandemie ausbricht, hat fast jede Vorbereitung den Beigeschmack von Panikmache, aber sollte doch eine Pandemie ausbrechen, wird nichts von dem, was wir getan haben, ausreichend sein.«

Tony Abbott[272]

Was sollen wir tun, wenn die ganze Welt krank wird? »Aus meiner Sicht«, sagte Osterholm, »können wir nur beten, planen und üben (…) Wir müssen so planen, als ob es heute Nacht losgehen könnte.«[273]

Genauso wie die Erfahrungen mit SARS in der Vergangenheit Ländern wie Singapur und Taiwan möglicherweise geholfen haben, besser mit COVID-19 umzugehen, so werden die harten Lehren aus der Coronaviruspandemie hoffentlich in die globale Vorbereitung auf die nächste Pandemie einfließen. Die Pandemieplanung muss auf der Tagesordnung jeder Institution stehen, einschließlich jeder Schulbehörde, jedes Lebensmittelanbieters, jeder Leichenhalle, jedes Rathauses und jeder Regierung.[274] Die Geschäftswelt scheint die erste gewesen zu sein, die sich der Pandemiegefahr bewusst wurde, lange bevor COVID-19 ausbrach. Unternehmen von Boeing über Microsoft bis hin zu Starbucks begannen bereits 2005 mit der Mobilisierung von

Kontinuitätsplänen,[275] obwohl Details als »privilegierte Unternehmensinformationen« betrachtet wurden.[276] Berichten zufolge verteilte Microsoft Flaschen mit Handdesinfektionsmitteln an alle seine 63 000 Beschäftigten weltweit.[277] Der nationale Bereitschaftsplan der USA ist jedoch immer noch nicht landesweit umgesetzt.

Das Paradoxe an einer Pandemie ist, dass sie zwar weltweit stattfindet, aber schwere lokale Auswirkungen hat. Niemand befindet sich »außerhalb« der Pandemie, um Hilfe zu schicken.[278] »Die Gemeinden werden größtenteils auf sich allein gestellt sein«, prophezeite der leitende Direktor der National Association of County and City Health Officials.[279] Dasselbe kann man teilweise wohl auch von Einzelpersonen sagen. Der Präsident des College of General Practitioners zog folgendes Fazit: »Selbstmanagement und Eigenverantwortung werden die Eckpfeiler sein.«[280]

Jede Familie muss ihren eigenen Plan entwerfen und umsetzen und diesen Plan mit Freunden besprechen.[281] Jede Organisation, der wir vielleicht angehören (Schulen, Vereine, Unternehmen, Kirchengemeinde und so weiter), muss dazu gedrängt werden, ihre eigenen Pläne zu initiieren.[282] »Wir müssen zusammenhalten«, hat Ben Franklin angeblich gesagt, »oder es bedeutet sicher für uns alle das Ende.«

Als sich die Bedrohung durch die H5N1-Pandemie vor mehr als einem Jahrzehnt abzeichnete, kritisierte Gesundheits- und Arbeitsminister Leavitt die Amerikaner dafür, dass sie sich nicht ausreichend vorbereitet hätten. »Die Menschen haben sich nicht ausreichend persönlich darauf vorbereitet«, sagte er, »mehr als nur drei oder vier Tage in ihrer normalen Umgebung auszuhalten, ohne in einen Laden gehen zu müssen.«[283]

Nach Ansicht der WHO-Experten für Risikokommunikation sind diese schwerwiegenden öffentlichen Warnungen auf vier verschiedenen Ebenen nützlich. Erstens werden die Menschen hoffentlich die Verantwortung dafür übernehmen, sich logistisch vorzubereiten. Zweitens können sie dazu beitragen, ihre Kommunen zu einer besseren Vorbereitung zu bewegen. Drittens könnten die Menschen die Planungsbemühungen ihrer Regierungen stärker unterstützen, und viertens werden die Menschen bei Ausbruch der Pandemie durch die Vorankündigung Zeit gewonnen haben, sich emotional an den Gedanken zu gewöhnen, weniger panisch zu agieren und eine aktivere Rolle beim Schutz ihrer selbst, ihrer Familien und ihrer Gemeinden zu übernehmen.[284]

Aber wenn das so ist, wieso haben wir dann vonseiten der Politik und Verantwortlichen nicht mehr Aufforderungen gehört, uns jeder für sich auf das vorzubereiten, was Experten als aufkommende Pandemie bezeichneten? Ein Grund dafür ist, dass die Politiker die Bevölkerung nicht in Panik versetzen wollten. »Ich habe festgestellt, dass sich hinter den Kulissen viele Vertreter des öffentlichen Gesundheitswesens von der Rhetorik einer globalen Gesundheitskrise distanzieren«, sagte ein ehemaliger leitender Medical Officer in Ontario. »Wenn wir die Leute darum bitten, das Rauchen zu lassen oder bei der HIV-Prävention mitzuhelfen, erschrecken wir sie nicht – denn wir bitten sie ja darum, aktiv etwas dagegen zu unternehmen. Das ist etwas anderes.«[285] »Die Leute wegen der Vogelgrippe zu erschrecken, bringt nichts«, sagte er, »denn wir sagen ihnen ja nicht, was sie dagegen tun können.« Der Fehler lag jedoch nicht darin, dass man Menschen unnötig erschreckt hätte, sondern darin, dass nicht erkannt und kommuniziert wurde, wie viel die Öffentlichkeit tun kann, um sich darauf vorzubereiten.[286]

»How scared should we be?« (Wie viel Angst sollten wir wirklich haben?) fragte der Titel einer Geschichte über die Vogelgrippe im *Time Magazine*. Der Untertitel antwortete: »Genug Angst, um etwas zu unternehmen.«[287] Lange bevor COVID-19 ausbrach, hätten wir sofort damit beginnen sollen, uns an die richtige Handhygiene und Atemwegsetikette zu gewöhnen. Wir hätten das Pandemiebereitschaftskit unserer Familie vorbereiten sollen. Jetzt, da wir uns mitten in einer Pandemie befinden, sollten wir uns jedoch endlich dazu verpflichten, diese entscheidenden Schritte vor dem nächsten Ausbruch zu unternehmen – und sie so schnell wie möglich auch tatsächlich umzusetzen.

Das Kit sollte alles enthalten, was man braucht, um für einen Zeitraum von einigen Tagen bis hin zu mehreren Monaten zu Hause bleiben zu können, mit oder ohne fließendes Wasser und Strom.[288] Die Checkliste für jeden Einzelnen wird je nach den individuellen Bedürfnissen der Familie unterschiedlich sein, aber sobald COVID-19 vorbei ist, können Sie loslegen, indem Sie aufschreiben, welche Dinge Sie im Alltag ständig benutzen.[289] Die neuseeländische Regierung unternahm den zusätzlichen Schritt, im hinteren Teil aller Telefonbücher des Landes eine Liste zur Verfügung zu stellen mit Anweisungen für den Fall des Ausbruchs einer Pandemie und mit Gegenständen, die man im sogenannten B-ready-Kit vorrätig haben sollte.[290]

In einer bemerkenswerten Rede auf einer Konferenz in Wyoming sagte Gesundheits- und Arbeitsminister Leavitt: »Wenn Sie in den Laden gehen und drei Dosen Thunfisch kaufen, kaufen Sie eine vierte und legen Sie sie unter Ihr Bett. Wenn Sie in den Laden gehen, um Milch zu kaufen, nehmen Sie eine Dose Milchpulver mit und legen Sie sie unter Ihr Bett. Wenn Sie das für einen Zeitraum von vier bis sechs Monaten tun, werden Sie ein paar Wochen lang etwas zu essen haben, und das ist es, worum es hier geht.«[291]

Obwohl Kritiker seine Kommentare als etwas schräg abtaten – sie verglichen sie mit der Anweisung, sich während eines Atomangriffs zu »ducken und in Deckung zu gehen«, wie sie während des Kalten Krieges in den Staaten propagiert wurde (»Duck and Cover«)[292] – war er zumindest auf dem richtigen Weg. Kurz darauf veröffentlichte das Gesundheitsministerium Richtlinien für ein abwechslungsreicheres Menü. Denn: »Milchpulver und Thunfisch?«, witzelte Jay Leno in seiner Show. »Wer von Ihnen hätte da lieber die Vogelgrippe?«[293]

Die Ende 2005 gegründete offizielle Website der US-Regierung pandemicflu.gov hat sich zu einer recht nützlichen Ressource für alle mit Internetzugang entwickelt, mit herunterladbaren Checklisten und Leitfäden zur Pandemieplanung für Schulen, Unternehmen und Gemeindegruppen. Unglücklicherweise wurde sie inaktiviert und in ein Archiv der CDC-Website verschoben, die seit 2016 nicht mehr aktualisiert wird. Die folgende Seite ist direkt aus den Bereitschaftsrichtlinien für Einzelpersonen und Familien übernommen worden.

CHECKLISTE ZUR PERSÖNLICHEN PANDEMIEPLANUNG

Sie können sich schon jetzt auf eine Grippepandemie vorbereiten. Sie sollten sowohl das Ausmaß dessen kennen, was beim Ausbruch einer Pandemie passieren kann, als auch die Maßnahmen, die Sie ergreifen können, um die Auswirkungen einer Grippepandemie auf Sie und Ihre Familie zu mindern. Diese Checkliste wird Ihnen helfen, die Informationen und Ressourcen zu sammeln, die Sie im Falle einer Grippepandemie möglicherweise benötigen werden.

Planen für eine Pandemie:

- Legen Sie einen Vorrat an Wasser und Lebensmitteln an. Wenn Sie während einer Pandemie nicht ins Geschäft gehen können oder wenn die Vorräte knapp werden, ist es wichtig, dass Sie zusätzliche Vorräte zur Verfügung haben. Dies kann auch bei anderen Arten von Notfällen wie zum Beispiel bei Stromausfällen und Naturkatastrophen nützlich sein.
- Halten Sie nicht verschreibungspflichtige Medikamente und andere Pflegemittel bereit wie etwa Schmerzmittel, Medikamente gegen eine Magenverstimmung, gegen Husten und Erkältung sowie Flüssigkeiten mit Elektrolyten und Vitamine.
- Sprechen Sie mit Familienmitgliedern und Angehörigen darüber, wie sie im Falle einer Erkrankung versorgt würden oder was für ihre Pflege zu Hause notwendig wäre.
- Freiwillige Mitarbeit in lokalen Gruppen zur Vorbereitung und Unterstützung von Notfallmaßnahmen.
- Engagieren Sie sich in Ihrer Gemeinde, um sich auf eine Pandemie vorzubereiten.

Um die Verbreitung von Keimen zu begrenzen und Infektionen zu verhindern:

- Bringen Sie Ihren Kindern bei, sich häufig die Hände mit Seife und Wasser zu waschen, und seien Sie ein Beispiel für angemessenes Verhalten.
- Bringen Sie Ihren Kindern bei, das Gesicht beim Husten und Niesen mit einem Taschentuch abzudecken, und stellen Sie sicher, dass Sie dieses Verhalten vorleben.
- Bringen Sie Ihren Kindern bei, sich so weit wie möglich von anderen fernzuhalten, wenn sie krank sind. Bleiben Sie bei Krankheit zu Hause und gehen Sie nicht zur Arbeit und in die Schule.

Nützliche Gegenstände für einen längeren Aufenthalt zu Hause:

- Beispiele für Lebensmittel und nicht verderbliche Waren
  - Bohnen, Suppen und Milch in Dosen oder Tetra Paks
  - Konserven und gefrorenes Obst und Gemüse
  - Äpfel, Süßkartoffeln und Kürbis
  - Teigwaren und Tomaten in Dosen oder Gläsern
  - Getrocknete Hülsenfrüchte
  - Gefriergetrocknete Lebensmittel
  - Proteinriegel oder Fruchtriegel
  - Trockenes Getreide oder Müsli
  - Nüsse und Nussbutter
  - Vollkorn-Cracker
  - Trockenfrüchte und Studentenfutter
  - Säfte in Flaschen oder Tetra Paks
  - Wasser in Flaschen, Tee
  - Babybrei in Dosen oder Gläschen und Milchpulver
  - Haustierfutter
- Beispiele für medizinisches, gesundheitliches und Notfallzubehör
  - Verschreibungspflichtiges medizinisches Material
  - Seife und Handdesinfektionsmittel auf Alkoholbasis
  - Einweghandschuhe
  - N95- und chirurgische Masken
  - Thermometer
  - Medikamente gegen Fieber
  - Medikamente gegen Durchfall
  - Vitamine
  - Flüssigkeiten mit Elektrolyten
  - Reinigungsmittel, Desinfektionsreiniger
  - Taschenlampe und Batterien
  - Tragbares Funkgerät
  - Manueller Dosenöffner
  - Müllsäcke
  - Toilettenpapier und Taschentücher
  - Wegwerfwindeln

Die Checkliste konzentriert sich auf nahrhafte Grundnahrungsmittel, die ohne Kühlung gelagert und ohne Kochen verzehrt werden können, wie beispielsweise verzehrfertige Konserven,[294] umfasst aber auch nährstoffreichere Optionen für mildere Pandemien. Weitere Möglichkeiten sind abgepackte Fertigmischungen wie Haferflocken, Kartoffelpüree und Tassensuppen.

Wie viel Nahrung ist genug? Dr. Fauci empfahl eine Vorratshaltung von »Wasser und nicht verderblichen Lebensmitteln für einige Wochen«.[295] Osterholm sagte zu Oprah: »Jeder sollte heute genug zu essen gelagert haben, dass er im Grunde genommen vier oder fünf Wochen zu Hause bleiben könnte.«[296] Der Experte Webster hat einen Vorrat an Lebensmitteln und Wasser für drei Monate in seinem Haus.[297] Das US-Außenministerium schlägt Folgendes vor: »Aktuelle Leitlinien weisen darauf hin, dass Familien sich darauf vorbereiten sollten, bis zu zwölf Wochen zu Hause zu bleiben und ausreichend Nahrung und Wasser für diesen gesamten Zeitraum zur Verfügung zu haben.«[298] (Grippe-Blogger wiesen jedoch auf die Diskrepanz zwischen dieser dreimonatigen Bevorratungsempfehlung und den vom Gesundheitsministerium zitierten zwei Wochen hin,[299] woraufhin die Dreimonatsrichtlinie auf mysteriöse Weise von den Websites der US-Konsulate verschwand.[300])

Einige Experten haben empfohlen, nach Möglichkeit einen Zufluchtsort auf dem Land zu finden, um den Sturm weit weg von den Bevölkerungszentren auszusitzen und den daraus resultierenden Unruhen zu entgehen. Auf die Frage, was die Menschen tun könnten, um sich zu schützen, bevor ein Impfstoff zur Verfügung stünde, antwortete Webster: »Wenn Sie ein Haus in den Bergen haben, dann gehen Sie dorthin – und bleiben Sie drei Monate lang dort. Und lagern Sie schon frühzeitig genug zu essen dort, damit Sie sich so weit wie irgend möglich von Ihren Nachbarn fernhalten können.«[301] Ländliche Bundesstaaten wie Vermont rechneten damit, dass sich ihre Bevölkerungszahl verdoppeln würde, wenn die Flüchtlinge aus der Stadt ankämen. Beamte aus Vermont haben beim Speiseeishersteller Ben and Jerry's Tiefkühlräume reserviert, um nötigenfalls überschüssige Leichen lagern zu können.[302]

Nahrungsmittel und Wasser sind unter Umständen auch auf dem Land leichter zu beschaffen.[303] Für den Fall eines »kompletten Ausfalls der Infrastruktur« rät das Außenministerium,[304] wie auch die FEMA, vier Liter Frischwasser pro Person und Tag vorrätig zu halten,[305] mit zusätzlichen Vorräten für eventuelle Haustiere. Für eine dreiköpfige Familie würde das bedeuten, buchstäblich eine Tonne Wasser zu lagern. Webster hat einen besseren Vorschlag. »Sie schlagen also vor, dass die Menschen Lebensmittel und Medikamente horten?«, fragte man ihn. »Unbedingt«, antwortete Webster. »Die meisten von uns können es sich leisten, Trockennahrung für drei Monate zu kaufen. Eine Flasche Clorox reicht aus, um alles Wasser, das Sie brauchen, aus dem örtlichen Fluss zu nehmen zu reinigen.«[306]

Laut FEMA kann man Wasser (das aus einem Süßwasserstrom oder -see stammt) desinfizieren, indem man es eine volle Minute lang bei starker Hitze kochen lässt oder, wenn es nicht abgekocht werden kann, indem man Wasserreinigungstabletten aus Campingläden oder Bleichmittel verwendet.

Das Pfadfindermotto »Allzeit bereit« warf die Frage auf: »Bereit für was?« Der Gründer der Pfadfinder antwortete: »Na, auf alles Mögliche eben.«[307] Da eine weitere Pandemie unvermeidlich ist, ist das Beste, das wir tun können, die Folgen zu mindern. Das bedeutet, dass wir unser Bestes tun müssen, um nicht krank zu werden, dass wir Notfallpläne entwickeln müssen, um die Infektion zu überleben, und dass wir alle notwendigen Vorbereitungen treffen müssen, um das soziale Chaos zu überstehen. »Das Ziel der Pandemievorsorge kann nur die Schadensbegrenzung sein«, sagte der oberste WHO-Influenzaexperte Klaus Stöhr. »Es wird Tod und Zerstörung geben.«[308]

REZEPT FÜR DIE WASSERREINIGUNG

- 1 Liter klares Wasser
- 10 Tropfen eines unparfümierten flüssigen Haushaltschlorbleichmittels, das 1 Prozent Natriumhypochlorit enthält, oder 2 Tropfen eines 4- bis 6-prozentigen Natriumhypochlorit-Bleichmittels oder 1 Tropfen eines 7- bis 10-prozentigen Bleichmittels

Gut mischen und vor dem Trinken 30 Minuten stehen lassen. Bei trübem, gefärbtem oder extrem kaltem Wasser die doppelte Menge Bleichmittel verwenden. Das Wasser sollte nach der Reinigung einen leichten Chlorgeruch haben. Falls nicht, wiederholen Sie die Dosierung des Bleichmittels und lassen Sie es weitere 15 Minuten stehen. Wenn der Chlorgeschmack zu stark ist, versuchen Sie, das behandelte Wasser mehrmals von einem sauberen Behälter in einen anderen zu gießen.[309]

KAPITEL 6

PANDEMIEN IN DER ZUKUNFT VERHINDERN

ZUNDER

Pandemien sind vielleicht an sich unumgänglich, aber die Entstehung von Ebola-ähnlichen Superstämmen ist möglicherweise verhinderbar. So porös die amerikanische Biosicherheit auch ist, das amerikanische System bietet einige klare Vorteile.[1] Vogelgrippetests werden der Geflügelindustrie von der USDA kostenlos zur Verfügung gestellt, wodurch jährlich mehr als eine Million Tests durchgeführt werden können.[2] Das ist zwar nur ein kleiner Prozentsatz der neun Milliarden Vögel, die jährlich für den menschlichen Verzehr im Land geschlachtet werden,[3] aber es ist wahrscheinlich die beste nationale Überwachung der Welt.[4] Viele Länder, in denen Geflügel gezüchtet wird, können es sich nicht leisten, Millionen von Vögeln zu testen, und infolgedessen können sich geringfügig pathogene Viren asymptomatisch fröhlich verbreiten, bevor zusätzliche Mutationen es dann immer schwerer machen, die Krankheit zu übersehen.[5]

Die Haltung in Gefangenschaft könnte auch die systematische Notschlachtung infizierter Populationen erleichtern, sobald ein Krankheitsausbruch aufgedeckt wurde.[6] Immer mehr Länder gehen dazu über, ganze Herden zu töten, die mit H5- oder H7-Viren infiziert sind – ob nun niedriggradig oder nicht – um zu verhindern, dass die Viren zu hochpathogenen Stämmen mutieren können, »aber das ist nur machbar«, so Experten, »wenn es finanzielle Unterstützung von lokalen oder nationalen Behörden gibt«.[7] Ein weiteres Beispiel dafür, dass die Industrie versucht, ihre Kosten zu externalisieren, indem sie ihre Sanierung von der Öffentlichkeit subventionieren lässt: Die Öffentlichkeit trägt die Kosten und das Risiko.

Mit öffentlicher Unterstützung konnten Länder mit industrialisierter Geflügelproduktion die Vogelgrippe jedoch in der Vergangenheit stoppen. In einem Land wie den Vereinigten Staaten hat sie sich auf Hunderte von Farmen in mehr als 20 Bundesstaaten ausgebreitet, aber durch das Töten von genügend Vögeln konnte das Virus aufgehalten werden. Dies führte dazu, dass einige naiv dafür plädierten, die Geflügelhaltung weltweit auf großflächige Fabrikfarmen zu beschränken, wo infizierte Vögel »schnell identifiziert und notgeschlachtet« werden können,[8] aber industrielle Systeme haben natürlich auch genau den gegenteiligen Effekt.

Wenn ein Virus eine Industrieanlage erst einmal befällt, dann in großem Stil. »Sobald Industriegeflügelbereiche mit hoher Dichte betroffen sind, kann sich die Infektion innerhalb der Einheiten explosionsartig ausbreiten«, schrieb die Food and Agriculture Organization der Vereinten Nationen, »und die sehr großen Virenmengen, die hierbei entstehen, können leicht zu anderen Einheiten, auf Menschen und in die Umwelt übertragen werden.«[9]

Der U. S. Geological Survey stimmte dem zu: »Infiziertes Geflügel kann zu einer wahren Viruspumpe werden, die große Mengen infektiöser Viren produziert und ausscheidet, was die lokale Umgebung kontaminieren und so die Übertragung des Virus innerhalb der Bevölkerung erleichtern kann, was wiederum auch die Wahrscheinlichkeit erhöht, dass sich das Virus über den Ort des ursprünglichen Ausbruchs hinaus auf andere Standorte/Farmen ausbreitet.«[10] »Es liegt auf der Hand, dass die Ausrottungsbemühungen erfolgreicher sind«, so schrieben OIE-Experten, »wenn es nicht zu einer massiven Ausbreitung in den industriellen Kreisläufen von intensiv aufgezogenem Geflügel kommt.«[11]

Während des H7N7-Ausbruchs 2003 in den Niederlanden gelang es dem Virus trotz der Unterstützung durch die niederländische Armee bei der Notschlachtung und Entsorgung von 30 Millionen Vögeln, in zwei weitere Länder zu gelangen und Hunderte von Menschen dem Virus auszusetzen, von denen einige dann nach Hause gingen und es wiederum an ihre Familien weitergaben.[12] Wie die WHO betont, war die Eliminierung der Geflügelinfektion trotz moderner Einrichtungen in einem Industrieland mit einer gut entwickelten landwirtschaftlichen und veterinärmedizinischen Infrastruktur »ein komplexes, schwieriges und kostspieliges Unterfangen«.[13] Dennoch wurde die Infektion letztendlich schachmatt gesetzt.

Wenn man den Preis für Hühnerfleisch weiterhin so niedrig wie möglich halten möchte, warum verlagert man nicht alle Hühner der Welt in Fabrikfarmen und verschärft einfach die Überwachung? Die jährliche Verteilung von etwa 69 Milliarden Testkits für jeden weltweit geschlachteten Vogel mag zwar kostenaufwendig erscheinen, ist aber möglicherweise günstiger, als Vögel mit funktionierendem Immunsystem zu züchten und mit einer geringeren Besatzdichte in einer ausreichend sauberen, belüfteten und stressfreien Umgebung aufzuziehen. In dem hypothetischen Szenario, in dem der globale Bestand effektiv industrialisiert wird, könnten die einzelnen Intensivhaltungseinrichtungen weiterhin potenzielle Brutstätten für hochpathogene Stämme sein, aber das Virus würde vermutlich früh genug abgefangen werden, um seine Ausbreitung zu begrenzen. Mit genügend Ressourcen und genügend Schlachtungen hat die Industrie in der Vergangenheit gezeigt, dass jedes Virus ausgerottet werden kann. Anders verhält sich die Geschichte jedoch im Fall von H5N1.

Niemand konnte sich vorstellen, dass ein Killer-Influenzavirus in der Lage wäre, seine natürlichen Wirte zu reinfizieren, ohne sie zu töten; niemand dachte, dass ein Vogelgrippevirus beides hinbekommen könnte. In ihrem natürlichen Wasservogelreservoir ist die Influenza ein Vielflieger, der als niedriggradiges Virus in den Eingeweiden von Zugvögeln um die Welt tourt. Bei Hausgeflügel kann das Virus, wie wir erfahren haben, tödlich werden, aber was es an Virulenz gewinnt, verliert es an Mobilität. Wie ein auf Geflügel spezialisierter Tierarzt es ausdrückte: »Tote Vögel fliegen nicht weit.«[14] Bei jedem tödlich gewordenen Vogelgrippevirus wurde davon ausgegangen, dass es hierzu seine Flugkraft opfern musste, was der Industrie die Chance gab, effektive Maßnahmen gegen das Virus in Gang zu setzen. Der Z+-Stamm von H5N1 zeigte jedoch, dass die Industrie hier falschlag.[15]

TROJANISCHE ENTE

Ursprünglich waren Wildvögel Opfer – und nicht Überträger – von H5N1. Im Jahr 2002 begann H5N1, Wasservögel in Hongkongs Naturparks zu töten.[16] Tausende von Streifengänsen kamen in China ums Leben – bis zu zehn Prozent der Weltpopulation dieser Unterart.[17] Prof. Shortridge spekulierte, dass H5N1 in der Lage sein könnte, »Ökozid« zu begehen, indem es wilde Vogelarten tötet und eine Art globalen »stummen Frühling« schafft (das Buch dieses Namens der Biologin Rachel Carson ist in den USA sehr bekannt).[18] Anfang 2004 zeigte das Virus jedoch einen Trend abnehmender Pathogenität bei Enten, während es bei Hühnern und Kindern hochgradig pathogen blieb.[19] Da es sich nun gezwungenermaßen an Landvögel anpassen musste, entwickelte H5N1 sich zu einem unerbittlichen Virus. Als es das nächste Mal auf Wasservögel traf, waren die Auswirkungen verheerend. H5N1 erwarb nach und nach die schlimmsten Merkmale aus beiden Welten und behielt seine Fähigkeit bei, Wasservögel ohne Auswirkungen auf diese zu infizieren und so die Erde zu umrunden, während es weiterhin domestiziertes Geflügel und Menschen tötete.[20]

H5N1 musste nicht mehr bei null anfangen. Bei einer Gelegenheit wurde es in Hongkong früh genug abgefangen und eingestampft. Man ging davon aus, dass sein Wiederauftauchen im Jahr 2001 ein hiervon unabhängiges Ereignis war. Sobald es jedoch die beispiellose[21] Fähigkeit erlangt hatte, von Geflügel wieder auf Wasservögel zu springen, konnte es in der weltweiten Wildvogelpopulation endemisch werden.[22] Dies ermöglichte nicht nur eine weltweite Ausbreitung des Virus und machte es praktisch unmöglich, es auszurotten, sondern führte auch zu einem kontinuierlichen Auftauchen immer neuer Mutationen. »Wir können dieses Ding nicht mehr zurückdrängen«, sagte Webster der Los Angeles Times. »Die Natur hat nun die Kontrolle übernommen.«[23]

Jetzt, da wir wissen, wozu Vogelgrippeviren fähig sind, können wir nicht mehr so tun, als könnten wir sie unter Verschluss halten. Sie können auf einem Stiefel, in einer Maus oder auf einer Fliege als niedriggradig pathogenes Virus in eine Fabrikfarm gelangen, aber sie können auf demselben Weg, auf dem sie hineingekommen sind, auch wieder herauskommen – allerdings nun in Form eines hochgradig pathogenen Virus. Während des Ausbruchs in

Pennsylvania wurde H5N2 in mehr als hundert Wildvögeln und Nagetieren in dem betroffenen Gebiet gefunden.[24] Es war nicht mehr nur die benachbarte Farm, die in Gefahr schwebte. Wir wissen jetzt, dass Viren mit vermutetem Pandemiepotenzial in das globale Ökosystem eindringen können. Vor diesem Hintergrund müssen wir uns darauf konzentrieren, die Geburt dieser Viren von vornherein zu verhindern.

Sowohl Vietnam als auch Thailand[25] haben Schritte unternommen, um die Enten- und Gänsezucht einzuschränken oder gar zu verbieten, aber vielleicht sind diese Schritte nicht ausreichend und kommen schlichtweg zu spät.[26] Domestizierte Enten haben wohl eine höhere Wahrscheinlichkeit, das Virus auf Hühner zu übertragen, da sie den Wildenten ähnlicher sind und es nach wie vor virale Schmelztiegel wie Lebendgeflügelmärkte und Lebendtiertransporte gibt. Das Ende ihrer Domestizierung würde das Risiko jedoch nicht völlig ausschalten, da wild lebende Wasservögel weiterhin über unseren Köpfen kreisen. Dennoch sind die zwei Milliarden domestizierten Enten, die von Menschen in Ostasien gezüchtet werden, zwei Milliarden mehr experimentelle Wirte, als wir diesen Viren vielleicht zur Verfügung stellen sollten.[27]

Solange es wilde Wasservögel gibt, wird die Erde mit dem Grippevirus bombardiert werden. Aber, wie ich schon sagte, die Viren beginnen fast immer harmlos. Sie scheinen erst dann gefährlich zu werden, wenn sie auf Geflügel treffen – und sie scheinen nur in modernen industriellen Geflügelfarmen wirklich gefährlich zu werden.

EIN EINZIGER VERIRRTER FUNKE

Minnesota, das »Land der 10 000 Seen«,[28] ist das größte Brutgebiet für Wasservögel in den Vereinigten Staaten. Dort schlüpfen jedes Jahr mehr wilde Wasservögel als irgendwo sonst im Land.[29] Darüber hinaus ist es eine zentrale Flugroute für Wasserzugvögel, die im Herbst von Kanada aus in Richtung Süden fliegen.[30] Minnesota war zufällig auch der Putenproduktionsstaat Nummer eins der Nation.[31] Diese Kombination verlieh dem Staat die zweifelhafte Bezeichnung der »Vogelgrippehauptstadt der Welt«.[32]

Weder in Minnesota noch sonst wo auf der Welt hatte man jemals einen mit der Vogelgrippe infizierten Wildtruthahn gefunden.[33] Landvögel wie Truthähne und Hühner waren ursprünglich anomale Wirte für das Virus.[34] Nur wenn man sie in unnatürlichen Konzentrationen zusammenpferchte, schien es, als könnten sie die Verbreitung des Virus unterstützen, die einen engen Kontakt erforderte. Wie sich bei Schweinen zeigte, kamen Laboruntersuchungen zur Übertragung der Vogelgrippe bei Truthühnern zu dem Schluss, dass »die Übertragungsrate deutlich reduziert ist, wenn die Vögel nicht dicht an dicht eingeschlossen werden.«[35] In der industriellen Haltung stehen jedem Truthahn in der Regel nur 0,3 Quadratmeter Fläche zur Verfügung.[36] In der freien Wildbahn können Truthähne eine Reichweite von mehreren Quadratkilometern pro Tag erreichen.[37] Hier versammeln sie sich in Schwärmen von zehn bis 20 Tieren.[38] Typische Stallungen beherbergen 15 000 Truthähne pro Stall,[39] und im Freien gehaltene Truthahnherden können eine Größe von 100 000 Tieren erreichen.[40]

Da so viele Tiere – wenn auch größtenteils im Freien – in einem Gebiet zusammengedrängt waren, das häufig von Enten überflogen wird, konnten Wissenschaftler seit den 1970er-Jahren mehr als 100 separate Einschleppungen von niedriggradigen Vogelgrippeviren in kommerzielle Putenherden in Minnesota zählen.[41] Doch selbst bei Herdengrößen von 100 000 Vögeln im Freien, an der Sonne und unter freiem Himmel mutierte nicht ein einziges dieser Viren zu einem hochpathogenen Stamm. Es ist nie bekannt geworden, dass hochpathogene Viren in Freilandhühner- oder Truthahnbeständen aufgetreten waren.[42]

Angesichts von zig Millionen Enten,[43] die Zehnmilliarden von Viren ausscheiden, ist es unvermeidlich, dass Putenherden im Freiland ins Kreuzfeuer des Vogelzugs geraten. Da sie nicht intensiv in den feuchten, schlecht belüfteten und unhygienischen Ställen eingeschlossen sind, können die Viren offenbar nicht zu hochpathogenen Formen mutieren. Frei laufende Truthähne erkranken selten ernsthaft.

Obwohl die niedriggradig pathogenen Viren keine Symptome verursachen, mobilisieren die Körper der infizierten Puten Ressourcen, um das Virus auszuschalten, was zu einer langsameren Gewichtszunahme oder verringertem Eierlegen führen kann, die beide eine »ernsthafte wirtschaftliche Belastung für die Putenerzeuger« darstellen.[44] Daher folgten die Putenzüchter in Minnesota seit Ende der 1990er-Jahre dem Beispiel Kanadas und stellten ihre Freiland- oder »halbintensive« Betriebe auf industrielle Käfighaltung um.

Wie in Kanada[45] ging die Zahl der Vogelgrippeinfektionen daraufhin dramatisch zurück.[46] Dies mag der Industrie kurzfristig Geld gespart haben, aber die Rechnung für ihre Kurzsichtigkeit könnte bald fällig werden. Dave Halvorson ist emeritierter Professor und Spezialist für Vogelgesundheit an der University of Minnesota. In einem in *Poultry Digest* erschienen Bericht mit dem Titel »Avian Influenza Control in Minnesota« (Kontrolle der aviären Influenza in Minnesota) schrieb Halvorson: »Wenn diese Freilauf-Puten der Vogelgrippe ausgesetzt sind, erleiden sie normalerweise keine negativen Auswirkungen. Aber ein nichtpathogenes Influenzavirus verursacht schwere wirtschaftliche Verluste im Hinblick auf Morbidität, Mortalität und Körpergewichtsverlust, wenn es in eine Anlage mit enger Dichte gerät.«[47] Ein hochpathogenes Virus, das in einer solchen Anlage entsteht, kann auch eine Gefahr für die menschliche Gesundheit darstellen.

Im Buch *The Monster at Our Door* schlug Mike Davis eine Analogie der Rollen vor, die Geflügel in der Innen- und Außenhaltung spielt. »Im epidemiologischen Sinne«, so schrieb er, »sind die Freilandhühner die Zündschnur und die in hoher Dichte gehaltenen Fabrikbestände die Sprengladung.«[48] Vögel, die im Freien aufgezogen werden, sind zweifellos einer größeren Exposition gegenüber Wasservögeln und ihren Viren ausgesetzt,[49] aber das war's auch schon. Gäbe es nur im Freien aufgezogene Vögel, hätten Influenzaviren nur selten die Möglichkeit, hochpathogen zu werden.[50] Die Koexistenz von Freilandherden neben intensiven Farmbetrieben ermöglicht es jedoch, dass die einmal angezündete Lunte auch echten Schaden anrichten kann. Eine mögliche Vermischung auf Märkten für Lebendgeflügel oder über kontaminierte Ausrüstung oder Kleidung könnte niedriggradige Viren in die Stallungen übertragen, und es könnte zu einer Epidemieexplosion kommen.

Was die Putenzüchter versucht hatten, war, die Zündschnüre loszuwerden. Durch die Abschaffung der Freilandhaltung hofften sie, die Möglichkeit auszuschließen, dass zum Beispiel ein benachbarter Produzent etwas Freilanddünger in ihr örtliches Futterlager einschleppen könnte. Wenn alle Puten im Stall dicht an dicht eingesperrt werden, gibt es vielleicht weniger Zündschnüre – aber es gibt viel mehr zum Zünden. Wenn so viel TNT herumliegt, braucht es nur einen kleinen Funken.

In den drei Jahren nach dieser Entscheidung in Minnesota, alle frei laufenden Truthühner von nun an nur noch in Ställen zu halten, wurden immer noch mehr als 25 Herden positiv auf Vogelgrippe getestet.[51] Die Biosicherheit ist niemals vollkommen. Ein niedriggradiger H5N1-Stamm wurde 2002 sogar in einem Schwarm von 28 000 Puten am Lake Superior in Michigan gefunden[52] – ein Jahr bevor sein asiatischer H5N1-Cousin erneut Menschen in Hongkong tötete.[53] Da Truthähne möglicherweise anfälliger für Infektionen sind als Hühner,[54] kann sich die Welt glücklich schätzen, dass Truthähne in China noch nicht massenweise kommerziell aufgezogen werden.[55] Bis zum Jahr 2020 wurden in US-amerikanischen Putenställen zwar immer wieder Vogelgrippeviren im niedriggradig pathogenen Stadium nachgewiesen, aber wenn sie nicht rechtzeitig abgefangen worden wären, hätten einige von ihnen zu sich schnell verbreitenden Killern mutieren können.

Die Food and Agriculture Organization der Vereinten Nationen geht davon aus, dass die Wahrscheinlichkeit einer niedriggradigen Infektion bei Freilandherden höher ist, insbesondere bei Herden, die nicht »eingepfercht und eingezäunt« sind, [56] dass aber die potenziellen schädlichen Auswirkungen einer Infektion innerhalb von Industriebetrieben größer sind.[57] Die FAO hat dies in ihren FAQ, »Fragen und Antworten zur Vogelgrippe«, näher ausgeführt: »Die Ausbreitung von Huhn zu Huhn, insbesondere wenn sie durch intensive Haltungsbedingungen unterstützt wird, fördert die Verlagerung (Anpassung) des Virus hin zu einem schwereren Infektionstyp (hochpathogenen Typ). (…) Intensive Produktionsbedingungen begünstigen eine rasche Ausbreitung der Infektion innerhalb der Einheiten und ein ›Heißwerden‹ des Virus von einem geringfügig pathogenen zu einem hochpathogenen Typ.«[58]

Im folgenden FAO-Diagramm wird die Entwicklung einer Pandemie nachgezeichnet, beginnend mit dem Punkt »Erhöhte Nachfrage nach Geflügelprodukten« und endend mit einem Vogelgrippevirus, das von Mensch zu Mensch übertragen werden kann.[59]

Die Truthähne aus Minnesota erkälteten sich in den Ställen weniger, aber die Truthahnproduzenten haben vielleicht mit ihren Maßnahmen das Schicksal herausgefordert. Alles, was es braucht, ist ein verirrter Funke – ein wenig Entenkot, der von einer Ratte in die Stallungen eingeschleppt wird –, und die Situation könnte explodieren. Im April 2020 tauchte in South Carolina ein hochpathogener H7N3-Stamm in einer Anlage auf, in der mehr als 30 000 Truthähne gehalten wurden.[60] Genauso wie Munition ihren Weg in ungeladene Gewehre in manchen Haushalten zu finden scheint, scheinen In-

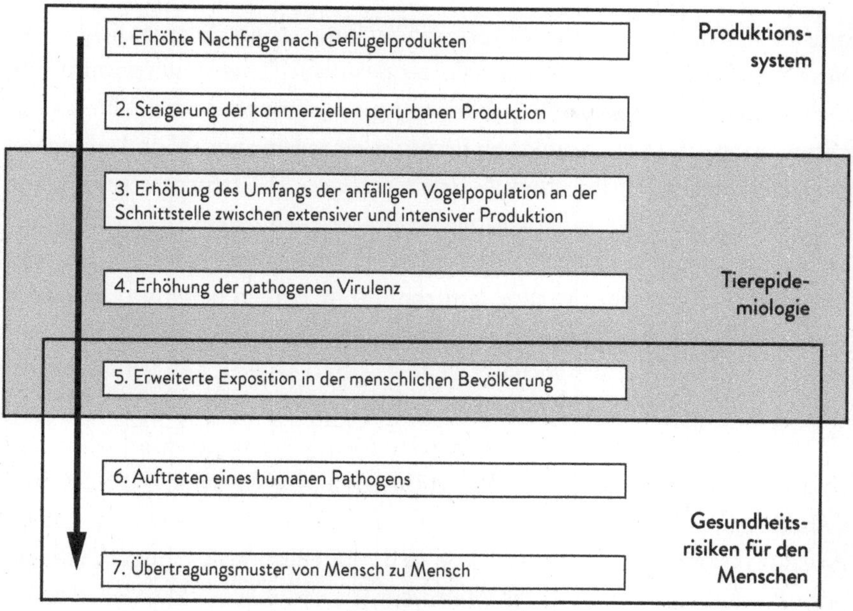

Entwicklungsschritte einer Pandemie

fluenzaviren, die über die Landschaft verstreut sind, Wege in »biologisch sichere« Stallanlagen zu finden, in denen Vögel untergebracht sind. Die Industrie täte vielleicht besser daran, sich vollständig zu entwaffnen.

Um das zukünftige Auftreten außergewöhnlich tödlicher Viren wie H5N1 zu verhindern, muss die weltweite Geflügelindustrie möglicherweise ihren Kurs der überstürzten Intensivierung umkehren. Aber was können Geflügelproduzenten jetzt noch tun? Viren wie H5N1 gibt es ja schließlich bereits. Die Frage blieb unbeantwortet, so die Tierärztin Karen Becker, leitende Gesundheitsberaterin in der Abteilung für Notfallvorsorge des US-Gesundheitsministeriums.[61] Einige Länder wie die Niederlande legten vorübergehend Überdachungen über Freilandgeflügel auf den Wanderrouten der Zugvögel an,[62] andere unternahmen den umstrittenen Schritt, alle Geflügelbestände in Stallungen zu zwingen.[63]

Die Bio-Lobby in Europa hatte sich am lautstärksten gegen die Bestrebungen gewehrt, Herden im Freien einzusperren. Die Soil Association, Großbritanniens führender Bio-Zertifizierer, argumentierte, dass Krankheitsausbrüche stattdessen »durch die Vermeidung einer dichten Besatzdichte oder Intensivhaltung und die Förderung einer positiven Tiergesundheit durch gute Haltungsbedingungen und Freilandhaltung minimiert werden sollten.«[64] Es stimmt zwar, dass die Haltung von Vögeln in geringerer Anzahl und geringerer Besatzdichte mit Zugang zu sauberem Weideland das natürliche Immunsystem der Vögel stärken kann, wie wir bereits gesehen haben, aber vermutlich ist die Hälfte der Welt aufgrund der früheren intensiven Produktion in Asien mit einer einzigartigen Situation konfrontiert, in der ein bereits vorhandenes hochpathogenes Vogelgrippevirus einfach vom Himmel regnen könnte.

H5N1 ist jedoch noch nicht so weit. Z+ H5N1 ist kein Pandemievirus. Es müsste sich noch weiter ändern, um eine leichte Übertragbarkeit von Mensch zu Mensch zu erreichen. Diese letzte Serie von Mutationen wird wohl eher kaum in einem Hinterhof mit zehn Hühnern auftreten. Wenn H5N1 jedoch weiterhin in Ställen mit 20 000 Hühnern und mit Kot bedeckten Böden freien Lauf bekommt, könnte das Virus sich schließlich an das menschenähnliche Epithel anpassen, das die Atemwege der Hühner auskleidet, und sich stark vermehren, sodass es in großen Mengen wieder zurück in die Umwelt gelangt. Während frei laufende Enten auf überfluteten Reisfeldern in Ländern wie Thailand durch Wasserverschmutzung zur Ausbreitung von H5N1 beitragen könnten,[65] könnte die Stallhaltung von Freilandvögeln in Europa und anderen Ländern mehr Schaden als Nutzen anrichten und Millionen weiterer Vögel unter Bedingungen halten, die das Virus wahrscheinlich besonders wirksam weiter mutieren lassen.

Vermutlich besteht die einzige Möglichkeit, H5N1 in diesem späten Stadium signifikant zu verlangsamen, darin, die erneute Besetzung der Ställe anzuhalten. Masthühner erreichen ihr Schlachtgewicht so schnell, dass jeder Masthähnchenstall innerhalb weniger Wochen leer stünde, wenn die Züchter aufhören würden, Vögel zu züchten und Küken aus den Brütereien zu schicken. Das würde bedeuten, dass es innerhalb nur eines einzigen Jahres einige Milliarden weniger Möglichkeiten für H5N1 gäbe zu mutieren. Aber stattdessen füllen wir immer weiter nach.

Perry Kendall ist leitender medizinischer Gesundheitsbeauftragter in British Columbia und Co-Vorsitzender des Pan-Canadian Public Health Network.[66] Er war während des kanadischen Ausbruchs von 2004 vor Ort, dem damals schlimmsten Ausbruch in der Geschichte Nordamerikas, der zur Vernichtung von 19 Millionen Vögeln führte. Er konnte selbst mit ansehen, dass Vögel, die im Inneren gehalten wurden, anfälliger waren als solche, die im Freien gehalten wurden. »Sie haben 10 000 Vögel in einem kleinen Stall, die alle dicht zusammenstehen – da können Sie dem Virus auch gleich eine Petrischale geben«, erklärte Kendall in einem Interview. »Die intensiv gezüchteten Vögel neigen dazu, untereinander genetisch sehr ähnlich zu sein. Die Zuchtmethoden führen dazu, dass sie tatsächlich schwächer und anfälliger für Krankheiten sind, zumal so viele von ihnen in einem so kleinen Volumen (Raum) untergebracht sind.« Er bemerkte auch, wie einfach es für das landwirtschaftliche Personal nach wie vor ist, das Virus über die Arbeitsstiefel in geschlossene Räume zu bringen oder es mit einem Traktor von Betrieb zu Betrieb zu verbreiten. »Sie müssen Ihr Biosicherheitsniveau auf das Niveau heben, das Sie in einem Labor sehen«, sagte er, »wenn Sie Infektionen wirklich von den Ställen fernhalten wollen.«[67]

BIOSICHERHEITSSTUFE NULL

H5N1 gilt als ein Pathogen der Biosicherheitsstufe 3+.[68] Das bedeutet, dass das Virus in einer Laborumgebung nur in besonderen Hochsicherheitsgebäuden gehandhabt werden darf, die speziell mit Luftschleusen, kontrollierten Zugangskorridoren und Doppeltüren ausgestattet sind. Der Zugang ist auf kompetentes, umfassend geschultes Personal beschränkt,[69] und bei jedem Ein- und Ausgang ist eine Dusche erforderlich.[70] Der Luftstrom ist kanalisiert und unidirektional, die Abluft wird in nur einem Durchgang gefiltert.[71] Alle Böden, Wände und Decken sind wasserdicht und mit durchgehenden Leisten abgedichtet.[72] Alle Wandöffnungen – Steckdosen, Telefon- und Kabelleitungen und dergleichen – sind versiegelt, mit Dichtungen versehen oder verschlossen, um Lecks zu verhindern.[73] Die Oberflächen werden täglich desinfiziert.[74] Feste Abfälle werden verbrannt.[75] In der industriellen Geflügelindustrie hingegen kann dasselbe Virus im Wesentlichen auf einem Biosicherheitsniveau von null gezüchtet werden.

Die intensive globale Geflügelindustrie spielt nicht nur mit dem Feuer, ohne eine Möglichkeit, es zu löschen, sie schürt die Flammen. Und wir haben keine Feuerschneisen zur Eindämmung des Virus. »Leider«, so der führende USDA-Geflügelvirologe Dennis Senne vor einer internationalen Versammlung von Vogelgrippeexperten, »gibt es dieses Niveau an Biosicherheit in der US-Geflügelproduktion nicht, und ich bezweifle, dass es in anderen Teilen der Welt existiert.«[76]

Es könnten und sollten weitere Anstrengungen unternommen werden, um Geflügelproduzenten weltweit über die entscheidende Bedeutung von Biosicherheitsmaßnahmen aufzuklären, da die Branche nicht mehr nur mit ihrem eigenen Schicksal, sondern mit unserer aller Schicksal spielt. Sogar nachdem 17 Millionen Vögel infolge des Ausbruchs in Pennsylvania in den 1980er-Jahren gestorben waren, schrieb ein Geflügeltierarzt: »Wir müssen uns der Realität stellen, dass die Eierindustrie wegen der Bedrohung durch die AI [Vogelgrippe] ihre Richtung nicht ändern wird. Industrien ändern sich im Allgemeinen nur aufgrund wirtschaftlicher Erwägungen.«[77] Da es Subventionen (die mit unseren Steuern finanziert werden) für den Umgang mit der Seuche gibt, rechnen die Geflügelbetriebe Ausbrüche wahrscheinlich einfach mit in ihre Kosten-Nutzen-Rechnung mit ein. Die umgesetzten Biosicherheitsmaßnahmen sind besser als nichts, reichen aber möglicherweise nicht aus, um Millionen von Menschenleben für etwas billigere Hühner zu riskieren. Eine H5N1-Pandemie oder eine vergleichbare künftige Vogelgrippe könnte die größte menschliche Katastrophe aller Zeiten auslösen. Es könnte klüger sein, von der intensiven Geflügelproduktion ganz abzurücken oder zumindest die Förderung der Geflügelproduktion in den Entwicklungsländern einzustellen.

In Thailand, Südchina, Singapur, Hongkong, Taiwan,[78] Brasilien und Indien sind zunehmend massive Geflügelfabriken im kommerziellen Maßstab entstanden.[79] Auch wenn sie mit der Größe der Betriebe in Arkansas konkurrieren, könnten sie es in Bezug auf Hygienestandards[80] und Biosicherheit nicht mit den Zuständen der Industrieländer aufnehmen.[81] So schlampig die Biosicherheit in den USA auch sein mag, die Unterbringung von Millionen lebenden Vögel in Ländern, in denen es keine vergleichbare Überwachung und Kontrolle gibt, verbindet das Schlimmste aus beiden Welten – die intensive Gefangenschaft des Westens mit der verarmten Infrastruktur des Ostens und des globalen Südens. Der Export unseres intensiven Produktionsmodells in die Entwicklungsländer ist ein Rezept für eine Katastrophe.

Die Food and Agriculture Organization der UNO stellte fest, dass »es in den letzten Jahrzehnten eine Beschleunigung der menschlichen Influenzaprobleme zu geben scheint, die eine zunehmende Anzahl von Spezies betrifft, und es wird erwartet, dass dies weitgehend mit der Intensivierung der Geflügel- (und möglicherweise auch der Schweine-)produktion zusammenhängt«.[82] Die Domestizierung von Geflügel in Asien reicht Tausende von Jahren zurück, und die Märkte für Lebendgeflügel haben in der Region eine lange Geschichte. Was geschah, um H5N1 hervorzurufen? Auf einer Konferenz des Council on Foreign Relations im November 2005 über die globale Bedrohung durch eine Grippepandemie stellte der leitende Korrespondent des Programms *NewsHour with Jim Lehrer* diese Frage dem »Paten der Influenzaforschung«,[83] Robert Webster:

Suarez: »Gab es etwas qualitativ anderes in diesem letzten Jahrzehnt, das es der Krankheit ermöglichte, irgendetwas zu tun, was sie (...) vorher nicht getan hat (...), eine Veränderung der Umstände, die plötzlich ein Streichholz an die Zündschnur führte?«

Webster: »Die landwirtschaftlichen Praktiken haben sich geändert. Früher hatten wir Geflügel nur auf kleinen Höfen. Ich bin auf einer Farm in Neuseeland aufgewachsen. Wir hatten ein paar Hühner und Enten im Hinterhof. Der Nachbar von nebenan war so weit weg, dass es gar keine Rolle spielte. Jetzt stecken wir Millionen von Hühnern in eine Hühnerfabrik neben einer Schweinefabrik, und das Virus hat die Möglichkeit, in eine dieser Hühnerfabriken zu gelangen und ständig Milliarden und Abermilliarden neuer Mutationen zu erzeugen. Was wir also verändert haben, ist die Art und Weise, wie wir Tiere aufziehen, und unser Umgang mit diesen Tieren. Und so verändert sich das Virus in ihnen und findet nun seinen Weg zurück aus diesen Tieren heraus zu den Wildvögeln. Das ist es, was sich verändert hat.«[84]

Schließlich hatten die jahrtausendealten Sicherungen Anlass, sich zu entzünden. Prof. Shortridge veranschaulichte die Entstehung von H5N1 in einem Flussdiagramm:[85]

Jeder achte Mensch der Welt – rund 900 Millionen Menschen – lebt in China auf einem kleinen Hof, wo Enten, Hühner und Schweine häufig vorkommen. Solange die Domestizierung in China und anderswo weitergeht, werden Pandemien vermutlich weiterhin mit Unterbrechungen auftreten.[86] Aber H5N1 ist wie kein anderes Grippevirus, das wir jemals gesehen haben.

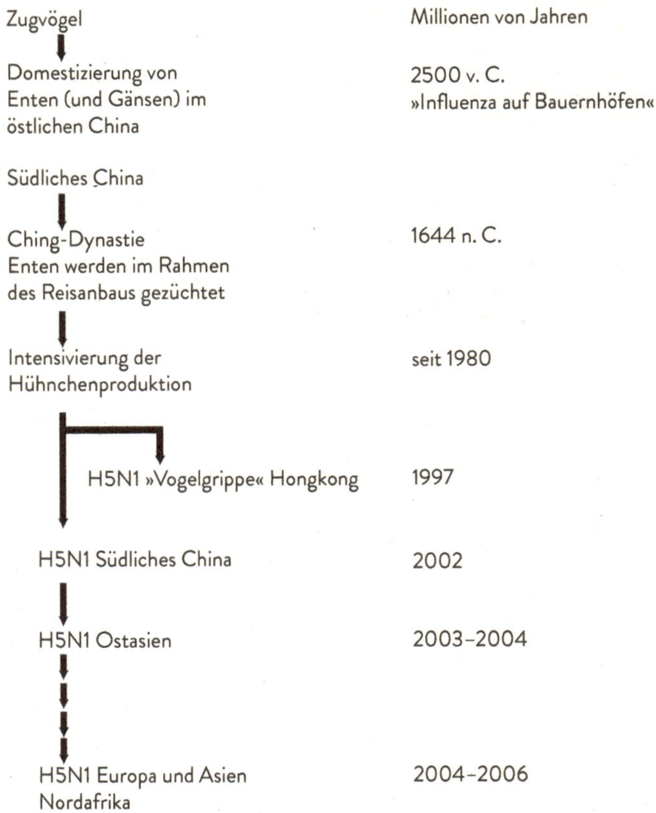

Schematische Darstellung der Entstehung von H5N1

Der Erste Weltkrieg hat uns vielleicht gezeigt, was aus dem Virus werden könnte, wenn es Millionen von Menschen in den Schützengräben erwischt; H5N1 könnte uns zeigen, was passiert, wenn es Milliarden von Menschen infiziert.

Auf der Grundlage seiner 37-jährigen Erfahrung in der Branche beschloss Ken Rudd seinen Artikel mit dem Titel »Poultry Reality Check Needed« in einer Branchenzeitschrift mit den prophetischen Worten: »Jetzt ist es an der Zeit, sich zu entscheiden. Wir können so weitermachen wie bisher und auf das Beste hoffen, während wir auf immer niedrigere Kosten hinarbeiten. Oder wir können mit den umsichtigen Schritten beginnen, die notwendig sind, um ein Gleichgewicht zwischen Wirtschaftlichkeit und langfristiger

Vogelgesundheit wiederherzustellen. Wir können jetzt oder später bezahlen. Aber wir sollten uns darüber im Klaren sein, und es muss deutlich gesagt werden, dass wir auf die eine oder andere Weise definitiv bezahlen werden.«[87]

SCHNEEFLOCKEN WERDEN ZU EINER LAWINE

Eingeläutet durch die damals berühmte Anweisung des US-Landwirtschaftsministeriums, »Get Big or Get Out«,[88] nahm die industrielle Geflügelproduktion in den 1950er-Jahren ihren Anfang,[89] im selben Jahrzehnt, in dem sich herausstellte, dass es sich bei der Geflügelpest um die Vogelgrippe handelte.[90] Mit der Intensivierung der Industrie nahmen auch die Ausbrüche zu.[91] Es gab einen Ausbruch der hochpathogenen Vogelgrippe in den 1950er-Jahren, zwei in den 1960er-Jahren, drei in den 1970er-Jahren, drei in den 1980er-Jahren, in den 1990er-Jahren sprang die Anzahl auf neun und dann acht zwischen 2001 und 2004, bevor das H5N1-Virus seinen weltweiten Siegeszug antrat.[92, 93] Mit der Ausbreitung von H5N1 überstieg die Zahl der Ausbrüche in den ersten Jahren des 21. Jahrhunderts bereits die Gesamtzahl der Ausbrüche, die für das gesamte 20. Jahrhundert verzeichnet wurden. Allein H5N1 hat mehr als 6500 Ausbrüche in mehr als 60 Ländern verursacht.[94] Andere neue Vogelgrippeviren – nämlich H5N2, H5N8, H7N1, H7N3, H7N4 und H7N7 – haben mehr als 100 Millionen Vögel auf fünf Kontinenten befallen.[95, 96] Sogar während COVID-19 noch wütete, gab es in South Carolina bereits einen neuen Ausbruch einer hochpathogenen Vogelgrippe.[97] Ein führender italienischer Grippewissenschaftler sagte der Zeitschrift *Science*: »Zuerst hatten wir nur ein paar Schneeflocken. Jetzt haben wir es mit einer Lawine zu tun.«[98]

Eine hochpathogene Vogelgrippe ist schwer zu übersehen, da sie oft ganze Herden auslöscht. In den letzten Jahrzehnten hat sie sich von einer äußerst seltenen Krankheit bei Geflügel zu einer Krankheit entwickelt, die heute praktisch jährlich wieder auftaucht.[99] Diese dramatische Zunahme der Häufigkeit[100] geht mit einer Zunahme beim Ausmaß der Vogelgrippeausbrüche einher. Die meisten Ausbrüche des 20. Jahrhunderts waren in ihrer geografischen Ausbreitung begrenzt – manche auf einen einzigen Betrieb oder eine einzelne Herde.[101] Insgesamt waren in der zweiten Hälfte des Jahrhunderts etwa 20 Millionen Vögel betroffen, verglichen mit etwa 200 Millionen Vögeln in einem kurzen Zeitabstand in den frühen 2000er-Jahren.[102] Zusätzlich zu H5N1 in Asien gab es, wie bereits erwähnt, den hochpathogenen Ausbruch in den Niederlanden im Jahr 2003, bei dem 30 Millionen Vögel starben[103], den Ausbruch in Kanada im Jahr 2004, bei dem 19 Millionen[104] starben, und dann den von 2015 in den Vereinigten Staaten mit 50 Millionen toten Vögeln in nur etwa sechs Monaten.[105] Der Direktor des Center for Public Health Preparedness and Research an der Emory University und andere Experten[106, 107, 108, 109, 110] machten die die Intensivierung der Industrie für die Intensivierung der Krankheit verantwortlich.

Den neuesten globalen Statistiken zufolge sind die drei am häufigsten geschlachteten Landtiere der Welt Schweine, Enten und Hühner – keine gute Kombination hinsichtlich einer Pandemie. Heutzutage werden jedes Jahr etwa eine Milliarde Schweine, drei Milliarden Enten und 69 Milliarden Hühner geschlachtet. Die Zahl der Nagetiere, die wegen ihres Fleisches geschlachtet wurden, hat sich in den letzten fünf Jahren kaum verändert (etwa 70 Millionen), der größte Anstieg der Schlachtungen war bei Hühnern zu verzeichnen, und zwar um acht Milliarden. China ist weltweit führend bei der Schlachtung von Landtieren und tötet derzeit etwa 15 Milliarden Tiere pro Jahr.[111]

Als 1968 in China ein Pandemievirus ausbrach, gab es im Land fünf Millionen Schweine und zwölf Millionen Vögel, die als Geflügel gehalten wurden.[112] Heute gibt es fast 700 Millionen Schweine und mehr als zehn Milliarden Vögel, was einem Anstieg von fast 100 000 Prozent entspricht.[113] Zusammen mit mehr als einer Milliarde Menschen »hätte Darwin kein effizienteres Labor für die Neuordnung des Sortiments schaffen können, selbst wenn er es darauf angelegt hätte«, bemerkte Osterholm.[114] Ähnliche Veränderungen fanden in ganz Südostasien statt,[115] dem Zentrum der globalen Viehzuchtrevolution.[116]

In der zweiten Hälfte des 20. Jahrhunderts hat sich der Schweinebestand in China fast verhundertfacht und der Geflügelbestand hat sich gar vertausendfacht.[117] Um die wachsende Nachfrage nach Fleisch zu befriedigen, zogen chinesische Geflügelanlagen teilweise bis zu fünf Millionen Hühner auf einmal auf,[118] und in industriellen Schweineanlagen wurden bis zu einer Viertelmillion Schweine in sechsstöckigen Betongebäuden gehalten.[119] »Sobald man so viele Tiere an einem einzigen Ort hält«, sagte der UN-Direktor für

Tierproduktion und Tiergesundheit, »ist es sehr wahrscheinlich, dass man Probleme mit Krankheiten bekommt.«[120]

Eine im *Bulletin of the World Health Organization* veröffentlichte Studie berichtete bereits 1982 über fünf verschiedene Grippestämme, die unter Hühnern in Hongkong und China zirkulierten.[121] Warum dauerte es bis 1997, bis die Vogelgrippe sich ausbreitete? Ein Professor für Virologie am University College in London antwortete: »So etwas wie diese gigantische Hühnerzucht hatten wir vorher einfach auf der ganzen Welt noch nie.«[122]

Die Hühnerfleischindustrie wurde zum am schnellsten wachsenden Landfleischsektor der Welt.[123] Zwischen 1990 und 1997 verzeichneten die Entwicklungsländer einen 85-prozentigen Anstieg der Millionen Tonnen von produziertem Geflügel.[124] In Asien war die Hühnerzucht nicht mehr nur ein Hinterhofgeschäft. Seit ihrem Beginn in den späten 1980er-Jahren hat sich die Geflügelproduktion in Thailand und Vietnam vervierfacht und in Indonesien und China versiebenfacht.[125] Ein Dutzend Eierfarmen in Thailand produzierten etwa zwei Drittel des Eiermarktes des Landes, indem sie jeweils mehr als eine Million Hühner in Käfigen unterbrachten.[126]

1980 wurden fast alle Hühner in China noch in traditionellen Hinterhofhaltungssystemen aufgezogen;[127] 17 Jahre später, als H5N1 in Hongkong auftauchte, wurde etwa die Hälfte der zehn Milliarden Vögel der Geflügelzucht[128] in China in mehr als 60 000 Masthähnchenanlagen intensiv gehalten,[129] wobei einige wenige Betriebe mehr als zehn Millionen Hühner auf einmal aufzogen.[130] Vielleicht kann nur eine derart tiefgreifender Wandel – von kleinen Freiland-Hinterhof-Herden zur intensiven Stallhaltung in 10-Millionen-Vogel-Megafarmen – die dramatischen Veränderungen erklären, die in diesem Zeitraum im Hinblick auf die Ökologie und Epidemiologie der Vogelgrippe aufgetreten sind. »Einer der Punkte, über die wir in der heutigen Situation im Vergleich zu 1918 sehr besorgt sind«, sagte Osterholm in einer Rede vor einem Gremium des Council on Foreign Relations, »ist die Tatsache, dass wir tatsächlich so viele neue Wirte zur Verfügung haben, dass das Virus sich heute in einem Jahr zwischen diesen Milliarden und Abermilliarden von Hühnern häufiger übertragen kann als früher in einem ganzen Jahrhundert.«[131]

Der Leiter des asiatischen Büros der WHO machte für das Auftauchen von Viren wie H5N1 zum Teil unseren »Überkonsum von Tierprodukten« verantwortlich.[132] Es ist noch nicht lange her, dass eine chinesische Familie ein

Huhn nur zu besonderen Anlässen schlachtete. Daraus wurde ein Huhn pro Woche. »Das bedeutet, dass wir die Wahrscheinlichkeit des Auftretens eines wirklich tödlichen Grippestammes beschleunigen«, sagte die damalige leitende Mitarbeiterin des Council on Foreign Relations, Garrett, in einem Interview.[133]

Es liegt auf der Hand, dass die Mehrheit des Schweine- und Geflügelfleischs der Welt heute in großen industriellen Tierfabriken produziert wird,[134] wobei für die absehbare Zukunft noch eine weitere Intensivierung vorhergesagt wird.[135] Bereits um die Jahrhundertwende verzeichnete Chinas Fast-Food-Industrie einen Umsatz von 24 Milliarden Dollar, wobei der Marktsektor jährlich um 20 Prozent wuchs. McDonald's hatte 400 Restaurants in China; Kentucky Fried Chicken hatte 681.[136]

H5N1 hat die Intensivierung der Branche weiter beschleunigt und bis zu 90 Prozent der kleineren asiatischen Geflügelproduzenten in den Bankrott getrieben, die nicht über die nötigen Reserven verfügten, um monatelang den Verlust von Märkten zu verkraften.[137] Riesige US-Hühnerfleischkonzerne wie Tyson und Perdue konnten sich teure Kontrollmaßnahmen leisten und expandierten rasch nach China.[138] Cargill, ein in den USA ansässiges transnationales Unternehmen mit einem Jahresumsatz von damals über 60 Milliarden Dollar,[139] rottete auf eigene Kosten alle Vogelarten, einschließlich Wildenten, in und um die Geflügelanlagen aus, die es in 22 chinesischen Provinzen besaß oder unter Vertrag genommen hatte.[140] Da nur noch die größeren Konzerne übrig blieben, könnte die größere Anzahl von Vögeln in Intensivhaltung einen fruchtbaren Nährboden für Viren wie H5N1 geliefert haben, das so eine größere Virulenz entwickeln könnte. »Wir bieten diesem Virus jede Gelegenheit«, sagte Osterholm. »Jeder Tag ist ein evolutionäres Experiment, das in Asien stattfindet, jede Minute, jede Sekunde.«[141]

DAS SCHLIMMSTE AUS BEIDEN WELTEN

Zunehmende Ausbrüche unter Hühnern in den letzten zwei oder drei Jahrzehnten gingen offenbar Hand in Hand mit einer zunehmenden Übertragbarkeit von hoch- und niedriggradigen Vogelgrippeviren auf den Menschen. Noch vor nicht allzu langer Zeit waren Infektionen von Menschen mit der Vogelgrippe nahezu unbekannt. Seit dem Auftreten von H5N1 im Jahr 1997 haben jedoch mehr als ein Dutzend anderer Vogelgrippeviren die Artengrenze überschritten[142] und Tausende von Menschen in mehr als 20 Ländern infiziert.[143] H9N2 infizierte 1999 und 2003 Kinder in China; H7N2 infizierte 2002, 2003[144] und 2016 Personen in New York und Virginia;[145] H7N3 infizierte 2004[146] und 2012 Geflügelarbeiter in Kanada und Mexiko;[147] und dann gab es H7N7 in Italien,[148] H10N7 in Australien[149] und Ägypten, H6N1 in Taiwan und H5N6, H7N4, H7N9 und H10N8 an mehreren Orten mit Infektionen bis ins Jahr 2019.[150] Auch bei Menschen wird aus den Schneeflocken langsam eine Lawine.

Bevor H7N9 im Jahr 2013 einen Anstieg erlebte, war die Katastrophe von 2003 in den Niederlanden der größte Ausbruch der Vogelgrippe bei Menschen in der Geschichte. Als eines der am dichtesten besiedelten Länder der Welt sind in den Niederlanden 16 Millionen Menschen, elf Millionen Schweine und mehr als 90 Millionen Zuchtvögel[151] in ein Land gequetscht, das kaum mehr als doppelt so groß ist wie New Jersey.[152] Es überrascht daher kaum, dass solche Bedingungen die Vogelgrippeepidemie förderten, die zum Tod von 30 Millionen Vögeln in einem (damals) noch nie dagewesenen Ausmaß führte.[153]

Ein schockierender Regierungsbericht, der im folgenden Jahr veröffentlicht wurde, enthüllte, dass der Ausbruch von H7N7 in den Niederlanden nicht nur mehr als 1000 Menschen infiziert hatte,[154] sondern dass das Virus sich auch von Mensch zu Mensch übertragen hatte. Symptomatische Geflügelarbeiter übertrugen das Virus auf »satte« 59 Prozent ihrer Familienmitglieder im Haushalt.[155] Glücklicherweise starb nur eine Person – ein Tierarzt, der an den Notschlachtungen beteiligt war.[156] Es handelte sich um ein relativ schwaches Virus, das in der Regel höchstens leichte Grippesymptome verursachte. Niederländische Experten sind sich jedoch bewusst, wie nahe ihre Geflügelindustrie daran gekommen war, H5N1 als Auslöser der nächsten menschlichen Pandemie zuvorzukommen. Dazu die Experten des Nationalen Instituts für Öffentliche Gesundheit des Landes: »Obwohl wir eine umfangreiche und kostspielige Untersuchung des Ausbruchs eingeleitet haben (unter Verwendung einer Kombination von Bereitschaftsprotokollen für Pandemien und Bioterrorismusattacken) und obwohl die Entscheidungen sehr schnell getroffen wurden, ist eine ernüchternde Schlussfolgerung, dass bis zu dem Zeitpunkt, an dem die vollständigen prophylaktischen Maßnahmen umgesetzt werden konnten, (...) mehr als 100C Menschen aus den ganzen Niederlanden und aus dem Ausland dem Virus bereits ausgesetzt waren. Wenn also eine virale Variante mit effektiveren Verbreitungsmöglichkeiten entstanden wäre, wäre eine Eindämmung sehr schwierig gewesen.«[157]

Vogelgrippeviren erforderten früher verrückte Laborunfälle, um Menschen direkt infizieren zu können; jetzt erfolgt die Infektion mit erschreckender und zunehmender Regelmäßigkeit. Zwischen dem Zeitpunkt, als ein vollständig aviäres Influenzavirus im Jahr 1918 tödlich zu werden schien, und dem Zeitpunkt, an dem ein Vogelgrippevirus genug Virulenz erlangte, um 1997 in Hongkong erneut zu töten, liegen fast 80 Jahre. Obwohl die industrielle Geflügelproduktion in den 1950er-Jahren ihren Anfang nahm, ist die Intensivproduktion erst vor relativ kurzer Zeit wirklich global geworden. Shortridge schloss in dem seiner wissenschaftlichen Abhandlung »Avian Influenza: Prevention and Control«: »Die weltweite Intensivierung der Geflügelindustrie scheint ein Schlüsselelement dafür zu sein, dass sich Influenzaviren aquatischen Ursprungs ›schneller‹ an Landgeflügel anpassen.«[158] Wir haben Schützengräben wie im Zweiten Weltkrieg für Milliarden von Vögeln auf der ganzen Welt ausgehoben.

Mit einer noch nie dagewesenen Anzahl von Hühnern, die in einer Rekorddichte in Intensivbetrieben gehalten werden,[159] haben wir erlebt, wie sich Vogelgrippeviren in nie dagewesener Weise an den Menschen anpassen. Der Grund dafür, dass das Virus von 1918 weniger als fünf Prozent seiner Opfer tötete, mag darin gelegen haben, dass es sich im Wesentlichen auf die Lunge beschränkte. Das Blutspucken und die schwarzen Verfärbungen der Gliedmaßen waren eine Folge des Vorgangs, bei dem das Virus durch Ersticken in Zeitlupe die Lunge mit Flüssigkeit füllte. Bei H5N1 »ist es schlimmer«, sagte Osterholm. »Das Virus dringt in die Patienten ein und beginnt, alle lebenswichtigen Organe stillzulegen. Es ist ein Dominoeffekt. Die Nieren versagen, dann versagt die Leber, man hat all diese Schäden durch Nekrosen der Lunge und der inneren Organe. Alles geht zugrunde.«[160] Niemals zuvor hatte ein Vogelgrippevirus gelernt, sich im gesamten menschlichen Körper zu aktivieren, bis H5N1 auf den Plan trat.[161]

Durch die Anpassung an Hühner haben die Vogelgrippeviren einen evolutionären Jackpot geknackt. Und indem sich die Viren an Hühner anpassen, passen sie sich möglicherweise auch an den Menschen an – ein weiterer multimilliardenschwerer Wirtspool für das Virus.[162] Aber wir brauchen keine Milliarden von Hühnern. Wir müssen die Ställe nicht ständig mit neuen Masthähnchen und Legehennen besetzen. Kein Wissenschaftler ist so naiv zu glauben, dass die Menschen in naher Zukunft aufhören werden, Geflügel oder Eier zu konsumieren. Selbst wenn sich das schlimmste Szenario eines Tages realisieren sollte, würde Kentucky Fried Chicken vielleicht mit dem Rest der menschlichen Zivilisation wieder aufgebaut. Vielleicht bis zu dem Tag, an dem Hühnerfleisch sicher und wirtschaftlich in einem Labor gezüchtet werden kann,[163] wird die Menschheit wohl weiterhin mit Grippepandemien konfrontiert sein. Dass Menschen kein Hühnchen mehr essen, ist wohl rein hypothetisch, aber das Einstellen der riskantesten Praktiken, der intensivsten Formen der industriellen Geflügelproduktion, scheint ein erreichbares Ziel.

Seit dem Auftauchen von H5N1 sind Schicksal und Zukunft der Hühner unweigerlich mit unserem eigenen verbunden. Die Krankheitsresistenz von Hühnern muss möglicherweise als kritische Frage der öffentlichen Gesundheit betrachtet werden. Es darf nicht länger eine einfache unternehmerische Entscheidung bleiben, tote Hühner zu zählen und zu sehen, ob der Gewinn pro überlebendem Vogel die Sterblichkeit in der Hühnerindustrie ausgleicht. Es kann eine Frage der globalen Gesundheit sein, wie die Industrie Vögel züchtet und aufzieht, oder ob sie überhaupt Vögel züchten und aufziehen sollte.

Die Menschheit mag vielleicht entscheiden, dass der Verzehr von Hühnern es wert ist, hin und wieder eine Pandemie zu überstehen, aber ist ein möglichst billiges Huhn es wert, dass wir Viren wie H5N1 riskieren? Das Höchste, was Freilandgeflügel anscheinend hinbekommt, scheint die Sterblichkeitsrate von 2,5 Prozent im Jahr 1918 zu sein, und sogar dafür hat es wohl den Ersten Weltkrieg als Komplizen gebraucht. Es mag schwer sein, sich ein Virus vorzustellen, das noch unheilvoller ist als H5N1, aber die intensive Geflügelproduktion im globalen Maßstab ist immer noch ein relativ neues Phänomen. Da der Geflügelkonsum in den Entwicklungsländern weiterhin stark ansteigt, gibt es keinen biologischen Grund, warum die Vogelgrippe sich nicht weiterentwickeln und zu einer noch tödlicheren Form mutieren könnte.

Alle Vorläuferstämme der Pandemie existieren weiterhin im natürlichen Reservoir der Wasservögel und warten nur auf eine Gelegenheit auszubrechen.[164] Die *New York Times* drückte es so aus: »Irgendwo, am Himmel, auf Feldern oder in der Küche, warten die Moleküle der nächsten Pandemie.«[165] H5N1 zeigte, dass Hühner ein Grippevirus von beispielloser menschlicher Letalität zustande bringen können, und der niederländische H7N7-Ausbruch zeigte, dass Hühner ein Virus produzieren können, das direkt von Mensch zu Mensch übertragen werden kann.[166] Auch wenn H5N1 nie die Fähigkeit entwickelt hat, eine Pandemie auszulösen, könnte es nur eine Frage der Zeit sein, bis die neuen Geflügelfabriken der Welt noch tödlichere Kombinationen heranzüchten.

DEN LAUF DER DINGE ANHALTEN

»Für extreme Krankheiten sind extreme Heilmittel am besten geeignet.«

Hippokrates[167]

Der Leiter der Abteilung Virologie am Queen Mary Hospital in Hongkong glaubte, dass »die Ursache und Lösung [von H5N1] bei der Geflügelindustrie liegt«.[168] Das folgende Diagramm, das einem Bericht des US-Innenministeriums über die Bedrohung durch die Vogelgrippe entnommen ist,[169] veranschaulicht die Schlüsselrolle, die domestiziertes Geflügel bei der Entwicklung einer Grippepandemie gespielt haben könnte.[170] Wie bereits gezeigt, beginnen alle Vogelgrippeviren bei Wasservögeln, aber es scheint keine direkte Übertragung vom natürlichen Entenreservoir direkt auf Säugetiere oder Menschen zu geben; domestizierte Hühner werden als Sprungbrett gebraucht. Das meiste, was ein Wildentenvirus einem Menschen anzutun vermag, scheint ein milder Fall von Bindehautentzündung zu sein.[171]

Die Wissenschaftler, die im Labor erfolglos versuchten, menschliche Freiwillige mit Wildentenviren zu infizieren, versuchten sogar, das Virus von einer Person auf die nächste zu übertragen, um die menschliche Ansteckungsfähigkeit zu erhöhen. Sie spritzten eine Million infektiöser Dosen in die Nase der ersten Person, kontaminierten dann eine zweite Person mit dem Schleim der ersten Person und setzten diesen Versuch immer weiter so fort. Trotz der verwendeten hohen Dosen und fünf Durchgängen von Person zu Person war das Virus immer noch nicht in der Lage anzudocken. Eine in der Zeitschrift *Clinical Infectious Diseases* veröffentlichte Studie ergab, dass Schweinezüchter möglicherweise bis zu 35-mal häufiger eine Exposition gegenüber der Schweinegrippe aufweisen als Personen, die keinen beruflichen Kontakt mit

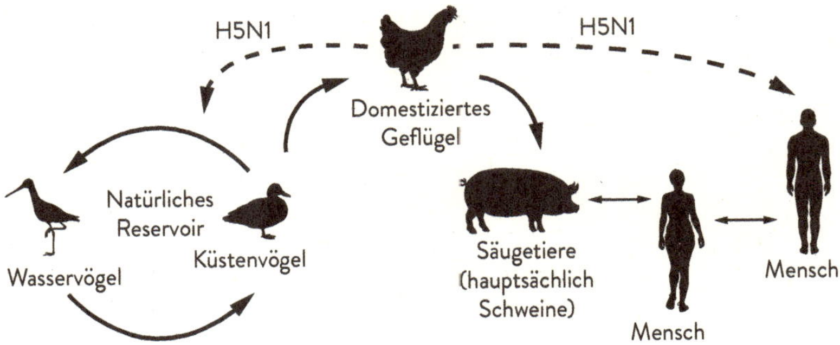

Die Rolle von domestiziertem Geflügel bei der Entstehung einer Grippepandemie

Schweinen haben.[172] Studien mit kanadischem Wildpflegepersonal ergaben durchweg Negativbefunde für eine Infektion mit dem Wasservogelvirus.[173] Influenzaviren, die in ihrem natürlichen, ungestörten Zustand gefunden wurden, scheinen keine Gefahr für den Menschen darzustellen.

Entenviren haben vielleicht nicht das Glück, 20 000 Menschen in einem einzigen riesigen Aufzug zu erwischen, aber es ist nicht nur möglich, über 20 000 in einem geschlossenen Raum gequetschte Hühner zu stolpern, es passiert ständig. Wenn ein Entenvirus eine derartige Freikarte erhält, ermöglicht die Überbelegung der Ställe Millionen von Passagen des Virus durch Zellen und anfällige Wirte, die sich nicht vor ihm verstecken können. Auf diese Weise kann das Virus sich vermehren[174] und sich vielleicht an den Menschen anpassen, indem es den Umweg über Geflügel nimmt. Dank dieser evolutionären Laune der Natur – der auffallenden molekularen Ähnlichkeit der Atemwege eines Huhnes mit unseren eigenen – wird das Virus, wenn es Hühner immer besser infizieren und töten kann, auch immer besser in der Lage sein, uns Menschen zu infizieren und zu töten.

Ein leitender Molekularvirologe an der University of Cambridge erklärte: »Hühner stellen eine Brücke zwischen der Wildvogelpopulation, in der die Vogelgrippe gedeiht, und dem Menschen dar, über die neue pandemische Stämme entstehen können. Der Abriss dieser Brücke würde das von Vogelgrippeviren ausgehende Risiko für den Menschen erheblich verringern.«[175] Wenn die Domestizierung von Geflügel eine Brücke ist,[176] dann ist es eine Brücke, die wir getrost niederreißen können.

Die Domestizierung und Gefangenschaft von Vögeln hat zu Biogefahren wie Salmonellen, Campylobacter, Psittakose (Papageienfieber) und Vogeltuberkulose geführt. Am schlimmsten ist, dass sie uns die Grippe beschert hat.

Wenn die Entwicklung der Tierzucht den »Beginn der Ära der Zoonosen« markiert hat, wie es der Dekan der veterinärmedizinischen Fakultät der Michigan State University ausdrückte, dann könnte der Rückgang der tierischen landwirtschaftlichen Produktion auch das Ende dieser Erkrankungen beschleunigen.[177] In der Hoffnung, die Verbindung zum Virusreservoir zu durchbrechen, haben einige Experten der FAO vorgeschlagen, die heimische Entenzucht abzuschaffen.[178] Enten wurden vor 150 Generationen erstmals domestiziert,[179, 180] ein Wimpernschlag in der menschlichen Evolution.[181] Die Beendigung der Domestizierung von Enten würde zwar die gegenwärtige Krise nicht lindern, da Viren wie H5N1 und H7N9 bereits das Nest verlassen haben, aber sie könnte dazu beitragen, die Entstehung künftiger ominöser Viren zu verhindern.[182]

»Die Prävention der Vogelgrippe H5N1 beim Menschen lässt sich am besten durch die Kontrolle der Infektion bei Geflügel erreichen«, so die WHO.[183] Wie die gestrichelten Linien im Diagramm des Innenministeriums zeigen, war H5N1 jedoch nicht nur direkt von den Hühnern auf den Menschen übergesprungen, sondern hatte auch einen seiner bisher größten Tricks geschafft – eine Art Heimkehr zur Infektion von Wasservögeln. Indem H5N1 seine Letalität für Hühner und Menschen beibehielt, während es für Zugvögel weiterhin relativ harmlos war, schuf die Z-Mutante von H5N1 ein Monster und ermöglichte es dem vermutlich in Fabriken gezüchteten Virus, sich um die ganze Welt zu verbreiten. So gelang es einem seiner Nachkommen vor wenigen Jahren, 50 Millionen Hühner und Truthähne in den Vereinigten Staaten auszulöschen.[184] Zum gegenwärtigen Zeitpunkt scheint die Aussicht auf eine Ausrottung des Virus verschwindend gering.[185]

Eine führender Influenzaexperte an der Mount Sinai School of Medicine bemerkte, dass man im Wesentlichen auch die pandemische Grippe eliminieren könnte, wenn man alle Enten auf der Welt eliminieren würde.[186] »Aber man kann schlecht alle Enten und Wasservögel der Welt töten – das wäre absurd«, sagte Webster. »Hier sehen Sie, dass Influenza eine Krankheit ist, die man gar nicht ausrotten kann.« [187] Das Influenzavirus selbst, so wie es in der Natur vorkommt, kann man vielleicht nicht »ausrotten«, aber für uns

Menschen ist es auch überhaupt nicht wichtig, was natürlicherweise im Innern von Wildenten los ist – den Enten scheint es im Übrigen auch ziemlich egal zu sein. Es ist die menschliche Pandemievariante, die wir loswerden wollen, und das könnte in der Tat vielleicht möglich sein, wenn wir die Trittsteine entfernen, auf denen das Virus von den Reisfeldern Asiens zu Kindern in Europa hüpft.

Nach Angaben des U. S. Geological Survey »gibt es derzeit keine Hinweise darauf, dass Menschen sich jemals durch den Kontakt mit Wildvögeln mit dem H5N1-Grippevirus infiziert haben. Alle gemeldeten Infektionen von Menschen wurden mit dem Kontakt mit Hausgeflügel in Verbindung gebracht.«[188] Theoretisch besteht also die Lösung zur Verhinderung künftiger Pandemien und vielleicht sogar dazu, die potenziell bereits drohende Pandemie noch aufzuhalten, darin, alle Hühner zu töten.

H5N1 wurde schon einmal gestoppt. »Es war ziemlich offensichtlich«, sagte Shortridge in Erinnerung an Hongkong im Jahr 1997, »wir mussten die Hühner loswerden.«[189] Und es funktionierte – durch das Töten aller Hühner in dem Gebiet wurde das Virus eliminiert. Genetische Analysen des H5N1-Stamms, der vier Jahre später auftauchte, zeigten, dass er sich selbstständig entwickelte und noch einmal aus dem natürlichen Entenreservoir zu den Hühnern gesprungen war. Hongkong versuchte erneut, alle Hühner zu töten, aber es war bereits zu spät. Führende Wissenschaftler sprachen sich dafür aus, das gesamte Gebiet von Hühnerfarmen zu befreien, Importe zu verbieten und Geflügelmärkte zu schließen, aber H5N1 war bereits entkommen.[190]

Der niederländische Virologe Jan de Jong, der als Erster die menschliche Infektion mit H5N1 entdeckte, spottete über die begrenzte Notschlachtung von Hunderten Millionen Hühnern, die seiner Meinung nach zu diesem Zeitpunkt gar nichts mehr brachte. »Diese Maßnahmen sind vollkommener Unsinn«, sagte er in einem Telefoninterview. De Jong schlug vor, dass eine fast vollständige Schlachtung des asiatischen Geflügels und die Eindämmung der Geflügelhaltung für mehrere Jahre die einzige Möglichkeit darstellten, H5N1-Ausbrüche aufzuhalten.[191] Osterholm schien dem zuzustimmen. »Auch wenn wir hier über 300 Millionen getötete Hühner sprechen«, sagte er, »werden in China jedes Jahr Milliarden von Hühnern nur für die Lebensmittelversorgung aufgezogen. Jedes dieser geborenen und geschlüpften Hühner ist auch ein brandneuer Brutkasten für das Virus, sodass wir diese anfällige

Population immer wieder neu versorgen. Wir lassen weiterhin zu, dass das Geschehen seinen Lauf nimmt.«[192] H5N1 versucht immer wieder eine wirksame Übertragung von Mensch zu Mensch; indem wir den weltweiten Geflügelbestand neu besiedeln, laden wir seine Waffe immer wieder nach. Beide Wissenschaftler waren sich vermutlich der wirtschaftlichen Auswirkungen bewusst, die eine solche Lösung politisch unmöglich machen.

Angesichts der Ausbreitung von H5N1 nach Europa hätte sich das Mammut-Schlachten weit über Asien hinaus erstrecken müssen, und da die Rahmenbedingungen für das Auftreten von H5N1 dieselben wären, müsste danach die Einstellung der Geflügelproduktion auf unbestimmte Zeit erfolgen. »Solange der Kessel auf dem Feuer steht, wird die Wassertemperatur weiter ansteigen, bis sie den Siedepunkt erreicht«, erklärte der Vertreter der WHO in Thailand. »Die Gefahr einer Pandemie wird nicht verschwinden, weil wir noch keine Möglichkeit haben, das Feuer zu löschen.«[193] Ja, aber wir könnten den Kessel vom Feuer nehmen. Wir könnten die Flamme der Grippe bei wild lebenden Wasservögeln weiterflackern lassen, aber wir könnten theoretisch den Übergangskessel der Geflügelproduktion entfernen, in der Hoffnung, das Überschwappen der Grippe auf die menschliche Bevölkerung zu verhindern.

Die logische Fortsetzung der wirksamen Hongkong-Strategie von 1997 ist die Vernichtung der gesamten Hühnerpopulation der Welt. Vielleicht klingt das ein bisschen extrem, aber in Wirklichkeit ist es das, was bereits mit den meisten Masthühnern der Welt etwa alle sechs Wochen passiert. Masthühner wurden im Gegensatz zu Hühnern, die für die Eierproduktion aufgezogen wurden, so gezüchtet, dass die weltweite Masthühnerpopulation im Wesentlichen alle paar Wochen geschlachtet und durch Küken ersetzt wird. Logistisch gesehen ist es einfach, alle kommerziell genutzten Hühner in der Welt zu töten. Sie sind bereits alle eingesperrt, und der Schlachtapparat ist vorhanden und unterzieht sich bereits etwa alle ein bis zwei Monate einem Probelauf. Wenn die Menschheit, anstatt die Bestände wieder aufzufüllen, eine letzte globale Charge von Hühnern aufziehen und essen würde, könnte die virale Verbindung zwischen Enten und Menschen unterbrochen werden, und der Pandemiezyklus könnte theoretisch für immer unterbrochen werden. Vielleicht könnte man der Vogelgrippe auf diese Art beikommen.

Die Centers for Disease Control and Prevention verstanden zwar die Risiken für die menschliche Gesundheit durch die »anhaltende Intensivierung und Konsolidierung der Lebensmittel-Tierindustrie«, erkannten jedoch auch den Proteinbedarf einer wachsenden Weltbevölkerung an. Der stellvertretende Direktor des CDC-Büros für Weltgesundheit beschrieb das Dilemma in einfachen Worten: »Wir wollen mehr Protein, ohne die menschliche Gesundheit zu gefährden.« Allerdings stammt nur ein unbedeutender Prozentsatz der Kalorien und des Proteins auf der Welt tatsächlich von Geflügel.[194, 195] Natürlich gibt es für die menschliche Ernährung keinen echten Bedarf an tierischem Eiweiß. Tatsächlich sind laut Harvard University School of Medicine die gesündesten Eiweiße »Bohnen, Nüsse, Getreide und andere pflanzliche Proteinquellen«.[196] Ein Grund dafür, dass Indien nicht als Hochrisikogebiet für neue Influenzastämme galt, ist Berichten zufolge, dass ein großer Teil der Bevölkerung vegetarisch lebt.[197] Unabhängig davon ist es mit Blick auf eine Pandemie egal, ob man auf Bohnen oder Rindfleisch umsteigt; was zählt, ist, das gefiederte Glied aus der Kette zu nehmen.

Die Pocken konnten ausgerottet werden, weil es heute kein tierisches Reservoir außerhalb des Menschen mehr für diesen Erreger gibt. Anders als bei Influenza, bei der der Mensch als »irrelevant für das Überleben der Viren« betrachtet wird,[198] existierte das Pockenvirus nur beim Menschen und konnte daher ausgemerzt werden, da es keine Quelle für neues genetisches Material gab.[199] Es ist kein Zufall, dass elf der zwölf gefährlichsten Bioterrorismuserreger zoonotische Erreger sind.[200] Wie sonst kann man Millionen Menschen infizieren, wenn man nicht etwas aus der Tierwelt herauszieht – wie ein Kaninchen aus einem Hut, nur umgekehrt? In solch einem Fall wäre das menschliche Immunsystem dem Erreger vorher noch nie ausgesetzt gewesen, und die Infektion könnte das Radar unseres eigenen Körpers umgehen. Würde man die genetischen Versorgungslinien der Influenza durchtrennen, die das Virus in der Tierwelt findet, wären vermutlich gar keine Pandemien mehr möglich.

Was würde mit der menschlichen Grippe geschehen, wenn ihre Bindung zum aviären Reservoir unterbrochen würde? Die Menschen würden immer noch an Grippe erkranken, aber unsere Körper würden das jeweilige Virus schon kennen. Das Virus würde zwar seine genetische Entwicklung fortsetzen und Mutationen in seiner äußeren Hülle anhäufen, sodass es nicht völlig verschwände, aber es gäbe kein neuartiges Virus mehr, mit dem es seine Gene austauschen könnte. Mit anderen Worten: Es gäbe keinen Virensex mehr. Ohne das fortgesetzte Eindringen unruhiger außerirdischer Viren, die in eine neue evolutionäre Ecke gedrängt wurden, und durch die mutmaßliche Ausrottung von Pandemien könnten wir schließlich sogar erwarten, dass die saisonale Grippe mit der Zeit allmählich eine Art Gleichgewicht erreichen und an Virulenz verlieren würde. Laut Webster war es gerade diese »unregelmäßige Infusion von Vogelvirusgenen in den menschlichen Virusgenpool« die bisher verhindert hat, dass menschliche Influenzaviren »ein evolutionäres Gleichgewicht mit ihren Wirten erreichen konnten«.[201] Der Nachweis ist recht einfach. Schauen wir uns einmal das Influenza-ABC an.

Wir wissen seit Langem, dass es drei Arten von menschlichen Grippeviren gibt: A, B und C. Influenza A gilt als der einzige Influenza-Typ, der Pandemien auslösen kann, da Influenza A der einzige Typ ist, der eine aktive Verbindung zur Tierwelt hat. Die Influenzaviren, die immer wieder aus Wasservögeln ausbrechen, sind Influenza-A-Viren, die sich bei Geflügel, Schweinen und Menschen einnisten können. Man geht davon aus, dass die Influenzaviren B und C ursprünglich auf die gleiche Weise wie die Influenza-A-Viren entstanden sind – also vor Jahrhunderten über die Wasservögel –, aber sie zirkulieren schon sehr lange, seit Hunderten oder sogar Tausenden von Jahren, und haben sich so an den Menschen angepasst, dass sie sich nicht mehr mit Vogelviren umsortieren können.[202] Sie haben sich im biologischen Sinne zu neuen Arten entwickelt, die sich nicht mehr mit ihren angestammten Vorfahren fortpflanzen können, um lebensfähige Nachkommen zu zeugen. Sie sind jetzt rein menschliche Viren; die Vogelnabelschnur ist durchtrennt.[203]

An sich sind Influenza-B- und -C-Viren ein alter Hut für die kollektive Immunität der Menschheit. Sie verursachen niemals Pandemien und führen im Allgemeinen zu milderen Erkrankungen. Influenza vom C-Typ hat sich vermutlich so weit von ihren aviären Vorfahren entfernt, dass sie nur in seltenen Fällen überhaupt eine klinische Erkrankung verursacht.[204] Wenn es den Influenza-C-Viren gelingt, irgendwelche Symptome zu verursachen, ähnelt die Infektion eher einer Erkältung als einer Grippe.[205] Und das ist auch die Richtung, in die sich vermutlich alle menschlichen Influenzaviren in einer pandemiefreien Welt, die vom Vogelreservoir abgeschnitten ist, entwickeln würden.[206] Ohne Hühner ist das Schlimmste, was aus diesem viralen Vulkan aufsteigen kann, ein seltener Fall von Bindehautentzündung, die durch das Fegen von Entenkot entsteht oder wenn wir vergessen, den Kopf wegzudrehen, wenn sich eine Robbe beim Niesen nicht richtig die Flosse vor den Mund hält.

Etwas komplizierter wurde das Ganze im Jahr 2011 mit der Entdeckung des ersten Influenza-D-Virus bei einem Schwein in Oklahoma. Seither konnte Influenza D bei Schweinen, Schafen und Rindern auf der ganzen Welt nachgewiesen werden.[207] Drei Viertel des US-Rinderbestandes weisen Anzeichen einer Exposition auf.[208] Vielleicht greifen Sie also doch eher zu vegetarischen Alternativen? Obwohl US-amerikanische Arbeiter in der Rinderzucht Antikörper gegen das Virus in sich tragen,[209] was darauf hindeutet, dass sie mit dem Virus in Kontakt gekommen sind, ist noch nicht bekannt geworden, dass es beim Menschen Krankheiten verursacht hätte.[210]

Anstatt die globale Hühnerherde verschwinden zu lassen, könnte man nicht versuchen, alle Hühner zu impfen? Wie wir von unseren eigenen Grippeschutzimpfungen wissen, die jedes Jahr neu formuliert werden müssen, kann man das Grippevirus aufgrund seiner hohen Mutationsrate zum Teil schwierig mithilfe einer Impfung in den Griff bekommen. Eine Impfung kann Vögel oberflächlich gesund halten, aber sie kann die Vermehrung und Verbreitung des Virus nicht stoppen.[211] Geimpfte Vögel werden zwar möglicherweise nicht krank (die Rentabilität wäre also nicht beeinträchtigt), aber Hühnerställe könnten trotzdem Brutstätten für Super-Influenzaviren bleiben.[212]

Um genau zu sein, kann eine Impfung von Geflügel das Pandemierisiko sogar noch erhöhen. In Mexiko wurden mehr als eine Milliarde Impfstoffdosen von der Geflügelindustrie zur Bekämpfung eines H5N2-Ausbruchs eingesetzt, was jedoch zu einer Verdoppelung der Virusmutationsrate im Vergleich zu nicht geimpften Hühnerpopulationen[213] und zur Entstehung mehrerer Linien verschiedener impfresistenter Stämme führte.[214] Glücklicherweise infizierten sich nur zwei Menschen,[215] aber je mehr Stämme hervorgebracht werden, desto größer ist das Risiko, ein neues Pandemievirus zu erzeugen.[216] Besonders beunruhigt zeigte sich Webster über den Plan Chinas, seine 14 Milliarden Geflügel durchzuimpfen.[217] »Pathogene können sich in geimpften Herden oder Beständen zu virulenteren Pathotypen entwickeln«, heißt es in einem Virologie-Lehrbuch, »vor allem dann, wenn die Tiere in intensiven Produktionssystemen gehalten werden.«[218]

In ähnlicher Weise können Impfstoffe gegen die Schweinegrippe den mit der Infektion einhergehenden Rückgang des Schlachtkörpergewichts verhindern, der so schlecht für das Geschäft ist, ohne jedoch die Virusabgabe tatsächlich zu stoppen.[219] Der immunologische Druck, der durch die Impfstoffe auf diese Viren ausgeübt wird, kann dann nach Virusmutanten mit verschiedenen Oberflächenproteinen selektieren, sodass es nach Schweinegrippeviren selektieren kann, die menschliche oder Vogelgene angreifen, was möglicherweise die Bedrohung der öffentlichen Gesundheit noch weiter erhöht.[220] Die Herkunftsherde der ersten in den Vereinigten Staaten entdeckten Dreifach-Hybridmutante war gegen die klassische Schweinegrippe geimpft gewesen.[221] Vielleicht trug die weitverbreitete Impfung von Schweinen in den 1990er-Jahren[222] sogar dazu bei, dass die 80-jährige Stabilitätsphase der Schweinegrippe unterbrochen wurde.

Solange es Geflügel gibt, wird es Pandemien geben. Vielleicht kann es letztlich nur sie oder uns geben. Eine Folge der evolutionären Stabilität des Wasservogelreservoirs ist, dass die Vorläufer einer Pandemie immer in den Startlöchern stehen.[223] Influenzaviren mutieren bei Wildenten mit der gleichen Geschwindigkeit wie bei jeder anderen Spezies. Diese Entenviren haben im Laufe von Millionen von Jahren eine derart ausgeklügelte Anpassung erreicht, dass jede Nettoveränderung in irgendeine Richtung neue Mutanten etwas weniger perfekt macht und sie letztlich aus dem Pool ihrer Mitstreiter herausselektiert und aus diesem ausgestoßen werden. Der Mutantenschwarm bei Wasservögeln korrigiert sich ständig selbst. Es entstehen weiterhin virale Mutanten, die vielleicht ein ganz klein wenig besser in der Lage sind, Hühner und Menschen zu infizieren, aber sie werden schnell von der optimalen Entenvariante überholt. Sobald dieser Virenschwarm jedoch in eine neue Umgebung gelangt, können alle Mutanten, für die ein Wachstumsvorteil besteht, zügig selektiert werden. Das Pandemiepotenzial des Virus bestand und besteht weiterhin, allzeit bereit, sich bei entsprechender Gelegenheit auszubreiten. Unsere Aufgabe besteht darin zu versuchen, dass es bei den Enten bleibt, und dem Virus nicht ein riesiges Labor mit gefiederten Versuchsobjekten zur Verfügung zu stellen, in dem es sich ausprobieren kann. Da die Entstehung von Zoonosen im Allgemeinen weitgehend auf menschliche Aktivitäten zurückzuführen ist, kamen Forscher der FAO zu dem Schluss, dass »die Lösung des Problems auch eine Frage dessen ist, welche Entscheidungen wir Menschen treffen werden«.[224]

SCHLIESSUNG DER GRIPPEFABRIKEN

Würde Geflügel nur in kleinen Freilandherden aufgezogen, könnten Influenzaviren der Möglichkeit beraubt werden, sich zu hochpathogenen Stämmen zu entwickeln, doch angesichts der Existenz industrieller Betriebe müssen auch Kleinbauern Vorsichtsmaßnahmen ergreifen. Ein wichtiger Bericht des USDA aus dem Jahr 2004 über die Biosicherheit von kleineren Geflügelbeständen im ganzen Land kam zu dem Schluss, dass selbst grundlegende Biosicherheitsmaßnahmen vernachlässigt wurden. Nur bei etwa der Hälfte der Wildgeflügelbetriebe (in denen häufig Hahnenkampfvögel aufgezogen werden) konnte nachgewiesen werden, dass sie grundlegende Biosicherheitsmaßnahmen befolgen, wie etwa eine angemessene Aufmerksamkeit für potenziell kontaminiertes Schuhwerk.[225] Sicherheitsmaßnahmen wie die Desinfektion von Wasservorräten[226] oder das Anlegen von Netzen in den Teichen, die auf den Grundstücken von mehr als einem Drittel der US-amerikanischen Kleingeflügelbetriebe gefunden wurden,[227] um wilde Wasservögel abzuschrecken, würden zusätzliche Sicherheit schaffen.[228] Von einigen Praktiken in Asien wie der integrierten Fütterung von Tierabfällen aus der Aquakultur und dem allgemeinen Brauch, ausgenommene Hühnereingeweide wieder an die Herden zu verfüttern, sollte dringend abgeraten werden.[229]

Auch wenn es Maßnahmen gibt, die groß angelegte Betriebe ergreifen könnten, um einen Teil des Risikos in kleinerem Maße zu reduzieren, wie etwa Stroheinstreu in Schweinehaltungsbetrieben,[230] birgt die industrielle Produktion schlichtweg intrinsische Gefahren. In einem Lehrbuch zur Kontrolle von Vogelviren wurde der inhärente Widerspruch zwischen intensiver Stallhaltung und gesunden Herden dargelegt: »Das Risiko, dass ein Virus zwischen einer Gruppe von Vögeln übertragen werden kann, lässt sich verringern, indem man eine Überbelegung verhindert, für maximale Trennung zwischen den Vögeln und häufige Sonneneinstrahlung sorgt und eine ständige Frischluftzufuhr zur Verfügung stellt. Sonnenlicht zerstört viele Viren, die in der Umwelt vorhanden sind.«[231]

Um das Auftreten von Viren wie H5N1 zu reduzieren, muss die Menschheit dazu übergehen, Geflügel in kleineren Herden zu züchten, unter weniger stressigen, überfüllten und besseren hygienischeren Bedingungen, mit Auslauf im Freien, ohne Verwendung menschlicher antiviraler Mittel und mit einem Ende der Zuchtpraxis auf schnelles Wachstum oder unnatürliche Eierproduktion auf Kosten der Immunität. Man würde auch erwarten, dass dadurch die Raten zunehmend antibiotikaresistenter Krankheitserreger wie Salmonellen,[232] des Lebensmittel-Killers Nummer eins in den Vereinigten Staaten, gesenkt werden könnten. Wir müssen wegkommen von der Brandbekämpfung der Industrie gegen Infektionskrankheiten, hin zu einem proaktiveren präventiven Gesundheitsansatz, der die Vögel weniger anfällig – ja sogar resistent – für Krankheiten machen würde.[233]

Angesichts von Viren wie H5N1 haben immer mehr Experten die Nachhaltigkeit der intensiven Geflügelproduktion infrage gestellt. Als UN-Tiergesundheitsbeauftragter wurde Peter Roeder, bei der FAO für Viruskrankheiten zuständig,[234] im Jahr 2003 gefragt: »Könnte eine nachhaltigere Tierzucht das Risiko solcher Krankheiten verringern?« Roeder antwortete: »Das ist sicherlich so. (...) Die Anfälligkeit intensiver, industrialisierter Tierhaltungssysteme für epidemische Krankheiten gilt immer mehr als erwiesen. Dies lässt Zweifel an der Lebensfähigkeit dieser Systeme aufkommen. Eine hohe menschliche Populationsdichte in engem Kontakt mit mehreren Arten von intensiv bewirtschafteten Nutztieren bietet potenziell ein Substrat für die artenübergreifende Übertragung, Evolution und Amplifikation vieler Krankheitserreger.«[235]

Prof. Romeo Quijano vom University of Philippines College of Medicine beurteilte H5N1 ebenfalls als eine Manifestation der inhärenten Widersprüche der industriellen Geflügelproduktion. »Der jüngste Ausbruch der Vogelgrippe und ihre Ausbreitung auf den Menschen in mehreren Ländern«, sagte er, »sollte als ernsthaftes Warnsignal für die verheerenden Auswirkungen eines nicht nachhaltigen, umweltzerstörenden und profitorientierten Nahrungsmittelproduktionssystems angesehen werden.«[236] Die neuseeländische Regierungsberaterin für Lebensmittelsicherheit, Meriel Watts, erklärte: »Die Regierungen sollten dieser jüngsten Lebensmittelkrise Beachtung schenken und die Hühnerzucht in überfüllten Fabrikbetrieben verbieten. Hühner können nachhaltig in frei laufenden, organischen Systemen aufgezogen werden, was die Gesundheit der Vögel dramatisch verbessert und folglich auch das Risiko für die menschliche Gesundheit drastisch reduziert. (...) Das Einpferchen von Zehntausenden von Vögeln in überfüllten Ställen ist eine Katastrophe für die menschliche Gesundheit im Wartezustand.«[237]

Die Geflügelindustrie war da natürlich anderer Meinung. Der Präsident der World's Poultry Science Association erklärte in Hongkong, dass es »nicht sinnvoll ist, die komplette Geflügelindustrie loszuwerden, nur um die Vogelgrippe loszuwerden. Dieses Handeln würde von Ignoranz zeugen.«[238] FAO-Experten äußerten sich besorgt darüber, dass der starke industrielle Geflügelsektor die Vogelgrippe-Bekämpfungsbemühungen im Allgemeinen behindern, vielleicht sogar »den kompletten Plan kapern« könnte.[239]

Die Industrie sträubte sich gegen den Vorschlag, dass intensive Stallhaltung unangemessenen Stress verursacht. »Die Haltung in Gefangenschaft ist nicht ohne Präzedenzfälle«, schrieb das National Live Stock and Meat Board in seiner Veröffentlichung *Facts from the Meat Board*. »Schulen sind Beispiele für die ›Aufzucht in Gefangenschaft‹ von Kindern, die, wenn sie richtig organisiert werden, effektiv sind.«[240] Eine Stiftung der Agrarindustrie schrieb: »Die meisten Kälber werden in Einzelboxen gehalten, ähnlich wie ein Baby in der Wiege.«[241]

Die Branche weiß, wie anfällig sie für eine öffentliche Kontrolle ist. Die Befürworter der Industrie versuchen, Kritik abzuwehren, indem sie sie als eingebildete Ignoranz abtun.[242] Zugleich geben sie zu, dass wirklich informierte Verbraucher wirklich das Letzte sind, was sie gebrauchen können. »Einen der besten Aspekte der modernen Tierzucht ist, dass die meisten Menschen (...) keine Ahnung haben, wie Tiere aufgezogen und verarbeitet werden«, schrieb der Herausgeber des *Journal of Animal Science* in einem Lehrbuch über Tierzucht. »Wenn die meisten städtischen Fleischesser einen industriellen Masthähnchenstall besuchen würden, um zu sehen, wie die Vögel aufgezogen werden, und sehen könnten, wie die Vögel ›geerntet‹ und dann in einem Geflügelverarbeitungsbetrieb ›verarbeitet‹ werden, würden einige, vielleicht viele, aufhören, Geflügel zu essen, oder sogar ganz auf Fleisch verzichten. Für die moderne Tierhaltung gilt: Je weniger der Verbraucher über das Geschehen weiß, bevor das Fleisch auf den Teller kommt, desto besser.«[243]

Diese Geheimhaltungstaktiken der Industrie erstreckten sich auch auf die Vogelgrippe. Die Reaktion der Branche auf den Ausbruch von H6N2 bei Geflügel im Jahr 2002 in Südkalifornien ist aufschlussreich. Eine vom National Institute of Medicine veröffentlichte Studie liefert den Hintergrund: »Millionen von Vögeln, die auf Lastwagen unterwegs sind, verbreiten die Infektion leicht auf Farmen entlang der Route. Zu diesem Zeitpunkt wurde die Region

Turlock, die von drei Hauptstraßen begrenzt wird, als ›Triangle of Doom‹ bekannt: Ein Vogel konnte nicht in die Region kommen, ohne sich mit H6N2 zu infizieren. Mehrere zehn Millionen Vögel in Kalifornien infizierten sich während eines viermonatigen Zeitraums ab März 2002 mit dem H6N2-Virus.«[244]

Die Industrie hat das alles vertuscht. Die kommerziellen Hersteller setzten ihre eigenen Tierärzte ein und gaben die Diagnosen nicht heraus – nicht an den Staat, nicht an die Nachbarstaaten, nicht an die Weltorganisation für Tiergesundheit und nicht einmal an benachbarte Bauernhöfe, obwohl die Informationen ihnen vielleicht einen besseren Schutz ihrer Herden ermöglicht hätten. Laut dem Bericht »The Threat of Pandemic Influenza: Are We Ready?« des National Institute of Medicine aus dem Jahr 2005 wurde das Entstehen des »Triangle of Doom« »von Entscheidungsträgern der Unternehmen verschwiegen, die befürchteten, dass die Nachfrage der Verbraucher abstürzen würde, wenn die Öffentlichkeit mitbekäme, dass sie infiziertes Fleisch und infizierte Eier kaufen«.[245] Wie auch beim SARS-Ausbruch in China im folgenden Jahr wurden wirtschaftliche Interessen als wichtiger erachtet als die öffentliche Gesundheit.«[246]

Die Besorgnis über ihr öffentliches Ansehen führte sogar so weit, dass die Ergebnisse renommierter Forschungsrichtungen hinterfragt wurden. Auf einem Vogelgrippe-Symposium im Jahr 2004, auf dem ein Epidemiologe und Kinderarzt in der Influenzaabteilung der CDC darauf bestand, dass weitere Studien über H7N3-Viren in der US-Geflügelindustrie durchgeführt werden müssten, schien ein Geflügelvertreter mehr über das öffentliche Auftreten der Industrie besorgt zu sein. Eric Gonder, ein Sprecher der National Turkey Federation, der North Carolina Poultry Federation und einer der größten Schweineproduzenten des Landes[247] (ja, genau, alles zur gleichen Zeit),[248] antwortete: »Wie sollten wir Ihrer Meinung nach diese Studien durchführen, ohne dass es zu einer negativen Wahrnehmung der Landwirtschaft kommt?«[249]

Europa übernahm die Führung im Widerstand gegen den Trend zur Intensivierung der Tierhaltung. David Burne, Mitglied der EU-Kommission für Gesundheit und Verbraucherschutz, meinte auf einer Konferenz über die Risiken für die öffentliche Gesundheit durch neu auftretende Zoonosen im Jahr 2004: »Lassen Sie mich ein letztes Wort zu den Tierhaltungspraktiken sagen: In der Landwirtschaft müssen die Auswirkungen der intensiven Tierhaltungspraktiken stärker berücksichtigt werden. Die öffentliche Gesundheitspolitik muss eine viel größere Rolle spielen, um den Schutz der menschlichen Gesundheit zu gewährleisten. Die Politik muss eine Abkehr von der Intensivhaltung fördern und die Angemessenheit der Risikomanagementmaßnahmen auf der Ebene der Betriebe und Produktionseinheiten sicherstellen. Dies sind Fragen, die wir auch auf internationaler Ebene verfolgen müssen.«[250]

Die offizielle französische Agentur für Lebensmittelsicherheit schrieb: »Das nie endende Streben nach besserer Produktivität und Gewinn, die sich ständig weiterentwickelnden Technologien in der Tierhaltung und der ständig wachsende Austausch auf einem jetzt weltoffenen Markt könnten die Gefährdung durch Gefahren begünstigen. Neue und weitgehend unerwartete sogenannte Produktions- oder ›menschengemachte‹ Krankheiten werden nach denen kommen, die wir bereits jetzt erleben.«[251]

Das aus 16 europäischen Partnern und mehr als 300 Wissenschaftlern bestehende Netzwerk zur Prävention und Kontrolle von Zoonosen der französischen Agentur für Lebensmittelsicherheit sah die Schuld teilweise »im wachsenden Handel mit Fleisch, Milch und anderen Tierprodukten«.[252] Als Reaktion auf die Flut aufkommender Tierkrankheiten und zur Bestürzung der Industrie[253] forderte der damalige deutsche Bundeskanzler ein Ende der Massentierhaltung[254] und »eine neue Politik, die für Verbraucherschutz, verbesserte Lebensmittelsicherheit und eine natürliche, umweltfreundliche Landwirtschaft steht«.[255]

Im Jahr 2001 machte die Weltbank eine überraschende Kehrtwende gegenüber ihrer früheren Zusage, große Viehzuchtprojekte in Entwicklungsländern zu finanzieren. In ihrer neuen Strategie für die Viehwirtschaft räumte sie ein, dass mit dem Wachstum des Sektors »eine erhebliche Gefahr besteht, dass es immer mehr Arme gibt, die Umwelt erodiert und die globale Nahrungsmittelsicherheit bedroht wird«.[256] Dies spiegelte die Vielzahl von Themen wider, auf die zusätzlich zu den Zoonosen von den Gegnern der »Massentierhaltung« hingewiesen wurde. Kritiker argumentierten, dass die Rentabilität der Produktion nicht die einzige Überlegung in der Tierhaltung sein dürfe[257] und dass neben der Gesundheit[258] und dem Wohlergehen von Mensch und Tier[259] auch andere Faktoren berücksichtigt werden müssten wie beispielsweise die Bodengesundheit,[260] die biologische Vielfalt,[261] der Klimawandel,[262] soziale Gerechtigkeit[263] und Fairness,[264] gute Regierungsführung[265] und Umweltschutz.[266]

In den Vereinigten Staaten gehört die American Public Health Association (APHA) zu den Befürwortern eines »radikalen« (vom lateinischen *radix* für »Wurzel«[267]) Wandels. Wie bereits im Kapitel »Bestimmung der Flugroute« erwähnt, verabschiedete die APHA 2003 ein »vorsorgliches Moratorium für neue konzentrierte Tierfutterbetriebe«, in dem sie alle Bundes-, Landes- und Kommunalbehörden aufforderte, eine Aussetzung des Baus neuer Fabrikfarmen zu verordnen – einschließlich industrieller Puten-, Legehennen-, Masthähnchen- und Entenanlagen.[268] Im November 2019 bekräftigte sie ihre Haltung und veröffentlichte eine neue Grundsatzerklärung, in der sie erneut ein Moratorium für den Bau neuer Massentierhaltungsbetriebe sowie ein Moratorium für die Erweiterung bestehender Betriebe forderte.[269]

Die Industrie behauptete, dass die Intensivierung von der Verbrauchernachfrage nach billigem Fleisch angetrieben wird.[270] Als Reaktion auf die Titelstory des *New Yorker* von 2005 über die Bedrohung durch die Vogelgrippe wurde der Autor des Artikels, Michael Specter, gefragt, ob wir auf der Grundlage seiner Recherchen »solche Dinge wie die großflächige Geflügelzucht überdenken müssten«. Er antwortete: »Nun, ich kann mir kein besseres Rezept für die Tötung einer großen Anzahl von Tieren mit einer einzigen Krankheit vorstellen, als Zehntausende von ihnen in Fabrikfarmen zu stecken, wo sie Glück haben, wenn sie 40 Zentimeter an persönlichem Platz haben. Dennoch sind die wirtschaftlichen Anreize für die Fabrikproduktion von Lebensmitteln enorm – wir wollen billiges Fleisch. Es wird also sehr schwierig sein, das zu ändern.«[271]

Einer Wirtschaftsanalyse zufolge sollte ein Übergang zu langsamer wachsenden Rassen von Masthühnern mit verbesserter Immunität die Verbraucher nicht mehr als ein oder zwei Dollar pro Jahr kosten.[272] Der Anteil des Haushaltseinkommens, den die Amerikaner für Lebensmittel ausgeben, ist im Vergleich zu anderen Ländern gering, obwohl dies vielleicht eher ein Spiegelbild des amerikanischen Wohlstands als des tatsächlichen Preises von US-Lebensmitteln ist.[273] Und die wahren Kosten stehen möglicherweise nicht auf dem Etikett. Einem Team von Experten für Lebensmittelpolitik zufolge mag unser derzeitiges industrielles Modell der Tierzucht »billige Lebensmittel liefern (definiert als Lebensmittel, die einen geringeren Anteil an den Haushaltsausgaben ausmachen), aber leider neigt es auch dazu, den Zustand unserer Umweltgesundheit zu verfälschen oder zu verschlechtern«[274] –

und auch die Kosten der öffentlichen Gesundheit. Agrarökonomen haben Preis- und Kennzeichnungssysteme mit den »wahren Kosten« vorgeschlagen, um die Verbraucher über ihre Entscheidungen auf dem Markt aufzuklären.[275]

Lonnie King war der Dekan des College of Veterinary Medicine der Michigan State University und Präsident der American Veterinary Epidemiology Society. Er ist auch Mitglied der National Academy of Sciences und ehemaliger Verwalter des Animal and Plant Health Inspection Service der USDA.[276] King war maßgeblich an der Einrichtung eines Beratungsgremiums innerhalb der World Organization for Animal Health beteiligt, das sich mit neu auftretenden Zoonosen befasst.[277] Sein Vortrag auf der Tagung des USDA National Agricultural Research, Extension, Education and Economics Advisory Board im Jahr 2004 trug den Titel »Emerging Threats and Opportunities in Animal Agriculture«.[278]

King versuchte darin, die Ursachen für das dritte Zeitalter menschlicher Krankheit zu erklären, das »etwa 1975 mit dem Auftauchen oder Wiederauftreten zoonotischer Krankheiten begann«. Er beschrieb die Faktoren, die zur Entstehung dieses »mikrobiellen perfekten Sturms« führten, als »anthropogen«, also vom Menschen verursacht. »In dem Maße, wie Klimaveränderungen und Ökosysteme zerstört werden, werden Krankheitserreger allgegenwärtig werden und sich ständig vermischen und mutieren, um neue tierische Wirte und neue Wege der Infektion zu finden.«[279]

King sagte dem USDA-Beirat, dass die Tierzucht einen »strategischen Wendepunkt« erreicht habe, an dem die »alten Regeln und Lehren nicht mehr gelten«. Er bezeichnete diesen Paradigmenwechsel als Übergang von der Landwirtschaft als »vertrauenswürdigem Anbieter« zur Landwirtschaft als »Teil des Problems«. King stimmte den Berichten des National Research Council und des Government Accountability Office zu, die dem USDA rieten, seinen Schwerpunkt von der Produktionssteigerung weg und auf andere Prioritäten wie etwa ökologische Nachhaltigkeit zu verlagern.[280]

Veterinärwissenschaftler der University of Georgia veröffentlichten eine Rezension in der Zeitschrift *Clinics of Laboratory Medicine*, in der es hieß: »Wenn man den stetigen Strom von neuen und aufkommenden Krankheiten beobachtet, wird man an das Jahrmarktspiel erinnert, bei dem man immer neu auftauchenden Maulwürfen mit einem Hammer auf den Kopf schlagen muss, die daraufhin für kurze Zeit verschwinden, bevor sie erneut zum

Vorschein kommen.« Anstatt nur auf jede neue Krise zu reagieren, sobald sie auftritt, schlugen die Wissenschaftler eine proaktivere Strategie vor, um die zugrunde liegenden Ursachen für das Auftreten von Krankheiten anzugehen.[281] Die leitende Mitarbeiterin des Council on Foreign Relations im Bereich der globalen Gesundheit, Garrett, schloss daraus: »Letztendlich wird die Menschheit ihre Perspektive auf ihren Platz im ökologischen System der Erde ändern müssen, wenn die Spezies hofft, die nächste Seuche abzuwehren oder zu überleben.«[282]

IM ANGESICHT DER ROTEN KÖNIGIN

Wissenschaftler wie Joshua Lederberg halten diese Worte nicht für reine Rhetorik. Und er sollte es nun wirklich wissen. Lederberg erhielt den Nobelpreis für Medizin im Alter von 33 Jahren für seine Entdeckungen in der bakteriellen Evolution. Später wurde Lederberg Präsident der Rockefeller University. »Es gibt Menschen, die mich für hysterisch halten«, sagte er mit Bezug auf eine Grippepandemie, »aber uns stehen Katastrophen bevor. Wir leben in einem evolutionären Wettbewerb mit Mikroben, Bakterien und Viren. Es gibt keine Garantie dafür, dass wir die Überlebenden sein werden.«[283]

Es gibt ein Konzept in der Wirt-Parasiten-Evolutionsdynamik, die sogenannte Red-Queen-Hypothese, die versucht, den unaufhörlichen Kampf zwischen dem Immunsystem und den Krankheitserregern zu beschreiben, gegen die es kämpft, wobei sich beide ständig weiterentwickeln, um herauszufinden, wie der Gegner zu überlisten ist.[284] Der Name stammt aus Lewis Carrolls Buch *Through the Looking Glass*, in dem die Rote Königin Alice anweist: »Nun, wie du siehst, musst du so schnell rennen, wie du nur kannst, um am selben Ort zu bleiben.«[285] Da sich die Krankheitserreger ständig weiterentwickeln, muss sich auch unser Immunsystem ständig anpassen, um Schritt zu halten. Die Theorie besagt, dass Tiere, die »aufhören zu rennen«, aussterben.

Bislang hat unser Immunsystem weitgehend die Oberhand behalten, aber es steht zu befürchten, dass die Menschheit bei der derzeitigen Rate des Auftretens von Krankheiten den Wettlauf verlieren könnte.[286] In einem Artikel im *Scientific American* mit dem Titel »Will we survive?« schrieb einer der weltweit führenden Immunologen: »Hat das Immunsystem also nach den paar

Hundert Millionen Jahren, die es für seine Entwicklung gebraucht hat, seinen Höhepunkt erreicht? Kann es rechtzeitig auf die neuen evolutionären Herausforderungen reagieren? Auf diese völlig richtigen Fragen gibt es keine sicheren Antworten, weil wir uns [angesichts der Zahl der neu auftretenden Infektionen] in einer völlig beispiellosen Situation befinden.«[287]

Das Team der Johns Hopkins University, das das Buch *Beasts of the Earth* schrieb, kam zu dem Schluss: »Wenn man bedenkt, dass Bakterien, Viren und Einzeller in diesem Krieg einen Vorsprung von mehr als zwei Milliarden Jahren hatten, wäre ein Sieg des erst kürzlich angekommenen Homo sapiens eigentlich recht bemerkenswert.«[288]

Lederberg glaubte unerschütterlich daran, dass neue Viren die menschliche Gesellschaft, wie wir sie kennen, in Gefahr bringen könnten. Der medizinische Epidemiologe David Morens vom NIH sagte dazu: »Wenn man sich die Beziehung zwischen Keimen und Menschen ansieht, ist das Wichtigste, was man betrachten muss, der Erreger. Wenn ein Enterovirus wie Polio innerhalb von drei Tagen den menschlichen Magen-Darm-Trakt durchläuft, mutiert sein Genom um etwa zwei Prozent. Für diese Mutation – zwei Prozent des Genoms – hat die menschliche Spezies acht Millionen Jahre gebraucht. Was denken Sie also, wer sich an wen anpassen wird?«

Angesichts dieser Art von Konkurrenz kam Lederberg zu dem Schluss, dass die evolutionäre Fähigkeit des Menschen, Schritt zu halten, »als fast völlig belanglos angesehen werden kann«.[289] Um die Evolution von solch überaus bedrohlichen Viren wie H5N1 zu verhindern, ist das Mindeste, was wir tun könnten, ihnen nicht auch noch einige Milliarden gefiederter Reagenzgefäße zur Verfügung zu stellen, in denen sie experimentieren können. Das würde immerhin einige Milliarden weniger Drehungen des Pandemie-Roulettes bedeuten.

Die menschliche Spezies existiert mehr oder weniger in ihrer heutigen Form seit etwa 200 000 Jahren. »Eine solch lange Zeitspanne sollte uns selbst die Zuversicht geben, dass unsere Spezies weiterhin überleben wird, zumindest was die mikrobielle Welt betrifft. Doch ein solcher Optimismus«, schrieb der Ehrlich-Preisträger und ehemalige Lehrstuhlinhaber für Zoologie am University College of London, »könnte sich leicht in eine Melodie verwandeln, die wir beim Spaziergang über einen Friedhof pfeifen können«.[290]

APOCALYPSE NOW?

Wenn es um die nächste Pandemie geht, ist die Frage niemals, ob sie stattfinden wird, sondern wann – und wie schlimm. Mehr als 20 Jahre ist es her, dass der erste Mensch an H5N1 starb. Wenn die H5N1-Grippe eine Pandemie beim Menschen auslösen könnte, hätte sie das dann nicht schon längst getan? Einiges deutet darauf hin, dass das Grippevirus von 1918, das die größte medizinische Katastrophe der Geschichte auslöste, mindestens elf Jahre lang »schwelte«, bevor es sich zu einer Pandemie entwickeln konnte.[291] Wir wissen einfach nicht genug über die Ökologie dieser Viren, um einen genauen Zeitrahmen abzustecken. H3N8 zum Beispiel zirkulierte fast 40 Jahre lang unter Pferden in Nordamerika, bevor es auf Hundepopulationen übersprang und die Hundegrippe auslöste, die 2005 für Schlagzeilen sorgte.[292] In Bezug auf H5N1 kam ein Forschungsteam der WHO und der USDA zu dem Schluss, dass »es wahrscheinlich gefährlich ist, sich auf das Argument zu verlassen, ›wenn es hätte passieren sollen, wäre es schon längst dazu gekommen‹«.[293]

Dr. John Oxford schrieb eines der wichtigsten Bücher über Influenza – und zwar im wahrsten Sinne des Wortes. Er ist Mitautor des Standardlehrbuchs *Influenza: The Viruses and the Disease* (Influenza: Die Viren und die Krankheit) sowie des allgemeineren Lehrbuchs *Human Virology*) [Humanvirologie]. In seiner großzügigen Besprechung meines Buches über die Pandemievorbeugung in der angesehenen Wissenschaftszeitschrift *Nature* beantwortete er auch die Frage, warum wir uns angesichts der wenigen Hundert Menschen, die bisher gestorben sind, Sorgen machen sollten: »Nun, gehen wir einmal zurück ins Jahr 1916, nach Étaples in Nordfrankreich, wo sich eine Form der Grippe ausbreitete, die eine heliotrope Zyanose (eine charakteristische Lavendelfärbung des Gesichts) mit einer Letalität von 60 Prozent verursachte. Es gab 145 Fälle. Irgendwann in den folgenden zwei Jahren mutierte sie und wurde infektiöser und 30-mal weniger virulent. Dann tötete sie 50 Millionen Menschen. Klingelt es da nicht bei Ihnen?«[294]

Laut dem Direktor des National Center for Disaster Preparedness an der Columbia University sind die meisten Wissenschaftler nach wie vor davon überzeugt, dass »wir uns mit großer Sicherheit irgendwann in der Zukunft einer tödlichen weltweiten H5N1-Pandemie gegenübersehen werden«.[295]

Aber eine Flut neuer Vogelgrippeviren infiziert bereits Menschen. Wie ein FAO-Berater es beschrieb, »schweben sie jetzt über Fabrikfarmen wie tropische Tiefdruckgebiete über dem Meer«.[296] Das erste Virus, das uns möglicherweise trifft, könnte H7N9 sein. Dieser neue Vogelgrippestamm, der 2013 auftauchte, hat offenbar ein Gen von Hausenten, eines von Wildvögeln und weitere sechs von Hausgeflügel kombiniert,[297] um ein Virus zu schaffen, das seitdem mehr als 1500 Menschen in China infiziert und mehr als 600 Todesfälle verursacht hat.[298] 2015 übertraf es die Zahl der H5N1-Infektionen beim Menschen,[299] und seit 2017 hat es vereinzelte Berichte über eine Übertragung von Mensch zu Mensch gegeben.[300, 301] Laut CDC stellt H7N9 derzeit die größte Gefahr für eine Influenzapandemie dar.[302] Mit einer angenommenen Sterblichkeitsrate von fast 40 Prozent – zwei von fünf Menschen – handelt es sich um einen der tödlichsten menschlichen Krankheitserreger, der je beschrieben wurde, und da es sich um ein Grippevirus handelt, könnte es sich auf der ganzen Welt ausbreiten. Eine veröffentlichte Schätzung der Auswirkungen, die eine H7N9-Pandemie auf die Vereinigten Staaten haben könnte, legt nahe, dass Millionen von Amerikanern sterben könnten.[303]

NUR EIN FLÜGELSCHLAG

Die Geflügelindustrie begann schließlich, sich der Bedrohung durch eine Pandemie bewusst zu werden, schien sich aber mehr Sorgen darüber zu machen, wie sich die Krankheit auf das Geschäft auswirken würde. Big Chicken in den Vereinigten Staaten freute sich auf die »Exportmarktchancen für US-Huhn und -Truthahn als Ersatz für die verlorene Geflügelproduktion« im Falle einer weltweiten Ausbreitung von H5N1,[304] war aber besorgt darüber, was die Vogelgrippe für den Geflügelkonsum im Allgemeinen bedeuten könnte. Ein Artikel in der Zeitschrift *Poultry International* wies darauf hin, dass »zuvor bekannt gewordene und dokumentierte Grippepandemien (...) mit ziemlicher Sicherheit aus der Geflügelpopulation stammten. Da der Zusammenhang damals entweder nicht wahrgenommen und/oder nicht öffentlich gemacht wurde, gab es nur geringe oder gar keine Auswirkungen auf das Vertrauen der Öffentlichkeit in Geflügelprodukte. Beim nächsten Mal«, so lautete die Schlussfolgerung des Autors Terry Mabbett, »wird die Geflügelindustrie wahrscheinlich nicht mehr so gut davonkommen.«[305]

Die Geflügelindustrie räumte ein, dass die Auswirkungen auf die öffentliche Gesundheit ernst sein könnten, hegte aber auch noch weitere Bedenken. Forscher der USDA äußerten die Befürchtung, dass »wenn sich dieses Virus [H5N1] in der menschlichen Population ausbreiten sollte, hätte es auch das zusätzliche Potenzial, vom Menschen auf Hühner zurück übertragen zu werden und einen schweren Grippeausbruch in Geflügelherden zu verursachen«.[306] Die Industrie war besorgt, dass eine H5N1-Pandemie beim Menschen das Virus über große Entfernungen hinweg verbreiten und zu »weiteren Infektionen von Geflügel« führen könnte.[307]

Einige Vertreter der Branche räumten ein, dass »das Auftreten zoonotischer Infektionen im Zusammenhang mit Geflügel ein beunruhigender Trend ist«,[308] und erkannten intern die Rolle der intensiven Haltung in Gefangenschaft an. »Die moderne Geflügelproduktion ist so hoch konzentriert, dass sich diese Krankheit sehr schnell ausbreiten könnte«, gab ein Hühnerzüchter aus Maryland zu. »Wir können diese Tatsache nicht länger ignorieren.« Das Problem einfach zu ignorieren könnte allerdings einfacher und kostengünstiger sein, als sich um eine Veränderung zu bemühen. Ein anonymer Branchenvertreter eines großen Geflügelproduzenten wurde zitiert, der das Grundprinzip genau erkannt hatte. »Es ist, wie wenn eine Person in einem überfüllten Raum hustet, dann werden sich wahrscheinlich viele anstecken«, sagte er. »Aber die Frage ist doch: Kann es einen gerechten Weg geben, solche Veränderungen umzusetzen, ohne das Geschäft zu beeinträchtigen?«[309]

Der leitende Redakteur des Magazins *Poultry* hat den Kompromiss in einem Leitartikel so dargestellt: »Die Aussicht auf eine ansteckende Grippe, der wir nicht das Geringste entgegensetzen können, ist erschreckend. Für mich ist die Bedrohung für die Geflügelindustrie jedoch viel größer. Ich bin nicht so besorgt darüber, dass die menschliche Bevölkerung in den USA an der Vogelgrippe stirbt, wie darüber, dass es kein Huhn zum Essen mehr geben wird.«[310]

FLEISCHFRESSER

Die American Public Health Association ist die größte und älteste Vereinigung von Experten des öffentlichen Gesundheitswesens in der Welt. Wie bereits erwähnt, fordert sie seit fast zwei Jahrzehnten ein Moratorium für die Massentierhaltung. Die Zeitschrift der APHA veröffentlichte sogar einen Leitartikel mit dem Titel »The Chickens Come Home to Roost«, der über die bloße Forderung nach einer Deintensivierung der Schweine- und Geflügelindustrie hinausging. Der Leitartikel stellte infrage, ob es angesichts der Pandemiegefahr, die von Tieren ausgeht, überhaupt sinnvoll ist, so viele von ihnen zu züchten: »Es ist daher doch recht merkwürdig, dass eine Änderung der Art und Weise, wie der Mensch Tiere behandelt, vor allem, sie nicht mehr zu essen, oder doch zumindest eine radikale Begrenzung der Menge der Tiere, die wir verzehren, als wichtige Präventivmaßnahme weitgehend vom Radar verschwunden ist. Eine solche Änderung könnte, wenn sie in ausreichendem Maße angenommen oder durchgesetzt würde, immer noch die Chancen der gefürchteten Grippeepidemie verringern. Noch wahrscheinlicher wäre es, unbekannte zukünftige Krankheiten zu verhindern, die ohne diese Änderung durch intensive Tierhaltung und Tötung der Tiere zu Nahrungszwecken erst noch entstehen könnten. Doch die Menschheit zieht diese Option nicht einmal in Betracht.«[311]

Dank neuer Lebensmittelinnovationen könnte sich dies jedoch ändern. Haben Sie in letzter Zeit im Supermarkt in das Milchregal geschaut? Einige der größten Milchproduzenten Amerikas haben kürzlich aufgrund der Konstellation der neuen Konsumentscheidungen der Verbraucher Konkurs angemeldet.[312] Ich war im Hintergrund an der größten Fleischrückrufaktion in der Geschichte der Menschheit beteiligt. Eine Untersuchung mit versteckter Kamera in einem kalifornischen Schlachthof für »aufgebrauchte« Milchkühe führte zum Rückruf von fast 75 Millionen Kilogramm Rindfleisch wegen Verstößen gegen die Vorschriften zur Lebensmittelsicherheit, mit denen die Öffentlichkeit vor Rinderwahn geschützt werden sollte. Milchkühe, die ausgedient hatten – zu krank, um überhaupt laufen zu können – wurden mit Ketten zum Schlachthof geschleppt und in das US-Schulspeisungsprogramm aufgenommen.[313] Aber wenn Sie Hafermilch trinken, müssen Sie sich keine Sorgen über kontaminierte Kuhgehirne darin machen – die sind in Milch auf pflanzlicher Basis nämlich natürlich gar nicht enthalten.

Erweiterte Optionen wirken sich nun auch auf das Fleischangebot aus. Das Interesse an diversifizierten Eiweißquellen hat enorm zugenommen, da immer mehr Einigkeit darüber herrscht, dass ein reduzierter Fleischkonsum sowohl für die Bewältigung der Klimakrise als auch für die Bekämpfung unserer aufkeimenden Epidemien von Zivilisationskrankheiten von entscheidender Bedeutung ist. Weniger Fleisch zu essen könnte nicht nur helfen, die Welt zu retten, sondern auch zehn Millionen Menschenleben pro Jahr.[314] Zu ihrer Ehrenrettung muss man zugeben, dass die chinesische Regierung ihren Bürgern im Jahr 2016 empfahl, ihren Fleischkonsum um die Hälfte zu reduzieren, um die wachsenden Raten chronischer Krankheiten zu senken.[315] Eine vollständig pflanzliche Ernährung könnte schon durch die gesundheitlichen Vorteile 30 Billionen Dollar einsparen, und zwar allein durch die geringeren Raten chronischer Krankheiten wie Krebs, Herzkrankheiten und Typ-2-Diabetes,[316] wobei das verringerte Risiko für katastrophale Pandemien noch nicht einmal mit eingerechnet ist.[317] Was wir essen, wirkt sich nicht nur auf unsere persönliche Gesundheit aus, sondern in mehrfacher Hinsicht auch auf unsere globale Gesundheit.

Gesündere Entscheidungen könnten auch dazu beitragen, die nächste Coronavirusepidemie abzuwehren, und zwar nicht nur an der Quelle, indem feuchte Märkte umgangen werden, sondern auch, indem die Raten der Komorbiditäten gesenkt werden, die das Risiko bei SARS,[318] MERS[319] und COVID-19 erhöhen. Bedenken Sie die zugrunde liegenden Risikofaktoren für den Schweregrad von COVID-19 und eine höhere Wahrscheinlichkeit, daran zu sterben (Fettleibigkeit,[320] Herzerkrankungen, Bluthochdruck und Typ-2-Diabetes[321]), die allesamt durch eine ausreichend gesunde, pflanzliche Ernährung und Lebensweise kontrolliert oder sogar geheilt werden können.[322]

Als ihnen klar wurde, dass es sich nicht mehr nur um einen Nischenmarkt für Vegetarier handelt, haben die großen Fleischproduzenten damit begonnen, ihren Produkten pflanzliche Proteine beizumischen, um hybride Fleischprodukte herzustellen wie die »Whole Blends«-Wurst von Tyson und die Chicken Nuggets der »nächsten Generation« von Perdue.[323] Smithfield, der weltgrößte Schweinefleischproduzent, stellte kürzlich eine ganze Reihe von Produkten auf pflanzlicher Basis vor.[324] Wie viel weniger Schweinevirusmischgefäße gibt es jetzt auf der Welt, wo Dunkin' Donuts eine fleischlose Frühstückswurst anbietet?[325] Wie viel weniger Hennen werden Schnabel an Schnabel in Käfige gesteckt, seit eifreie Mayo den Sandwich-Brotaufstrich-Sektor im Sturm erobert hat?[326] Quorn, eine Marke für »fleischloses Fleisch«, das größtenteils aus verschiedenen Pilzarten hergestellt wird, unterhält eine einzige Anlage, die das Fleischäquivalent von rund zwölf Millionen Hühnern pro Jahr produzieren kann.[327, 328]

Ein noch innovativerer Ansatz zur Pandemieprävention wurde 1932 von Winston Churchill vorgeschlagen. In einem Artikel in der Zeitschrift *Popular Mechanics* mit dem Titel »Fifty Years Hence« (zu Deutsch: »In 50 Jahren«) sagte er voraus, dass »wir der Absurdität entgehen werden, ein ganzes Huhn zu züchten, um die Brust oder die Flügel zu essen, indem wir diese Teile getrennt im Labor züchten«.[329] Was die Effizienz betrifft, so könnte die Züchtung von Fleisch direkt aus Muskelzellen die Treibhausgasemissionen und den Wasserverbrauch um bis zu 96 Prozent und den Landverbrauch um bis zu 99 Prozent senken,[330] aber wenn man das Pandemierisiko mit einbezieht, könnte der Nutzen für die menschliche Gesundheit wohl mit dem für den Planeten konkurrieren.

Die Lebensmittelsicherheit wurde als der primäre Nutzen einer schlachtfreien Ernte für die menschliche Gesundheit betrachtet. In den letzten Jahrzehnten hat sich die Zahl der Lebensmittelvergiftungen versechsfacht, wodurch jedes Jahr Dutzende Millionen Amerikaner erkranken, und kontaminiertes Fleisch und Tierprodukte sind die häufigste Ursache hierfür.[331] Wenn also die kultivierte Fleischindustrie ihr Produkt »sauberes Fleisch« nennt,[332] so ist das nicht nur ein Verweis auf saubere Energie. Krankheitserreger wie Escherichia coli, Campylobacter und Salmonellen, die sich über Lebensmittel übertragen, sind auf fäkale Rückstände zurückzuführen, die sich in Spuren auf dem meisten in den Vereinigten Staaten beprobten Geflügel und etwa der Hälfte des im Einzelhandel verkauften Hackfleischs und der Schweinekoteletts finden lassen.[333] Es handelt sich um Darmpathogene, weshalb Sie sich keine Sorgen darum machen müssen, wenn Sie Fleisch direkt ohne Darm produzieren, so wie Sie sich auch keine Sorgen machen müssen, neue Atemwegsviren heranzuziehen, wenn Sie Fleisch ohne Lunge produzieren.

Der Leitartikel »Chickens Come Home to Roost« der APHA kommt zu folgendem Schluss: »Wer Tiere verzehrt, schadet nicht nur diesen Tieren und gefährdet sich selbst, sondern bedroht auch das Wohlergehen [künftiger Generationen]. (...) Es ist an der Zeit, dass die Leute ihre Köpfe nicht mehr weiter in den Sand stecken und die Gefahr für sich selbst erkennen, die durch die Misshandlung anderer Arten entstehen kann.«[334]

Wie wir Tiere behandeln, kann globale Auswirkungen auf die öffentliche Gesundheit haben. Wie ein Sprecher der WHO sagte: »Die Quintessenz ist, dass die Menschen darüber nachdenken müssen, wie sie ihre Tiere behandeln, wie sie sie züchten und wie sie sie vermarkten – im Grunde genommen gerät die gesamte Beziehung zwischen dem Tierreich und dem Menschenreich aus dem Gleichgewicht.«[335]

DER PREIS, DEN WIR ZAHLEN MÜSSEN

»Wir waren die Allerersten, die sich Recycling auf die Fahnen geschrieben haben«, prahlte die Tierkörperbeseitigungsindustrie.[336] Die Umwandlung von Milliarden Kilogramm Schlachthofabfällen in billiges Protein für Nutztierfutter erschien damals eine gute Idee, eine profitable Idee. Die Industrie kam mehr als 100 Jahre lang damit durch.[337] Mit dem Aufkommen des Rinderwahns erkannte die Gesellschaft jedoch schließlich, dass billiges Fleisch die Kosten für die öffentliche Gesundheit nicht wert war, und diese industrielle Praxis wurde in weiten Teilen der Welt verboten. Was für die Industrie vielleicht billiger ist, kann die Menschheit teuer zu stehen kommen. Gleiches galt für DDT und das Wachstumshormon DES, auf deren Einsatz die Geflügelindustrie trotz des bekannten Krebsrisikos viele Jahre lang bestand.

Die Gesellschaft hat beschlossen, dass bestimmte Industrien und Praktiken möglicherweise zu schädlich sind, und hat sie erfolgreich zurückgedrängt – Atomkraft, Abholzung, Tagebau, um nur einige zu nennen. Die intensive Geflügelproduktion ist ein relativ neues Phänomen der letzten 70 Jahre. Angesichts von H5N1 und H7N9 sowie unseres zunehmenden Verständnisses der Rolle von Geflügel in Pandemien kann mit genügend politischem Willen auch die Industrialisierung im Geflügelsektor zurückgedrängt werden. Vielleicht sind wir nur eine Buschfleischmahlzeit vom nächsten HIV, einen Schuppentierteller vom nächsten tödlichen Coronavirus und eine Fabrikfarm von der nächsten tödlichen Influenza entfernt.

Senator Frist warnte, dass H5N1 »eine immense potenzielle Bedrohung für die amerikanische Zivilisation darstellt«.[338] Auf der ganzen Welt wurden ähnliche Stimmen laut. »Es wird ein furchtbarer Albtraum sein«, sagte der indonesische Präsident 2005. »Diese Seuche kann gefährlicher sein als der Tsunami, der im vergangenen Jahr innerhalb weniger Minuten Hunderttausende von Menschen getötet hat.«[339]

Um den Menschen dabei zu helfen, sich darüber klar zu werden, wie eine H5N1-Pandemie aussehen könnte, schlug Osterholm vor, den Tsunami in Südasien als Beispiel heranzuziehen, ein Ereignis, das die Verwüstungen durch den Hurrikan Katrina noch bei Weitem übertrifft: »Stellen Sie sich vor, dass eine solche Katastrophe gleichzeitig in jedem größeren städtischen Zentrum und in jeder ländlichen Gemeinde rund um den Planeten stattfindet, denken Sie zusätzlich auch an die lähmende Angst und Panik vor einer Ansteckung, und wir fangen langsam an, ein Gefühl für das Potenzial einer Grippepandemie zu bekommen.«[340] Ein Tsunami in jeder Stadt, in jedem Dorf, überall. Menschen, die in ihrem eigenen Blut ertrinken. Das hilft sicherlich, die COVID-19-Pandemie ins rechte Licht zu rücken.

Ich möchte die Schwere der COVID-19-Pandemie nicht herunterspielen. Millionen von Menschen könnten sterben. Aber eine durch ein Vogelgrippevirus ausgelöste Pandemie könnte zu Hunderten von Millionen Toten führen.[341] »Eine Influenzapandemie, selbst mit nur mäßigem Ausmaß«, schrieb Osterholm, »wird die größte menschliche Katastrophe darstellen, die wir jemals gesehen haben. Schlimmer als Aids, 9/11, alle Kriege des 20. Jahrhunderts und den Tsunami, den wir gerade erst erlebt haben, zusammen. Sie hat das Potenzial, die Weltgeschichte neu auszurichten, so wie der Schwarze Tod im 14. Jahrhundert die europäische Geschichte neu ausgerichtet hat.«[342] Wir können nur hoffen, dass die Weltgeschichte um der Menschheit willen eine andere Richtung einschlagen wird, nämlich weg von der milliardenfachen Aufzucht von Vögeln, die eingepfercht unter intensiven Bedingungen leben. Vielleicht können wir so das Risiko verringern, dass wir uns in Zukunft jemals wieder in einer derart prekären Situation befinden. Der Silberstreifen am Horizont von COVID-19 ist, dass die Welt besser auf die nächste globale Gesundheitskrise vorbereitet sein wird. Es wäre unsagbar tragisch, wenn erst eine Pandemie eines Virus wie H5N1 oder H7N9 nötig wäre, bevor die Welt die wahren Kosten von billigem Hühnerfleisch erkennt.

NACHWORT

VON KENNEDY SHORTRIDGE, PH. D., DSC (HON), CBIOL, FIBIOL

Prof. em. Kennedy Shortridge wird die Entdeckung von H5N1 und die Leitung des weltweit ersten Kampfes gegen das Virus zugeschrieben, das unser Verständnis darüber, wie schlimm Pandemien werden können, für immer verändert hat. Für seine bahnbrechende Arbeit, die sich über drei Jahrzehnte erstreckte, wurde er mit dem hoch angesehenen Prinz-Mahidol-Preis für öffentliche Gesundheit ausgezeichnet, der als »Nobelpreis Asiens« bezeichnet wird.

Pferdekarren mit vielen Lagen übereinandergeschichteter Leichen fahren durch die kleine Stadt Queensland in Australien. Ein Albtraum allein die Vorstellung, aber noch entsetzlicher ist, wenn man weiß, dass diese Szene sich während der Grippepandemie in den Jahren 1918 und 1919 dort und auf der ganzen Welt immer wieder abspielte.

Die fesselnden Geschichten meiner Mutter über die verheerenden Ausmaße der Pandemie haben mich seit meiner frühesten Kindheit nicht mehr losgelassen. Was als ein Funke des Interesses begann, hat mich dazu gebracht, das Wie und Warum von Grippepandemien durch Vögel und Säugetiere zu erforschen.

Die Welt hat in den letzten 50 Jahren beispiellose Fortschritte in Wissenschaft und Technologie erlebt und damit auch eine phänomenale Zunahme der Verfügbarkeit von Nahrungsmitteln, insbesondere von Fleischproteinen, vor allem durch die Intensivierung der Geflügelproduktion in vielen Teilen der Welt, besonders in Asien. Aber zu welchem Preis?

Hühnerfleisch, das früher nur zu besonderen Anlässen verzehrt wurde, ist heute ein fast alltägliches Grundnahrungsmittel auf den Esstischen der ganzen Welt. Dies ist das Ergebnis von Tierzuchtpraktiken, die die Landwirtschaft dramatisch verändert haben, indem sie immer mehr Tiere auf immer weniger Platz unterbringen. In China begann Anfang der 1980er-Jahre die Verlagerung von der kleinen Hinterhofgeflügelhaltung hin zu einer industrialisierten Agrarindustrie zur Tierzucht. In nur zwei Jahrzehnten hatte sich die chinesische Geflügelzucht zunehmend intensiviert, und es war ein unbeabsichtigtes Nebenprodukt entstanden: die Aussicht auf eine Grippepandemie albtraumhaften Ausmaßes, die Menschen, Geflügel und Ökosysteme auf der ganzen Welt zugrunde richten könnte.

Influenzaepidemien und -pandemien sind nichts Neues, doch erst 1982 stellten der inzwischen verstorbene Prof. Sir Charles Stuart-Harris und ich die Hypothese auf, dass Südchina ein Epizentrum für die Entstehung pandemischer Influenzaviren darstellt, deren Samen schon vor 4500 Jahren gesät wurden, dem Zeitpunkt, von dem man ausgeht, dass Enten in dieser Region erstmals domestiziert worden. Dadurch wurde der Genpool des Influenzavirus in den Höfen Südchinas geschaffen.

Tatsächlich deuten molekulare und genetische Beweise darauf hin, dass das Huhn eigentlich kein natürlicher Wirt für Influenzaviren ist. Vielmehr tragen Hausenten, die in unmittelbarer Nähe von Wohnstätten aufgezogen werden, die Vogelgrippeviren unbemerkt in ihrem Darm.

Es sind die großen Hühnerproduktionseinheiten, insbesondere in Südchina, wo Vogelgrippeviren im Überfluss vorhanden sind, die den Kern des Problems darstellen. Dort wurden Hausenten seit jeher an Flüssen und Wasserläufen und in jüngster Zeit auch in den überschwemmten Reisfeldern, die jedes Jahr bewirtschaftet werden, gezüchtet. Der Import von industriell gezüchtetem Geflügel in dieselbe Region brachte Millionen von Hühnern – die aufgrund intensiver Produktionspraktiken und unhygienischer Bedingungen starkem Stress ausgesetzt waren – in dieses Vogelgrippevirus-Milieu. Das Ergebnis? Ein Grippeunfall, der nur auf seinen Auftritt wartet. Das H5N1-Virus trat 1997 in Hongkong auf, drang in Dutzende von Ländern ein und infizierte Millionen von Vögeln. H5N1 und ihm ähnliche Viren drohen weiterhin, eine menschliche Katastrophe auszulösen.

Michael Greger hat die gewaltige Aufgabe übernommen, die zahlreichen Faktoren zu überprüfen und zusammenzufassen, die uns zu der Influenzabedrohung geführt haben, mit der die Welt heute konfrontiert ist. Ausgehend von der wissenschaftlichen Literatur und Medienberichten im Allgemeinen, erkundet Dr. Greger das Loch, das wir uns mit unseren eigenen unappetitlichen Praktiken gegraben haben.

Viele Regierungen und die Geflügelindustrie haben zwar schon früh Zugvögel als Quelle des Vogelgrippevirus H5N1 verantwortlich gemacht und Pandemien als Naturphänomene bezeichnet, die mit Dingen wie Sonnenflecken und Erdbeben vergleichbar sind, aber in Wirklichkeit haben menschliche Entscheidungen und Handlungen wahrscheinlich eine Schlüsselrolle in der sich verändernden Ökologie gespielt und tun dies auch weiterhin. In diesem Buch wird untersucht, worin diese grundlegenden Bedingungen bestehen.

Jetzt, da das anthropogene Verhalten ein noch nie dagewesenes Niveau erreicht hat und gleichzeitig eine ausgeprägte zoonotische Schieflage bei neu auftretenden Infektionskrankheiten des Menschen besteht, erscheint H5N1 wie eine Warnung, die uns aufzeigt, wie Versuche, die Natur auszunutzen, nach hinten losgehen können. Der Einsatz von Antibiotika als Wachstumsförderer, der beim Menschen zu Antibiotikaresistenzen führt, oder die Verfütterung von Fleisch- oder Knochenmehl an Rinder, die zu Rinderwahn geführt hat, sind Beispiele für genau dieses Problem: kurzfristig rentabel für die Tierzüchter, aber mit einem hohen Potenzial für unvorhergesehene und katastrophale Folgen. Die intensivierte, industrielle Geflügelproduktion hat uns preiswertes Hühnerfleisch beschert, aber zu welchen Kosten für die Tiere und mit welchem erhöhten Risiko für die öffentliche Gesundheit?

Wir sind an einem kritischen Punkt angelangt. Die aktuelle COVID-19-Pandemie ist nur die jüngste Katastrophe in einem zunehmend erschütternden Virensturm, der jeden von uns bedroht. Wir müssen die Art und Weise, wie wir mit Tieren umgehen, zum Wohle aller Tiere dramatisch verändern – auch zum Wohle des Menschen.

Michael Greger hat mit diesem Band viel erreicht. Er hat einen großen Schritt getan, um das Konto der Menschheit mit dem Konto anderer Arten, mit denen wir uns den Erdball teilen, auszugleichen.

QUELLEN

Prolog

1 Green A. 2020. Li Wenliang. Lancet. 395(10225):682. https://doi.org/10.1016/S0140-6736(20)30382-2.

2 World Health Organization. 2020 Feb 7. Novel Coronavirus (2019-nCoV). Situation report—18. Geneva: WHO; [Zugriff 2020 März 23]. https://www.who.int/docs/default-source/coronaviruse/situation-reports/20200207-sitrep-18-ncov.pdf?sfvrsn=fa644293_2.

3 Page J, Fan W, Khan N. 2020 März 6. How it all started: China's early coronavirus missteps. Wall Street Journal. [Zugriff 2020 März 22]; https://www.wsj.com/articles/how-it-all-started-chinas-early-coronavirus-missteps-11583508932.

4 McNeil DG. 2003 Apr 8. Disease's pioneer is mourned as a victim. New York Times. [Zugriff 2020 März 23]; https://www.nytimes.com/2003/04/08/science/disease-s-pioneer-is-mourned-as-a-victim.html.

5 Ashour HM, Elkhatib WF, Rahman MM, Elshabrawy HA. 2020. Insights into the recent 2019 novel coronavirus (SARS-CoV-2) in light of past human coronavirus outbreaks. Pathogens. 9(3):186. https://doi.org/10.3390/pathogens9030186.

6 Hui DSC, Zumla A. 2019. Severe acute respiratory syndrome: historical, epidemiologic, and clinical features. Infect Dis Clin North Am. 33(4):869–889. https://doi.org/10.1016/j.idc.2019.07.001.

7 World Health Organization. 2004. Summary of probable SARS cases with onset of illness from 1 November 2002 to 31 Juli 2003. Geneva: WHO; [Zugriff 2020 März 23]. https://www.who.int/csr/sars/country/table2004_04_21/en/.

8 World Health Organization. 2019. Middle East respiratory syndrome coronavirus (MERS-CoV). Geneva: WHO; [aktualisiert 2019 Nov; Zugriff 2020 März 23]. http://origin.who.int/emergencies/mers-cov/en.

9 Weber J, Alcorn K. 2000. Origins of HIV and the AIDS epidemic. MedGenMed. 2(4):1–6. http://www.medscape.com/viewarticle/408272.

10 Corman VM, Muth D, Niemeyer D, Drosten C. 2018. Hosts and sources of endemic human coronaviruses. Adv Virus Res. 100:163–188. https://doi.org/10.1016/bs.aivir.2018.01.001.

11 Chan JFW, To KKW, Tse H, Jin DY, Yuen KY. 2013. Interspecies transmission and emergence of novel viruses: lessons from bats and birds. Trends Microbiol. 21(10):544–555. https://doi.org/10.1016/j.tim.2013.05.005.

12 Mandl JN, Schneider C, Schneider DS, Baker ML. 2018. Going to bat(s) for studies of disease tolerance. Front Immunol. 9:2112. https://doi.org/10.3389/fimmu.2018.02112.

13 Zhang J, Jia W, Zhu J, Li B, Xing J, Liao M, Qi W. 2020. Insights into the cross-species evolution of 2019 novel coronavirus. J Infect. Article in press. [Zugriff 2020 März 23]. https://doi.org/10.1016/j.jinf.2020.02.025.

14 Corman VM, Muth D, Niemeyer D, Drosten C. 2018. Hosts and sources of endemic human coronaviruses. Adv Virus Res. 100:163–188. https://doi.org/10.1016/bs.aivir.2018.01.001.

15 Marty AM, Jones MK. 2020. The novel Coronavirus (SARS-CoV-2) is a one health issue. One Health. 9:100123. https://doi.org/10.1016/j.onehlt.2020.100123.

16 Memish ZA, Mishra N, Olival KJ, Fagbo SF, Kapoor V, Epstein JH, Alhakeem R, Durosinloun A, Al Asmari M, Islam A, et al. 2013. Middle East respiratory syndrome coronavirus in bats, Saudi Arabia. Emerg Infect Dis. 19(11):1819–1823. https://doi.org/10.3201/eid1911.131172.

17 Hemida MG, Alnaeem A. 2019. Some One Health based control strategies for the Middle East respiratory syndrome coronavirus. One Health. 8:100102. https://doi.org/10.1016/j.onehlt.2019.100102.

18 Willman M, Kobasa D, Kindrachuk J. 2019. A comparative analysis of factors influencing two outbreaks of Middle Eastern Respiratory Syndrome (MERS) in Saudi Arabia and South Korea. Viruses. 11(12):1119. https://dx.doi.org/10.3390/v11121119.

19 Almathen F, Charruau P, Mohandesan E, Mwacharo JM, Orozco-ter Wengel P, Pitt D, Abdussamad AM, Uerpmann M, Uerpmann H-P, De Cupere B, et al. 2016. Ancient and modern DNA reveal dynamics of domestication and cross-continental dispersal of the dromedary. Proc Natl Acad Sci U S A. 113(24):6707–6712. https://doi.org/10.1073/pnas.1519508113.

20 Müller MA, Corman VM, Jores J, Meyer B, Younan M, Liljander A, Bosch BJ, Lattwein E, Hilali M, Musa BE, et al. 2014. MERS coronavirus neutralizing antibodies in camels, Eastern Africa, 1983–1997. Emerg Infect Dis. 20(12):2093-2095. https://doi.org/10.3201/eid2012.141026.

21 Farag E, Sikkema RS, Vinks T, Islam MM, Nour M, Al-Romaihi H, Al Thani M, Atta M, Alhajri FH, Al-Marri S, et al. 2019. Drivers of MERS-CoV emergence in Qatar. Viruses. 11(1):22. https://dx.doi.org/10.3390/v11010022.

22 To KK, Hung IF, Chan JF, Yuen KY. 2013. From SARS coronavirus to novel animal and human coronaviruses. J Thorac Dis. 5(Suppl 2):103–108. https://doi.org/10.3978/j.issn.2072-1439.2013.06.02.

23 Hui DSC, Zumla A. 2019. Severe acute respiratory syndrome: historical, epidemiologic, and clinical features. Infect Dis Clin North Am. 33(4):869–889. https://doi.org/10.1016/j.idc.2019.07.001.

24 Li Q, Guan X, Wu P, Wang X, Zhou L, Tong Y, Ren R, Leung KSM, Lau EHY, Wong JY, et al. 2020. Early transmission dynamics in Wuhan, China, of novel coronavirus-infected pneumonia. N Engl J Med. 382(13):1199–1207. https://doi.org/10.1056/NEJMoa2001316.

25 Fan Y, Zhao K, Shi ZL, Zhou P. 2019. Bat coronaviruses in China. Viruses. 11(3):210. https://doi.org/10.3390/v11030210.

26 Field HE. 2009. Bats and emerging zoonoses: henipaviruses and SARS. Zoonoses Public Health. 56(6-7):278–284. https://doi.org/10.1111/j.1863-2378.2008.01218.x.

27 Malta M, Rimoin AW, Strathdee SA. 2020. The coronavirus 2019-nCoV epidemic: is hindsight 20/20? EClinicalMedicine. 20:100289. https://doi.org/10.1016/j.eclinm.2020.100289.

28 Roberton S, Trung TC, Momberg F. 2003. Hunting and trading wildlife: an investigation into the wildlife trade in and around the Pu Mat National Park, Nghe An Province, Vietnam. Nghe An (Vietnam): SFNC Project Management Unit.

29 Duckworth JW, Salter RE, Khounboline K. 1999. Wildlife in Lao PDR: 1999 status report. Vientiane: IUCN-The World Conservation Union, Wildlife Conservation Society, Centre for Protected Areas and Watershed Management. https://portals.iucn.org/library/sites/library/files/documents/2000-050.pdf.

30 Srikosamatara S, Siripholdej B, Suteethorn V. 1992. Wildlife trade in Lao PDR and between Lao PDR and Thailand. Nat Hist Bull Siam Soc. 40(1):1–47.

31 Karesh WB, Cook RA. 2005 Jul/Aug. The human-animal link. Foreign Aff. 84:38–50. [Zugriff 2020 März 23]. https://www.foreignaffairs.com/articles/2005-07-01/human-animal-link.

32 Wang H, Shao J, Luo X, Chuai Z, Xu S, Geng M, Gao Z. 2020 März 27. Letter to the editor: wildlife consumption ban is insufficient. Science. 367(6485):1435. https://doi.org/10.1126/science.abb6463.

33 Fan Y, Zhao K, Shi ZL, Zhou P. 2019. Bat coronaviruses in China. Viruses. 11(3):210. https://doi.org/10.3390/v11030210.

34 Wong ACP, Li X, Lau SKP, Woo PCY. 2019. Global epidemiology of bat coronaviruses. Viruses. 11(2):E174. https://doi.org/10.3390/v11020174.

35 Bell D, Roberton S, Hunter PR. 2004. Animal origins of SARS coronavirus: possible links with the international trade in small carnivores. Philos Trans R Soc Lond B Biol Sci. 359(1447):1107–1114. https://doi.org/10.1098/rstb.2004.1492.

36 Jackson W. 2003. The story of civet. Pharm J. 271(7280):859–861. https://www.pharmaceutical-journal.com/pdf/xmas2003/pj_20031220_civet.pdf.

37 Guan Y, Zheng BJ, He YQ, Liu XL, Zhuang ZX, Cheung CL, Luo SW, Li PH, Zhang LJ, Guan YJ, et al. 2003. Isolation and characterization of viruses related to the SARS coronavirus from animals in southern China. Science. 302(5643):276–278. https://doi.org/10.1126/science.1087139.

38 Tu C, Crameri G, Kong X, Chen J, Sun Y, Yu M, Xiang H, Xia X, Liu S, Ren T, et al. 2004. Antibodies to SARS coronavirus in civets. Emerg Infect Dis.10(12):2244–2248. https://dx.doi.org/10.3201/eid1012.040520.

39 Padgett DA, Glaser R. 2003. How stress influences the immune response. Trends Immunol. 24(8):444–448. https://doi.org/10.1016/s1471-4906(03)00173-x.

40 Zhao GP. 2007. SARS molecular epidemiology: a Chinese fairy tale of controlling an emerging zoonotic disease in the genomics era. Philos Trans R Soc Lond B Biol Sci. 362(1482):1063–1081. https://dx.doi.org/10.1098/rstb.2007.2034.

41 Wan Y, Shang J, Graham R, Baric RS, Li F. 2020. Receptor recognition by the novel coronavirus from Wuhan: an analysis based on decade-long structural studies of SARS coronavirus. J Virol. 94(7):e00127–20. https://doi.org/10.1128/JVI.00127-20.

42 Wan Y, Shang J, Graham R, Baric RS, Li F. 2020. Receptor recognition by the novel coronavirus from Wuhan: an analysis based on decade-long structural studies of SARS coronavirus. J Virol. 94(7):e00127–20. https://doi.org/10.1128/JVI.00127-20.

43 Hu B, Zeng LP, Yang XL, Ge XY, Zhang W, Li B, Xie JZ, Shen XR, Zhang YZ, Wang N, et al. 2017. Discovery of a rich gene pool of bat SARS-related coronaviruses provides new insights into the origin of SARS coronavirus. PLoS Pathog. 13(11):e1006698. https://doi.org/10.1371/journal.ppat.1006698.

44 Qu XX, Hao P, Song XJ, Jiang SM, Liu YX, Wang PG, Rao X, Song HD, Wang SY, Zuo Y, et al. 2005. Identification of two critical amino acid residues of the severe acute respiratory syndrome coronavirus spike protein for its variation in zoonotic tropism transition via a double substitution strategy. J Biol Chem. 280(33):29588–29595. https://doi.org/10.1074/jbc.M500662200.

45 Song HD, Tu CC, Zhang GW, Wang SY, Zheng K, Lei LC, Chen QX, Gao YW, Zhou HQ, Xiang H, et al. 2005. Cross-host evolution of severe acute respiratory syndrome coronavirus in palm civet and human. Proc Natl Acad Sci U S A. 102(7):2430–2435. https://doi.org/10.1073/pnas.0409608102.

46 Nahar N, Asaduzzaman M, Mandal UK, Rimi NA, Gurley ES, Rahman M, Garcia F, Zimicki S, Sultana R, Luby SP. 2020. Hunting bats for human consumption in Bangladesh. Ecohealth. 17(1):139–151. https://doi.org/10.1007/s10393-020-01468-x.

47 Chan JF, To KK, Tse H, Jin DY, Yuen KY. 2013. Interspecies transmission and emergence of novel viruses: lessons from bats and birds. Trends Microbiol. 21(10):544–555. https://doi.org/10.1016/j.tim.2013.05.005.

48 Baragon S. 2020 Jan 25. Live animal markets worldwide can spawn diseases, experts say. Voice of America. [Zugriff 2020 Apr 11]; https://www.voanews.com/science-health/coronavirus-outbreak/live-animal-markets-worldwide-can-spawn-diseases-experts-say.

49 Zhong NS, Zeng GQ. 2008. Pandemic planning in China: applying lessons from severe acute respiratory syndrome. Respirology. 13(Suppl 1):33–35. https://onlinelibrary.wiley.com/doi/pdf/10.1111/j.1440-1843.2008.01255.x.

50 Peeri NC, Shrestha N, Rahman MS, Zaki R, Tan Z, Bibi S, Baghbanzadeh M, Aghamohammadi N, Zhang W, Haque U. 2020. The SARS, MERS and novel coronavirus (COVID-19) epidemics, the newest and biggest global health threats: what lessons have we learned? Int J Epidemiol. [Epub 2020 Feb 22; Zugriff 2020 Apr 8]. https://doi.org/10.1093/ije/dyaa033.

51 Myers SL. 2020 Jan 25. China's omnivorous markets are in the eye of a lethal outbreak once again. New York Times. [Zugriff 2020 März 28]; https://www.nytimes.com/2020/01/25/world/asia/china-markets-coronavirus-sars.html.

52 Hui DSC, Zumla A. 2019. Severe acute respiratory syndrome: historical, epidemiologic, and clinical features. Infect Dis Clin North Am. 33(4):869–889. https://doi.org/10.1016/j.idc.2019.07.001.

53 Hemida MG. 2019. Middle East Respiratory Syndrome Coronavirus and the One Health concept. PeerJ. 7:e7556. https://dx.doi.org/10.7717/peerj.7556.

54 Fan Y, Zhao K, Shi ZL, Zhou P. 2019. Bat coronaviruses in China. Viruses. 11(3):210. https://doi.org/10.3390/v11030210.

55 Greger M. 2006. Bird flu: a virus of our own hatching. New York: Lantern Books.

56 Cheng VCC, Lau SKP, Woo PCY, Yuen KY. 2007. Severe acute respiratory syndrome coronavirus as an agent of emerging and reemerging infection. Clin Microbiol Rev. 20(4):660–694. https://doi.org/10.1128/CMR.00023-07.

57 Coronaviridae Study Group of the International Committee on Taxonomy of Viruses. 2020. The species Severe acute respiratory syndrome-related coronavirus: classifying 2019-nCoV and naming it SARS-CoV-2. Nat Microbiol. 5(4):536–544. https://doi.org/10.1038/s41564-020-0695-z.

58 Murdoch DR, French NP. 2020. COVID-19: another infectious disease emerging at the animal-human interface. N Z Med J. 133(1510):12–15.

59 Ting TCC. 2020 Jan 22. China real estate news. China Business Network. [Zugriff 2020 März 28]; http://www.cb.com.cn/index/show/zj/cv/cv13474141264.

60 Li Q, Guan X, Wu P, Wang X, Zhou L, Tong Y, Ren R, Leung KSM, Lau EHY, Wong JY, et al. 2020. Early transmission dynamics in Wuhan, China, of novel coronavirus-infected pneumonia. N Engl J Med. 382(13):1199–1207. https://doi.org/10.1056/NEJMoa2001316.

61 Ting TCC. 2020 Jan 22. China real estate news. China Business Network. [Zugriff 2020 März 28]; http://www.cb.com.cn/index/show/zj/cv/cv13474141264.

62 Li PJ. 2020 Jan 29. First SARS, now the Wuhan coronavirus. Here's why China should ban its wildlife trade forever. South China Morning Post. [aktualisiert 2020 Jan 29; Zugriff 2020 März 28]; https://www.scmp.com/comment/opinion/article/3047828/first-sars-now-wuhan-coronavirus-heres-why-china-should-ban-its.

63 Zhang J, Ma K, Li H, Liao M, Qi W. 2020. The continuous evolution and dissemination of 2019 novel human coronavirus. J Infect. Article in press. [Zugriff 2020 März 28]. https://doi.org/10.1016/j.jinf.2020.02.001.

64 Malik YS, Sircar S, Bhat S, Sharun K, Dhama K, Dadar M, Tiwari R, Chaicumpa W. 2020. Emerging novel coronavirus (2019-nCoV)-current scenario, evolutionary perspective based on genome analysis and recent developments. Vet Q. 40(1):68–76. https://doi.org/10.1080/01652176.2020.1727993.

65 South China Morning Post. 2020 Jan 23. Why wild animals are a key ingredient in China's coronavirus outbreak. Bangkok Post. [Zugriff 2020 März 28]; https://www.bangkokpost.com/world/1842104/why-wild-animals-are-a-key-ingredient-in-chinas-coronavirus-outbreak.

66 Schnirring L. 2020 Jan 27. Experts: nCoV spread in China's cities could trigger global epidemic. Minneapolis: Center for Infectious Disease Research and Policy; [Zugriff 2020 März 28]. http://www.cidrap.umn.edu/news-perspective/2020/01/experts-ncov-spread-chinas-cities-could-trigger-global-epidemic.

67 Lu R, Zhao X, Li J, Niu P, Yang B, Wu H, Wang W, Song H, Huang B, Zhu N, et al. 2020. Genomic characterisation and epidemiology of 2019 novel coronavirus: implications for virus origins and receptor binding. Lancet. 395(10224):565–574. https://doi.org/10.1016/S0140-6736(20)30251-8.

68 Lim PL, Kurup A, Gopalakrishna G, Chan KP, Wong CW, Ng LC, Se-Thoe SY, Oon L, Bai X, Stanton LW, et al. 2004. Laboratory-acquired severe acute respiratory syndrome. N Engl J Med. 350(17):1740–1745. https://doi.org/10.1056/NEJMoa032565.

69 Andersen KG, Rambaut A, Lipkin WI, Holmes EC, Garry RF. 2020 März 17. The proximal origin of SARS-CoV-2. Nat Med. https://doi.org/10.1038/s41591-020-0820-9.

70 Zhou P, Yang X-L, Wang X-G, Hu B, Zhang L, Zhang W, Si H-R, Zhu Y, Li B, Huang C-L, et al. 2020. A pneumonia outbreak associated with a new coronavirus of probable bat origin. Nature. 579(7798):270–273. https://doi.org/10.1038/s41586-020-2012-7.

71 Salata C, Calistri A, Parolin C, Palù G. 2019. Coronaviruses: a paradigm of new emerging zoonotic diseases. Pathog Dis. 77(9).

72 Lu R, Zhao X, Li J, Niu P, Yang B, Wu H, Wang W, Song H, Huang B, Zhu N, et al. 2020. Genomic characterisation and epidemiology of 2019 novel coronavirus: implications for virus origins and receptor binding. Lancet. 395(10224):565–574. https://doi.org/10.1016/S0140-6736(20)30251-8.

73 Xiao B, Xiao L. 2020 Feb. The possible origins of 2019-nCoV coronavirus. ResearchGate.net. [Zugriff 2020 Apr 18]. https://doi.org/10.13140/RG.2.2.21799.29601.

74 Zhang YZ, Holmes EC. 2020. A genomic perspective on the origin and emergence of SARS-CoV-2. Cell. [Epub 2020 März 26; Zugriff 2020 Apr 8]. https://doi.org/10.1016/j.cell.2020.03.035.

75 Zhang YZ, Holmes EC. 2020. A genomic perspective on the origin and emergence of SARS-CoV-2. Cell. [Epub 2020 März 26; Zugriff 2020 Apr 8]. https://doi.org/10.1016/j.cell.2020.03.035.

76 Zhang T, Wu Q, Zhang Z. 2020 Apr 6. Probable pangolin origin of SARS-CoV-2 associated with the COVID-19 outbreak. Curr Biol. 30:1–6. https://doi.org/10.1016/j.cub.2020.03.022.

77 Liu P, Chen W, Chen JP. 2019. Viral metagenomics revealed Sendai virus and Coronavirus infection of Malayan pangolins (Manis javanica). Viruses. 11(11):979. https://dx.doi.org/10.3390/v11110979.

78 Volpato G, Fontefrancesco MF, Gruppuso P, Zocchi DM, Pieroni A. 2020. Baby pangolins on my plate: possible lessons to learn from the COVID-19 pandemic. J Ethnobiol Ethnomed. 16(1):19. https://doi.org/10.1186/s13002-020-00366-4.

79 Ji W, Wang W, Zhao X, Zai J, Li X. 2020. Cross-species transmission of the newly identified coronavirus 2019-nCoV. J Med Virol. 92(4):433–440. https://doi.org/10.1002/jmv.25682.

80 Liu Z, Xiao X, Wei X, Li J, Yang J, Tan H, Zhu J, Zhang Q, Wu J, Liu L. 2020. Composition and divergence of coronavirus spike proteins and host ACE2 receptors predict potential intermediate hosts of SARS-CoV-2. J Med Virol. [Epub 2020 Feb 26; Zugriff 2020 März 28]. https://doi.org/10.1002/jmv.25726.

81 Xiao K, Zhai J, Feng Y, Zhou N, Zhang X, Zou J-J, Li N, Guo Y, Li X, Shen X, et al. 2020 Feb 20. Isolation and characterization of 2019-nCoV-like coronavirus from Malayan pangolins. https://doi.org/10.1101/2020.02.17.951335.

82 Lam TT, Shum MH, Zhu HC, Tong YG, Ni XB, Liao YS, Wei W, Cheung WY, Li WJ, Li LF, et al. 2020. Identifying SARS-CoV-2 related coronaviruses in Malayan pangolins. Nature. [Epub 2020 März 26; Zugriff 2020 Apr 8]. https://doi.org/10.1038/s41586-020-2169-0.

83 Yang Y, Peng F, Wang R, Guan K, Jiang T, Xu G, Sun J, Chang C. 2020 März 3. The deadly coronaviruses: the 2003 SARS pandemic and the 2020 novel coronavirus epidemic in China. J Autoimmun. [Zugriff 2020 März 28]. https://doi.org/10.1016/j.jaut.2020.102434.

84 Peeri NC, Shrestha N, Rahman MS, Zaki R, Tan Z, Bibi S, Baghbanzadeh M, Aghamohammadi N, Zhang W, Haque U. 2020 Feb 22. The SARS, MERS and novel coronavirus (COVID-19) epidemics, the newest and biggest global health threats: what lessons have we learned? Int J Epidemiol. [Zugriff 2020 März 28]. https://doi.org/10.1093/ije/dyaa033.

85 Guzman J. 2020 Apr 3. Fauci: it's mind-boggling that China's wet markets are still operating during coronavirus pandemic. The Hill. [Zugriff 2020 Apr 11]; https://thehill.com/changing-america/well-being/prevention-cures/491025-fauci-mind-boggling-that-chinas-wet-markets.

86 Li J-Y, You Z, Wang Q, Zhou Z-J, Qiu Y, Luo R, Ge X-Y. 2020. The epidemic of 2019-novel-coronavirus (2019-nCoV) pneumonia and insights for emerging infectious diseases in the future. Microbes Infect. 22(2):80–85. https://doi.org/10.1016/j.micinf.2020.02.002.

87 Westcott B, Deng S. 2020 März 5. China has made eating wild animals illegal after the coronavirus outbreak. But ending the trade won't be easy. CNN; [Zugriff 2020 Apr 8]. https://www.cnn.com/2020/03/05/asia/china-coronavirus-wildlife-consumption-ban-intl-hnk/index.html.

88 Westcott B, Deng S. 2020 März 5. China has made eating wild animals illegal after the coronavirus outbreak. But ending the trade won't be easy. CNN; [Zugriff 2020 Apr 8]. https://www.cnn.com/2020/03/05/asia/china-coronavirus-wildlife-consumption-ban-intl-hnk/index.html.

89 Loeb J. 2020. China bans sale of wildlife following coronavirus. Vet Record. 186(5):144–145. http://dx.doi.org/10.1136/vr.m495.

90 Normile D, Yimin D. 2003. Civets back on China's menu. Science. 301(5636):1031. https://doi.org/10.1126/science.301.5636.1031a.

91 Zhou Z-M, Buesching CD, Macdonald DW, Newman C. 2020. China: clamp down on violations of wildlife trade ban. Nature. 578(7794):217. https://doi.org/10.1038/d41586-020-00378-w.

92 Yang Y, Peng F, Wang R, Guan K, Jiang T, Xu G, Sun J, Chang C. 2020. The deadly coronaviruses: the 2003 SARS pandemic and the 2020 novel coronavirus epidemic in China. J Autoimmun. [Epub 2020 März 3; Zugriff 2020 März 28]. https://doi.org/10.1016/j.jaut.2020.102434.

93 Challender D, Wu S, Kaspal P, Khatiwada A, Ghose A, Ching-Min Sun N, Mohapatra RK, Laxmi Suwal L T. 2019. Manis pentadactyla (errata version published in 2020). The IUCN Red List of threatened species 2019. Cambridge (United Kingdom): International Union for Conservation of Nature and Natural Resources; [Zugriff 2020 März 28]. https://dx.doi.org/10.2305/IUCN.UK.2019-3.RLTS.T12764A168392151.en.

94 Harypursat V, Chen Y-K. 2020 Feb 24. Six weeks into the 2019 coronavirus disease (COVID-19) outbreak—it is time to consider strategies to impede the emergence of new zoonotic infections. Chin Med J (Engl). [Zugriff 2020 März 28]. https://doi.org/10.1097/CM9.0000000000000760.

95 Zhou Z-M, Buesching CD, Macdonald DW, Newman C. 2020. China: clamp down on violations of wildlife trade ban. Nature. 578(7794):217. https://doi.org/10.1038/d41586-020-00378-w.

96 Peeri NC, Shrestha N, Rahman MS, Zaki R, Tan Z, Bibi S, Baghbanzadeh M, Aghamohammadi N, Zhang W, Haque U. 2020 Feb 22. The SARS, MERS and novel coronavirus (COVID-19) epidemics, the newest and biggest global health threats: what lessons have we learned? Int J Epidemiol. [Zugriff 2020 März 28]. https://doi.org/10.1093/ije/dyaa033.

97 Peeri NC, Shrestha N, Rahman MS, Zaki R, Tan Z, Bibi S, Baghbanzadeh M, Aghamohammadi N, Zhang W, Haque U. 2020 Feb 22. The SARS, MERS and novel coronavirus (COVID-19) epidemics, the newest and biggest global health threats: what lessons have we learned? Int J Epidemiol. [Zugriff 2020 März 28]. https://doi.org/10.1093/ije/dyaa033.

98 Wang H, Shao J, Luo X, Chuai Z, Xu S, Geng M, Gao Z. 2020. Wildlife consumption ban is insufficient. Science. 367(6485):1435. https://doi.org/10.1126/science.abb6463.

99 Li J, Li J, Xie X, Cai X, Huang J, Tian X, Zhu H. 2020. Game consumption and the 2019 novel coronavirus. Lancet Infect Dis. 20(3):275–276. https://doi.org/10.1016/S1473-3099(20)30063-3.

100 Smith GD, Ng F, Li WHC. 2020 März 9. COVID-19: emerging compassion, courage and resilience in the face of misinformation and adversity. J Clin Nurs. [Zugriff 2020 März 28]. https://doi.org/10.1111/jocn.15231.

101 Ye ming sha, bat feces, bat dung, bat guano. 2020. Xiamen (China): Best Plant; [Zugriff 2020 März 28]. https://www.bestplant.shop/products/ye-ming-sha-bat-feces-bat-dung-bat-guano.

102 48 Wassenaar TM, Zou Y. 2020. 2019_nCoV/SARS-CoV-2: rapid classification of betacoronaviruses and identification of Traditional Chinese Medicine as potential origin of zoonotic coronaviruses. Lett Appl Microbiol. 70(5):342–348. https://doi.org/10.1111/lam.13285.

103 National Administration of Traditional Chinese Medicine. 2020 Feb 4. Notice on the issuance of a new coronavirus infection pneumonia diagnosis and treatment plan. Beijing: National Health Commission. Report No.: 103. http://www.gov.cn/zhengce/zhengceku/2020-02/05/5474791/files/de44557832ad4be1929091dcbcfca891.pdf.

104 Zhou Z-M, Buesching CD, Macdonald DW, Newman C. 2020. China: clamp down on violations of wildlife trade ban. Nature. 578(7794):217. https://doi.org/10.1038/d41586-020-00378-w.

105 Li J, Li J, Xie X, Cai X, Huang J, Tian X, Zhu H. 2020. Game consumption and the 2019 novel coronavirus. Lancet Infect Dis. 20(3):275–276. https://doi.org/10.1016/S1473-3099(20)30063-3.

106 Zhou P, Fan H, Lan T, Yang X-L, Shi W-F, Zhang W, Zhu Y, Zhang Y-W, Xie Q-M, Mani S, et al. 2018. Fatal swine acute diarrhoea syndrome caused by an HKU2-related coronavirus of bat origin. Nature. 556(7700):255–258. https://doi.org/10.1038/s41586-018-0010-9.

107 Afelt A, Frutos R, Devaux C. 2018. Bats, coronaviruses, and deforestation: toward the emergence of novel infectious diseases? Front Microbiol. 9:702. https://dx.doi.org/10.3389/fmicb.2018.00702.

108 U.S. Agency for International Development. [date unknown]. Emerging disease insights. USAID. Predict. [Zugriff 2020 März 28]. https://static1.squarespace.com/static/5c7d60a711f7845f-734d4a73/t/5d6038708989fe00015fb309/1566586994570/M%26A-EDI+pigs.pdf.

109 Cui J, Li F, Shi ZL. 2019. Origin and evolution of pathogenic coronaviruses. Nat Rev Microbiol. 17(3):181–192. https://doi.org/10.1038/s41579-018-0118-9.

110 Niederwerder MC, Hesse RA. 2018. Swine enteric coronavirus disease: a review of 4 years with porcine epidemic diarrhoea virus and porcine deltacoronavirus in the United States and Canada. Transbound Emerg Dis. 65(3):660–675. https://doi.org/10.1111/tbed.12823.

111 Wang Q, Vlasova AN, Kenney SP, Saif LJ. 2019. Emerging and re-emerging coronaviruses in pigs. Curr Opin Virol. 34:39–49. https://doi.org/10.1016/j.coviro.2018.12.001.

112 U.S. Government Accountability Office. 2015 Dez 15. Emerging animal diseases: actions needed to better position USDA to address future risks. Washington: GAO. Report No.: GAO-16-132. https://www.gao.gov/products/GAO-16-132.

113 Graham RL, Donaldson EF, Baric RS. 2013. A decade after SARS: strategies for controlling emerging coronaviruses. Nat Rev Microbiol. 11(12):836–848. https://doi.org/10.1038/nrmicro3143.

114 Wang Q, Vlasova AN, Kenney SP, Saif LJ. 2019. Emerging and re-emerging coronaviruses in pigs. Curr Opin Virol. 34:39–49. https://doi.org/10.1016/j.coviro.2018.12.001.

115 Vijgen L, Keyaerts E, Moës E, Thoelen I, Wollants E, Lemey P, Vandamme A-M, Van Ranst M. 2005. Complete genomic sequence of human coronavirus OC43: molecular clock analysis suggests a relatively recent zoonotic coronavirus transmission event. J Virol. 79(3):1595–1604. https://doi.org/10.1128/JVI.79.3.1595-1604.2005.

116 Corman VM, Muth D, Niemeyer D, Drosten C. 2018. Hosts and sources of endemic human coronaviruses. Adv Virus Res. 100:163–188. https://doi.org/10.1016/bs.aivir.2018.01.001.

117 Seifried O. 1931. Histopathology of infectious laryngotracheitis in chickens. J Exp Med. 54(6):817–826. https://dx.doi.org/10.1084/jem.54.6.817.

118 Ignjatović J, Sapats S. 2000. Avian infectious bronchitis virus. Rev Sci Tech. 19(2):493–508. https://doi.org/10.20506/rst.19.2.1228.

119 Cunningham CH, Spring MP, Nazerian K. 1972. Replication of avian infectious bronchitis virus in African green monkey kidney cell line VERO. J Gen Virol. 16(3):423–427.

120 Su S, Wong G, Shi W, Liu J, Lai ACK, Zhou J, Liu W, Bi Y, Gao GF. 2016. Epidemiology, genetic recombination, and pathogenesis of coronaviruses. Trends Microbiol. 24(6):490–502. https://doi.org/10.1016/j.tim.2016.03.003.

121 Wang B, Liu Y, Ji C-M, Yang Y-L, Liang Q-Z, Zhao P, Xu L-D, Lei X-M, Luo W-T, Qin P, et al. 2018. Porcine deltacoronavirus engages the transmissible gastroenteritis virus functional receptor porcine aminopeptidase N for infectious cellular entry. J Virol. 92(12):e00318-18. https://doi.org/10.1128/JVI.00318-18.

122 van der Velden VHJ, Wierenga-Wolf AF, Adriaansen-Soeting PWC, Overbeek SE, Möller GM, Hoogsteden HC, Versnel MA. 1998. Expression of aminopeptidase N and dipeptidyl peptidase IV in the healthy and asthmatic bronchus. Clin Exp Allergy. 28(1):110–120. https://doi.org/10.1046/j.1365-2222.1998.00198.x.

123 Li W, Hulswit RJG, Kenney SP, Widjaja I, Jung K, Alhamo MA, van Dieren B, van Kuppeveld FJM, Saif LJ, Bosch B-J. 2018. Broad receptor engagement of an emerging global coronavirus may potentiate its diverse cross-species transmissibility. Proc Natl Acad Sci U S A. 115(22):E5135–E5143. https://doi.org/10.1073/pnas.1802879115.

124 Liang Q, Zhang H, Li B, Ding Q, Wang Y, Gao W, Guo D, Wei Z, Hu H. 2019. Susceptibility of chickens to porcine deltacoronavirus infection. Viruses. 11(6):573. https://dx.doi.org/10.3390/v11060573.

125 Ismail MM, Cho KO, Ward LA, Saif LJ, Saif YM. 2001. Experimental bovine coronavirus in turkey poults and young chickens. Avian Dis. 45(1):157–163.

126 Boley PA, Alhamo MA, Lossie G, Yadav KK, Vasquez-Lee M, Saif LJ, Kenney SP. 2020. Porcine deltacoronavirus infection and transmission in poultry, United States. Emerg Infect Dis. 26(2):255–265. https://doi.org/10.3201/eid2602.190346.

127 Boley PA, Alhamo MA, Lossie G, Yadav KK, Vasquez-Lee M, Saif LJ, Kenney SP. 2020. Porcine deltacoronavirus infection and transmission in poultry, United States. Emerg Infect Dis. 26(2):255–265. https://doi.org/10.3201/eid2602.190346.

128 Yang Y-L, Qin P, Wang B, Liu Y, Xu G-H, Peng L, Zhou J, Zhu SJ, Huang Y-W. 2019. Broad cross-species infection of cultured cells by bat HKU2-related swine acute diarrhea syndrome coronavirus and identification of its replication in murine dendritic cells in vivo highlight its potential for diverse interspecies transmission. J Virol. 93(24):e01448-19. https://doi.org/10.1128/JVI.01448-19.

129 Xu Y. 2020. Unveiling the origin and transmission of 2019-nCoV. Trends Microbiol. 28(4):239–240. https://doi.org/10.1016/j.tim.2020.02.001.

130 Graham RL, Donaldson EF, Baric RS. 2013. A decade after SARS: strategies for controlling emerging coronaviruses. Nat Rev Microbiol. 11(12):836–848. https://doi.org/10.1038/nrmicro3143.

131 Leopardi S, Terregino C, Paola DB. 2020. Silent circulation of coronaviruses in pigs. Vet Rec. 186(10):323. http://dx.doi.org/10.1136/vr.m932.

132 Heinrich S, Wittmann TA, Prowse TAA, Ross JV, Delean S, Shepherd CR, Cassey P. 2016. Where did all the pangolins go? International CITES trade in pangolin species. Glob Ecol Conserv. 8:241–253. http://dx.doi.org/10.1016/j.gecco.2016.09.007.

133 FAOSTAT. 2019. Livestock primary data: producing animals/slaughtered: meat, pig. Rome: Food and Agriculture Organization of the United Nations; [aktualisiert 2020 März 4; Zugriff 2020 Apr 8]. http://www.fao.org/faostat/en/#data/QL.

134 Kingsley DH. 2016. Emerging foodborne and agriculture-related viruses. Microbiol Spectr. 4(4). https://doi.org/10.1128/microbiolspec.PFS-0007-2014.

135 Corman VM, Eckerle I, Memish ZA, Liljander AM, Dijkman R, Jonsdottir H, Juma Ngeiywa KJZ, Kamau E, Younan M, Al Masri M, et al. 2016. Link of a ubiquitous human coronavirus to dromedary camels. Proc Natl Acad Sci U S A. 113(35):9864–9869. https://doi.org/10.1073/pnas.1604472113.

136 Fung S-Y, Yuen K-S, Ye Z-W, Chan C-P, Jin D-Y. 2020. A tug-of-war between severe acute respiratory syndrome coronavirus 2 and host antiviral defence: lessons from other pathogenic viruses. Emerg Microbes Infect. 9(1):558–570. https://doi.org/10.1080/22221751.2020.1736644.

137 Vijgen L, Keyaerts E, Moës E, Thoelen I, Wollants E, Lemey P, Vandamme A-M, Van Ranst M. 2005. Complete genomic sequence of human coronavirus OC43: molecular clock analysis suggests a relatively recent zoonotic coronavirus transmission event. J Virol. 79(3):1595–1604.

Einführung

1 Walker PGT, Whittaker C, Watson O, Baguelin M, Ainslie KEC, Bhatia S, Bhatt S, Boonyasiri A, Boyd O, Cattarino L, et al. 2020 März 26. Report 12. The global impact of COVID-19 and strategies for mitigation and suppression. MRC Centre for Global Infectious Disease Analysis, Imperial College London. [Zugriff 2020 Apr 8]. https://www.imperial.ac.uk/mrc-global-infectious-disease-analysis/covid-19/report-12-global-impact-covid-19/

2 American Hospital Association. 2020 Feb 20. Coronavirus update: register for AHA members-only webinars on Feb. 21 and Feb. 26 related to novel coronavirus (COVID-19). Chicago: AHA; [Zugriff 2020 März 30]. https://www.aha.org/advisory/2020-02-20-coronavirus-update-register-aha-members-only-webinars-feb-21-and-feb-26-related.

3 Institute for Health Metrics and Evaluation. 2020 Mai 4. New IHME forecast projects nearly 135,000 COVID-19 deaths in US. Seattle: University of Washington; [Zugriff 2020 Mai 11]. http://www.healthdata.org/news-release/new-ihme-forecast-projects-nearly-135000-covid-19-deaths-us.

4 Centers for Disease Control and Prevention. 2020. COVID-19 pandemic planning scenarios. U.S. Department of Health & Human Services; [zuletzt bearbeitet 2020 Mai 20; Zugriff 2020 Mai 27]. https://www.cdc.gov/coronavirus/2019-ncov/hcp/planning-scenarios.html.

5 Centers for Disease Control and Prevention. 2007 Feb. Interim pre-pandemic planning guidance: community strategy for pandemic influenza mitigation in the United States—early, targeted, layered

use of nonpharmaceutical interventions. U.S. Department of Health and Human Services; [Zugriff 2020 März 30]. https://www.cdc.gov/flu/pandemic-resources/pdf/community_mitigation-sm.pdf.

6 Centers for Disease Control and Prevention. 2007 Feb. Interim pre-pandemic planning guidance: community strategy for pandemic influenza mitigation in the United States—early, targeted, layered use of nonpharmaceutical interventions. U.S. Department of Health and Human Services; [Zugriff 2020 März 30]. https://www.cdc.gov/flu/pandemic-resources/pdf/community_mitigation-sm.pdf.

7 Jester B, Uyeki T, Jernigan D. 2018. Readiness for responding to a severe pandemic 100 years after 1918. Am J Epidemiol. 187(12):2596–2602. https://doi.org/10.1093/aje/kwy165.

8 Taubenberger JK, Morens DM. 2006. 1918 Influenza: the mother of all pandemics. Emerg Infect Dis. 12(1):15–22.

9 National Weather Service. [date unknown]. Saffir-Simpson Hurricane Wind Scale. Miami: National Oceanic and Atmospheric Administration. [Zugriff 2020 März 30]. https://www.weather.gov/mfl/saffirsimpson.

10 Centers for Disease Control and Prevention. 2020. COVID-19 pandemic planning scenarios. U.S. Department of Health & Human Services; [zuletzt bearbeitet 2020 Mai 20; Zugriff 2020 Mai 27]. https://www.cdc.gov/coronavirus/2019-ncov/hcp/planning-scenarios.html.

11 Verity R, Okell LC, Dorigatti I, Winskill P, Whittaker C, Imai N, Cuomo-Dannenburg G, Thompson H, Walker PGT, Fu H, et al. 2020. Estimates of the severity of coronavirus disease 2019: a model-based analysis. Lancet Infect Dis. [Epub 2020 März 30; Zugriff 2020 Apr 8]. https://doi.org/10.1016/S1473-3099(20)30243-7.

12 Russell TW, Hellewell J, Jarvis CI, van Zandvoort K, Abbott S, Ratnayake R, CMMID COVID-19 Working Group, Flasche S, Eggo RM, Edmunds WJ, et al. 2020. Estimating the infection and case fatality ratio for coronavirus disease (COVID-19) using age-adjusted data from the outbreak on the Diamond Princess cruise ship. Eurosurveillance. 25(12):2000256. http://dx.doi.org/10.2807/1560-7917.ES.2020.25.12.2000256.

13 Gudbjartsson DF, Helgason A, Jonsson H, Magnusson OT, Melsted P, Norddahl GL, Saemundsdottir J, Sigurdsson A, Sulem P, Agustsdottir AB, et al. 2020 Apr 14. Spread of SARS-CoV-2 in the Icelandic population. N Engl J Med. [Zugriff 2020 Apr 18]. https://doi.org/10.1056/NEJMoa2006100.

14 Oke J, Heneghan C. 2020 März 17. Global Covid-19 case fatality rates. Oxford: Centre for Evidence-Based Medicine; [aktualisiert 2020 Apr 7; Zugriff 2020 Apr 8]. https://www.cebm.net/covid-19/global-covid-19-case-fatality-rates/.

15 World Health Organization. 2004 Apr 21. Summary of probable SARS cases with onset of illness from 1 November 2002 to 31 Juli 2003. Geneva: WHO; [Zugriff 2020 Apr 1]. https://www.who.int/csr/sars/country/table2004_04_21/en/.

16 World Health Organization Regional Office for the Eastern Mediterranean. 2019. MERS situation update, November 2019. World Health Organization. Report No.: WHO-EM/CSR/241/E. http://www.emro.who.int/pandemic-epidemic-diseases/mers-cov/mers-situation-update-november-2019.html.

17 Taubenberger JK, Morens DM. 2019. The 1918 influenza pandemic and its legacy. Cold Spring Harb Perspect Med. [Epub 2019 Dez 30; Zugriff 2020 Apr 8]. https://doi.org/10.1101/cshperspect.a038695.

18 World Health Organization. 2020. Cumulative number of confirmed human cases for avian influenza A(H5N1) reported to WHO, 2003–2020. Geneva: WHO; [aktualisiert 2020 Feb 28; Zugriff 2020 Apr 1]. https://www.who.int/influenza/human_animal_interface/2020_01_20_tableH5N1.pdf.

19 Institute for Health Metrics and Evaluation. 2020. COVID-19 projections. Seattle: IHME; [aktualisiert 2020 Apr 17; Zugriff 2020 Apr 18]. https://covid19.healthdata.org/united-states-of-america.

20 Noymer A, Garenne M. 2000. The 1918 influenza epidemic's effects on sex differentials in mortality in the United States. Popul Dev Rev. 26(3):565–581.

Kapitel 1: Ein Sturm zieht auf

1 Osler W. 1904. Science and Immortality (Boston, MA: Houghton, Mifflin and Company).

2 Crosby A. Alfred Crosby on: a þad rap on Spain. Influenza 1918. Public Broadcasting System American Experience transcript. pbs.org/wgbh/amex/influenza/filmmore/reference/interview/drcrosby1.html.

3 Collier R. 1974. The Plague of the Spanish Lady: The Influenza Pandemic of 1918–1919 (New York, NY: Atheneum).

4 Greene J with Miline K. 2006. The Bird Flu Pandemic (New York, NY: Thomas Dunne Books, S. 16).

5 Editorial. 1918. Journal of the American Medical Association 71:2154.

6 Ghendon Y. 1994. Introduction to pandemic influenza through history. European Journal of Epidemiology 10:451–3.

7 Ghendon Y. 1994. Introduction to pandemic influenza through history. European Journal of Epidemiology 10:451–3.

8 Secretariat of WHO Executive Board. 2004. Avian influenza and human health. World Health Organization Executive Board report 114(6):1–5. www.who.int/gb/ebwha/pdf._files/EB114/B114_6-en.pdf.

9 American Heritage Dictionaries (ed.), 2004. The American Heritage Dictionary of the English Language, 4th Edition (Boston, MA: Houghton Mifflin).

10 Mydans S. 2005. Preparations for bird flu are urgent, Asia is warned. International Herald Tribune, Oktober 11. www.iht.com/articles/2005/10/10/news/flu.php.

11 Deagon B. 2005. Avian flu pandemic may have big effect on U.S. businesses. Investor's Business Daily, Oktober 12. tinyurl.com/grztq.

12 Drexler M. 2002. Secret Agents: The Menace of Emerging Infections (Washington, DC: Joseph Henry Press).

13 Bollet AJ. 2004. Plagues and Poxes: The Impact of Human History on Epidemic Disease (New York, NY: Demos Medical Publishing).

14 Collier R. 1974. The Plague of the Spanish Lady: The Influenza Pandemic of 1918–1919 (New York, NY: Atheneum).

15 Barry JM. 2004. The Great Influenza: The Epic Story of the Deadliest Plague in History (New York, NY: Penguin Books).

16 Ireland MW (ed.). 1928. Medical department of the United States Army in the World War. Communicable Diseases 9:61.

17 Barry JM. 2004. The Great Influenza: The Epic Story of the Deadliest Plague in History (New York, NY: Penguin Books).

18 Ireland MW (ed.). 1928. Medical department of the United States Army in the World War. Communicable Diseases 9:61.

19 Laver WG, Bischofberger N, Webster RG. 2000. The origin and control of pandemic influenza. Perspectives in Biology and Medicine 43(2):173–92.

20 Brem WV, Bolling GE, Casper EJ. 1918. Pandemic 'influenza' and secondary pneumonia at Camp Fremont, Calif. Journal of the American Medical Association 71:2138–44.

21 Barry JM. 2004. The Great Influenza: The Epic Story of the Deadliest Plague in History (New York, NY: Penguin Books).

22 Nguyen-Van-Tam JS, Hampson AW. 2003. The epidemiology and clinical impact of pandemic influenza. Vaccine 21:1762–8.

23 Ireland MW (ed.). 1928. Medical department of the United States Army in the World War. Communicable Diseases 9:61.

24 Grist NR. 1979. Pandemic influenza 1918. British Medical Journal 2(6205):1632–3. web.uct.ac.za/depts/mmi/jmoodie/influen2.html.

25 Grist NR. 1979. Pandemic influenza 1918. British Medical Journal 2(6205):1632–3. web.uct.ac.za/depts/mmi/jmoodie/influen2.html.

26 Cunha BA. 2004. Influenza: historical aspects of epidemics and pandemics. Infectious Disease Clinics of North America 18:141–55.

27 Harbrecht L. 2005. Doctoral student's research brings lessons, insight to a looming pandemic. AScribe Newswire, Oktober 25.

28 Quisenberry D. 2005. Remembering the 1918 flu pandemic. Grand Rapids Press, Oktober 30. tinyurl.com/qmev4.

29 Brem WV, Bolling GE, Casper EJ. 1918. Pandemic »influenza« and secondary pneumonia at Camp Fremont, Calif. JAMA. 71:2138–44.

30 Collier R. 1974. The Plague of the Spanish Lady: The Influenza Pandemic of 1918–1919 (New York, NY: Atheneum).

31 Drexler M. 2002. Secret Agents: The Menace of Emerging Infections (Washington, DC: Joseph Henry Press).

32 Collier R. 1974. The Plague of the Spanish Lady: The Influenza Pandemic of 1918–1919 (New York, NY: Atheneum).

33 Thayer WS. 1918. Discussion of influenza. Proceedings of the Royal Society of Medicine, November, S. 61.

34 Morrisey C. 1997. Transcript of unaired interview for Influenza 1918, American Experience, Februar 26. Cited in: Barry JM. 2004. The Great Influenza: The Epic Story of the Deadliest Plague in History (New York, NY: Viking, S. 235).

35 Camus A. 1948. The Plague, translated by Stuart Gilbert (New York, NY: A.A. Knopf).

36 Ward P, Small I, Smith J, Suter P, Dutkowski R. 2005. Oseltamivir (Tamiflu) and its potential for use in the event of an influenza pandemic. J Antimicrob Chemother. 55(S1):i5–i21.

37 Brainerd E, Siegler MV. 2002. The economic effects of the 1918 influenza epidemic. National Bureau of Economic Research, Inc. (Washington, DC: Summer Institute). williams.edu/Economics/wp/brainerdDP3791.pdf.

38 Taubenberger JK, Reid AH, Fanning TG. 2000. The 1918 influenza virus: a killer comes into view. Virology 274:241–5.

39 Nguyen-Van-Tam JS, Hampson AW. 2003. The epidemiology and clinical impact of pandemic influenza. Vaccine 21:1762–8.

40 Garrett L. 2005. The next pandemic? Probable cause. Foreign Affairs 84(4). www.foreignaffairs.org/20050701faessay84401/laurie-Garrett/the-next-pandemic.html.

41 Johnson NPAS, Mueller J. 2002. Updating the accounts: global mortality of the 1918–1920 »Spanish« influenza pandemic. Bulletin of the History of Medicine 76:105–15.

42 Johnson NPAS, Mueller J. 2002. Updating the accounts: global mortality of the 1918–1920 »Spanish« influenza pandemic. Bulletin of the History of Medicine 76:105–15.

43 Alexander DJ, Brown IH. 2000. Recent zoonoses caused by influenza A viruses. Revue Scientifique et Technique Office International des Epizooties 19:197–225.

44 Ungchusak K, Auewarakul P, Dowell SF, et al. 2005. Probable person-to-person transmission of avian influenza A (H5N1). New England Journal of Medicine 352:333–40.

45 Barry JM. 2004. Viruses of mass destruction. Fortune, November 1.

46 Phillips H, Killingray D. 2003. Introduction. In: Phillips H, Killingray D (eds.), The Spanish Influenza Pandemic of 1918–19: New Perspectives (London, UK: Routledge, S. 1–26).

47 Jordan E. 1927. Epidemic Influenza, 1st Edition (Chicago, IL: American Medical Association).

48 Crosby AW. 2003. America's Forgotten Pandemic: The Influenza of 1918 (Cambridge, UK: Cambridge University Press).

49 Public Broadcasting System. Influenza 1918, Act 1. American Experience transcript. pbs.org/wgbh/amex/influenza/filmmore/transcript/transcript1.html.

50 Bollet AJ. 2004. Plagues and Poxes: The Impact of Human History on Epidemic Disease (New York, NY: Demos Medical Publishing, Inc., S. 107).

51 Barry JM. 2004. The Great Influenza: The Epic Story of the Deadliest Plague in History (New York, NY: Penguin Books, S. 187).

52 Public Broadcasting System. American Experience Transcript. 1918 Influenza Timeline. pbs.org/wgbh/amex/influenza/timeline/index.html.

53 Bollet AJ. 2004. Plagues and Poxes: The Impact of Human History on Epidemic Disease (New York, NY: Demos Medical Publishing, Inc., S. 106).

54 Lehrer J. 2005. The avian flu pandemic. PBS Newshour with Jim Lehrer. Oktober 5.

55 Barry JM. 2004. Viruses of mass destruction. Fortune, November 1.

56 Jones L. 2005. America under attack. Men's Health, November, S. 154–9.

57 Crosby A. 1999. Influenza 1918. PBS American Experience. www.pbs.org/wgbh/amex/influenza/.

58 Crosby A. 1999. Influenza 1918. PBS American Experience. www.pbs.org/wgbh/amex/influenza/.

59 Davies P. 2000. The Devil's Flu (New York, NY: Henry Holt and Company).

60 Collier R. 1974. The Plague of the Spanish Lady: The Influenza Pandemic of 1918–1919 (New York, NY: Atheneum).

61 Apuchase L. 1982. Charles Hardy oral history tapes. Juni 24. Cited in: Barry JM. 2004. The Great Influenza: The Epic Story of the Deadliest Plague in History (New York, NY: Viking, S. 223).

62 Morrisey C. 1997. Transcript of unaired interview for Influenza 1918, American Experience, Februar 26. Cited in: Barry JM. 2004. The Great Influenza: The Epic Story of the Deadliest Plague in History (New York, NY: Viking, S. 190).

63 Collier R. 1974. The Plague of the Spanish Lady: The Influenza Pandemic of 1918–1919 (New York, NY: Atheneum).

64 Barry JM. 2004. The Great Influenza: The Epic Story of the Deadliest Plague in History (New York, NY: Penguin Books).

65 Crosby A. 1999. Influenza 1918. PBS American Experience. www.pbs.org/wgbh/amex/influenza/.

66 Barry JM. 2004. The Great Influenza: The Epic Story of the Deadliest Plague in History (New York, NY: Penguin Books).

67 Phillips H, Killingray D. 2003. Introduction. In: Phillips H, Killingray D (eds.), The Spanish Influenza Pandemic of 1918–19: New Perspectives (London, UK: Routledge, S. 1–26).

68 1918. Tahiti builds pyres of influenza dead. New York Times, Dezember 25. flickr.com/photos/quiplash/34527850/.

69 Oldstone MBA. 1998. Viruses, Plagues and History (Cambridge, UK: Oxford University Press).

70 Phillips H, Killingray D. 2003. Introduction. In: Phillips H, Killingray D (eds.), The Spanish Influenza Pandemic of 1918–19: New Perspectives (London, UK: Routledge, S. 1–26).

71 Hudson C. 1999. Something in the air. Daily Mail, August 21, S. 30–31.

72 Crosby A. 1999. Influenza 1918. PBS American Experience. www.pbs.org/wgbh/amex/influenza/.

73 Crosby A. 1999. Influenza 1918. PBS American Experience. www.pbs.org/wgbh/amex/influenza/.

74 Fields BN, Knipe DM, Howley PM, Griffin DE. 1996. Fields Virology (Philadelphia, PA: Lippincott Williams and Wilkins). Cited in: Barry JM. 2004. The Great Influenza: The Epic Story of the Deadliest Plague in History (New York, NY: Viking, S. 102).

75 Karlen A. 1995. Man and Microbes (New York, NY: Touchstone, S. 145).

76 Public Broadcasting System. Influenza 1918, Act V. American Experience transcript. pbs.org/wgbh/amex/influenza/filmmore/transcript/transcript1.html.

77 Sacks O, Vilensky JA. 2005. Waking to a new threat. New York Times, November 16.

78 Ravenholt RT, Foege WH. 1982. 1918 Influenza, encephalitis lethargica, parkinsonism. Lancet 320(8303):860–4.

79 Almond D. 2005. Is the 1918 influenza pandemic over? Long-term effects of in utero influenza exposure in the post-1940 U.S. population. Columbia University and NBER, Juli. nber.org/~almond/jmp3.pdf.

80 Kolata G. 1999. Flu: The Story of the Great Influenza Pandemic (New York, NY: Simon and Schuster, Inc., S. 3).

81 Schoch-Spana M. 2000. Implications of pandemic influenza for bioterrorism response. Clinical Infectious Diseases 31:1409–13.

82 Committee on Climate, Ecosystems, Infectious Disease, and Human Health. 2001. Under the Weather: Climate, Ecosystems, and Infectious Disease (Washington, DC: National Academies Press).

83 Evans WA, Armstrong DB, Davis WH, Kopf EW, Woodward WC. 1918. Influenza: report of a special committee of the American Public Health Association. Journal of the American Medical Association 71:2068–73.

84 Evans WA, Armstrong DB, Davis WH, Kopf EW, Woodward WC. 1918. Influenza: report of a special committee of the American Public Health Association. Journal of the American Medical Association 71:2068–73.

85 Drexler M. 2002. Secret Agents: The Menace of Emerging Infections (Washington, DC: Joseph Henry Press, S. 165).

86 Bakalar N. 2003. Where the Germs Are: A Scientific Safari (New York, NY: Wiley).

87 Smith W, Andrews CH, Laidlaw PP. 1933. A virus obtained from influenza patients. Lancet 2:66–8.

88 Taubenberger J. 2005. Mission of Armed Forces Institute of Pathology. Public Broadcasting System American Experience. 1918 Influenza. pbs.org/wgbh/amex/influenza/sfeature/drjeffrey1.html.

89 Taubenberger JK, Reid AH. 2003. Archaevirology: characterization of the 1918 »Spanish« influenza pandemic virus. In: Greenblatt C, Spigelman M (eds.), Emerging Pathogens: Archaeology, Ecology and and Evolution of Infectious Disease (Oxford, UK: Oxford University Press, S. 189–202).

90 Brown D. 2005. Back from the dead—the 1918 killer influenza. Washington Post, Oktober 16.

91 Brown D. 2005. Back from the dead—the 1918 killer influenza. Washington Post, Oktober 16.

92 Brown D. 2005. Back from the dead—the 1918 killer influenza. Washington Post, Oktober 16.

93 Lockwood C. 1997. In search of the Spanish flu: scientists hope seven bodies buried in arctic ice will help solve the mystery of the 1918 pandemic. The Ottawa Citizen, Oktober 4.

94 Lockwood C. 1997. In search of the Spanish flu: scientists hope seven bodies buried in arctic ice will help solve the mystery of the 1918 pandemic. The Ottawa Citizen, Oktober 4.

95 Brown D. 2005. Back from the dead—the 1918 killer influenza. Washington Post, Oktober 16.

96 Davies P. 2000. The Devil's Flu (New York, NY: Henry Holt and Company).

97 Davis JL. 2000. Ground penetrating radar surveys to locate 1918 Spanish flu victims in permafrost. Journal of Forensic Science 45(1):68–76.

98 The Ottawa Citizen. 1998. Gravediggers begin search for 1918 flu virus in Arctic. August 23.

99 Wilford JN. 1998. Quest for frozen pandemic virus yields mixed results. New York Times, September 8.

100 Gladwell M. 1997. The dead zone. New Yorker, Juli 28.

101 Gladwell M. 1997. The dead zone. New Yorker, Juli 28.

102 Underwood A. 2005. Resurrecting a killer flu. Newsweek, Okt. 7.

103 Taubenberger JK, Reid AH. 2003. Archaevirology: characterization of the 1918 »Spanish« influenza pandemic virus. In: Greenblatt C, Spigelman M (eds.), Emerging Pathogens: Archaeology, Ecology and Evolution of Infectious Disease (Oxford, UK: Oxford University Press, S. 189–202).

104 Drexler M. 2002. Secret Agents: The Menace of Emerging Infections (Washington, DC: Joseph Henry Press).

105 Davies P. 2000. The Devil's Flu (New York, NY: Henry Holt and Company).

106 Fernandez E. 2002. The virus detective. San Francisco Chronicle, Februar 17.

107 Fernandez E. 2002. The virus detective. San Francisco Chronicle, Februar 17.

108 Kolata G. 1999. Flu: The Story of the Great Influenza Pandemic (New York, NY: Simon and Schuster, Inc., S. 264).

109 Gadsby P. 1999. Fear of flu—pandemic influenza outbreaks. Discover, Januar.

110 Martindale D. 2000. No mercy. New Scientist, Oktober 14.

111 Koen JS. 1919. A practical method for field diagnosis of swine disease. American Journal of Veterinary Medicine 14:468.

112 Oldstone MBA. 1998. Viruses, Plagues and History (Oxford, UK: Oxford University Press).

113 Taubenberger JK, Reid AH, Lourens RM, Wang R, Jin G, Fanning TG. 2005. Characterization of the 1918 influenza virus polymerase genes. Nature 437:889.

114 Belshe RB. 2005. The origins of pandemic influenza—lessons from the 1918 virus. New England Journal of Medicine 353(21):2209–11.

115 Cohen JC, Powderly WG. 2004. Infectious Diseases, 2nd Edition (London, UK: Mosby).

116 Crawford R. 1995. The Spanish flu. In: Stranger Than Fiction: Vignettes of San Diego History (San Diego, CA: San Diego Historical Society).

117 Tumpey TM, Basler CF, Aguilar PV, et al. 2005. Characterization of the reconstructed 1918 Spanish influenza pandemic virus. Science 310(5745):77–80.

118 Webby RJ, Webster RG. 2003. Are we ready for a pandemic influenza? Science 302:1519–22.

119 Stobbe M. 2005. Researchers reconstruct 1918 flu virus. Associated Press, Oktober 5.

120 von Bubnoff A. 2005. The 1918 flu virus is resurrected. Nature 427:794.

121 Kolata G. 2005. Deadly 1918 epidemic linked to bird flu, scientists say. New York Times, Oktober 5.

122 Branswell H. 2005. Spanish flu bug lives again. Ottawa Sun, Oktober 5.

123 Branswell H. 2005. Spanish flu bug lives again. Ottawa Sun, Oktober 5.

124 Kolata G. 2005. Deadly 1918 epidemic linked to bird flu, scientists say. New York Times, Oktober 5.

125 Kolata G. 2005. Deadly 1918 epidemic linked to bird flu, scientists say. New York Times, Oktober 5.

126 Orent W. 2005. Playing with viruses: replicating this flu strain could get us burned. Washington Post, April 17, S. B01. www.washingtonpost.com/wp-dyn/articles/A58300-2005Apr16.html.

127 von Bubnoff A. 2005. The 1918 flu virus is resurrected. Nature 427:794.

128 von Bubnoff A. 2005. The 1918 flu virus is resurrected. Nature 427:794.

129 von Bubnoff A. 2005. The 1918 flu virus is resurrected. Nature 427:794.

130 Benitez MA. 2005. Ahead of the storm. South China Morning Post, April 20.

131 Russell S. 2005. Deadliest flu bug given new life in U.S. laboratory. San Francisco Chronicle, Oktober 6.

132 Sample I. 2005. Security fears as flu virus that killed 50 million is recreated. Guardian, Oktober 6.

133 Frist B. 2005. Manhattan project for the 21st century. Harvard Medical School Health Care Policy Seidman Lecture, Juni 1. frist.senate.gov/_files/060105manhattan.pdf.

134 Dhingra MS, Artois J, Robinson TP, Linard C, Chaiban C, Xenarios I, Engler R, Liechti R, Kuznetsov D, Xiao X, et al. 2016. Global mapping of highly pathogenic avian influenza H5N1 and H5Nx clade 2.3.4.4 viruses with spatial cross-validation. eLife. 5:e19571. https://doi.org/10.7554/eLife.19571.

135 World Health Organization. 2020. Cumulative number of confirmed human cases for avian influenza A(H5N1) reported to WHO, 2003–2020. Geneva: WHO; [aktualisiert 2020 Feb 28; Zugriff 2020 Apr 8]. https://www.who.int/influenza/human_animal_interface/2020_01_20_tableH5N1.pdf.

136 World Health Organization. 2020 Feb 10. Ebola virus disease. Geneva: WHO; [Zugriff 2020 Apr 19]. https://www.who.int/news-room/fact-sheets/detail/ebola-virus-disease.

137 World Health Organization. 2006. Cumulative number of confirmed human cases of avian influenza A/(H5N1). April 19. www.who.int/csr/disease/avian_influenza/country/cases_table_2006_04_19/en/index.html.

138 Branswell H. 2006. Cambodian study suggests mild bird flu cases aren't going undetected. Canadian Press, März 20. mytelus.com/news/article.do?pageID=cp_health_home&articleID=2204288.

139 2005. U.S. a step behind bird flu. CBS Morning News, Oktober 9.

140 2004. Russian expert says flu epidemic may kill over one billion this year. Moscow News, Oktober 28. www.mosnews.com/news/2004/10/28/pandemic.shtml.

141 Editorial. 2005. Bird flu outbreak could kill 1.5 billion. New Scientist, Februar 5. www.newscientist.com/channel/health/bird-flu/mg18524853.100.

142 2006. Bird flu: the untold story. Oprah Winfrey Show, Januar 24.

143 Crawford D. 2003. The Invisible Enemy: A Natural History of Viruses (New York, NY: Oxford University Press, S. 2).

144 Greenfield CT. 2004. On high alert. Time International, Januar 26.

145 Davies P. 2000. The Devil's Flu (New York, NY: Henry Holt and Company, S. 76).

146 Perez DR, Nazarian SH, McFadden G, Gilmore MS. 2005. Miscellaneous threats: highly pathogenic avian influenza, and novel bio-engineered organisms. In: Bronze MS, Greenfield RA (eds.), Biodefense: Principles and Pathogens (Norfolk, UK: Horizon Bioscience).

147 Shortridge KF. 1992. Pandemic influenza: a zoonosis? Seminars in Respiratory Infections 7:11–25.

148 Sompayrac L. 2002. How Pathogenic Viruses Work (Sudbury, MA: Jones and Bartlett Publishers).

149 Ryan F. 1997. Virus X: Tracking the New Killer Plagues—Out of the Present and and Into the Future (Boston, MA: Little, Brown and Company).

150 Berdoy M, Webster JP, Macdonald DW. 2000. Fatal attraction in rats infected with Toxoplasma gondii. Proceedings of The Royal Society of Biological Sciences 7;267(1452):1591–4.

151 Revis DR. 2006. Skin, anatomy. Emedicine. Februar 7. emedicine.com/plastic/topic389.htmemedicine.com/plastic/topic389.htm.

152 Larson E. 2001. Hygiene of the skin: when is clean too clean? Emerging Infectious Diseases 7(2):225–30.

153 Merchant JA, Kline J, Donham KJ, Bundy DS, Hodne CJ. 2002. Human health effects. In: Iowa Concentrated Animal Feeding Operations Air Quality Study (Iowa State University and The University of Iowa Study Group, S. 121–45).

154 Shaw J. 2005. Clearing the air: how epidemiology, engineering, and experiment finger fine particles as airborne killers. Harvard Magazine, Mai-Juni.

155 Houtmeyers E, Gosselink R, Gayan-Ramirez G, Decramer M. 1999. Regulation of mucociliary clearance in health and disease. European Respiratory Journal 13(5):1177–88.

156 Sompayrac L. 2002. How Pathogenic Viruses Work (Sudbury, MA: Jones and Bartlett Publishers).

157 Laver WG, Bischofberger N, Webster RG. 2000. The origin and control of pandemic influenza. Perspectives in Biology and Medicine 43(2):173–92.

158 Webster RG. 1998. Influenza: an emerging microbial pathogen. In: Krause RM (ed.), Emerging Infections (New York, NY: Academic Press, S. 275–300).

159 Laver WG, Bischofberger N, Webster RG. 2000. The origin and control of pandemic influenza. Perspectives in Biology and Medicine 43(2):173–92.

160 World Health Organization Expert Committee. 1980. A revision of the system of nomenclature for influenza viruses. Bulletin of the WHO 58:585–91.

161 Oxford JS, Novelli P, Sefton A, Lambkin R. 2002. New millennium antivirals against pandemic and epidemic influenza: the neuraminidase inhibitors. Antiviral Chemistry and and Chemotherapy 13(4):205–17.

162 De Jong JC, Rimmelzwaan GF, Fouchier RAM, Osterhaus AD. 2000. Influenza virus: a master of metamorphosis. Journal of Infection 40(3):218–28.

163 Sompayrac L. 2002. How Pathogenic Viruses Work (Sudbury, MA: Jones and Bartlett Publishers).

164 Sompayrac L. 2002. How Pathogenic Viruses Work (Sudbury, MA: Jones and Bartlett Publishers).

165 Boone SA, Gerba CP. 2005. The occurrence of influenza A virus on household and day care center fomites. Journal of Infection 51(2):103–9.

166 Boone SA, Gerba CP. 2005. The occurrence of influenza A virus on household and day care center fomites. Journal of Infection 51(2):103–9.

167 Reiling J. 2000. Dissemination of bacteria from the mouth during speaking, coughing and otherwise. Journal of the American Medical Association 284(2):156.

168 Bourouiba L, Dehandschoewercker E, Bush JWM. 2014. Violent expiratory events: on coughing and sneezing. J Fluid Mech. 745:537–563. https://doi.org/10.1017/jfm.2014.88.

169 De Jong JC, Rimmelzwaan GF, Fouchier RAM, Osterhaus AD. 2000. Influenza virus: a master of metamorphosis. Journal of Infection 40(3):218–28.

170 Drexler M. 2002. Secret Agents: The Menace of Emerging Infections (Washington, DC: Joseph Henry Press).

171 Chow CB. 2004. Post-SARS infection control in the hospital and clinic. Paediatric Respiratory Reviews 5(4):289–295.

172 Sompayrac L. 2002. How Pathogenic Viruses Work (Sudbury, MA: Jones and Bartlett Publishers).

173 Sompayrac L. 2002. How Pathogenic Viruses Work (Sudbury, MA: Jones and Bartlett Publishers).

174 Sompayrac L. 2002. How Pathogenic Viruses Work (Sudbury, MA: Jones and Bartlett Publishers).

175 Sompayrac L. 2002. How Pathogenic Viruses Work (Sudbury, MA: Jones and Bartlett Publishers).

176 Sompayrac L. 2002. How Pathogenic Viruses Work (Sudbury, MA: Jones and Bartlett Publishers).

177 Sompayrac L. 2002. How Pathogenic Viruses Work (Sudbury, MA: Jones and Bartlett Publishers).

178 Overton ET, Goepfert PA, Cunningham P, Carter WA, Horvath J, Young D, Strayer DR. 2014. Intranasal seasonal influenza vaccine and a TLR-3 agonist, rintatolimod, induced cross-reactive IgA antibody formation against avian H5N1 and H7N9 influenza HA in humans. Vaccine. 32(42):5490–5495. https://doi.org/10.1016/j.vaccine.2014.07.078.

179 Sompayrac L. 2002. How Pathogenic Viruses Work (Sudbury, MA: Jones and Bartlett Publishers).

180 Sompayrac L. 2002. How Pathogenic Viruses Work (Sudbury, MA: Jones and Bartlett Publishers).

181 Seo SH, Hoffmann E, Webster RG. 2002. Lethal H5N1 influenza viruses escape host anti-viral cytokine responses. Nature Medicine 8(9):950–4.

182 Mitchison A. 1993. Will we survive? As host and pathogen evolve together, will the immune system retain the upper hand? Scientific American, September, S. 136–44.

183 Drexler M. 2002. Secret Agents: The Menace of Emerging Infections (Washington, DC: Joseph Henry Press, S. 12).

184 Kolata G. 1999. Flu: The Story of the Great Influenza Pandemic (New York, NY: Simon and Schuster, Inc.).

185 Sompayrac L. 2002. How Pathogenic Viruses Work (Sudbury, MA: Jones and Bartlett Publishers).

186 Fraser L. 2002. Doctors fear deadly flu virus will lead to new pandemic. Daily Telegraph, September 22.

187 Taubenberger JK, Reid AH, Fanning TG. 2005. Capturing a killer flu virus. Scientific American 292(1):62.

188 2006. Bird flu: the untold story. Oprah Winfrey Show, Januar 24.

189 Boccaccio G. 1350. Decameron. wsu.edu/~dee/MA/DECINTRO.HTM.

190 Public Broadcasting System. American Experience. Influenza 1918. Victor Vaughan. pbs.org/wgbh/amex/influenza/peopleevents/pandeAMEX90.html.

191 Evans WA, Armstrong DB, Davis WH, Kopf EW, Woodward WC. 1918. Influenza: report of a special committee of the American Public Health Association. Journal of the American Medical Association 71:2068–73.

192 Chan MC, Cheung CY, Chui WH, et al. 2005. Proinflammatory cytokine responses induced by influenza A (H5N1) viruses in primary human alveolar and bronchial epithelial cells. Respiratory Research 6:135.

193 Appenzeller T. 2005. The next killer flu. National Geographic, Oktober, S. 8–31.

194 Pedersen SF, Ho Y-C. 2020. SARS-CoV-2: a storm is raging. J Clin Invest. [Epub 2020 März 27; Zugriff 2020 Apr 12]. https://doi.org/10.1172/JCI137647.

195 Brown D. 2005. Scientists race to head off lethal potential of avian flu. Washington Post, August 23.

196 Osterholm M, Colwell R, Garrett L, Fauci AS. 2005. The Council on Foreign Relations meeting: the threat of global pandemics. Federal News Service, Juni 16. cfr.org/publication.html.?id=8198.

197 Bor J. 2005. A versatile virus: an expert in infectious diseases explains why avian flu could trigger the next pandemic. Baltimore Sun, Juli 1.

198 Osterholm M, Colwell R, Garrett L, Fauci AS. 2005. The Council on Foreign Relations meeting: the threat of global pandemics. Federal News Service, Juni 16. cfr.org/publication.html.?id=8198.

199 Arnst C. 2005. A hot zone in the heartland. Little could be done to contain a deadly avian flu outbreak. Business Week, September 19. businessweek.com/magazine/content/05_38/b3951008.htm.

200 Sompayrac L. 2002. How Pathogenic Viruses Work (Sudbury, MA: Jones and Bartlett Publishers).

201 Sompayrac L. 2002. How Pathogenic Viruses Work (Sudbury, MA: Jones and Bartlett Publishers).

202 De Jong JC, Rimmelzwaan GF, Fouchier RAM, Osterhaus AD. 2000. Influenza virus: a master of metamorphosis. Journal of Infection 40(3):218–28.

203 World Health Organization. 2005. Avian influenza: assessing the pandemic threat, Januar 1. who.int/csr/disease/influenza/H5N1-9reduit.pdf.

204 Beck MA. 1996. The role of nutrition in viral disease. Journal of Nutritional Biochemistry 7:683–90.

205 Page RDM, Holmes E. 1998. Molecular Evolution (Oxford, UK: Blackwell Publishing).

206 Holland JJ. 1998. The origin and evolution of viruses. Microbiology and Microbial Infections 1998:12.

207 Sample I. 2004. Flu's deadly numbers game: a new pandemic looming, says Ian Sample and it's not just humans at risk. Guardian, Januar 29. guardian.co.uk/birdflu/story/0,14207,1133461,00.html.

208 Webster RG, Bean WJ, Gorman OT, Chambers TM, Kawaoka Y. 1992. Evolution and ecology of influenza A viruses. Microbiological Reviews 56(1):152–79.

209 Dimmock NJ, Easton A, Leppard K. 2001. Introduction to Modern Virology (Boston, MA: Blackwell Publishing).

210 Fields BN, Knipe DM, Howley PM, Griffin DE. 1996. Fields' Virology (Philadelphia, PA: Lippincott Williams and and Wilkins).

211 Barry JM. 2004. The Great Influenza: The Epic Story of the Deadliest Plague in History (New York, NY: Penguin Books).

212 Shortridge KF. 1999. Influenza—a continuing detective story. Lancet 354:siv29.

213 Davies P. 2000. The Devil's Flu (New York, NY: Henry Holt and Company).

214 McNamara TS. 2002. Diagnosis and control of zoonotic infections: pathology and early recognition of zoonotic disease outbreaks. In: The Emergence of Zoonotic Diseases: Understanding the Impact on Animal and Human Health—Workshop Summary (Washington, DC: National Academies Press, S. 64–78).

215 Leitner T (ed.). 2002. The Molecular Epidemiology of Human Viruses (Berlin, Germany: Springer Science and Business Media).

216 Laver WG, Bischofberger N, Webster RG. 2000. The origin and control of pandemic influenza. Perspectives in Biology and Medicine 43(2):173–92.

217 Barry JM. 2004. The Great Influenza: The Epic Story of the Deadliest Plague in History (New York, NY: Penguin Books).

218 Cox NJ, Subbarao K. 2000. Global epidemiology of influenza: past and present. Annual Review of Medicine 51:407–21.

219 Center for Infectious Disease Research and and Policy. 2006. Pandemic influenza. März 22. www.cidrap.umn.edu/cidrap/content/influenza/panflu/biofacts/panflu.html.

220 Cox NJ, Subbarao K. 2000. Global epidemiology of influenza: past and present. Annual Review of Medicine 51:407–21.

221 Uniformed Services University School of Medicine. Class of 2007 USMLE Step 1 Stuff. Bugs (Blitz). usuhs.mil/2007/USMLE/Bugs%20(Blitz).pdf.

222 Underwood A, Adler J, Rosenberg D, Seno A. 2004. Scary strains. Newsweek 114(18):46–9.

223 Fouchier RA, Munster V, Wallensten A, et al. 2005. Characterization of a novel influenza A virus hemagglutinin subtype (H16) obtained from black-headed gulls. Journal of Virology 79(5):2814–22.

224 Ciminski K, Schwemmle M. 2019. Bat-borne influenza A viruses: an awakening. Cold Spring Harb Perspect Med. [Epub 2019 Dez 30; Zugriff 2020 Apr 8]. https://doi.org/10.1101/cshperspect.a038612.

225 Laver WG, Bischofberger N, Webster RG. 2000. The origin and control of pandemic influenza. Perspectives in Biology and Medicine 43(2):173–92.

226 Webster RG, Bean WJ, Gorman OT, Chambers TM, Kawaoka Y. 1992. Evolution and ecology of influenza A viruses. Microbiological Reviews 56(1):152–79.

227 Mondics C. 2005. U.S. prepares for pandemic possibility. Philadelphia Inquirer, Oktober 9.

228 von Bubnoff A. 2005. The 1918 flu virus is resurrected. Nature 427:794.

229 Kaiser J. 2005. Resurrecting the Spanish flu. ScienceNOW, Oktober 5. sciencenow.sciencemag.org/cgi/content/full/2005/1005/2.

230 Garrett L. 2005. The next pandemic? Probable cause. Foreign Affairs 84(4). www.foreignaffairs.org/20050701faessay84401/laurie-Garrett/the-next-pandemic.html.

231 World Health Organization. 2020. Cumulative number of confirmed human cases for avian influenza A(H5N1) reported to WHO, 2003–2020. Geneva: WHO; [aktualisiert 2020 Feb 28; Zugriff 2020 Apr 8]. https://www.who.int/influenza/human_animal_interface/2020_01_20_tableH5N1.pdf. www.who.int/csr/disease/avian_influenza/country/cases_table_2006_04_27/en/index.html.

232 Kolata G. 2005. Deadly 1918 epidemic linked to bird flu, scientists say. New York Times, Oktober 5.

233 Taubenberger JK, Reid AH, Lourens RM, Wang R, Jin G, Fanning TG. 2005. Characterization of the 1918 influenza virus polymerase genes. Nature 437:889–93.

234 Fehr-Snyder K. 2005. Arizona, world may not be ready for flu outbreak. Arizona Republic, Oktober 4. www.azcentral.com/health/news/articles/1004birdflu04.html.

235 Holmes EC, Ghedin E, Miller N, et al. 2005. Whole-genome analysis of human influenza A virus reveals multiple persistent lineages and reassortment among recent H3N2 viruses. Public Library of Science Biology 3(9):e300. biology.plosjournals.org/perlserv/?request=get-document&doi=10.1371/journal.pbio.0030300.

236 Ludwig S, Stitz L, Planz O, Van H, Fitch WM, Scholtissek C. 1995. European swine virus as a possible source for the next influenza pandemic? Virology 212(2):555–61.

237 Barry JM. 2004. The Great Influenza: The Epic Story of the Deadliest Plague in History (New York, NY: Penguin Books).

238 Kennedy M. 2005. Bird flu could kill millions: global pandemic warning from WHO. Gazette (Montreal), März 9, S. A1.

239 Vong S, Coghlan B, Mardy S, Holl D, Seng H, Ly S, Miller MJ, Buchy P, Froehlich Y, Dufourcq JB, et al. 2006. Low frequency of poultry-to-human H5N1 transmission, southern Cambodia, 2005. Emerg Infect Dis. 12(10):1542–1547. https://dx.doi.org/10.3201/eid1210.060424.

240 Vong S, Coghlan B, Mardy S, Holl D, Seng H, Ly S, Miller MJ, Buchy P, Froehlich Y, Dufourcq JB, et al. 2006. Low frequency of poultry-to-human H5N1 transmission, southern Cambodia, 2005. Emerg Infect Dis. 12(10):1542–1547. https://dx.doi.org/10.3201/eid1210.060424.

241 Nasreen S, Uddin Khan S, Azziz-Baumgartner E, Hancock K, Veguilla V, Wang D, Rahman M, Alamgir ASM, Sturm-Ramirez K, Gurley ES, et al. 2013. Seroprevalence of antibodies against highly pathogenic avian influenza A (H5N1) virus among poultry workers in Bangladesh, 2009. PLoS One. 8(9):e73200. https://doi.org/10.1371/journal.pone.0073200.

242 Monamele CG, Y P, Karlsson EA, Vernet M-A, Wade A, Okomo M-CA, Abah ASA, Yann S, Etoundi GAM, Mohamadou NR, et al. 2019. Evidence of exposure and human seroconversion during an outbreak of avian influenza A(H5N1) among poultry in Cameroon. Emerg Microbes Infect. 8(1):186–196. https://doi.org/10.1080/22221751.2018.1564631.

243 Wang M, Di B, Zhou DH, Zheng BJ, Jing H, Lin YP, Liu YF, Wu XW, Qin PZ, Wang YL, et al. 2006. Food markets with live birds as source of avian influenza. Emerg Infect Dis. 12(11):1773–1775. https://doi.org/10.3201/eid1211.060675.

244 Cai W, Schweiger B, Buchholz U, Buda S, Littmann M, Heusler J, Haas W. 2009. Protective measures and H5N1-seroprevalence among personnel tasked with bird collection during an outbreak of avian influenza A/H5N1 in wild birds, Ruegen, Germany, 2006. BMC Infect Dis. 9(1):170. https://doi.org/10.1186/1471-2334-9-170.

245 Santhia K, Ramy A, Jayaningsih P, Samaan G, Putra AAG, Dibia N, Sulaimin C, Joni G, Leung CYH, Malik Peiris JS, et al. 2009. Avian influenza A H5N1 infections in Bali province, Indonesia: a behavioral, virological and seroepidemiological study. Influenza Other Respir Viruses. 3(3):81–89. https://doi.org/10.1111/j.1750-2659.2009.00069.x.

246 Ortiz JR, Katz MA, Mahmoud MN, Ahmed S, Bawa SI, Farnon EC, Sarki MB, Nasidi A, Ado MS, Yahaya AH, Joannis TM. 2007. Lack of evidence of avian-to-human transmission of avian influenza A (H5N1) virus among poultry workers, Kano, Nigeria, 2006. J Infect Dis. 196(11):1685–1691. https://doi.org/10.1086/522158.

247 Kwon D, Lee JY, Choi W, Choi JH, Chung YS, Lee NJ, Cheong HM, Katz JM, Oh HB, Cho H, et al. 2012. Avian influenza A (H5N1) virus antibodies in poultry cullers, South Korea, 2003–2004. Emerg Infect Dis. 18(6):986–988. https://doi.org/10.3201/eid1806.111631.

248 Dejpichai R, Laosiritaworn Y, Phuthavathana P, Uyeki TM, O'Reilly M, Yampikulsakul N, Phurahong S, Poorak P, Prasertsopon J, Kularb R, et al. 2009. Seroprevalence of antibodies to avian influenza virus A (H5N1) among residents of villages with human cases, Thailand, 2005. Emerg Infect Dis. 15(5):756–760. https://dx.doi.org/10.3201/eid1505.080316.

249 Ceyhan M, Yildirim I, Ferraris O, Bouscambert-Duchamp M, Frobert E, Uyar N, Tezer H, Oner AF, Buzgan T, Torunoglu MA, et al. (2010). Serosurveillance study on transmission of H5N1 virus during a 2006 avian influenza epidemic. Epidemiol Infect. 138(9):1274–1280. https://doi.org/10.1017/S095026880999166X.

250 Schultsz C, Van Dung N, Hai LT, Ha DQ, Peiris JSM, Lim W, Garcia J-M, Tho ND, Lan NTH, Tho HH, et al. 2009. Prevalence of antibodies against avian influenza A (H5N1) virus among cullers and poultry workers in Ho Chi Minh City, 2005. PLoS One. 4(11):e7948. https://doi.org/10.1371/journal.pone.0007948.

251 Jang H, Boltz D, Sturm-Ramirez K, Shepherd KR, Jiao Y, Webster R, Smeyne RJ. 2009. Highly pathogenic H5N1 influenza virus can enter the central nervous system and induce neuroinflammation and neurodegeneration. Proc Natl Acad Sci U S A. 106(33):14063–14068. https://doi.org/10.1073/pnas.0900096106.

252 Jang H, Boltz D, Sturm-Ramirez K, Shepherd KR, Jiao Y, Webster R, Smeyne RJ. 2009. Highly pathogenic H5N1 influenza virus can enter the central nervous system and induce neuroinflammation and neurodegeneration. Proc Natl Acad Sci U S A. 106(33):14063–14068. https://doi.org/10.1073/pnas.0900096106.

253 Branswell H. 2006. If bird flu virus becomes pandemic, high death rates possible: WHO report. Canadian Press, November 2.

254 Branswell H. 2006. If bird flu virus becomes pandemic, high death rates possible: WHO report. Canadian Press, November 2.

255 Associated Press. 2006 Dez 21. Flu pandemic could kill up to 81 million people. NBC News. [Zugriff 2020 Apr 8]; http://www.nbcnews.com/id/16313464/ns/health-cold_and_flu/t/flu-pandemic-could-kill-million-people/.

256 Davis M. 2005. Avian flu: a state of unreadiness. The Nation, Juli 18–25, S. 27–30.

257 Wilson Center Global Health Initiative. 2005. Emerging pandemic: costs and consequences of an avian influenza outbreak. September 19. wilsoncenter.org/index.cfm?topic_id=116811&fuseaction=topics.event_summary&event_id=142787.

258 Lo A. 2002. Millions dead, Hong Kong in chaos. How close did we come to this nightmare bird-flu scenario? South China Morning Post, Dezember 7.

259 Davies P. 1999. The plague in waiting. Guardian, August 7. guardian.co.uk/birdflu/story/0,1131473,00.html.

260 Lo A. 2002. Millions dead, Hong Kong in chaos. How close did we come to this nightmare bird-flu scenario? South China Morning Post, Dezember 7.

261 Hudson C. 1999. Something in the air. Daily Mail, August 21, S. 30–31.

262 Mestel R. 2004. Bird flu haunts world's health authorities. Los Angeles Times, Februar 21. tinyurl.com/hzm3o.

263 Underwood A, Adler J, Rosenberg D, Seno A. 2004. Scary strains. Newsweek 114(18):46–9.

264 Mestel R. 2004. Bird flu haunts world's health authorities. Los Angeles Times, Februar 21. tinyurl.com/hzm3o.

265 Reynolds G. 2004. Our lives in their hands; they scour the earth for clues that could prevent millions of deaths. Independent, November 15.

266 Lo A. 2002. Millions dead, Hong Kong in chaos. How close did we come to this nightmare bird-flu scenario? South China Morning Post, Dezember 7.

267 Drexler M. 2002. Secret Agents: The Menace of Emerging Infections (Washington, DC: Joseph Henry Press, S. 174).

268 Asthana A, Revill J, Smith AD, McLaughlan D. 2005. The killer at the door. Observer, Oktober 16.

269 Gadsby P. 1999. Fear of flu—pandemic influenza outbreaks. Discover, Januar. looksmartjrhigh.com/p/articles/mi_m1511/is_1_20/ai_53501820.

270 Perez DR, Nazarian SH, McFadden G, Gilmore MS. 2005. Miscellaneous threats: highly pathogenic avian influenza, and novel bio-engineered organisms. In: Bronze MS, Greenfield RA (eds.), Biodefense: Principles and Pathogens (Norfolk, UK: Horizon Bioscience).

271 Alexander DJ, Brown IH. 2000. Recent zoonoses caused by influenza A viruses. Revue Scientifique et Technique Office International des Epizooties 19:197–225.

272 Mayo Clinic staff. 2005. Bird flu (avian influenza). Infectious Disease Center, August 10. mayoclinic.com/health/bird-flu/DS00566/DSECTION=7.

273 Davies P. 1999. The plague in waiting. Guardian, August 7, Weekend page. guardian.co.uk/birdflu/story/0,1131473,00.html.

274 Brown D. 2005. Scientists race to head off lethal potential of avian flu. Washington Post, August 23, page A01.

275 Senne DA, Pearson JE, Panigrahy B. 1997. Live poultry markets: a missing link in the epidemiology of avian influenza. In: Proceedings of the 3rd International Symposium on Avian Influenza Mai 27–29 (University of Wisconsin, Madison, S. 50–8).

276 Ramos SE, MacLachlan M, Melton A. 2017. Impacts of the 2014-2015 highly pathogenic avian influenza outbreak on the U.S. poultry sector. U.S. Department of Agriculture. Report No. LDPM-282-02. [Zugriff 2020 Apr 8]. https://www.ers.usda.gov/publications/pub-details/?pubid=86281.

277 Hofstaad MS, Calnek, BW, Helmboldt CF, Reid WM, Yoder, Jr. HW. 1972. Diseases of Poultry (Ames, IA: Iowa State University Press).

278 Davies P. 1999. The plague in waiting. Guardian, August 7, Weekend page. guardian.co.uk/birdflu/story/0,1131473,00.html.

279 McKie R, Revill J, Aglionby J, Watts J. 2004. Warning as bird flu crossover danger escalates. Observer, Dezember 12. observer.guardian.co.uk/international/story/0,6903,1371917,00.html.

280 Capua I, Mutinelli F, Marangon S, Alexander DJ. 2000. H7N1 avian influenza in Italy (1999 to 2000) in intensively reared chickens and turkeys. Avian Pathology 29:537–43.

281 Mok D. 2002. Hong Kong's fowl problem. Time Asia, Februar 18.

282 Acha PN. 2003. Influenza. In: Zoonoses and Communicable Diseases Common to Man and Animals, Volume II, Chlamydioses, Rickettsioses, and Viroses (Washington, DC: Pan American Health Organization, S. 155–71).

283 Zitzow LA, Rowe T, Morken T, et al. 2002. Pathogenesis of avian influenza A (H5N1) viruses in ferrets. Journal of Virology 76:4420–9.

284 Davis M. 2005. The Monster at Our Door: The Global Threat of Avian Flu (New York, NY: The New Press).

285 2005. Strain Spotter. South China Morning Post, November 11, S. A17.

286 Gadsby P. 1999. Fear of flu—pandemic influenza outbreaks. Discover, Januar. looksmartjrhigh.com/p/articles/mi_m1511/is_1_20/ai_53501820.

287 Mestel R. 2004. Latching on to a horror. Los Angeles Times, Februar 18. bioexchange.com/editorialNews.cfm?id=19668.

288 Kolata G. 1999. Flu: The Story of the Great Influenza Pandemic (New York, NY: Simon and Schuster, Inc. S. 247).

289 Kolata G. 1999. Flu: The Story of the Great Influenza Pandemic (New York, NY: Simon and Schuster, Inc. S. 247).

290 Yuen KY, Chan PKS, Peiris M, et al. 1998. Clinical features and rapid viral diagnosis of human disease associated with avian influenza A H5N1 virus. Lancet 351:467–71.

291 Underwood A, Adler J, Rosenberg D, Seno A. 2004. Scary strains. Newsweek 114(18):46–9.

292 To K, Chan PKS, Chan K, et al. 2001. Pathology of fatal human infection associated with avian influenza A H5N1 virus. Journal of Medical Virology 63:242–6.

293 To K, Chan PKS, Chan K, et al. 2001. Pathology of fatal human infection associated with avian influenza A H5N1 virus. Journal of Medical Virology 63:242–6.

294 Davies P. 1999. The plague in waiting. Guardian, August 7. guardian.co.uk/birdflu/story/0,1131473,00.html.

295 Drexler M. 2002. Secret Agents: The Menace of Emerging Infections (Washington, DC: Joseph Henry Press, S. 176).

296 Cowen P. 2005. Avian influenza—Asia (17): Mongolia, migratory birds, H5N1, OIE. International Society for Infectious Diseases ProMED. Archive number 20050902.2597. September 2. promedmail.org/pls/promed/f?p=2400:1001:::NO::F2400_P1001_BACK_PAGE,F2400_P1001_PUB_MAIL_ID:1000%2C30272.

297 Katz JM. 2003. The impact of avian influenza viruses on public health. Avian Diseases 47:914–20.

298 Davies P. 2000. The Devil's Flu (New York, NY: Henry Holt and Company, S. 18).

299 Mestel R. 2004. Bird flu haunts world's health authorities. Los Angeles Times, Februar 21. tinyurl.com/hzm3o.

300 Kolata G. 1999. Flu: The Story of the Great Influenza Pandemic (New York, NY: Simon and Schuster, Inc., S. 245).

301 Shortridge KF, Gao P, Guan Y, et al. 2000. Interspecies transmission of influenza viruses: H5N1 virus and a Hong Kong SAR perspective. Veterinary Microbiology 74:141–7.

302 Altman LK. 2005. Her job: helping save the world from bird flu. New York Times, August 9.

303 Ajello R, Shepherd C. 1998. The flu fighters: how the people on the frontlines battled H5N1 to a stalemate. Not that the war is over. AsiaWeek, Januar 30.

304 Drexler M. 2002. Secret Agents: The Menace of Emerging Infections (Washington, DC: Joseph Henry Press, S. 180–1).

305 Shortridge KF, Gao P, Guan Y, et al. 2000. Interspecies transmission of influenza viruses: H5N1 virus and a Hong Kong SAR perspective. Veterinary Microbiology 74:141–7.

306 Gadsby P. 1999. Fear of flu—pandemic influenza outbreaks. Discover, Januar. looksmartjrhigh.com/p/articles/mi_m1511/is_1_20/ai_53501820.

307 Davies P. 2000. The Devil's Flu (New York, NY: Henry Holt and Company, S. 35).

308 Fraser L. 2002. Doctors fear deadly flu virus will lead to new pandemic. Daily Telegraph, September 22.

309 Davies P. 2000. The Devil's Flu (New York, NY: Henry Holt and Company, S. 35–36).

310 Benitez MA. 2001. Bird-flu cull »prevented pandemic«; SAR wins belated praise for halting deadly virus with slaughter of 1.6 million chickens. South China Morning Post, Januar 29.

311 Shortridge KF, Gao P, Guan Y, et al. 2000. Interspecies transmission of influenza viruses: H5N1 virus and a Hong Kong SAR perspective. Veterinary Microbiology 74:141–7.

312 1998. Hong Kong's bird flu could return with a vengeance: experts. Agence France Presse, April 16.

313 2004. Flu scientists fear massive outbreak; millions could die; Asian virus eyed. Ottawa Sun, November 18, S. 17.

314 Davies P. 1999. The plague in waiting. Guardian, August 7.

315 Brown EG, Sattar SA, Tetro J. 2006. Can we predict the nature and evolution of a H5N1 Z pandemic? A review submitted to Lancet: Infectious Diseases.

316 Rosenthal E. 2005. UN says avian flu may hit Africa next. International Herald Tribune, Oktober 20.

317 Webster RG. 1993. Influenza. In: Morse SS (ed.), Emerging Viruses (New York, NY: Oxford University Press, S. 37–45)

318 Shortridge KF. 2003. Severe acute respiratory syndrome and influenza. American Journal of Respiratory and Critical Care Medicine 168:1416–20.

319 Shortridge KF. 2003. Severe acute respiratory syndrome and influenza. American Journal of Respiratory and Critical Care Medicine 168:1416–20.

320 Shortridge KF. 2003. Avian influenza viruses in Hong Kong: zoonotic considerations. In: Schrijver RS, Koch G (eds.), Proceedings of the Frontis Workshop on Avian Influenza: Prevention and Control (Wageningen, The Netherlands, S. 9–18)

321 Shortridge KF. 2003. Severe acute respiratory syndrome and influenza. American Journal of Respiratory and Critical Care Medicine 168:1416–20.

322 Shortridge KF. 1992. Pandemic influenza: a zoonosis? Seminars in Respiratory Infections 7:11–25.

323 Tempest R. 1997. Once again, researchers on the trail of a new flu strain. Morning Star (Wilmington, NC), Dezember 15.

324 Bradsher K. 2005. China keeps secret its plans to fight bird flu. New York Times, Oktober 16.

325 Cox JH. 2000. China livestock report. A report for Compassion in World Farming, Oktober.

326 Cox JH. 2000. China livestock report. A report for Compassion in World Farming, Oktober.

327 Das P. 2002. Interview: Michael Osterholm—medical detective to fighting bioterrorism. Lancet Infectious Diseases 2:502–5.

328 Cox JH. 2000. China livestock report. A report for Compassion in World Farming, Oktober.

329 Shortridge KF, Peiris JSM, Guan Y. 2003. The next influenza pandemic: lessons from Hong Kong. Journal of Applied Microbiology 94:70–9.

330 Webster RG. 2004. Wet markets—a continuing source of severe acute respiratory syndrome and influenza? Lancet 363:234–6.

331 Nature Web. 2005. Web focus—avian flu timeline. Nature. www.nature.com/nature/focus/avianflu/timeline.html.

332 Lubroth J. 2005. Regional and global challenges of the avian influenza outbreaks in Asia and FAO's prospective. World's Poultry Science Journal 61:55–6.

333 Henley E. 2005. The growing threat of avian influenza. Journal of Family Practice 54(5):442–4.

334 Food and Agriculture Organization of the United Nations. Technical Task Force on Avian Influenza. 2005. Update on the avian influenza situation. Avian Influenza Disease Emergency News, issue 28. www.fao.org/ag/againfo/subjects/documents/ai/AVIbull028.pdf.

335 Melville DS, Shortridge KF. 2004. Influenza: time to come to grips with the avian dimension. Lancet Infectious Diseases 4:261–2.

336 2004. Timeline: bird flu crisis unfolds. CNN, Februar. cnn.com/2004/WORLD/asiapcf/02/01/bird.flu.timeline/index.html.

337 MacKenzie D. 2004. Bird flu outbreak started a year ago. New Scientist, Januar 28.

338 Hulse-Post DJ, Sturm-Ramirez KM, Humberd J, et al. 2005. Role of domestic ducks in the propagation and biological evolution of highly pathogenic H5N1 influenza viruses in Asia. Proceedings of the National Academy of Sciences of the United States of America 102(30):10682–7.

339 Editorial. 2006. Avian influenza goes global, but don't blame the birds. Lancet Infectious Diseases 6:185. list.web.net/archives/sludgewatch-l/2006-April/001692.html.

340 2005. Avian flu news tracker. Wall Street Journal Online, Dezember 16. online.wsj.com/article/SB113501058739926456.html.?mod=article-outset-box.

341 Butler D, Ruttiman J. 2006. Avian flu and the New World. Nature 441:137–9.

342 Horner N. 2006. Genetic diversity keeping the bird flu at bay. Parksville Qualicum News, Mai 9. pqbnews.com/portals-code/list.cgi?paper=50&cat=42&id=644011&more=

343 Henley E. 2005. The growing threat of avian influenza. Journal of Family Practice 54(5):442–4.

344 Hookway J. 2004. For rooster breeders, bird flu brings game of cat and mouse. Wall Street Journal, Februar 10, S. 1A.

345 World Society for the Protection of Animals. 2004. Avian influenza and humane slaughter: a dossier prepared for the World Organization for Animal Health (OIE) conference on animal welfare. wspa-international.org/site/data/070404_125858_Avian_flu_dossier.pdf.

346 McCord M. 2004. Grisly images lay bare shortcomings of bird flu culls. Agence France Presse, Februar 1.

347 Fitzsimons E. 2003. Live hens were put into wood chippers. Union-Tribune, April 11.

348 Mench JA, Siegel PB. 2004. Poultry. South Dakota State University Extension and Research. ars.sdstate.edu/animaliss/poultry.html.

349 2004. WHO warns unsafe culls increase virus mutation risk, Asia bows to pressure. Agence France Presse, Januar 30.

350 World Organisation for Animal Health. 2006. Update on avian influenza in animals (types H5 and H7). Paris: OIE; [aktualisiert 2020 Apr 8; Zugriff 2020 Apr 8]. https://www.oie.int/animal-health-in-the-world/update-on-avian-influenza/2011/.

351 Fasanmi OG, Odetokun IA, Balogun FA, Fasina FO. 2017. Public health concerns of highly pathogenic avian influenza H5N1 endemicity in Africa. Vet World. 10(10):1194–1204. https://doi.org/10.14202/vetworld.2017.1194-1204.

352 Brown D. 2005. Long-predicted flu finally tops agenda. Washington Post, November 7, S. A01. www.washingtonpost.com/wpdyn/content/article/2005/11/06/AR2005110601282.html.?nav=rss_politics.

353 World Health Organization. 2005. Cumulative number of confirmed human cases of avian influenza A/(H5N1). November 24. www.who.int/csr/disease/avian_influenza/country/cases_table_2005_11_24/en/index.html.

354 Stöhr K. 2005. Avian influenza and pandemics—research needs and opportunities. New England Journal of Medicine 352(4):405–7. bioon.com/biclogy/UploadFiles/200501/20050129225325878.pdf.

355 Li KS, Guan Y, Wang J, et al. 2003. Genesis of a highly pathogenic and potentially pandemic H5N1 influenza virus in Eastern Asia. Nature 430(6996):209–13.

356 Garrett L. 2005. The next pandemic? Probable cause. Foreign Affairs 84(4). www.foreignaffairs.org/20050701faessay84401/laurie-Garrett/the-next-pandemic.html.

357 Drexler M. 2002. Secret Agents: The Menace of Emerging Infections (Washington, DC: Joseph Henry Press, S. 180).

358 Stevens J, Blixt O, Tumpey TM, et al. 2006. Structure and receptor specificity of the hemagglutinin from an H5N1 influenza virus. Science 312:404–10.

359 Cyranoski D. 2004. Bird flu data languishing in Chinese journals. Nature 430:995.

360 Ito T, Couceiro JN, Kelm S, et al. 1998. Molecular basis for the generation in pigs of influenza A viruses with pandemic potential. 72(9):7367–73. pubmedcentral.gov/articlerender.fcgi?tool=pubmed&pubmedid=9696833.

361 World Health Organization. Avian influenza A(H5N1)—update 28: reports of infection in domestic cats (Thailand), situation (human) in Thailand, situation (poultry) in Japan and China. Februar 20. who.int/csr/don/2004_02_20/en/.

362 Kuiken T, Rimmelzwaan G, van Riel D, et al. 2004. Avian H5N1 influenza in cats. Science 306:241.

363 Verrengia J. 2005. Bird flu could hit U.S. next year. Associated Press, Oktober 25.

364 Keawcharoen J, Oraveerakul K, Kuiken T, et al. 2004. Avian influenza H5N1 in tigers and leopards. Emerging Infectious Diseases 10:2189–91.

365 Thanawongnuwech R, Amonsin A, Tantilertcharoen R, et al. Probable tiger-to-tiger transmission of avian influenza H5N1. Emerging Infectious Diseases 11:699–701.

366 Kuiken T, Rimmelzwaan G, van Riel D, et al. 2004. Avian H5N1 influenza in cats. Science 306:241.

367 Ang A. 2005. WHO warns bird flu virus unstable and unpredictable, urges vigilance. Associated Press, Juni 10. sddt.com/News/article.cfm?SourceCode=200506101c.

368 Levy A, Scott-Clark C. 2005. Flu on the wing. Guardian, Oktober 15. www.guardian.co.uk/birdflu/story/0,14207,1591358,00.html.

369 Smith R. 2005. Poultry has two central issues. Feedstuffs, November 14, S. 26.

370 Cookson C. 2005. H5N1 virus is hard for humans to catch. Financial Times, Oktober 26.

371 Sipress A. 2005. Bird flu adds new danger to bloody game; cockfighting among Asian customs that put humans at risk. Washington Post, April 14.

372 United Nations Food and Agriculture Organization. 2005. Prevention and control of avian flu in small scale poultry. www.fao.org/ag/againfo/subjects/documents/ai/AI-paravets-guide.pdf.

373 Tumpey TM, Suarez DL, Perkins LEL, et al. 2002. Characterization of a highly pathogenic H5N1 avian influenza A virus isolated from duck meat. Journal of Virology 76:6344–55.

374 2006. United States to allow processed poultry from China, despite bird flu fear. Associated Press, April 20. cp.org/english/online/full/agriculture/060420/a042042A.html.

375 2006. Playing chicken with imports. Effect Measure, April 25. effectmeasure.blogspot.com/2006/04/playing-chicken-with-imports.html.

376 Mase M, Etob M, Tanimuraa N, et al. 2005. Isolation of a genotypically unique H5N1 influenza virus from duck meat imported into Japan from China. Virology 339:101–9. depts.washington.edu/einet/?a=printArticle&print=649.

377 Swayne DE. 2003. Transcript of the question and answer session from the Fifth International Symposium on Avian Influenza. Avian Diseases 47:1219–55.

378 Swayne DE, Beck JR. 2005. Experimental study to determine if low-pathogenicity and high-pathogenicity avian influenza viruses can be present in chicken breast and thigh meat following intranasal virus inoculation. Avian Diseases 49:81–5.

379 Yates VJ, Dawson GJ, Pronovost AD. 1981. Serologic evidence of avian adeno-associated virus infection in an unselected human population and among poultry workers. American Journal of Epidemiology 113:542–5.

380 Stolle A, Sperner B. 1997. Viral infections transmitted by food of animal origin: the present situation in the European Union. Archives of Virology 13:S219–28.

381 Buttner M, Oehmig WF, Rziha HJ, Pfaff E. 1997. Detection of virus or virus specific nucleic acid in foodstuff or bioproducts—hazards and risk assessments. Archives of Virology 13:S57–66.

382 Adak GT, Meakins SM, Yip H, Lopman BA, O'Brien SJ. 2005. Disease risks from foods, England and Wales, 1996–2000. Emerging Infectious Diseases 11(3):365–72.

383 Adak GT, Meakins SM, Yip H, Lopman BA, O'Brien SJ. 2005. Disease risks from foods, England and Wales, 1996–2000. Emerging Infectious Diseases 11(3):365–72.

384 Adak GT, Meakins SM, Yip H, Lopman BA, O'Brien SJ. 2005. Disease risks from foods, England and Wales, 1996–2000. Emerging Infectious Diseases 11(3):365–72.

385 Stehr-Green PA, Hewer P, Meekin GE, Judd LE. 1993. The aetiology and risk factors for warts among poultry processing workers. International Journal of Epidemiology 22(2):294–8.

386 Rudlinger R, Bunney MH, Grob R, Hunter JA. 1989. Warts in fish handlers. British Journal of Dermatology 120(3):375–81.

387 Benton EC. 1994. Warts in butchers—a cause for concern? Lancet 343(8906):1114.

388 Robinson J. 1981. Cancer of the cervix: occupational risks. In: Jordon JA, Sharp F, Singer A (eds.), Pre-Clinical Neoplasia of the Cervix. Proceedings of the 9th study group of the Royal College of Obstetricians and Gynaecologists, S. 11–27.

389 Scheurer ME, Tortolero LG, Adler-Storthz K. 2005. Human papillomavirus infection: biology, epidemiology, and prevention. International Journal of Gynecological Cancer 15(5):727–46.

390 Corrya JEL, Hinton MH. 1997. Zoonoses in the meat industry: a review. Acta Veterinaria Hungarica 45(4):457–9.

391 Swayne DE. 2005. Asian H5N1 avian influenza outbreaks and implications for food safety. International Association for Food Protection Proceedings, Juli 29.

392 Office of Communications, U.S. Department of Agriculture. 2005. Transcript of technical briefing regarding avian influenza, Oktober 26. Transcript Release No. 0461.05. www.usda.gov/wps/portal/!ut/p/_s.7_0_A/7_0_1OB?contentidonly=tru%C2%AD&contentid=2005/10/0461.xml.

393 Chicken Farmers of Canada. 2005. »It is perfectly safe to eat poultry in Canada.« News Release, Oktober 19. www.chicken.ca/DefaultSite/index_e.aspx?DetailID=1124.

394 U.S. Department of State's Bureau of International Information Programs. 2005. U.N. group warns of poultry bans stemming from bird flu fear. Oktober 28. usinfo.state.gov/gi/Archive/2005/Oct/28-602664.html.

395 Centers for Disease Control and Prevention. 2020. Foodborne germs and illnesses. U.S. Department of Health and Human Services; [zuletzt bearbeitet 2020 März 18; Zugriff 2020 Apr 8]. https://www.cdc.gov/foodsafety/foodborne-germs.html.

396 Schlundt J, Toyofuku H, Jansen J, Herbst SA. 2004. Emerging food-borne zoonoses. Revue Scientifique et Technique (Paris) 23(2):513–33.

397 Skirrow MB. 1998. Campylobacteriosis. In: Palmer SR, Soulsby EJL, Simpson DIH (eds.), Zoonoses: Biology, Clinical Practice, and Public Health Control (Oxford, UK: Oxford University Press, S. 37–46).

398 Mattick K, Durham K, Hendrix M, et al. 2003. The microbiological quality of washing-up water and the environment in domestic and commercial kitchens. Journal of Applied Microbiology 94(5):842–8.

399 Centers for Disease Control and Prevention. 1990. Yersinia enterocolitica infections during the holidays in black families—Georgia. Morbidity and Mortality Weekly Report 39:45. www.cfsan.fda.gov/~mow/yersin.html.

400 World Health Organization. 2005. WHO inter-country consultation influenza A/H5N1 in humans in Asia, Manila, Mai 6–7. www.who.int/csr/disease/avian_influenza/H5N1%20Intercountry%20Assessment%20final.pdf.

401 Johnson JR, Kuskowski MA, Smith K, et al. 2005. Antimicrobial-resistant and extraintestinal pathogenic Escherichia coli in retail foods. Journal of Infectious Diseases 205:1040–9.

402 U.S. Department of Agriculture Food Safety and Inspection Service. 1996. Pathogen Reduction; Hazard Analysis and Critical Control Point (HACCP) Systems; Final Rule. Federal Register 61(144):38806–989, www.fsis.usda.gov/OA/fr/rule1.pdf.

403 Drexler M. 2002. Secret Agents: The Menace of Emerging Infections (Washington, DC: Joseph Henry Press, S. 87).

404 1998. Industry Forum. Meat and Poultry, März.

405 Schlosser E. 2001. Fast Food Nation: The Dark Side of the All-American Meal (New York, NY: Houghton Mifflin Company).

406 Barbut S. 2001. Poultry Products Processing, An Industry Guide (Boca Raton, Florida: CRC Press).

407 DeWaal CS. 1996. Playing chicken: the human cost of inadequate regulation of the poultry industry. Center for Science in the Public Interest Food Safety Program, März. cspinet.org/reports/polt.html.

408 World Health Organization Regional Office for the Eastern Mediterranean. Main challenges in the control of zoonotic diseases in the Eastern Mediterranean region. www.emro.who.int/RC50/documents/DOC7.doc.

409 Duncan IJH. 1997. Killing Methods for Poultry (Guelph, Canada: Colonel KL Campbell Centre for the Study of Animal Welfare).

410 Complaint for Declaratory and Injunctive Relief. Levine v. Johanns, No. 05-4764 (N.D. Cal. filed Nov. 21, 2005).

411 Berrang ME, Meinersmann RJ, Buhr RJ, Reimer NA, Philips RW, Harrison MA. 2003. Presence of Campylobacter in the respiratory tract of broiler carcasses before and after commercial scalding. Poultry Science 82:1995–9.

412 Gregory NG, Whittington PE. 1992. Inhalation of water during electrical stunning in chickens. Research in Veterinary Science 53:360–2.

413 Raj ABM. 2004. Stunning and slaughter of poultry. In: Mead G (ed.), Poultry Meat Processing and Quality (Boca Raton, FL: CRC Press, S. 65–85).

414 Eisnitz G. 1997. Slaughterhouse (New York, NY: Prometheus Books, S. 169).

415 Fox N. 1997. Spoiled: The Dangerous Truth about a Food Chain Gone Haywire (New York, NY: Basic Books, S. 182–3).

416 Rusin P, Orosz-Coughlin P, Gerba C. 1998. Reduction of fecal coliform, and heterotrophic plate count bacteria in the household kitchen and bathroom by disinfection with hypochlorite cleaners. Journal of Applied Microbiology 85(5):819–28.

417 Raloff J. 1996. Sponges and sinks and rags, oh my! Where microbes lurk and how to rout them. Science News, September 14.

418 Fox N. 1997. Spoiled: The Dangerous Truth about a Food Chain Gone Haywire (New York, NY: Basic Books, S. 194).

419 Walton JR, White, EG (eds.), 1981. Communicable Diseases Resulting from Storage Handling, Transport and Landspreading of Manure (Luxembourg, Office for Official Publications of the European Communities).

420 International Food Safety Authorities Network. 2004. Highly pathogenic avian influenza H5N1 outbreaks in poultry and humans: food safety implications. INFOSAN Information Note No. 2/04—Avian Influenza.

421 U.S. Department of Agriculture. 2005. Questions and answers: avian influenza. Release No. 0458.05, Oktober. usda.gov/2005/10/0458.xml.

422 Fox N. 1997. Spoiled: The Dangerous Truth about a Food Chain Gone Haywire (New York, NY: Basic Books, S. 25).

423 National Chicken Council, National Turkey Federation, and the Egg Safety Center. 2006. Avian influenza: protecting flocks, protecting people. avianinfluenzainfo.com.

424 Hingley A. 1999. Campylobacter: low-profile bug is food poisoning leader. FDA Consumer, September-Oktober. www.fda.gov/fdac/features/1999/599_bug.html.

425 2006. WHO concerned over consumption of bird flu-infected poultry. Japan Economic Newswire, Mai 3. tmcnet.com/usubmit/2006/05/03/1636044.htm.

426 Pinyorat RC. 2005. Thailand confirms 13th bird flu death. Associated Press, Oktober 20. abcnews.go.com/Health/print?id=1232348.

427 Motavalli J. 1998. Nicols Fox: investigating a food supply gone haywire. E: The Environmental Magazine, Mai–Juni 1998.

428 Centers for Disease Control and Prevention. 2004. Guidance and recommendations. Interim guidance for protection of persons involved in U.S. avian influenza outbreak disease control and eradication activities. Februar 17.

429 International Food Safety Authorities Network. 2004. Highly pathogenic avian influenza H5N1 outbreaks in poultry and humans: food safety implications. INFOSAN Information Note No. 2/04—

Avian Influenza. www.who.int/entity/foodsafety/fs_management/No_02_Avianinfluenza_Dec04_en.pdf.

430 Van der Sluis W. 2005. Consumers and retailers demand food safety. World Poultry Salmonella and and Campylobacter Special, S. 4–5.

431 2005. Why not wash meat and poultry before cooking? Tufts University Health and Nutrition Letter 23:7.

432 Burgess F, Little CL, Allen G, Williamson K, Mitchell RT. 2005. Prevalence of Campylobacter, Salmonella, and Escherichia coli on the external packaging of raw meat. Journal of Food Protection 68(3):469–75.

433 Marano N (Moderator). 2004. Avian Influenza Symposium transcript. Centers for Disease Control and Prevention. November 3, S.1.

434 1998. Chicken: What you don't know can hurt you. Consumer Reports, März, S. 12–8.

435 Nestor F, Hauter W. 2000. Is America's meat fit to eat? (Washington, DC: Government Accountability Project, Public Citizen).

436 World Health Organization. 2005. Avian influenza: assessing the pandemic threat, Januar 1. www.who.int/csr/disease/influenza/H5N1-9reduit.pdf.

437 World Health Organization. 2004. Prevention and Control of Influenza Due to Avian Influenza Virus A (H5N1) (New Delhi, India: World Health Organization Press). w3.whosea.org/en/Section10/Section1027/Section1632.htm.

438 World Health Organization. 2005. Avian influenza: assessing the pandemic threat, Januar 1. www.who.int/csr/disease/influenza/H5N1-9reduit.pdf.

439 International Food Safety Authorities Network. 2004. Highly pathogenic avian influenza H5N1 outbreaks in poultry and humans: food safety implications. INFOSAN Information Note No. 2/04—Avian Influenza.

440 Cheng A. 2005. EU warns on raw eggs; China has new bird flu outbreak. Bloomberg, Oktober 26. quote.bloomberg.com/apps/news?pid=10000080&sid=a2bThMk31QY4.

441 Swayne DE, Beck JR. 2004. Heat inactivation of avian influenza and Newcastle disease viruses in egg products. Avian Pathology 33:512–8.

442 Swayne DE, Beck JR. 2004. Heat inactivation of avian influenza and Newcastle disease viruses in egg products. Avian Pathology 33:512–8.

443 Mayo Clinic staff. 2005. Bird flu (avian influenza). Infectious Disease Center, Oktober 27. ads.mayoclinic.com/health/bird-flu/DS00566/DSECTION=8.

444 National Center for Infectious Diseases, Division of Global Migration and Quarantine. 2005. Interim guidance about avian influenza A (H5N1) for U.S. Citizens living abroad. Centers for Disease Control and Prevention, Oktober 28.

445 World Health Organization. 2005. Avian influenza: assessing the pandemic threat, Januar 1. www.who.int/csr/disease/influenza/H5N1-9reduit.pdf.

446 St. Louis ME, Morse DL, Potter ME, et al. 1988. The emergence of Grade A eggs as a major source of Salmonella enteritidis infections. Journal of the American Medical Association 259:2103–7.

447 Drexler M. 2002. Secret Agents: The Menace of Emerging Infections (Washington, DC: Joseph Henry Press, S. 112).

448 Lewis C. 1998. Safety last—the politics of E. coli and other food-borne killers. Statement of the Chairman, Center for Public Integrity, Februar 26.

449 Mexicans are the leading egg eaters. 2006. Poultry International 45(2):4–6.

450 Swayne DE, Beck JR. 2004. Heat inactivation of avian influenza and Newcastle disease viruses in egg products. Avian Pathology 33:512–8.

451 2006. No bird flu but don't eat chicken, says health Daily Times, April 29. dailytimes.com.pk/default.asp?page=2006%5C04%5C29%5Cstory_29-4-2006_pg7_36.

452 2005. Minister warns public to stay alert to bird flu infection. Antara News Agency, Juli 21. indonesia-1.com/EN/konten.php?nama=News&op=detail_news&id=134.

453 2004. Timeline: bird flu crisis unfolds. CNN, Februar. cnn.com/2004/WORLD/asiapcf/02/01/bird.flu.timeline/index.html.

454 2005. Rome airport takes precautions against bird flu. Agence France Presse, August 20. news24.com/News24/World/News/0,2-10-1462_1757157,00.html.

455 Minder R. 2005. EU bird flu alert as outbreak spreads to Croatia. Financial Times, Oktober 25.

456 Animal Health and Welfare Panel of the European Food Safety Authority. 2005. Animal health and welfare aspects of avian influenza. European Food Safety Authority Journal 266:1–21.

457 Swayne DE, Akey BL. 2003. Avian influenza control strategies in the United States of America. In: Schrijver RS, Koch G (eds.), Proceedings of the Frontis Workshop on Avian Influenza: Prevention and Control (Wageningen, The Netherlands, S. 113–30).

458 Swayne DE, Akey BL. 2003. Avian influenza control strategies in the United States of America. In: Schrijver RS, Koch G (eds.), Proceedings of the Frontis Workshop on Avian Influenza: Prevention and Control (Wageningen, The Netherlands, S. 113–30).

459 Swayne DE. 2003. Transcript of the question and answer session from the Fifth International Symposium on Avian Influenza. Avian Diseases 47:1219–55.

460 Swayne DE, Akey BL. 2003. Avian influenza control strategies in the United States of America. In: Schrijver RS, Koch G (eds.), Proceedings of the Frontis Workshop on Avian Influenza: Prevention and Control (Wageningen, The Netherlands, S. 113–30).

461 Food and Agriculture Organization of the United Nations, World Organization for Animal Health, and World Health Organization, United Nations. 2004. Technical Consultation on the Control of Avian Influenza: Conclusion and Recommendations. www.oie.int/eng/AVIAN_INFLUENZA/avian_rome_feb04_report.pdf.

462 Food and Agriculture Organization of the United Nations and World Organization for Animal Health, United Nations. 2005. Second FAO/OIE Regional Meeting on Avian Influenza Control on Asia (Ho Chi Minh City, Vietnam), www.oie.int/eng/AVIAN_INFLUENZA/HPAI%20HCMC%20Recommendations_March%2005.pdf.

463 Simon S. 2002. Outcry over pets in pet food. Los Angeles Times, Januar 6.

464 Swayne DE, Akey BL. 2003. Avian influenza control strategies in the United States of America. In: Schrijver RS, Koch G (eds.), Proceedings of the Frontis Workshop on Avian Influenza: Prevention and Control (Wageningen, The Netherlands, S. 113–30).

465 Ross B. 2005. Avian flu: is the government ready for an epidemic? Virus poses risk of massive casualties around the world. ABC News Primetime, September 15. abcnews.go.com/Primetime/Investigation/story?id=1130392&page=1.

466 Walsh B, Johnson K. 2005. Emergency measures; avian flu is on the rise in Vietnam and is now endemic in much of Asia. Time International, Februar 7, S. 22.

467 Alexander DJ, Brown IH. 2000. Recent zoonoses caused by influenza A viruses. Revue Scientifique et Technique 19:197–225.

468 Lee PJ, Krilov LR. 2005. When animal viruses attack: SARS and avian influenza. Pediatric Annals 34(1):43–52.

469 Editorial. 2004. Avian influenza: the threat looms. Lancet 363(9405):257.

470 De Jong MD, Van Cam D, Qui PT, et al. 2005. Fatal avian influenza A (H5N1) in a child presenting with diarrhea followed by coma. New England Journal of Medicine 352:686–91.

471 Chutinimitkul S, Bhattarakosol P, Srisuratanon S, et al. 2006. H5N1 influenza A virus and infected human plasma. Emerging Infectious Diseases 12(6). www.cdc.gov/ncidod/EID/vol12no06/06-0227.htm.

472 Iwasaki T, Itamura S, Nishimura H, et al. 2004. Productive infection in the murine central nervous system with avian influenza virus A (H5N1) after intranasal inoculation. Acta Neuropathologica 108:485–92.

473 Drexler M. 2002. Secret Agents: The Menace of Emerging Infections (Washington, DC: Joseph Henry Press) p 165.

474 Berger S. 2005. I felt as if I was in hell, says bird flu survivor. Daily Telegraph, Oktober 22.

475 2005. Avian influenza virus: are we prepared? Canadian Medical Association Journal 172:965.

476 Berger S. 2005. I felt as if I was in hell, says bird flu survivor. Daily Telegraph, Oktober 22.

477 Reynolds G. 2004. The flu hunters. New York Times, November 7. tinyurl.com/mqy5u.

478 Mackay N. 2005. Warning: this bird could kill. Sunday Herald, August 28. www.sundayherald.com/51482.

479 Editorial. 2005. Bird flu outbreak could kill 1.5 billion. New Scientist, Februar 5. www.newscientist.com/channel/health/bird-flu/mg18524853.100.

480 Obama B, Luger R. 2005. Grounding a pandemic. New York Times, Juni 6.

481 Nelson B. 2005. Bird flu outbreak; global threat; experts say deadly virus presents grave risk if we don't »get our act together.« Newsday, März 6, S. A03.

482 World Health Organization. 2005. Avian influenza: assessing the pandemic threat, Januar 1. www.who.int/csr/disease/influenza/H5N1-9reduit.pdf.

483 Katz JM, Lim W, Bridges CB, et al. 1999. Antibody response in individuals infected with avian influenza A (H5N1) viruses and detection of anti-H5 antibody among household and social contacts. Journal of Infectious Diseases 180:1763–70.

484 Reeth KV. 2000. Cytokines in the pathogenesis of influenza. Veterinary Microbiology 74:109–16.

485 Fox M. 2005. U.S. children's hospital on frontline in bird flu war. Reuters, September 16. tinyurl.com/ma8s8.

486 Frist B. 2005. Floor statement—remarks as prepared for delivery, September 28. frist.senate.gov/index.cfm?FuseAction=Speeches.Detail&Speech_id=291&Month=9&Year=2005.

487 Walsh B. 2005. A wing and a prayer. Times Asia, September 19. www.time.com/time/europe/magazine/printout/0,13155,901051017-1115613,00.html.

488 Loft K. 2005. Bird of prey. Tampa Tribune, März 7.

489 American Experience Transcript. 1918 influenza people and events: Victor Vaughan. Public Broadcasting System. www.pbs.org/wgbh/amex/influenza/peopleevents/pandeAMEX90.html.

490 Public Broadcasting System. American Experience Transcript. 1918 Influenza. pbs.org/wgbh/amex/influenza/filmmore/transcript/transcript1.html.

491 Osterholm M, Colwell R, Garrett L, Fauci AS. 2005. The Council on Foreign Relations meeting: the threat of global pandemics. Federal News Service, Juni 16. www.cfr.org/publication/8198/threat_of_global_pandemics.html.

492 Antigua KJC, Choi WS, Baek YH, Song MS. 2019. The emergence and decennary distribution of clade 2.3 4.4 HPAI H5Nx. Microorganisms. 7(6):e156. https://doi.org/10.3390/microorganisms7060156.

493 Weekly Epidemiological Record. 2005. H5N1 avian influenza: first steps towards development of a human vaccine. Weekly Epidemiological Record 80:277–8.

494 Walsh B. 2005. A wing and a prayer. Times Asia, September 19. www.time.com/time/asia/magazine/printout/0,13675,501050926-1106457,00.html.

495 Frist B. 2005. Floor statement—remarks as prepared for delivery, September 28. frist.senate.gov/index.cfm?FuseAction=Speeches.Detail&Speech_id=291&Month=9&Year=2005.

496 Osterholm MT. 2005. Preparing for the next pandemic. Foreign Affairs 84(4). www.foreignaffairs.org/20050701faessay84402/michael-t-osterholm/preparing-for-the-next-pandemic.html.

497 World Health Organization, Department of Communicable Disease Surveillance and Response, Global Influenza Programme. 2004. Vaccines for pandemic influenza: informal meeting of WHO, influenza vaccine manufacturers,

498 Centers for Disease Control and Prevention. 2006. Update: influenza vaccine supply and recommendations for prioritization during the 1009–05 influenza season. Morbidity and Mortality Weekly Reports 54(34):850.

499 Trust for America's Health. 2005. A killer flu? healthyamericans.org/reports/flu/Flu2005.pdf.

500 Caplan A. 2006. What's really scary about bird flu. MSNBC, April 21. msnbc.msn.com/id/12411469/.

501 Lederberg J, Shope RE, Oaks SC. 1992. Emerging Infections: Microbial Threats to Health in the United States (Washington, DC: National Academies Press).

502 Osterholm M, Colwell R, Garrett L, Fauci AS. 2005. The Council on Foreign Relations meeting: the threat of global pandemics. Federal News Service, Juni 16. www.cfr.org/publication/8198/threat_of_global_pandemics.html.

503 Garrett L. 2005. The next pandemic? Probable cause. Foreign Affairs 84(4). www.foreignaffairs.org/20050701faessay84401/laurie-Garrett/the-next-pandemic.html.

504 Lurie N, Saville M, Hatchett R, Halton J. 2020. Developing Covid-19 vaccines at pandemic speed. N Engl J Med. [Epub 2020 März 30; Zugriff 2020 Apr 8]. https://doi.org/10.1056/NEJMp2005630.

505 Shute N, Querna E, Bainbridge B, Brink S, Ramachandran N. 2005. Of birds and men. U.S. News and World Report 138(12):40–9.

506 Woodrow Wilson International Center for Scholars. 2005. Emerging pandemic: costs and consequences of an avian influenza outbreak. September 19. wilsoncenter.org/index.cfm?topic_id=116811&fuseaction=topics.event_summary&event_id=142787.

507 Kennedy M. 2005. Parallels with the 1918 Spanish flu outbreak. National Post, März 9.

508 Garrett L. 2005. The next pandemic? Probable cause. Foreign Affairs 84(4). www.foreignaffairs.org/20050701faessay84401/laurie-Garrett/the-next-pandemic.html.

509 Osterholm M, Colwell R, Garrett L, Fauci AS. 2005. The Council on Foreign Relations meeting: the threat of global pandemics. Federal News Service, Juni 16. www.cfr.org/publication/8198/threat_of_global_pandemics.html.

510 Guan Y, Chen H. 2005. Resistance to anti-influenza agents. Lancet 366:1139–40.

511 Centers for Disease Control and Prevention. 1997. Isolation of avian influenza A(H5N1) viruses from humans—Hong Kong, Mai–Dezember 1997. Morbidity and Mortality Weekly Report 46:1204–7.

512 Sipress A. 2005. Bird flu drug rendered useless; Chinese chickens given medication made for humans. Washington Post, Juni 18. www.washingtonpost.com/wp-dyn/content/article/2005/06/17/AR2005061701214.html.

513 Guan Y, Poon LLM, Cheung CY, et al. 2004. H5N1 influenza: a protean pandemic threat. Proceedings of the National Academy of Sciences 101:8156–61.

514 Hayden F. 2004. Pandemic influenza: is an antiviral response realistic? Pediatric Infectious Disease Journal 23:S262–9.

515 Webster RG, Kawaoka Y, Bean WJ, Beard CW, Brugh M. 1985. Chemotherapy and vaccination: a possible strategy for the control of highly virulent influenza virus. Journal of Virology 55:173–6.

516 Webster RG, Kawaoka Y, Bean WJ, Beard CW, Brugh M. 1985. Chemotherapy and vaccination: a possible strategy for the control of highly virulent influenza virus. Journal of Virology 55:173–6.

517 U.S. Food and Drug Administration. 2019 Dez 10. 2018 summary report on antimicrobials sold or distributed for use in food-producing animals. FDA; [Zugriff 2020 Apr 6]. https://www.fda.gov/media/133411/download.

518 Cassell GH, Mekalanos J. 2001. Development of antimicrobial agents in the era of new and reemerging infectious diseases and increasing antibiotic resistance. Journal of the American Medical Association 285:601–5.

519 Nierenberg D. 2005. Happier Meals: Rethinking the Global Meat Industry. Worldwatch Paper 171, September. www.worldwatch.org/pubs/paper/171/.

520 Nature Web. 2005. Web Focus—avian flu timeline. Nature. www.nature.com/nature/focus/avianflu/timeline.html.

521 Kaiser L, Wat C, Mills T, Mahoney P, Ward P, Hayden F. 2003. Impact of oseltamivir treatment on influenza-related lower respiratory tract complications and hospitalizations. Arch Intern Med. 163(14):1667–1672. https://doi.org/10.1001/archinte.163.14.1667.

522 Dyer O. 2020. What did we learn from Tamiflu? BMJ. 368:m626. https://doi.org/10.1136/bmj.m626.

523 Abbasi K. 2014. The missing data that cost $20bn. BMJ. 348:g2695. https://doi.org/10.1136/bmj.g2695.

524 Gupta YK, Meenu M, Mohan P. 2015. The Tamiflu fiasco and lessons learnt. Indian J Pharmacol. 47(1):11–16. https://dx.doi.org/10.4103/0253-7613.150308.

525 Normile D, Enserink M. 2005. Infectious diseases: lapses worry bird flu experts. Science 308:1849–51.

526 Scholtissek C, Webster RG. 1998. Long-term stability of the anti-influenza A compounds—amantadine and rimantadine. Antiviral Research 38:213–5.

527 Scholtissek C, Webster RG. 1998. Long-term stability of the anti-influenza A compounds—amantadine and rimantadine. Antiviral Research 38:213–5.

528 Sipress A. 2005. Bird flu drug rendered useless; Chinese chickens given medication made for humans. Washington Post, Juni 18. www.washingtonpost.com/wp-dyn/content/article/2005/06/17/AR2005061701214.html.

529 Abbott A. 2005. Avian flu special: what's in the medicine cabinet? Nature 435:407–9. nature.com/news/2005/050523/full/435407a.html.

530 Tooley P. 2002. Drug resistance and influenza pandemics. Lancet 360:1703–4.

531 Harbrecht L. 2005. Doctoral student's research brings lessons, insight to a looming pandemic. AScribe Newswire, Oktober 25.

532 Bor J. 2005. A versatile virus: an expert in infectious diseases explains why avian flu could trigger the next pandemic. Baltimore Sun, Juli 1. baltimoresun.com/news/health/bal-hs.flu01jul01,1,3742451.story?coll=bal-health-storyutil.

533 Ho S. 2005. Health experts sound alarm over avian flu. Voice of America News, September 20. www.voanews.com/english/archive/2005-09/2005-09-20-voa45.cfm?CFID=10139428&CFTOKEN=91980581.

534 Kennedy M. 2005. Bird flu could kill millions: global pandemic warning from WHO. Gazette (Montreal), März 9, S. A1.

535 Healy B. 2005. Unprepared for bird flu. U.S. News and World Report, Oktober 24. www.usnews.com/usnews/health/articles/051024/24healy.htm.

536 Rubinson L, Vaughn F, Nelson S, Giordano S, Kallstrom T, Buckley T, Burney T, Hupert N, Mutter R, Handrigan M, et al. 2010. Mechanical ventilators in US acute care hospitals. Disaster Med Public Health Prep. 4(3):199–206. https://doi.org/10.1001/dmp.2010.18.

537 Osterholm M, Colwell R, Garrett L, Fauci AS. 2005. The Council on Foreign Relations meeting: the threat of global pandemics. Federal News Service, Juni 16. www.cfr.org/publication/8198/threat_of_global_pandemics.html.

538 McNeil DG. 2006. Hospitals short on ventilators if bird flu hits. New York Times, März 12. nytimes.com/2006/03/12/national/12vent.html.?ex=1143176400&en=2854ac45ce09a66f&ei=5070.

539 Osterholm MT. 2005. Preparing for the next pandemic. Foreign Affairs 84(4). www.foreignaffairs.org/20050701faessay84402/michael-t-osterholm/preparing-for-the-next-pandemic.html.

540 Santora M. 2005. When a bug becomes a monster; city and state prepare an overburdened system for the threat of avian flu. New York Times, August 21.

541 Institute of Medicine. A Shared Destiny: Community Effects of Uninsurance (Washington, DC: National Academies Press). fermat.nap.edu/books/0309087260/html./R1.html.

542 Hockberger R. 2003. Even without a flu epidemic, ERs are in crisis. Los Angeles Times, Dezember 27.

543 Reynolds G. 2004. The flu hunters. New York Times, November 7. tinyurl.com/mqy5u.

544 Hockberger R. 2003. Even without a flu epidemic, ERs are in crisis. Los Angeles Times, Dezember 27.

545 Lauerman J. 2006. Bird-flu pandemic, even mild one, will overwhelm U.S. hospitals. Bloomberg, März 31. bloomberg.com/apps/news?pid=10000103&sid=a4LQlizkeMqo&refer=us.

546 Augustine JJ. 2019 Okt 20. The latest emergency department utilization numbers are in. ACEP Now. 38(10).

547 American Hospital Association. 2018. Trendwatch chartbook 2018. Appendix 3. Table 3.3. Washington(DC): AHA; [Zugriff 2020 Apr 6]. https://www.aha.org/system/files/2018-07/2018-chartbook-table-3-3.pdf.

548 Goldstein J. 2005. The next flu pandemic: Are we ready? Miami Herald, September 20, S. 10E.

549 Reynolds G. 2004. The flu hunters. New York Times, November 7. tinyurl.com/mqy5u.

550 Hayden F. 2004. Pandemic influenza: Is an antiviral response realistic? Pediatric Infectious Disease Journal 23:S262–9.

551 Democracy Now. 2005. Transcript—Mike Davis on The Monster at Our Door: The Global Threat of Avian Flu. Democracy Now. Oktober 19. democracynow.org/article.pl?sid=05/10/19/1332209.

552 Davis M. 2005. Avian flu: a state of unreadiness. The Nation, Juli 18–25, S. 27–30.

553 Schoch-Spana M. 2001. »Hospital's full-up«: the 1918 influenza pandemic. Public Health Reports 116:S32–3.

554 Fehr-Snyder K. 2005. Arizona, world may not be ready for flu outbreak. Arizona Republic, Oktober 4. www.azcentral.com/health/news/articles/1004birdflu04.html.

555 Woodrow Wilson International Center for Scholars. 2005. Emerging pandemic: costs and consequences of an avian influenza outbreak. September 19. wilsoncenter.org/index.cfm?topic_id=116811&fuseaction=topics.event_summary&event_id=142787.

556 Balicer RD, Omer SB, Barnett DJ, Everly Jr GS. 2006. Local public health workers' perceptions toward responding to an influenza pandemic. BMC Public Health 6:99.

557 Upshur REG, et al. 2006. Stand on Guard for Thee: Ethical Considerations. In: Preparedness Planning for Pandemic Influenza (Toronto: University of Toronto Joint Centre for Bioethics Pandemic Influenza Working Group, S. 11). utoronto.ca/jcb/home/documents/pandemic.pdf.

558 Choo K. 2005. The avian flu time bomb. American Bar Association Journal, November, S. 36–41.

559 Shute N, Querna E, Bainbridge B, Brink S, Ramachandran N. 2005. Of birds and men. U.S. News and World Report 138(12):40–9.

560 Cooper S, Coxe D. 2005. An investor's guide to Avian Flu. BMO Nesbit Burns Research, August. bmonesbittburns.com/economics/reports/20050812/avian_flu.pdf.

561 Grammaticas D. 2005. Bird flu. Is it the new BSE? Independent, August 28.

562 McMichael T. 2001. Transitions in human health: surviving this millennium by learning from the past one hundred millennia. Global Change and Human Health 2:76–7.

563 Kaneda T, Haub C. 2020 Jan 23. How many people have ever lived on earth? Washington(DC): Population Reference Bureau; [Zugriff 2020 Apr 7]. https://www.prb.org/howmanypeoplehaveeverlivedonearth/.

564 Garrett L. 2004. How dangerous is the bird flu? YaleGlobal, Februar 6. yaleglobal.yale.edu/display.article?id=3278.

565 Kennedy M. 2005. Flu pandemic would kill millions: warning signal clear that world set to be hit by deadly mutation: Expert. Ottawa Citizen, Januar 25, S. A7.

566 Hoeling AA. 1961. The Great Epidemic (Boston, MA: Little, Brown and Company).

567 Crosby AW. 2003. America's Forgotten Pandemic: The Influenza of 1918 (Cambridge, UK: Cambridge University Press).

568 Johnson RT. 2003. Emerging viral infections of the nervous system. Journal of NeuroVirology 9:140–7.

569 Lashley FR. 2004. Emerging infectious diseases: vulnerabilities, contributing factors and approaches. Expert Review of Anti-infective Therapy 2(2):299–316.

570 Wilson ME. 1995. Travel and the emergence of infectious diseases. Epidemiology and Infection 1(2):39–46.

571 Milbank D. 2005. Capitol Hill flu briefing was no trick, and no treat. Washington Post, Oktober 13, S. A02. www.washingtonpost.com/wp-dyn/content/article/2005/10/12/AR2005101202250.html.

572 2004. Russian expert says flu epidemic may kill over one billion this year. Moscow News, Oktober 28. www.mosnews.com/news/2004/10/28/pandemic.shtml.

573 Humphrey HH. 2005. Stave off flu pandemic with concerted action. TwinCities.com Pioneer Press, August 11. www.twincities.com/mld/twincities/news/editorial/12351138.htm.

574 Taubenberger JK, Reid AH, Lourens RM, Wang R, Jin G, Fanning TG. Taubenberger et al. Reply. Nature 440:E9–10.

575 Frist B. 2005. Manhattan project for the 21st century. Harvard Medical School Health Care Policy Seidman Lecture, Juni 1. frist.senate.gov/_files/060105manhattan.pdf.

576 Branswell H. 2005. World as we know it may be at stake: UN pandemic czar. Canadian Press, Oktober 2. cnews.canoe.ca/CNEWS/Canada/2005/10/02/1245355-cp.html.

577 Vieth W. 2005. The health secretary is leading a drive to boost federal efforts, and funding, to prepare for a global outbreak if avian flu mutates. Los Angeles Times, Oktober 3, S. A9.

578 Mydans S. 2005. Preparations for bird flu are urgent, Asia is warned. International Herald Tribune, Oktober 11. www.iht.com/articles/2005/10/10/news/flu.php.

579 Specter M. 2005. Nature's bioterrorist. New Yorker, Februar 28, S. 52–61.

580 Carr-Brown J. 2005. Britain prepares for bird flu death toll of thousands. The Sunday Times, August 7. timesonline.co.uk/article/0,2087-1724318,00.html.

581 Knox N. 2005. Europe braces for avian flu. USA Today, Oktober 9. www.usatoday.com/news/health/2005-10-09-europe-avian-flu_x.htm.

582 MacKenzie D. 2005. U.S scientists resurrect 1918 flu, study deadliness. New Scientist, Oktober 5. www.newscientist.com/article.ns?id=dn8103.

583 Arieff I. 2005. Flu pandemic could kill 150 million, UN warns. Reuters, September 30.

584 Armstrong RE, Prior SD. 2005. Flu year's eve. Center for Technology and National Security Policy. Oktober. www.ndu.edu/ctnsp/life_sci/FluOpEd.pdf.

585 2005. Flu pandemic could kill half million in U.S. Report: America not prepared for large outbreak of disease. Reuters, Juni 24.

586 World Health Organization. 2004. World is ill-prepared for »inevitable« flu pandemic. Bulletin of the World Health Organization 82(4). who.int/bulletin/volumes/82/4/who%20news.pdf.

587 Institute of Medicine. 2005. Microbial Threats to Health: The Threat of Pandemic Influenza (Washington, DC: National Academies Press). darwin.nap.edu/books/0309097177/html./R1.html.

588 Bor J. 2005. A versatile virus: an expert in infectious diseases explains why avian flu could trigger the next pandemic. Baltimore Sun, Juli 1. baltimoresun.com/news/health/bal-hs.flu01jul01,1,3742451.story?coll=bal-health-storyutil.

589 Stöhr K. 2005. Interview with WHO bird flu expert: a ticking time bomb in your backyard. Spiegel, März 7. service.spiegel.de/cache/international/0,1518,345165,00.html.

590 Macmahon E. 2005. Preface. Journal of Antimicrobial Chemotherapy 55:i1.

591 Parry J. 2003. Hong Kong under WHO spotlight after flu outbreak. British Medical Journal 327:308.

592 Snowbeck C. 2005. Officials gather today in New York to discuss how to stave off a potential pandemic flu threatening millions. Worse than hurricanes? Pittsburgh Post-Gazette, September 23.

593 Ward A, Turner M. 2005. World »unprepared« for flu pandemic. Financial Times, September 19.

594 Nakashima E. 2005. Officials urge farm overhauls to avert bird flu pandemic. Washington Post, Februar 26, S. A16. www.washingtonpost.com/wp-dyn/articles/A54542-2005Feb25.html.

595 Honigsbaum M. 2005. On a wing and a prayer. Observer, März 20, S. 26. observer.guardian.co.uk/magazine/story/0,11913,1440214,00.html.

596 FAOSTAT. 2019. Live animals data. Food and Agriculture Organization of the United Nations; [aktualisiert 2020 März 4; Zugriff 2020 Apr 7]. http://www.fao.org/faostat/en/#data/QA.

597 Delgado C, Rosegrant M, Steinfeld H, Ehui S, Courbois C. 1999. Livestock to 2020: the next food revolution. Food, Agriculture, and the Environment Discussion Paper 28. For the International Food

Policy Research Institute, the Food and Agriculture Organization of the United Nations and the International Livestock Research Institute. ifpri.org/2020/dp/dp28.pdf.

598 Fox M. 2005. Experts call for creating U.S. bird flu czar. Reuters, Oktober 12.

599 Kazmin A. 2005. UN targets farming habits to beat bird flu. Financial Times, Juli 7, S. 11.

600 Food and Agriculture Organization of the United Nations News Release. 2005. Enemy at the gate: saving farms and people from bird flu. April 11. www.fao.org/newsroom/en/focus/2005/100356/.

601 2004. Flu scientists fear massive outbreak; millions could die; Asian virus eyed. Ottawa Sun, November 18, S. 17. canoe.ca/NewsStand/OttawaSun/News/2004/11/18/719222.html.

602 Sydney Morning Herald. 2005. Tackle bird flu at its source, vet urges. Fairfax Digital, Oktober 17. www.smh.com.au/news/health/tackle-bird-flu-at-its-source-vet-urges/2005/10/16/1129401145763.html.

603 Wire services. 2004. Flu pandemic plan might shut schools, ration drugs. St. Petersburg Times, August 26, S. 7A.

604 Nelson B. 2005. Bird flu outbreak; global threat; experts say deadly virus presents grave risk if we don't »get our act together.« Newsday, März 6, S. A03.

605 2005. Next flu pandemic due »any time,« could kill 150 million. Associated Press, September 29. tinyurl.com/mucjp.

606 2005. Human-to-human bird flu pandemic expected »in very near future.« BBC Monitoring Former Soviet Union, August 3.

607 Underwood A, Adler J, Rosenberg D, Seno A. 2004. Scary strains. Newsweek 114(18):46–9.

608 Doshi P. 2006. Selling »pandemic flu« through a language of fear. Christian Science Monitor, März 21.

609 Shortridge K. 2006. H5N1 »bird flu«—some insight. New Zealand Pharmacy, April, S. 23–7.

610 Ross E. 2004. Asia is the traditional cradle of influenza, although disease can originate anywhere. Biotech Week, Februar 25, S. 628.

611 Fox M. 2005. Bird flu poses »ominous« threat. Toronto Star, Februar 22, S. A01.

612 Potter CW. 2001. A history of influenza. Journal of Applied Microbiology 91:572–9.

613 New Zealand Ministry of Health. 2005. Influenza, avian influenza, pandemic influenza FAQ. Scoop Independent News, September 15. www.scoop.co.nz/stories/GE0509/S00077.htm.

614 Potter CW. 1998. Chronicle of influenza pandemics. In: Nicholson KG, Webster RG, Hay AJ (eds.), Textbook of Influenza (Oxford: Blackwell Science, S. 3–18).

615 Shortridge KF. 1992. Pandemic influenza: a zoonosis? Seminars in Respiratory Infections 7:11–25.

616 Walsh B, Johnson K. 2005. Emergency measures; avian flu is on the rise in Vietnam and is now endemic in much of Asia. Can heightened vigilance keep it at bay? Time International, Februar 7, S. 22.

617 Chen S, Yang J, Yang W, Wang C, Bärnighausen T. 2020. COVID-19 control in China during mass population movements at New Year. Lancet. 395(10226):764–766. https://doi.org/10.1016/S0140-6736(20)30421-9.

618 Mittelstadt M. 2005. Experts: Bird flu plan needs work. The Dallas Morning News, Oktober 5. dallasnews.com/sharedcontent/dws/news/washington/mmittelstadt/stories/100605dnnatbirdflu.17794709.html.

619 Marx PA, Apetrei C, Drucker E. 2004. AIDS as a zoonosis? Confusion over the origin of the virus and the origin of the epidemics. Journal of Medical Primatology 33:220–6.

620 Enserink M. 2004. Tiptoeing around Pandora's box. Science 306:594–5.

621 Enserink M. 2004. Tiptoeing around Pandora's box. Science 306:594–5.

622 Enserink M. 2004. Tiptoeing around Pandora's box. Science 306:594–5.

623 Branswell H. 2005. Entry controls won't stop spread of pandemic flu or SARS, study shows. Canadian Press, September 24.

624 Sample I. 2005. How much notice will we get of a flu pandemic? Guardian, Januar 27, Science Pages, S. 3.

625 Ross B. 2005. Avian flu: is the government ready for an epidemic? Virus poses risk of massive casualties around the world. ABC News Primetime, September 15. abcnews.go.com/Primetime/Investigation/story?id=1130392&page=1.

626 2005. Scientists stockpile bird flu drugs. The Age, September 23. theage.com.au/news/National/Scientists-stockpile-bird-flu-drugs/2005/09/23/1126982206794.html.

627 McKie R, Revill J, Aglionby J, Watts J. 2004. Warning as bird flu crossover danger escalates. Observer, Dezember 12. observer.guardian.co.uk/international/story/0,6903,1371917,00.html.

628 Goetz T. 2006. The battle to stop bird flu. Wired, Januar, S. 111–5.

629 Phillips H, Killingray D. 2003. Introduction. In: Phillips H, Killingray D (eds.), The Spanish Influenza Pandemic of 1918–19: New Perspectives (London, UK: Routledge, S. 1–26).

630 Drexler M. 2002. Secret Agents: The Menace of Emerging Infections (Washington, DC: Joseph Henry Press).

631 World Health Organization. 2020 März 31. Coronavirus disease 2019 (COVID-19) situation report—71. Geneva: WHO; [Zugriff 2020 Apr 6]. https://www.who.int/docs/default-source/coronaviruse/situation-reports/20200331-sitrep-71-covid-19.pdf.

632 Kennedy M. 2005. No way of knowing effectiveness of pandemic plan until outbreak hits. Vancouver Sun, März 11, S. A4.

633 Reid AH, Taubenberger JK, Fanning TG. 2001. The 1918 Spanish influenza: Integrating history and biology. Microbes and Infection 3:81–87.

634 Lee PJ, Krilov LR. 2005. When animal viruses attack: SARS and avian influenza. Pediatric Annals 34(1):43–52.

635 Lee PJ, Krilov LR. 2005. When animal viruses attack: SARS and avian influenza. Pediatric Annals 34(1):43–52.

636 Osterholm MT. 2005. Preparing for the next pandemic. Foreign Affairs 84(4). www.foreignaffairs.org/20050701faessay84402/michael-t-osterholm/preparing-for-the-next-pandemic.html.

637 MacKenzie JS, Drury P, Ellis A., et al. 2004. The WHO Response to SARS and preparations for the future. In: Knobler S, Mahmoud A, Lemon S, Mack A, Sivitz L, Oberholtzer K (eds.), Learning from SARS, Preparing for the Next Disease Outbreak, Workshop Summary (Washington, DC: National Academies Press, S. 42–9).

638 Osterholm MT. 2005. Preparing for the next pandemic. Foreign Affairs 84(4). www.foreignaffairs.org/20050701faessay84402/michael-t-osterholm/preparing-for-the-next-pandemic.html.

639 Oxford JS. 2005. Preparing for the first influenza pandemic of the 21st century. Lancet Infectious Diseases 5:129–31.

640 2005. Massive flu outbreak could happen at any moment, WHO warns. Today online, Juli 23. todayonline.com/articles/62928.asp.

641 Garrett L. 2005. The next pandemic? Probable cause. Foreign Affairs 84(4). www.foreignaffairs.org/20050701faessay84401/laurie-Garrett/the-next-pandemic.html.

642 Ross B. 2005. Avian flu: is the government ready for an epidemic? Virus poses risk of massive casualties around the world. ABC News Primetime, September 15. abcnews.go.com/Primetime/Investigation/story?id=1130392&page=1.

643 World Health Organization. 2005. WHO global influenza preparedness plan. The role of WHO and recommendations for national measures before and during pandemics. www.who.int/csr/resources/publications/influenza/GIP_2005_5Eweb.pdf.

644 Sternberg S. 2005. Imagine what would happen if a Category 5 viral storm hit every state. USA Today, November 10, S. 1A. www.usatoday.com/printedition/news/20051011/1a_cover11.art.htm.

645 Mena K. 2020 März 28. Cuomo on possible New York quarantine: 'I don't think it's legal' and it would be a 'federal declaration of war.' CNN. [Zugriff 2020 Apr 12]. https://www.cnn.com/2020/03/28/politics/cuomo-ny-quarantine-cnntv/index.html.

646 Emerson. 1917 Some practical considerations. American Journal of Medical Sciences 153: 170 as cited in Fee E, Fox DM (eds.), 1988. AIDS: The Burdens of History (Berkeley: University of California Press) ark.cdlib.org/ark:/13030/ft7t1nb59n/.

647 Risse GB. 1988. Epidemics and history: ecological perspectives and social responses. In: Fee E, Fox DM (eds.), AIDS: The Burdens of History (Berkeley, CA: University of California Press, S. 33–66).

648 Sternberg S. 2005. Imagine what would happen if a Category 5 viral storm hit every state. USA Today, November 10, S. 1A. www.usatoday.com/printedition/news/20051011/1a_cover11.art.htm.

649 CBC News. 2005. Bush wants military to keep order in bird flu pandemic scenario. Oktober 4. cbc.ca/story/world/national/2005/10/04/Bush-Pandemic1004.html.

650 Orent W. 2005. The fear contagion: a flu quarantine? No, sir. Washington Post, Oktober 16, S. B01. washingtonpost.com/wp-dyn/content/article/2005/10/15/AR2005101500102_pf.html.

651 Laver WG, Garman E. 2001. The origin and control of pandemic influenza. Science 293:1776–7.

652 Orent W. 2005. The fear contagion: a flu quarantine? No, sir. Washington Post, Oktober 16, S. B01. washingtonpost.com/wp-dyn/content/article/2005/10/15/AR2005101500102_pf.html.

653 Fox M. 2005. Experts call for creating U.S. bird flu czar. Boston Globe. Oktober 12. tinyurl.com/roy8g.

654 Orent W. 2005. The fear contagion: a flu quarantine? No, sir. Washington Post, Oktober 16, S. B01. washingtonpost.com/wp-dyn/content/article/2005/10/15/AR2005101500102_pf.html.

655 Garrett L. 2005. The next pandemic? Probable cause. Foreign Affairs 84(4). www.foreignaffairs.org/20050701faessay84401/laurie-Garrett/the-next-pandemic.html.

656 Reynolds J. 2005. Bird flu: 20% of globe may be hit. Scotsman, Mai 26, S. 31. news.scotsman.com/international.cfm?id=573902005.

657 Oxford J, Balasingam S, Lambkin R. 2004. A new millennium conundrum: How to use a powerful class of influenza anti-neuraminidase drugs (NAIs) in the community. Journal of Antimicrobial Chemotherapy 53:133–6.

658 Bhattacharya S. 2003. Airports scan for SARS victims' flushed faces. New Scientists, April 24. www.newscientist.com/article/dn3656.html.

659 Bridges CB, Kuehnert MJ, Hall CB. Transmission of influenza: implications for control in health care settings. Clinical Infectious Diseases 37:1094–101.

660 De Gennaro N. 2005. Avian flu pandemic real threat, says national expert. Daily News Journal, Oktober 8. dnj.midsouthnews.com/apps/pbcs.dll/article?AID=/20051008/LIFESTYLE/510080316/1024.

661 Bridges CB, Kuehnert MJ, Hall CB. Transmission of influenza: implications for control in health care settings. Clinical Infectious Diseases 37:1094–101.

662 2006. Bird flu: the untold story. Oprah Winfrey Show, Januar 24.

663 Goldmann DA. 2001. Epidemiology and prevention of pediatric viral respiratory infections in health-care institutions. Emerging Infectious Diseases 7:249–53.

664 Hammond GW, Raddatz RL, Gelskey DE. 1989. Impact of atmospheric dispersion and transport of viral aerosols on the epidemiology of influenza. Reviews of Infectious Diseases 11:494–7.

665 Annas GJ. 2005. Bush's risky flu pandemic plan. Boston Globe, Oktober 8. boston.com/news/globe/editorial_opinion/oped/articles/2005/10/08/bushs_risky_flu_pandemic_plan/.

666 Lederberg J, Shope RE, Oaks SC. 1992. Emerging Infections: Microbial Threats to Health in the United States (Washington, DC: National Academies Press).

667 Loven J. 2005. Bush considers military role in flu fight. Associated Press, Oktober 4.

668 Cowen T. 2005. Avian flu: what should be done. Mercatus Center at George Mason University: Working Paper Series, November 11.

669 2005. Bush: military may have to help if bird flu breaks out. CNN, Oktober 5. cnn.com/2005/POLITICS/10/04/bush.avianflu/index.html.

670 2005. Bush military bird flu role slammed. CNN, Oktober 5. edition.cnn.com/2005/POLITICS/10/05/bush.reax/.

671 2005. They knew what to expect. Reuters, September 2.

672 Editorial. 2005. What will happen if the flu comes to a bird near you? USA Today, November 1. www.usatoday.com/news/opinion/editorials/2005-11-01-bird-flu-edit_x.htm.

673 Arnst C. 2005. A hot zone in the heartland. Little could be done to contain a deadly avian flu outbreak. Business Week, September 19. businessweek.com/magazine/content/05_38/b3951008.htm.

674 Milbank D. 2005. Colonel finally saw whites of their eyes. Washington Post, Oktober 20, S. A04. washingtonpost.com/wp-dyn/content/article/2005/10/19/AR2005101902246.html.

Kapitel 2: Wenn Tierviren angreifen

1 Najera JA. 1989. Malaria and the work of the WHO. Bulletin of the World Health Organization 67:229–43.

2 Crawford D. 2000. The Invisible Enemy: A Natural History of Viruses (New York, NY: Oxford University Press).

3 Davis RJ, Lederberg J (eds.), 2001. Emerging Infectious Diseases from the Global to the Local Perspective: A Summary of a Workshop of the Forum of Emerging Infections (Washington, DC: National Academies Press). darwin.nap.edu/books/0309071844/html./.

4 Selgelid MJ. 2005. Ethics and infectious disease. Bioethics 19(3):272–89. www.blackwell-synergy.com/doi/abs/10.1111/j.1467-8519.2005.00441.x.

5 Burnet M, White DO. 1962. Natural History of Infectious Disease, 4th Edition (Cambridge, UK: Cambridge University Press).

6 Davis RJ, Lederberg J (eds.), 2001. Emerging Infectious Diseases from the Global to the Local Perspective: A Summary of a Workshop of the Forum of Emerging Infections (Washington, DC: National Academies Press). darwin.nap.edu/books/0309071844/html./.

7 Davis RJ, Lederberg J (eds.), 2001. Emerging Infectious Diseases from the Global to the Local Perspective: A Summary of a Workshop of the Forum of Emerging Infections (Washington, DC: National Academies Press). darwin.nap.edu/books/0309071844/html./.

8 Selgelid MJ. 2005. Ethics and infectious disease. Bioethics 19(3):272–89. www.blackwell-synergy.com/doi/abs/10.1111/j.1467-8519.2005.00441.x.

9 Davis RJ, Lederberg J (eds.), 2001. Emerging Infectious Diseases from the Global to the Local Perspective: A Summary of a Workshop of the Forum of Emerging Infections (Washington, DC: National Academies Press). darwin.nap.edu/books/0309071844/html./.

10 World Health Organization. 1996. The World Health Report 1996: Fighting disease, Fostering development (Geneva, Switzerland: WHO). www.who.int/whr/1996/en/.

11 Liu L, Oza S, Hogan D, Chu Y, Perin J, Zhu J, Lawn JE, Cousens S, Mathers C, Black RE. 2016. Global, regional, and national causes of under-5 mortality in 2000–15: an aktualisiert systematic analysis with implications for the Sustainable Development Goals. Lancet. 388(10063):3027–3035. https://doi.org/10.1016/S0140-6736(16)31593-8.

12 Laurance J. 2004. New diseases pose threat to world health. Independent, Januar 14. www.findarticles.com/p/articles/mi_qn4158/is_20040114/ai_n9687521.

13 Cookson C. 1993. Bugs that come to plague us: the renewed war against disease. Financial Times (London, UK), August 21.

14 Gill JM, Rechtschaffen JA, Rubenstein LR. 2000. Expect the unexpected: the West Nile virus wake up call. Report of the Minority Staff, Senate Governmental Affairs Committee, Juli 24. www.senate.gov/~gov_affairs/wnvfinalreport.pdf.

15 Cohen FL, Larson E. 1996. Emerging infectious diseases: nursing responses. Nursing Outlook 44:164–8.

16 Crosby AW. 2003. America's Forgotten Pandemic: The Influenza of 1918 (Cambridge, UK: Cambridge University Press).

17 Hayes R. 1992. The modern plagues. Palm Beach Post, Oktober 23, S. 1D.

18 Brown C. 2000. Emerging infectious diseases of animals: an overview. In: Brown C, Bolin C (eds.), Emerging Diseases of Animals (Washington, DC: ASM Press, S. 1–12).

19 Pubmed keyword search for Communicable Diseases, Emerging/ limited to prior to 2012 compared to 2012–2020. Zugriff April 1, 2020.

20 Brown C. 2000. Emerging infectious diseases of animals: an overview. In: Brown C, Bolin C (eds.), Emerging Diseases of Animals (Washington, DC: ASM Press, S. 1–12)

21 National Agricultural Research, Extension, Education, and Economics. 2004. Protecting Our Food System from Current and Emerging Animal and Plant Diseases and Pathogens: Implications for Research, Education, Extension, and Economics. NAREEE Advisory Board Meeting and Focus Session, Washington Court Hotel, 525 New Jersey Ave., N.W., Washington, DC, Oktober 27–29.

22 Epstein PR, Chivian E, Frith K. 2003. Emerging diseases threaten conservation. Environmental Health Perspectives 111(10):A506.

23 Woolhouse MEJ. 2002. Population biology of emerging and re-emerging pathogens. Trends in Microbiology 10:S3–7.

24 Murphy FA. 1999. Emerging zoonoses. Emerging Infectious Diseases 4(3):429–35.

25 Wain-Hobson S, Meyerhans A. 1999. On viral epidemics, zoonoses and memory. Trends in Microbiology 7:389–91.

26 Mantovani A. 2001. Notes on the development of the concept of zoonoses. WHO Mediterranean Zoonoses Control Centre Information Circular 51. www.mzcp-zoonoses.gr/pdf.en/circ_51.pdf.

27 Taylor LH, Latham SM, Woolhouse MEJ. 2001. Risk factors for human disease emergence. Philosophical Transactions of the Royal Society of London, Series B 356:983–9.

28 Wolfe DN, Eitel MN, Gockowski J, et al. 2000. Deforestation, hunting and the ecology of microbial emergence. Global Change and Human Health 1:10–25.

29 Clough JD. 2004. Birds, viruses, and history: the current »genuine adventure.« Cleveland Clinical Journal of Medicine 71:270.

30 Mayo Clinic staff. 2005. Bird flu (avian influenza). Infectious Disease Center, August 10. ads.mayoclinic.com/health/bird-flu/DS00566/DSECTION=7.

31 Torrey EF, Yolken RH. 2005. Their bugs are worse than their bite. Washington Post, April 3, S. B01.

32 Editorial. 2004. Avian influenza: the threat looms. Lancet 363(9405):257.

33 2005. Frequently Asked Questions about Med-Vet-Net. Network for the Prevention and Control of Zoonoses, März 23. edvetnet.org/cms/templates/doc.php?id=18.

34 McKenna MAJ. 2004. Animal diseases threaten humans. Cox News Service, März 2.

35 Lederberg J, Shope RE, Oaks SC. 1992. Emerging Infections: Microbial Threats to Health in the United States (Washington, DC: National Academies Press).

36 World Health Organization, Food and Agricultural Organization of the United Nations, and World Organization for Animal Health. 2004. Report of the WHO/FAO/OIE joint consultation on emerging zoonotic diseases. At whqlibdoc.who.int/hq/2004/WHO_CDS_CPE_ZFK_2004.9.pdf.

37 Morse SS. 1997. The public health threat of emerging viral disease. Journal of Nutrition 127:951S-56S.

38 Voigt K. 2005. What ails Asia. Wall Street Journal, April 22.

39 Beran GW, Steele JH. 1994. Handbook of Zoonoses (London, UK: CRC Press).

40 Calvert S, Kohn D. 2005. Out of Africa: a baffling variety of diseases. Baltimore Sun, Mai 15, S. 4A.

41 Calvert S, Kohn D. 2005. Out of Africa: a baffling variety of diseases. Baltimore Sun, Mai 15, S. 4A.

42 Benenson AS (ed.), 1990. Control of Communicable Diseases in Man, 15th Edition (Washington, DC: American Public Health Association).

43 Torrey EF, Yolken RH. 2005. Beasts of the Earth: Animals, Humans, and Disease (New Brunswick, NJ: Rutgers University Press).

44 Fox N. 1997. Spoiled: The Dangerous Truth about a Food Chain Gone Haywire (New York, NY: Basic Books).

45 Lubroth J. 2005. Regionale und globale Herausforderungen durch die Vogelgrippeausbrüche in Asien und die Aussichten der FAO. World's Poultry Science Journal 61:55-6.

46 Torrey EF, Yolken RH. 2005. Beasts of the Earth: Animals, Humans, and Disease (New Brunswick, NJ: Rutgers University Press).

47 Weber DJ, Rutala WA. 1999. Zoonotische Infektionen. Arbeitsmedizin: Übersichten zum Stand der Technik 14(2):247-84.

48 Epstein PR, Chivian E, Frith K. 2003. Emerging diseases threaten conservation. Environmental Health Perspectives 111(10):A506–7.

49 Ritvo H. 2004. Animal planet. Environmental History 9(2):204. www.historycooperative.org/journals/eh/9.2/index.html.

50 Torrey EF, Yolken RH. 2005. Their bugs are worse than their bite. Washington Post, April 3, S. B01.

51 Dubos R, Dubos J. 1952. The White Plague: Tuberculosis, Man and Society (Boston, MA: Little, Brown, S. 8).

52 Espinosa de los Monteros LE, Galán JC, Gutierrez M, et al. 1998. Allele-specific PCR method based on pncA and oxyR sequences for distinguishing Mycobacterium bovis from Mycobacterium tuberculosis: Intraspecific M. bovis pncA sequence polymorphism. Journal of Clinical Microbiology 36:239–42.

53 Torrey EF, Yolken RH. 2005. Their bugs are worse than their bite. Washington Post, April 3, S. B01.

54 World Health Organization. 2019. Global Health Observatory data. How many TB cases and deaths are there? Geneva: WHO; [Zugriff 2020 Apr 5]. https://www.who.int/gho/tb/epidemic/cases_deaths/en/.

55 World Health Organization. 2000. Tuberculosis, fact sheet 104, April. www.who.int/mediacentre/factsheets/fs104/en/.

56 Waddington K. 2002. Safe meat and healthy animals: BSE and bovine TB. History and Policy, Cambridge University. www.historyandpolicy.org/archive/policy-paper-04.html.

57 Collins CH. 2000. The bovine tubercle bacillus. British Journal of Biomedical Science 57:234–40.

58 Scott C, Cavanaugh JS, Pratt R, Silk BJ, LoBue P, Moonan PK. 2016. Human tuberculosis caused by Mycobacterium bovis in the United States, 2006–2013. Clin Infect Dis. 63(5):594–601. https://doi.org/10.1093/cid/ciw371.

59 Dankner WM, Davis CE. 2000. Mycobacterium bovis as a significant cause of tuberculosis in children residing along the United States–Mexico border in the Baja California region. Pediatrics 105:E79–83.

60 Weiss RA. 2001. The Leeuwenhoek Lecture 2001. Animal origins of human infectious disease. Philos Trans R Soc Lond B Biol Sci. 356(1410):957–977. https://dx.doi.org/10.1098%2Frstb.2001.0838.

61 Daszak P, Cunningham AA. 2002. Emerging infectious diseases: a key role for conservation medicine. In: Aguirre AA, Ostfeld RS, Tabor GM, House C, Pearl MC (eds.), Conservation Medicine: Ecological Health in Practice (New York, NY: Oxford University Press, S. 40–61).

62 Torrey EF, Yolken RH. 2005. Their bugs are worse than their bite. Washington Post, April 3, S. B01.

63 Diamond J. 1992. The arrow of disease. Discover, Oktober 13(10):64–73.

64 Gubser C, Hué S, Kellam P, Smith GL. 2004. Poxvirus genomes: a phylogenetic analysis. J Gen Virol. 85(Pt 1):105–117. https://doi.org/10.1099/vir.0.19565-0.

65 Torrey EF, Yolken RH. 2005 Apr 3. Their bugs are worse than their bite. Washington Post. S. B01.

66 Shortridge KF. 2003. Severe acute respiratory syndrome and influenza: virus incursions from southern China. Am J Respir Crit Care Med. 168(12):1416–1420. https://doi.org/10.1164/rccm.2310005.

67 McMichael T. 2001. Human Frontiers, Environments and Disease (Cambridge, UK: Cambridge University Press).

68 McMichael T. 2001. Human Frontiers, Environments and Disease (Cambridge, UK: Cambridge University Press).

69 Rodrigo MJ, Dopazo J. 1995. Evolutionary analysis of the Picornavirus family. Journal of Molecular Evolution 40:362–71 as cited in Torrey EF, Yolken RH. 2005. Beasts of the Earth: Animals, Humans, and Disease (New Brunswick, NJ: Rutgers University Press, S. 50).

70 McMichael T. 2001. Human Frontiers, Environments and Disease (Cambridge, UK: Cambridge University Press).

71 De Groote D, Ducatelle R, Haesebrouck F. 2000. Helicobacters of possible zoonotic origin: a review. Acta Gastro-Enterologica Belgica 63:380–7.

72 Suerbaum S, Michetti P. 2002. Helicobacter pylori infection. New England Journal of Medicine 347:1175–86 as cited in Torrey EF, Yolken RH. 2005. Beasts of the Earth: Animals, Humans, and Disease (New Brunswick, NJ: Rutgers University Press, S. 40).

73 Centers for Disease Control and Prevention National Center for Infectious Diseases/Division of Bacterial and Mycotic Diseases. 2005.Helicobacter pylori Infections (H. pylori). Oktober 12. www.cdc.gov/ncidod/dbmd/diseaseinfo/hpylori_t.htm.

74 Dore MP, Sepulveda AR, El-Zimaity H., et al. 2001. Isolation of Helicobacter pylori from sheep-implications for transmission to humans. American Journal of Gastroenterology 96(5):1396–401.

75 American Heritage Dictionaries (ed.), 2004. The American Heritage Dictionary of the English Language, 4th Edition (Boston, MA: Houghton Mifflin).

76 De Groote D, Ducatelle R, Haesebrouck F. 2000. Helicobacters of possible zoonotic origin: a review. Acta Gastro-Enterologica Belgica 63:380–7.

77 Yoo D, Willson P, Pei Y, et al. 2001. Prevalence of hepatitis E virus antibodies in Canadian swine herds and identification of a novel variant of swine hepatitis E virus. Clinical and Diagnostic Laboratory Immunology 8:1213–9.

78 Sooryanarain H, Heffron CL, Hill DE, Fredericks J, Rosenthal BM, Werre SR, Opriessnig T, Meng XJ. 2020. Hepatitis E virus in pigs from slaughterhouses, United States, 2017–2019. Emerg Infect Dis. 26(2):354–357. https://doi.org/10.3201/eid2602.191348.

79 Tei S, Kitajima N, Takahashi K, Mishiro S. 2003. Zoonotic transmission of hepatitis E virus from deer to human beings. Lancet 362:371–3.

80 Yoo D, Willson P, Pei Y, et al. 2001. Prevalence of hepatitis E virus antibodies in Canadian swine herds and identification of a novel variant of swine hepatitis E virus. Clinical and Diagnostic Laboratory Immunology 8:1213–9.

81 Darwin C. 1839. Chapter XIX: Australia. The Voyage of the Beagle. darwin.thefreelibrary.com/The-Voyage-of-the-Beagle/19-1.

82 Diamond J. 1997. Guns, Germs and Steel: The Fates of Human Societies (New York, NY: Norton and Company).

83 Diamond J. 1997. Guns, Germs and Steel: The Fates of Human Societies (New York, NY: Norton and Company).

84 Diamond J. 1992. The arrow of disease. Discover, Oktober 13(10):64–73.

85 Armelagos GJ, Barnes KC, Lin J. 1996. Disease in human evolution: the re-emergence of infectious disease in the third epidemiological transition. National Museum of Natural History Bulletin for Teachers 18(3).

86 National Agricultural Research, Extension, Education, and Economics. 2004. Protecting Our Food System from Current and Emerging Animal and Plant Diseases and Pathogens: Implications for Research, Education, Extension, and Economics. NAREEE Advisory Board Meeting and Focus Session, Washington Court Hotel, 525 New Jersey Ave., N.W., Washington, DC, Oktober 27–29.

87 Centers for Disease Control and Prevention. 2006. National Center for Chronic Disease Prevention and Health Promotion. Chronic disease prevention. März 17. www.cdc.gov/nccdphp/.

88 World Health Organization. Facts related to chronic diseases. who.int/dietphysicalactivity/publications/facts/chronic/en/index.html.

89 World Health Organization. 2003. Diet, Nutrition and The Prevention of Chronic Diseases (Geneva: World Health Organization). www.who.int/hpr/NPH/docs/who_fao_expert_report.pdf.

90 Armelagos GJ, Barnes KC, Lin J. 1996. Disease in human evolution: the re-emergence of infectious disease in the third epidemiological transition. National Museum of Natural History Bulletin for Teachers 18(3).

91 Glasser RJ. 2004. We are not immune: influenza, SARS, and the collapse of public health. Harper's Magazine, Juli. www.harpers.org/WeAreNotImmune.html.

92 Weinhold B. 2004. Infectious disease: the human costs of our environmental errors Environmental Health Perspectives 112(1).

93 2004. Animal diseases »threaten humans.« BBC News, Januar 13.

94 Walters MJ. 2003. Six Modern Plagues and How We are Causing Them (Washington, DC: Island Press).

95 Kelly W. 1987. Pogo: We Have Met the Enemy and He Is Us (New York, NY: Simon and Schuster).

96 McMichael AJ. 2004. Environmental and social influences on emerging infectious diseases: past, present, and future. Philosophical Transactions of the Royal Society of London 359:1049–58.

97 Drexler M. 2002. Secret Agents: The Menace of Emerging Infections (Washington, DC: Joseph Henry Press).

98 Cooper S. 2006 (How to stop) The next killer flu. Seed Magazine, Februar–März.

99 Fleck F. 2004. Experts urge action to stop animal diseases infecting humans. British Medical Journal 328(7449):1158.

100 World Health Organization Department of Communicable Disease Surveillance. 1999. Future trends in veterinary public health. Weekly Epidemiological Record 74(19):154–6. www.who.int/docstore/wer/pdf./1999/wer7419.pdf.

101 Rohr JR, Barrett CB, Civitello DJ, Craft ME, Delius B, DeLeo GA, Hudson PJ, Jouanard N, Nguyen KH, Ostfeld RS, et al. 2019. Emerging human infectious diseases and the links to global food production. Nat Sustain. 2(6):445–456. https://doi.org/10.1038/s41893-019-0293-3.

102 Schrag S, Wiener P. 1995. Emerging infectious disease: What are the relative roles of ecology and evolution? Trends in Ecology and Evolution 10(8):319–324.

103 Aldo Leopold Nature Center. Who was Aldo Leopold. naturenet.com/alnc/aldo.html.

104 Friend M, McLean RG, Dein FJ. 2001. Disease emergence in birds: Challenges for the twenty-first century. The Auk 118:290–303.

105 Pimm SL, Ayres M, Balmford A, et al. 2001. Can we defy nature's end? Science 293(5538):2207–8. www.sciencemag.org/cgi/content/summary/293/5538/2207?ck=nck.

106 FAO Newsroom. 2005. Cattle ranching is encroaching on forests in Latin America. Food and Agriculture Organization of the United Nations. Juni 8. fao.org/newsroom/en/news/2005/102924/.

107 World Resources Institute. 1998–99. Land conversion. Environmental Change and Human Health. population.wri.org/pubs_content_text.cfm?ContentID=1322.

108 Patz JA, Wolfe ND. 2002. Global ecological change and human health. In: Aguirre AA, Ostfeld RS, Tabor GM, House C, Pearl MC (eds.), Conservation Medicine: Ecological Health in Practice (New York, NY: Oxford University Press, S. 167–181).

109 Arzt J, White WR, Thomsen BV, Brown CC. 2010. Agricultural diseases on the move early in the third millennium. Vet Pathol. 47(1):15–27. https://doi.org/10.1177/0300985809354350.

110 Taylor D. 1997. Seeing the forests for more than the trees. Environ Health Perspect. 105(11):1186–1191.

111 Chakraborty S, Andrade FCD, Ghosh S, Uelmen J, Ruiz MO. 2019. Historical expansion of Kyasanur forest disease in India from 1957 to 2017: a retrospective analysis. GeoHealth. 3(2):44–55. https://doi.org/10.1029/2018GH000164.

112 Hoff B, Smith C III. 2000. Mapping Epidemics: a Historical Atlas of Disease (New York, NY: Grolier Publishing).

113 Wattam R. 2004. Junin virus. Pathogen Portal Web Project. Mai 11. pathport.vbi.vt.edu/pathinfo/pathogens/Junin_virus.html.

114 Guenno BL. 1997. Haemorrhagic fevers and ecological perturbations. Archives of Virology 13:A191–9.

115 Cohen FL, Larson E. 1996. Emerging infectious diseases: nursing responses. Nursing Outlook 44:164–8.

116 Guenno BL. 1997. Haemorrhagic fevers and ecological perturbations. Archives of Virology 13:A191–9.

117 Cullington BJ. 1990. Emerging viruses, emerging threat. Science 247:279–80.

118 Cullington BJ. 1990. Emerging viruses, emerging threat. Science 247:279–80.

119 2005. Dryden's Grant Information. Washington and Jefferson College. Tick-borne disease research. www.washjeff.edu/tickresearch/.

120 National Institute of Allergy and Infectious Diseases. 2000. Lyme disease vaccine: preventing an emerging disease Januar 13. niaid.nih.gov/publications/discovery/lyme.htm..

121 Cowley G, Underwood A. 2003. How progress makes us sick. Newsweek, Mai 5, S. 33.

122 Walters MJ. 2003. Six Modern Plagues and How We Are Causing Them (Washington, DC: Island Press).

123 Avasthi A. 2004. Bush-meat trade breeds new HIV. New Scientist, August. www.newscientist.com/article.ns?id=dn6239.

124 Rose AL. 1996. The African great ape bushmeat crisis. Pan Africa News 3(2):1–6.

125 Rose, AL. 1998. Growing commerce in bushmeat destroys great apes and threatens humanity. African Primates 3:6–10.

126 Walsh PD, Abernethy KA, Bermejo M, et al. 2003. Catastrophic ape decline in western equatorial Africa. Nature 422:611–614.

127 Fox M. 2000. The killer out of Africa. Hobart Mercury (Australia), Februar 9.

128 Karpowicz P, Cohen CB, van der Kooy D. 2004. Is it ethical to transplant human stem cells into nonhuman embryos? Nature Medicine 10(4):331–5.

129 Gunter C, Dhand R. 2005. The chimpanzee genome. Nature 437(7055):47.

130 Lovgren S. 2005. Chimps, humans 96 percent the same, gene study finds. National Geographic News, August 31. news.nationalgeographic.com/news/2005/08/0831_050831_chimp_genes.html.

131 Karesh WB, Cook RA, Bennett EL, Newcomb J. 2005. Wildlife trade and global disease emergence. Emerging Infectious Diseases 11(7). cdc.gov/ncidod/EID/vol11no07/05-0194.htm.

132 Drexler M. 2002. Secret Agents: The Menace of Emerging Infections (Washington, DC: Joseph Henry Press).

133 National AIDS Trust. 2005. Global statistics. Fact sheet. www.worldaidsday.org/files/stats_global_2005.doc.

134 Hahn BH, Shaw GM, De Cock KM, Sharp PM. 2000. AIDS as a zoonosis: scientific and public health implications. Science 287:607–14.

135 Laurance J. 2004. New diseases pose threat to world health. Independent, Januar 14. www.findarticles.com/p/articles/mi_qn4158/is_20040114/ai_n9687521.

136 World Health Organization. 2020. Global Health Observatory (GHO) data. Geneva: WHO; [Zugriff 2020 Apr 7]. https://www.who.int/gho/hiv/en/.

137 Wolfe ND, Switzer WM, Carr JK, et al. 2004. Naturally acquired simian retrovirus infections in central African hunters. Lancet 363(9413):932–7.

138 Hawkes N. 2004. Monkey virus found in man »may lead to new epidemic.« Times Online, März 19. www.timesonline.co.uk/article/0,8122-1043946,00.html.

139 Wolfe ND, Switzer WM, Carr JK, et al. 2004. Naturally acquired simian retrovirus infections in central African hunters. Lancet 363(9413):932–7. jhsph.edu/cameroon/documents/Papers/Wolfe2.pdf.

140 Peeters M. 2004. Cross-species transmissions of simian retroviruses in Africa and risk for human health. Lancet 363(9413):9111–2.

141 Meslin FX, Stöhr K, Heymann D. 2000. Public health implications of emerging zoonoses. Revue Scientifique et Technique Office International des Epizooties 19(1):310–7.

142 Preston R. 1994. The Hot Zone: A Terrifying True Story (New York, NY: Random House).

143 2004. The American Heritage Dictionary of the English Language, 4th Edition (Boston, MA: Houghton Mifflin).

144 Van Loon J. 2000. Parasite politics: on the significance of symbiosis and assemblage in theorizing community formations. In: Pierson C, Tormey S (eds.), Politics at the Edge (London, UK: Political Studies Association).

145 Ryan F. 1997. Virus X: Tracking the New Killer Plagues—Out of the Present and and Into the Future (Boston, MA: Little, Brown and Company).

146 Ryan F. 1997. Virus X: Tracking the New Killer Plagues—Out of the Present and and Into the Future (Boston, MA: Little, Brown and Company).

147 Villarreal LP, Defilippis VR, Gottlieb KA. 2000. Acute and persistent viral life strategies and their relationship to emerging diseases. Virology 272:1–6.

148 Merriam-Webster Inc. 2006. Simian. Merriam-Webster Online Dictionary. www.m-w.com/dictionary/simian.

149 Peeters M, Courgnaud V, Abela B, et al. 2002. Risk to human health from a plethora of simian immunodeficiency viruses in primate bushmeat. Emerging Infectious Diseases 8(5) cdc.gov/ncidod/eid/vol8no5/01-0522.htm.

150 O'Rourke LG. 2000. Xenotransplantation. In: Brown C, Bolin C (eds.), Emerging Diseases of Animals (Washington, DC: ASM Press, S. 59–84).

151 Hahn BH, Shaw GM, De Cock KM, Sharp PM. 2000. AIDS as a zoonosis: scientific and public health implications. Science 287:607–14.

152 Kida H. Hokkaido University Research Center for Zoonosis Control. Director's Message. hokudai.ac.jp/czc/message/index-e.html.

153 Fa JE, Peres CA, Meeuwig JJ. 2002. Bushmeat exploitation in tropical forests: an intercontinental comparison. Conserv Biol. 16(1):232–237.

154 Karesh W, Cook RA. 2005. The human-animal link. Foreign Affairs 84(4):38–50.

155 Bell D, Roberton S, Hunter PR. 2004. Animal origins of SARS coronavirus: Possible links with the international trade in small carnivores. Philosophical Transactions of the Royal Society of London. Series B: Biological Sciences 359(1447):1107–14.

156 Chen H, Deng G, Li Z, et al. 2004. The evolution of H5N1 influenza viruses in ducks in southern China. Proceedings of the National Academy of Sciences of the United States of America 101(28):10452–7.

157 Jun Y. 2004. Are wild animals safe? China Daily, November 12. www.china.org.cn/english/environment/111979.htm.

158 Bray M. 2005. Unhealthy mix of animals, humans. CNN.com International. Mai 9. edition.cnn.com/2005/WORLD/asiapcf/05/03/eyeonchina.virus/.

159 Lynch DJ. 2003. Wild animal markets in China may be breeding SARS. USA Today, Oktober 28.

160 Lawrie M. 2004. Animal welfare gains from avian influenza? Australian Veterinary Journal 82:135.

161 Brummitt C. 2004. Indonesians enjoy civet-dropping coffee. USA Today, Januar 20. www.usatoday.com/news/offbeat/2004-01-20-civet-coffee_x.htm.

162 Bell D, Roberton S, Hunter PR. 2004. Animal origins of SARS coronavirus: possible links with the international trade in small carnivores. Philosophical Transactions of the Royal Society of London. Series B: Biological Sciences 359(1447):1107–14.

163 Kasper LR. A recipe for shower flower cake. Scripps Howard News Service. www.diynetwork.com/diy/lc_beverages/article/0,2041,DIY_13997_2278719,00.html.

164 Marshall S. 1999. Coffee that satisfies a discerning civet cat is excellent indeed. Wall Street Journal, März 17.

165 William J. 2003 The story of civet. The Pharmaceutical Journal 271(7280):859–861.

166 Lee PJ, Krilov LR. 2005. When animal viruses attack: SARS and avian influenza. Pediatric Annals 34(1):43–52.

167 Mack TM. 2005. The ghost of pandemics past. Lancet 365(9468):1370–2.

168 Davis M. 2005. The Monster at Our Door: The Global Threat of Avian Flu (New York, NY: The New Press).

169 Ming Z. 2004. Humans should shoulder blame for SARS. China Daily, Oktober 14. english.people.com.cn/200410/12/eng20041012_159879.html.

170 Bell D, Roberton S, Hunter PR. 2004. Animal origins of SARS coronavirus: possible links with the international trade in small carnivores. Philosophical Transactions of the Royal Society of London. Series B: Biological Sciences 359(1447):1107–14.

171 Karesh WB, Cook RA, Bennett EL, Newcomb J. 2005. Wildlife trade and global disease. Emerging Infectious Diseases 11(7). www.cdc.gov/ncidod/EID/vol11no07/05-0194.htm.

172 Gilbert M, Wint W, Slingenbergh J. 2004. The ecology of highly pathogenic avian influenza in East and South-east Asia: outbreaks distribution, risk factors and policy implications. Consultancy report for the Animal Health Service of the Animal Production and Health Division of the Food and Agriculture Organization of the United Nations, Rome, Italy, August.

173 Nuwer R. 2020 Feb 19. To prevent next coronavirus, stop the wildlife trade, conservationists say. New York Times. [Zugriff 2020 Apr 18]; https://www.nytimes.com/2020/02/19/health/coronavirus-animals-markets.html

174 Cook RA. 2005. Emerging diseases at the interface of people, domestic animals, and wildlife. The role of wildlife in our understanding of highly pathogenic avian influenza. Yale J Biol Med. 78(5):339–349.

175 Brown C. 2004. Emerging zoonoses and pathogens of public health significance—an overview. Revue Scientifique et Technique 23:435–42.

176 Lee PJ, Krilov LR. 2005. When animal viruses attack: SARS and avian influenza. Pediatric Annals 34(1):43–52.

177 Shields DA, Mathews KH Jr. 2003. Interstate livestock movements. USDA Economic Research Service: Electronic Outlook Report from the Economic Research Service, Juni. usda.mannlib.cornell.edu/reports/erssor/livestock/ldp-mbb/2003/ldp-m108-01.pdf.

178 Wilson TM, Gregg DA, King DJ, et al. 2001. Agroterrorism, biological crimes, and biowarfare targeting animal agriculture: the clinical, pathological, diagnostic, and epidemiologic features of some important animal diseases. Clinics in Laboratory Medicine 21:549–91.

179 Transport of Livestock. 2001. In: Chambers PG, Grandin T, Guidelines for Humane Handling, Transport and Slaughter of Livestock (Bangkok, Thailand: Food and Agriculture Organization of the United Nations). www.fao.org/DOCREP/003/X6909E/x6909e08.htm.

180 Scientific Committee on Animal Health and Animal Welfare. 2004. The welfare of animals during transport (details for horses, pigs, sheep and cattle). For the European Commission. europa.eu.int/comm/food/fs/sc/scah/out71_en.pdf.

181 Storz J, Lin X, Purdy CW, et al. 2000. Coronavirus and pasteurella infections in bovine shipping fever pneumonia and Evans' criteria for causation. Journal of Clinical Microbiology 38(9):3291–8. jcm.asm.org/cgi/content/full/38/9/3291.

182 Pfizer, Inc. 2004. Bovine respiratory disease. Pharmacia Animal Health, Beef Health Management. www.excenel.com/Health.asp?country=UK&lang=EN&species=BF&drug=EP&index=601&view=print.

183 Scientific Committee on Animal Health and Animal Welfare. 2004. The welfare of animals during transport (details for horses, pigs, sheep and cattle). For the European Commission. seuropa.eu.int/comm/food/fs/sc/scah/out71_en.pdf.

184 Scientific Committee on Animal Health and Animal Welfare. 2004. The welfare of animals during transport (details for horses, pigs, sheep and cattle). For the European Commission. seuropa.eu.int/comm/food/fs/sc/scah/out71_en.pdf.

185 Barham AR, Barham BL, Johnson AK, Allen DM, Elanton JR, Miller MF. 2002. Effects of the transportation of beef cattle from the feedyard to the packing plant on prevalence levels of Escherichia coli O157 and Salmonella ssp. Journal of Food Protection 65:280–3.

186 Marg H, Scholz HC, Arnold T, Rosler U, Hensel A. 2001. Influence of long-time transportation stress on reactivation of Salmonella typhimurium DT104 in experimentally infected pigs. Berliner und Münchener tierärztliche Wochenschrift 114(9–10) 385–8.

187 European Commission Health and Consumer Protection Directorate General. 2002. The Welfare of Animals During Transport, 14–19 (bearbeitet März 11).

188 Marg H, Scholz HC, Arnold T, Rosler U, Hensel A. 2001. Influence of long-time transportation stress on reactivation of Salmonella Typhimurium DT 104 in experimentally infected pigs. Berliner und Münchener tierärztliche Wochenschrift. 114:385–8.

189 Food and Agriculture Organization of the United Nations. 1998. Europe vulnerable to livestock epidemics, warning delivered at FAO press conference. FAO News and Highlights, Februar 17. www.fao.org/news/1998/980204-e.htm.

190 U.S. Department of Agriculture, Animal and Plant Health Inspection Service Centers for Epidemiology and Animal Health. 1994. Foot and Mouth Disease: sources of outbreaks and hazard categorization of modes of virus transmission. Dezember.

191 World Organization for Animal Health. 2001. OIE/FAO International Scientific Conference on foot and mouth disease. April 17–18. www.oie.int/eng/press/a_010418.htm.

192 Food and Agriculture Organization of the United Nations. 2002. Improved animal health for poverty reduction and sustainable livelihoods. FAO Animal Production and Health Paper. www.fao.org/documents/show_cdr.asp?url_file=/DOCREP/005/Y3542E/Y3542E00.HTM.

193 Federation of Veterinarians of Europe. 2001. Transport of live animals: FVE Position Paper. Mai 18. www.fve.org/papers/pdf./aw/position_papers/01_043.pdf..

194 Kohnen A. 2000. Responding to the threat of agroterrorism: specific recommendations for the U.S. Department of Agriculture. BCSIA Discussion Paper 2000-29, ESDP Discussion Paper ESDP-2000-04 (John F. Kennedy School of Government, Harvard University).

195 United States Government Accountability Office. 2005. Homeland Security: Much is being done to protect agriculture from a terrorist attack, but important challenges remain. Report to Congressional Requesters. März. www.gao.gov/new.items/d05214.pdf.

196 Chalk P. 2004. Hitting America's soft underbelly: the potential threat of deliberate biological attacks against the U.S. agricultural and food industry. Prepared for the Office of the Secretary of Defense. National Defense Research Institute, RAND Corporation. www.rand.org/pubs/monographs/2004/RAND_MG135.pdf.

197 Ishmael W. 2003. A soft underbelly. Beef, Juli 1, S. 11. beef-mag.com/mag/beef_soft_underbelly/index.html.

198 Chalk P. 2004. Hitting America's soft underbelly: the potential threat of deliberate biological attacks against the U.S. agricultural and food industry. Prepared for the Office of the Secretary of Defense. National Defense Research Institute, RAND Corporation. www.rand.org/pubs/monographs/2004/RAND_MG135.pdf.

199 National Agricultural Statistics Service, USDA. 2017. Table 18. Cattle and calves—number sold per farm by sales: 2017. 2017 Census of Agriculture—United States Data. [Zugriff 2020 Apr 6]; https://www.nass.usda.gov/Publications/AgCensus/2017/Full_Report/Volume_1,_Chapter_1_US/st99_1_0017_0019.pdf.

200 National Agricultural Statistics Service, USDA. 2017. Table 30. Poultry—inventory and number sold: 2017 and 2012. 2017 Census of Agriculture—United States Data. [Zugriff 2020 Apr 6]; https://www.nass.usda.gov/Publications/AgCensus/2017/Full_Report/Volume_1,_Chapter_1_US/st99_1_0030_0031.pdf.

201 Chalk P. 2004. Hitting America's soft underbelly: the potential threat of deliberate biological attacks against the U.S. agricultural and food industry. Prepared for the Office of the Secretary of Defense. National Defense Research Institute, RAND Corporation. www.rand.org/pubs/monographs/2004/RAND_MG135.pdf.

202 Chalk P. 2004. Hitting America's soft underbelly: the potential threat of deliberate biological attacks against the U.S. agricultural and food industry. Prepared for the Office of the Secretary of Defense. National Defense Research Institute, RAND Corporation. www.rand.org/pubs/monographs/2004/RAND_MG135.pdf.

203 Chalk P. 2004. Hitting America's soft underbelly: the potential threat of deliberate biological attacks against the U.S. agricultural and food industry. Prepared for the Office of the Secretary of Defense. National Defense Research Institute, RAND Corporation. www.rand.org/pubs/monographs/2004/RAND_MG135.pdf.

204 Watts G. 2005. Harnessing Mother Nature against your fellow humans. British Medical Journal 331:1228.

205 Avasthi A. 2004. Bush-meat trade breeds new HIV. New Scientist, August. www.newscientist.com/article.ns?id=dn6239.

206 Wyler LS, Sheikh PA. 2013. International illegal trade in wildlife: threats and U.S. policy. Congressional Research Service. Juli 23. [Zugriff 2020 Apr 14]; https://fas.org/sgp/crs/misc/RL34395.pdf.

207 Weinhold B. 2004. Infectious disease: the human costs of out environmental errors. Environmental Health Perspectives 112(1):A32–9. www.ehponline.org/docs/2004/112-1/focus-abs.html.

208 Marchione M. 2003. Globetrotting boosts exotic diseases. Milwaukee Journal Sentinel, Juni 15, S. 1. www.findarticles.com/p/articles/mi_qn4196/is_20030615/ai_n10879847.

209 Marchione M. 2003. Tighter rules sought on exotic pets after trade, risks increase. Milwaukee Journal Sentinel, August 6.

210 Marchione M. 2003. Globetrotting boosts exotic diseases. Milwaukee Journal Sentinel, Juni 15, S. 1. www.findarticles.com/p/articles/mi_qn4196/is_20030615/ai_n10879847.

211 Lashley FR. 2004. Emerging infectious diseases: vulnerabilities, contributing factors and approaches. Expert Review of Anti-infective Therapy 2(2):299–316.

212 Marchione M. 2003. Globetrotting boosts exotic diseases. Milwaukee Journal Sentinel, Juni 15, S. 1. www.findarticles.com/p/articles/mi_qn4196/is_20030615/ai_n10879847.

213 Avasthi A. 2004. Bush-meat trade breeds new HIV. New Scientist, August. www.newscientist.com/article.ns?id=dn6239.

214 Marchione M. 2003. Globetrotting boosts exotic diseases. Milwaukee Journal Sentinel, Juni 15, S. 1. www.findarticles.com/p/articles/mi_qn4196/is_20030615/ai_n10879847.

215 Centers for Disease Control and Prevention. 2003. What you should know about monkeypox. Juni 12. cdc.gov/ncidod/monkeypox/factsheet2.htm Sie über Affenpocken wissen sollten. 12. Juni. cdc.gov/ncidod/monkeypox/factsheet2.htm.

216 Antia R, Regoes RR, Koella JC, Bergstrom CT. 2003. The role of evolution in the emergence of infectious diseases. Nature 426(6967):658–61.

217 Centers for Disease Control and Prevention. 2003. Update: multistate outbreak of monkeypox—Illinois, Indiana, Kansas, Missouri, Ohio, and Wisconsin. Morbidity and Mortality Weekly Report 52(27):642–46. cdc.gov/mmwr/preview/mmwrhtml./mm5227a5.htm.

218 Shoichet CE. 2003. Global travel fans disease. Atlanta Journal and Constitution, Juli 21, S. 1A.

219 Fritsch P. 2003. Containing the outbreak: scientists search for human hand behind outbreak of jungle virus. Wall Street Journal, Juni 19.

220 Johnson RT. 2003. Emerging viral infections of the nervous system. Journal of NeuroVirology 9:140–7.

221 McCormack JG. 2005. Hendra and Nipah viruses: New zoonotically-acquired human pathogens. Respiratory Care Clinics of North America 11(1):59–66.

222 Cowley G, Underwood A. 2003. How progress makes us sick. Newsweek, Mai 5, S. 33.

223 Mohd Nor MN, Gan CH, Ong BL. 2000. Nipah virus infection of pigs in peninsular Malaysia. Revue scientifique et technique 19(1):160–5.

224 Ng FKS. 1999. Hendra-like (NIPAH) virus: Malaysia epidemic. Pighealth.com. pighealth.com/News99/NIPAH.HTM.

225 Uppal PK. 2000. Emergence of Nipah virus in Malaysia. Annals of the New York Academy of Sciences 916:354–7. www.blackwell-synergy.com/doi/abs/10.1111/j.1749-6632.2000.tb05312.x.

226 Uppal PK. 2000. Emergence of Nipah virus in Malaysia. Annals of the New York Academy of Sciences 916:354–7. www.blackwell-synergy.com/doi/abs/10.1111/j.1749-6632.2000.tb05312.x.

227 Mohd Nor MN, Gan CH, Ong BL. 2000. Nipah virus infection of pigs in peninsular Malaysia. Revue scientifique et technique 19(1):160–5.

228 Smith S. 2003. Crossing the species barrier from AIDS to Ebola: Our most deadly diseases have made the leap from animals to humans. Boston Globe, April 29, S. C1.

229 Specter M. 2005. Nature's bioterrorist. New Yorker, Februar 28, S. 52–61.

230 Central Intelligence Agency. 2006. World Factbook. Malaysia. cia.gov/cia/publications/factbook/geos/my.html.

231 Smith S. 2003. Crossing the species barrier from AIDS to Ebola: Our most deadly diseases have made the leap from animals to humans. Boston Globe, April 29, S. C1.

232 Lam S-K. 2003. Nipah virus—a potential agent of bioterrorism? Antiviral Research 57(1–2):113–9.

233 Fritsch P. 2003. Containing the outbreak: scientists search for human hand behind outbreak of jungle virus. Wall Street Journal, Juni 19.

234 Wong KT, Shieh WJ, Zaki SR, Tan CT. 2002. Nipah virus infection, an emerging paramyxoviral zoonosis. Springer Seminars in Immunopathology 24:215–28.

235 Wong SC, Ooi MH, Wong MNL, Tio PH, Solomon T, Cardosa MJ. 2001. Late presentation of Nipah virus encephalitis and kinetics of the humoral immune response. Journal of Neurology, Neurosurgery and and Psychiatry 71:552–4.

236 Harcourt BH, Lowe L, Tamin A, et al. 2004. Genetic characterization of Nipah virus, Bangladesh, 2004. Centers for Disease Control and Prevention, Emerging Infectious Diseases 11(10). www.cdc.gov/ncidod/EID/vol11no10/05-0513.htm.

237 Fritsch P. 2003. Containing the outbreak: scientists search for human hand behind outbreak of jungle virus. Wall Street Journal, Juni 19.

238 Ludwig B, Kraus FB, Allwinn R, Doerr HW, Preiser W. 2003. Viral zoonoses—a threat under control? Intervirology 46:71–8.

239 U.S. Central Intelligence Agnency. 2006. Malaysia. CIA World Fact Book. März 29. cia.gov/cia/publications/factbook/geos/my.html.

240 Newman SH, Epstein JH, Schloegel LM. 2005. The nature of emerging zoonotic diseases: Ecology, prediction, and prevention. Medical Laboratory Observer. 37(7):10(9).

241 Ai SY. 2000. Profile of a virus. Jabatan Perkhidmatan Haiwan, Department of Veterinary Services. agrolink.moa.my/jph/dvs/nipah/star000410/nipah-profile.html.

242 Nierenberg D. 2005. Happier Meals: Rethinking the Global Meat Industry. Worldwatch Paper 171, September. www.worldwatch.org/pubs/paper/171/.

243 RaboBank International 2003. China's meat industry overview. Food and Agribusiness Research. Mai. www.rabobank.com/Images/rabobank_publication_china_meat_2003_tcm25-139.pdf.

244 Gosline A. 2005. Mysterious disease outbreak in China baffles WHO. Newscientist.com. Juli. www.newscientist.com/article.ns?id=dn7740.

245 Streptococcus suis infection. Merk Veterinary Manual. merckvetmanual.com/mvm/index.jsp?cfile=htm/bc/54302.htm&word=Strep%2csuis.

246 Huang YT, Teng LJ, Ho SW, Hsueh PR. 2005. Streptococcus suis infection. Journal of Microbiology, Immunology and Infection 38:306–13. jmii.org/content/abstracts/v38n5p306.php.

247 Gosline A. 2005. Mysterious disease outbreak in China baffles WHO. Newscientist.com. Juli. www.newscientist.com/article.ns?id=dn7740.

248 Altman LK. 2005. Pig disease in China worries UN. New York Times, August 5. iht.com/bin/print_ipub.php?file=/articles/2005/08/05/news/pig.php.

249 Nolan T. 2005. 40 people die from pig-borne bacteria. AM radio transcript. www.abc.net.au/am/content/2005/s1441324.htm.

250 World Health Organization. 2005. Streptococcus suis fact sheet. www.wpro.who.int/media_centre/fact_sheets/fs_20050802.htm.

251 U.S. Department of Agriculture, Veterinary Services, Center for Emerging Issues. 2005. Streptococcus suis outbreak, swine and human, China: Emerging disease notice. www.aphis.usda.gov/vs/ceah/cei/taf/emergingdiseasenotice_files/strep_suis_china.htm.

252 2005. China drafts, revises laws to safeguard animal welfare. China View, November 4. news.xinhuanet.com/english/2005-11/04/content_3729580.htm.

253 Du W. 2005. Streptococcus suis, (S. suis) pork production and safety. Ontario Ministry of Agriculture, Food and Rural Affairs. www.omafra.gov.on.ca/english/livestock/swine/news/novdec05a5.htm.

254 Nierenberg D. 2005. Happier Meals: Rethinking the Global Meat Industry. Worldwatch Paper 171, September. www.worldwatch.org/pubs/paper/171/.

255 Arends JP, Hartwig N, Rudolphy M, Zanen HC. 1984. Carrier rate of Streptococcus suis capsular type 2 in palatine tonsils of slaughtered pigs. Journal of Clinical Microbiology 20(5):945–947.

256 FAOSTAT Database. 2005. Agricultural data. faostat.fao.org/faostat/collections?version=ext&hasbulk=0&subset=agriculture.

257 Du W. 2005. Streptococcus suis, (S. suis) pork production and safety. Ontario Ministry of Agriculture, Food and Rural Affairs. www.omafra.gov.on.ca/english/livestock/swine/news/novdec05a5.htm.

258 Gottschalk M. 2004. Porcine Streptococcus suis strains as potential sources of infections in humans: an underdiagnosed problem in North America? Journal of Swine Health and Production 12(4):197–9.

259 Cole D, Todd L, Wing S. 2000. Concentrated swine feeding operations and public health: a review of occupational and community health effects. Environmental Health Perspectives 108:685–99.

260 World Health Organization. 2005. Streptococcus suis fact sheet. www.wpro.who.int/media_centre/fact_sheets/fs_20050802.htm.

261 Du W. 2005. Streptococcus suis, (S. suis) pork production and safety. Ontario Ministry of Agriculture, Food and Rural Affairs. www.omafra.gov.on.ca/english/livestock/swine/news/novdec05a5.htm.

262 MacKenzie D. 1998. This little piggy fell ill. New Scientist, September 12, S. 1818.

263 Meredith M. 2004. Zoonotic disease risks—2004 update. American Association of Swine Veterinarians. Oktober 1. www.aasv.org/news/story.php?id=1221.

264 McMichael AJ. 2004. Environmental and social influences on emerging infectious diseases: Past, present, and future. Philosophical Transactions of the Royal Society of London 359:1049–58.

265 World Health Organization, Food and Agricultural Organization of the United Nations, and World Organization for Animal Health. 2004. Report of the WHO/FAO/OIE joint consultation on emerging zoonotic diseases. At whqlibdoc.who.int/hq/2004/WHO_CDS_CPE_ZFK_2004.9.pdf.

266 Pappaioanou M. 2004. Veterinary medicine protecting and promoting the public's health and well-being. Preventive Veterinary Medicine 62:153–63.

267 Krushinskie EA. 2006. Preparedness for an HPAI outbreak. Avian Influenza: dealing with the challenge. Watt, Januar 10. bulldogsolutions.net/WattPublishing/WPC01102006/frmEventDescription.aspx.

268 2005. Top U.S. broiler producing companies mid-2005. Feedstuffs, September 14, S. 5

269 United Egg Producers Certified. 2004. Industry history. www.uepcertified.com/industryhistory.html./.

270 Lymbery P. 2002. Laid Bare: The Case Against Enriched Cages in Europe (Hampshire, UK: Compassion in World Farming Trust). www.ciwf.org.uk/publications/reports/laid_bare_2002.pdf.

271 United Egg Producers. 2017. Animal husbandry guidelines for U.S. egg-laying flocks. United Egg Producers. [Zugriff 2020 Apr 14]; https://uepcertified.com/wp-content/uploads/2020/02/Caged-UEP-Guidelines_17.pdf.

272 Mench JA. 2002. Consumer voices, dollars are changing animal welfare standards. UC Davis Sustainable Agriculture Newsletter 14(2). sarep.ucdavis.edu/newsltr/v14n2/sa-1.htm

273 Nierenberg D. 2005. Happier Meals: Rethinking the Global Meat Industry. Worldwatch Paper 171, September. www.worldwatch.org/pubs/paper/171/.

274 Torrey EF, Yolken RH. 2005. Beasts of the Earth: Animals, Humans, and Disease (New Brunswick, NJ: Rutgers University Press).

275 Photo credit: Compassion Over Killing.

276 Brown C. 2000. Emerging infectious diseases of animals: an overview. In: Brown C, Bolin C (eds.), Emerging Diseases of Animals (Washington, DC: ASM Press, S. 1–12).

277 Kazmin A. 2004. Greater livestock density blamed for disease rise. Financial Times, Januar 28, S. 12.

278 Delgado CL, Narrod CA, Tiongco MM. 2003. Policy, technical, and environmental determinants and implications of the scaling-up of livestock production in four fast-growing developing countries: a synthesis. Submitted to the Food and Agricultural Organization of the United Nations by the International Food Policy Research Institute. Juli 24. www.fao.org/WAIRDOCS/LEAD/x6170e/x6170e00.htm.

279 Food and Agriculture Organization of the United Nations. 2006. FAOSTAT data. faostat.fao.org/faostat/collections?version=ext&hasbulk=0&subset=agriculture.

280 Industry-funded organizations. Sourcewatch.org. www.sourcewatch.org/index.php?title=Industry-funded_organizations.

281 Council for Agricultural Science and Technology 2005. Global risks of infectious animal diseases. Issue Paper no. 28. www.cvmbs.colostate.edu/aphi/aphiweb/PDF.s/Global%20Risks%20of%20Infectious%20Animal%20Diseases%20FINAL.pdf.

282 Tilman D, Cassman KG, Matson PA, Naylor R, Polasky S. 2002. Agricultural sustainability and intensive production practices. Nature 418:671–7.

283 Delgado CL, Narrod CA. 2003. Policy, technical, and environmental determinants and implications of the scaling-up of livestock production in four fast-growing developing countries: a synthesis. International Food Policy Research Institute report. fao.org/WAIRDOCS/LEAD/X6170E/x6170e00.htm#Contents.

284 Ferrari J. 1997. Fierce creatures. The Australian, Dezember 10, S. 19.

285 Drexler M. 2002. Secret Agents: The Menace of Emerging Infections (Washington, DC: Joseph Henry Press).

286 Tauxe RV. 2002. Emerging foodborne pathogens. International Journal of Food Microbiology 78:31–41.

287 Drexler M. 2002. Secret Agents: The Menace of Emerging Infections (Washington, DC: Joseph Henry Press).

288 Galvin J. 2005. The worst jobs in science—manure inspector. Popular Science, Februar 27. www.popsci.com/popsci/science/806ffb24a5f27010vgnvcm1000004eecbccdrcrd/9.html.

289 Purdue Research Foundation. 2001. Beef and dairy cows. Livestock Manure Handling on the Farm. danpatch.ecn.purdue.edu/~epados/farmstead/yards/src/cattle.htm.

290 Drexler M. 2002. Secret Agents: The Menace of Emerging Infections (Washington, DC: Joseph Henry Press).

291 Potter ME, Tauxe RV. 1997. Epidemiology of foodborne disease: tools and applications. World Health Organization Mediterranean Zoonoses Control, Information Circular (48):8. www.mzcp-zoonoses.gr/pdf.en/circ_48.pdf.

292 Ministry of Agriculture, Fisheries, and Food. 1998. A review of antimicrobial resistance in the food chain. A technical report for the UK Ministry of Agriculture, Fisheries, and Food, Juli.

293 Muir WM, Aggrey SE. 2003. Introductory editorial: Breeding for disease resistance in its evolutionary context in Poultry Genetics, Breeding and Biotechnology (Oxfordshire, UK: CAB International, S. ix–xiv).

294 Riemenschneider CH. 2005. Avian influenza and other transboundary animal diseases. Health in Foreign Policy Forum 2005, Academy Health, Washington, DC, Februar 4. www.academyhealth.org/NHPC/foreignpolicy/2005/agenda.htm.

295 Tilman D, Cassman KG, Matson PA, Naylor R, Polasky S. 2002. Agricultural sustainability and intensive production practices. Nature 418:671–7.

296 Agricultural Research Service. 2002. USDA Stakeholder Workshop for Animal Agriculture. Goal 3: Protect Animal Health (Washington, DC: U.S. Department of Agriculture). www.ars.usda.gov/docs.htm?docid=1083&page=6.

297 Murphy FA. 1999. Emerging zoonoses. Emerging Infectious Diseases 4(3):429–35.

298 Franco DA. 2003. Livestock development in developing countries. Render Magazine, Dezember..

299 Das P. 2002. Interview: Michael Osterholm—medical detective to fighting bioterrorism. Lancet Infectious Diseases 2:502–5.

300 Delgado CL, Narrod CA, Tiongco MM. 2003. Policy, technical, and environmental determinants and implications of the scaling-up of livestock production in four fast-growing developing countries: a synthesis. Submitted to the Food and Agricultural Organization of the United Nations by the International Food Policy Research Institute. Juli 24. www.fao.org/WAIRDOCS/LEAD/x6170e/x6170e00.htm.

301 Agricultural Research Service. 2006. Animal health national action plan (Washington, DC: U.S. Department of Agriculture). Februar 6. www.ars.usda.gov/research/programs/programs.htm?np_code=103&docid=820.

302 Peters CJ. 2002. Hurrying toward disaster? Perspectives in Health: Magazine of the Pan American Health Organization 7(1).

303 Puvadolpirod S, Thaxton JP. 2000. Model of physiological stress in chickens 1. Response parameters. Poultry Science 79:363–9.

304 Battaglia RA. 2001. Handbook of Livestock Management, 3rd Edition (Weimar, Texas: Culinary and Hospitality Industry Publications Services).

305 Cameron RDA. 2000. Food and Agricultural Organization of the United Nations, Animal Production and Health Commission for Asia and the Pacific. A review of the industrialization of pig production worldwide with particular reference to the Asian region. Mai. aphca.org/publications/files/pig_awi_oz/pig_awi_oz.pdf.

306 Liang AP. 2002. Current state of foodborne illness. Conference for Food Safety Education. Orlando, FL, September 27. fsis.usda.gov/Orlando2002/presentations/aliang/aliang.pdf.

307 Liang AP. 2002. Current state of foodborne illness. Conference for Food Safety Education. Orlando, FL, September 27. fsis.usda.gov/Orlando2002/presentations/aliang/aliang.pdf.

308 Cookson C. 1993. Bugs that come to plague us: the renewed war against disease. Financial Times (London, UK), August 21.

309 Galvin J. 2005. The worst jobs in science—manure inspector. Popular Science, Februar 27. www.popsci.com/popsci/science/806ffb24a5f27010vgnvcm1000004eecbccdrcrd/9.html.

310 Cole D, Todd L, Wing S. 2000. Concentrated swine feeding operations and public health: a review of occupational and community health effects. Environmental Health Perspectives 108:685–99.

311 Boyd W. 2001. Making meat: science, technology, and American poultry production. Technology and Culture 42:631–64.

312 Glasgow HB, Burkholder JM, Morton SL, Springer J. 2001. A second species of Ichthyotoxic pfiesteria (dinamoebales, dinophyceae). Phycologia 40(3):234–45.

313 Center for Mathematics and Science Education. 1998. The fuss over pfiesteria. University of North Carolina, Chapel Hill. Juni 5. unc.edu/depts/cmse/science/pfiesteria.html.

314 Burkholder JM, Glasgow HB. 1995. Insidious effects of toxic estuarine dinoflagellate on fish survival and human health. Journal of Toxicology and Environmental Health 46(4):501–22.

315 Mahy BWJ, Brown CC. 2000. Emerging zoonoses: crossing the species barrier. Revue Scientifique et Technique Office International des Epizooties 19(1):33–40.

316 Goodman PS. 1999. Who pays for what is thrown away? Washington Post, August 3, S.A1. www.washingtonpost.com/wp-srv/local/daily/aug99/chicken3.htm.

317 Lederberg J, Shope RE, Oaks SC. 1992. Emerging Infections: Microbial Threats to Health in the United States (Washington, DC: National Academies Press).

318 Avens JS. 1987. Overview: Salmonella—what's the problem? Third Poultry Symposium Proceedings: Managing for Profit (Fort Collins, CO: Colorado State University, S. 119–123).

319 Delgado C, Rosegrant M, Steinfeld H, Ehui S, Courbois C. 1999. Livestock to 2020: the next food revolution. Food, Agriculture, and the Environment Discussion Paper 28. For the International Food Policy Research Institute, the Food and Agriculture Organization of the United Nations and the International Livestock Research Institute. ifpri.org/2020/dp/dp28.pdf.

320 Adams M, Motarjemi Y. 1999. Basic Food Safety for Health Workers (Geneva, Switzerland: World Health Organization Press).

321 Tauxe RV. 2002. Emerging foodborne pathogens. International Journal of Food Microbiology 78:31–41.

322 Waltner-Toews D, Lang T. 2000. A new conceptual base for food and agricultural policy: the emerging model of links between agriculture, food, health, environment and society. Global Change and Human Health 1:116–30.

323 Division of Environmental Health, State of Alaska. Food Safety and Sanitation Program: Food Myths. dec.state.ak.us/eh/fss/consumers/food_myths.htm.

324 Centers for Disease Control and Prevention. 2020. Foodborne germs and illnesses. U.S. Department of Health and Human Services; [zuletzt bearbeitet 2020 März 18; Zugriff 2020 Apr 7]. https://www.cdc.gov/foodsafety/foodborne-germs.html.

325 Tauxe RV. 2002. Emerging foodborne pathogens. International Journal of Food Microbiology 78:31–41.

326 Bjerklie S. 1999. Starting over. Meat Processing, März, S. 90.

327 Adak GT, Meakins SM, Yip H, Lopman BA, O'Brien SJ. 2005. Disease risks from foods, England and Wales, 1996–2000. Emerging Infectious Diseases 11(3):365–72.

328 Adak GT, Meakins SM, Yip H, Lopman BA, O'Brien SJ. 2005. Disease risks from foods, England and Wales, 1996–2000. Emerging Infectious Diseases 11(3):365–72.

329 Ernst RA. 1995. University of California Cooperative Extension, Poultry fact sheet No. 20, Juni. animalscience.ucdavis.edu/Avian/pfs20.htm.

330 United Egg Producers. 2002. Animal Husbandry Guidelines for U.S. Egg Laying Flocks 2002 Edition (Alpharetta, GA: United Egg Producers).

331 Dawkins MS, Hardie S. 1989. Space needs of laying hens. British Poultry Science 30:413–6.

332 Fox N. 1997. Spoiled: The Dangerous Truth about a Food Chain Gone Haywire (New York, NY: Basic Books, S. 196–7).

333 Kite-Powell H. 2004. Down on the farm. raising fish. Oceanus, September 21. whoi.edu/oceanus/viewArticle.do?id=2468.

334 Chapman FA. 1992. Farm-raised channel catfish. Circular 1052, Department of Fisheries and Aquatic Sciences, Florida Cooperative Extension Service, Institute of Food and Agricultural Sciences, University of Florida. www.edis.ifas.ufl.edu/FA010.

335 Smith GL, Irving WL, McCauley JW, Rowlands DJ (eds.) 2001. New Challenges to Health: The Threat of Virus Infection (Cambridge, UK: Cambridge University Press).

336 Fisheries Department, FAO. 2000. The State of the World Fisheries and Aquaculture (Rome, Italy: Food and Agriculture Organization of the United Nations).

337 Brown C. 2000. Emerging infectious diseases of animals: an overview. In: Brown C, Bolin C (eds.), Emerging Diseases of Animals (Washington, DC: ASM Press, S. 1–12).

338 Massicot P. 2005. Boto (Amazon River dolphin). Animal Info—Information on endangered mammals. November 2. www.animalinfo.org/species/cetacean/iniageof.htm.

339 Goh SH, Driedger D, Gillett S, et al. 1998. Streptococcus iniae, a human and animal pathogen: Specific identification by the chaperonin 60 gene identification method. Journal of Clinical Microbiology 36(7):2164–66.

340 Weinstein MR, Litt M, Kertesz DA, et al. Invasive infections due to a fish pathogen, Streptococcus iniae. New England Journal of Medicine 337:589–94.

341 Weinstein MR, Litt M, Kertesz DA, et al. Invasive infections due to a fish pathogen, Streptococcus iniae. New England Journal of Medicine 337:589–94.

342 Lederberg J, Shope RE, Oaks SC. 1992. Emerging Infections: Microbial Threats to Health in the United States (Washington, DC: National Academies Press).

343 Brown C. 2000. Emerging infectious diseases of animals: an overview. In: Brown C, Bolin C (eds.), Emerging Diseases of Animals (Washington, DC: ASM Press, S. 1–12).

344 Beers MH, Berkow R (eds.), 2005. Bacterial infections, The Merck Manual, 17th Edition (Rahway, NJ: The Merck Publishing Group). www.merck.com/mrkshared/mmanual/section17/chapter227/227a.jsp.

345 Centers for Disease Control and Prevention. 2005. Urinary tract infections. National Center for Infectious Diseases/Division of Bacterial and Mycotic Diseases. Oktober 25. www.cdc.gov/ncidod/dbmd/diseaseinfo/urinarytractinfections_t.htm.

346 Meslin FX, Stöhr K, Heymann D. 2000. Public health implications of emerging zoonoses. Revue Scientifique et Technique Office International des Epizooties 19(1):310–7.

347 National Institutes of Health. 2005. Foodborne diseases. National Institute of Allergy and Infectious Disease fact sheet. Februar. www.niaid.nih.gov/factsheets/foodbornedis.htm.

348 Centers for Disease Control and Prevention. 2005. Escherichia coli O157:H7. National Center for Infectious Diseases/Division of Bacterial and Mycotic Diseases. Oktober 6. www.cdc.gov/ncidod/dbmd/diseaseinfo/escherichiacoli_g.htm.

349 Phillips ML. 2005. ExPECting the worst. Environmental Health Perspectives 113(6). http://www.ehponline.org/docs/2005/113-6/forum.html.

350 Schoenl JL, Doyle MP. 1994. Variable colonization of chickens perorally inoculated with Escherichia coli O157:H7 and subsequent contamination of eggs. Applied Environmental Microbiology 60(8):2958–62.

351 Jones TF, Schaffner W. 2005. Perspectives on the persistent scourge of foodborne disease. Journal of Infectious Disease 205:1029–31.

352 Liu CM, Stegger M, Aziz M, Johnson TJ, Waits K, Nordstrom L, Gauld L, Weaver B, Rolland D, Statham S, et al. 2018. Escherichia coli ST131-H22 as a foodborne uropathogen. mBio. 9(4):e00470-18. https://doi.org/10.1128/mBio.00470-18.

353 Brownlee C. 2005. Beef about UTIs. Science News, Januar 15.

354 Slifko TR, Smith HV, Rose JB. 2000. Emerging parasite zoonoses associated with water and food. International Journal for Parasitology 30:1379–93.

355 Mayer JD. 2000. Geography, ecology and emerging infectious diseases. Social Science and Medicine 50:937–52.

356 Centers for Disease Control and Prevention: Morbidity and Mortality Weekly Report. 2002. Alfalfa sprouts—Arizona, California, Colorado, and New Mexico, Februar–April 2001. Journal of the American Medical Association 287(5):581–2. jama.ama-assn.org/cgi/content/full/287/5/581.

357 U.S. Food and Drug Administration, Center for Food Safety and Applied Nutrition. 2005. Public Meeting: 2005 Sprout safety. Mai 17. www.cfsan.fda.gov/~dms/sprotran.html.

358 Taormina PJ, Beuchat LR, Slutsker L. Infections associated with eating seed sprouts: an international concern. Emerging Infectious Diseases 5(5). www.cdc.gov/ncidod/eid/vol5no5/taormina.htm.

359 Taormina PJ, Beuchat LR, Slutsker L. Infections associated with eating seed sprouts: an international concern. Emerging Infectious Diseases 5(5). www.cdc.gov/ncidod/eid/vol5no5/taormina.htm.

360 Beuchat LR, Ryu J-H. 1997. Produce handling and processing practices. Emerging Infectious Diseases 3(4). www.cdc.gov/ncidod/eid/vol3no4/beuchat.htm.

361 Centers for Disease Control and Prevention: Morbidity and Mortality Weekly Report. 2002. Alfalfa sprouts—Arizona, California, Colorado, and New Mexico, Februar–April 2001. Journal of the American Medical Association 287(5):581–2. jama.ama-assn.org/cgi/content/full/287/5/581.

362 U.S. Food and Drug Administration. 2018. What you need to know about egg safety. Washington(DC): FDA; [zuletzt bearbeitet 2018 März 28; Zugriff 2020 Apr 6]. https://www.fda.gov/food/buy-store-serve-safe-food/what-you-need-know-about-egg-safety.

363 McDowell RM, McElvaine MD. 1997. Long-term sequelae to foodborne disease. Revue Scientifique et Technique 16(2):337–41.

364 U.S. Food and Drug Administration. 2017. 2015 NARMS integrated report. FDA, CDC, USDA; [Zugriff 2020 Apr 8]. https://www.fda.gov/media/108304/download.

365 McDowell RM, McElvaine MD. 1997. Long-term sequelae to foodborne disease. Revue Scientifique et Technique 16(2):337–41.

366 Tauxe RV. 2002. Emerging foodborne pathogens. International Journal of Food Microbiology 78:31–41.

367 Liang AP. 2002. Current state of foodborne illness. Conference for Food Safety Education. Orlando, FL, September 27. fsis.usda.gov/Orlando2002/presentations/aliang/aliang.pdf.

368 Drexler M. 2002. Secret Agents: The Menace of Emerging Infections (Washington, DC: Joseph Henry Press).

369 Lecuit M. Abachin R, Martin A, et al. 2004. Immunoproliferative small intestinal disease associated with campylobacter jejuni. New England Journal of Medicine 350:239–48.

370 U.S. Department of Agriculture. 1991. Campylobacter questions and answers. Food Safety and Inspection Service Background Document. www.fsis.usda.gov/Frame/FrameRedirect.asp?main= www.fsis.usda.gov/OA/background/campy_qa.htm.

371 Linden J. 2005. Campylobacter gradually reveals its secrets. Poultry International, Dezember.

372 Hingley A. 1999. Campylobacter: low-profile bug is food poisoning leader. FDA Consumer, September-Oktober. www.fda.gov/fdac/features/1999/599_bug.html.

373 McNamara TS. 2002. Diagnosis and control of zoonotic infections: pathology and early recognition of zoonotic disease outbreaks. In: The Emergence of Zoonotic Diseases: Understanding the Impact on Animal and Human Health—Workshop Summary (Washington, DC: National Academies Press, S. 126).

374 Cools I, Uyttendaele M, Cerpentier J, D'Haese E, Nelis HJ, Debevere J. 2005. Persistence of Campylobacter jejuni on surfaces in a processing environment and on cutting boards. Letters in Applied Microbiology 40:418–23.

375 Frontline. Modern meat: what is HAACP? WGBH Educational Foundation. www.pbs.org/wgbh/pages/frontline/shows/meat/evaluating/haccp.html.

376 Mattera P. 2004. USDA Inc.: How agribusiness has hijacked regulatory policy at the U.S. Department of Agriculture. Corporate Research Project of Good Jobs First. Juli 23. www.agribusinessaccountability.org/pdf.s//289_USDA%20Inc.pdf.

377 1998. Industry Forum. Meat and Poultry, März.

378 Moore T. 2002. Largest meat recall in USDA history: Wampler Foods recall expands to 27 million pounds. Associated Press, Oktober 12.

379 United States Government Accountability Office. 2004. Food safety: USDA and FDA need to better ensure prompt and complete recalls of potentially unsafe food. Report to Congressional Requesters. www.gao.gov/new.items/d0551.pdf.

380 Leonard R. 1999. Food Safety mismanagement puts consumer health at risk. Nutrition Week, April 16, S. 4–5.

381 Linden J. 2005. Campylobacter gradually reveal its secrets. Poultry International, Dezember.

382 Center for Science in the Public interest. 1999. Regulatory Comments and Petitions. Re: Docket No. 97P-076P. April 26. cspinet.org/foodsafety/irradiation_usda.html.

383 1995. Superglue advocated for preventing fecal leakage in poultry. Food Chemical News, April 24, S. 12.

384 DeWaal CS. 1996. Playing chicken: the human cost of inadequate regulation of the poultry industry. März. cspinet.org/reports/polt.html.

385 Drummer R. 1995. Pacer backing new use for glue. Inland Valley Daily Bulletin, Mai 16.

386 Phua K, Lee LK. 2005. Meeting the challenges of epidemic infectious disease outbreaks: an agenda for research. Journal of Public Health Policy 26:122–32.

387 Stapp K. 2004. Scientists warn of fast-spreading global viruses. IPS-Inter Press Service, Februar 23.

388 Lawrence J, Otto D. 2006. Economic importance of Montana's cattle industry. Cattleman's Beef Board and National Cattleman's Beef Association. www.beef.org/NEWSECONOMICIMPORTAN-CEOFMONTANASCATTLEINDUSTRY2711.aspx.

389 Rampton S, Stauber J. 1997. Mad Cow USA (Monroe, ME: Common Courage Press).

390 Satchell M, Hedges SJ. 1997. The next bad beef scandal? Cattle feed now contains things like manure and dead cats. U.S. News and World Report, September 1.

391 Animal Industry Foundation. 1989. Animal Agriculture: Myths and Facts (Arlington, VA: Animal Industry Foundation).

392 Kimberlin RH. 1992. Human spongiform encephalopathies and BSE. Medical Laboratory Sciences 49:216–17.

393 Ensminger ME. 1990. Feeds and Nutrition. (Clovis, CA: Ensminger Publishing Co.).

394 Flaherty M. 1993. Mad Cow disease dispute U.W. conference poses frightening questions. Wisconsin State Journal, September 26, S. 1C.

395 1990 Mad, bad and dangerous to eat? Economist. Februar, S. 89–90.

396 World Health Organization and Office International des Epizooties. 1999. WHO Consultation on Public Health and Animal Transmissible Spongiform Encephalopathies: Epidemiology, Risk and Research Requirements. Dezember 1–31.

397 Collee G. 1993. BSE stocktaking 1993. Lancet 342(8874):790–3. www.cyber-dyne.com/~tom/essay_collee.html.

398 U.S. Department of Agriculture and Animal and Plant Health Inspection Service. 2005. List of USDA-Recognized Animal Health Status of Countries/Areas Regarding Specific Livestock or Poultry Diseases, April, 12. oars.aphis.usda.gov/NCIE/country.html.

399 Albert D. 2000. EU meat meal industry wants handout to survive ban. Reuters World Report, Dezember 5.

400 Harrison PJ, Roberts GW. 1992. How now mad cow. British Medical Journal 304(6832):929–30.

401 Harrison PJ, Roberts GW. 1992. How now mad cow. British Medical Journal 304(6832):929–30.

402 Brown P, Liberski PP, Wolff A, Gajdusek DC. 1990. Resistance of scrapie infectivity to steam autoclaving after formaldehyde fixation and limited survival after ashing at 360 degrees C: Practical and theoretical implications. Journal of Infectious Diseases 161(3):467–72.

403 Bentor Y. 2003. Lead. Chemical Element.com. www.chemicalelements.com/elements/pb.html.

404 Harrison PJ, Roberts GW. 1991. »Life, Jim, but not as we know it«: Transmissible dementias and the prion protein. British Journal of Psychiatry 158:457–70.

405 Glanze WD, Anderson KN, Anderson LE (eds.), 1992. The Mosby Medical Encyclopedia (New York, NY: C.V. Mosby Company).

406 Dealler SF, Lacey RW. 1990. Transmissible spongiform encephalopathies. Food Microbiology 7:253–79.

407 Gibbs CJ. 1994. BSE and other spongiform encephalopathies in humans and animals: causative agent, pathogenesis and transmission. Food Science Seminar Series, Department of Food Science, Cornell University, Dezember 1.

408 Smith PG. 2003. The epidemics of bovine spongiform encephalopathy and variant Creutzfeldt-Jakob Disease: current status and future prospects. Bulletin of the World Health Organization 81(2):123–30. www.who.int/bulletin/volumes/81/2/en/PHR0203.pdf.

409 Oxford University Press. 1996. Oxford Textbook of Medicine 2:3981.

410 Ricketts MN. 2004. Public health and the BSE epidemic. Current Topics in Microbiology and Immunology 284:49–119.

411 Brown P, Preece M, Brandel JP, et al. 2000. Iatrogenic Creutzfeldt-Jakob disease at the millennium. Neurology 55(8):1075.

412 Diack AB, Will RG, Manson JC. 2017. Public health risks from subclinical variant CJD. PLoS Pathog. 13(11):e1006642. https://dx.doi.org/10.1371/journal.ppat.1006642.

413 Pearson J. 1998. CJD is »worst form of death«—Dorrell tells BSE probe. PA News, November 30.

414 Northoff E. 2004. BSE controls in many countries are still not sufficient. Food and Agriculture Organization of the United Nations, FAO Newsroom, Januar 12. www.fao.org/english/newsroom/news/2003/26999-en.html.

415 Department of Health and Human Services, Food and Drug Administration. 2005. Substances Prohibited from Use in Animal Food or Feed. Proposed Rules, Federal Register 70(193):58570-58601, Oktober 6.

416 Public Citizen. 2001. Letter to the FDA and USDA RE: BSE. April 21. www.citizen.org/print_article.cfm?ID=1562.

417 Mississippi State University Cooperative Extension Service. 1998. Broiler litter as a feed or fertilizer in livestock operations. msstate.edu/dept/poultry/pub1998.htm.

418 Food and Drug Administration Sec. 685.100 Recycled Animal Waste (CPG 7126.34). www.fda.gov/ora/compliance_ref/cpg/cpgvet/cpg685-100.html.

419 Tilman D, Cassman KG, Matson PA, Naylor R, Polasky S. 2002. Agricultural sustainability and intensive production practices. Nature 418:671–7.

420 Fontenot JP, Webb KE Jr., Harmon BW, Tucker RE, Moore WEC. 1971. Studies of processing, nutritional value and palatability of broiler litter for ruminants. In: Proceedings of the International Symposium on Livestock Wastes (St. Joseph, Michigan: American Society of Agricultural Engineers, S. 271–301).

421 Satchell M, Hedges SJ. 1997. The next bad beef scandal? Cattle feed now contains things like manure and dead cats. U.S. News and World Report, September 1.

422 Fontenot JP. 2001. Utilization of poultry litter as feed for beef cattle. Food and Drug Administration Public Hearing on Animal Feeding Regulation, Oktober 30. www.fda.gov/ohrms/dockets/dailys/01/Nov01/110501/ts00014.doc.

423 Fontenot JP. 1996. Feeding poultry wastes to cattle. Department of Animal and Poultry Sciences. Virginia Polytechnic Institute. September 18. www.rem.sfu.ca/FRAP/9809.pdf.

424 McKinley B, Broome M, Oldham L. 2000. Poultry nutrient management through livestock feedstuffs. Mississippi State University Extension Service. msucares.com/pubs/misc/m1146.htm.

425 Fontenot JP. 1996. Feeding poultry wastes to cattle. Department of Animal and Poultry Sciences. Virginia Polytechnic Institute. September 18. www.rem.sfu.ca/FRAP/9809.pdf.

426 Fontenot JP, Webb KE Jr., Harmon BW, Tucker RE, Moore WEC. 1971. Studies of processing, nutritional value and palatability of broiler litter for ruminants. In: Proceedings of the International Symposium on Livestock Wastes (St. Joseph, Michigan: American Society of Agricultural Engineers, S. 271–301).

427 Kunkle WE, Jacob JP, Tervola RS, Miles RD, Mather FB. 1997. Broiler litter, part 2: feeding to ruminants. Dairy and Poultry Sciences Department, University of Florida Cooperative Extension, fact sheet PS-14. edis.ifas.ufl.edu/pdffiles/ps/ps00200.pdf.

428 Fontenot JP. 1996. Feeding poultry wastes to cattle. Department of Animal and Poultry Sciences. Virginia Polytechnic Institute. September 18. www.rem.sfu.ca/FRAP/9809.pdf.

429 University of Missouri Agriculture Extension. 2001. Feeding poultry litter to beef cattle. Publication G2077, Februar 15.

430 University of Missouri Agriculture Extension. 2001. Feeding poultry litter to beef cattle. Publication G2077, Februar 15.

431 Mississippi State University Cooperative Extension Service. 1998. Broiler litter as a feed or fertilizer in livestock operations. msstate.edu/dept/poultry/pub1998.htm.

432 Alabama Cooperative Extension Service. 2001. U.S. policy of feeding »broiler litter« (chicken sh**) to beef cattle. Februar 19.

433 Mills B. 1998. Alabama cries »foul.« Beef, Januar 1. beef-mag.com/mag/beef_alabama_cries_foul/index.html.

434 Roybal J. 1997. The public sees it as »manure.« Beef, Dezember 1. beef-mag.com/mag/beef_litter_feeding_isnt/index.html.

435 Price DP. 1998. More on poultry litter. Beef, März 1. beef-mag.com/mag/beef_poultry_litter/.

436 Mills B. 1998. Alabama cries »foul.« Beef, Januar 1. beef-mag.com/mag/beef_alabama_cries_foul/index.html.

437 European Commission. Chronological list of Community legislation. europa.eu.int/comm/food/fs/bse/legislation_en.html.

438 Evans E. 1996. Agency to ban some feeds to block mad-cow disease. Reuters World Report, Mai 13.

439 1994. AVMA casts doubt on spread of BSE through sheep offal. Food Chemical News, November 28, S. 42–45.

440 1993. BSE/scrapie group share research, debate feed bans. Food Chemical News, Juli 5 Juli, S. 57–59.

441 Rampton S, Stauber J. 1997. Mad Cow USA (Monroe, ME: Common Courage Press).

442 1996. Dangerous food. Burrelle's Information Services, Oprah Winfrey Show, April 16.

443 1996. Dangerous food. Burrelle's Information Services, Oprah Winfrey Show, April 16.

444 U.S. Department of Agriculture, Animal and Plant Health Inspection Service, and Veterinary Services. 1993. Dairy herd management practices focusing on preweaned heifers: April 1991–Juli 1992. National Dairy Heifer Evaluation Project. nahms.aphis.usda.gov/dairy/ndhep/dr91des1.pdf.

445 U.S. Department of Agriculture, Animal and Plant Health Inspection Service, and Veterinary Services. 1993. Dairy herd management practices focusing on preweaned heifers: April 1991–Juli 1992. National Dairy Heifer Evaluation Project. nahms.aphis.usda.gov/dairy/ndhep/dr91des1.pdf.

446 U.S. Department of Agriculture, Animal and Plant Health Inspection Service, and Veterinary Services. 1993. Dairy herd management practices focusing on preweaned heifers: April 1991–Juli 1992. National Dairy Heifer Evaluation Project. nahms.aphis.usda.gov/dairy/ndhep/dr91des1.pdf.

447 Quigley J. 2001. Red blood cell protein in calf milk replacers. Calf Notes 49. calfnotes.com/pdf.files/CN049.pdf.

448 Quigley J. 2001. Red blood cell protein in calf milk replacers. Calf Notes 49. calfnotes.com/pdf.files/CN049.pdf.

449 Schlosser E. 2004. The cow jumped over the USDA. New York Times, Januar 2. organicconsumers.org/madcow/usda1204.cfm.

450 European Commission Health and Consumer Protection Directorate. 2002. General scientific steering committee opinion on the implications of the recent papers on transmission of BSE by blood. European Commission, September 13. europa.eu.int/comm/food/fs/bse/scientificadvice08en.html.

451 European Commission Health and Consumer Protection Directorate. 2002. General scientific steering committee opinion on the implications of the recent papers on transmission of BSE by blood. European Commission, September 13. europa.eu.int/comm/food/fs/bse/scientificadvice08en.html.

452 European Commission Health and Consumer Protection Directorate. 2002. General scientific steering committee opinion on the implications of the recent papers on transmission of BSE by blood. European Commission, September 13. europa.eu.int/comm/food/fs/bse/scientificadvice08en.html.

453 Milk replacer is up to 15 percent red blood cell protein (Quigley J. Red blood cell protein in calf milk replacers. calfnotes.com/pdf.files/CN049.pdf) and calves drink up to five quarts per day (U.S. Department of Agriculture. 1993. Dairy Herd Management Practices Focusing on Preweaned Heifers, N129.0793. Juli). cofcs66.aphis.usda.gov/vs/ceah/cahm/DairyCattle/ndhep/dr91des1.pdf.

454 American Protein Corporation, Inc. 2002. Overview. functionalproteins.com/overview/index.html.

455 American Protein Corporation, Inc. The basic science behind spray-dried plasma and serum proteins. Series on Plasma and Serum Proteins, Discoveries. www.functionalproteins.com/functional_prots/images/thebasicscience.pdf.

456 American Protein Corporation, Inc. The basic science behind spray-dried plasma and serum proteins. Series on Plasma and Serum Proteins, Discoveries. www.functionalproteins.com/functional_prots/images/thebasicscience.pdf.

457 National Renderers Association. Rendered animal products for swine. www.renderers.org/links/swine.htm.

458 Nobel Foundation. 1976. The 1976 Nobel Prize in Physiology or Medicine. News release, Oktober 14. nobelprize.org/medicine/laureates/1976/press.html.

459 Gajdusek DC. 1997. NBC Dateline, März 14.

460 Pearce F. 1996. BSE may lurk in pigs and chickens. New Scientist, April 6, S. 5. www.newscientist.com/article/mg15020240.300.html.

461 Centers for Epidemiology and Animal Health, USDA: APHIS Based on average 7.9 week weaning period USDA Dairy Herd Management Practices Focusing on Preweaned Heifers N129.0793. Juli 1993. nahms.aphis.usda.gov/dairy/ndhep/dr91des1.pdf.

462 American Feed Industry Association. 2001. Testimony of Richard Sellers. In: Government and Industry Programs to Prevent BSE from Entering the U.S. U.S. Senate Subcommittee on Consumer Affairs, April 4. commerce.senate.gov/hearings/0404sel.PDF.

463 Piper E. 2000. Stop factory farming and end BSE, UK scientists say. Reuters, Dezember 4.

464 National Cattlemen's Beef Association. 2005. NCBA statement regarding today's USDA announcement. Member eUpdate, Juni 10. beefusa.org/NEWSMembereUpdate-June10200522511.aspx.

465 Drury A. 2003 Critics say U.S. needs to do more to protect against mad cow. Journal News (New York), Mai 29. tinyurl.com/pclw2.

466 Coiro A. 2003. Mad cow disease in Canada. Forum. KQED, Mai 23. www.kqed.org/programs/programarchive.jsp?progID=RD19&ResultStart=1&ResultCount=10&type=radio.

467 World Health Organization, Food and Agricultural Organization of the United Nations, and World Organization for Animal Health. 2001. Joint WHO/FAO/OIE Technical Consultation on BSE: Public health, animal health and trade. oie.int/eng/publicat/rapports/en_BSE%20WHO-FAO-OIE.htm.

468 Murphy D. 2003. FDA changes in feed restriction won't reduce BSE risk, industry groups say. Meatingplace.com, Januar 15.

469 Matravers P, Bridgeman J, Ferguson-Smith M. 2000. Report of the BSE Inquiry. www.bseinquiry.gov.uk/report/volume1/execsum2.htm.

470 Waltner-Toews D. 2002. Veterinary public health. In: Breslow L (ed.), Encyclopedia of Public Health (New York, NY: Macmillan Reference, New York). www.idmed.slu.se/VPH/VPH-Waltner-Toews.pdf.

471 Murphy D. 2003. FDA changes in feed restriction won't reduce BSE risk, industry groups say. Meatingplace.com, Januar 15

472 Walters MJ. 2003. Six Modern Plagues and How We Are Causing Them (Washington, DC: Island Press).

473 Meslin FX, Stöhr K, Heymann D. 2000. Public health implications of emerging zoonoses. Revue Scientifique et Technique Office International des Epizooties 19(1):310–7.

474 Drexler M. 2002. Secret Agents: The Menace of Emerging Infections (Washington, DC: Joseph Henry Press).

475 Eisnitz G. 1997. Slaughterhouse (New York, NY: Prometheus).

476 Eisnitz G. 1997. Slaughterhouse (New York, NY: Prometheus).

477 Bjerklie S. 1995. Who really has the world's safest meat supply? Meat and Poultry, August.

478 Bjerklie S. 1995. Who really has the world's safest meat supply? Meat and Poultry, August.

479 U.S. Food and Drug Administration. [date unknown]. What you need to know about egg safety. Washington(DC): FDA; [zuletzt bearbeitet 2018 März 28; Zugriff 2020 Apr 6]. https://www.fda.gov/food/buy-store-serve-safe-food/what-you-need-know-about-egg-safety.

480 Drexler M. 2002. Secret Agents: The Menace of Emerging Infections (Washington, DC: Joseph Henry Press).

481 Nestle M. 2003. Safe Food: Bacteria, Biotechnology, and Bioterrorism (Berkeley and Los Angeles, California: University of California Press, S. 1).

482 U.S. Food and Drug Administration. 2017. 2015 NARMS integrated report. FDA, CDC, USDA; [Zugriff 2020 Apr 8]. https://www.fda.gov/media/108304/download.

483 Burrows M. 2006. More Salmonella is reported in chickens. New York Times, März 8. nytimes.com/2006/03/08/dining/08well.html.

484 Bjerklie S. 1995. Who really has the world's safest meat supply? Meat and Poultry, August.

485 Food and Nutrition Board, Institute of Medicine, and Board on Agriculture, National Research Council. 1988. Ensuring Safe Food: From Production to Consumption (Washington, DC: National Academies Press).

486 United States Government Accountability Office. 2001. Weaknesses in meat and poultry inspection pilot should be addressed before implementation. Report to the Committee on Agriculture, Nutrition, and Forestry, U.S. Senate. Dezember. www.gao.gov/cgi-bin/getrpt?GAO-02–59.

487 Food and Nutrition Board, Institute of Medicine, and Board on Agriculture, National Research Council. 1988. Ensuring Safe Food: From Production to Consumption (Washington, DC: National Academies Press).

488 Food Marketing Institute Board of Directors. 1988. Long-Range Priorities for Food Safety (Washington, DC: Food Marketing Institute).

489 Nestle M. 2003. Safe Food: Bacteria, Biotechnology, and Bioterrorism (Berkeley and Los Angeles, California: University of California Press).

490 Food Safety and Inspection Service. 2002. Colorado firm recalls beef trim and ground beef products for possible E. coli O157:H7. Recall Release: FSIS-RC-055-2002, Juli 19. www.fsis.usda.gov/OA/recalls/prelease/pr055-2002.htm.

491 Carman D. 2002. Just cook the crud out of it. Denver Post, Juli 25.

492 Nestle M. 2003. Safe Food: Bacteria, Biotechnology, and Bioterrorism (Berkeley and Los Angeles, California: University of California Press).

493 Fox N. 1997. Spoiled: The Dangerous Truth about a Food Chain Gone Haywire (New York, NY: Basic Books, S. 344).

494 Crump JA, Sulka AC, Langer AJ, et al. 2002. An outbreak of Escherichia coli O157:H7 infections among visitors to a dairy farm. New England Journal of Medicine 347:555–60.

495 Torrey EF, Yolken RH. 2005. Their bugs are worse than their bite. Washington Post, April 3, S. B01.

496 Raloff J. 1998. Hay! What a way to fight E. coli. Science News Online, September 19. www.sciencenews.org/pages/sn_arc98/9_19_98/food.htm.

497 Nou X, Rivera-Betancourt M, Bosilevac JM, et al. 2003. Effect of chemical dehairing on the prevalence of Escherichia coli O157:H7 and the levels of aerobic bacteria and Enterobacteriaceae on carcasses in a commercial beef processing plant. Journal of Food Protection 66(11):2005–9. www.ingentaconnect.com/content/iafp/jfp/2003/00000066/00000011/art00006.

498 Boyd W. 2001. Making meat: science, technology, and American poultry production. Technology and Culture 42:631–64.

499 Boyd W. 2001. Making meat: science, technology, and American poultry production. Technology and Culture 42:631–64.

500 Office of Technology Assessment. 1979. Drugs in livestock feed: Volume 1 Technical Report (Washington, DC: U.S. Government Printing Office). www.govinfo.library.unt.edu/ota/Ota_5/DATA/1979/7905.PDF.

501 Office of Technology Assessment. 1979. Drugs in livestock feed: Volume 1 Technical Report (Washington, DC: U.S. Government Printing Office). www.govinfo.library.unt.edu/ota/Ota_5/DATA/1979/7905.PDF.

502 Cole D, Todd L, Wing S. 2000. Concentrated swine feeding operations and public health: a review of occupational and community health effects. Environmental Health Perspectives 108:685–99.

503 Boyd W. 2001. Making meat: science, technology, and American poultry production. Technology and Culture 42:631–64.

504 Wallner-Pendleton E, Dunn P. 2004. Sulfonamide toxicity in poultry. In: 76th Northeastern Conference on Avian Diseases: Juni 9–11 (State College, Pennsylvania: Department of Veterinary Science, College of Agricultural Sciences, Pennsylvania State University, S. 38). www.vetsci.psu.edu/NECAD/NECADProceedings.pdf.

505 Anderson AD, McClellan J, Rossiter S, Angulo FJ. 2003. Public health consequences of use of antimicrobial agents in agriculture. In: The Resistance Phenomenon in Microbes and Infectious Disease Vectors: Implications for Human Health and Strategies for Containment: Workshop Summary (Washington, DC: National Academies Press, S. 231–43).

506 Tilman D, Cassman KG, Matson PA, Naylor R, Polasky S. 2002. Agricultural sustainability and intensive production practices. Nature 418:671–7.

507 Lees W. 2004. Section 5: Disease control actions taken. In: Comprehensive report on the 2004 outbreak of high pathogenicity avian influenza (H7N3) in the Fraser Valley of British Columbia, Canada, Juni 30 (Canadian Food Inspection Agency). www.inspection.gc.ca/english/anima/heasan/disemala/avflu/2004rep/5e.shtml.

508 Tilman D, Cassman KG, Matson PA, Naylor R, Polasky S. 2002. Agricultural sustainability and intensive production practices. Nature 418:671–7.

509 Anderson AD, McClellan J, Rossiter S, Angulo FJ. 2003. Public health consequences of use of antimicrobial agents in agriculture. In: The Resistance Phenomenon in Microbes and Infectious Disease Vectors: Implications for Human Health and Strategies for Containment: Workshop Summary (Washington, DC: National Academies Press, S. 231–43).

510 Mellon MG, Benbrook C, Benbrook KL. 2001. Hogging It! Estimates of Antimicrobial Abuse in Livestock (Cambridge, MA: Union of Concerned Scientists).

511 U.S. Food and Drug Administration. 2016 Dez. 2015 summary report on antimicrobials sold or distributed for use in food-producing animals. FDA; [Zugriff 2020 Apr 6]. https://www.fda.gov/files/aboutfda/published/2015-Summary-Report-on-Antimicrobials-Sold-or-Distributed-for-Use-in-Food-Producing-Animals.pdf.

512 U.S. Food and Drug Administration. 2019 Nov 22. NARMS now: integrated data. Rockville(MD): U.S. Department of Health and Human Services; [Zugriff 2020 Apr 9]. https://www-aws.fda.gov/animal-veterinary/national-antimicrobial-resistance-monitoring-system/narms-now-integrated-data.

513 U.S. Food and Drug Administration. 2017. 2015 NARMS integrated report. FDA, CDC, USDA; [Zugriff 2020 Apr 8]. https://www.fda.gov/media/108304/download.

514 Thaxton YV. 2006 März 16. Chicken industry needs the power of positive PR. Meatingplace.com. meatingplace.com/MembersOnly/webNews/details.aspx?item=15666.

515 Aitken SL, Dilworth TJ, Heil EL, Nailor MD. 2016. Agricultural applications for antimicrobials. A danger to human health: an official position statement of the Society of Infectious Diseases Pharmacists. Pharmacotherapy. 36(4):422–432. https://doi.org/10.1002/phar.1737.

516 U.S. Food and Drug Administration. 2016 Dez. 2015 summary report on antimicrobials sold or distributed for use in food-producing animals. FDA; [Zugriff 2020 Apr 6]. https://www.fda.gov/files/about fda/published/2015-Summary-Report-on-Antimicrobials-Sold-or-Distributed-for-Use-in-Food-Producing-Animals.pdf.

517 Cima G. 2015. Antimicrobial sales outpace meat production: regulators, industry caution that sales may differ from use. JAVMA. 246(12):1279–1280.

518 Watkins RR, Smith TC, Bonomo RA. 2016. On the path to untreatable infections: colistin use in agriculture and the end of 'last resort' antibiotics. Expert Rev Anti Infect Ther. 14(9):785–788. https://doi.org/10.1080/14787210.2016.1216314.

519 1968. A bitter reckoning. New Scientist, Januar 4, S. 14–5.

520 Alanis AJ. 2005. Resistance to antibiotics: Are we in the post-antibiotic era? Archives of Medical Research 36:697–705.

521 1998. EU bans farm antibiotics. BBC News, Dezember 14. news.bbc.co.uk/2/hi/europe/234566.stm.

522 World Health Organization. 2006. Zoonoses and veterinary public health. www.who.int/emc/diseases/zoo/zoo97_4.html.

523 American Medical Association House of Delegates Annual Meeting. 2001. Resolution 508: Antimicrobial use and resistance. www.keepantibioticsworking.com/new/resources_library.cfm?refID=36325.

524 American Public Health Association. 2003. Precautionary Moratorium on new concentrated animal feed operations. apha.org/legislative/policy/policysearch/index.cfm?fuseaction=view&id=1243.

525 Animal Health Institute. 2004. Does the use of antibiotics in food animals pose a risk to human health? A critical review of published data. ahi.org/antibioticsDebate/documents/Factsheet-JAC1-15.pdf.

526 United States Government Accountability Office. 2004. Antibiotic resistance: Federal agencies need to better focus efforts to address risk to humans from antibiotic use in animals. Report to Congressional Requesters. www.gao.gov/new.items/d04490.pdf.

527 National Research Council. 1999. Costs of eliminating subtherapeutic use of antibiotics, chapter 7. In: Committee on Drug Use in Food Animals, Panel on Animal Health, Food Safety, and Public Health, Board on Agriculture, and National Research Council, The Use of Drugs in Food Animals: Benefits and Risk (Washington, DC: National Academies Press, S. 179). newton.nap.edu/html./foodanim/.

528 American College of Physicians. Facts and figures. Emerging antibiotic resistance. acponline.org/ear/factsfigs.htm.

529 Office of Communications and Public Liaison. 2004. The problem of antibiotic resistance. National Institute of Allergy and Infectious Diseases, National Institutes of Health fact sheet, April. www.niaid.nih.gov/factsheets/antimicro.htm.

530 Jukes TH. 1973. Public health significance of feeding low levels of antibiotics to animals. Advances in Applied Microbiology 16:1–29.

531 Jukes TH. 1973. Public health significance of feeding low levels of antibiotics to animals. Advances in Applied Microbiology 16:1–29.

532 Public Broadcasting Service. 2002. Antibiotic debate overview. Is your meat safe? Modern meat. Frontline. pbs.org/wgbh/pages/frontline/shows/meat/safe/overview.html.

533 Anderson AD, McClellan J, Rossiter S, Angulo FJ. 2003. Public health consequences of use of antimicrobial agents in agriculture. In: The Resistance Phenomenon in Microbes and Infectious Disease Vectors: Implications for Human Health and Strategies for Containment: Workshop Summary (Washington, DC: National Academies Press, S. 231–43).

534 Keep Antibiotics Working. 2005. Bayer commended for ending 5-year opposition to FDA ban on use of Cipro-like antibiotics in poultry. News Release, September 7. www.keepantibioticsworking.com/new/resources_library.cfm?refID=76541.www.keepantibioticsworking.com/new/resources_library.cfm?refID=76541.

535 Price LB, Johnson E, Vailes R, Silbergeld E. 2005. Fluoroquinolone-resistant Campylobacter isolates from conventional and antibiotic-free chicken products. Environmental Health Perspectives 113(5):557–60. www.ehponline.org/members/2005/7647/7647.html.

536 Anderson AD, McClellan J, Rossiter S, Angulo FJ. 2003. Public health consequences of use of antimicrobial agents in agriculture. In: The Resistance Phenomenon in Microbes and Infectious Disease Vectors: Implications for Human Health and Strategies for Containment: Workshop Summary (Washington, DC: National Academies Press, S. 231–43). fermat.nap.edu/openbook/0309088542/html./231.html.

537 Helms M, Simonsen J, Olsen KE, Molbak K. 2005. Adverse health events associated with antimicrobial drug resistance in Campylobacter species: a registry-based cohort study. Journal of Infectious Disease 191:1051.

538 Palmer E. 2002. Bayer urged to eliminate animal version of Cipro. Kansas City Star, Februar 20. keepantibioticsworking.com/news/news.cfm?News_ID=176.

539 2005. Bayer pulls Baytril. Journal of the American Veterinary Medical Association News, Oktober 15. avma.org/onlnews/javma/oct05/051015e.asp.

540 Price LB, Johnson E, Vailes R, Silbergeld E. 2005. Fluoroquinolone-resistant Campylobacter isolates from conventional and antibiotic-free chicken products. Environmental Health Perspectives 113(5):557–60. www.ehponline.org/members/2005/7647/7647.html.

541 Henig RM. 1997. The People's Health: A Memoir of Public Health and Its Evolution at Harvard (Washington, DC: Joseph Henry Press, S. 88).

542 Epstein S. 1989. U.S. policy turns blind side to dangers of meat additives. Austin American-Statesman, März 8, S. A15.

543 Dutton D. 1988. Worse Than the Disease: The Pitfalls of Medical Progress, (Cambridge, UK: Cambridge University Press).

544 Lerner S. 2001. Risky chickens. Village Voice, November 28–Dezember 4. villagevoice.com/news/0148,lerner,30287,1.html.

545 Kestin SC, Knowles TG, Tinch AE, Gregory NG. 1992. Prevalence of leg weakness in broiler chickens and its relationship with genotype. Veterinary Record 131 (9):190–4. veterinaryrecord.bvapublications.com/cgi/content/abstract/131/9/190.

546 Martin D. 1997. Researcher studying growth-induced diseases in broilers. Feedstuffs, Mai 26.

547 Office of Technology Assessment. 1979. Drugs in livestock feed: Volume 1 Technical Report (Washington, DC: U.S. Government Printing Office). www.govinfo.library.unt.edu/ota/Ota_5/DATA/1979/7905.PDF.

548 Varma JK, Greene KD, Ovitt J, Barrett TJ, Medalla F, Angulo FJ. 2005. Hospitalization and antimicrobial resistance in Salmonella outbreaks, United States, 1984–2002. Emerging Infectious Diseases 11(6):943–6. www.cdc.gov/ncidod/EID/vol11no06/pdf.s/04-1231.pdf.

549 Drexler M. 2002. Secret Agents: The Menace of Emerging Infections (Washington, DC: Joseph Henry Press).

550 Angulo F. 1999. Use of antimicrobial agents in aquaculture: potential for public health impact. Centers for Disease Control Memo to the Record, National Aquaculture Association Release, Oktober 18. www.nationalaquaculture.org/pdf./CDC%20Memo%20to%20the%20Record.pdf.

551 Centers for Disease Control and Prevention. Outbreak of multidrug-resistant Salmonella Newport—United States, Januar–April 2002. Morbidity and Mortality Weekly Report 51(25):545–8. cdc.gov/mmwr/preview/mmwrhtml./mm5125a1.htm.

552 Schroeder CM, Naugle AL, Schlosser WD, et al. 2005. Estimate of illnesses from Salmonella enteritidis in eggs, United States, 2000. Emerging Infectious Diseases 11(1):113–5. www.cdc.gov/foodnet/pub/publications/2005/040401_schroeder.pdf.

553 Burrows M. 2006. More Salmonella is reported in chickens. New York Times, März 8. nytimes.com/2006/03/08/dining/08well.html.

554 World Health Organization. 2000. Drug resistance threatens to reverse medical progress. Press Release, Juni 12.

555 Drexler M. 2002. Secret Agents: The Menace of Emerging Infections (Washington, DC: Joseph Henry Press).

556 Drexler M. 2002. Secret Agents: The Menace of Emerging Infections (Washington, DC: Joseph Henry Press).

557 Drexler M. 2002. Secret Agents: The Menace of Emerging Infections (Washington, DC: Joseph Henry Press).

558 National Cattlemen's Beef Association. 2006. Antibiotic resistant bacteria found in U.S. poultry. Food Safety and Health. www.beefusa.org/NEWSAntibioticResistantBacteriaFoundinUSPoultry14111.aspx.

559 Boyd W. 2001. Making meat: science, technology, and American poultry production. Technology and Culture 42:631–64.

560 Worldwatch Institute. 2004. Meat: now, it's not personal! But like it or not, meat-eating is becoming a problem for everyone on the planet. World Watch magazine, Juli/August, S. 12–20.

561 Torres-Vélez F, Brown C. 2004. Emerging infections in animals—potential new zoonoses. Clinics in Laboratory Medicine 24:825–38.

562 Kaplan MM, Webster RG. 1977. The epidemiology of influenza. Scientific American 237:88–106.

563 Silverstein AM. 1981. Pure Politics and Impure Science, the Swine Flu Affair (Baltimore, Maryland: Johns Hopkins University Press, S. 129–31).

564 Davies P. 1999. The plague in waiting. Guardian, August 7. www.guardian.co.uk/birdflu/story/0,14207,1131477,00.html.

565 Davis M. 2005. Has time run out? Commentary: on The Monster at Our Door—the coming flu pandemic. Mother Jones, August 17. motherjones.com/commentary/columns/2005/08/has_time_run_out.html.

566 Taylor M. 2005. Is there a plague on the way? Farm Journal, März 10. www.agweb.com/get_article.asp?pageid=116037.

567 Lee M. 2005. Panel: plan for flu crisis now; world isn't prepared to combat pandemic, health experts say. Star Tribune (Minneapolis, MN) Juni 17, S. 8A.

568 Drexler M. 2002. Secret Agents: The Menace of Emerging Infections (Washington, DC: Joseph Henry Press).

569 Laver G. 2002. Influenza virus surface glycoproteins, haemagglutinin and neuraminidase: a personal account. Perspectives in Medical Virology 7:31.

570 Kaplan MM. 1982. The epidemiology of influenza as a zoonosis. Veterinary Record 110:395–9.

571 Webby RJ, Webster RG. 2001. Emergence of influenza A viruses. Philosophical Transactions of the Royal Society of London 356:1817–28.

572 2001. The virus hunters. South China Morning Post, Mai 25, S. 15.

573 World Health Organization. 2005. H5N1 avian influenza: Timeline. Oktober 28. www.who.int/csr/disease/avian_influenza/Timeline_28_10a.pdf.

574 Gadsby P. 1999. Fear of flu—pandemic influenza outbreaks. Discover, Januar.

575 Webster RG. 1997. Influenza virus: Transmission between species and relevance to emergence of the next human pandemic. Archives of Virology 13:S105–13.

576 Naegel LCA. 1990. A review of public health problems associated with the integration of animal husbandry and aquaculture, with a special emphasis on Southeast Asia. Biological Wastes 31:69–83.

577 Torrey EF, Yolken RH. 2005. Beasts of the Earth: Animals, Humans, and Disease (New Brunswick, NJ: Rutgers University Press).

578 Matsui S. 2005. Protecting human and ecological health under viral threats in Asia. Water Science and Technology 51(8):91–7.

579 Normile D. 2004. Asia struggles to keep humans and chickens apart. Science 306:399.

580 Scholtissek C, Naylor E. 1988. Fish farming and influenza pandemics. Nature 331:215.

581 Scholtissek C, Naylor E. 1988. Fish farming and influenza pandemics. Nature 331:215.

582 Matsui S. 2005. Protecting human and ecological health under viral threats in Asia. Water Science and Technology 51(8):91–7.

583 United States Food and Drug Administration. 1992. Vibrio cholerae Serogroup Non-O1. Foodborne pathogenic microorganisms and natural toxins handbook. www.cfsan.fda.gov/~mow/chap8.html.

584 Lederberg J, Shope RE, Oaks SC. 1992. Emerging Infections: Microbial Threats to Health in the United States (Washington, DC: National Academies Press).

585 Bondad-Reantaso MG, Subasinghe RP, Arthur JR. 2005. Disease and health management in Asian aquaculture. Veterinary Parasitology 132(3–4):249–72.

586 Naegel LCA. 1990. A review of public health problems associated with the integration of animal husbandry and aquaculture, with a special emphasis on Southeast Asia. Biological Wastes 31:69–83.

587 Naylor E, Scholtissek C. 1989. A potential human health hazard in integrated aquaculture-agriculture systems which include both pigs and poultry. Pig News and Information, März 1989, Volume 10, No. 1, S. 17–8.

588 Nelson B. 2005. Bird flu outbreak; global threat; experts say deadly virus presents grave risk if we don't »get our act together.« Newsday, März 6, S. A03.

589 Osterholm M, Colwell R, Garrett L, Fauci AS. 2005. The Council on Foreign Relations meeting: the threat of global pandemics. Federal News Service, Juni 16. www.cfr.org/publication/8198/threat_of_global_pandemics.html.

590 McDonald H. 2003. China's unsafe farming practices may be breeding more than pigs, Sydney Morning Herald, April 7.

591 Webster RG. 1997. Influenza virus: transmission between species and relevance to emergence of the next human pandemic. Archives of Virology 13:S105–13.

592 Buras N, Duek L, Niv S, Hepher B, Sandbank E. 1987. Microbiological aspects of fish grown in treated wastewater. Water Research 21(1):1–10.

593 Scholtissek C. 1992. Cultivating a killer virus. Natural History 1(92):2–6.

594 Torrey EF, Yolken RH. 2005. Beasts of the Earth: Animals, Humans, and Disease (New Brunswick, NJ: Rutgers University Press).

595 Mathias, JA. 1995. Aquaculture: The Blue Revolution. Canadian Business and Current Affairs Ecodecision, September, S. 66–70.

596 Bailey C, Jentoft S, Sinclair P. 1996. Aquaculture Development: Social Dimensions of an Emerging Industry (Boulder, CO: Westview Press).

597 Edwards P. 1991. Fish-fowl-pig farming uncommon. World Aquaculture 22(3):2–3.

598 Osterholm MT. 2005. Preparing for the next pandemic. Foreign Affairs 84(4). www.foreignaffairs.org/20050701faessay84402/michael-t-osterholm/preparing-for-the-next-pandemic.html.

599 Manci WE. 1991. Let's promote discussion. World Aquaculture 22(3):6.

600 Torrey EF, Yolken RH. 2005. Beasts of the Earth: Animals, Humans, and Disease (New Brunswick, NJ: Rutgers University Press).

601 Cullington BJ. 1990. Emerging viruses, emerging threat. Science 247:279–80.

602 Naeve CW, Hinshaw VS, Webster RG. 1984. Mutations in the hemagglutinin receptor-binding site can change the biological properties of an influenza virus. Journal of Virology 51:567–9.

603 Osterhaus ADME, de Jong JC, Rimmelzwaan GF, Class ECJ. 2002. H5N1 influenza in Hong Kong: virus characterizations. Vaccine 20:S82–3.

604 Davies P. 2000. The Devil's Flu (New York, NY: Henry Holt and Company).

605 Taubenberger JK, Kash JC, Morens DM. 2019. The 1918 influenza pandemic: 100 years of questions answered and unanswered. Sci Transl Med. 11(502):eaau5485. https://doi.org/10.1126/scitranslmed.aau5485.

606 Smith GJ, Bahl J, Vijaykrishna D, Zhang J, Poon LL, Chen H, Webster RG, Peiris JS, Guan Y. 2009. Dating the emergence of pandemic influenza viruses. Proc Natl Acad Sci U S A. 106(28):11709–11712. https://doi.org/10.1073/pnas.0904991106.

607 Zhou NN, Senne DA, Landgraf JS, Swenson SL, Erickson G, Rossow K, Liu L, Yoon Kj, Krauss S, Webster RG. 1999. Genetic reassortment of avian, swine, and human influenza A viruses in American pigs. J Virol. 73(10):8851–8856.

608 dos Reis M, Hay AJ, Goldstein RA. 2009. Using non-homogeneous models of nucleotide substitution to identify host shift events: application to the origin of the 1918 'Spanish' influenza pandemic virus. J Mol Evol. 69(4):333–345. https://doi.org/10.1007/s00239-009-9282-x.

609 Guan Y, Vijaykrishna D, Bahl J, Zhu H, Wang J, Smith GJ. 2010. The emergence of pandemic influenza viruses. Protein Cell. 1(1):9–13. https://doi.org/10.1007/s13238-010-0008-z.

610 Guan Y, Vijaykrishna D, Bahl J, Zhu H, Wang J, Smith GJ. 2010. The emergence of pandemic influenza viruses. Protein Cell. 1(1):9–13. https://doi.org/10.1007/s13238-010-0008-z.

611 Brockwell-Staats C, Webster RG, Webby RJ. Diversity of influenza viruses in swine and the emergence of a novel human pandemic influenza A (H1N1). Influenza Other Respir Viruses. 3(5):207–213. https://doi.org/10.1111/j.1750-2659.2009.00096.x.

612 Wuethrich B. 2003. Infectious disease. Chasing the fickle swine flu. Science. 299(5612):1502–1505. https://doi.org/10.1126/science.299.5612.1502.

613 Sturgis S. 2009 Mai 5. Swine flu genes traced to North Carolina factory farm. Durham: Facing South; [Zugriff 2020 Apr 18]. https://www.facingsouth.org/2009/05/swine-flu-genes-traced-to-north-carolina-hog-farm.html.

614 Zhou NN, Senne DA, Landgraf JS, et al. 1999. Genetic reassortment of avian, swine, and human influenza A viruses in American pigs. Journal of Virology 73:8851–6.

615 Webby RJ, Swenson SL, Krauss SL, Gerrish PJ, Goyal SM, Webster RG. 2000. Evolution of swine H3N2 influenza viruses in the United States. Journal of Virology 74:8243–51.

616 Wuethrich B. 2003. Infectious disease. Chasing the fickle swine flu. Science. 299(5612):1502–1505. https://doi.org/10.1126/science.299.5612.1502.

617 Wilson TM, Logan-Henfrey L, Weller R, Kellman B. 2000. Agroterrorism, biological crimes, and biological warfare targeting animal agriculture. In: Brown C, Bolin C, editors. Emerging diseases of animals. Washington (DC): ASM Press. S. 23–57. https://doi.org/10.1128/9781555818050.ch3.

618 Shields DA, Mathews KH. 2003. Interstate livestock movements. USDA Economic Research Service. Report No.: LDP-M-108-01; [aktualisiert 2003 Juni 5; Zugriff 2020 Apr 2]. https://www.ers.usda.gov/webdocs/publications/37685/15376_ldpm10801_1_.pdf.

619 Burrell A. 2002. Animal disease epidemics: implications for production, policy and trade. Outlook Agric. 31(3):151–160. https://doi.org/10.5367/000000002101294001.

620 Strelioff CC, Vijaykrishna D, Riley S, Guan Y, Peiris JSM, Lloyd-Smith JO. 2013. Inferring patterns of influenza transmission in swine from multiple streams of surveillance data. Proc Biol Sci. 280(1762):20130872. https://dx.doi.org/10.1098/rspb.2013.0872.

621 Wallace RG. 2009. Breeding influenza: the political virology of offshore farming. Antipode. 41(5):916–951.

622 Mena I, Nelson MI, Quezada-Monroy F, Dutta J, Cortes-Fernández R, Lara-Puente JH, Castro-Peralta F, Cunha LF, Trovão NS, Lozano-Dubernard B, et al. 2016. Origins of the 2009 H1N1 influenza pandemic in swine in Mexico. eLife. 5:e16777. https://dx.doi.org/10.7554/eLife.16777.

623 Suriya R, Hassan L, Omar AR, Aini I, Tan CG, Lim YS, Kamaruddin MI. 2008. Seroprevalence and risk factors for influenza A viruses in pigs in Peninsular Malaysia. Zoonoses Public Health. 55(7):342–351. https://doi.org/10.1111/j.1863-2378.2008.01138.x.

624 Beltran-Alcrudo D, Falco JR, Raizman E, Dietze K. 2019. Transboundary spread of pig diseases: the role of international trade and travel. BMC Vet Res. 15(1):64. https://doi.org/10.1186/s12917-019-1800-5.

625 Webby RJ, Swenson SL, Krauss SL, Gerrish PJ, Goyal SM, Webster RG. 2000. Evolution of swine H3N2 influenza viruses in the United States. J Virol. 74(18):8243–8251. https://doi.org/10.1128/jvi.74.18.8243-8251.2000.

626 Environmental Defense. 2000 Nov. Factory hog farming: the big picture. New York: Environmental Defense Fund; [Zugriff 2020 Apr 9]. https://web.archive.org/web/20081102210913/http://www.edf.org/documents/2563_FactoryHogFarmingBigPicture.pdf.

627 Center on Globalization, Governance & Competitiveness. 2006. Hog farming: overview. Durham(NC): Duke University; [aktualisiert 2006 Feb 23; Zugriff 2020 Apr 9]. https://web.archive.org/web/20061013165542/http://www.soc.duke.edu/NC_GlobalEconomy/hog/overview.php.

628 North Carolina Department of Agriculture and Consumer Services. 2001. North Carolina agriculture overview: livestock. [aktualisiert 2001 Feb 23; Zugriff 2020 Apr 9]. https://web.archive.org/web/20040810163842/http://www.ncagr.com:80/stats/general/livestoc.htm.

629 Byerly CR. 2005. Fever of war: the influenza epidemic in the U.S. Army during World War I. New York: New York University Press. S. 160.

630 Maes D, Deluyker H, Verdonck M, Castryck F, Miry C, Vrijens B, de Kruif A. 2000. Herd factors associated with the seroprevalences of four major respiratory pathogens in slaughter pigs from farrow-to-finish pig herds. Vet Res. 31(3):313–327. https://doi.org/10.1051/vetres:2000122.

631 Madec F, Rose N. 2003. How husbandry practices may contribute to the course of infectious diseases in pigs. In: 4th International Symposium on Emerging and Re-emerging Pig Diseases; 2003 Juni 29–Juli 2; Rome. Ploufragan (France): French Agency for Food Safety. S. 9–18.

632 Enøe C, Mousing J, Schirmer AL, Willeberg P. 2002. Infectious and rearing-system related risk factors for chronic pleuritis in slaughter pigs. Prev Vet Med. 54(4):337–349. https://doi.org/10.1016/S0167-5877(02)00029-6.

633 Maes D, Deluyker H, Verdonck M, Castryck F, Miry C, Vrijens B, de Kruif A. 2000. Herd factors associated with the seroprevalences of four major respiratory pathogens in slaughter pigs from farrow-to-finish pig herds. Vet Res. 31(3):313–327. https://doi.org/10.1051/vetres:2000122.

634 Poljak Z, Carman S, McEwen B. Assessment of seasonality of influenza in swine using field submissions to a diagnostic laboratory in Ontario between 2007 and 2012. Influenza Other Respir Viruses. 8(4):482–492.

635 Crawford D. 2000. The invisible enemy: a natural history of viruses. Oxford: Oxford University Press.

636 Baudon E, Peyre M, Peiris M, Cowling BJ. 2017. Epidemiological features of influenza circulation in swine populations: a systematic review and meta-analysis. PLoS ONE. 12(6):e0179044. https://doi.org/10.1371/journal.pone.0179044.

637 Takemae N, Shobugawa Y, Nguyen PT, Nguyen T, Nguyen TN, To TL, Thai PD, Nguyen TD, Nguyen DT, Nguyen DK, et al. 2016. Effect of herd size on subclinical infection of swine in Vietnam with influenza A viruses. BMC Vet Res. 12(1):227. https://doi.org/10.1186/s12917-016-0844-z.

638 Poljak Z, Dewey CE, Martin SW, Christensen J, Carman S, Friendship RM. 2008. Prevalence of and risk factors for influenza in southern Ontario swine herds in 2001 and 2003. Can J Vet Res. 72(1):7–17.

639 Maes D, Deluyker H, Verdonck M, Castryck F, Miry C, Vrijens B, de Kruif A. 2000. Herd factors associated with the seroprevalences of four major respiratory pathogens in slaughter pigs from farrow-to-finish pig herds. Vet Res. 31(3):313–327. https://doi.org/10.1051/vetres:2000122.

640 de Souza Almeida HM, Storino GY, Pereira DA, Gatto IRH, Mathias LA, Montassier HJ, de Oliveira LG. 2017. A cross-sectional study of swine influenza in intensive and extensive farms in the northeastern region of the state of São Paulo, Brazil. Trop Anim Health Prod. 49(1):25–30. https://doi.org/10.1007/s11250-016-1153-z.

641 Wuethrich B. 2003. Infectious disease. Chasing the fickle swine flu. Science. 299(5612):1502–1505. https://doi.org/10.1126/science.299.5612.1502.

642 1993. Overcrowding pigs pays—if it's managed properly. National Hog Farmer, November 15.

643 Wuethrich B. 2003. Infectious disease. Chasing the fickle swine flu. Science. 299(5612):1502–1505. https://doi.org/10.1126/science.299.5612.1502.

644 Yan JZ, Morrison B, Meyer T, Deen J. 2003. Inside China. Pig Progress. 19(1):9–14. [aktualisiert 2006 Aug 17; Zugriff 2020 Apr 3]. https://www.pigprogress.net/Home/General/2003/1/Inside-China-PP005236W/.

645 Gardner IA, Willeberg P, Mousing J. 2002. Empirical and theoretical evidence for herd size as a risk factor for swine diseases. Anim Health Res Rev. 3(1):43–55.

646 Ludwig S, Stitz L, Planz O, Van H, Fitch WM, Scholtissek C. 1995. European swine virus as a possible source for the next influenza pandemic? Virology 212:555–61.

647 SmithField Foods. 2005. Thirty years of progress 1975–2005. smithfieldfoods.com/Investor/Pdf./AnnualReports/SmithfieldFoods_05AR_LoRes.pdf.

648 Kettlewell J. 2004. Polish factory farms cause a stink. BBC News, November 24. news.bbc.co.uk/2/hi/science/nature/4035081.stm.

649 MacKenzie D. 1998. This little piggy fell ill. New Scientist, September 12.

650 Webster RG, Sharp GB, Claas CJ. 1995. Interspecies transmission of influenza viruses. Americal Journal of Respiratory and Critical Care Medicine 152:525–30.

651 Agriculture and Agri-Food Canada. 1997. The hog and pork industries of Denmark and the Netherlands: a competitiveness analysis. März. agr.gc.ca:8081/spb/rad-dra/publications/hognprk/hognprk_e.pdf.

652 2003. Too many, too smelly. Economist, August 7. economist.com/displayStory.cfm?story_id=1979752.

653 Decision News Media SAS 2004. Danish pork industry on the rise. Oktober 24. foodproductiondaily.com/news/ng.asp?id=49755-danish-pork-industry.

654 MacKenzie D. 1998. This little piggy fell ill. New Scientist, September 12.

655 MacKenzie D. 1998. This little piggy fell ill. New Scientist, September 12.

656 Delgado C, Rosegrant M, Steinfeld H, Ehui S, Courbois C. 1999. Livestock to 2020: the next food revolution. Food, Agriculture, and the Environment Discussion Paper 28. For the International Food Policy Research Institute, the Food and Agriculture Organization of the United Nations and the International Livestock Research Institute. ifpri.org/2020/dp/dp28.pdf.

657 MacKenzie D. 1998. This little piggy fell ill. New Scientist, September 12, S. 1818.

658 MacKenzie D. 1998. This little piggy fell ill. New Scientist, September 12, S. 1818.

659 Choi YK, Lee JH, Erickson G, et al. 2004. H3N2 influenza virus transmission from swine to turkeys, United States. Emerging Infectious Diseases. 10:2156–60.

660 Webster RG, Hulse DJ. 2004. Microbial adaptation and change: avian influenza. Rev Sci Tech. 23(2):453–465. https://doi.org/10.20506/rst.23.2.1493.

661 U.S. Department of Agriculture. 2009 Feb 25. Poultry slaughter 2008 annual summary. Ithaca: USDA Economics, Statistics and Market Information System; [Zugriff 2020 Apr 2]. https://downloads.usda.library.cornell.edu/usda-esmis/files/pg15bd88s/kd17cw364/qn59q6557/PoulSlauSu-02-25-2009.pdf.

662 U.S. Department of Agriculture. 2009 Feb 26. Chickens and eggs 2008 summary. Ithaca: USDA Economics, Statistics and Market Information System; [Zugriff 2020 Apr 2]. https://downloads.usda.library.cornell.edu/usda-esmis/files/1v53jw96n/7h149s210/p5547v38d/ChickEgg-02-26-2009.pdf.

663 Graham JP, Leibler JH, Price LB, Otte JM, Pfeiffer DU, Tiensin T, Silbergeld EK. 2008. The animal-human interface and infectious disease in industrial food animal production: rethinking biosecurity and biocontainment. Public Health Rep. 123(3):282–299. https://doi.org/10.1177/003335490812300309.

664 Dawood FS, Iuliano AD, Reed C, Meltzer MI, Shay DK, Cheng P-Y, Bandaranayake D, Breiman RF, Brooks WA, Buchy P, et al. 2012. Estimated global mortality associated with the first 12 months of 2009 pandemic influenza A H1N1 virus circulation: a modelling study. Lancet Infect Dis. 12(9):687–695. https://doi.org/10.1016/S1473-3099(12)70121-4.

665 Myers KP, Olsen CW, Gray GC. 2007. Cases of swine influenza in humans: a review of the literature. Clin Infect Dis. 44(8):1084–1088. https://doi.org/10.1086/512813.

666 Wells DL, Hopfensperger DJ, Arden NH, et al. 1991. Swine influenza virus infections: transmission from ill pigs to humans at a Wisconsin agricultural fair and subsequent probable person-to-person transmission. Journal of the American Medical Association 265(4):478–81.

667 Claas ECJ, de Jong JC, van Beek R, Rimmelzwaan GF, Osterhaus ADME. 1998. Human influenza virus A/HongKong/156/97 (H5N1) infection. Vaccine 16:977–8.

668 Matrosovich MN, Matrosovich TY, Gray T, Roberts NA, Klenk HD. 2004. Human and avian influenza viruses target different cell types in cultures of human airway epithelium. Proceedings of the National Academy of Sciences of the United States of America 101(13):4620–4.

669 Arnst C. 2005. A hot zone in the heartland. Little could be done to contain a deadly avian flu outbreak. Business Week, September 19. businessweek.com/magazine/content/05_38/b3951008.htm.

670 Taubenberger JK, Morens DM. 2006. 1918 influenza: the mother of all pandemics. Emerging Infectious Diseases 12(1):15–22.

671 Shortridge KF, Gao P, Guan Y, et al. 2000. Interspecies transmission of influenza viruses: H5N1 virus and a Hong Kong SAR perspective. Veterinary Microbiology 74:141–7.

672 Arnst C. 2005. A hot zone in the heartland. Little could be done to contain a deadly avian flu outbreak. Business Week, September 19. businessweek.com/magazine/content/05_38/b3951008.htm.

673 Gargan EA. 1997. As avian flu spreads, China is seen as its epicenter. New York Times, Dezember 21, S. 10. query.nytimes.com/gst/fullpage.html.?res=9803E6DF173EF932A15751C1A961958260&sec=health&pagewanted=print.

674 Food and Agriculture Organization of the United Nations. 2020. Sources of meat. Rome: FAO; [aktualisiert 2014 Nov 25; Zugriff 2020 Apr 8].

675 Environmental Defense. 2000. Factory hog farming: the big picture. November. environmentaldefense.org/documents/2563_FactoryHogFarmingBigPicture.pdf.

676 Iowa Egg Council. 2002. Production. iowaegg.org/allabouteggs/production.html.

677 Food and Agriculture Organization of the United Nations. 2006. FAOSTAT database. Livestock primary, Januar 24. faostat.fao.org/faostat/collections?subset=agriculture.

678 Webby RJ, Swenson SL, Krauss SL, Gerrish PJ, Goyal SM, Webster RG. 2000. Evolution of swine H3N2 influenza viruses in the United States. J Virol. 74(18):8243–8251. https://doi.org/10.1128/jvi.74.18.8243-8251.2000.

679 Karasin AI, Carman S, Olsen CW. 2006. Identification of human H1N2 and human-swine reassortant H1N2 and H1N1 influenza A viruses among pigs in Ontario, Canada (2003 to 2005). J Clin Microbiol. 44(3):1123–1126. https://doi.org/10.1128/JCM.44.3.1123-1126.2006.

680 Fleites MÁ, Buenfil JCR, Carrasco AC, Guzmán LR, Tavera GA, Correa JCS. 2004. Serological profile of porcine influenza virus, Mycoplasma hyopneumoniae and Actinobacillus pleuropneumoniae, in farms of Yucatan, Mexico. Vet Méx. 35(4):295–305.

681 Lee CS, Kang BK, Kim HK, Park SJ, Park BK, Jung K, Song DS. 2008. Phylogenetic analysis of swine influenza viruses recently isolated in Korea. Virus Genes. 37(2):168–176. https://doi.org/10.1007/s11262-008-0251-z.

682 Smith GJ, Vijaykrishna D, Bahl J, Lycett SJ, Worobey M, Pybus OG, Ma SK, Cheung CL, Raghwani J, Bhatt S, et al. 2009. Origins and evolutionary genomics of the 2009 swine-origin H1N1 influenza A epidemic. Nature. 459(7250):1122–1125. https://doi.org/10.1038/nature08182.

683 Trovão NS, Nelson MI. 2020. When pigs fly: pandemic influenza enters the 21st century. PLoS Pathog. 16(3):e1008259. https://doi.org/10.1371/journal.ppat.1008259.

684 Ma W, Liu Q, Qiao C, del Real G, García-Sastre A, Webby RJ, Richt JA. 2014. North American triple reassortant and Eurasian H1N1 swine influenza viruses do not readily reassort to generate a 2009 pandemic H1N1-like virus. mBio. 5(2):e00919–13. https://dx.doi.org/10.1128/mBio.00919-13.

685 Drew TW. 2011. The emergence and evolution of swine viral diseases: to what extent have husbandry systems and global trade contributed to their distribution and diversity? Rev Sci Tech. 30(1):95–106. https://doi.org/10.20506/rst.30.1.2020.

686 Rajao DS, Anderson TK, Kitikoon P, Stratton J, Lewis NS, Vincent AL. 2018. Antigenic and genetic evolution of contemporary swine H1 influenza viruses in the United States. Virology. 518:45–54. https://doi.org/10.1016/j.virol.2018.02.006.

687 Fabrizio TP, Sun Y, Yoon SW, Jeevan T, Dlugolenski D, Tripp RA, Tang L, Webby RJ. 2016. Virologic differences do not fully explain the diversification of swine influenza viruses in the United States. J Virol. 90(22):10074–10082. https://doi.org/10.1128/JVI.01218-16.

688 Hari J. 2009 Mai 1. Life-threatening disease is the price we pay for cheap meat. Independent (London, United Kingdom). [Zugriff 2020 Apr 2]; https://www.independent.co.uk/voices/commentators/johann-hari/johann-hari-life-threatening-disease-is-the-price-we-pay-for-cheap-meat-1677067.html.

689 Fablet C, Simon G, Dorenlor V, Eono F, Eveno E, Gorin S, Quéguiner S, Madec F, Rose N. 2013. Different herd level factors associated with H1N1 or H1N2 influenza virus infections in fattening pigs. Prev Vet Med. 112(3-4):257–265. https://doi.org/10.1016/j.prevetmed.2013.07.006.

690 Lawrence AB, Petherick JC, McLean KA, Deans LA, Chirnside J, Gaughan A, Clutton E, Terlouw EMC. 1994. The effect of environment on behaviour, plasma cortisol and prolactin in parturient sows. Appl Anim Behav Sci. 39(3-4):313–330. https://doi.org/10.1016/0168-1591(94)90165-1.

691 Siegel HS. 1983. Effects of intensive production methods on livestock health. Agro–Ecosystems. 8(3-4):215–230. https://doi.org/10.1016/0304-3746(83)90005-7.

692 André F, Tuyttens M. 2005. The importance of straw for pig and cattle welfare: a review. Appl Anim Behav Sci. 92(3):261–282. https://doi.org/10.1016/j.applanim.2005.05.007.

693 Ewald C, Heer A, Havenith U. 1994. Factors associated with the occurrence of influenza A virus infections in fattening swine. Berl Munch Tierarztl Wochenschr. 107(8):256–262.

694 Crowding pigs pays—if it's managed properly. National Hog Farmer. November 15, 1993;62.

695 Kennedy RF Jr. 1999. I don't like green eggs and ham! Newsweek, April 26.

696 Corzo CA, Culhane M, Dee S, Morrison RB, Torremorell M. 2013. Airborne detection and quantification of swine influenza A virus in air samples collected inside, outside and downwind from swine barns. PLoS ONE. 8(8):e71444. https://doi.org/10.1371/journal.pone.0071444.

697 Torremorell M, Alonso C, Davies PR, Raynor PC, Patnayak D, Torchetti M, McCluskey B. 2016. Investigation into the airborne dissemination of H5N2 highly pathogenic avian influenza virus during the 2015 spring outbreaks in the Midwestern United States. Avian Dis. 60(3):637–643. https://doi.org/10.1637/11395-021816-Reg.1.

698 Zhao Y, Richardson B, Takle E, Chai L, Schmitt D, Xin H. 2019. Airborne transmission may have played a role in the spread of 2015 highly pathogenic avian influenza outbreaks in the United States. Sci Rep. 9(1):11755. https://doi.org/10.1038/s41598-019-47788-z.

699 Graham JP, Leibler JH, Price LB, Otte JM, Pfeiffer DU, Tiensin T, Silbergeld EK. 2008. The animal-human interface and infectious disease in industrial food animal production: rethinking biosecurity and biocontainment. Public Health Rep. 123(3):282–299. https://doi.org/10.1177/003335490812300309.

700 Saenz RA, Hethcote HW, Gray GC. 2006. Confined animal feeding operations as amplifiers of influenza. Vector Borne Zoonotic Dis. 6(4):338–346. https://doi.org/10.1089/vbz.2006.6.338.

701 Fragaszy E, Ishola DA, Brown IH, Enstone J, Nguyen-Van-Tam JS, Simons R, Tucker AW, Wieland B, Williamson SM, Hayward AC, et al. 2016. Increased risk of A(H1N1)pdm09 influenza infection in UK pig industry workers compared to a general population cohort. Influenza Other Respir Viruses. 10(4):291–300. https://dx.doi.org/10.1111/irv.12364.

702 Lantos PM, Hoffman K, Höhle M, Anderson B, Gray GC. 2016. Are people living near modern swine production facilities at increased risk of influenza virus infection? Clin Infect Dis. 63(12):1558–1563. https://doi.org/10.1093/cid/ciw646.

703 Koçer ZA, Obenauer J, Zaraket H, Zhang J, Rehg JE, Russell CJ, Webster RG. 2013. Fecal influenza in mammals: selection of novel variants. J Virol. 87(21):11476–11486. https://dx.doi.org/10.1128/JVI.01544-13.

704 Haas B, Ahl R, Böhm R, Strauch D. 1995. Inactivation of viruses in liquid manure. Rev Sci Tech. 14(2):435–445. https://doi.org/10.20506/rst.14.2.844.

705 Michiels A, Piepers S, Ulens T, Van Ransbeeck N, Del Pozo Sacristán R, Sierens A, Haesebrouck F, Demeyer P, Maes D. 2015. Impact of particulate matter and ammonia on average daily weight gain, mortality and lung lesions in pigs. Prev Vet Med. 121(1-2):99–107. https://doi.org/10.1016/j.prevetmed.2015.06.011.

706 Desrosiers R, Boutin R, Broes A. 2004. Persistence of antibodies after natural infection with swine influenza virus and epidemiology of the infection in a herd previously considered influenza-negative. J Swine Health Prod. 12(2):78–81.

707 Sawabe K, Hoshino K, Isawa H, Sasaki T, Hayashi T, Tsuda Y, Kurahashi H, Tanabayashi K, Hotta A, Saito T, et al. 2006. Detection and isolation of highly pathogenic H5N1 avian influenza A viruses from blow flies collected in the vicinity of an infected poultry farm in Kyoto, Japan, 2004. Am J Trop Med Hyg. 75(2):327–332.

708 Centers for Disease Control and Prevention. [date unknown]. 2009 H1N1 pandemic. U.S. Department of Health and Human Services; [zuletzt bearbeitet 2019 Juni 11; Zugriff 2020 Apr 2]. https://www.cdc.gov/flu/pandemic-resources/2009-h1n1-pandemic.html.

709 Centers for Disease Control and Prevention. 2009. Outbreak of swine-origin influenza A (H1N1) virus infection—Mexico, März–April 2009. U.S. Department of Health and Human Services. MMWR. 58(Dispatch):1-3; [zuletzt bearbeitet 2009 Apr 30; Zugriff 2020 Apr 2]. https://www.cdc.gov/mmwr/preview/mmwrhtml/mm58d0430a2.htm.

710 Shapiro P. 2020 März 24. One root cause of pandemics few people think about. Sci Am. [Zugriff 2020 Apr 6]. https://blogs.scientificamerican.com/observations/one-root-cause-of-pandemics-few-people-think-about/.

711 Maillard P. 2006. Adaptation rapide du virus influenza aviaire H5N1 au mammifère: la pandémie de grippe aviaire tiendrait-elle à un acide aminé? Virologie. 10(6):458–460.

712 Wertheim HFL, Nghia HDT, Taylor W, Schultsz C. 2009. Streptococcus suis: an emerging human pathogen. Clin Infect Dis. 48(5):617–625. https://doi.org/10.1086/596763.

713 U.S. Department of Agriculture. 2005 Aug. Streptococcus suis outbreak, swine and human, China. Riverdale(MD): USDA, APHIS; [Zugriff 2020 Apr 9]. https://web.archive.org/web/20090815051837/http://www.aphis.usda.gov/vs/ceah/cei/taf/emergingdiseasenotice_files/strep_suis_china.htm.

714 World Health Organization Regional Office for the Western Pacific. 2005 Aug 2. Streptococcus suis. Manila(Philippines): WPRO; [Zugriff 2020 Apr 9]. https://web.archive.org/web/20091210033358/http://www.wpro.who.int/media_centre/fact_sheets/fs_20050802.htm.

715 Pulliam JR, Epstein JH, Dushoff J, Rahman SA, Bunning M, Jamaluddin AA, Hyatt AD, Field HE, Dobson AP, Daszak P, et al. 2012. Agricultural intensification, priming for persistence and the emergence of Nipah virus: a lethal bat-borne zoonosis. J R Soc Interface. 9(66):89–101. https://doi.org/10.1098/rsif.2011.0223.

716 Benfield C. 2009 März 24. Antibiotics in livestock 'threatens humans.' Yorkshire Post.

717 Pew Commission on Industrial Farm Animal Production. 2008. Expert panel highlights serious public health threats from industrial animal agriculture. Press release issued April 11. www.pewtrusts.org/news_room_detail.aspx?id=37968. Zugriff August 26, 2008.

718 Pew Commission on Industrial Farm Animal Production. 2008 Apr 29. Putting meat on the table: industrial farm animal production in America. Executive summary. Philadelphia: PEW Charitable Trusts. S. 13. http://www.pewtrusts.org/~/media/Assets/2008/PCIFAP_Exec-Summary.pdf.

719 American Public Health Association. 2019 Nov 5. Precautionary moratorium on new and expanding concentrated animal feeding operations. Washington: APHA; [Zugriff 2020 Apr 2]. https://www.apha.org/policies-and-advocacy/public-health-policy-statements/policy-database/2020/01/13/precautionary-moratorium-on-new-and-expanding-concentrated-animal-feeding-operations.

720 Arizona State Legislature. 2007. 13–2910.07. Cruel and inhumane confinement of a pig during pregnancy or of a calf raised for veal. State of Arizona; [Zugriff 2020 Apr 9]. https://web.archive.org/web/20090321091854/https://www.azleg.gov/FormatDocument.asp?inDoc=/ars/13/02910-07.htm&Title=13&DocType=ARS.

721 California Legislative Information. 2008. Chapter 13.8. Farm animal cruelty. 25991. Definitions. State of California; [amended 2018 Nov 6; Zugriff 2020 Apr 6]. https://leginfo.legislature.ca.gov/faces/codes_displaySection.xhtml?lawCode=HSC&sectionNum=25991.

722 Colorado General Assembly. 2008 Mai 14. Chapter 228. Agriculture. An act concerning requirements for confinement of specified livestock. State of Colorado; [Zugriff 2020 Apr 6]. https://leg.colorado.gov/sites/default/files/images/olls/2008a_sl_228.pdf.

723 Florida Legislature. [date unknown]. Article X. Section 21. Limiting cruel and inhumane confinement of pigs during pregnancy. State of Florida; [Zugriff 2020 Apr 6]. http://www.leg.state.fl.us/Statutes/index.cfm?Mode=Constitution&Submenu=3&Tab=statutes#A10S21.

724 Maine Legislature. 2020. Section 4020. Cruel confinement of calves raised for veal and sows during gestation. State of Maine; [Zugriff 2020 Apr 6]. http://www.mainelegislature.org/legis/statutes/7/title7sec4020.html.

725 Ballotpedia. 2016. Massachusetts minimum size requirements for farm animal containment, question 3 (2016). Ballotpedia; [Zugriff 2020 Apr 6]. https://ballotpedia.org/Massachusetts_Minimum_Size_Requirements_for_Farm_Animal_Containment,_Question_3_(2016).

726 Michigan Legislature. 2020. Enrolled senate bill no. 174. Animal industry act. State of Michigan; [Zugriff 2020 Apr 6]. www.legislature.mi.gov/documents/2019-2020/publicact/pdf/2019-PA-0132.pdf.

727 LAWriter. 2016. Ohio administrative code. Chapter 901:12-8 swine. Lawriter LLC; [Zugriff 2020 Apr 6]. http://codes.ohio.gov/oac/901:12-8.

728 OregonLaws.org. 2017. ORS 600.150 Prohibition against restrictive confinement. Public Technology Ltd; [Zugriff 2020 Apr 6]. https://www.oregonlaws.org/ors/600.150.

729 Rhode Island General Assembly. [date unknown]. Section 4-1.1-3. Unlawful confinement. State of Rhode Island; [Zugriff 2020 Apr 6]. http://webserver.rilin.state.ri.us/Statutes/TITLE4/4-1.1/4-1.1-3.HTM.

730 Wuethrich B. 2003. Infectious disease. Chasing the fickle swine flu. Science. 299(5612):1502–1505. https://doi.org/10.1126/science.299.5612.1502.

731 Webby RJ, Rossow K, Erickson G, Sims Y, Webster R. 2004. Multiple lineages of antigenically and genetically diverse influenza A virus co-circulate in the United States swine population. Virus Res. 103(1-2):67–73. https://doi.org/10.1016/j.virusres.2004.02.015.

732 Chen H, Cheung CL, Tai H, Zhao P, Chan JFW, Cheng VCC, Chan KH, Yuen KY. 2009. Oseltamivir-resistant influenza A pandemic (H1N1) 2009 virus, Hong Kong, China. Emerg infect Dis. 15(12):1970–1972. https://dx.doi.org/10.3201/eid1512.091057.

733 Wei K, Sun H, Sun Z, Sun Y, Kong W, Pu J, Ma G, Yin Y, Yang H, Guo X, et al. 2014. Influenza A virus acquires enhanced pathogenicity and transmissibility after serial passages in swine. J Virol. 88(20):11981–11994. https://doi.org/10.1128/JVI.01679-14.

734 Taubenberger JK, Morens DM. 2013. Influenza viruses: breaking all the rules. mBio. 4(4):e00365-13. https://doi.org/10.1128/mBio.00365-13.

735 Keim B. 2009 Mai 1. Swine flu ancestor born on U.S. factory farms. Wired.com; [Zugriff 2020 Apr 9]. https://web.archive.org/web/20140706145323/http://www.wired.com/2009/05/swineflufarm/.

736 Wuethrich B. 2003. Infectious disease. Chasing the fickle swine flu. Science. 299(5612):1502–1505. https://doi.org/10.1126/science.299.5612.1502.

737 De Jong JC, de Ronde-Verloop JM, Bangma PJ, Van Kregten E, Kerckhaert J, Paccaud MF, Wicki F, Wunderli W. 1986. Isolation of swine-influenza-like A (H1N1) viruses from man in Europe, 1986. Lancet. 328(8519):1329–1330. https://doi.org/10.1016/S0140-6736(86)91450-9.

738 De Jong JC, de Ronde-Verloop JM, Bangma PJ, Van Kregten E, Kerckhaert J, Paccaud MF, Wicki F, Wunderli W. 1986. Isolation of swine-influenza-like A (H1N1) viruses from man in Europe, 1986. Lancet. 328(8519):1329–1330. https://doi.org/10.1016/S0140-6736(86)91450-9.

739 Wiley S. 2020. The 2009 influenza pandemic: 10 years later. Nursing2020. 50(1):17–20. https://journals.lww.com/nursing/Fulltext/2020/01000/The_2009_influenza_pandemic__10_years_later.6.aspx.

740 Wong JY, Kelly H, Ip DKM, Wu JT, Leung GM, Cowling BJ. 2013 Nov. Case fatality risk of influenza A (H1N1pdm09): a systematic review. Epidemiology. 24(6). https://dx.doi.org/10.1097/EDE.0b013e3182a67448.

741 Dawood FS, Iuliano AD, Reed C, Meltzer MI, Shay DK, Cheng P-Y, Bandaranayake D, Breiman RF, Brooks WA, Buchy P, et al. 2012. Estimated global mortality associated with the first 12 months of 2009 pandemic influenza A H1N1 virus circulation: a modelling study. Lancet Infect Dis. 12(9):687–695. https://doi.org/10.1016/S1473-3099(12)70121-4.

742 2001. The virus hunters. South China Morning Post, Mai 25, S. 15.

743 Shortridge KF. 1992. Pandemic influenza: a zoonosis? Seminars in Respiratory Infections 7:11–25.

744 Shortridge KF. 1982. Avian influenza A viruses of southern China and Hong Kong: ecological aspects and implications for man. Bulletin of the World Health Organization 60:129–35.

745 Elegant S. 2003. The breeding grounds: what other bugs are out there? Time, April 7. time.com/time/asia/magazine/printout/0,13675,501030407-438944,00.html./.

746 Shortridge KF. 2003. Severe Acute Respiratory Syndrome and influenza virus incursions from Southern China. American Journal of Respiratory and Critical Care Medicine 168:1416–20.

747 U.S. State Department Bureau of East Asian and Pacific Affairs. 2006. Hong Kong Special Administrative Region. Januar. state.gov/r/pa/ei/bgn/2747.htm.

748 Travelsmart.com. Hong Kong. Population and people. travelsmart.net/hk/hotels/.

749 Fielding R, Lam WW, Ho EY, Lam TH, Hedley AJ, Leung GM. 2005. Avian influenza risk perception, Hong Kong. Emerging Infectious Diseases 11(5):677–82.

750 FAO/OIE/WHO. 2005. Consultation on avian influenza and human health: risk reduction measures in producing, marketing, and living with animals in Asia. Renaissance Hotel, Kuala Lumpur, Malaysia 4–6 Juli.

751 Ellis MT, Bousfield RB, Bissett LA, et al. 2004. Investigation of outbreaks of highly pathogenic H5N1 avian influenza in waterfowl and wild birds in Hong Kong in late 2002. Avian Pathology 33:492–505.

752 Sims LD, Ellis TM, Liu KK, et al. 2003. Avian influenza in Hong Kong 1997–2002. Avian Diseases 47:832–8.

753 Marwick C. 1998. Could virulent virus be harbinger of »new flu«? Journal of the American Medical Association 279:259–60.

754 Shortridge KF, Peiris JS, Guan Y. 2003. The next influenza pandemic: lessons from Hong Kong Journal of Applied Microbiology 94(1):70.

755 Fielding R, Lam WT, Ho EYY, Lam TH, Hedley AJ, Leung GM. 2005. Avian influenza risk perception, Hong Kong. Emerging Infectious Diseases 11(5):677–82.

756 Parry J. 2003. Hong Kong under WHO spotlight after flu outbreak. British Medical Journal 327:308.

757 Fong J. 2004. Beating »bird flu« against the odds. Greatreporter.com, März 3. greatreporter.com/mambo/content/view/227/2/.

758 Macan-Markar M. 2005. Bird flu pandemic may hang on for years. Inter Press Service, Februar 26.

759 Dronamraju K (ed.), 2004. Infectious Disease and Host-Pathogen Evolution (Cambridge, UK: Cambridge University Press).

760 Fielding R, Lam WT, Ho EYY, Lam TH, Hedley AJ, Leung GM. 2005. Avian influenza risk perception, Hong Kong. Emerging Infectious Diseases 11(5):677–82.

761 Hedley AJ, Leung GM, Fielding R, Lam TH. 2004. The prevention of avian influenza in Hong Kong: observations on the HKSAR government's consultation document. Department of Community Medicine and Unit for Behavioural Sciences, School of Public Health, The University of Hong Kong. legco.gov.hk/yr03-04/english/panels/fseh/papers/fe0604cb2-2583-03-e.pdf.

762 Choi MJ, Torremorell M, Bender JB, Smith K, Boxrud D, Ertl JR, Yang M, Suwannakarn K, Her D, Nguyen J, et al. 2015. Live animal markets in Minnesota: a potential source for emergence of novel influenza A viruses and interspecies transmission. Clin Infect Dis. 61(9):1355–1362. https://doi.org/10.1093/cid/civ618.

763 Wu Y, Shi W, Lin J, Wang M, Chen X, Liu K, Xie Y, Luo L, Anderson BD, Lednicky JA, et al. 2017. Aerosolized avian influenza A (H5N6) virus isolated from a live poultry market, China. J Infect. 74(1):89–91. https://doi.org/10.1016/j.jinf.2016.08.002.

764 Bertran K, Balzli C, Kwon Y-K, Tumpey TM, Clark A, Swayne DE. 2017. Airborne transmission of highly pathogenic influenza virus during processing of infected poultry. Emerg Infect Dis. 23(11):1806–1814. https://doi.org/10.3201/eid2311.170672.

765 Chen H, Deng G, Li Z, et al. 2004. The evolution of H5N1 influenza viruses in ducks in southern China. Proceedings of the National Academy of Sciences of the United States of America 101(28):10452–7.

766 Appenzeller T. 2005. Tracking the next killer flu. National Geographic, Oktober. www7.nationalgeographic.com/ngm/0510/feature1/.

767 Webster RG, Hulse DJ. 2004. Microbial adaptation and change: avian influenza. Revue Scientifique et Technique 23(2):453–65.

768 Hedley AJ, Leung GM, Fielding R, Lam TH. 2004. The prevention of avian influenza in Hong Kong: observations on the HKSAR government's consultation document. Department of Community Medicine and Unit for Behavioural Sciences, School of Public Health, The University of Hong Kong. legco.gov.hk/yr03-04/english/panels/fseh/papers/fe0604cb2-2583-03-e.pdf.

769 FAO/WHO global forum of food safety regulators in Marrekech, Moracco, Januar 28–30. www.fao.org/DOCREP/MEETING/004/AB427E.HTM.

770 Webster RG, Hulse DJ. 2004. Microbial adaptation and change: avian influenza. Revue Scientifique et Technique 23(2):453–65.

771 Lam A. 2004. China's dangerous wild tastes. Pacific News Service, Januar 1.

772 Fielding R, Lam WT, Ho EYY, Lam TH, Hedley AJ, Leung GM. 2005. Avian influenza risk perception, Hong Kong. Emerging Infectious Diseases 11(5):677–82.

773 2006. Live birds back on sale despite ban. Shanghai Daily News, März 2. english.eastday.com/eastday/englishedition/node20665/node20669/node22813/node95960/node95963/node95964/node95966/userobject1ai1885583.html.

774 Hoo S. 2005. China closes all Beijing poultry markets. Associated Press, November 7. katv.com/news/stories/1105/275446.html.

775 2006. Hong Kong to ban live poultry sales in three years. Agence France Presse. news.yahoo.com/s/afp/healthfluhongkong;_ylt=Ak6dh2DxZxiPZHNHKChGjwiTvyIi;_ylu=X3oDMTBiMW04NW9mBHNlYwMlJVRPUCUl.

776 Webby RJ, Webster RG. 2001. Emergence of influenza A viruses. Philosophical Transactions of the Royal Society of London 356:1817–28.

777 Perez DR, Nazarian SH, McFadden G, Gilmore MS. 2005. Miscellaneous threats: Highly pathogenic avian influenza, and novel bio-engineered organisms. In: Bronze MS, Greenfield RA (eds.), Biodefense: Principles and Pathogens (Norfolk, UK: Horizon Bioscience).

778 Brown C. 1999. Economic considerations of agricultural diseases. Annals New York Academy of Sciences 894:92–94.

779 Alexander DJ. 2000. A review of avian influenza in different bird species. Veterinary Microbiology 74:3–13.

780 Stubbs EL. 1925. Fowl pest. Sixty-Second Annual Meeting of the American Veterinary Medical Association, Portland, Oregon, Juli 21–24.

781 Linares JA, Gayle L, Sneed L, Wigle W. 2004. H5N2 avian influenza outbreak in Texas. In: 76th Northeastern Conference on Avian Diseases: Juni 9–11 (State College, Pennsylvania: Department of Veterinary Science, College of Agricultural Sciences, Pennsylvania State University, S. 14). www.vetsci.psu.edu/NECAD/NECADProceedings.pdf.

782 Suarez DL, Spackman E, Senne DA. 2003. Update on molecular epidemiology of H1, H5, and H7 influenza virus infections in poultry in North America. Avian Diseases 47:888–97.

783 Shane S. 2004. Live-bird markets are under the microscope: as the United States battles new outbreaks of bird flu, the role and necessity of live-bird markets must be examined. National Provisioner 218(4):38. www.findarticles.com/p/articles/mi_hb314/is_200404/ai_hibm1G1117180028.

784 Suarez DL, Spackman E, Senne DA. 2003. Update on molecular epidemiology of H1, H5, and H7 influenza virus infections in poultry in North America. Avian Diseases 47:888–97.

785 Senne DA, Pederson JC, Panigrahy B. 2003. Live-bird markets in the Northeastern United States: a source of avian influenza in commercial poultry. In: Schrijver RS, Koch G (eds.), Proceedings of the Frontis Workshop on Avian Influenza: Prevention and Control (Wageningen, The Netherlands, S. 19–24).

786 Kingsbury K. 2004. Animal markets are alive with controversy. Columbia News Service. Februar 16. www.jrn.columbia.edu/studentwork/cns/2004-02-16/455.asp.

787 Choi YK, Seo SH, Kim JA, Webby RJ, Webster RG. 2005. Avian influenza viruses in Korean live poultry markets and their pathogenic potential. Virology 332:529–537.

788 Lashley FR. 2004. Emerging infectious diseases: vulnerabilities, contributing factors and approaches. Expert Review of Anti-infective Therapy 2(2):299–316.

789 Shane S. 2004. Live-bird markets are under the microscope: as the United States battles new outbreaks of bird flu, the role and necessity of live-bird markets must be examined. National Provisioner 218(4):38. findarticles.com/p/articles/mi_hb314/is_200404/ai_hibm1G1117180028.

790 Shane S. 2004. Live-bird markets are under the microscope: as the United States battles new outbreaks of bird flu, the role and necessity of live-bird markets must be examined. National Provisioner 218(4):38. findarticles.com/p/articles/mi_hb314/is_200404/ai_hibm1G1117180028.

791 Suarez DL, Spackman E, Senne DA. 2003. Update on molecular epidemiology of H1, H5, and H7 influenza virus infections in poultry in North America. Avian Diseases 47:888–97.

792 Suarez DL, Spackman E, Senne DA. 2003. Update on molecular epidemiology of H1, H5, and H7 influenza virus infections in poultry in North America. Avian Diseases 47:888–97.

793 Shane S. 2004. Live-bird markets are under the microscope: as the United States battles new outbreaks of bird flu, the role and necessity of live-bird markets must be examined. National Provisioner 218(4):38. findarticles.com/p/articles/mi_hb314/is_200404/ai_hibm1G1117180028.

794 Webster RG. 2004. Wet markets—a continuing source of severe acute respiratory syndrome and influenza? Lancet 363:234–6.

795 Swayne DE. 2003. Transcript of the question and answer session from the Fifth International Symposium on Avian Influenza. Avian Diseases 47:1219–55.

796 Suarez DL, Spackman E, Senne DA. 2003. Update on molecular epidemiology of H1, H5, and H7 influenza virus infections in poultry in North America. Avian Diseases 47:888–97.

797 Mullaney R. 2003. Live-bird market closure activities in the northeastern United States. Avian Diseases 47:1096–8.

798 2004. Bird flu found at four New Jersey live chicken markets. USA Today, Februar 12. usatoday.com/news/nation/2004-02-12-bird-flu_x.htm.

799 Kingsbury K. 2004. Animal markets are alive with controversy. Columbia News Service. Februar 16. www.jrn.columbia.edu/studentwork/cns/2004-02-16/455.asp.

800 Shane S. 2004. Live-bird markets are under the microscope: as the United States battles new outbreaks of bird flu, the role and necessity of live-bird markets must be examined. National Provisioner 218(4):38. findarticles.com/p/articles/mi_hb314/is_200404/ai_hibm1G1117180028.

801 Bulaga LL, Garber L, Senne D, et al. 2003. Descriptive and surveillance studies of suppliers to New York and New Jersey retail live-bird markets. Avian Diseases 47:1169–76.

802 U.S. Department of Agriculture. Agriculture Research Service. 2005. Science Hall of Fame. Dezember 16. www.ars.usda.gov/careers/hof/browse.htm.

803 Thacker C. 2006. Live markets: a risk for entry of bird flu into US. Dow Jones Newswires, März 31. cattlenetwork.com/content.asp?contentid=26782.

804 U.S. Department of Agriculture Food Safety Inspection Service. 2005. Guidance for determining whether a poultry slaughter or processing operation is exempt from inspection requirements of the Poultry Products Inspection Act. Juni. www.fsis.usda.gov/OPPDE/rdad/FSISNotices/Poultry_Slaughter_Exemption_0605.pdf.

805 Iowa Department of Agriculture and Land Stewardship Meat and Poultry Inspection Bureau. Slaughter-processing-labeling-marketing: the basics. www.agriculture.state.ia.us/thebasics.htm.

806 Shane S. 2004. Live-bird markets are under the microscope: as the United States battles new outbreaks of bird flu, the role and necessity of live-bird markets must be examined. National Provisioner 218(4):38. www.findarticles.com/p/articles/mi_hb314/is_200404/ai_hibm1G1117180028.

807 Hedley AJ, Leung GM, Fielding R, Lam TH. 2004. The prevention of avian influenza in Hong Kong: observations on the HKSAR government's consultation document. Department of Community Medicine and Unit for Behavioural Sciences, School of Public Health, The University of Hong Kong. legco.gov.hk/yr03-04/english/panels/fseh/papers/fe0604cb2-2583-03-e.pdf.

808 Webby RJ, Webster RG. 2001. Emergence of influenza A viruses. Philosophical Transactions of the Royal Society of London 356:1817–28.

809 Food and Agriculture Organization of the United Nations. Technical Task Force on Avian Influenza. 2005. Update on the avian influenza situation. Avian Influenza Disease Emergency News, issue 28. www.fao.org/ag/againfo/subjects/documents/ai/AVIbull028.pdf.

810 BirdLife International. 2005. Waterbird culls and wetland drainage could worsen spread of Avian Influenza, BirdLife warns. News release, Oktober 20. birdlife.org/news/pr/2005/10/bird_flu_measures.html.

811 Boon D. 2006. Wild birds, poultry, and avian influenza. Lancet Infectious Diseases 6:262.

812 Melville DS, Shortridge KF. 2004. Influenza: time to come to grips with the avian dimension. Lancet Infectious Diseases 4:261–2.

813 Food and Agriculture Organization of the United Nations. 2005. Army of volunteers helps detect flu early. fao.org/newsroom/en/focus/2005/100356/article_100556en.html.

814 2004. Bird flu death toll rises to 18 in Asia. Associated Press, Februar 5.

815 Sipress A. 2005. Bird flu adds new danger to bloody game; cockfighting among Asian customs that put humans at risk. Washington Post, April 14.

816 Reynolds G. 2004. Our lives in their hands; they scour the earth for clues that could prevent millions of deaths. Independent, November 15. findarticles.com/p/articles/mi_qn4158/is_20041115/ai_n12822423.

817 2004. Cock-fighters the culprits. September 16. e.sinchew-i.com/content.phtml.?sec=2&artid=200409160005.

818 Taipei Times. 2005. Cockfighting to resume in Thailand. Dezember 6. taipeitimes.com/News/world/archives/2005/12/06/2003283202.

819 2004. Fighting cocks fan Thai flu fears. The Australian, Februar 4.

820 Food and Agriculture Organization of the United Nations. Army of volunteers helps detect flu early. 2005. fao.org/newsroom/en/focus/2005/100356/article_100556en.html.

821 Gilbert M, Chaitaweesub P, Parakamawongsa T, et al. 2006. Free-grazing ducks and highly pathogenic avian influenza, Thailand. Emerging Infectious Diseases 12(2):227–34.

822 Delgado CL, Narrod CA, Tiongco MM. 2003. Policy, Technical, and Environmental Determinants and Implications of the Scaling-Up of Livestock Production in Four Fast-Growing Developing Countries: A Synthesis. Submitted to the Food and Agricultural Organization of the United Nations by the International Food Policy Research Institute. Juli 24. www.fao.org/WAIRDOCS/LEAD/x6170e/x6170e00.htm.

823 Shane S. 2004. The Asian AI outbreak and what it means to the U.S. poultry industry. Meating Place, Februar, 2.

824 2005. Fatal flu. The NewsHour with Jim Lehrer transcript #8201. April 7.

825 Sipress A. 2005. Bird flu adds new danger to bloody game; cockfighting among Asian customs that put humans at risk. Washington Post, April 14. washingtonpost.com/wp-dyn/articles/A51593-2005Apr13.html.

826 Clifton M. 2004. Cockfighters spread Asian killer flu. Animal People, März.

827 Piller C. 2005. Squawking at bird flu warning. Los Angeles Times, September 1. latimes.com/news/science/la-sci-cockfighting1sep01,0,1160398.story?coll=la-home-science.

828 Griffin J. 2014 Jan. Cockfighting laws. Washington(DC): National Conference of State Legislatures; [Zugriff 2020 Apr 18]. https://www.ncsl.org/research/agriculture-and-rural-development/cockfighting-laws.aspx.

829 Pagan G. 2005. SB 156 bill analysis. Januar 28. info.sen.ca.gov/pub/bill/sen/sb_0151-0200/sb_156_cfa_20060109_123745_asm_comm.html.

830 Veneman AM. 2004. Letter from U.S. Department of Agriculture Secretary to U.S. Senator Robert Bennet. Mai 24.

831 Frabotta D. 2005. Bird flu's U.S. flyby? DVM Newsmagazine, Dezember 1. www.dvmnewsmagazine.com/dvm/article/articleDetail.jsp?id=274373.

832 Gallegly E. 2005. Smuggling cockfighting roosters a conduit to bird flu. Santa Barbara News-Press, Dezember 11. tinyurl.com/m4369.

833 Blumenauer E. 2003. USDA needs funding to fight animal abuse. 'Agriculture and Animal Welfare. Floor Speeches, Juli 14. www.blumenauer.house.gov/issues/FloorSpeechSummary.aspx?NewsID=71&IssueID=3.

834 Estrada RT. 2003. Fighting roosters spreading disease? Modesto Bee, Februar 9. modbee.com/local/story/6130728p-7083314c.html.

835 Estrada RT. 2003. Fighting roosters spreading disease? Modesto Bee, Februar 9. modbee.com/local/story/6130728p-7083314c.html.

836 U.S. Department of Transportation. 1998. USDA, APHIS, PPQ—Agricultural quarantine inspections database; the potential for international travelers to transmit foreign animal diseases to U.S. livestock or poultry. August, as cited in U.S. Department of Agriculture APHIS. Newcastle Disease in Luxembourg, Dezember 1999 Impact Worksheet. www.aphis.usda.gov/vs/ceah/cei/taf/iw_1999_files/foreign/newcastle_lux1.htm.

837 Aviagen. Welcome to Aviagen. www.aviagen.com/output.aspx?sec=10&con=334&siteId=1.

838 Fernández-Gutiérrez A. Controlling highly pathogenic avian influenza. ThePoultrySite. thepoultrysite.com/FeaturedArticle/FAType.asp?AREA=game&Display=414.

839 Carolina on the West Coast. 2005. Avian flu and our game birds. The Gamecock, Dezember, S. 96.

840 Gallegly E. 2005. Smuggling cockfighting roosters a conduit to bird flu. Santa Barbara News-Press, Dezember 11. tinyurl.com/m4369.

841 Blumenauer E. 2003. Cockfighting. U.S. Department of Agriculture Animal Welfare Information Center. März 31. www.nal.usda.gov/awic/cockfighting.htm.

842 Public Health-Disease Control Programs, Department of Health Services, County of Los Angeles. 2003. Veterinary public health and rabies control: Cockfighting. www.lapublichealth.org/vet/docs/cockfight.pdf.

843 Piller C. 2005. A virus stalks the henhouse. Los Angeles Times, Dezember 13. www.latimes.com/news/printedition/front/la-sci-poultry13dec13,1,6174614,full.story?coll=la-headlines-frontpage.

844 Estrada RT. 2003. Fighting roosters spreading disease? Modesto Bee, Februar 9. modbee.com/local/story/6130728p-7083314c.html.

845 Frommer FJ. 2001. Senate passes anti-cockfighting bill. Associated Press, Juli 31. speakout.com/activism/apstories/10005-1.html.

846 2003. Project pork. ABC 7, Mai 13. abclocal.go.com/kgo/news/iteam/051303_iteam_project_pork_chickens.html.#.

847 Saville A (ed.), 2006. The American Game Fowl Standards (Belton, SC: The American Game Fowl Society).

848 Slasherfowl. 2006. World Slasher Derby 2006. Januar 18, 2:05 AM. Game Rooster Public Forums Gamefowl Board. Zugriff Januar 18, 2006. www.gamerooster.com.

849 Murillo MAS. 2004. Weekender. Business World (Philippines) Financial Times Information Limited—Asia Intelligence Wire, Januar 30.

850 Gay L. 2005. With threat of avian flu, bird smuggling becomes issue. Scripps Howard News Service, Oktober 26. www.knoxstudio.com/shns/story.cfm?pk=AVIANFLU-10-26-05&cat=AN.

851 National Chicken Council. 2004. NCC backs increased penalties for cockfighting. April 12. www.poultryandeggnews.com/poultrytimes/news/April2004/210283.html.

852 Powelson R. 2005. Should the feds regulate cock fighting? Capitol Hill Blue, August 23. www.capitolhillblue.com/artman/publish/article_7259.shtml.

853 Hearn J. 2004. Chicken lobby: curb cockfights. The Hill, April 7. www.hillnews.com/business/040704_chicken.aspx.

854 Food and Agriculture Organization of the United Nations. 2004. Animal health special report: avian influenza questions and answers. www.fao.org/ag/againfo/subjects/en/health/diseases-cards/avian_qa.html.

855 Chen H. 2009. Avian influenza vaccination: the experience in China. Rev Sci Tech. 28(1):267–274. https://doi.org/10.20506/rst.28.1.1860.

856 Specter M. 2005. Nature's bioterrorist. New Yorker, Februar 28, S. 52–61.

857 Rosenthal E. 2006. A scientific puzzle: some Turks have bird flu virus but aren't sick. New York Times, Januar 11, S. A10.nytimes.com/2006/01/11/international/europe/11flu.html.?ex=1294635600&en=7a724fa647544955&ei=5090&partner=rssuserland&emc=rss.

858 Gilbert M, Wint W, Slingenbergh J. 2004. The ecology of highly pathogenic avian influenza in East and South-east Asia: outbreaks distribution, risk factors and policy implications. Consultancy report for the Animal Health Service of the Animal Production and Health Division of the Food and Agriculture Organization of the United Nations, Rome, Italy, August.

859 2005. Bird Shippers of America Answers HSUS Charges. November 5.birdshippers.org/archives/2005/11/bird_shippers_o_1.html.

860 Clifton M. 2005. Flu threat spreads opposition to cockfighting. Animal People, September, S. 1.

861 Who's Who in the Egg and Poultry Industries in the USA and Canada—2005/2006 (Mt. Morris, IL: Watt Publishing Company).

862 Clifton M. 2005. Flu threat spreads opposition to cockfighting. Animal People, September, S. 1.

863 Webster A. 1993. Thermal stress on chickens in transit. British Poultry Science 34(2):267–77.

864 Whyte P, Collins JD, McGill K, Monahan C, O'Mahony H. 2001. The effect of transportation stress on excretion rates of campylobacters in market-age broilers. Poultry Science 80(6):817–20.

865 Wildlife Conservation Society. 2004. Avian flu: Wildlife experts say that closing overseas wild bird markets would help prevent spread of disease. Science Daily, Februar 4. www.sciencedaily.com/releases/2004/02/040203225930.htm.

866 Weinhold B. 2004. Infectious disease: the human costs of our environmental errors. Environmental Health Perspectives 112(1):A32–9. ehponline.org/members/2004/112-1/EHP112pa32PDF.PDF.

867 Weinhold B. 2004. Infectious disease: the human costs of our environmental errors. Environmental Health Perspectives 112(1):A32–9. ehponline.org/members/2004/112-1/EHP112pa32PDF.PDF.

868 Gerberding JL. Order of the Centers for Disease Control and Prevention, Department of Health and Human Services, März 10. www.cdc.gov/flu/avian/pdf./malaysia.pdf.

869 Gay L. 2005. With threat of avian flu, bird smuggling becomes issue. Scripps Howard News Service, Oktober 26. www.knoxstudio.com/shns/story.cfm?pk=AVIANFLU-10-26-05&cat=AN.

870 Wildlife Conservation Society. 2004. Avian flu: wildlife experts say that closing overseas wild bird markets would help prevent spread of disease. Science Daily, Februar 4. www.sciencedaily.com/releases/2004/02/040203225930.htm.

871 Chong J. 2006. Bird flu defies control efforts. Los Angeles Times, März 27. latimes.com/news/printedition/la-sci-birdflu27mar27,0,2708107,full.story?coll=la-home-headlines.

872 Gay L. 2005. With threat of avian flu, bird smuggling becomes issue. Scripps Howard News Service, Oktober 26. www.knoxstudio.com/shns/story.cfm?pk=AVIANFLU-10-26-05&cat=AN.

873 U.S. Department of State. 2005. United States announces global coalition against wildlife trafficking. September 23. state.gov/r/pa/prs/ps/2005/53926.htm.

874 Gay L. 2005. With threat of avian flu, bird smuggling becomes issue. Scripps Howard News Service, Oktober 26. www.knoxstudio.com/shns/story.cfm?pk=AVIANFLU-10-26-05&cat=AN.

875 Gay L. 2005. With threat of avian flu, bird smuggling becomes issue. Scripps Howard News Service, Oktober 26. www.knoxstudio.com/shns/story.cfm?pk=AVIANFLU-10-26-05&cat=AN.

876 MacKenzie D. 2004. Europe has close call with deadly bird flu. New Scientist, Oktober 26. www.newscientist.com/article.ns?id=dn6575.

877 Borm S, Thomas I, Hanquet G, et al. 2005. Highly pathogenic H5N1 influenza virus in smuggled Thai eagles, Belgium. Emerging Infectious Diseases 11(5):702–5. www.cdc.gov/ncidod/eid/vol11no05/05-0211.htm.

878 Borm S, Thomas I, Hanquet G, et al. 2005. Highly pathogenic H5N1 influenza virus in smuggled Thai eagles, Belgium. Emerging Infectious Diseases 11(5):702–5. www.cdc.gov/ncidod/eid/vol11no05/05-0211.htm.

879 MacKenzie D. 2004. Europe has close call with deadly bird flu. New Scientist, Oktober 26. www.newscientist.com/article.ns?id=dn6575.

880 Johnson RT. 2003. Emerging viral infections of the nervous system. Journal of NeuroVirology 9:140–7.

881 Stapp K. 2004. Scientists warn of fast-spreading global viruses. IPS-Inter Press Service, Februar 23.

882 Ronca SE, Murray KO, Nolan MS. 2019. Cumulative incidence of West Nile virus infection, continental United States, 1999–2016. Emerg Infect Dis. 25(2):325–327. https://doi.org/10.3201/eid2502.180765.

883 Ludwig B, Kraus FB, Allwinn R, Doerr HW, Preiser W. 2003. Viral zoonoses—a threat under control? Intervirology 46:71–8.

884 Food and Agriculture Organization of the United Nations. Technical Task Force on Avian Influenza. 2005. Update on the avian influenza situation. Avian Influenza Disease Emergency News, issue 28. www.fao.org/ag/againfo/subjects/documents/ai/AVIbull028.pdf.

885 Gardiner B. 2005. Global bird trade raises bird flu concerns. Associated Press, Oktober 24. abcnews.go.com/Business/print?id=1247482.

886 ProMED-mail. 2004. Avian influenza, human—East Asia. Januar 29. www.promedmail.org/pls/promed/f?p=2400:1202:11412984429089452986::NO::F2400_P1202_CHECK_DISPLAY,F2400_P1202_PUB_MAIL_ID:X,24295.

887 Office of Communications, U.S. Department of Agriculture. 2005. Transcript of technical briefing regarding avian influenza, Oktober 26. Transcript Release No. 0461.05. www.usda.gov/wps/portal/!ut/p/_s.7_0_A/7_0_1OB?contentidonly=tru%C2%AD&contentid=2005/10/0461.xml.

888 Department for Environment, Food and Rural Affairs. 2005. Epidemiology report published on H5N1 in Essex quarantine. DEFRA News Release, November 15. www.defra.gov.uk/news/2005/051115b.htm.

889 Bureau of Animal and Plant Health Inspection and Quarantine Council of COA, Executive Yuan. H5N1 Avian influenza virus detected in smuggled birds from China. Government Information Office, Republic of China (Taiwan), Oktober 26. english.www.gov.tw/e-Gov/index.jsp?categid=217&recordid=87565.

890 Department for Environment, Food and Rural Affairs. 2005. Epidemiology report published on H5N1 in Essex quarantine. DEFRA News Release, November 15. www.defra.gov.uk/news/2005/051115b.htm.

891 Schmit J. 2005. Pet bird buyers asking sellers about avian flu. USA Today, November 11. www.usatoday.com/money/industries/health/2005-11-27-bird-questions-usat_x.htm?csp=N009.

892 Watts G. 2006. An old problem finds a new role. Watt PoultryUSA 7:82–3.

893 Europa Press Release. 2005. Avian influenza: EU bans imports of captive live birds from third countries. Oktober 26. europa.eu.int/rapid/pressReleasesAction.do?reference=IP/05/1351&format=HTML.&aged=0&language=EN&guiLanguage=en.

894 Centers for Disease Control and Prevention. 2006. Embargoed African rodents and monkeypox virus. Januar 26. www.cdc.gov/ncidod/monkeypox/animals.htm.

895 Centers for Disease Control and Prevention. 2003. Update: multistate outbreak of monkeypox—Illinois, Indiana, Kansas, Missouri, Ohio, and Wisconsin. Morbidity and Mortality Weekly Report 52(27):642–46. cdc.gov/mmwr/preview/mmwrhtml./mm5227a5.htm.

896 McKenna MAJ. 2004. Smuggled birds may harbor avian flu; AMA to hear experts warn how Southeast Asian virus could become a global threat. Atlanta Journal-Constitution, Dezember 6, S. 1A. www.cste.org/PS/2003pdf.s/03-ID-13%20-%20FINAL.pdf.

897 Gay L. 2005. With threat of avian flu, bird smuggling becomes issue. Scripps Howard News Service, Oktober 26. www.knoxstudio.com/shns/story.cfm?pk=AVIANFLU-10-26-05&cat=AN.

898 Frabotta D. 2005. Bird flu's U.S. flyby? DVM Newsmagazine, Dezember 1. www.dvmnewsmagazine.com/dvm/article/articleDetail.jsp?id=274373.

899 McKenna MAJ. 2004. Smuggled birds may harbor avian flu; AMA to hear experts warn how Southeast Asian virus could become a global threat. Atlanta Journal-Constitution, Dezember 6, S. 1A. wildaid.org/index.asp?CID=8&PID=331&SUBID=&TERID=86.

900 McKenna MAJ. 2004. Smuggled birds may harbor avian flu; AMA to hear experts warn how Southeast Asian virus could become a global threat. Atlanta Journal-Constitution, Dezember 6, S. 1A. wildaid.org/index.asp?CID=8&PID=331&SUBID=&TERID=86.

901 American Bird Conservancy, Defenders of Wildlife, Eurogroup for Animal Welfare, et al. An NGO call to halt wild bird imports into the European Union. European Union Wild Bird Declaration. birdsareforwatching.org/WBDecFinal.pdf.

902 Gay L. 2005. With threat of avian flu, bird smuggling becomes issue. Scripps Howard News Service, Oktober 26. www.knoxstudio.com/shns/story.cfm?pk=AVIANFLU-10-26-05&cat=AN.

903 Bradshaw B. 2006. United Kingdom Parliament House of Commons. Wild birds. April 25. www.publications.parliament.uk/pa/cm200506/cmhansrd/cm060425/text/60425w05.htm.

904 Wright TF, Toft CA, Enkerlin-Hoeflich E, et al. 2001. Nest poaching in neotropical parrots. Conservation Biology 15(3):710–20.

905 Born Free Foundation. Groups urge EU to end wild bird imports. bornfree.org.uk/birds.shtml.

906 Editorial. 2003. Trade in wild animals: a disaster ignored Lancet Infectious Diseases 2(7):391.

907 Bhattacharya S. 2005. Bird flu outbreaks expected in more countries. New Scientist, Oktober 17. www.newscientist.com/article.ns?id=dn8140.

908 2005. Scientists say migratory birds may carry H5N1 avian flu virus to U.S. next year. People's Daily Online, Oktober 29. english.people.com.cn/200510/29/eng20051029_217622.html.

909 Shortridge KF. 1999. Influenza—a continuing detective story. Lancet 354:siv29.

910 Webster RG, Bean WJ, Gorman OT, Chambers TM, Kawaoka Y. 1992. Evolution and ecology of influenza A viruses. Microbiological Reviews 56(1):152–79.

911 Webster RG. 1997. Influenza virus: transmission between species and relevance to emergence of the next human pandemic. Archives of Virology 13:S105–13.

912 Webster RG, Bean WJ, Gorman OT, Chambers TM, Kawaoka Y. 1992. Evolution and ecology of influenza A viruses. Microbiol Rev. 56(1):152–179.

913 Drexler M. 2002. Secret Agents: The Menace of Emerging Infections (Washington, DC: Joseph Henry Press).

914 Webster RG, Bean WJ, Gorman OT, Chambers TM, Kawaoka Y. 1992. Evolution and ecology of influenza A viruses. Microbiological Reviews 56(1):152–79.

915 Webster RG, Bean WJ, Gorman OT, Chambers TM, Kawaoka Y. 1992. Evolution and ecology of influenza A viruses. Microbiological Reviews 56(1):152–79.

916 Laver WG, Bischofberger N, Webster RG. 2000. The origin and control of pandemic influenza. Perspectives in Biology and Medicine 43(2):173–92.

917 Wobeser GA. 1997. Diseases of Wild Waterfowl (New York, NY: Plenum Press).

918 Webster RG, Shortridge KF, Kawaoka Y. 1997. Influenza: Interspecies transmission and emergence of new pandemics. Federation of European Microbiological Societies Immunology and Medical Microbiology 18:275–9.

919 Murphy B. 1993. Factors restraining emergence of new influenza viruses. In: Morse SS (ed.), Emerging Viruses (New York, NY: Oxford University Press, S. 234–40).

920 Webster RG, Wright SM, Castrucci MR, Bean WJ, Kawaoka Y. 1993. Influenza—a model of an emerging virus disease. Intervirology 35:16–25.

921 Shortridge KF. 1992. Pandemic influenza: a zoonosis? Seminars in Respiratory Infections 7:11–25.

922 Webster RG, Bean WJ, Gorman OT, Chambers TM, Kawaoka Y. 1992. Evolution and ecology of influenza A viruses. Microbiological Reviews 56(1):152–79.

923 Webby RJ, Webster RG. 2001. Emergence of influenza A viruses. Philosophical Transactions of the Royal Society of London 356:1817–28.

924 Webster RG, Bean WJ, Gorman OT, Chambers TM, Kawaoka Y. 1992. Evolution and ecology of influenza A viruses. Microbiological Reviews 56(1):152–79.

925 Handwerk B. 2002. Sharks falling prey to humans' appetites. National Geographic News, Juni 3. news.nationalgeographic.com/news/2002/06/0603_020603_shark1.html.

926 Sharp GB, Kawaoka Y, Jones DJ, et al. 1997. Coinfection of wild ducks by influenza A viruses: distribution patterns and biological significance. Journal of Virology 71:6128–35. jvi.asm.org/cgi/reprint/71/8/6128.pdf.

927 Kurtz J, Manvell RJ, Banks J. 1996. Avian influenza virus isolated from a woman with conjunctivitis. Lancet. 348(9031):901–2.

928 Webster RG, Geraci J, Petursson G, Skirnisson K. 1981. Conjunctivitis in human beings caused by influenza A virus of seals. New England Journal of Medicine 304(15):911.

929 Davis M. 2005. The Monster at Our Door: The Global Threat of Avian Flu (New York, NY: The New Press).

930 Horimoto T, Kawaoka Y. 2001. Pandemic threat posed by Avian Influenza A viruses. Clinical Microbiology Reviews 14:129–49.

931 Subbarao K, Katz J. 2000. Avian influenza viruses infecting humans. Cellular and Molecular Life Sciences 57:1770–84.

932 Webby RJ, Webster RG. 2001. Emergence of influenza A viruses. Philosophical Transactions of the Royal Society of London 356:1817–28.

933 Whitney D. 2005. Bird flu battle on horizon: scientists fear the deadly virus is adapting and will hit the U.S. hard. Sacramento Bee, August 13, S. A3.

934 Honigsbaum M. 2005. Flying Dutchman to the rescue: »virus hunter« sees bird flu as greatest threat. Guardian, Juni 3, S. 23. www.guardian.co.uk/life/feature/story/0,13026,1491811,00.html.

935 Torrey EF, Yolken RH. 2005. Beasts of the Earth: Animals, Humans, and Disease (New Brunswick, NJ: Rutgers University Press).

936 Shortridge KF. 1997. Is China an influenza epicentre? Chinese Medical Journal 110(8):637–41.

937 Shortridge KF. 1992. Pandemic influenza: a zoonosis? Seminars in Respiratory Infections 7:11–25.

938 Steneroden K, Roth R, Ramirez A, Spickler AR. Avian influenza (highly pathogenic): fowl plague, fowl pest, Brunswick bird plague, fowl disease, fowl or bird grippe. www.cfsph.iastate.edu/DiseaseInfo/notes/AvianInfluenza.pdf.

939 Daszak P, Cunningham AA. 2002. Emerging infectious diseases: a key role for conservation medicine. In: Aguirre AA, Ostfeld RS, Tabor GM, House C, Pearl MC (eds.), Conservation Medicine: Ecological Health in Practice (New York, NY: Oxford University Press, S. 40–61).

940 Suarez DL, Garcia M, Latimer J, Senne D, Perdue M. 1999. Phylogenetic analysis of H7 avian influenza viruses isolated from the live bird markets of the northeastern United States. Journal of Virology 73:3567–73.

941 Dronamraju K (ed.), 2004. Infectious Disease and Host-Pathogen Evolution (Cambridge, UK: Cambridge University Press).

942 Hollenbeck JE. 2005. An avian connection as a catalyst to the 1918–1919 influenza pandemic. International Journal of Medical Sciences 2(2):87–90. pubmedcentral.nih.gov/articlerender.fcgi?artid=1145139.

943 Webster RG. 1998. Influenza: an emerging microbial pathogen. In: Emerging Infections (San Diego, CA: Academic Press, S. 275–300).

944 Suarez DL, Perdue ML, Cox N, et al. 1998. Comparisons of highly virulent H5N1 influenza A viruses isolated from humans and chickens from Hong Kong. Journal of Virology 72:6678–88.

945 Shortridge KF. 1992. Pandemic influenza: a zoonosis? Seminars in Respiratory Infections 7:11–25.

946 Suarez DL. 2000. Evolution of avian influenza viruses. Veterinary Microbiology 74:15–27.

947 Capua I, Alexander DJ. 2004. Avian influenza: recent developments. Avian Pathology 33:393–404.

948 Sturm-Ramirez KM, Hulse-Post DJ, Govorkova EA. 2005. Are ducks contributing to the endemicity of highly pathogenic H5N1 influenza virus in Asia?

949 Marwick C. 1998. Investigators present latest findings on Hong Kong »bird flu« to the FDA. Journal of the American Medical Association 279(9):643–44.

950 Van Blerkom LM. 2003. Role of viruses in human evolution. Yearbook of Physical Anthropology 46:14–46. tinyurl.com/ksh92.

951 Hayden D. 2003. Pox: Genius, Madness, and the Mysteries of Syphilis (New York, NY: Basic Books).

952 Knell RJ. 2004. Syphilis in Renaissance Europe: rapid evolution of an introduced sexually transmitted disease? Proceedings of the Royal Society of London. Series B: Biological Sciences 7:271(Suppl 4):S174–6. www.ncbi.nlm.nih.gov/entrez/query.fcgi?cmd=Retrieve&db=pubmed&dopt=Abstract&list_uids=15252975&itool=iconabstr&query_hl=12&itool=pubmed_docsum.

953 Flint SJ, Enquist LW, Ranciello VR, Skalka AM. 2004. Principles of Virology: Molecular Biology, Pathogenesis and Control of Animal Viruses (Washington, DC: American Society of Microbiology Press).

954 Ryan F. 1997. Virus X: Tracking the New Killer Plagues—Out of the Present and Into the Future (Boston, MA: Little, Brown and Company).

955 Dieckmann U, Metz JAJ, Sabelis MW, Sigmund K. 2002. Adaptive dynamics of infectious diseases: In: Pursuit of Virulence Management (Cambridge, UK: Cambridge University Press).

956 Diamond J. 1992. The arrow of disease. Discover, Oktober 13(10):64–73.

957 Truyen U, Parrish CR, Harder TC, Kaaden O. 1995. There is nothing permanent except change. The emergence of new virus diseases. Veterinary Microbiology 43:103–22.

958 Dimmock NJ, Easton A, Leppard K. 2001. Introduction to Modern Virology (Blackwell Publishing).

959 Davis M. 2005. The Monster at Our Door: The Global Threat of Avian Flu (New York, NY: The New Press).

960 Suarez DL. 2000. Evolution of avian influenza viruses. Veterinary Microbiology 74:15–27.

961 Torrey EF, Yolken RH. 2005. Beasts of the Earth: Animals, Humans, and Disease (New Brunswick, NJ: Rutgers University Press).

962 World Health Organization. 2005. Avian influenza: assessing the pandemic threat, Januar 1. www.who.int/csr/disease/influenza/H5N1-9reduit.pdf.

963 Ito T, Goto H, Yamamoto E, et al. Generation of a highly pathogenic avian influenza A virus from an avirulent field isolate by passaging in chickens. Journal of Virology 75(9):4439–43. pubmedcentral.com/articlerender.fcgi?artid=114193.

964 Capua I, Marangon S. 2003. The use of vaccination as an option for the control of avian influenza. In: 71st General Session International Committee of the World Organization for Animal Health (Paris, France, Mai 18–23).

965 Morris RS, Jackson R. 2005. Epidemiology of H5N1 avian influenza in Asia and implications for regional control. Food and Agriculture Organization of the United Nations. Januar–Februar 11. thepoultrysite.com/FeaturedArticle/FAType.asp?AREA=turkeys&Display=121.

966 Suarez DL, Spackman E, Senne DA. 2003. Update on molecular epidemiology of H1, H5, and H7 influenza virus infections in poultry in North America. Avian Diseases 47:888–97.

967 U.S. Department of Agriculture, Agriculture Research Service. 2006. People and places. www.ars.usda.gov/pandp/people/people.htm?personid=5507.

968 Ito T, Goto H, Yamamoto E, et al. Generation of a highly pathogenic avian influenza A virus from an avirulent field isolate by passaging in chickens. Journal of Virology 75(9):4439–43. pubmedcentral.com/articlerender.fcgi?artid=114193.

969 Becker WB. 1966. The isolation and classification of tern virus: influenza A/tern/South Africa/1961. Journal of Hygiene 64(3):309–20.

970 Sabirovic M. 2004. Qualitative risk analysis: HPAI in ostriches in South Africa. United Kingdom Department of Environment, Food and Rural Affairs. www.defra.gov.uk%A0///animalh/diseases/monitoring/pdf./hpai_safrica.pdf.

971 Alexander DJ. 1986. Avian influenza—historical aspects. Proceedings of the Second International Symposium on Avian Influenza (University of Wisconsin: U.S. Animal Health Association, S. 4–13).

972 Dhingra MS, Artois J, Dellicour S, Lemey P, Dauphin G, Von Dobschuetz S, Van Boeckel TP, Castellan DM, Morzaria S, Gilbert M. 2018. Geographical and historical patterns in the emergences of novel highly pathogenic avian influenza (HPAI) H5 and H7 viruses in poultry. Front Vet Sci. 5:84. https://doi.org/10.3389/fvets.2018.00084.

973 Stegeman A (Chairman). 2003. Workshop 1: Introduction and spread of avian influenza. In: Schrijver RS, Koch G (eds.), Proceedings of the Frontis Workshop on Avian Influenza: Prevention and Control. library.wur.nl/frontis/avian_influenza/workshop1.pdf.

974 Brown EG, Liu H, Kit LC, Baird S, Nesrallah M. 2001. Pattern of mutation in the genome of influenza A virus on adaptation to increased virulence in the mouse lung: identification of functional themes. Proceedings of the National Academy of Sciences of the United States of America 98(12):6883–8.

975 Brown EG, Liu H, Kit LC, Baird S, Nesrallah M. 2001. Pattern of mutation in the genome of influenza A virus on adaptation to increased virulence in the mouse lung: identification of functional themes. Proceedings of the National Academy of Sciences of the United States of America 98(12):6883–8.

976 Domingo E, Menendez-Arias L, Holland JJ. 1997. RNA virus fitness. Reviews in Medical Virology 7:87–96.

977 Brown E. 2006. Personal communication. Mai 4.

978 Horimoto T, Kawaoka Y. 2001. Pandemic threat posed by Avian Influenza A viruses. Clinical Microbiology Reviews 14:129–49.

979 Rhorer AR. 2005. Controlling avian flu: the case for a low-path control program. Watt PoultryUSA, Juli, S. 28–35.

980 Hall C. 2004. Impact of avian influenza on U.S. poultry trade relations—2002: H5 or H7 low pathogenic avian influenza. Annals of the New York Academy of Science 1026:47–53. www.blackwell-synergy.com/doi/abs/10.1196/annals.1307.006.

981 Rhorer AR. 2005. Controlling avian flu: the case for a low-path control program. Watt PoultryUSA, Juli, S. 28–35.

982 Rojas H, Moreira R, Avalos P, Capua I, Marangon S. 2002. Avian influenza in poultry in Chile. Vet Rec. 151:188.

983 Naeem K, Siddique N, Ayaz M, Jalalee MA. 2007. Avian influenza in Pakistan: outbreaks of low-and high-pathogenicity avian influenza in Pakistan during 2003–2006. Avian Dis. 51:189–193.

984 Centers for Disease Control and Prevention. 2006. Guidance and recommendations. Interim guidance for protection of persons involved in U.S. avian influenza outbreak disease control and eradication activities. Januar 14. www.cdc.gov/flu/avian/professional/protect-guid.htm.

985 Pringle CR. 2005. Avian influenza, human—East Asia (121): migratory birds. ProMED-mail, September 1. promedmail.org/pls/promed/f?p=2400:1001:::NO::F2400_P1001_BACK_PAGE,F2400_P1001_PUB_MAIL_ID:1000%2C30265.

986 Tam JS. 2002. Influenza A (H5N1) in Hong Kong: an overview. Vaccine 20:S77–81.

987 Kristensson K. 2006. Avian influenza and the brain—comments on the occasion of resurrection of the Spanish flu virus. Brain Research Bulletin 68:406–13.

988 Shortridge KF. 1999. Influenza—a continuing detective story. Lancet 354:siv29.

989 Webby RJ, Webster RG. 2001. Emergence of Influenza A Viruses. Philosophical Transactions of the Royal Society of London 356:1817–28.

990 Campitelli L, Mogavero E, Alessandra M, et al. 2004. Interspecies transmission of an H7N3 influenza virus from wild birds to intensively reared domestic poultry in Italy. Virology 323:24–36.

991 Reid AH, Taubenberger JK, Fanning TG. 2001. The 1918 Spanish influenza: integrating history and biology. Microbes and Infection 3:81–87.

992 Gambaryan A, Webster R, Matrosovich M. 2002. Differences between influenza virus receptors on target cells of duck and chicken. Archives of Virology 147:1197–208.

993 Matrosovich MN, Krauss S, Webster RG. 2001. Rapid communication: H9N2 influenza A viruses from poultry in Asia have human virus-like receptor specificity. Virology 281:156–62.

994 Gambaryan A, Webster R, Matrosovich M. 2002. Differences between influenza virus receptors on target cells of duck and chicken. Archives of Virology 147:1197–208.

995 Gambaryan A, Webster R, Matrosovich M. 2002. Differences between influenza virus receptors on target cells of duck and chicken. Archives of Virology 147:1197–208.

996 Gambaryan A, Yamnikova S, Lvov D, et al. 2005. Receptor specificity of influenza viruses from birds and mammals: new data on involvement of the inner fragments of the carbohydrate chain. Virology 334(2):276–83.

997 Olofsson S, Kumlin U, Dimock K, Amberg N. 2005. Avian influenza and sialic acid receptors: more than meets the eye. Lancet Infectious Diseases 5:184–8.

998 Wolfe DN, Eitel MN, Gockowski J, et al. 2000. Deforestation, hunting and the ecology of microbial emergence. Global Change and Human Health 1:10–25.

999 Garrett L. 1994. The Coming Plague: Newly Emerging Diseases in a World Out of Balance (New York, NY: Farrar, Straus, Giroux).

1000 Campitelli L, Mogavero E, Alessandra M, et al. 2004. Interspecies transmission of an H7N3 influenza virus from wild birds to intensively reared domestic poultry in Italy. Virology 323:24–36.

1001 Perez DR, Lim W, Seiler JP, et al. 2003. Role of quail in the interspecies transmission of H9 influenza A viruses: molecular changes on HA that correspond to adaptations from ducks to chickens. Journal of Virology 77:3148–56. jvi.asm.org/cgi/content/full/77/5/3148?view=full&pmid=12584339.

1002 University of Georgia Southeastern Cooperative Wildlife Disease Study. 1986. Juli. Avian influenza in live poultry markets. SCWDS Briefs, Juli.

1003 Centers for Disease Control and Prevention. 2005. Transmission of influenza A viruses between animals and people. Oktober 17. www.cdc.gov/flu/avian/gen-info/transmission.htm.

1004 Orent W. 2005. Playing with viruses. Washington Post, April 17, S. B01. www.washingtonpost.com/wp-dyn/articles/A58300-2005Apr16.html.

1005 Oxford JS, Sefton A, Jackson R, Innes W, Daniels RS, Johnson NPAS. 2002. World War I may have allowed the emergence of »Spanish« influenza. Lancet Infectious Diseases 2:111–4.

1006 Phillips H, Killingray D. 2003. Introduction. In: Phillips H, Killingray D (eds.), The Spanish Influenza Pandemic of 1918–19: New Perspectives (London, UK: Routledge, S. 1–26).

1007 Byerly CR. 2005. Fever of War: The Influenza Epidemic in the U.S. Army during World War I (New York, NY: New York University Press, S. 94).

1008 McGirk T, Adiga A, Glacier S. 2005. Will the next pandemic rival 1918? Times Asia, Juli 4. time.com/time/asia/magazine/printout/0,13675,501050711-1079528,00.html.

1009 Barry JM. 2004. The site of origin of the 1918 influenza pandemic and its public health implications. Journal of Translational Medicine 2:3–7.

1010 Kolata G. 1999. Flu: The Story of the Great Influenza Pandemic (New York, NY: Simon and Schuster, Inc.).

1011 Elegant S. 2003. The breeding grounds: what other bugs are out there? Time, April 7. time.com/time/asia/magazine/printout/0,13675,501030407-438944,00.html.

1012 Drexler M. 2002. Secret Agents: The Menace of Emerging Infections (Washington, DC: Joseph Henry Press).

1013 Shortridge KF. 1999. The 1918 »Spanish« flu: pearls from swine? Nature Medicine 5:384–5.

1014 Oxford JS. 2001. The so-called Great Spanish Influenza Pandemic of 1918 may have originated in France in 1916. Philosophical Transactions of the Royal Society of London 356:1857–9.

1015 Webster RG. 2001. A molecular whodunit. Science 293:1773–5.

1016 Oxford JS, Novelli P, Sefton A, Lambkin R. 2002. New millennium antivirals against pandemic and epidemic influenza: the neuraminidase inhibitors. Antiviral Chemistry and Chemotherapy 13:205–17.

1017 Ross E. 2004. Asia is the traditional cradle of influenza, although disease can originate anywhere. Biotech Week, Februar 25, S. 628.

1018 Oxford JS. 2001. The so-called Great Spanish Influenza Pandemic of 1918 may have originated in France in 1916. Philosophical Transactions of the Royal Society of London 356:1857–9.

1019 Jordan E. 1927. Epidemic Influenza, 1st Edition (Chicago, Illinois: American Medical Association).

1020 Hollenbeck JE. 2005. An avian connection as a catalyst to the 1918–9 influenza pandemic. International Journal of Medical Sciences 2(2):87–90. medsci.org/v02p0087.htm.

1021 Gladwell M. 1997. The dead zone. New Yorker, Juli 28. gladwell.com/1997/1997_09_29_a_flu.htm.

1022 Hollenbeck JE. 2005. An avian connection as a catalyst to the 1918–9 influenza pandemic. International Journal of Medical Sciences 2(2):87–90. medsci.org/v02p0087.htm.

1023 Hollenbeck JE. 2005. An avian connection as a catalyst to the 1918–9 influenza pandemic. International Journal of Medical Sciences 2(2):87–90. medsci.org/v02p0087.htm.

1024 Barry JM. 2004. The site of origin of the 1918 influenza pandemic and its public health implications. Journal of Translational Medicine 2:3–7.

1025 Thomson D, Thomson R. 1934. Influenza: Annals of the Pickett-Thomson Research Laboratory, 1st Edition (Baltimore, MD: Williams and Wilkens).

1026 Burnet FM, Clark E. 1942. Influenza: a survey of the last fifty years (Melbourne, Australia: Macmillan Co).

1027 Gladwell M. 1997. The dead zone. New Yorker, Juli 28. gladwell.com/1997/1997_09_29_a_flu.htm.

1028 Ewald P.1994. Evolution of Infectious Disease (Oxford: Oxford University Press, S. 117).

1029 Rennie J. 2005. Bird reaper, pt. III: Paul Ewald replies. SciAm Observations, November 2. blog.sciam.com/index.php?title=bird_reaper_pt_iii_paul_ewald_replies&more=1&c=1&tb=1&pb=1.

1030 Rennie J. 2005. Bird reaper, pt. III: Paul Ewald replies. SciAm Observations, November 2. blog.sciam.com/index.php?title=bird_reaper_pt_iii_paul_ewald_replies&more=1&c=1&tb=1&pb=1.

1031 Rennie J. 2005. Bird reaper, pt. III: Paul Ewald replies. SciAm Observations, November 2. blog.sciam.com/index.php?title=bird_reaper_pt_iii_paul_ewald_replies&more=1&c=1&tb=1&pb=1.

1032 Orent W. 2005. Playing with viruses. Washington Post, April 17, S. B01. washingtonpost.com/wp-dyn/articles/A58300-2005Apr16.html.

1033 Normile D. 2005. Avian Influenza: pandemic skeptics warn against crying wolf. Science 310(5751):1112–3.

1034 Ewald PW. 1996. Guarding against the most dangerous emerging pathogens: Insights from evolutionary biology. Emerging Infectious Diseases 2(4). www.cdc.gov/ncidod/eid/vol2no4/ewald.htm.

1035 Wilson WO. 1966. Poultry production. Scientific American 215(1):56–64.

1036 Boyd W, Watts M. 1997. Agro-industrial just-in-time: the chicken industry and postwar American capitalism. In: Goodman D, Watts M (eds.), Globalising Food: Agrarian Questions and Global Restructuring (London, UK: Routledge, S. 192–224).

1037 Tracy M. 1982. Agriculture in Western Europe—Challenge and Response 1880–1980 (London, UK: Granada).

1038 National Chicken Council. [date unknown]. Per capita consumption of poultry and livestock, 1960 to forecast 2020, in pounds. Washington: NCC; [aktualisiert 2020 März; Zugriff 2020 Apr 8]. https://www.nationalchickencouncil.org/about-the-industry/statistics/per-capita-consumption-of-poultry-and-livestock-1965-to-estimated-2012-in-pounds.

1039 Smil V. Worldwide transformation of diets, burdens of meat production and opportunities for novel food proteins. Enzyme and Medical Technology 30 (2002) 305–11.

1040 Boyd W, Watts M. 1997. Agro-industrial just-in-time: the chicken industry and postwar American capitalism. In: Goodman D, Watts M (eds.), Globalising Food: Agrarian Questions and Global Restructuring (London, UK: Routledge, S. 192–224).

1041 Boyd W, Watts M. 1997. Agro-industrial just-in-time: the chicken industry and postwar American capitalism. In: Goodman D, Watts M (eds.), Globalising Food: Agrarian Questions and Global Restructuring (London, UK: Routledge, S. 192–224).

1042 Dekich MA. 1998. Broiler industry strategies for control of respiratory and enteric diseases. Poultry Science 77:1176–80.

1043 Dekich MA. 1998. Broiler industry strategies for control of respiratory and enteric diseases. Poultry Science 77:1176–80.

1044 Boyd W, Watts M. 1997. Agro-industrial just-in-time: the chicken industry and postwar American capitalism. In: Goodman D, Watts M (eds.), Globalising Food: Agrarian Questions and Global Restructuring (London, UK: Routledge, S. 192–224).

1045 Bellis M. The history of the vitamins. Vitamins—production methods. Inventors. About.com. inventors.about.com/library/inventors/bl_vitamins.htm.

1046 Novus International Incorporated. Alimet® and Novus tradition of excellence vision of the future. novusint.com/Public/About/HistoryComplete.asp.

1047 Jacob JP, Mather FB. 1998. The home broiler chicken flock. University of Florida, Institute of Food and Agricultural Sciences. edis.ifas.ufl.edu/PS035.

1048 Cheng HH. 2003. Industrial selection for disease resistance: molecular genetic techniques. In: Muir WM, Aggrey SE (eds.), Poultry Genetics, Breeding and Biotechnology (Wallingford, UK: CABI Publishing, S. 385–98).

1049 Boyd W. 2001. Making meat: science, technology, and American poultry production. Technology and Culture 42:631–64.

1050 Wilson WO. 1966. Poulrty production. Scientific American 215(1):56–64.

1051 Drexler M. 2002. Secret Agents: The Menace of Emerging Infections (Washington, DC: Joseph Henry Press).

1052 Walters MJ. 2003. Six Modern Plagues and How We Are Causing Them (Washington, DC: Island Press).

1053 Boyd W. 2001. Making meat: science, technology, and American poultry production. Technology and Culture 42:631–64.

1054 Boyd W. 2001. Making meat: science, technology, and American poultry production. Technology and Culture 42:631–64.

1055 Boyd W. 2001. Making meat: science, technology, and American poultry production. Technology and Culture 42:631–64.

1056 U.S. Department of Agriculture Animal and Plant Health Inspection Service. 1995. APHIS history: a chronology of significant events, milestones and accomplishments of APHIS and its predecessor organizations. Sept. 13. permanent.access.gpo.gov/lps3025/history.html.

1057 Boyd W. 2001. Making meat: science, technology, and American poultry production. Technol Cult. 42(4):631–664.

1058 Ramos SE, MacLachlan M, Melton A. 2017. Impacts of the 2014-2015 highly pathogenic avian influenza outbreak on the U.S. poultry sector. A report from the Economic Research Service. U.S. Department of Agriculture. Report No.: LDPM-282-02. [aktualisiert 2017 Dez 20; Zugriff 2020 Apr 7]. https://www.ers.usda.gov/publications/pub-details/?pubid=86281.

1059 Hafez HM. 2003. Emerging and re-emerging diseases in poultry. World Poultry 19(7):23–7.

1060 Price LB, Johnson E, Vailes R, Silbergeld E. 2005. Fluoroquinolone-resistant Campylobacter isolates from conventional and antibiotic-free chicken products. Environmental Health Perspectives 113(5):557–60. www.ehponline.org/members/2005/7647/7647.html.

1061 Shane SM. 2003. Disease continues to impact the world's poultry industries. World Poultry 19(7):22–7.

1062 GRAIN. 2006. Fowl play: the poultry industry's central role in the bird flu crisis. grain.org/briefings/?id=194.

1063 ProMed-mail. 1998. Newcastle disease virus, mutation—Australia. Dezember 11. promedmail.org/pls/promed/f?p=2400:1202:1144725745162128700 2::NO::F2400_P1202_CHECK_DISPLAY-,F2400_P1202_PUB_MAIL_ID:X,4299.

1064 Tasmania Department of Primary Industries, Water and Environment. Newcastle Disease in poultry. www.dpiwe.tas.gov.au/inter.nsf/Attachments/CART-6FQ8LZ/$FILE/backyarders.pdf.

1065 Shane SM. 2003. Disease continues to impact the world's poultry industries. World Poultry 19(7):22–7.

1066 Madec F, Rose N. 2003. How husbandry practices may contribute to the course of infectious diseases in pigs. In: 4th International Symposium on Emerging and Re-emerging Pig Diseases, Juni 29—Juli 2 (Rome, Italy). unipr.it/arpa/facvet/dip/dipsa/ric/prrs2003/9-18.pdf.

1067 Ritchie BW. 1995. Avian Viruses: Function and Control (Lake Worth, FL: Wingers Publishing).

1068 Bueckert D. 2004. Avian flu outbreak raises concerns about factory farms. Daily Herald-Tribune (Grande Prairie, Alberta), April 8, S. 6. cp.org/english/online/full/agriculture/040407/a040730A.html.

1069 Boyd W. 2001. Making meat: science, technology, and American poultry production. Technology and Culture 42:631–64.

1070 Davis M. 2005. Has time run out? Commentary: On the Monster at Our Door—the coming flu pandemic. Mother Jones, August 17.

1071 Girard D. 2004. Coping with the flu virus. Toronto Star, April 10, S. F1.

1072 Brady M. 2004. The comeback kids: Just when you thought it was safe to go back outside, along comes another pestilence from the past. Ottawa Citizen, Mai 23.

1073 Manavalan T. 2004. From fowl to pigs to humans? New Straits Times, Februar 8.

1074 Mackenzie D. 2004. Review 2004: Bird flu threatens the world. New Scientist issue 2479, Dezember 25.

1075 Stöhr K, Meslin FX. 1997. The role of veterinary public health in the prevention of zoonoses. Archives Virology 13:S207–18.

1076 Pheasant B. 2004. A virus of our hatching. The Financial Review (Australia), Januar 30.

1077 Capua I, Marangon S. 2003. The use of vaccination as an option for the control of avian influenza. World Organization for Animal Health 71st General Session in Paris, France, Mai 18–23. www.oie.int/eng/AVIAN_INFLUENZA/A_71%20SG_12_CS3E.pdf.

1078 Vidal J. 2006. Flying in the face of nature. Guardian, Februar 22. society.guardian.co.uk/health/story/0,1714703,00.html.

1079 Zhihong H, Shuyi Z, Zhu C. 2005. Zoonoses: the deadly diseases that animals pass on to us. Global Agenda: Magazine of World Economic Forum Annual Meeting. globalagendamagazine.com/2005/huzhihongzhangshuyichenzhu.asp.

1080 Pheasant B. 2004. A virus of our hatching. The Financial Review (Australia), Januar 30.

1081 Chastel C. 2004. Emergence of new viruses in Asia: is climate change involved? Médecine et maladies infectieuses 34:499–505.

1082 Prowse S. 2005. Biosecurity and emerging infectious diseases. Australia Academy of Technological Sciences and Engineering Focus No 136, März/April.

1083 Boyd W. 2001. Making meat: science, technology, and American poultry production. Technology and Culture 42:631–64.

1084 United Nations. 2005. UN task forces battle misconceptions of avian flu, mount Indonesian campaign. UN News Centre, Oktober 24. un.org/apps/news/story.asp?NewsID=16342&Cr=bird&Cr1=flu.

1085 United Nations. 2005. UN task forces battle misconceptions of avian flu, mount Indonesian campaign. UN News Centre, Oktober 24. un.org/apps/news/story.asp?NewsID=16342&Cr=bird&Cr1=flu.

1086 2005. Preeminent vaccinologist led eradication of world's deadliest childhood diseases, saving and protecting millions. American Association of Immunologists Newsletter, Juni/Juli, S. 8. aai.org/newsletter/PDF.s/2005/JunJulPDF.pdf.

1087 Prince Mahidol Award Foundation. 1998. Professor Kennedy F Shortridge, PhD. kanchanapisek.or.th/kp10/awardees/bio.en.html.?type=ind&id=2005-12-26%2008:58:08.

1088 2004. Avian influenza researcher to receive UQ honorary doctorate. University of Queensland. September 8. uq.edu.au/news/?article=5877uq.edu.au/news/?article=5877.

1089 Cooper S. 2006 (How to stop) The next killer flu. Seed Magazine, Februar–März.

1090 Vidal J. 2006. Flying in the face of nature. Guardian, Februar 22. society.guardian.co.uk/health/story/0,1714703,00.html.

1091 Ritchie BW. 1995. Avian Viruses: Function and Control (Lake Worth, FL: Wingers Publishing).

1092 Delgado C, Rosegrant M, Steinfeld H, Ehui S, Courbois C. 1999. Livestock to 2020: the next food revolution. Food, Agriculture, and the Environment Discussion Paper 28. For the International Food Policy Research Institute, the Food and Agriculture Organization of the United Nations and the International Livestock Research Institute. ifpri.org/2020/dp/dp28.pdf.

1093 Hafez HM. 2003. Emerging and re-emerging diseases in poultry. World Poultry 19(7):23–7.

1094 Tsukamoto K, Imada T, Tanimura N, Okamatsu M, Mase M, Mizuhara T, Swayne D, Yamaguchi S. 2007. Impact of different husbandry conditions on contact and airborne transmission of H5N1 highly pathogenic avian influenza virus to chickens. Avian Dis. 51(1):129–132.

1095 Narayan O, Lang G, Rouse BT. 1969. A new influenza A virus infection in turkeys. IV. Experimental susceptibility of domestic birds to virus strain turkey/Ontario 7732/1966. Archiv Gesamte Virusforsch. 26:149–165. https://doi.org/10.1007/BF01241184.

1096 Hugh-Jones ME, Hubbert WT, Hagsad HV. 1995. Zoonoses: Recognition, Control, and Prevention (Ames, IA: Iowa State University Press).

1097 North MO, Bell DD. 1990. Commercial Chicken Production Manual, 4th Edition (New York, NY: Van Nostrand Reinhold).

1098 Edwards K. 1996. Short, but not sweet: the life of the meat chicken. Animals Today, Februar–April, S. 29–31.

1099 Hugh-Jones ME, Hubbert WT, Hagsad HV. 1995. Zoonoses: Recognition, Control, and Prevention (Ames, IA: Iowa State University Press).

1100 United Egg Producers Certified. 2004. Industry history. United Egg Producers. uepcertified.com/industryhistory.html.

1101 United Egg Producers. 2002. Animal Husbandry Guidelines for U.S. Egg Laying Flocks 2002 Edition (Alpharetta, GA: United Egg Producers).

1102 Dawkins MS, Hardie S. 1989. Space needs of laying hens. British Poultry Science 30:413–6.

1103 United Egg Producers. 2005. United Egg Producers Animal Husbandry Guidelines for U.S. Egg Laying Flocks (Alpharetta, GA: United Egg Producers). www.animalcarecertified.com/docs/2005_UEPanimal_welfare_guidelines.pdf.

1104 University of California, Davis. 1998. Egg-type Layer Flock Care Practices. www.vetmed.ucdavis.edu/vetext/INF-PO_EggCarePrax.pdf.

1105 Royal Geographical Society. 2004. Bird flu across Asia. Geography in the News, Februar 23. www.geographyinthenews.rgs.org/news/article/?id=270.

1106 European Commission. [date unknown]. Broilers. Belgium: European Commission; [Zugriff 2020 Apr 18]. https://ec.europa.eu/food/animals/welfare/practice/farm/broilers_en.

1107 Fanatico A. 2002. Sustainable poultry: production overview—Part II. National Center for Appropriate Technology. thepoultrysite.com/FeaturedArticle/FATopic.asp?AREA=ProductionMgmt&Display=113.

1108 1999. Battery hen cages to be outlawed. BBC News, Juni 15. news.bbc.co.uk/1/hi/world/europe/369555.stm.

1109 California Legislative Information. 2008. Chapter 13.8. Farm animal cruelty. 25991. Definitions. State of California; [amended 2018 Nov 6; Zugriff 2020 Apr 6]. https://leginfo.legislature.ca.gov/faces/codes_displaySection.xhtml?lawCode=HSC&sectionNum=25991.

1110 Ballotpedia. 2016. Massachusetts minimum size requirements for farm animal containment, question 3 (2016). Ballotpedia; [Zugriff 2020 Apr 6]. https://ballotpedia.org/Massachusetts_Minimum_Size_Requirements_for_Farm_Animal_Containment,_Question_3_(2016).

1111 Michigan Legislature. 2020. Enrolled senate bill no. 174. Animal industry act. State of Michigan; [Zugriff 2020 Apr 6]. www.legislature.mi.gov/documents/2019-2020/publicact/pdf/2019-PA-0132.pdf.

1112 Oregon Legislative Assembly. 2019. Enrolled Senate Bill 1019. State of Oregon; [Zugriff 2020 Apr 7]. https://olis.leg.state.or.us/liz/2019R1/Downloads/MeasureDocument/SB1019/Enrolled.

1113 Rhode Island General Assembly. 2018. H 7456 Substitute A. An act relating to animals and animal husbandry—unlawful confinement of a covered animal. State of Rhode Island; [Zugriff 2020 Apr 7]. http://webserver.rilin.state.ri.us/BillText/BillText18/HouseText18/H7456A.pdf.

1114 Washington State Legislature. 2019. HB 2049-2019-20. Concerning commercial egg layer operations. State of Washington; [Zugriff 2020 Apr 7]. https://aS.leg.wa.gov/billsummary/?billNumber=2049&year=2019&initiative=False.

1115 LAWriter. 2016. Ohio administrative code. Chapter 901:12-9 poultry layers. Lawriter LLC; [Zugriff 2020 Apr 7]. http://codes.ohio.gov/oac/901:12-9.

1116 World Health Organization, Food and Agricultural Organization of the United Nations, and World Organization for Animal Health. 2004. Report of the WHO/FAO/OIE joint consultation on emerging zoonotic diseases. At whqlibdoc.who.int/hq/2004/WHO_CDS_CPE_ZFK_2004.9.pdf.

1117 European Commission Scientific Committee on Animal Health and Animal Welfare. 2000. The Welfare of Chickens Kept for Meat Production (Broilers). März 21. europa.eu.int/comm/food/fs/sc/scah/out39_en.pdf.

1118 Sanchez M. 2005. Influenza pandemic, could something have been done? Washington Post, Oktober 6. washingtonpost.com/wp-dyn/content/article/2005/10/06/AR2005100601186_pf.html.

1119 Moore JE, et al. 1996. Erythromycin-resistant thermophilic Campylobacter species isolated from pigs. Veterinary Record 138:306–7.

1120 Orent W. 2005. Chicken flu is no big peril: fear sick people, not poultry. Los Angeles Times, Februar 28, S. 9.

1121 Bulloch W. 1979. The History of Bacteriology (New York, NY: Oxford University Press).

1122 Lim TT, Heber AJ, Ni J-Q. 2005. Air quality measurements at a laying hen house: ammonia concentrations and emissions. Purdue Agricultural Air Quality Laboratory.

1123 Scientific Panel on Animal Health and Welfare. 2005. Scientific report on the animal health and welfare aspects of avian influenza. Annex to European Food Safety Authority Journal 266:1–21. 64.233.179.104/search?q=cache:bShJ5Q424WgJ:www.offlu.net/LinkClick.aspx%3Flink%3Dpdf.%-252Fahaw_op_ej266_Avian%2BInfluenza_annex_en.pdf.%26tabid%3D54%26mid%3D426+survival+influenza+virus+wet+manure&hl=en&gl=us&ct=clnk&cd=17&lr=lang_en.

1124 Webster RG, Sharp GB, Claas CJ. 1995. Interspecies transmission of influenza viruses. American Journal of Respiratory and Critical Care Medicine 152:525–30.

1125 Food and Agriculture Organization of the United Nations. 2004. Emergency prevention system transboundary animal diseases, Bulletin No. 25 Januar-Juni. ftp://ftp.fao.org/docrep/fao/007/y5537e/y5537e00.pdf.

1126 Perry M. 2005. Asia must change age-old farming to stop disease. Reuters, September 22.

1127 Villarreal LP, Defilippis VR, Gottlieb KA. 2000. Acute and persistent viral life strategies and their relationship to emerging diseases. Virology 272:1–6.

1128 Shortridge KF. 1992. Pandemic influenza: a zoonosis? Seminars in Respiratory Infections 7:11–25.

1129 Afelt A, Frutos R, Devaux C. 2018. Bats, coronaviruses, and deforestation: toward the emergence of novel infectious diseases? Front Microbiol. 9:702. https://dx.doi.org/10.3389/fmicb.2018.00702.

1130 Webster RG, Sharp GB, Claas CJ. 1995. Interspecies transmission of influenza viruses. American Journal of Respiratory and Critical Care Medicine 152:525–30.

1131 Webster RG. 1998. Influenza: an emerging microbial pathogen. In: Emerging Infections (San Diego, CA: Academic Press, S. 275–300).

1132 Laver WG, Garman E. 2001. The origin and control of pandemic influenza. Science 293:1776–7.

1133 Frederick MA. 1999. The threat posed by the global emergence of livestock, food-borne, and zoonotic pathogens. Annals of the New York Academy of Sciences 894:20–7.

1134 André F, Tuyttens M. 2005. The importance of straw for pig and cattle welfare: a review. Applied Animal Behavior Science, 92(3)261.

1135 Maes D, Deluyker H, Verdonck M, et al. 2000. Herd factors associated with the seroprevalences of four major respiratory pathogens in slaughter pigs from farrow-to-finish pig herds. Veterinary Research 31:313–27.

1136 Quattro JD. 1999. Three scientists introduced into ARS hall of fame. ARS/USDA News and Events, September 17. ars.usda.gov/is/pr/1999/990917.htm.

1137 Witter RL. 1998. Control strategies for Marek's Disease: a perspective for the future. Poultry Science 77:1197–203.

1138 El-Lethey H, Huber-Eicher B, Jungi TW. 2003. Exploration of stress-induced immunosuppression in chickens reveals both stress-resistant and stress-susceptible antigen responses. Veterinary Immunology and Immunopathology 95:91–101.

1139 Siegel HS. 1983. Effects of intensive production methods on livestock health. Agro-Ecosystems 8:215–30.

1140 André F, Tuyttens M. 2005. The importance of straw for pig and cattle welfare: a review. Applied Animal Behavior Science, 92(3)261.

1141 Puvadolpirod S, Thaxton JP. 2000. Model of physiological stress in chickens. 1. Response parameters. Poultry Science 79:363–9.

1142 European Commission. Scientific Veterinary Committee. 1996. Report on the Welfare of Laying Hens (Brussels, Belgium: Scientific Veterinary Committee).

1143 Grandin T. 2001. Corporations can be agents of great improvements in animal welfare and food safety and the need for minimum decent standards. National Institute of Animal Agriculture, April 4. grandin.com/welfare/corporation.agents.html.

1144 MacArthur M. 2002. Analyst says poultry growers oblivious to poor conditions. Western Producer, Dezember 12.

1145 Dawkins MS, Hardie S. 1989. Space needs of laying hens. British Poultry Science 30:413–6.

1146 Craig JV. 1978. Aggressive behavior of chickens: some effects of social and physical environments. 27th Annual National Breeder's Roundtable; 1978 Mai 11; Kansas City. Department of Animal Sciences and Industry, Kansas State University. www.poultryscience.org/pba/1952-2003/1978/1978%20 Craig.pdf.

1147 Siegel HS. 1983. Effects of intensive production methods on livestock health. Agro-Ecosystems 8:215–30.

1148 Urrutia S. 1997. Broilers for next decade: what hurdles must commercial broiler breeders overcome? World Poultry 13(7):28–30.

1149 J. Byrnes. 1976. Raising pigs by the calendar at Maplewood Farms. Hog Farm Management, September, S. 30.

1150 Siegel HS. 1983. Effects of intensive production methods on livestock health. Agro-Ecosystems 8:215–30.

1151 André F, Tuyttens M. 2005. The importance of straw for pig and cattle welfare: a review. Applied Animal Behavior Science, 92(3)261.

1152 Ewald C, Heer A, Havenith U. 1994. Factors associated with the occurrence of influenza A virus infections in fattening swine. Berliner und Munchener Tierarztliche Wochenschrift. 107:256–62.

1153 European Commission Scientific Committee on Animal Health and Animal Welfare. 2000. The Welfare of Chickens Kept for Meat Production (Broilers). März 21. europa.eu.int/comm/food/fs/sc/scah/ out39_en.pdf.

1154 Webster B. 2002. American Meat Institute Stunning Conference, Feb. 21–22 as cited in Davis K. The need for legislation and elimination of electrical immobilization. United Poultry Concerns. www. upc-online.org/slaughter/report.html.

1155 Duncan IJH. 2001. Animal welfare issues in the poultry industry: is there a lesson to be learned? Journal Applied Animal Welfare Science 4(3):207–21.

1156 Duncan IJH. 2001. Animal welfare issues in the poultry industry: is there a lesson to be learned? Journal Applied Animal Welfare Science 4(3):207–21.

1157 Mench JA. 1992. The welfare of poultry in modern production systems. Poultry Science 4:108–9.

1158 Duncan IJ. 2003. Letter to Nancy Halpern, New Jersey Department of Agriculture. Juni 25.

1159 Fraser D, Mench J, Millman S. 2001. Farm Animals and Their Welfare in 2000: State of the Animals (Washington, DC: Humane Society Press, S. 90).

1160 Parker HS. 2002. Agricultural Bioterrorism: A Federal Strategy to Meet the Threat. McNair Paper 65 (Washington, DC: National Defense University Institute for National Strategic Studies).

1161 Duncan IJH. 2001. Welfare problems of meat-type chickens. Farmed Animal Well-Being Conference at the University of California-Davis, Juni 28–29.

1162 Donaldson, WE. 1995. Early poult mortality: the role of stressors and diet. Turkey World, Januar–Februar, S. 27.

1163 O'Keefe T. 2005. Starting on the farm. Watt PoultryUSA, Juni, S. 12–16.

1164 Kuhlein U, Aggrey SE, Zadworny A. 2003. Progress and prospects in resistance to disease. In: Muir WM, Aggrey SE (eds.), Poultry Genetics, Breeding and Biotechnology (Oxfordshire, UK: CAB International).

1165 Thorp BH, Luiting E. 2000. Breeding for resistance to production diseases in poultry. In: Axford RFE, Bishop SC, Nicholas FW, Owen JB (eds.), Breeding for Disease Resistance in Farm Animals (Wallingford, UK: CABI Publishing, S. 357–77).

1166 North MO, Bell DD. 1990. Commercial Chicken Production Manual, 4th Edition (New York, NY: Van Nostrand Reinhold).

1167 U.S. Department of Agriculture, APHIS. 2004. Highly pathogenic avian influenza: a threat to U.S. poultry. Program Aid No. 1704. März.

1168 Wilson WO. 1966. Poulrty production. Scientific American 215(1):56–64.

1169 Shacklesford AD. 1988. Modifications of processing methods to control Salmonella in poultry. Poultry Science 67:933–5.

1170 Weeks CA, Danbury TD, Davies HC, Hunt P, Kestin SC. 2000. The behaviour of broiler chickens and its modification by lameness. Applied Animal Behavior Science 67:111–25.

1171 Grandin T, Johnson C. 2005. Animals in Translation (New York, NY: Scribner, S. 270).

1172 Shacklesford AD. 1988. Modifications of processing methods to control Salmonella in poultry. Poultry Science 67:933–5.

1173 Gregory E, Barnhart H, Dreesen DW, Stern NJ, Corn JL. 1997. Epidemiological study of Campylobacter sS. In: Broilers: source, time of colonization, and prevalence. Avian Diseases 41:890–8.

1174 Horowitz R. 2006. Putting Meat on the American Table: Taste, Technology and Transformation (Baltimore, MD: Johns Hopkins University Press, S. 125.

1175 Cole DJ, Hill VR, Humenik FJ, Sobsey MD. 1999. Health, safety, and environmental concerns of farm animal waste. Occupational Medicine: State of the Art Reviews 14(2):423–48.

1176 North MO, Bell DD. 1990. Commercial Chicken Production Manual, 4th Edition (New York, NY: Van Nostrand Reinhold).

1177 European Commission Scientific Committee on Animal Health and Animal Welfare. 2000. The Welfare of Chickens Kept for Meat Production (Broilers). März 21. europa.eu.int/comm/food/fs/sc/scah/out39_en.pdf.

1178 Madec F, Rose N. 2003. How husbandry practices may contribute to the course of infectious diseases in pigs. In: 4th International Symposium on Emerging and Re-emerging Pig Diseases (Rome, Italy Juni 29–Juli 2, S. 9–18).

1179 Cooper GL, Venables LM, Lever MS. 1996. Airborne challenge of chickens vaccinated orally with the genetically-defined Salmonella enteritidis aroA strain CVL30. Veterinary Record 139(18):447–8.

1180 Van der Sluis W. 2005. Housing conditions affect broiler welfare more than stocking density. World Poultry 21(8):22–3.

1181 Van der Sluis W. 2005. Housing conditions affect broiler welfare more than stocking density. World Poultry. 21:22–23.

1182 National Turkey Federation. Meat bird production/growout. Food safety best management practices for the production of turkeys, Dez. 1995.

1183 Sims LD, Ellis TM, Liu KK, et al. 2003. Avian Influenza in Hong Kong 1997–2002. Avian Diseases 47:832–8.

1184 Hafez HM. 2000. Factors influencing turkey diseases. World Poultry Turkey Health Special, S. 6–8.

1185 European Commission Scientific Committee on Animal Health and Animal Welfare. 2000. The Welfare of Chickens Kept for Meat Production (Broilers). März 21. europa.eu.int/comm/food/fs/sc/scah/out39_en.pdf.

1186 Cole DJ, Hill VR, Humenik FJ, Sobsey MD. 1999. Health, safety, and environmental concerns of farm animal waste. Occupational Medicine: State of the Art Reviews 14(2):423–48.

1187 Cole DJ, Hill VR, Humenik FJ, Sobsey MD. 1999. Health, safety, and environmental concerns of farm animal waste. Occupational Medicine: State of the Art Reviews 14(2):423–48.

1188 Madelin TM, Wathes CM. 1989. Air hygiene in a broiler house: Comparison of deep litter with raised netting floors. British Poultry Science 30:23–37.

1189 Collins JD, Wall PG. 2004. Food safety and animal production systems: controlling zoonoses at farm level. Revue Scientifique et Technique Office International des Epizooties 23(2):680–700. oie.int/eng/publicat/rt/2302/PDF./685-700collins.pdf.

1190 Zavala G. 1998. An overview of myeloid leukosis in meat-type chickens. Technical News, Special Technical Bulletin, Januar 1998:S1–4.

1191 Gregory EH, Dreesen DW, Stern NJ, Corn JL. 1997. Epidemiological study of Campylobacter sS. In: Broilers: source, time of colonation, and prevalence. Avian Diseases 41:890–8.

1192 Advisory Committee on the Microbiological Safety of Food. 1996. Report on Poultry Meat (London, UK: HSMO, p 92).

1193 Linden J. 2005. Campylobacter gradually reveal its secrets. Poultry International, Dezember.

1194 Vaillancourt JP. 2002. Biosecurity now. Poultry International. 411:12–8.

1195 Vaillancourt JP. 2002. Biosecurity now. Poultry International. 411:12–8.

1196 Fontenot JP. 2001. Utilization of poultry litter as feed for beef cattle. Food and Drug Administration Public Hearing on Animal Feeding Regulation, Oktober 30. www.fda.gov/ohrms/dockets/dailys/01/Nov01/110501/ts00014.doc.

1197 Cole DJ, Hill VR, Humenik FJ, Sobsey MD. 1999. Health, safety, and environmental concerns of farm animal waste. Occupational Medicine: State of the Art Reviews 14(2):423–48.

1198 2000. Humidity and litter moisture important factors in Salmonella and E.coli multiplication. World Poultry 16(10).

1199 Shane SM. 1997. Campylobacteriosis. In: Calnek BW (ed.), Diseases of Poultry, 10th Edition (Ames, IA: Iowa State University Press, S. 235–245).

1200 Shortridge KF, Zhou NN, Guan Y, et al. 1998. Characterization of avian H5N1 influenza viruses from poultry in Hong Kong. Virology 252:331–42.

1201 Delgado CL, Narrod CA 2002. Impact of the changing market forces and policies on structural change in the livestock industries of selected fast-growing developing countries. Final Research Report of Phase I, International Food Policy Research Institute.

1202 Food and Agriculture Organization of the United Nations. Technical Task Force on Avian Influenza. 2005. Update on the avian influenza situation. Avian Influenza Disease Emergency News, issue 28. www.fao.org/ag/againfo/subjects/documents/ai/AVIbull028.pdf.

1203 Taubenberger JK, Morens DM. 2006. 1918 influenza: the mother of all pandemics. Emerging Infectious Diseases 12(1):15–22.

1204 Halvorson DA, Kelleher CJ, Senne DA. 1985. Epizootiology of avian influenza: effect of seasonal incidence in sentinel ducks and domestic turkey in Minnesota. Applied and Environmental Microbiology 49:914–9.

1205 Ritchie BW. 1995. Avian Viruses: Function and Control (Lake Worth, FL: Wingers Publishing).

1206 Drexler M. 2002. Secret Agents: The Menace of Emerging Infections (Washington, DC: Joseph Henry Press).

1207 Bridges CB, Kuehnert MJ, Hall CB. 2003. Transmission of influenza: implications for control in health care settings. Clinical Infectious Diseases 37:1094–101.

1208 Collier R. 1974. The Plague of the Spanish Lady: The Influenza Pandemic of 1918–1919 (New York, NY: Atheneum).

1209 Naylor MF, Farmer KC. Sun damage and prevention. health.howstuffworks.com/framed.htm?parent=sunscreen.htm&url= www.telemedicine.org/sundam2.4.1.html.

1210 Bridges CB, Kuehnert MJ, Hall CB. 2003. Transmission of influenza: implications for control in health care settings. Clinical Infectious Diseases 37:1094–101.

1211 Food and Agriculture Organization of the United Nations. 2004. FAO recommendations on the prevention, control and eradication of highly pathogenic avian influenza (HPAI) in Asia. www.fao.org/ag/againfo/subjects/en/health/diseases-cards/27septrecomm.pdf.

1212 Russell SM, Fairchild BD. 2005. Poultry production China's way. Watt Poultry USA, Februar, Volume 6, No. 2, S. 26–30.

1213 Mason J, Singer P. 1990. Animal Factories (New York, NY: Crown Publishers).

1214 Maegraith D. 2004. When fear takes flight. Weekend Australian, Januar 31, S. C13.

1215 Arthur JA, Albers GAA. 2003. Industrial perspective on problems and issues associated with poultry breeding. In: Muir WM, Aggrey SE (eds.), Poultry Genetics, Breeding and Biotechnology (Wallingford, UK: CABI Publishing, S. 1–12).

1216 Arthur JA, Albers GAA. 2003. Industrial perspective on problems and issues associated with poultry breeding. In: Muir WM, Aggrey SE (eds.), Poultry Genetics, Breeding and Biotechnology (Wallingford, UK: CABI Publishing, S. 1–12).

1217 Boyd W. 2001. Making meat: science, technology, and American poultry production. Technology and Culture 42:631–64.

1218 Arthur JA, Albers GAA. 2003. Industrial perspective on problems and issues associated with poultry breeding. In: Muir WM, Aggrey SE (eds.), Poultry Genetics, Breeding and Biotechnology (Wallingford, UK: CABI Publishing, S. 1–12).

1219 Fraser D, Mench J, Millman S. 2001. Farm Animals and Their Welfare in 2000: State of the Animals (Washington, DC: Humane Society Press, S. 90).

1220 MacArthur M. 2002. Analyst says poultry growers oblivious to poor conditions. Western Producer, Dezember 12; and Fraser D, Mench J, Millman S. 2001. Farm Animals and Their Welfare in 2000: State of the Animals (Washington, DC: Humane Society Press, S. 90).

1221 Arthur JA, Albers GAA. 2003. Industrial perspective on problems and issues associated with poultry breeding. In: Muir WM, Aggrey SE (eds.), Poultry Genetics, Breeding and Biotechnology (Wallingford, UK: CABI Publishing, S. 1–12).

1222 Boyd W. 2001. Making meat: science, technology, and American poultry production. Technology and Culture 42:631–64.

1223 Arshad M. 1999. An ecological study of red junglefowl (Gallus gallus spadiceus) in agricultural areas. Universiti Putri Malasia.

1224 Canadian Egg Marketing Agency. 2002. Egg facts. eggs.ca/eggfacts/eggdown.asp.

1225 Clubb S. 2001. Stop the practice of starving birds for egg production. Association of Avian Veterinarians Newsletter, Juni-August.

1226 Parkinson G. 1993. Osteoporosis and bone fractures in the laying hen. Progress Report of Work at the Victorian Institute of Animal Science, Attwood.

1227 Dekich MA. 1998. Broiler industry strategies for control of respiratory and enteric diseases. Poultry Science 77:1176–80.

1228 Hafez HM. 2000. Enteric diseases. World Poultry (Elsevier Special 2000) S. 6.

1229 McCarthy M. 2001. Animal welfare: the growing pains of a selectively bred chicken; a plan to accelerate further the unnatural growth rate of broiler birds is condemned by campaign groups. Independent, Dezember 10, S. 7.

1230 Duncan IJH. 2001. Welfare problems of meat-type chickens. Farmed Animal Well-Being Conference at the University of California-Davis, Juni 28–29.

1231 University of Arkansas Division of Agriculture Cooperative Extension Service. kidsarus.org/kids_go-4it/growit/raiseit/chickens.htm.

1232 Boyd W. 2001. Making meat: science, technology, and American poultry production. Technology and Culture 42:631–64.

1233 Warren DC. 1958. A half century of advances in the genetics and breeding improvement of poultry. Poultry Science 37:5–6.

1234 Davenport CB. 1910. Eugenics, a subject for investigation rather than instruction. American Breeders Magazine 1:68.

1235 Quigley M. 1995. The roots of the I.Q. debate: eugenics and social control. The Public Eye, März. publiceye.org/magazine/v09n1/eugenics.html.

1236 Boyd W. 2001. Making meat: science, technology, and American poultry production. Technology and Culture 42:631–64.

1237 Davenport CB. 1907. Inheritance in pedigree breeding of poultry. In: Proceedings of the American Breeders' Association, volume 3 (Washington, DC).

1238 Patterson C. 2005. Animals, slavery, and the holocaust. Logos 4(2). logosjournal.com/issue_4.2/patterson.htm.

1239 Lindhe B, Philipsson J. 1998. Conventional breeding programmes and genetic resistance to animal diseases. International Office of Epizootics 17(1):291–301.

1240 Thornton G. 1996. High yielding broiler production: the big trade-off. Broiler Industry 59:18–22.

1241 European Commission Scientific Committee on Animal Health and Animal Welfare. 2000. The Welfare of Chickens Kept for Meat Production (Broilers). März 21. europa.eu.int/comm/food/fs/sc/scah/out39_en.pdf.

1242 European Commission Scientific Committee on Animal Health and Animal Welfare. 2000. The Welfare of Chickens Kept for Meat Production (Broilers). März 21. europa.eu.int/comm/food/fs/sc/scah/out39_en.pdf.

1243 Martin D. 1997. Researcher studying growth-induced diseases in broilers. Feedstuffs, Mai 26.

1244 European Commission Scientific Committee on Animal Health and Animal Welfare. 2000. The Welfare of Chickens Kept for Meat Production (Broilers). März 21. europa.eu.int/comm/food/fs/sc/scah/out39_en.pdf.

1245 U.S. Department of Agriculture National Agricultural Statistics Service. 2005. Poultry Slaughter: 2004 Annual Summary. usda.mannlib.cornell.edu/reports/nassr/poultry/ppy-bban/pslaan05.txt.

1246 European Commission Scientific Committee on Animal Health and Animal Welfare. 2000. The Welfare of Chickens Kept for Meat Production (Broilers). März 21. europa.eu.int/comm/food/fs/sc/scah/out39_en.pdf.

1247 Rauw WM, Kanis E, Noordhuizen-Stassen EN, Grommers FJ. 1998. Undesirable side effects of selection for high production efficiency in farm animals: a review. Livestock Production Science 56:15–33.

1248 Yunis R, Ben-David A, Heller ED, Cahaner A. 2000. Immunocompetence and viability under commercial conditions of broiler groups differing in growth rates and in antibody response to Escherichia coli vaccine. Poultry Science 79:810–6.

1249 Han PFS, Smyth JR. 1972. The influence of growth rate on the development of Marek's Disease in chickens. Poultry Science 51:975–85.

1250 Nestor KE, Saif YM, Zhu J, Noble DO. 1996. Influence of growth selection in turkeys on resistance to Pasteurella multocida. Poultry Science 75(10):1161–3.

1251 Yunis R, Ben-David A, Heller ED, Cahaner A. 2002. Antibody responses and morbidity following infection with infectious bronchitis virus and challenge with Escherichia coli, in lines divergently selected on antibody response. Poultry Science 81:149–59.

1252 Johnson AL. 2005. Avian influenza: Complicated issue with a simple message. Watt PoultryUSA, Dezember, S. 16–7.

1253 Hawken RJ, Beattie CW, Schook LB. 1998. Resolving the genetics of resistance to infectious diseases. International Office of Epizootics Scientific and Technical Review 17(1):17–25.

1254 Huff GR, Huff WE, Balog JM, Rath NC, Anthony NB, Nestor KE. 2005. Stress response differences and disease susceptibility reflected by heterophil ratio in turkeys selected for increased body weight. Poultry Science 84:709–17.

1255 Bayyari GR, Huff WE, Rath NC, et al. 1997. Effect of the genetic selection of turkeys for increased body weight and egg production on immune and physiological responses. Poultry Science 76:289–96.

1256 Tsai HJ, Saif YM, Nestor KE, Emmerson DA, Patterson RA. 1992. Genetic Variation in Resistance of Turkeys to Experimental Infection with Newcastle Disease Virus. Avian Diseases 36:561–5.

1257 Saif YM, Nestor KE, Dearth RN, Renner PA. 1984. Case report: Possible genetic variation in resistance of turkeys to Erysipelas and fowl cholera. Avian Diseases 28:770–3.

1258 Kowalski, A, Mormede P, Jakubowski K, Jedlinska-Krakowska M. 2002. Comparison of susceptibility to stress in two genetic lines of turkey broilers BUT-9 and Big-6. Polish Journal of Veterinary Science 5:145–150.

1259 Huff GR, Huff WE, Balog JM, Rath NC, Anthony NB, Nestor KE. 2005. Stress response differences and disease susceptibility reflected by heterophil ratio in turkeys selected for increased body weight. Poultry Science 84:709–17.

1260 Rauw WM, Kanis E, Noordhuizen-Stassen EN, Grommers FJ. 1998. Undesirable side effects of selection for high production efficiency in farm animals: a review. Livestock Production Science 56:15–33.

1261 Rauw WM, Kanis E, Noordhuizen-Stassen EN, Grommers FJ. 1998. Undesirable side effects of selection for high production efficiency in farm animals: a review. Livestock Production Science 56:15–33.

1262 Rauw WM, Kanis E, Noordhuizen-Stassen EN, Grommers FJ. 1998. Undesirable side effects of selection for high production efficiency in farm animals: a review. Livestock Production Science 56:15–33.

1263 Smith R. 1991. Cutting edge poultry researchers doing what birds tell them to do. Feedstuffs. September 9, S. 22.

1264 Wise D, Jennings A. 1972. Dyschondroplasia in domestic poultry. Veterinary Record. 91:285–6.

1265 Kamyab A. 2001. Enlarged sternal bursa and focal ulcerative dermatitis in male turkeys. World's Poultry Science Journal 57:5–12.

1266 Ekstrand C, Algers B. 1997 Rearing conditions and foot-pad dermatitis in Swedish turkey poults. Acta-Veterinaria-Scandinavica 38(2):167–174.

1267 Bayyari GR, Huff WE, Rath NC, et al. 1997. Effect of the genetic selection of turkeys for increased body weight and egg production on immune and physiological responses. Poultry Science 76:289–96.

1268 Beaumont C, Dambrine G, Chaussé AM, Flock D. 2003. Selection for disease resistance: conventional breeding for resistance to bacteria and viruses. In: Muir WM, Aggrey SE (eds.), Poultry Genetics, Breeding and Biotechnology (Wallingford, UK: CABI Publishing, S. 357–84).

1269 Beaumont C, Dambrine G, Chaussé AM, Flock D. 2003. Selection for disease resistance: conventional breeding for resistance to bacteria and viruses. In: Muir WM, Aggrey SE (eds.), Poultry Genetics, Breeding and Biotechnology (Wallingford, UK: CABI Publishing, S. 357–84).

1270 Beaumont C, Dambrine G, Chaussé AM, Flock D. 2003. Selection for disease resistance: conventional breeding for resistance to bacteria and viruses. In: Muir WM, Aggrey SE (eds.), Poultry Genetics, Breeding and Biotechnology (Wallingford, UK: CABI Publishing, S. 357–84).

1271 Knap PW, Bishop SC. 2000. Relationships between genetic change and infectious disease in domestic livestock. In: Hill WG, Bishop SC, McGuirk B, McKay JC, Simm G, Webb AJ (eds.), The challenge of genetic change in animal production, Proceedings of an Occasional Meeting Organized by the British Society of Animal Science (Edinburgh, Scotland: BSAS Occasional Publication, S. 65–80).

1272 Boa-Amponsem K, Dunnington EA, Baker KS, Siegel PB. 1999. Diet and immunological memory of lines of white leghorn chickens divergently selected for antibody response to sheep red blood cells. Poultry Science 78:165–70.

1273 Van der Zijpp AJ. 1983. Breeding for immune responsiveness and disease resistance. World's Poultry Science Journal 39(2):118–31.

1274 Huff GR, Huff WE, Balog JM, Rath NC, Anthony NB, Nestor KE. 2005. Stress response differences and disease susceptibility reflected by heterophil ratio in turkeys selected for increased body weight. Poultry Science 84:709–17.

1275 Hawken RJ, Beattie CW, Schook LB. 1998. Resolving the genetics of resistance to infectious diseases. International Office of Epizootics Scientific and Technical Review 17(1):17–25.

1276 Mangel M, Stamps J. 2001. Trade-offs between growth and mortality and the maintenance of individual variation in growth. Evolutionary Ecology Research 3:583–93.

1277 Lindhe B, Philipsson J. 1998. Conventional breeding programmes and genetic resistance to animal diseases. International Office of Epizootics 17(1):291–301.

1278 Sinclair MC, Nielsen BL, Oldham JD, Reid HW. 1999. Consequences for immune function of metabolic adaptations to load. In: Oldham JD, Simm G, Groen AF, Nielsen BL, Pryce JF, Lawrence TLJ (eds.), Metabolic Stress in Dairy Cows (Edinburgh: British Society of Animal Science, S. 113–118).

1279 Lindhe B, Philipsson J. 1998. Conventional breeding programmes and genetic resistance to animal diseases. International Office of Epizootics 17(1):291–301.

1280 Sinclair MC, Nielsen BL, Oldham JD, Reid HW. 1999. Consequences for immune function of metabolic adaptations to load. In: Oldham JD, Simm G, Groen AF, Nielsen BL, Pryce JF, Lawrence TLJ (eds.), Metabolic Stress in Dairy Cows (Edinburgh: British Society of Animal Science, S. 113–118).

1281 Norris K, Evans MR. 2000. Ecological immunology: life history trade-offs and immune defense in birds. Behavioral Ecology 11:19–26.

1282 Cheema MA, Qureshi MA, Havenstein GB. 2003. A comparison of the immune response of a 2001 commercial broiler with a 1957 randombred broiler strain when fed representative 1957 and 2001 broiler diets. Poultry Science 82:1519–29.

1283 Koenen ME, Boonstra-Blom AG, Jeurissen SHM. 2002. Immunological differences between layer-and broiler-type chickens. Veterinary Immunology and Immunopathology 89:47–56.

1284 Cheema MA, Qureshi MA, Havenstein GB. 2003. A comparison of the immune response of a 2001 commercial broiler with a 1957 randombred broiler strain when fed representative 1957 and 2001 broiler diets. Poultry Science 82:1519–29.

1285 Madden RH. 1994. Microbial hazards in animal products. Proceedings of the Nutrition Society 53:209–16.

1286 Riddell C, Springer R. 1984. An epizootiological study of acute death syndrome and leg weakness in broiler chickens in western Canada. Avian Diseases 29:90–102.

1287 European Commission Scientific Committee on Animal Health and Animal Welfare. 2000. The Welfare of Chickens Kept for Meat Production (Broilers). März 21. europa.eu.int/comm/food/fs/sc/scah/out39_en.pdf.

1288 Mangel M, Stamps J. 2001. Trade-offs between growth and mortality and the maintenance of individual variation in growth. Evolutionary Ecology Research 3:583–93.

1289 Lochmiller RL, Deerenberg C. 2000. Trade-offs in evolutionary immunology: just what is the cost of immunity? Oikos 88:87–98.

1290 Gross WB, Siegel PB. 1988. Environment-genetic influences on immunocompetence. Journal of Animal Science 66:2091–2094.

1291 Klasing KC, Laurin DE, Peng RK, Fry DM. 1987. Immunologically mediated growth depression in chicks: influence of feed intake, Corticosterone and Interleukin-1. Journal of Nutrition 117(9):1629–37.

1292 Mangel M, Stamps J. 2001. Trade-offs between growth and mortality and the maintenance of individual variation in growth. Evolutionary Ecology Research 3:583–93.

1293 Klasing KC, Laurin DE, Peng RK, Fry DM. 1987. Immunologically mediated growth depression in chicks: influence of feed intake, corticosterone and interleukin-1. Journal of Nutrition 117(9):1629–37.

1294 Freeman BM, Manning ACC, Harrison GF, Coates ME. 1975. Dietary aureomycin and the response of the fowl to stressors. British Poultry Science 16:395–404.

1295 Johnson RW. 1999. Stress and disease: resetting the biological machinery of growth. Illini PorkNet, Oktober 21. www.traill.uiuc.edu/porknet/paperDisplay.cfm?Type=paper&ContentID=83.

1296 Lochmiller RL, Deerenberg C. 2000. Trade-offs in evolutionary immunology: just what is the cost of immunity? Oikos 88:87–98.

1297 Lochmiller RL, Deerenberg C. 2000. Trade-offs in evolutionary immunology: just what is the cost of immunity? Oikos 88:87–98.

1298 Thorp BH, Luiting E. 2000. Breeding for resistance to production diseases in poultry. In: Axford RFE, Bishop SC, Nicholas FW, Owen JB (eds.), Breeding for Disease Resistance in Farm Animals (Wallingford, UK: CABI Publishing, S. 357–77).

1299 Gavora JS. 1990. Disease genetics. In: Crawford RD (ed.), Poultry Breeding and Genetics (Amsterdam, The Netherlands: Elsevier Publishing Co., S. 805–46).

1300 Boa-Amponsem K, O'Sullivan NP, Gross WB, Dunnington EA, Siegel PB. 1991. Genotype, feeding regimen, and diet interactions in meat chickens. Poultry Science 70:697–701.

1301 Kolok A, Oris JT. 1995. The relationship between specific growth rate and swimming performance in male fathead minnows (Pimephales promelas). Canadian Journal of Zoology 73:2165–7.

1302 Gregory TR, Wood CM. 1998. Individual variation and interrelationships between swimming performance, growth rate, and feeding in juvenile rainbow trout (Oncorhynchus mykiss). Canadian Journal of Fisheries and Aquatic Sciences 55:1583–90.

1303 Farrell AP, Bennett W, Devlin RH. 1997. Growth-enhanced transgenic salmon can be inferior swimmers. Canadian Journal of Zoology 75:335–7.

1304 Boyd W. 2001. Making meat: science, technology, and American poultry production. Technology and Culture 42:631–64.

1305 Huff GR, Huff WE, Balog JM, Rath NC, Anthony NB, Nestor KE. 2005. Stress response differences and disease susceptibility reflected by heterophil ratio in turkeys selected for increased body weight. Poultry Science 84:709–17.

1306 Van der Zijpp AJ. 1983. Breeding for immune responsiveness and disease resistance. World's Poultry Science Journal 39(2):118–31.

1307 Boyd W. 2001. Making meat: science, technology, and American poultry production. Technology and Culture 42:631–64.

1308 Thornton G. 1996. High yielding broiler production: the big trade-off. Broiler Industry 59:18–22.

1309 Carson R. 1962. Silent Spring (New York, NY: Mariner Books), chap. 15.

1310 Boyd W. 2001. Making meat: science, technology, and American poultry production. Technology and Culture 42:631–64.

1311 Urrutia S. 1997. Broilers for next decade: what hurdles must commercial broiler breeders overcome? World Poultry 13(7):28–30.

1312 Baskin C. 1978. Confessions of a chicken farmer. Country Journal, April, S. 38.

1313 Albers GAA. 1993. Breeding for disease resistance: fact and fiction. Archiv für Geflügelkunde 57(2):56–8.

1314 Arthur JA, Albers GAA. 2003. Industrial perspective on problems and issues associated with poultry breeding. In: Muir WM, Aggrey SE (eds.), Poultry Genetics, Breeding and Biotechnology (Wallingford, UK: CABI Publishing, S. 1–12).

1315 Thorp BH, Luiting E. 2000. Breeding for resistance to production diseases in poultry. In: Axford RFE, Bishop SC, Nicholas FW, Owen JB (eds.), Breeding for Disease Resistance in Farm Animals (Wallingford, UK: CABI Publishing, S. 357–77).

1316 Tabler GT, Mendenhall AM. 2003. Broiler nutrition, feed intake and grower economics. Avian Advice 5(4):8–10.

1317 Bayyari GR, Huff WE, Rath NC, et al. 1997. Effect of the genetic selection of turkeys for increased body weight and egg production on immune and physiological responses. Poultry Science 76:289–96.

1318 Thorp BH, Luiting E. 2000. Breeding for resistance to production diseases in poultry. In: Axford RFE, Bishop SC, Nicholas FW, Owen JB (eds.), Breeding for Disease Resistance in Farm Animals (Wallingford, UK: CABI Publishing, S. 357–77).

1319 U.S. Food and Drug Administration. 2017. 2015 NARMS integrated report. FDA, CDC, USDA; [Zugriff 2020 Apr 8]. https://www.fda.gov/media/108304/download.

1320 Schroeder CM, Naugle AL, Schlosser WD, et al. 2005. Estimate of illnesses from Salmonella enteritidis in eggs, United States, 2000. Emerging Infectious Diseases 11(1):113–5. www.cdc.gov/foodnet/pub/publications/2005/040401_schroeder.pdf.

1321 European Commission Scientific Committee on Animal Health and Animal Welfare. 2000. The Welfare of Chickens Kept for Meat Production (Broilers). März 21. europa.eu.int/comm/food/fs/sc/scah/out39_en.pdf.

1322 Walker A, MacLeod M. 2004. Limits to the performance of poultry. In: Wiseman J, Sylvester-Bradley R. 2005. Yields of Farmed Species: Constraints and Opportunities in the 21st Century (Nottingham: Nottingham University Press).

1323 Urrutia S. 1997. Broilers for next decade: what hurdles must commercial broiler breeders overcome? World Poultry 13(7):28–30.

1324 Boyd W. 2001. Making meat: science, technology, and American poultry production. Technology and Culture 42:631–64.

1325 Koenen ME, Boonstra-Blom AG, Jeurissen SHM. 2002. Immunological differences between layer-and broiler-type chickens. Veterinary Immunology and Immunopathology 89:47–56.

1326 Thorp BH, Luiting E. 2000. Breeding for resistance to production diseases in poultry. In: Axford RFE, Bishop SC, Nicholas FW, Owen JB (eds.), Breeding for Disease Resistance in Farm Animals (Wallingford, UK: CABI Publishing, S. 357–77).

1327 Decuypere E, Bruggeman V, Barbato GF, Buyse J. 2003. Growth and reproductive problems associated with selection for increased broiler meat production. In: Muir WM, Aggrey SE (eds.), Poultry Genetics, Breeding and Biotechnology (Wallingford, UK: CABI Publishing, S. 13–28).

1328 Thorp BH, Luiting E. 2000. Breeding for resistance to production diseases in poultry. In: Axford RFE, Bishop SC, Nicholas FW, Owen JB (eds.), Breeding for Disease Resistance in Farm Animals (Wallingford, UK: CABI Publishing, S. 357–77).

1329 Thorp BH, Luiting E. 2000. Breeding for resistance to production diseases in poultry. In: Axford RFE, Bishop SC, Nicholas FW, Owen JB (eds.), Breeding for Disease Resistance in Farm Animals (Wallingford, UK: CABI Publishing, S. 357–77).

1330 Parker HS. 2002. Agricultural Bioterrorism: A Federal Strategy to Meet the Threat. McNair Paper 65 (Washington, DC: National Defense University Institute for National Strategic Studies).

1331 Food and Agriculture Organization of the United Nations. 2004. Loss of domestic animal breeds alarming. Press release, März 31.

1332 2001. Biodiversity shrinks as farm breeds die out, Reuters, September 18. lists.iatp.org/listarchive/archive.cfm?id=36947.

1333 Food and Agriculture Organization of the United Nations. 2004. Loss of domestic animal breeds alarming. Press release, März 31.

1334 Meredith M. 2004. Zoonotic disease risks—2004 update. American Association of Swine Veterinarians. aasv.org/news/story.php?id=1221&lang=en.

1335 Schrag S, Wiener P. 1995. Emerging infectious disease: what are the relative roles of ecology and evolution? Trends in Ecology and Evolution 10(8):319–324.

1336 Huff GR, Huff WE, Balog JM, Rath NC, Anthony NB, Nestor KE. 2005. Stress response differences and disease susceptibility reflected by heterophil ratio in turkeys selected for increased body weight. Poultry Science 84:709–17.

1337 Holland F. 1998. Search for the superchicken. South China Morning Post, Februar 25, S. 17.

1338 2000. R&D agreement to develop disease resistant poultry. World Poultry 16(3):50.

1339 Van Blerkom LM. 2003. Role of viruses in human evolution. Yearbook of Physical Anthropology 46:14–46.

1340 Simianer H. 2005. Decision making in livestock conservation. Ecological Economics 53:559–572.

1341 2005. Bird flu and bird farms. Effect Measure, Februar 5. effectmeasure.blogspot.com/2005/02/bird-flu-and-bird-farms.html.

1342 Wong M. 2004. Virus hitting chicken immunity may be cause of bird flu. Associated Press, Januar 28. thepoultrysite.com/LatestNews/Default.asp?AREA=LatestNews&Display=6223.

1343 Cereno TN. Infectious bursal disease: causative agent, diagnosis and prevention. Canadian Poultry Consultants. canadianpoultry.ca/new_page_2.htm.

1344 2006. Adaptive immunity. Microbiology and Bacteriology, März 5. www.bact.wisc.edu/Microtextbook/index.php?name=Sections&req=viewarticle&artid=292&page=1.

1345 Schat KA, Davies CJ. 2000. Viral diseases. In: (eds.) Axford RFE, Bishop SC, Nicholas FW, Owen JB. Breeding for Disease Resistance in Farm Animals (Wallingford: CAB International, S. 271–300).

1346 Bumstead N. 2003. Genetic resistance and transmission of avian bacteria and viruses. In: Muir WM, Aggrey SE (eds.), Poultry Genetics, Breeding and Biotechnology (Oxfordshire, UK: CAB International, S. 311–28).

1347 European Commission Scientific Committee on Animal Health and Animal Welfare. 2000. The Welfare of Chickens Kept for Meat Production (Broilers). März 21. europa.eu.int/comm/food/fs/sc/scah/out39_en.pdf.

1348 Saif YM. 1998. Infectious bursal disease and hemorrhagic enteritis. Poultry Science 77:1186–9.

1349 Saif YM. 1998. Infectious bursal disease and hemorrhagic enteritis. Poultry Science 77:1186–9.

1350 Cereno TN. Infectious bursal disease: causative agent, diagnosis and prevention. Canadian Poultry Consultants. canadianpoultry.ca/new_page_2.htm.

1351 Silbergeld E. 2006. Avian influenza risks and the animal-human interface. Avian Flu: The Pandemic Threat and the Global Strategy at the Johns Hopkins Bloomberg School of Public Health, Januar 30. commprojects.jhsph.edu/_media/009_avian_flu.ram.

1352 Fussell L. 1998. Poultry industry strategies for control of immunosuppressive diseases. Poultry Science 77:1193–6.

1353 Shane SM. 2005. Global disease update—AI overshadowing erosive diseases. World Poultry 21(7):22–3.

1354 Shane SM. 2003. Disease continues to impact the world's poultry industries. World Poultry 19(7):22–7.

1355 Daszak P, Cunningham AA, Hyatt AD. 2000. Emerging infectious diseases of wildlife—threats to biodiversity and human health. Science 287:443–9.

1356 Marek J. 1907. Multiple nervenentzundung (polyneuritis) bei Hubern. Deutche Tierarztliche Wochenschrift 15:417–21.

1357 Boyd W. 2001. Making meat: science, technology, and American poultry production. Technology and Culture 42:631–64.

1358 Schat KA, Davies CJ. 2000. Viral diseases. In: Axford RFE, Bishop SC, Nicholas FW, Owen JB. (eds.), Breeding for Disease Resistance in Farm Animals (Wallingford: CAB International, S. 271–300).

1359 Nair V. 2005. Evolution of Marek's disease—a paradigm for incessant race between the pathogen and the host. Veterinary Journal 170:175–83.

1360 Nair V. 2005. Evolution of Marek's disease—a paradigm for incessant race between the pathogen and the host. Veterinary Journal 170:175–83.

1361 Saif YM. 1998. Infectious bursal disease and hemorrhagic enteritis. Poultry Science 77:1186–9.

1362 Rosenberger JK and Cloud SS. 1998. Chicken anemia virus. Poultry Science 77:1190–2.

1363 Rosenberger JK and Cloud SS. 1998. Chicken anemia virus. Poultry Science 77:1190–2.

1364 Schat KA. 2005. Chicken infectious anemia virus infection: it is a serious problem. In: Proceedings of the 77th Northeastern Conference on Avian Diseases, Juni 15–17 (Cornell, NY, S. 4–6). diaglab.vet.cornell.edu/avian/Proc77NECAD.pdf.

1365 Miller MM, Schat KA. 2004. Chicken infectious anemia virus: an example of the ultimate host-parasite relationship. Avian Diseases 48(4):734–45.

1366 Rosenberger JK, Cloud SS. 1998. Chicken anemia virus. Poultry Science 77:1190–2.

1367 Rosenberger JK, Cloud SS. 1998. Chicken anemia virus. Poultry Science 77:1190–2.

1368 Fussell L. 1998. Poultry industry strategies for control of immunosuppressive diseases. Poultry Science 77:1193–6.

1369 Nair V. 2005. Evolution of Marek's disease—a paradigm for incessant race between the pathogen and the host. Veterinary Journal 170:175–83.

1370 Cereno TN. Infectious bursal disease: causative agent, diagnosis and prevention. Canadian Poultry Consultants. canadianpoultry.ca/new_page_2.htm.

1371 Fussell L. 1998. Poultry industry strategies for control of immunosuppressive diseases. Poultry Science 77:1193–6.

1372 Nair V. 2005. Evolution of Marek's disease—a paradigm for incessant race between the pathogen and the host. Veterinary Journal 170:175–83.

1373 Pond J, Pond W. 2000. Introduction to Animal Science (New York, NY: John Wiley and Sons, Inc.).

1374 Democracy Now. 2005. Transcript—Mike Davis on The Monster at Our Door: The Global Threat of Avian Flu. Democracy Now. Oktober 19. democracynow.org/article.pl?sid=05/10/19/1332209

1375 Food and Agriculture Organization of the United Nations. 2004. Questions and answers on avian influenza; briefing paper prepared by AI Task Force, Internal FAO Document, Januar 30. animal-health-online.de/drms/faoinfluenza.pdf.

1376 Lindlaw S. 2006. »Biosecurity« is buzzword vs. bird flu. Associated Press, April 22. seattlepi.nwsource.com/business/1310AP_Bird_Flu_Poultry.html.

1377 Jack A, Cookson C, Kazmin A. 2005. Preparing for a pandemic. Financial Times, März 1, S. 19. sci.tech-archive.net/pdf./Archive/sci.med/2005-03/0134.pdf.

1378 Wuethrich B. 2003. Chasing the fickle swine flu. Science 299:1502–5.

1379 Webster RG. 1997. Influenza virus: transmission between species and relevance to emergence of the next human pandemic. Archives of Virology 13:S105–13.

1380 Horn R. 2004. Families under fire: Chearavanont. Time Asia, Februar 23. time.com/time/asia/covers/501040223/chearavanont.html.

1381 Neuykhiew N. 2004. Bird-flu aftermath: loans, free land for chicken farms. The Nation, März 15. tinyurl.com/nwuz5.

1382 Delforge I. 2004. The flu that made agribusiness stronger. Focus on the Global South, Juli 5. focusweb.org/content/view/363/28/.

1383 Delforge I. 2004. The flu. Vietnam News, Februar 4 as cited in Davis M. 2005. The Monster at Our Door: The Global Threat of Avian Flu (New York, NY: The New Press, S. 108–9).

1384 Moore M. 2006. Flu fears are sidelining French poultry. Washington Post, März 2, S. A14. washingtonpost.com/wp-dyn/content/article/2006/03/01/AR2006030102150.html.

1385 Food and Agriculture Organization of the United Nations. 2006. Update on the avian influenza situation. Avian Influenza Disease Emergency News, issue 39.

1386 2006. France confirms bird flu on poultry farm. Associated Press, Februar 25. www.guardian.co.uk/print/0,329420997-112338,00.html.

1387 Butler D. 2006. Doubts hang over source of bird flu spread. Nature 439:772.

1388 Delforge I. 2004. Thailand: the world's kitchen. Le Monde Diplomatique, Juli. mondediplo.com/2004/07/05thailand.

1389 United Nations Food and Agriculture Organization Technical Task Force on Avian Influenza. 2004. Update on the avian influenza situation. Avian Influenza Disease Emergency News, issue 13.

1390 U.S. Department of Agriculture Global Agriculture Information Network. 2005. Laos: poultry and products; avian influenza. GAIN Report, März 16. 2005.www.fas.usda.gov/gainfiles/200503/146119131.pdf.

1391 Steckle MP. 2005. From a management crisis, to becoming better crisis managers: the 2004 avian influenza outbreak in British Columbia. Report of the Standing Committee on Agriculture and Agri-Food. April. parl.gc.ca/committee/CommitteePublication.aspx?SourceId=111249.

1392 Davis M. 2005. The Monster at Our Door: The Global Threat of Avian Flu (New York, NY: The New Press).

1393 Tweed SA, Skowronski DM, David ST, et al. 2004. Human illness from avian influenza H7N3, British Columbia. Emerging Infectious Diseases 10(12):2196–9. cdc.gov/ncidod/EID/vol10no12/pdf.s/04-0961.pdf.

1394 Bhattacharya S. 2004. Bird flu prompts mass cull in Canada. New Scientist, April, S. 22.

1395 2004. Canadian Broadcasting Corporation, November 8 as cited in Davis M. 2005. The Monster at Our Door: The Global Threat of Avian Flu (New York, NY: The New Press).

1396 Tweed SA, Skowronski DM, David ST, et al. Human illness from avian influenza H7N3, British Columbia. Emerging Infectious Diseases 10(12):2196–9. www.cdc.gov/ncidod/EID/vol10no12/04-0961.htm.

1397 Steckle MP. 2005. From a management crisis, to becoming better crisis managers: the 2004 avian influenza outbreak in British Columbia. Report of the Standing Committee on Agriculture and Agri-Food. April. parl.gc.ca/committee/CommitteePublication.aspx?SourceId=111249.

1398 Bueckert D. 2004. Avian flu outbreak raises concerns about factory farms. Daily Herald-Tribune (Grande Prairie, Alberta), April 8, S. 6. cp.org/english/online/full/agriculture/040407/a040730A.html.

1399 Bueckert D. 2004. Avian flu outbreak raises concerns about factory farms. Daily Herald-Tribune (Grande Prairie, Alberta), April 8, S. 6. cp.org/english/online/full/agriculture/040407/a040730A.html.

1400 Mench JA. 1992. The welfare of poultry in modern production systems. Poultry Science 4:108–9.

1401 Broom DM. 2000. Does present legislation help animal welfare? Sustainable Animal Production: Workshops, Discussion, Online Resources. Juni–Oktober. agriculture.de/acms1/conf6/ws5alegisl.htm.

1402 Vaillancourt JP. 2002. Biosecurity now. Poultry International. 411:12–8..

1403 Shane SM. 2005. Global disease update—AI overshadowing erosive diseases. World Poultry 21(7):22–3.

1404 Mabbett T. 2005. People, poultry and avian influenza. Poultry International, Volume 44, Number 9 S.34–39.

1405 Bueckert D. 2004. Avian flu outbreak raises concerns about factory farms. Daily Herald-Tribune (Grande Prairie, Alberta), April 8, S. 6. cp.org/english/online/full/agriculture/040407/a040730A.html.

1406 Leahy S. 2004. Bird flu defeated—at high cost. IPS-Inter Press Service, August 27. ipsnews.net/interna.asp?idnews=25254.

1407 Bueckert D. 2004. Avian flu outbreak raises concerns about factory farms. Daily Herald-Tribune (Grande Prairie, Alberta), April 8, S. 6. cp.org/english/online/full/agriculture/040407/a040730A.html.

1408 CBC News. 2004. Scientist probe mystery surrounding avian flu. März 26. cbc.ca/bc/story/mar26avianmystery226032004.html.

1409 2005. A few facts about avian influenza. www.avian-influenza.com. Januar. thepoultrysite.com/FeaturedArticle/FAType.asp?AREA=broilers&Display=275.

1410 2005. A few facts about avian influenza. www.avian-influenza.com. Januar. thepoultrysite.com/FeaturedArticle/FAType.asp?AREA=broilers&Display=275.

1411 Lees W. 2004. Overview: the avian influenza outbreak in BC. Presentation to the Canadian Poultry Industry Forum, Animal Disease Surveillance Unit, CFIA. bcac.bc.ca/documents/C%20CFIA%20Overview%20-%20Dr.%20Wayne%20Lees.pdf.

1412 Johnson E. 2004. The ducks in the henhouse: wild birds are being blamed for the death of 19 million chickens. Yet factory farms are the real problem. The Tyee, April 13. thetyee.ca/Views/2004/04/13/The_Ducks_in_the_Henhouse/.

1413 Capua I, Alexander DJ. 2004. Avian influenza: recent developments. Avian Pathol. 33:393–404.

1414 Bosman A, Meijer A, Koopmans M. 2005. Final analysis of Netherlands avian influenza outbreaks reveals much higher levels of transmission to humans than previously thought. Eurosurveill. 10:E050106.2.

1415 World Health Organization. 2003. Avian influenza in the Netherlands: disease outbreak reported. Epidemic and Pandemic Alert and Response. April 24. www.who.int/csr/don/2003_04_24/en/.

1416 de Jong MCM, Stegeman A, van der Goot J, Koch G. 2009. Intra-and interspecies transmission of H7N7 highly pathogenic avian influenza virus during the avian influenza epidemic in the Netherlands in 2003. Rev Sci Tech. 28(1):333–340. https://doi.org/10.20506/rst.28.1.1859.

1417 Lawrence F. 2004. Why factory farms and mass trade make for a world where disease travels far and fast. Experts fear flu virus may spread to other countries and mutate, threatening a human pandemic. Guardian, Januar 24. www.guardian.co.uk/food/Story/0,2763,1130271,00.html.

1418 de Jong MCM, Stegeman A, van der Goot J, Koch G. 2009. Intra-and interspecies transmission of H7N7 highly pathogenic avian influenza virus during the avian influenza epidemic in the Netherlands in 2003. Rev Sci Tech. 28(1):333–340. https://doi.org/10.20506/rst.28.1.1859.

1419 Kuiken T, Fouchier R, Rimmelzwaan G, Osterhaus A. 2003. Emerging viral infections in a rapidly changing world. Current Opinion in Biotechnology 14:641–6.

1420 Thomas ME, Bouma A, Ekker HM, Fonken AJM, Stegeman JA, Nielen M. 2005. Risk factors for the introduction of high pathogenicity avian influenza virus into poultry farms during the epidemic in the Netherlands in 2003. Preventive Veterinary Medicine 69:1–11.

1421 Meredith M. 2004. Bird flu epidemics—what more can be done. World Poultry 20(2):28–9.

1422 de Wit E, Munster VJ, van Riel D, Beyer WE, Rimmelzwaan GF, Kuiken T, Osterhaus AD, Fouchier RA. 2010. Molecular determinants of adaptation of highly pathogenic avian influenza H7N7 viruses to efficient replication in the human host. J Virol. 84(3):1597–1606. https://doi.org/10.1128/JVI.01783-09.

1423 Ward P, Small I, Smith J, Suter P, Dutkowski R. 2005. Oseltamivir (Tamiflu) and its potential for use in the event of an influenza pandemic. Journal of Antimicrobial Chemotherapy 55(S1):i5–i21.

1424 Shortridge KF, Peiris JSM, Guan Y. 2003. The next influenza pandemic: lessons from Hong Kong. Journal of Applied Microbiology 94:70–9.

1425 Suarez DL, Senne DA, Banks J, et al. 2004. Recombination resulting in virulence shift in avian influenza outbreak, Chile. Emerging Infectious Diseases 10:693–99.

1426 Capua I, Mutinelli F, Marangon S, Alexander DJ. 2000. H7N1 avian influenza in Italy (1999 to 2000) in intensively reared chickens and turkeys. Avian Pathology 29:537–43.

1427 Webster RG, Shortridge KF, Kawaoka Y. 1997. Influenza: interspecies transmission and emergence of new pandemics. Federation of European Microbiological Societies Immunology and Medical Microbiology 18:275–9.

1428 Infectious Disease Society of America. 2006. Avian influenza (bird flu): agricultural and wildlife considerations. April 4. www.cidrap.umn.edu/idsa/influenza/avianflu/biofacts/avflu.html.

1429 Webster RG, Shortridge KF, Kawaoka Y. 1997. Influenza: interspecies transmission and emergence of new pandemics. Federation of European Microbiological Societies Immunology and Medical Microbiology 18:275–9.

1430 Webster RG. 1997. Predictions for future human influenza pandemics. The Journal of Infectious Diseases 176:S14–9.

1431 Webster RG. 1998. Influenza: an emerging microbial pathogen. In: Emerging Infections (San Diego, CA: Academic Press, S. 275–300).

1432 Capua I, Marangon S, Selli L, et al. 1999. Outbreaks of highly pathogenic avian influenza (H5N2) in Italy during Oktober 1997 to Januar 1998. Avian Pathology 28:455–60.

1433 Capua I, Marangon S. 2000. The avian influenza epidemic in Italy, 1999–2000: a review. Avian Pathology 29:289–94.

1434 Capua I, Marangon S. 2000. The avian influenza epidemic in Italy, 1999–2000: a review. Avian Pathology 29:289–94.

1435 Capua I, Mutinelli F, Marangon S, Alexander DJ. 2000. H7N1 avian influenza in Italy (1999 to 2000) in intensively reared chickens and turkeys. Avian Pathology 29:537–43.

1436 Shortridge KF, Zhou NN, Guan Y, et al. 1998. Characterization of avian H5N1 influenza viruses from poultry in Hong Kong. Virology 252:331–42.

1437 Gladwell M. 1997. The dead zone. New Yorker, Juli 28. gladwell.com/1997/1997_09_29_a_flu.htm.

1438 Straight Dope Science Advisory Board. 2001. How high can birds and bees fly? The Straight Dope, Dezember 11. straightdope.com/mailbag/mbirdbees.html.

1439 Webster RG, Yakhno M, Hinshaw VS, Bean WJ, Murti KG. 1978. Intestinal influenza: replication and characterization of influenza viruses in ducks. Virology 84:268–78.

1440 Hinshaw VS, Webster RG, Turner B. 1980. The perpetuation of orthomyxoviruses and paramyxoviruses in Canadian waterfowl. Canadian Journal of Microbiology 26:622–9.

1441 Pharo HJ. 2003. The impact of new epidemiological information on a risk analysis for the introduction of avian influenza viruses in imported poultry meat. Avian Diseases 47:988–95.

1442 Marshall B. 2006. You call this a wetland? Field and Stream, März 30. fieldandstream.com/fieldstream/columnists/conservation/article/0,13199,1179434,00.html.

1443 Gumuchian M. 2006. Restoring wetlands key to curbing bird flu—report. Reuters, April 11.

1444 Brown C. 2000. Emerging infectious diseases of animals: an overview. In: Brown C, Bolin C (eds.), Emerging Diseases of Animals (Washington, DC: ASM Press, S. 1–12).

1445 Alexander DJ. 2000. A review of avian influenza in different bird species. Veterinary Microbiology 74:3–13.

1446 Drexler M. 2002. Secret Agents: The Menace of Emerging Infections (Washington, DC: Joseph Henry Press).

1447 Hafez HM. 2000. Factors influencing turkey diseases. World Poultry Turkey Health Special, S. 6–8.

1448 Surgeoner GA. 1996. Rodent control in livestock facilities. Ontario Ministry of Agriculture, Food and Rural Affairs. September. www.omafra.gov.on.ca/english/livestock/dairy/facts/86-036.htm.

1449 Shortridge KF, Zhou NN, Guan Y, et al. 1998. Characterization of avian H5N1 influenza viruses from poultry in Hong Kong. Virology 252:331–42.

1450 Nestorowicz A, Kawaoka Y, Bean WJ, Webster RG. 1987. Molecular analysis of the hemagglutinin genes of Australian H7N7 influenza viruses: role of passerine birds in maintenance or transmission? Virology 160:411–18.

1451 Halvorson DA, Kelleher CJ, Senne DA. 1985. Epizootiology of avian influenza: effect of seasonal incidence in sentinel ducks and domestic turkey in Minnesota. Applied and Environmental Microbiology 49:914–9.

1452 Petersen L, Nielsen EM, Engberg J, On SL, Dietz HH. 2001. Comparison of genotypes and serotypes of Campylobacter jejuni isolated from Danish wild mammals and birds and from broiler flocks and humans. Applied and Environmental Microbiology 67(7):3115–21.

1453 Silbergeld E. 2006. Avian influenza risks and the animal-human Interface. Avian flu: the pandemic threat and the global strategy at the Johns Hopkins Bloomberg School of Public Health, Januar 30. commprojects.jhsph.edu/_media/009_avian_flu.ram.

1454 Axtell RC, Arends JJ. 1990. Ecology and management of arthropod pests of poultry. Annual Review of Entomology 35:101–126.

1455 Rosef O, Kapperud G. 1983. House flies (Musca domestica) as possible vectors of Campylobacter fetus subsp. Applied and Environmental Microbiology 45(2):3811–3.

1456 Iowa State University Center for Food Security and Public Health. 2005. Avian influenza (highly pathogenic). Oktober. www.cfsph.iastate.edu/DiseaseInfo/notes/AvianInfluenza.pdf.

1457 Ito T, Kawaoka Y. 1998. Avian influenza. In: Nicholson KG, Webster RG, Hay AJ (eds.), Textbook of Influenza (Oxford: Blackwell Science, S. 126–36).

1458 Halvorson DA, Kelleher CJ, Senne DA. 1985. Epizootiology of avian influenza: effect of seasonal incidence in sentinel ducks and domestic turkey in Minnesota. Applied and Environmental Microbiology 49:914–9.

1459 Vaillancourt JP. 2002. Biosecurity now. Poultry International. 411:12–8.

1460 Capua I, Marangon S. 2003. The use of vaccination as an option for the control of avian influenza. In: 71st General Session International Committee of the World Organization for Animal Health (Paris, France, Mai 18–23).

1461 Capua I, Marangon S. 2003. The use of vaccination as an option for the control of avian influenza. In: 71st General Session International Committee of the World Organization for Animal Health (Paris, France, Mai 18–23).

1462 Capua I, Marangon S. 2003. Currently available tools and strategies for emergency vaccination in case of avian influenza. In: Schrijver RS, Koch G (eds.), Proceedings of the Frontis Workshop on Avian Influenza: Prevention and Control (Wageningen, The Netherlands, S. 59–74).

1463 Perdue ML, Suarez DL, Swayne DE. 2000. Avian influenza in the 1990s. Avian and Poultry Biology Reviews 11:11–20.

1464 Krushinskie EA. 2006. U.S. poultry industry preparedness for an HPAI outbreak. Avian influenza: Dealing with the challenge. bulldogsolutions.net/WattPublishing/WPC01102006/frmEventDescription.aspx.

1465 Cutler GJ. 1986. The nature and impact of layer industry changes. United States Animal Health Association. Second International Symposia on Avian Influenza, S. 423–6.

1466 Alexander DJ. 1993. Orthomyxovirus infection. In: McFerran JB, McNulty MS (eds.), Virus Infections of Birds (Amsterdam, The Netherlands: Elsevier Science Publishers, S. 287–316).

1467 U.S. Department of Agriculture APHIS. Backyard biosecurity: practices to keep your birds healthy. September 2004

1468 Canning K. 2005. A matter of pride. www.refrigeratedfrozenfood.com/content.php?s=RF/2005/12&p=8.

1469 Schmit J. 2005. Poultry farm tactics may thwart bird flu. USA Today, November 14. usatoday.com/news/nation/2005-11-13-farmers-birdflu_x.htm?csp=N009.

1470 Tablante NL, San Myint M, Johnson YJ, Rhodes K, Colby M, Hohenhaus G. 2002. A survey of biosecurity practices as risk factors affecting broiler performance on the Delmarva Peninsula. Avian Diseases 46:730–4.

1471 Beard CW. 2003. Minimizing the vulnerability of poultry production chains for avian influenza. In: Schrijver RS, Koch G (eds.), Proceedings of the Frontis Workshop on Avian Influenza: Prevention and Control (Wageningen, The Netherlands, S. 133–7).

1472 2003. Dirty money: corporate criminal donations to the two major parties. Corporate Crime Reporter, Juli 3. www.corporatecrimereporter.com/ccrreport.pdf.www.corporatecrimereporter.com/ccrreport.pdf.

1473 Tyson Foods. 2005. Tyson provides $26 million to fuel family farmers: supplemental energy allowance addresses rising fuel costs. Tyson Press Room. Oktober 3. tysonfoodsinc.com/PressRoom/ViewArticle.aspx?id=1925.

1474 2005. IBP, Inc. v. Alvarez (03-1238); Tum v. Barber Foods, Inc (04-66) Supreme Court collection. www.law.cornell.edu/supct/cert/03-1238.html.

1475 Schmit J. 2005. Poultry farm tactics may thwart bird flu. USA Today, November 14. usatoday.com/news/nation/2005-11-13-farmers-birdflu_x.htm?csp=N009.

1476 Animal Health and Welfare Panel of the European Food Safety Authority. 2005. Animal health and welfare aspects of avian influenza. European Food Safety Authority Journal 266:1–21.

1477 Beard CW. 2003. Minimizing the vulnerability of poultry production chains for avian influenza. In: Schrijver RS, Koch G (eds.), Proceedings of the Frontis Workshop on Avian Influenza: Prevention and Control (Wageningen, The Netherlands, S. 133–7).

1478 Stegeman A (Chairman). 2003. Workshop 1: Introduction and spread of avian influenza. In: Schrijver RS, Koch G (eds.), Proceedings of the Frontis Workshop on Avian Influenza: Prevention and Control. library.wur.nl/frontis/avian_influenza/workshop1.pdf.

1479 Shane SM. 2003. Disease continues to impact the world's poultry industries. World Poultry 19(7):22–7.

1480 Rudd K. 1995. Poultry reality check needed. Poultry Digest, Dezember 1995, S. 12–20.

1481 Rudd K. 1995. Poultry reality check needed. Poultry Digest, Dezember 1995, S. 12–20.

1482 Anderson I. 2002. Foot and Mouth Disease 2001: Lessons to Be Learned Inquiry Report (London, UK: The Stationery Office). archive.cabinetoffice.gov.uk/fmd/fmd_report/report/.

1483 Shane SM. 2003. Disease continues to impact the world's poultry industries. World Poultry 19(7):22–7.

1484 Pluimers F (Chairman). 2003. Workshop 4: Control measures and legislation. In: Schrijver RS, Koch G (eds.), Proceedings of the Frontis Workshop on Avian Influenza: Prevention and Control (Wageningen, The Netherlands) at library.wur.nl/frontis/avian_influenza/workshop4.pdf.

1485 Halvorson D. 2005. Overview of avian influenza. University of Minnesota University of Minnesota Extension Service. Dezember 9. www.cvm.umn.edu/ai/home.html.

1486 Olsen SJ, Rooney JA, Blanton L, Rolfes MA, Nelson DI, Gomez TM, Karli SA, Trock SC, Fry AM. 2019. Estimating risk to responders exposed to avian influenza A H5 and H7 viruses in poultry, United States, 2014–2017. Emerg Infect Dis. 25(5):1011–1014. https://dx.doi.org/10.3201/eid2505.181253.

1487 Bevins SN, Dusek RJ, White CL, Gidlewski T, Bodenstein B, Mansfield KG, DeBruyn P, Kraege D, Rowan E, Gillin C, et al. 2016. Widespread detection of highly pathogenic H5 influenza viruses in wild birds from the Pacific Flyway of the United States. Sci Rep. 6(1):28980. https://dx.doi.org/10.1038/srep28980.

1488 Lee DH, Bertran K, Kwon JH, Swayne DE. 2017. Evolution, global spread, and pathogenicity of highly pathogenic avian influenza H5Nx clade 2.3.4.4. J Vet Sci. 18(S1):269–280. https://doi.org/10.4142/jvs.2017.18.S1.269.

1489 Lee DH, Bahl J, Torchetti MK, Killian ML, Ip HS, DeLiberto TJ, Swayne DE. 2016. Highly pathogenic avian influenza viruses and generation of novel reassortants, United States, 2014–2015. Emerg Infect Dis. 22(7):1283–1285. https://doi.org/10.3201/eid2207.160048.

1490 U.S. Government Accountability Office. 2017 Apr 13. Avian influenza: USDA has taken actions to reduce risks but needs a plan to evaluate its efforts. Washington: GAO. Report No.: GAO-17-360. [Zugriff 2020 Apr 7]. https://www.gao.gov/assets/690/684086.pdf.

1491 U.S. Department of Agriculture. 2015 Dez. High pathogenicity avian influenza control in commercial poultry operations—a national approach. USDA. [Zugriff 2020 Apr 18]. https://www.aphis.usda.gov/stakeholders/downloads/2015/hpai_ea.pdf.

1492 Humane Society of the United States v. U.S. Department of Agriculture, Animal & Plant Health Inspection Service, Veterinary Services, Kevin Shea, Burke Healy, Mark Davidson. 2020 Apr 8. Case 2:20-cv-03258.

1493 Swayne DE, Akey BL. 2003. Avian influenza control strategies in the United States of America. In: Schrijver RS, Koch G (eds.), Proceedings of the Frontis Workshop on Avian Influenza: Prevention and Control (Wageningen, The Netherlands, S. 113–30).

1494 Gladwell M. 1995. The plague year. New Republic, Juli 24.

1495 Brown C. 1999. Economic considerations of agricultural diseases. Annals of the New York Academy of Sciences 894:92–94.

1496 Greene JL. 2015 Jul 20. Update on the highly-pathogenic avian influenza outbreak of 2014-2015. Congressional Research Service; [Zugriff 2020 Apr 7]. https://fas.org/sgp/crs/misc/R44114.pdf.

1497 Senne DA, Pearson JE, Panigrahy B. 1997. Live poultry markets: a missing link in the epidemiology of avian influenza. In: Proceedings of the 3rd International Symposium on Avian Influenza Mai 27–29 (University of Wisconsin, Madison, S. 50–8).

1498 Gladwell M. 1995. The plague year. New Republic, Juli 24.

1499 Laver WG, Bischofberger N, Webster RG. 2000. The origin and control of pandemic influenza. Perspectives in Biology and Medicine 43(2):173–92.

1500 Gladwell M. 1997. The dead zone. New Yorker, Juli 28. gladwell.com/1997/1997_09_29_a_flu.htm.

1501 Branden C, John T. 1991. Introduction to Protein Structure (New York, NY: Garland Publishing, Inc., S. 72–75). www.chem.uwec.edu/Chem406/Webpages97/heidi/INTRO.HTM.

1502 Kawaoka Y, Webster RG. 1988. Molecular mechanism of acquisition of virulence in influenza virus in nature. Microbial Pathogenesis 5:311–18.

1503 Laver WG, Bischofberger N, Webster RG. 2000. The origin and control of pandemic influenza. Perspectives in Biology and Medicine 43(2):173–92.

1504 Dierauf L. Avian influenza in wild birds. U.S. Department of the Interior, U.S. Geological Survey. Wildlife Health Bulletin 04-01. www.nwhc.usgs.gov/publications/wildlife_health_bulletins/WHB_04_01.jsp.

1505 Dierauf L. Avian influenza in wild birds. U.S. Department of the Interior ,U.S. Geological Survey. Wildlife Health Bulletin 04-01. www.nwhc.usgs.gov/publications/wildlife_health_bulletins/WHB_04_01.jsp.

1506 Senne DA, Pearson JE, Panigrahy B. 1997. Live poultry markets: a missing link in the epidemiology of avian influenza. In: Proceedings of the 3rd International Symposium on Avian Influenza Mai 27–29 (University of Wisconsin, Madison, S. 50–8).

1507 Senne DA, Pearson JE, Panigrahy B. 1997. Live poultry markets: a missing link in the epidemiology of avian influenza. In: Proceedings of the 3rd International Symposium on Avian Influenza Mai 27–29 (University of Wisconsin, Madison, S. 50–8).

1508 Perez DR, Nazarian SH, McFadden G, Gilmore MS. 2005. Miscellaneous threats: highly pathogenic avian influenza, and novel bio-engineered organisms. In: Bronze MS, Greenfield RA (eds.), Biodefense: Principles and Pathogens (Norfolk, UK: Horizon Bioscience).

1509 Lee C, Senne DA, Linares JA, et al. 2004. Characterization of recent H5 subtype avian influenza viruses from U.S. poultry. Avian Pathology 33:288–97.

1510 2004. USDA confirms highly pathogenic Avian Influenza in Texas. West Texas County Courier, Februar 26. www.wtccourier.com/flats_pdf./2004/02-26-04.pdf.

1511 Stubbs EL. 1948. Fowl pest. In: Biester HE, Schwarte LH (eds.), Diseases of Poultry, 2nd ed (Ames, IA: Iowa State University Press, S. 603–614).

1512 Perez DR, Nazarian SH, McFadden G, Gilmore MS. 2005. Miscellaneous threats: highly pathogenic avian influenza, and novel bio-engineered organisms. In: Bronze MS, Greenfield RA (eds.), Biodefense: Principles and Pathogens (Norfolk, UK: Horizon Bioscience).

1513 Senne DA, Pearson JE, Panigrahy B. 1997. Live poultry markets: a missing link in the epidemiology of avian influenza. In: Proceedings of the 3rd International Symposium on Avian Influenza Mai 27–29 (University of Wisconsin, Madison, S. 50–8).

1514 Senne DA, Holt TJ, Akey BL. 2003. An overview of the 2002 outbreak of low-pathogenic H7N2 avian influenza in Virginia, West Virginia and North Carolina. In: Schrijver RS, Koch G (eds.), Proceedings of the Frontis Workshop on Avian Influenza: Prevention and Control (Wageningen, The Netherlands, S. 41–7).

1515 Centers for Disease Control and Prevention. 2005. Outbreaks in North America with transmission to humans. tinyurl.com/n7eu2.

1516 Spackman E, Suarez DL. 2003. Evaluation of molecular markers for pathogenicity in recent H7N2 avian influenza isolates from the northeastern United States. In: Proceedings of the 52nd Western Poultry Disease Conference, S. 21–3. Sacramento, CA, USA.

1517 Centers for Disease Control and Prevention. 2005. Outbreaks in North America with transmission to humans. tinyurl.com/n7eu2.

1518 Swayne DE, Akey BL. 2003. Avian influenza control strategies in the United States of America. In: Schrijver RS, Koch G (eds.), Proceedings of the Frontis Workshop on Avian Influenza: Prevention and Control (Wageningen, The Netherlands, S. 113–30).

1519 Shane SM. 2003. Disease continues to impact the world's poultry industries. World Poultry 19(7):22–7.

1520 Swayne DE. 2003. Transcript of the question and answer session from the Fifth International Symposium on Avian Influenza. Avian Diseases 47:1219–55.

1521 Senne DA, Pederson JC, Panigrahy B. 2003. Live-bird markets in the northeastern United States: a source of avian influenza in commercial poultry. In: Schrijver RS, Koch G (eds.), Proceedings of the Frontis Workshop on Avian Influenza: Prevention and Control (Wageningen, The Netherlands, S. 19–24).

1522 Spackman E, Senne DA, Davison S, Suarez DL. 2003. Sequence analysis of recent H7 avian influenza viruses associated with three different outbreaks in commercial poultry in the United States. Journal of Virology 77:13399–402.

1523 Swayne DE, Akey BL. 2003. Avian influenza control strategies in the United States of America. In: Schrijver RS, Koch G (eds.), Proceedings of the Frontis Workshop on Avian Influenza: Prevention and Control (Wageningen, The Netherlands, S. 113–30).

1524 Centers for Disease Control and Prevention. 2005. Outbreaks in North America with transmission to humans. tinyurl.com/n7eu2.

1525 Capua I, Alexander DJ. 2004. Avian influenza: recent developments. Avian Pathology 33:393–404.

1526 Senne DA, Pederson JC, Panigrahy B. 2003. Live-bird markets in the northeastern United States: a source of avian influenza in commercial poultry. In: Schrijver RS, Koch G (eds.), Proceedings of the Frontis Workshop on Avian Influenza: Prevention and Control (Wageningen, The Netherlands, S. 19–24).

1527 Swayne DE. 2003. Transcript of the question and answer session from the Fifth International Symposium on Avian Influenza. Avian Diseases 47:1219–55.

1528 University of Georgia Southeastern Cooperative Wildlife Disease Study. 1986. Juli. Avian influenza in live poultry markets. SCWDS Briefs, Juli.

1529 Spackman E, Senne DA, Davison S, Suarez DL. 2003. Sequence analysis of recent H7 avian influenza viruses associated with three different outbreaks in commercial poultry in the United States. Journal of Virology 77:13399–402.

1530 Swayne DE, Akey BL. 2003. Avian influenza control strategies in the United States of America. In: Schrijver RS, Koch G (eds.), Proceedings of the Frontis Workshop on Avian Influenza: Prevention and Control (Wageningen, The Netherlands, S. 113–30).

1531 Mullaney R. 2003. Live-bird market closure activities in the northeastern United States. Avian Diseases 47:1096–8.

1532 Senne DA, Pederson JC, Panigrahy B. 2003. Live-bird markets in the northeastern United States: a source of avian influenza in commercial poultry. In: Schrijver RS, Koch G (eds.), Proceedings of the Frontis Workshop on Avian Influenza: Prevention and Control (Wageningen, The Netherlands, S. 19–24).

1533 Suarez DL, Garcia M, Latimer J, Senne D, Perdue M. 1999. Phylogenetic analysis of H7 avian influenza viruses isolated from the live bird markets of the northeastern United States. Journal of Virology 73:3567–73.

1534 Trock SC, Huntley JP. 2010. Surveillance and control of avian influenza in the New York live bird markets. Avian Dis. 54(s1):340–344. https://doi.org/10.1637/8728-032409-ResNote.1.

1535 Newbury SP, Cigel F, Killian ML, Leutenegger CM, Seguin MA, Crossley B, Brennen R, Suarez DL, Torchetti M, Toohey-Kurth K. 2017. First detection of avian lineage H7N2 in Felis catus. Genome Announc. 5(23):e00457-17. https://dx.doi.org/10.1128/genomeA.00457-17.

1536 Poirot E, Levine MZ, Russell K, Stewart RJ, Pompey JM, Chiu S, Fry AM, Gross L, Havers FP, Li ZN, et al. 2019. Detection of avian influenza A(H7N2) virus infection among animal shelter workers using a novel serological approach—New York City, 2016–2017. J Infect Dis. 219(11):1688–1696. https://doi.org/10.1093/infdis/jiy595.

1537 Belser JA, Pulit-Penaloza JA, Sun X, Brock N, Pappas C, Creager HM, Zeng H, Tumpey TM, Maines TR. A novel A(H7N2) influenza virus isolated from a veterinarian caring for cats in a New York City animal shelter causes mild disease and transmits poorly in the ferret model. J Virol. 91(15):e00672-17. https://doi.org/10.1128/JVI.00672-17.

1538 Senne DA, Pederson JC, Panigrahy B. 2003. Live-bird markets in the northeastern United States: a source of avian influenza in commercial poultry. In: Schrijver RS, Koch G (eds.), Proceedings of the Frontis Workshop on Avian Influenza: Prevention and Control (Wageningen, The Netherlands, S. 19–24).

1539 2005. Cornell checking for avian flu in NYC. Ithaca Journal, Oktober 15.

1540 Belser JA, Blixt O, Chen L-M, Pappas C, Maines TR, Van Hoeven N, Donis R, Busch J, McBride R, Paulson JC, et al. 2008. Contemporary North American influenza H7 viruses possess human receptor specificity: implications for virus transmissibility. Proc Natl Acad Sci U S A. 105(21)7558–7563. https://doi.org/10.1073/pnas.0801259105.

1541 Chander Y, Jindal N, Sreevatsan S, Stallknecht DE, Goyal SM. 2013. Molecular and phylogenetic analysis of matrix gene of avian influenza viruses isolated from wild birds and live bird markets in the USA. Influenza Other Respir Viruses. 7(4):513–520. https://doi.org/10.1111/irv.12003.

1542 Belser JA, Blixt O, Chen L-M, Pappas C, Maines TR, Van Hoeven N, Donis R, Busch J, McBride R, Paulson JC, et al. 2008. Contemporary North American influenza H7 viruses possess human receptor specificity: implications for virus transmissibility. Proc Natl Acad Sci U S A. 105(21)7558–7563. https://doi.org/10.1073/pnas.0801259105.

1543 Yen HL, Lipatov AS, Ilyushina NA, Govorkova EA, Franks J, Yilmaz N, Douglas A, Hay A, Krauss S, Rehg JE, Hoffmann E, et al. 2007. Inefficient transmission of H5N1 influenza viruses in a ferret contact model. J Virol. 81(13):6890–6898. https://doi.org/10.1128/JVI.00170-07.

1544 U.S. Department of Agriculture, Agricultural Research Service. Action plan. tinyurl.com/k56zb.

1545 Graham JP, Leibler JH, Price LB, Otte JM, Pfeiffer DU, Tiensin T, Silbergeld EK. 2008. The animal-human interface and infectious disease in industrial food animal production: rethinking biosecurity and biocontainment. Public Health Rep. 123(3):282–299. https://doi.org/10.1177/003335490812300309.

1546 Suarez DL, Spackman E, Senne DA. 2003. Update on molecular epidemiology of H1, H5, and H7 influenza virus infections in poultry in North America. Avian Diseases 47:888–97.

1547 Veterinary Services; Surveillance, Preparedness, and Response Services; Animal and Plant Health Inspection Service. 2016. Final report for the 2014–2015 outbreak of highly pathogenic avian influenza (HPAI) in the United States. U.S. Department of Agriculture; [revised 2016 Aug 11; Zugriff 2020 Apr 7]. https://www.aphis.usda.gov/animal_health/emergency_management/downloads/hpai/2015-hpai-final-report.pdf.

1548 Thaxton YV. 2005. Are you prepared for AI? Poultry, April/Mai, S. 5.

Kapitel 3: Pandemiebereitschaft

1 2005. Flu »would spread to UK in weeks.« BBC News, September 14. news.bbc.co.uk/1/hi/health/4245004.stm.

2 Specter M. 2005. Nature's bioterrorist. New Yorker, Februar 28, S. 52–61.

3 Ferguson NM, Cummings DA, Cauchemez S, Fraser C, Riley S, Meeyai A, Lamsirithaworn S, Burke DS. 2005. Strategies for containing an emerging influenza pandemic in Southeast Asia. Nature 437(7056):209–14.

4 Longini IM Jr, Nizam A, Xu S, Ungchusak K, Hanshaoworakul W, Cummings DA, Halloran ME. 2005. Containing pandemic influenza at the source. Science. 309(5737):1083–7.

5 Ferguson NM, Cummings DA, Cauchemez S, Fraser C, Riley S, Meeyai A, Lamsirithaworn S, Burke DS. 2005. Strategies for containing an emerging influenza pandemic in Southeast Asia. Nature 437(7056):209–14.

6 Ruef C. 2004. A new influenza pandemic-unprepared for a big threat? Infection 32(6):313–4.

7 Weiss R. 2005. Bird flu could be stopped—if everything is aligned right. Washington Post, August 4, S. A16. www.washingtonpost.com/wp-dyn/content/article/2005/08/03/AR2005080301806.html.

8 Center for Infectious Disease and Research Policy. 2005. Roche to give flu drug to WHO to fight pandemic. August 24. cidrap.umn.edu/cidrap/content/influenza/panflu/news/aug2405who.html.

9 Center for Infectious Disease and Research Policy. 2005. Roche to give flu drug to WHO to fight pandemic. August 24. cidrap.umn.edu/cidrap/content/influenza/panflu/news/aug2405who.html.

10 New Scientist. 2005. Editorial: bird flu—ready or not? New Scientist, August 6, S. 3.

11 Fox M. 2005. No quick fix for bird flu, experts caution. Reuters, Oktober 11.

12 Editorial. 2003. We have been warned. Nature 424(6945):113. www.nature.com/nature/journal/v424/n6945/full/424113a.html.

13 2005. Weak-link Laos gets U.S. funds for bird flu fight. Reuters, Oktober 13. signonsandiego.com/news/world/20051013-0824-birdflu-laos.html.

14 Mason M. 2005. Official: preventing pandemic impossible. ABC News, Oktober 15. abcnews.go.com/Health/wireStory?id=1216962&CMP=OTC-RSSFeeds0312.

15 Institute of Medicine and National Research Council. 2009 Sep. Report brief: sustaining global surveillance and response to emerging zoonotic diseases. Washington(DC): National Academies Press; [Zugriff 2020 Apr 9].

16 Weiss R. 2005. Bird flu could be stopped—if everything is aligned right. Washington Post, August 4, S. A16. www.washingtonpost.com/wp-dyn/content/article/2005/08/03/AR2005080301806.html.

17 Levy A, Scott-Clark C. 2005. Flu on the wing. Guardian, Oktober 15. www.guardian.co.uk/birdflu/story/0,14207,1591358,00.html.

18 Stone R. 2006. Combating the bird flu menace, down on the farm. Science 311:944–46.

19 Bradsher K. 2005. Gaps in affluence strain worldwide bird flu response. New York Times, Oktober 9.

20 United Nations Food and Agriculture Organization News Release. 2005. Global strategy to fight bird flu in animals faces serious funding gap. September 26. www.fao.org/newsroom/en/news/2005/107804/.

21 Oxford JS. 2005. Preparing for the first influenza pandemic of the 21st century. Lancet Infectious Diseases 5:129–31.

22 United Nations. 2005. Fighting bird flu at origin will help prevent human flu pandemic says UN Food and Agriculture Organization. UN Press Release SAG/334, Februar 23. www.un.org/News/Press/docs/2005/sag334.doc.htm.

23 Stapp K. 2004. Scientists warn of fast-spreading global viruses. IPS-Inter Press Service, Februar 23.

24 Aglionby J. 2004. The politics of poultry. Guardian, Januar 29. guardian.co.uk/elsewhere/journalist/story/0,7792,1134341,00.html.

25 Lawrence F. 2004. Why factory farms and mass trade make for a world where disease travels far and fast. Experts fear flu virus may spread to other countries and mutate, threatening a human pandemic. Guardian, Januar 24. www.guardian.co.uk/food/Story/0,2763,1130271,00.html.

26 Hookway J. 2005. In the battle against avian flu, rural Asia is seen as vanguard. Wall Street Journal, Oktober 14.

27 Delforge I. 2004. Thailand: the world's kitchen. Le Monde Diplomatique, Juli. mondediplo.com/2004/07/05thailand.

28 Delgado CL, Narrod CA. 2002. Impact of Changing Market Forces and Policies on Structural Change in the Livestock Industries of Selected Fast-Growing Developing Countries Final Research Report of Phase I—Project on Livestock Industrialization, Trade and Social-Health-Environment Impacts in Developing Countries (Washington, DC: International Food Policy Research Institute). fao.org/WAIRDOCS/LEAD/X6115E/X6115E00.HTM.

29 Horn R. 2004. The families that own Asia—Chearavanont. Time Asia, Februar 16. www.time.com/time/asia/covers/501040223/chearavanont.html.

30 Becker J. 2004. Bird flu panic hits China amid fears of global pandemic. Independent, Januar 31.

31 Horn R. 2004. The families that own Asia—Chearavanont. Time Asia, Februar 16. www.time.com/time/asia/covers/501040223/chearavanont.html.

32 Davis M. 2005. The Monster at Our Door: The Global Threat of Avian Flu (New York, NY: The New Press, S. 100–1).

33 Elegant S. 2004. Gauging the threat: Is a human pandemic next? Time International, Februar 9, S. 14.

34 Elegant S. 2004. Gauging the threat: Is a human pandemic next? Time International, Februar 9, S. 14.

35 Delforge I. 2004. Thailand: the world's kitchen. Le Monde Diplomatique, Juli. mondediplo.com/2004/07/05thailand.

36 Davis M. 2005. The Monster at Our Door: The Global Threat of Avian Flu (New York, NY: The New Press, S. 102).

37 Hermawan A. 2003. No News Is Bad News. Southeast Asian Press Alliance. www.seapabkk.org/newdesign/fellowshipsdetail.php?No=241.

38 Davis M. 2005. The Monster at Our Door: The Global Threat of Avian Flu (New York, NY: The New Press, S. 105).

39 Hermawan A. 2003. No News Is Bad News. Southeast Asian Press Alliance. www.seapabkk.org/newdesign/fellowshipsdetail.php?No=241.

40 Channel News Asia. 2004. WHO raps Asia over handling of bird flu crisis. Februar 10. www.channelnewsasia.com/stories/afp_world/view/70444/1/.html.

41 Watts J. 2004. Asian nations step up action to curb spread of avian influenza. Lancet 363:373.

42 McCurry J. 2004. Bird flu suicides in Japan. Guardian, März 9.

43 Editorial. Lapses in halting avian flu. Japan Times, März 3. www.japantimes.co.jp/shukan-st/jteds/ed20040319.htm.

44 Sipress A. 2005. Indonesia neglected bird flu until too late, experts say. Washington Post, Oktober 20, S. A01. www.washingtonpost.com/wp-dyn/content/article/2005/10/19/AR2005101902147.html.

45 Aglionby J. 2004. The politics of poultry. Guardian, Januar 29. guardian.co.uk/elsewhere/journalist/story/0,7792,1134341,00.html.

46 Chanyapate C, Delforge I. 2004. The politics of bird flu in Thailand. Focus on Trade, April, No.98. focusweb.org/publications/FOT%20pdf./fot98.pdf.

47 Wongchanglaw S. 2004. Thaksin's cover-up: can we trust our leader? Think Centre (ASIA), Februar 13. www.thinkcentreasia.org/opinions/Thaksincoverup.html.

48 Avian Influenza Information Centre. 2004. Chicken eating festival. Thai Government fact sheet, Februar 8. www.thaigov.go.th/avian/index-e.html.

49 Watt Poultry USA. 2004. KFC gives away free chicken in Thailand to restore consumer confidence. Watt Poultry USA, Industry News Briefs, Februar 9. www.wattnet.com/Newsroom/ViewNews.cfm?PG=1&nwsNum=14288.

50 Anthony T. 2004. Eating poultry in China a political act. Associated Press, Februar 10.

51 Warden J. 1998. Beef Was Not Perfectly Safe. British Medical Journal 317:1273.

52 Khalik A. 2005. Anxious minister alone in facing bird flu threat. Jakarta Post, Juli 30.

53 Knobler S, Mahmoud A, Lemon S, Mack A, Sivitz L, Oberholtzer K (eds.), 2001. Learning from SARS: Preparing for the Next Disease Outbreak. Workshop Summary (Washington, DC: National Academies Press).

54 Lee PJ, Krilov LR. 2005. When animal viruses attack: SARS and avian influenza. Pediatric Annals 34(1):43–52.

55 Channel News Asia. 2004. WHO raps Asia over handling of bird flu crisis. Februar 10.

56 Ma J. 2020 März 13. Coronavirus: China's first confirmed Covid-19 case traced back to November 17. South China Morning Post. [Zugriff 2020 Apr 7]; https://www.scmp.com/news/china/society/article/3074991/coronavirus-chinas-first-confirmed-covid-19-case-traced-back.

57 Yang DL. 2020 März 10. Wuhan officials tried to cover up covid-19—and sent it careening outward. Washington Post. [Zugriff 2020 Apr 7]; https://www.washingtonpost.com/politics/2020/03/10/wuhan-officials-tried-cover-up-covid-19-sent-it-careening-outward/.

58 Lai S, Ruktanonchai NW, Zhou L, Prosper O, Luo W, Floyd JR, Wesolowski A, Santillana M, Zhang C, Du X, et al. 2020 März 13. Effect of non-pharmaceutical interventions for containing the COVID-19 outbreak in China. medRxiv.org. [Zugriff 2020 Apr 18]. https://doi.org/10.1101/2020.03.03.20029843.

59 Wong J. 2003. How it began—in case you missed it. Globe and Mail, April 5.

60 Cropley E. 2005. Myanmar—the world's bird flu black hole? Reuters, Oktober 9.

61 Butler D. 2005. Flu researchers slam U.S. agency for hoarding data. Nature 437:458–9.

62 Carr R. 2005. CDC locks up flu data: critics call policy too restrictive. The Atlanta Journal-Constitution, Oktober 3.

63 Vaillancourt JP. 2002. Biosecurity now. Poultry International. 411:12–8.

64 Montgomery J. 2005. Public in dark about avian flu cases on farms. News Journal, Oktober 24. www.delawareonline.com/apps/pbcs.dll/article?AID=/20051024/NEWS/510240344.

65 Rainsford S. 2005. Resentment grows in bird flu town. BBC News, Oktober 11. news.bbc.co.uk/1/hi/world/europe/4329712.stm.

66 Nordland R. 2005. To stop a virus. Newsweek, Oktober 14. msnbc.msn.com/id/9698067/site/newsweek/.

67 2005. Life as we know it. Effect Measure, Oktober 3. effectmeasure.blogspot.com/2005/10/life-as-we-know-it.html.

68 2005. After SARS, health experts ponder the next global epidemic. Terra Daily, Januar 27. terradaily.com/2005/050127124144.c0rr22pn.html.

69 Nikiforuk A. 2003. Nature always strikes back in global village. Times Colonist, April 6, S. D7.

70 Weintraub A. 2005. The »horrific« economics of avian flu. Business Week, September 19. www.businessweek.com/magazine/content/05_38/b3951011.htm.

71 Knobler S, Mahmoud A, Lemon S, Mack A, Sivitz L, Oberholtzer K (eds.), 2004. Learning from SARS, Preparing for the Next Disease Outbreak, Workshop Summary (Washington, DC: National Academies Press, S. 123). nap.edu/catalog/10915.html.

72 2005. Life as we know it. Effect Measure, Oktober 3. effectmeasure.blogspot.com/2005/10/life-as-we-know-it.html.

73 Fidler DP. 1997. The role of international law in the control of emerging infectious diseases. Bulletin de l'Institut Pasteur 95:57–72.

74 Walsh B. 2005. A wing and a prayer. Time Asia, September 19. www.time.com/time/asia/magazine/printout/0,13675,501050926-1106457,00.html.

75 Knox R. 2005. New strategy for pandemic flu. NPR Health News, Januar 24. npr.org/templates/story/story.php?storyId=4466883.

76 Wiseman P. 2005. Quick action may stop global bird flu epidemic. USA Today, Juni 6, S.1A. www.usatoday.com/news/health/2005-06-05-bird-flu-cover_x.htm.

77 Donnan S, Hidayat T. 2005. Jakarta bird flu vaccine stockpile still low. Financial Times, September 17.

78 Nissanka JS. 2005. No drugs now if avian flu breaks out. Sunday Observer, Oktober 30. sundayobserver.lk/2005/10/30/new14.html.

79 Butler D. 2005. Drugs could head off a flu pandemic—but only if we respond fast enough. Nature 436:614–5.

80 Editorial. 2005. Avian influenza virus: are we prepared? Canadian Medical Association Journal 172:965. cmaj.ca/cgi/content/full/172/8/965.

81 Lett D. 2005. WHO's call for international pandemic action unheeded. Canadian Medical Association Journal 172:1429. www.cmaj.ca/cgi/reprint/172/11/1429.

82 Vesely R. 2005. State tries to save bird flu drug for those most vulnerable to illness. Oakland Tribune, November 30.

83 Lett D. 2005. WHO's call for international pandemic action unheeded. Canadian Medical Association Journal 172:1429. www.cmaj.ca/cgi/reprint/172/11/1429.

84 Specter M. 2005. Nature's bioterrorist. New Yorker, Februar 28, S. 52–61.

85 2005. On the mirage of stopping bird flu. Effect Measure, August 4. effectmeasure.blogspot.com/2005/08/on-mirage-of-stopping-bird-flu.html.

86 Council on Foreign Relations. 2005. Conference on the Global Threat of Pandemic Influenza, Session 2: Containment and Control November 16. cfr.org/publication/9244/council_on_foreign_relations_conference_on_the_global_threat_of_pandemic_influenza_session_2.html.

87 Fox M. 2005. No quick fix for bird flu, experts caution. Reuters, Oktober 11. www.alertnet.org/thenews/newsdesk/N11489775.htm.

88 Heiberg M. 2005. Two studies model containment strategies for pandemic flu. CIDRAP News, August 3. www.cidrap.umn.edu/cidrap/content/influenza/panflu/news/aug0305panflu.html.

89 Lyn TE. 2005. South China: Perfect incubator for bird flu pandemic? The Star, September 13. jphpk.gov.my/English/Sept05%2013a.htm.

90 Osterholm MT. 2005. Preparing for the next pandemic. New England Journal of Medicine 352(18):1839–42. content.nejm.org/cgi/content/full/352/18/1839.

91 Editorial. 2005. Avian influenza: Perfect storm now gathering? Lancet 365(9462):820.

92 Gibbs WW, Soares C. 2005. Preparing for a pandemic. Scientific American, Oktober 24.

93 Tangwisutijit N, Kwankom A. 2005. Not enough drugs to fight a new pandemic. The Nation (Thailand), August 23.

94 Council on Foreign Relations. 2005. Q&A with Laurie Garrett. Foreign Affairs, Mai 25. www.foreignaffairs.org/background/pandemic/Garrett2.

95 Abbott A. 2005. Avian flu special: what's in the medicine cabinet? Nature 435:407–9. nature.com/news/2005/050523/full/435407a.html.

96 Tangwisutijit N, Kwankom A. 2005. Not enough drugs to fight a new pandemic. The Nation (Thailand), August 23.

97 Abbott A. 2005. Avian flu special: what's in the medicine cabinet? Nature 435:407–9. nature.com/news/2005/050523/full/435407a.html.

98 Nebehay S. 2005. WHO's Chan aims to prepare world for bird flu outbreak. Reuters, September 13. msnbc.msn.com/id/9312931/.

99 Evans B. 2002. Emergency preparedness: a veterinary and animal health community challenge and obligation. Canadian Veterinary Journal 43:797.

100 Tangwisutijit N, Kwankom A. 2005. Not enough drugs to fight a new pandemic. The Nation (Thailand), August 23.

101 Nesmith J. 2005. U.S. »woefully unprepared« for bird flu pandemic. Cox News Service, Mai 26.

102 Nesmith J. 2005. Flu outbreak could wreak global havoc; scientists warn against complacency. Atlanta Journal-Constitution, Juni 17, S. 5C.

103 2005. Battling bird flu. NewsHour with Jim Lehrer, November 1.

104 2005. Vaccines, drugs offer little help in bird flu fight. Governments should instead focus on controlling pandemic, expert cautions. Reuters, Oktober 10.

105 Marwick C. 1996. Readiness is all: public health experts draft plan outlining pandemic influenza response. Journal of the American Medical Association 275:179–80.

106 Davis M. 2005. Avian flu: a state of unreadiness. The Nation, Juli 18–25, S. 27–30.

107 Harris G. 2005. Bush plan shows U.S. not ready for deadly flu. New York Times, Oktober 8.

108 Kennedy EM. 2005. America's response to avian flu. The Boston Globe, Oktober 16.

109 Neergaard L. 2005. U.S. could restrict travel to prevent flu. Herald News Daily, November 2. heraldnewsdaily.com/stories/news-0094307.html.

110 Motavalli J. 2005. Laurie Garrett: are we prepared for avian flu? Interviewed by Jim Motavalli. E Magazine, Juli/August 2005, www.emagazine.com/view/?2826.

111 Miller S. 2005. Epidemic proportions. Top Producer, Februar 11.

112 U.S. Department of Health and Human Services. 2005. Pandemic Influenza Plan. November, S. B7. hhs.gov/pandemicflu/plan/pdf./HHSPandemicInfluenzaPlan.pdf.

113 Editorial. 2005. The perplexing pandemic flu plan. New York Times, November 20. nytimes.com/2005/11/20/opinion/20sun1.html.?ex=1143090000&en=8d71a46c25138208&ei=5070..

114 Harris G. 2006. States welcome flu plan but say they need federal money. New York Times, Mai 4. select.nytimes.com/gst/abstract.html?res=F50F12FA355B0C778CDDAC0894DE404482

115 Garrett L. Betrayal of Trust: The Collapse of Global Public Health (New York, NY: Hyperion; 2000).

116 Osterholm M, Branswell H. 2005. Emerging pandemic: costs and consequences of an avian influenza outbreak (webcast). Woodrow Wilson International Center for Scholars, September 19. www.wilson-center.org/index.cfm?topic_id=116811&fuseaction=topics.event_summary&event_id=142787.

117 Isikoff M, Hosenball M. 2005. Bio-Katrina. Newsweek Web Exclusive, Oktober 12. msnbc.msn.com/id/9675585/site/newsweek/.

118 Naughton P 2005. Don't panic over bird flu, say EU ministers. Times Online, Oktober 18. timeson-line.co.uk/article/0,13509-1831022,00.html.

119 2005. »Don't panic.« Effect Measure, Oktober 18. effectmeasure.blogspot.com/2005/10/dont-panic.html.

120 Institute of Medicine Board of Health. The Threat of Pandemic Influenza: Are We Ready? (Washington, DC: National Academies Press).

121 Barry JM. 2004. The Great Influenza: The Epic Story of the Deadliest Plague in History (New York, NY: Penguin Books).cnn.com/2005/GESUNDHEIT/ZUSTÄNDIGKEIT/10/07/1918.flu.witness/index.html.

122 Colihan K. 2005. Witness to 1918 flu: »Death was there all the time.« CNN, November 14. cnn.com/2005/HEALTH/conditions/10/07/1918.flu.witness/index.html.

123 Public Broadcasting System. American Experience Transcript. 1918 Influenza.pbs.org/wgbh/amex/influenza/filmmore/transcript/transcript1.html.

124 Davies P. 2000. The Devil's Flu (New York, NY: Henry Holt and Company).

125 Davies P. 2000. The Devil's Flu (New York, NY: Henry Holt and Company).

126 Public Broadcasting System. American Experience Transcript. 1918 Influenza Timeline. pbs.org/wgbh/amex/influenza/timeline/index.html.

127 Colihan K. 2005. Witness to 1918 flu: »Death was there all the time.« CNN, November 14. cnn.com/2005/HEALTH/conditions/10/07/1918.flu.witness/index.html.

128 Torrey EF, Yolken RH. 2005. Beasts of the Earth: Animals, Humans, and Disease (New Brunswick, NJ: Rutgers University Press).

129 Silverstein AM. 1981. Pure Politics and Impure Science: The Swine Flu Affair (Baltimore, Maryland: Johns Hopkins University Press, S. 129–31).

130 Schonberger LB, Bregman DJ, Sullivan-Bolyai JZ, et al. 1979. Guillain-Barré syndrome following vaccination in the national influenza immunization program, United States, 1976–1977. American Journal of Epidemiology 110(2):105–23.

131 Hilleman M. 1996. Cooperation between government and industry in combating a perceived emerging pandemic: the 1967 swine influenza vaccination program. Journal of the American Medical Association 275:241–3.

132 Bollet AJ. 2004. Plagues and Poxes: The Impact of Human History on Epidemic Disease (New York, NY: Demos).

133 Bollet AJ. 2004. Plagues and Poxes: The Impact of Human History on Epidemic Disease (New York, NY: Demos).

134 Nesmith J. 2005. Experts fret over flu pandemic; U.S. plan for avian threat incomplete. Atlanta Journal-Constitution, Mai 27, S. 10A. tinyurl.com/joods.

135 Kennedy M. 2005. Bird flu could kill millions: global pandemic warning from WHO. Gazette (Montreal), März 9, S. A1.

136 Branswell H. 2006. Health officials worry over flu risk. Canadian Press, März 19. cnews.canoe.ca/CNEWS/Canada/2006/03/19/1495802-cp.html.

137 Pan American Health Organization. Influenza Pandemic a Brewing Storm, WHO Director-General Says. PAHO news release, September 27. paho.org/English/DD/PIN/pr050927.htm.

138 Manning A. Big screen horror. USA Today, September 18, S. 6D. usatoday.com/life/2003-09-17-microbes_x.htm.

139 Peter D. Hart Research Associates. 2006 Apr 26. Gauging the threat: media coverage of pandemic and avian flu. http://healthyamericans.org/reports/flumedia/GaugingReport.pdf

140 Editorial. 2006 Nov 5. Shrugging at a pandemic. Boston Globe.

141 Southwell BG, Hwang Y, Torres A. 2006. Avian influenza and US TV news. Emerg Infect Dis. 12(11):1797–1798. http://www.cdc.gov/ncidod/EID/vol12no11/06-0672.htm.

142 Peter D. Hart Research Associates. 2006 Apr 26. Gauging the threat: media coverage of pandemic and avian flu. http://healthyamericans.org/reports/flumedia/GaugingReport.pdf

143 2005. World Reassurance Organization (aka WHO). Effect Measure, September 22. effectmeasure.blogspot.com/2005/09/world-reassurance-organization-aka-who.html.

144 Nowak G. 2004. Planning for the 2004–05 influenza vaccination season: a communication situation analysis. Centers for Disease Control and Prevention National Immunization Program. urban-renaissance.org/urbanren/images/2004_flu_nowak.pdf.

145 Sandman PM, Lanard J. 2005. Bird flu: communicating the risks. Perspectives in Health 10(2):2–9.

146 2005. Outbreak of bird flu in Asia hits 3 nations. International Herald Tribune, November 4. iht.com/articles/2005/11/04/news/flu.php.

147 2005. French ignorant about bird flu but unworried—poll. Reuters, Oktober 15.

148 2005. French ignorant about bird flu but unworried—poll. Reuters, Oktober 15.

149 Sandman PM, Lanard J. 2005. Bird flu: communicating the risks. Perspectives in Health 10(2):2–9.

150 2005. Vaccines, drugs offer little help in bird flu fight. Governments should instead focus on controlling pandemic, expert cautions. Reuters, Oktober 10.

151 2005. In depth bird flu: the next pandemic? CBC News Online, Juli 27. cbc.ca/news/background/avianflu/.

152 Collier R. 1974. The Plague of the Spanish Lady: The Influenza Pandemic of 1918–1919 (New York, NY: Atheneum).

153 Osterholm M, Branswell H. 2005. Emerging pandemic: costs and consequences of an avian influenza outbreak (webcast). Woodrow Wilson International Center for Scholars, September 19. www.wilsoncenter.org/index.cfm?topic_id=116811&fuseaction=topics.event_summary&event_id=142787.

154 Editorial. 2005. Avian flu: the U.S. must be more prepared. Philadelphia Inquirer August 14. www.philly.com/mld/inquirer/news/editorial/12376798.htm.

155 Schwartz R, Bicks M, Chapman S, et al. 2005. Avian flu: is the government ready for an epidemic? ABC News. www.wirednewyork.com/forum/archive/index.php/t-7324.html.

156 2005. No local threat from avian flu. KDKA Pittsburg, Oktober 12.

157 Dillon A. 2005. Oktober 4. Bird flu not expected to affect Arkansas. Daily Citizen thedailycitizen.com/articles/2005/10/05/news/local_news/news02.prt.

158 Johnson T. Inaction in Indonesia stirs fears it may become pandemic's cradle. Mercury News, Oktober 13.

159 Kazmin A. 2005. UN targets farming habits to beat bird flu. Financial Times, Juli 7, S. 11.

160 Walsh B. 2005. A wing and a prayer. Times Asia, September 19. www.time.com/time/asia/magazine/printout/0,13675,501050926-1106457,00.html.

161 Branswell. H. 2004. Looming pandemic that could kill tens of millions causing sleepless nights. Canadian Press, November 20. cp.org/awards/view_story.asp?ID=117.

162 Branswell H. 2006. Health officials worry over flu risk. Canadian Press, März 19. cnews.canoe.ca/CNEWS/Canada/2006/03/19/1495802-cp.html.

163 Uhlman M. 2005. U.S. unprepared for new flu. Norther Iowan, Oktober 7. fp.uni.edu/northia/archives3.asp?ID=3878.

164 Lueck S, Mathews AW. 2005. Bush proposes $7.1 billion outlay to fight pandemic-flu threat. Wall Street Journal, November 2, S. A6.

165 Milbank D. 2005. Capitol Hill flu briefing was no trick, and no treat. Washington Post, Oktober 13, S. A02. www.washingtonpost.com/wp-dyn/content/article/2005/10/12/AR2005101202250.html.

166 Editorial. 2004. Fowl flu fuels fears. Nature Medicine 10:211–211.

167 Clayton J. 2003. Looming flu pandemic has experts crying fowl, Nature Medicine 9(4):375. nature.com/nm/journal/v9/n4/full/nm0403-275.html.

168 Stein R. 2005. Vaccine appears to ward off bird flu. Washington Post, August 7, S. A01. washingtonpost.com/wp-dyn/content/article/2005/08/06/AR2005080600849.html.

169 2005. The Karl Rove bird flu strategy. Effect Measure, August 9. effectmeasure.blogspot.com/2005/08/karl-rove-bird-flu-strategy.html.

170 Altman LK, Bradsher K. 2005. A successful vaccine alone is not enough to prevent avian flu epidemic. New York Times, August 8.

171 Heinen PP, Rijsewijk FA, de Boer-Luijtze EA, Bianchi AT. 2002. Vaccination of pigs with a DNA construct expressing an influenza virus M2-nucleoprotein fusion protein exacerbates disease after challenge with influenza A virus. Journal of General Virology 83(Pt 8):1851–9.

172 Branswell H. Bird flu vaccine requires huge doses; stretching strategies critical: experts. Canadian Press, August 9. www.freerepublic.com/focus/f-news/1459633/posts.

173 Branswell H. Bird flu vaccine requires huge doses; stretching strategies critical: experts. Canadian Press, August 9. www.freerepublic.com/focus/f-news/1459633/posts.

174 Perry S. 2006. Bird flu: »This thing just continues to march.« City Pages, März 22. citypages.com/databank/27/1320/article14219.asp.

175 Butler D. 2005. Bird flu vaccine not up to scratch: positive results of little practical use, experts warn. Nature News, August 10. bioedonline.org/news/news.cfm?art=1964.

176 Butler D. 2005. Bird flu vaccine not up to scratch: positive results of little practical use, experts warn. Nature News, August 10. bioedonline.org/news/news.cfm?art=1964.

177 Butler D. 2005. Bird flu vaccine not up to scratch: positive results of little practical use, experts warn. Nature News, August 10. bioedonline.org/news/news.cfm?art=1964.

178 Butler D. 2005. Bird flu vaccine not up to scratch: positive results of little practical use, experts warn. Nature News, August 10. bioedonline.org/news/news.cfm?art=1964.

179 McKie R. 2005. Vaccine failure could lead to flu pandemic. Observer, Oktober 9. observer.guardian.co.uk/uk_news/story/0,6903,1588106,00.html.

180 Branswell H. Bird flu vaccine requires huge doses; stretching strategies critical: experts. Canadian Press, August 9. www.freerepublic.com/focus/f-news/1459633/posts.

181 2005. »No one« ready for bird flu. CBS/AP, Oktober 6. cbsnews.com/stories/2005/10/06/health/main918141.shtml.

182 2005. Vaccines, drugs offer little help in bird flu fight. Governments should instead focus on controlling pandemic, expert cautions. Reuters, Oktober 10.

183 2005. Race against a lethal virus. Sydney Morning Herald. Oktober 25. smh.com.au/news/world/race-against-a-lethal-virus/2005/10/24/1130006061717.html.

184 Altman LK, Bradsher K. 2005. Vaccine for bird flu tests well, but making enough may be problem. New York Times, August 8. iht.com/articles/2005/08/07/news/vaccine.php.

185 2005. Some quotes about the state of the world's readiness to face a flu pandemic. Canadian Press NewsWire, Mai 25.

186 Hawkes N. 2005. Flu pandemic »could kill 360 million worldwide.« The Times, Mai 6.

187 2005. Race against a lethal virus. Sydney Morning Herald. Oktober 25. smh.com.au/news/world/race-against-a-lethal-virus/2005/10/24/1130006061717.html.

188 Barlett DL, Steele JB. About us. barlettandsteele.com/about.html.

189 Barlett DL, Steele JB. 2004 The health of nations. New York Times, Oktober 24. www.anabaptistethics.org/HAS/News/The%20Health%20of%20Nations.htm.

190 Revill J. 2005. A tragic, wasted opportunity to avert disaster. Observer, Oktober 16. observer.guardian.co.uk/focus/story/0,6903,1593220,00.html.

191 Barlett DL, Steele JB. 2004 The health of nations. New York Times, Oktober 24. www.anabaptistethics.org/HAS/News/The%20Health%20of%20Nations.htm.

192 Berkley S. 2006. We're running out of time. Newsweek International, Januar 30. msnbc.msn.com/id/10965125/site/newsweek/.

193 Pollack A. 2005. Talk of bird flu pandemic revives interest in passed-over drugs. New York Times, Oktober 7.

194 Drexler M. 2005. Bird flu blues. Oktober 18. tompaine.com/print/bird_flu_blues.php.

195 Japsen B. 2005. Bird-flu vaccine: we may be last in line. Chicago Tribune, Oktober 19 seattletimes.nwsource.com/html./health/2002569783_flufactory19.html.

196 Japsen B. 2005. Bird-flu vaccine: we may be last in line. Chicago Tribune, Oktober 19 seattletimes.nwsource.com/html./health/2002569783_flufactory19.html.

197 Osterholm MT. 2005. Preparing for the next pandemic. Foreign Affairs 84(4). www.foreignaffairs.org/20050701faessay84402/michael-t-osterholm/preparing-for-the-next-pandemic.html.

198 McManus K. 2004. Asian avian influenza—a call to action. Australian Veterinary Journal 82:135.

199 Weekly Epidemiological Record. 2005. H5N1 avian influenza: first steps towards development of a human vaccine. Weekly Epidemiological Record 80:277–8.

200 Japsen B. 2005. Bird-flu vaccine: we may be last in line. Chicago Tribune, Oktober 19 seattletimes.nwsource.com/html./health/2002569783_flufactory19.html.

201 Gibbs WW, Soares C. 2005. Preparing for a pandemic. Scientific American, Oktober 24. www.sciam.com/print_version.cfm?articleID=000DCB5A-9CC7-134E-9CC783414B7F0000.

202 Butler D. 2005. Avian flu special. The flu pandemic: were we ready? Nature 425:400. nature.com/nature/journal/v435/n7041/full/435400a.html.

203 Mackenzie D, Choo K. 2005. Bird flu: kick-start vaccination or face the consequences. New Scientist, Oktober 14. www.newscientist.com/channel/health/mg18825215.900.html.

204 Bush RM. 2004. Influenza as a model system for studying the cross-species transfer and evolution of the SARS coronavirus. Philosophical Transactions of the Royal Society of London B 359:1067–73.

205 Goodman J. 2005. Meeting the challenge of pandemic vaccine preparedness: an FDA perspective. In: Institute of Medicine of the National Academies, John R. La Montagne Memorial Symposium on Pandemic Influenza Research: Meeting Proceedings (Washington, DC: National Academies Press, S. 19–28).

206 United States Conference of Catholic Bishops Secretariat for Pro-Life Activities. Fact sheet: Embryonic stem cell research and vaccines using fetal tissue. usccb.org/prolife/issues/bioethic/vaccfac2.htm.

207 Sanghavi D. 2003. Flu: a shot worth taking. Boston Globe, Dezember 9. boston.com/news/globe/health_science/articles/2003/12/09/flu_a_shot_worth_taking?mode=PF.

208 Gibbs WW, Soares C. 2005. Preparing for a pandemic. Scientific American, Oktober 24.

209 Centers for Disease Control and Prevention. [date unknown]. How flu vaccines are made. U.S. Department of Health and Human Services; [zuletzt bearbeitet 2019 Dez 12; Zugriff 2020 Apr 7]. https://www.cdc.gov/flu/prevent/how-fluvaccine-made.htm.

210 Drexler M. 2005. Bird flu blues. Oktober 18. tompaine.com/print/bird_flu_blues.php.

211 Board on Health Promotion and Disease Prevention. Institute of Medicine. 2002. The Future of the Public's Health in the 21st Century (Washington, DC: National Academies Press, S. 96).

212 Branswell H. 2005. Pandemic planning shouldn't overlook need to fix source agricultural. Canadian Press, Oktober 24. www.cp.org/premium/ONLINE/member/National/051024/n1024135A.html.

213 Lett D. 2005. Feds to stockpile antivirals as pandemic »speed bump.« Canadian Medical Association Journal 172(9):1167. www.cmaj.ca/cgi/reprint/172/9/1167.

214 Uhlman M. 2005. In a flu pandemic, hygiene is a lifesaver. Philadelphia Inquirer, Oktober 11.

215 Institute of Medicine Board on Health Promotion and Disease Prevention. 2002. The Future of the Public's Health in the 21st Century (Washington, DC: National Academies Press, S. 96).

216 Legters LJ, Brink LH, Takafuji ET. 1993. Are we prepared for a viral epidemic emergency? In: Morse SS, editor. Emerging Viruses (New York, NY: Oxford University Press, S. 272).

217 Institute of Medicine. 1988. The Future of Public Health (Washington, DC: National Academies Press, S. 19). fermat.nap.edu/books/0309038308/html./19.html.

218 Institute of Medicine Board on Health Promotion and Disease Prevention. 2002. The Future of the Public's Health in the 21st Century (Washington, DC: National Academies Press, S. 100).

219 Cowen T. 2005. Avian flu: what should be done. Mercatus Center at George Mason University: Working Paper Series. November 11.

220 VandHei J, Baker P. 2005. Critics say Bush undercut New Orleans flood control. Washington Post, September 2, S. A16. www.washingtonpost.com/wp-dyn/content/article/2005/09/01/AR2005090102261.html.

221 Oritz P. 2005. Credentials questioned: another Bush crony is point man on avian flu. Diversity Inc. Magazine, November 1.

222 Brewin B. 2005. Health directors say HHS flu cuts are for the birds. Government Health IT, Oktober 18. www.govhealthit.com/article91152-10-18-05-Web.

223 Pelosi N. 2005. Statement on President's avian flu pandemic preparedness strategy. Press Release, November 1. democraticleader.house.gov/press/releases.cfm?pressReleaseID=1255.

224 2005. Proposed reductions in preparedness funds would leave USA vulnerable to public health emergencies warn public health officials. Medical News Today, Juli 16. medicalnewstoday.com/medicalnews.php?newsid=27505.

225 Sandalow M. 2005. In Hurricane Katrina's wake, some question whether battle against terrorism is the right fight. San Francisco Chronicle, September 11. sfgate.com/cgi-bin/article.cgi?file=/c/a/2005/09/11/MNG40EM00T1.DTL&type=printable.

226 2005. They knew what to expect. Reuters, September 2. wired.com/news/planet/0,2782,68738,00.html.

227 Shute N, Querna E, Bainbridge B, Brink S, Ramachandran N. 2005. Of birds and men. U.S. News and World Report 138(12):40–9. tinyurl.com/jkacf.

228 Palma B. 2020 Feb 26. Did Trump administration fire the US pandemic response team? Snopes; [aktualisiert 2020 März 13; Zugriff 2020 Apr 7]. https://www.snopes.com/fact-check/trump-fire-pandemic-team/.

229 Sun LH. 2018 Mai 10. Top White House official in charge of pandemic response exits abruptly. Washington Post; [Zugriff 2020 Apr 7]. https://www.washingtonpost.com/news/to-your-health/wp/2018/05/10/top-white-house-official-in-charge-of-pandemic-response-exits-abruptly/.

230 Transcript of President Bush's Oktober 4, 2005. Press Conference. Courtesy of FDCH/e-Media, Oktober 4.

231 Harris G. 2005. Fear of flu outbreak rattles Washington. New York Times, Oktober 7. query.nytimes.com/gst/fullpage.html.?sec=health&res=9B05EEDA1130F936A35753C1A9639C8B63.

232 Sternberg S. 2005. Imagine what would happen if a Category 5 viral storm hit every state. USA Today, November 10, S. 1A. www.usatoday.com/printedition/news/20051011/1a_cover11.art.htm.

233 Knobler SL, Mack A, Mahmoud A, Lemon SL (eds.), 2005. The Threat of pandemic influenza: are we ready? Workshop Summary (Washington, DC: National Academies Press). S. 64.

234 Harris G. 2005. Fear of flu outbreak rattles Washington. New York Times, Oktober 7. query.nytimes.com/gst/fullpage.html.?sec=health&res=9B05EEDA1130F936A35753C1A9639C8B63.

235 Sternberg S. 2005. Officials race to head off a bird flu pandemic. USA Today, Oktober 10. www.usatoday.com/news/health/2005-10-10-avian-flu-cover_x.htm.

236 Rosenthal E. 2005. Nations redouble their efforts against bird flu. International Herald Tribune, September 17. /iht.com/bin/print_ipub.php?file=/articles/2005/09/16/news/flu.php.

237 Sandman PM. Katrina: hurricanes, catastrophes, and risk communication. September 8. psandman.com/col/katrina.htm.

238 2005. U.S. lawmakers call for creation of »bird flu czar.« Democrats say nation unprepared for outbreak of deadly avian influenza. Reuters, Oktober 7.

239 2005. Thai newspaper: pandemic phase 4? Effect Measure, September 05. effectmeasure.blogspot.com/2005/09/thai-newspaper-pandemic-phase-4.html.

240 Boyd RS. H5N1: a killer strain of flu. Knight Ridder Newspapers, Oktober 16.

241 Goldstein J. 2005. The next flu pandemic: are we ready? (You don't want to know). Miami Herald.com, September 20. tinyurl.com/efnl3.

242 Rovera R. 2006. Prepare for pandemic, localities are warned. Washington Post, Februar 25, S. B04. washingtonpost.com/wp-dyn/content/article/2006/02/24/AR2006022401802.html.

243 Democracy Now. 2005. Transcript—Mike Davis on The Monster at Our Door: The Global Threat of Avian Flu. Democracy Now. Oktober 19. democracynow.org/article.pl?sid=05/10/19/1332209.

244 Wilson A. 2006. Officials discuss reaction to influenza. The Olympian, April 15. 159.54.227.3/apps/pbcs.dll/article?AID=/20060415/NEWS01/60415007.

245 Heslam J. 2005. Can flu guru do the job? Critics question his credentials. The Boston Herald, Oktober 7.

246 Sternberg S. 2005. Imagine what would happen if a Category 5 viral storm hit every state. USA Today, November 10, S. 1A.

247 Cowen T. 2005. Avian flu: what should be done. Mercatus Center at George Mason University: Working Paper Series, November 11.

248 Osterholm MT. 2005. Preparing for the next pandemic. Foreign Affairs 84(4). www.foreignaffairs.org/20050701faessay84402/michael-t-osterholm/preparing-for-the-next-pandemic.html.

249 Cowen T. 2005. Avian flu: what should be done. Mercatus Center at George Mason University: Working Paper Series, November 11.

Kapitel 4: Die COVID-19-Pandemie überleben

1 Heiberg M. 2005. Asian nations plan for pandemic flu, another treatment is suggested. Center for Infectious Disease Research and Policy News. August 12.

2 Guarner J. 2020. Three emerging coronaviruses in two decades. Am J Clin Pathol. 153(4):420–421. https://doi.org/10.1093/ajcp/aqaa029.

3 He J, Tao H, Yan Y, Huang S-Y, Xiao Y. 2020 Feb 21. Molecular mechanism of evolution and human infection with the novel coronavirus (2019-nCoV). bioRxiv.org. [Zugriff 2020 März 30]. https://doi.org/10.1101/2020.02.17.952903.

4 Wölfel R, Corman VM, Guggemos W, Seilmaier M, Zange S, Müller MA, Niemeyer D, Jones TC, Vollmar P, Rothe C, et al. 2020. Virological assessment of hospitalized patients with COVID-2019. Nature. [Epub 2020 Apr 1; Zugriff 2020 Apr 18]. https://doi.org/10.1038/s41586-020-2196-x.

5 Liu Z, Magal P, Seydi O, Webb G. 2020. Understanding unreported cases in the COVID-19 epidemic outbreak in Wuhan, China, and the importance of major public health interventions. Biology. 9(3):50. https://doi.org/10.3390/biology9030050.

6 Marty AM, Jones MK. 2020. The novel Coronavirus (SARS-CoV-2) is a one health issue. One Health. 9:100123. https://doi.org/10.1016/j.onehlt.2020.100123.

7 Park M, Thwaites RS, Openshaw PJM. 2020. COVID-19: lessons from SARS and MERS. Eur J Immunol. 50(3):308–311. https://doi.org/10.1002/eji.202070035.

8 Adalja AA, Watson M, Toner ES, Cicero A, Inglesby TV. 2019. Characteristics of microbes most likely to cause pandemics and global catastrophes. In: Inglesby TV, Adalja AA, editors. Global Catastrophic Biological Risks. Current Topics in Microbiology and Immunology, vol 424. Switzerland: Springer. S. 1–20. https://doi.org/10.1007/82_2019_176.

9 Hui DSC, Zumla A. 2019. Severe acute respiratory syndrome: historical, epidemiologic, and clinical features. Infect Dis Clin North Am. 33(4):869–889. https://doi.org/10.1016/j.idc.2019.07.001.

10 Hui DSC, Zumla A. 2019. Severe acute respiratory syndrome: historical, epidemiologic, and clinical features. Infect Dis Clin North Am. 33(4):869–889. https://doi.org/10.1016/j.idc.2019.07.001.

11 Wilder-Smith A, Chiew CJ, Lee VJ. 2020 März 5. Can we contain the COVID-19 outbreak with the same measures as for SARS? Lancet Infect Dis. [Zugriff 2020 März 30]. https://doi.org/10.1016/s1473-3099(20)30129-8.

12 Li J-Y, You Z, Wang Q, Zhou Z-J, Qiu Y, Luo R, Ge X-Y. 2020. The epidemic of 2019-novel-coronavirus (2019-nCoV) pneumonia and insights for emerging infectious diseases in the future. Microbes Infect. 22(2):80–85. https://doi.org/10.1016/j.micinf.2020.02.002.

13 Hui DSC, Zumla A. 2019. Severe acute respiratory syndrome: historical, epidemiologic, and clinical features. Infect Dis Clin N Am. 33(4):869–889. https://doi.org/10.1016/j.idc.2019.07.001.

14 Wilder-Smith A, Chiew CJ, Lee VJ. 2020 März 5. Can we contain the COVID-19 outbreak with the same measures as for SARS? Lancet Infect Dis. [Zugriff 2020 März 30]. https://doi.org/10.1016/s1473-3099(20)30129-8.

15 Marty AM, Jones MK. 2020. The novel coronavirus (SARS-CoV-2) is a one health issue. One Health. 9:100123. https://doi.org/10.1016/j.onehlt.2020.100123.

16 Fraser C, Riley S, Anderson RM, Ferguson NM. 2004. Factors that make an infectious disease outbreak controllable. Proc Natl Acad Sci U S A. 101(16):6146–6151. https://doi.org/10.1073/pnas.0307506101.

17 Lee N, Hui D, Wu A, Chan P, Cameron P, Joynt GM, Ahuja A, Yung MY, Leung CB, To KF, et al. 2003. A major outbreak of severe acute respiratory syndrome in Hong Kong. N Engl J Med. 348(20):1986–1994. https://doi.org/10.1056/NEJMoa030685.

18 Assiri A, Al-Tawfiq JA, Al-Rabeeah AA, Al-Rabiah FA, Al-Hajjar S, Al-Barrak A, Flemban H, Al-Nassir WN, Balkhy HH, Al-Hakeem RF, et al. 2013. Epidemiological, demographic, and clinical characteristics of 47 cases of Middle East respiratory syndrome coronavirus disease from Saudi Arabia: a descriptive study. Lancet Infect Dis. 13(9):752–761. https://doi.org/10.1016/S1473-3099(13)70204-4.

19 Fang Z, Yi F, Wu K, Lai K, Sun X, Zhong N, Liu Z. 2020 März 12. Clinical characteristics of coronavirus pneumonia 2019 (COVID-19): an aktualisiert systematic review. medRxiv.org. [Zugriff 2020 März 30]. https://doi.org/10.1101/2020.03.07.20032573.

20 Zou L, Ruan F, Huang M, Liang L, Huang H, Hong Z, Yu J, Kang M, Song Y, Xia J, et al. 2020. SARS-CoV-2 viral load in upper respiratory specimens of infected patients. N Engl J Med. 382(12):1177–1179. https://doi.org/10.1056/NEJMc2001737.

21 He X, Lau EHY, Wu P, Deng X, Wang J, Hao X, Lau YC, Wong JY, Guan Y, Tan X, et al. 2020 Apr 15. Temporal dynamics in viral shedding and transmissibility of COVID-19. Nat Med. https://doi.org/10.1038/s41591-020-0869-5.

22 Luo S-H, Liu W, Liu Z-J, Zheng X-Y, Hong C-X, Liu Z-R, Liu J, Weng J-P. 2020 März 6. A confirmed asymptomatic carrier of 2019 novel coronavirus (SARS-CoV-2). Chin Med J (Engl). [Zugriff 2020 März 30]. https://doi.org/10.1097/cm9.0000000000000798.

23 Cheng H-Y, Jian S-W, Liu D-P, Ng T-C, Huang W-T, Lin H-H. 2020 März 19. High transmissibility of COVID-19 near symptom onset. medRxiv.org. [Zugriff 2020 März 30]. https://doi.org/10.1101/2020.03.18.20034561.

24 The Lancet. 2020. COVID-19: fighting panic with information. Lancet. 395(10224):537. [Zugriff 2020 März 30]. https://doi.org/10.1016/S0140-6736(20)30379-2.

25 Malta M, Rimoin AW, Strathdee SA. 2020. The coronavirus 2019-nCoV epidemic: is hindsight 20/20? EClinicalMedicine. 20:100289. https://doi.org/10.1016/j.eclinm.2020.100289.

26 Peckham R. 2020. COVID-19 and the anti-lessons of history. Lancet. 395(10227):850-852. [Zugriff 2020 März 30]. https://doi.org/10.1016/s0140-6736(20)30468-2.

27 Yang Y, Peng F, Wang R, Guan K, Jiang T, Xu G, Sun J, Chang C. 2020 März 3. The deadly coronaviruses: the 2003 SARS pandemic and the 2020 novel coronavirus epidemic in China. J Autoimmun. [Zugriff 2020 März 30]. https://doi.org/10.1016/j.jaut.2020.102434.

28 Carbone M, Green JB, Bucci EM, Lednicky JA. 2020. Coronaviruses: facts, myths, and hypotheses. J Thorac Oncol. Article in press. [Zugriff 2020 März 30]. https://doi.org/10.1016/j.jtho.2020.02.024.

29 Garrett L. 2020. COVID-19: the medium is the message. Lancet. 395(10228):942–943. [Zugriff 2020 März 30]. https://doi.org/10.1016/S0140-6736(20)30600-0.

30 Jones DS. 2020 März 12. History in a crisis—lessons for Covid-19. N Engl J Med. [Zugriff 2020 März 30]. https://doi.org/10.1056/NEJMp2004361.

31 The Lancet. 2020. COVID-19: fighting panic with information. Lancet. 395(10224):537. [Zugriff 2020 März 30]. https://doi.org/10.1016/S0140-6736(20)30379-2.

32 Lee VJ, Chiew CJ, Khong WX. 2020 März 13. Interrupting transmission of COVID-19: lessons from containment efforts in Singapore. J Travel Med. [Zugriff 2020 März 30]. https://doi.org/10.1093/jtm/taaa039.

33 The Lancet. 2020. COVID-19: fighting panic with information. Lancet. 395(10224):537. [Zugriff 2020 März 30]. https://doi.org/10.1016/S0140-6736(20)30379-2.

34 Lau H, Khosrawipour V, Kocbach P, Mikołajczyk A, Schubert J, Bania J, Khosrawipour T. 2020 März 27. The positive impact of lockdown in Wuhan on containing the COVID-19 outbreak in China. J Travel Med. [Zugriff 2020 März 30]. https://doi.org/10.1093/jtm/taaa037.

35 Eve F. 2020 Feb 2. China's reaction to the coronavirus outbreak violates human rights. Guardian. [Zugriff 2020 Apr 18]; https://www.theguardian.com/world/2020/feb/02/chinas-reaction-to-the-coronavirus-outbreak-violates-human-rights.

36 Chen X, Yu B. 2020 März 2. First two months of the 2019 Coronavirus Disease (COVID-19) epidemic in China: real-time surveillance and evaluation with a second derivative model. Glob Health Res Policy. 5:7. [Zugriff 2020 März 30]. https://doi.org/10.1186/s41256-020-00137-4.

37 Kupferschmidt K, Cohen J. 2020 März 6. Can China's COVID-19 strategy work elsewhere? Science. 367(6482):1061–1062. https://doi.org/10.1126/science.367.6482.1061.

38 Health Commission of Hubei Province. 2020 März 19. Epidemic situation of new crown pneumonia in Hubei province on März 18, 2020. [Zugriff 2020 März 31]. http://wjw.hubei.gov.cn/fbjd/dtyw/202003/t20200319_2185058.shtml.

39 Jasarevic T, Ryan M, van Kerkhove M, Ghebreyesus TA. 2020 Jan 29. Novel coronavirus press conference at United Nations of Geneva. World Health Organization. [Zugriff 2020 März 31]. https://www.who.int/docs/default-source/coronaviruse/transcripts/who-audio-script-ncov-rresser-unog-29jan2020.pdf.

40 Tedros AG. 2020 Jan 30. WHO Director-General's statement on IHR Emergency Committee on Novel Coronavirus (2019-nCoV). World Health Organization. [Zugriff 2020 März 31]. https://www.who.int/dg/speeches/detail/who-director-general-s-statement-on-ihr-emergency-committee-on-novel-coronavirus-(2019-ncov).

41 World Health Organization. 2019 März 19. Coronavirus disease 2019 (COVID-19) situation report—59. Geneva: WHO; [Zugriff 2020 Apr 1]. https://www.who.int/docs/default-source/coronaviruse/situation-reports/20200319-sitrep-59-covid-19.pdf?sfvrsn=c3dcdef9_2.

42 Cohen J, Kupferschmidt K. 2020 Feb 28. Strategies shift as coronavirus pandemic looms. Science. 367(6481):962–963. https://doi.org/10.1126/science.367.6481.962.

43 Kupferschmidt K, Cohen J. 2020 März 6. Can China's COVID-19 strategy work elsewhere? Science. 367(6482):1061–1062. https://doi.org/10.1126/science.367.6482.1061.

44 Cohen J, Kupferschmidt K. 2020 März 20. Countries test tactics in 'war' against COVID-19. Science. 367(6484):1287–1288. https://doi.org/10.1126/science.367.6484.1287.

45 Normile D. 2020 März 17. Coronavirus cases have dropped sharply in South Korea. What's the secret to its success? Science. [Zugriff 2020 März 31]. https://doi.org/10.1126/science.abb7566.

46 Tanne JH, Hayasaki E, Zastrow M, Pulla P, Smith P, Rada AG. 2020 März 18. Covid-19: how doctors and healthcare systems are tackling coronavirus worldwide. BMJ. 368:m1090. https://doi.org/10.1136/bmj.m1090.

47 Tanne JH, Hayasaki E, Zastrow M, Pulla P, Smith P, Rada AG. 2020 März 18. Covid-19: how doctors and healthcare systems are tackling coronavirus worldwide. BMJ. 368:m1090. https://doi.org/10.1136/bmj.m1090.

48 Tedros AG. 2020 März 16. WHO Director-General's opening remarks at the media briefing on COVID-19—16 März 2020. World Health Organization. [Zugriff 2020 März 31]. https://www.who.int/dg/speeches/detail/who-director-general-s-opening-remarks-at-the-media-briefing-on-covid-19—16-march-2020.

49 Normile D. 2020 März 17. Coronavirus cases have dropped sharply in South Korea. What's the secret to its success? Science. [Zugriff 2020 März 31]. https://doi.org/10.1126/science.abb7566.

50 Khazan O. 2020 März 13. The 4 key reasons the U.S. is so behind on coronavirus testing. The Atlantic. [Zugriff 2020 März 31]; https://www.theatlantic.com/health/archive/2020/03/why-coronavirus-testing-us-so-delayed/607954/.

51 Meyer R, Madrigal AC. 2020 März 6. Exclusive: the strongest evidence yet that America is botching coronavirus testing. The Atlantic. [Zugriff 2020 März 31]; https://www.theatlantic.com/health/archive/2020/03/how-many-americans-have-been-tested-coronavirus/607597/.

52 Branswell H. 2020 März 20. Understanding what works: how some countries are beating back the coronavirus. STAT. [Zugriff 2020 März 31]. https://www.statnews.com/2020/03/20/understanding-what-works-how-some-countries-are-beating-back-the-coronavirus/.

53 Holshue ML, DeBolt C, Lindquist S, Lofy KH, Wiesman J, Bruce H, Spitters C, Ericson K, Wilkerson S, Tural A, et al. 2020. First case of 2019 novel coronavirus in the United States. N Engl J Med. 382(10):929–936. https://doi.org/10.1056/NEJMoa2001191.

54 World Health Organization. 2020 Jan 21. Novel coronavirus (2019-nCoV) situation report—1. Geneva: WHO; [Zugriff 2020 Apr 6]. https://www.who.int/docs/default-source/coronaviruse/situation-reports/20200121-sitrep-1-2019-ncov.pdf.

55 New York Times. 2020 März 21. Pences test negative; states warn that supplies are dwindling. NYT. [aktualisiert 2020 März 27; Zugriff 2020 März 31]; https://www.nytimes.com/2020/03/21/world/coronavirus-updates-usa-world.html.

56 Tanne JH, Hayasaki E, Zastrow M, Pulla P, Smith P, Rada AG. 2020 März 18. Covid-19: how doctors and healthcare systems are tackling coronavirus worldwide. BMJ. 368:m1090. https://doi.org/10.1136/bmj.m1090.

57 Anderson RM, Heesterbeek H, Klinkenberg D, Hollingsworth TD. 2020. How will country-based mitigation measures influence the course of the COVID-19 epidemic? Lancet. 395(10228):931–934. https://doi.org/10.1016/S0140-6736(20)30567-5.

58 Wilder-Smith A, Chiew CJ, Lee VJ. 2020 März 5. Can we contain the COVID-19 outbreak with the same measures as for SARS? Lancet Infect Dis. [Zugriff 2020 März 30]. https://doi.org/10.1016/s1473-3099(20)30129-8.

59 Anderson RM, Heesterbeek H, Klinkenberg D, Hollingsworth TD. 2020. How will country-based mitigation measures influence the course of the COVID-19 epidemic? Lancet. 395(10228):931–934. https://doi.org/10.1016/S0140-6736(20)30567-5.

60 Bayham J, Fenichel EP. 2020 März 17. The impact of school closure for COVID-19 on the US healthcare workforce and the net mortality effects. medRxiv.org. [Zugriff 2020 März 31]. https://doi.org/10.1101/2020.03.09.20033415.

61 Kawano S, Kakehashi M. 2015. Substantial impact of school closure on the transmission dynamics during the pandemic flu H1N1–2009 in Oita, Japan. PLoS ONE. 10(12):e0144839. [Zugriff 2020 März 31]. https://doi.org/10.1371/journal.pone.0144839.

62 Petrie JG, Ohmit SE, Cowling BJ, Johnson E, Cross RT, Malosh RE, Thompson MG, Monto AS. 2013. Influenza transmission in a cohort of households with children: 2010–2011. PLoS ONE. 8(9):e75339. https://doi.org/10.1371/journal.pone.0075339.

63 Zhu Y, Bloxham CJ, Hulme KD, Sinclair JE, Tong ZWM, Steele LE, Noye EC, Lu J, Chew KY, Pickering J, et al. 2020 März 30. Children are unlikely to have been the primary source of household SARS-CoV-2 infections. medRxiv.org. [Zugriff 2020 Apr 6]. https://doi.org/10.1101/2020.03.26.20044826.

64 Pang J, Wang MX, Ang IYH, Tan SHX, Lewis RF, Chen JI-P, Gutierrez RA, Gwee SXW, Chua PEY, Yang Q, et al. 2020. Potential rapid diagnostics, vaccine and therapeutics for 2019 novel coronavirus (2019-nCoV): a systematic review. J Clin Med. 9(3):623. http://doi.org/10.3390/jcm9030623.

65 Kupferschmidt K, Cohen J. 2020. Can China's COVID-19 strategy work elsewhere? Science. 367(6482):1061–1062. https://doi.org/10.1126/science.367.6482.1061.

66 Hollingsworth TD, Klinkenberg D, Heesterbeek H, Anderson RM. 2011. Mitigation strategies for pandemic influenza A: balancing conflicting policy objectives. PLoS Comput Biol. 7(2):e1001076. http://doi.org/10.1371/journal.pcbi.1001076.

67 Ferguson N, Laydon D, Nedjati Gilani G, Imai N, Ainslie K, Baguelin M, Bhatia S, Boonyasiri A, Cucunuba Perez Z, Cuomo-Dannenburg G, et al. 2020 März 16. Impact of non-pharmaceutical interventions (NPIs) to reduce COVID-19 mortality and healthcare demand. London: Imperial College COVID-19 Response Team. Report No.: 9. http://doi.org/10.25561/77482.

68 Grasselli G, Pesenti A, Cecconi M. 2020 März 13. Critical care utilization for the COVID-19 outbreak in Lombardy, Italy: early experience and forecast during an emergency response. JAMA. [Zugriff 2020 März 31]. https://doi.org/10.1001/jama.2020.4031.

69 Daugherty Biddison EL, Faden R, Gwon HS, Mareiniss DP, Regenberg AC, Schoch-Spana M, Schwartz J, Toner ES. 2019. Too many patients . . . a framework to guide statewide allocation of scarce mechanical ventilation during disasters. CHEST. 155(4)848–854. https://doi.org/10.1016/j.chest.2018.09.025.

70 Emanuel EJ, Persad G, Upshur R, Thome B, Parker M, Glickman A, Zhang C, Boyle C, Smith M, Phillips JP. 2020 März 23. Fair allocation of scarce medical resources in the time of Covid-19. N Engl J Med. [Zugriff 2020 Apr 2]. https://doi.org/10.1056/NEJMsb2005114.

71 Cowling BJ, Lim WW. 2020 März 13. They've contained the coronavirus. Here's how. New York Times. [Zugriff 2020 März 31]; https://www.nytimes.com/2020/03/13/opinion/coronavirus-best-response.html.

72 Yang CH, Jung H. 2020. Topological dynamics of the 2015 South Korea MERS-CoV spread-on-contact networks. Sci Rep. 10:4327. https://doi.org/10.1038/s41598-020-61133-9.

73 Wilder-Smith A, Chiew CJ, Lee VJ. 2020 März 5. Can we contain the COVID-19 outbreak with the same measures as for SARS? Lancet Infect Dis. [Zugriff 2020 März 30]. https://doi.org/10.1016/s1473-3099(20)30129-8.

74 Lauer SA, Grantz KH, Bi Q, Jones FK, Zheng Q, Meredith HR, Azman AS, Reich NG, Lessler J. 2020. The incubation period of coronavirus disease 2019 (COVID-19) from publicly reported confirmed cases: estimation and application. Ann Intern Med. [Epub 2020 März 10; Zugriff 2020 März 31]. https://doi.org/10.7326/M20-0504.

75 Centers for Disease Control and Prevention. 2020. Coronavirus disease 2019 (COVID-19): travel-associated exposures. U.S. Department of Health and Human Services; [zuletzt bearbeitet 2020 März 30; Zugriff 2020 März 31]. https://www.cdc.gov/coronavirus/2019-ncov/php/risk-assessment.html.

76 Tan L, Kang X, Zhang B, Zheng S, Liu B, Yu T, Yang F, Wang Q, Miao H. 2020 März 27. A special case of COVID-19 with long duration of viral shedding for 49 days. medRxiv.org. [Zugriff 2020 März 31]. https://doi.org/10.1101/2020.03.22.20040071.

77 Zhou F, Yu T, Du R, Fan G, Liu Y, Liu Z, Xiang J, Wang Y, Song B, Gu X, et al. 2020. Clinical course and risk factors for mortality of adult inpatients with COVID-19 in Wuhan, China: a retrospective cohort study. Lancet. 395(10229):1054–1062. [corrected 2020 März 12; Zugriff 2020 März 31]. https://doi.org/10.1016/S0140-6736(20)30566-3.

78 Sun P, Qie S, Liu Z, Ren J, Li K, Xi J. 2020 Feb 28. Clinical characteristics of hospitalized patients with SARS-CoV-2 infection: a single arm meta-analysis. J Med Virol. [corrected 2020 März 17; Zugriff 2020 März 31]. https://doi.org/10.1002/jmv.25735.

79 Fang Z, Yi F, Wu K, Lai K, Sun X, Zhong N, Liu Z. 2020 März 12. Clinical characteristics of coronavirus pneumonia 2019 (COVID-19): an aktualisiert systematic review. medRxiv.org. [Zugriff 2020 März 30]. https://doi.org/10.1101/2020.03.07.20032573.

80 Zou X, Chen K, Zou J, Han P, Hao J, Han Z. 2020 März 12. Single-cell RNA-seq data analysis on the receptor ACE2 expression reveals the potential risk of different human organs vulnerable to 2019-nCoV infection. Front Med. [Zugriff 2020 März 31]. https://doi.org/10.1007/s11684-020-0754-0.

81 Sun K, Gu L, Ma L, Duan Y. 2020 März 31. Atlas of ACE2 gene expression in mammals reveals novel insights in transmission of SARS-Cov-2. bioRxiv.org. [Zugriff 2020 Apr 6]. https://doi.org/10.1101/2020.03.30.015644.

82 Jain V, Yuan J-M. 2020 März 16. Systematic review and meta-analysis of predictive symptoms and comorbidities for severe COVID-19 infection. medRxiv.org. [Zugriff 2020 März 31]. https://doi.org/10.1101/2020.03.15.20035360.

83 Zhang Y. 2020 Feb 17. The epidemiological characteristics of an outbreak of 2019 novel coronavirus diseases (COVID-19)—China, 2020. Chinese Center for Disease Control and Prevention. CCDC Weekly. [Zugriff 2020 März 31]. http://weekly.chinacdc.cn/en/article/id/e53946e2-c6c4-41e9-9a9b-fea8db1a8f51.

84 Yang J, Zheng Y, Gou X, Pu K, Chen Z, Guo Q, Ji R, Wang H, Wang Y, Zhou Y. 2020. Prevalence of comorbidities in the novel Wuhan coronavirus (COVID-19) infection: a systematic review and meta-analysis. Int J Infect Dis. [Epub 2020 März 12; Zugriff 2020 März 31]. https://doi.org/10.1016/j.ijid.2020.03.017.

85 Jain V, Yuan J-M. 2020 März 16. Systematic review and meta-analysis of predictive symptoms and comorbidities for severe COVID-19 infection. medRxiv.org. [Zugriff 2020 März 31]. https://doi.org/10.1101/2020.03.15.20035360.

86 Jain V, Yuan J-M. 2020 März 16. Systematic review and meta-analysis of predictive symptoms and comorbidities for severe COVID-19 infection. medRxiv.org. [Zugriff 2020 März 31]. https://doi.org/10.1101/2020.03.15.20035360.

87 Ogen Y. 2020. Assessing nitrogen dioxide (NO2) levels as a contributing factor to coronavirus (COVID-19) fatality. Sci Total Environ. 726:138605. https://doi.org/10.1016/j.scitotenv.2020.138605.

88 Chen K, Wang M, Huang C, Kinney PL, Anastas PT. 2020 März 27. Air pollution reduction and mortality benefit during the COVID-19 outbreak in China. medRxiv.org. [Zugriff 2020 März 31]. https://doi.org/10.1101/2020.03.23.20039842.

89 He G, Pan Y, Tanaka T. 2020 Apr 1. COVID-19, city lockdown, and air pollution: evidence from China. medRxiv.org. [Zugriff 2020 Apr 6]. https://doi.org/10.1101/2020.03.29.20046649.

90 Booth CM, Matukas LM, Tomlinson GA, Rachlis AR, Rose DB, Dwosh HA, Walmsley SL, Mazzulli T, Avendano M, Derkach P, et al. 2003. Clinical features and short-term outcomes of 144 patients with SARS in the greater Toronto area. JAMA. 289(21):2801–2809. https://doi.org/10.1001/jama.289.21.JOC30885.

91 Garbati MA, Fagbo SF, Fang VJ, Skakni L, Joseph M, Wani TA, Cowling BJ, Peiris M, Hakawi A. 2016. A comparative study of clinical presentation and risk factors for adverse outcome in patients hospitalised with acute respiratory disease due to MERS coronavirus or other causes. PLoS ONE. 11(11):e0165978. https://doi.org/10.1371/journal.pone.0165978.

92 Li B, Yang J, Zhao F, Zhi L, Wang X, Liu L, Bi Z, Zhao Y. 2020 März 11. Prevalence and impact of cardiovascular metabolic diseases on COVID-19 in China. Clin Res Cardiol. [Zugriff 2020 März 31]. https://doi.org/10.1007/s00392-020-01626-9.

93 Yang JK, Feng Y, Yuan MY, Yuan SY, Fu HJ, Wu BY, Sun GZ, Yang GR, Zhang XL, Wang L, et al. 2006. Plasma glucose levels and diabetes are independent predictors for mortality and morbidity in patients with SARS. Diabet Med. 23(6):623–628. https://doi.org/10.1111/j.1464-5491.2006.01861.x.

94 Huang R, Zhu L, Xue L, Liu L, Yan X, Wang J, Zhang B, Xu T, Ji F, Zhao Y, et al. 2020 Feb 28. Clinical findings of patients with coronavirus disease 2019 in Jiangsu province, China: a retrospective, multi-center study. SSRN: Preprints with The Lancet; [Zugriff 2020 Apr 6]. https://dx.doi.org/10.2139/ssrn.3548785.

95 Simonnet A, Chetboun M, Poissy J, Raverdy V, Noulette J, Duhamel A, Labreuche J, Mathieu D, Pattou F, Jourdain M, et al. 2020. High prevalence of obesity in severe acute respiratory syndrome co-

ronavirus-2 (SARS-CoV-2) requiring invasive mechanical ventilation. Obesity. Accepted articles. [Zugriff 2020 Apr 11]. https://doi.org/10.1002/oby.22831.

96 Huang R, Zhu L, Xue L, Liu L, Yan X, Wang J, Zhang B, Xu T, Ji F, Zhao Y, et al. 2020 Feb 28. Clinical findings of patients with coronavirus disease 2019 in Jiangsu province, China: a retrospective, multi-center study. SSRN: Preprints with The Lancet; [Zugriff 2020 Apr 6]. https://dx.doi.org/10.2139/ssrn.3548785.

97 Fryar CD, Kruszon-Moran D, Gu Q, Ogden CL. 2018 Dez 20. Mean body weight, height, waist circumference, and body mass index among adults: United States, 1999–2000 through 2015–2016. Natl Health Stat Report. 122:1–16.

98 Muscogiuri G, Pugliese G, Barrea L, Savastano S, Colao A. 2020. Obesity: the »Achilles heel« for COVID-19? Metabolism. [Epub 2020 Apr 27; Zugriff 2020 Mai 11]. https://dx.doi.org/10.1016/j.metabol.2020.154251.

99 Zhao L. 2020. Obesity accompanying COVID-19: the role of epicardial fat. Obesity. Article in press. [Zugriff 2020 Mai 11]. https://doi.org/10.1002/oby.22867.

100 Huang JF, Wang XB, Zheng KI, Liu WY, Chen JJ, George J, Zheng MH. 2020. Obesity hypoventilation syndrome and severe COVID-19. Metabolism. 108:154249. https://dx.doi.org/10.1016/j.metabol.2020.154249.

101 Lippi G, Henry BM. 2020. Active smoking is not associated with severity of coronavirus disease 2019 (COVID-19). Eur J Intern Med. Article in press. [Zugriff 2020 März 31]. https://doi.org/10.1016/j.ejim.2020.03.014.

102 Liu W, Tao ZW, Wang L, Yuan M-L, Liu K, Zhou L, Wei S, Deng Y, Liu J, Liu HG, et al. 2020. Analysis of factors associated with disease outcomes in hospitalized patients with 2019 novel coronavirus disease. Chin Med J (Engl). [Epub 2020 Feb 28; Zugriff 2020 März 31]. https://doi.org/10.1097/CM9.0000000000000775.

103 Fang Z, Yi F, Wu K, Lai K, Sun X, Zhong N, Liu Z. 2020 März 10. Clinical characteristics of coronavirus pneumonia 2019 (COVID-19): an aktualisiert systematic review. medRxiv.org. [Zugriff 2020 März 30]. https://doi.org/10.1101/2020.03.07.20032573.

104 Jain V, Yuan J-M. 2020 März 16. Systematic review and meta-analysis of predictive symptoms and comorbidities for severe COVID-19 infection. medRxiv.org. [Zugriff 2020 März 31]. https://doi.org/10.1101/2020.03.15.20035360.

105 Chow N, Fleming-Dutra K, Gierke R, Hall A, Hughes M, Pilishvili T, Ritchey M, Roguski K, Skoff T, Ussery E. 2020. Preliminary estimates of the prevalence of selected underlying health conditions among patients with coronavirus disease 2019—United States, Februar 12–März 28, 2020. Morb Mortal Wkly Rep. 69(13):382–386. http://dx.doi.org/10.15585/mmwr.mm6913e2.

106 Ioannidis JPA, Axfors C, Contopoulos-Ioannidis DG. 2020 Apr 8. Population-level COVID-19 mortality risk for non-elderly individuals overall and for non-elderly individuals without underlying diseases in pandemic epicenters. medRxiv.org. [Zugriff 2020 Apr 11]. https://doi.org/10.1101/2020.04.05.20054361.

107 Korea Centers for Disease Control and Prevention. 2020 Apr 10. 27 additional cases have been confirmed. Case distribution by gender and age group. Korea: KCDC; [Zugriff 2020 Apr 10]. https://www.cdc.go.kr/board/board.es?mid=a30402000000&bid=0030&act=view&list_no=366801&tag=&nPage=1.

108 Bialek S, Boundy E, Bowen V, Chow N, Cohn A, Dowling N, Ellington S, Gierke R, Hall A, MacNeil J, et al. 2020. Severe outcomes among patients with coronavirus disease 2019 (COVID-19)—United States, Februar 12–März 16, 2020. Morb Mortal Wkly Rep. 69(12):343–346. [corrected 2020 März 18; Zugriff 2020 Apr 6]. http://dx.doi.org/10.15585/mmwr.mm6912e2.

109 McMichael TM, Currie DW, Clark S, Pogosjans S, Kay M, Schwartz NG, Lewis J, Baer A, Kawakami V, Lukoff MD, et al. 2020. Epidemiology of Covid-19 in a long-term care facility in King County, Washington. N Engl J Med. [Epub 2020 März 27; Zugriff 2020 Apr 6]. https://doi.org/10.1056/NEJMoa2005412.

110 Carbone M, Green JB, Bucci EM, Lednicky JJ. 2020. Editorial: coronaviruses: facts, myths and hypotheses. J Thorac Oncol. Article in press. [Zugriff 2020 März 30]. https://doi.org/10.1016/j.jtho.2020.02.024.

111 Sun P, Qie S, Liu Z, Ren J, Li K, Xi J. 2020 Feb 28. Clinical characteristics of hospitalized patients with SARS-CoV-2 infection: a single arm meta-analysis. J Med Virol. [Zugriff 2020 März 31]. https://doi.org/10.1002/jmv.25735.

112 Hui DS, Joynt GM, Wong KT, Gomersall CD, Li TS, Antonio G, Ko FW, Chan MC, Chan DP, Tong MW, et al. 2005. Impact of severe acute respiratory syndrome (SARS) on pulmonary function, functional capacity and quality of life in a cohort of survivors. Thorax. 60(5):401–409. https://doi.org/10.1136/thx.2004.030205.

113 Adams ML, Katz DL, Grandpre J. 2020 Apr 2. Population based estimates of comorbidities affecting risk for complications from COVID-19 in the US. medRxiv.org. [Zugriff 2020 Apr 6]. https://doi.org/10.1101/2020.03.30.20043919.

114 Liu W, Tao ZW, Lei W, Ming-Li Y, Kui L, Ling Z, Shuang W, Yan D, Jing L, Liu HG, et al. 2020. Analysis of factors associated with disease outcomes in hospitalized patients with 2019 novel coronavirus disease. Chin Med J (Engl). [Epub 2020 Feb 28; Zugriff 2020 März 31]. https://doi.org/10.1097/CM9.0000000000000775.

115 Alqahtani JS, Oyelade T, Aldhahir AM, Alghamdi SM, Almehmadi M, Alqahtani AS, Quaderi S, Mandal S, Hurst J. 2020 März 27. Prevalence, severity and mortality associated with COPD and smoking in patients with COVID-19: a rapid systematic review and meta-analysis. medRxiv.org. [Zugriff 2020 Apr 6]. https://doi.org/10.1101/2020.03.25.20043745.

116 Lippi G, Henry BM. 2020. Active smoking is not associated with severity of coronavirus disease 2019 (COVID-19). Eur J Intern Med. Article in press. [Zugriff 2020 März 31]. https://doi.org/10.1016/j.ejim.2020.03.014.

117 Corrales-Medina VF, Musher DM, Wells GA, Chirinos JA, Chen L, Fine MJ. 2012. Cardiac complications in patients with community-acquired pneumonia: incidence, timing, risk factors, and association with short-term mortality. Circulation. 125(6):773–781. https://doi.org/10.1161/CIRCULATIONAHA.111.040766.

118 Marrie TJ, Shariatzadeh MR. 2007. Community-acquired pneumonia requiring admission to an intensive care unit: a descriptive study. Medicine (Baltimore). 86(2):103–111. https://doi.org/10.1097/MD.0b013e3180421c16.

119 Corrales-Medina VF, Alvarez KN, Weissfeld LA, Angus DC, Chirinos JA, Chang CC, Newman A, Loehr L, Folsom AR, Elkind MS, et al. 2015. Association between hospitalization for pneumonia and subsequent risk of cardiovascular disease. JAMA. 313(3):264–274. https://doi.org/10.1001/jama.2014.18229.

120 Cilli A, Erdem H, Karakurt Z, Turkan H, Yazicioglu-Mocin O, Adiguzel N, Gungor G, Bilge U, Tasci C, Yilmaz G, et al. 2013. Community-acquired pneumonia in patients with chronic obstructive pulmonary disease requiring admission to the intensive care unit: risk factors for mortality. J Crit Care. 28(6):975–979. https://doi.org/10.1016/j.jcrc.2013.08.004.

121 Aitken M, Kleinrock M. 2018 Apr 19. Medicine use and spending in the U.S.: a review of 2017 and outlook to 2022. Parsippany (NJ): IQVIA Institute for Human Data Science; [Zugriff 2020 März 31]. https://www.iqvia.com/insights/the-iqvia-institute/reports/medicine-use-and-spending-in-the-us-review-of-2017-outlook-to-2022.

122 Caldeira D, Alarcão J, Vaz-Carneiro A, Costa J. 2012. Risk of pneumonia associated with use of angiotensin converting enzyme inhibitors and angiotensin receptor blockers: systematic review and meta-analysis. BMJ. 345:e4260. https://doi.org/10.1136/bmj.e4260.

123 Cure E, Cumhur Cure M. 2020. Angiotensin-converting enzyme inhibitors and angiotensin receptor blockers may be harmful in patients with diabetes during COVID-19 pandemic. Diabetes Metab Syndr. 14(4):349–350. https://doi.org/10.1016/j.dsx.2020.04.019.

124 Pinto BGG, Oliveira AER, Singh Y, Jimenez L, Goncalves ANA, Ogava RLT, Creighton R, Peron JPS, Nakaya HI. 2020 März 27. ACE2 expression is increased in the lungs of patients with comorbidities

associated with severe COVID-19. medRxiv.org. [Zugriff 2020 März 31]. https://doi.org/10.1101/2020.03.21.20040261.

125 Kuster GM, Pfister O, Burkard T, Zhou Q, Twerenbold R, Haaf P, Widmer AF, Osswald S. 2020 März 20. SARS-CoV2: should inhibitors of the renin–angiotensin system be withdrawn in patients with COVID-19? Eur Heart J. [Zugriff 2020 März 31]. https://doi.org/10.1093/eurheartj/ehaa235.

126 Aronson JK, Ferner RE. 2020 Apr 2. Drugs and the renin-angiotensin system in covid-19. BMJ. 369:m1313. [Zugriff 2020 Apr 6]. https://doi.org/10.1136/bmj.m1313.

127 Ibuprofen pack with pull-quote [infographic]. 2020 März 17. NutritionFacts.org. [Zugriff 2020 März 31]. https://www.facebook.com/NutritionFacts.org/photos/a.505323302817517/3398378763511942/.

128 Fang L, Karakiulakis G, Roth M. 2020 März 11. Are patients with hypertension and diabetes mellitus at increased risk for COVID-19 infection? Lancet. [Zugriff 2020 März 31]. https://doi.org/10.1016/S2213-2600(20)30116-8.

129 Bhatt AP, Gunasekara DB, Speer J, Reed MI, Peña AN, Midkiff BR, Magness ST, Bultman SJ, Allbritton NL, Redinbo MR. 2018. Nonsteroidal anti-inflammatory drug-induced leaky gut modeled using polarized monolayers of primary human intestinal epithelial cells. ACS Infect Dis. 4(1):46–52. https://doi.org/10.1021/acsinfecdis.7b00139.

130 Voiriot G, Philippot Q, Elabbadi A, Elbim C, Chalumeau M, Fartoukh M. 2019. Risks related to the use of non-steroidal anti-inflammatory drugs in community-acquired pneumonia in adult and pediatric patients. J Clin Med. 8(6):786. https://doi.org/10.3390/jcm8060786.

131 Park S, Brassey J, Heneghan C, Mahtani K. 2020 März 19. Managing fever in adults with possible or confirmed COVID-19 in primary care. Oxford: Centre for Evidence-Based Medicine; [Zugriff 2020 März 31]. https://www.cebm.net/covid-19/managing-fever-in-adults-with-possible-or-confirmed-covid-19-in-primary-care/.

132 Little P. 2020 März 27. Non-steroidal anti-inflammatory drugs and covid-19. BMJ. 368:m1185. [Zugriff 2020 Apr 6]. https://doi.org/10.1136/bmj.m1185.

133 Oakes JM, Fuchs RM, Gardner JD, Lazartigues E, Yue X. 2018. Nicotine and the renin-angiotensin system. Am J Physiol Regul Integr Comp Physiol. 315(5):R895–R906. https://doi.org/10.1152/ajpregu.00099.2018.

134 Shi Y, Wang Y, Shao C, Huang J, Gan J, Huang X, Bucci E, Piacentini M, Ippolito G, Melino G. 2020 März 23. COVID-19 infection: the perspectives on immune responses. Cell Death Differ. [Zugriff 2020 März 31]. https://doi.org/10.1038/s41418-020-0530-3.

135 Leng Z, Yin D, Zhao Z, Yan M, Yang Y, He X, Zhao RC, Liu H. 2020. A survey of 434 clinical trials about coronavirus disease 2019 in China. J Med Virol. [Epub 2020 März 27; Zugriff 2020 Apr 6]. https://doi.org/10.1002/jmv.25779.

136 Anderson RM, Heesterbeek H, Klinkenberg D, Hollingsworth TD. 2020. How will country-based mitigation measures influence the course of the COVID-19 epidemic? Lancet. 395(10228):931–934. https://doi.org/10.1016/S0140-6736(20)30567-5.

137 Greger M. 2015. How not to die. New York: Flatiron Books.

138 Greger M. 2020. Immune function. NutritionFacts.org; [aktualisiert 2020 März 4; Zugriff 2020 März 31]. https://nutritionfacts.org/topics/immune-function/.

139 Noah TL, Zhang H, Zhou H, Glista-Baker E, Müller L, Bauer RN, Meyer M, Murphy PC, Jones S, Letang B, et al. 2014. Effect of broccoli sprouts on nasal response to live attenuated influenza virus in smokers: a randomized, double-blind study. PLoS ONE. 9(6):e98671. https://doi.org/10.1371/journal.pone.0098671.

140 Müller L, Meyer M, Bauer RN, Zhou H, Zhang H, Jones S, Robinette C, Noah TL, Jaspers I. 2016. Effect of broccoli sprouts and live attenuated influenza virus on peripheral blood natural killer cells: a randomized, double-blind study. PLoS One. 11(1):e0147742. https://doi.org/10.1371/journal.pone.0147742.

141 American College of Lifestyle Medicine. 2020 März 23. Lifestyle choices to boost immunity. Chesterfield (MO): ACLM; [Zugriff 2020 März 31]. https://files.constantcontact.com/abfbc81b001/4e7c0973-293d-4cd1-89c7-796d86808393.pdf.

142 World Health Organization. 2020. Stay physically active during self-quarantine. Copenhagen: WHO Regional Office for Europe; [Zugriff 2020 März 31]. http://www.euro.who.int/en/health-topics/health-emergencies/coronavirus-covid-19/novel-coronavirus-2019-ncov-technical-guidance/stay-physically-active-during-self-quarantine.

143 World Health Organization. 2018 Okt 23. Healthy diet. Geneva: WHO; [Zugriff 2020 März 31]. https://www.who.int/news-room/fact-sheets/detail/healthy-diet.

144 Coates BM, Staricha KL, Wiese KM, Ridge KM. 2015. Influenza A virus infection, innate immunity, and childhood. JAMA Pediatr. 169(10):956–963. https://doi.org/10.1001/jamapediatrics.2015.1387.

145 Zimmermann P, Curtis N. 2020. Coronavirus infections in children including COVID-19: an overview of the epidemiology, clinical features, diagnosis, treatment and prevention options in children. Pediatr Infect Dis J. [Epub 2020 März 25; Zugriff 2020 März 31]. https://doi.org/10.1097/INF.0000000000002660.

146 Spezzani V, Piunno A, Iselin HU. 2020. Benign COVID-19 in an immunocompromised cancer patient—the case of a married couple. Swiss Med Wkly. 150:w20246. https://doi.org/10.4414/smw.2020.20246.

147 D'Antiga L. 2020. Coronaviruses and immunosuppressed patients. The facts during the third epidemic. Liver Transpl. [Epub 2020 März 20; Zugriff 2020 Apr 1]. https://doi.org/10.1002/lt.25756.

148 Nickbakhsh S, Ho A, Marques DFP, McMenamin J, Gunson RR, Murcia P. 2020 März 20. Epidemiology of seasonal coronaviruses: establishing the context for COVID-19 emergence. medRxiv.org. [Zugriff 2020 Apr 1]. https://doi.org/10.1101/2020.03.18.20037101.

149 Mizumoto K, Omori R, Nishiura H. 2020 März 13. Age specificity of cases and attack rate of novel coronavirus disease (COVID-19). medRxiv.org. [Zugriff 2020 Apr 1]. https://doi.org/10.1101/2020.03.09.20033142.

150 Wang SF, Tseng SP, Yen CH, Yang JY, Tsao CH, Shen CW, Chen KH, Liu FT, Liu WT, Chen YMA, et al. 2014. Antibody-dependent SARS coronavirus infection is mediated by antibodies against spike proteins. Biochem Biophys Res Commun. 451(2):208–214. https://doi.org/10.1016/j.bbrc.2014.07.090.

151 Fu Y, Cheng Y, Wu Y. 2020. Understanding SARS-CoV-2-mediated inflammatory responses: from mechanisms to potential therapeutic tools. Virol Sin. [Epub 2020 März 3; Zugriff 2020 Apr 1]. https://doi.org/10.1007/s12250-020-00207-4.

152 Wang YB, Wang LP, Li P. 2018. Perspectives on novel vaccine development. Pol J Vet Sci. 21(3):643-649. https://doi.org/10.24425/124302.

153 Mizumoto K, Omori R, Nishiura H. 2020 März 13. Age specificity of cases and attack rate of novel coronavirus disease (COVID-19). medRxiv.org. [Zugriff 2020 Apr 1]. https://doi.org/10.1101/2020.03.09.20033142.

154 Kasprak A. 2020 März 2. Did a noted pathologist write this viral coronavirus advice letter? Snopes.com; [aktualisiert 2020 März 13; Zugriff 2020 Apr 1]. https://www.snopes.com/fact-check/zinc-lozenges-coronavirus/.

155 Monto AS. 1974. Medical reviews. Coronaviruses. Yale J Biol Med. 47(4):234–251.

156 Valadbeigi S, Javadian S, Ebrahimi-Rad M, Khatami S, Saghiri R. 2019. Assessment of trace elements in serum of acute lymphoblastic and myeloid leukemia patients. Exp Oncol. 41(1):69–71.

157 Eby GA, Davis DR, Halcomb WW. 1984. Reduction in duration of common colds by zinc gluconate lozenges in a double-blind study. Antimicrob Agents Chemother. 25(1):20–24. https://doi.org/10.1128/aac.25.1.20.

158 Hemilä H. 2017. Zinc lozenges and the common cold: a meta-analysis comparing zinc acetate and zinc gluconate, and the role of zinc dosage. JRSM Open. 8(5):2054270417694291. https://doi.org/10.1177/2054270417694291.

159 Singh M, Das RR. 2011. Zinc for the common cold. Cochrane Database Syst Rev. 2:CD001364. https://doi.org/10.1002/14651858.CD001364.pub3.

160 Hemilä H, Petrus EJ, Fitzgerald JT, Prasad A. 2016. Zinc acetate lozenges for treating the common cold: an individual patient data meta-analysis. Br J Clin Pharmacol. 82(5):1393–1398. https://doi.org/10.1111/bcp.13057.

161 Hemilä H, Chalker E. 2015. The effectiveness of high dose zinc acetate lozenges on various common cold symptoms: a meta-analysis. BMC Fam Pract. 16:24. https://doi.org/10.1186/s12875-015-0237-6.

162 Hemilä H. 2017. Zinc lozenges and the common cold: a meta-analysis comparing zinc acetate and zinc gluconate, and the role of zinc dosage. JRSM Open. 8(5):2054270417694291. https://doi.org/10.1177/2054270417694291.

163 Singh M, Das RR. 2011. Zinc for the common cold. Cochrane Database Syst Rev. 2:CD001364. https://doi.org/10.1002/14651858.CD001364.pub3.

164 Hemilä H. 2017. Zinc lozenges and the common cold: a meta-analysis comparing zinc acetate and zinc gluconate, and the role of zinc dosage. JRSM Open. 8(5):2054270417694291. https://doi.org/10.1177/2054270417694291.

165 Singh M, Das RR. 2011. Zinc for the common cold. Cochrane Database Syst Rev. 2:CD001364. https://doi.org/10.1002/14651858.CD001364.pub3.

166 Novick SG, Godfrey JC, Godfrey NJ, Wilder HR. 1996. How does zinc modify the common cold? Clinical observations and implications regarding mechanisms of action. Med Hypotheses. 46(3):295–302. https://doi.org/10.1016/s0306-9877(96)90259-5.

167 Korant BD, Kauer JC, Butterworth BE. 1974. Zinc ions inhibit replication of rhinoviruses. Nature. 248(449):588–590. https://doi.org/10.1038/248588a0.

168 te Velthuis AJW, van den Worm SHE, Sims AC, Baric RS, Snijder EJ, van Hemert MJ. 2010. Zn(2+) inhibits coronavirus and arterivirus RNA polymerase activity in vitro and zinc ionophores block the replication of these viruses in cell culture. PLoS Pathog. 6(11):e1001176. https://doi.org/10.1371/journal.ppat.1001176.

169 Dabbagh-Bazarbachi H, Clergeaud G, Quesada IM, Ortiz M, O'Sullivan CK, Fernández-Larrea JB. 2014. Zinc ionophore activity of quercetin and epigallocatechin-gallate: from Hepa 1-6 cells to a liposome model. J Agric Food Chem. 62(32):8085–8093. https://doi.org/10.1021/jf5014633.

170 Zou X, Chen K, Zou J, Han P, Hao J, Han Z. 2020 März 12. Single-cell RNA-seq data analysis on the receptor ACE2 expression reveals the potential risk of different human organs vulnerable to 2019-nCoV infection. Front Med. [Zugriff 2020 März 31]. https://doi.org/10.1007/s11684-020-0754-0.

171 Wang L, Song Y. 2018. Efficacy of zinc given as an adjunct to the treatment of severe pneumonia: a meta-analysis of randomized, double-blind and placebo-controlled trials. Clin Respir J. 12(3):857–864. https://doi.org/10.1111/crj.12646.

172 Srinivasan MG, Ndeezi G, Mboijana CK, Kiguli S, Bimenya GS, Nankabirwa V, Tumwine JK. 2012. Zinc adjunct therapy reduces case fatality in severe childhood pneumonia: a randomized double blind placebo-controlled trial. BMC Med. 10:14. https://doi.org/10.1186/1741-7015-10-14.

173 Wadhwa N, Chandran A, Aneja S, Lodha R, Kabra SK, Chaturvedi MK, Sodhi J, Fitzwater SP, Chandra J, Rath B, et al. 2013. Efficacy of zinc given as an adjunct in the treatment of severe and very severe pneumonia in hospitalized children 2-24 mo of age: a randomized, double-blind, placebo-controlled trial. Am J Clin Nutr. 97(6):1387–1394. https://doi.org/10.3945/ajcn.112.052951.

174 Sempértegui F, Estrella B, Rodríguez O, Gómez D, Cabezas M, Salgado G, Sabin LL, Hamer DH. 2014. Zinc as an adjunct to the treatment of severe pneumonia in Ecuadorian children: a randomized controlled trial. Am J Clin Nutr. 99(3):497–505. https://doi.org/10.3945/ajcn.113.067892.

175 Shah D, Sachdev HS, Gera T, De-Regil LM, Peña-Rosas JP. 2016. Fortification of staple foods with zinc for improving zinc status and other health outcomes in the general population. Cochrane Database Syst Rev. 6:CD010697. https://doi.org/10.1002/14651858.CD010697.pub2.

176 Singh M, Das RR. 2011. Zinc for the common cold. Cochrane Database Syst Rev. 2:CD001364. https://doi.org/10.1002/14651858.CD001364.pub3.

177 Davidson TM, Smith WM. 2010. The Bradford Hill criteria and zinc-induced anosmia: a causality analysis. Arch Otolaryngol Head Neck Surg. 136(7):673–676. https://doi.org/10.1001/archoto.2010.111.

178 Eby GA. 2005. Treatment of acute lymphocytic leukemia using zinc adjuvant with chemotherapy and radiation—a case history and hypothesis. Med Hypotheses. 64(6):1124–1126. https://doi.org/10.1016/j.mehy.2004.12.019.

179 Sugishita Y, Kurita J, Sugawara T, Ohkusa Y. 2020 März 16. Preliminary evaluation of voluntary event cancellation as a countermeasure against the COVID-19 outbreak in Japan as of 11 März, 2020. medRxiv.org. [Zugriff 2020 Apr 1]. https://doi.org/10.1101/2020.03.12.20035220.

180 Anderson RM, Heesterbeek H, Klinkenberg D, Hollingsworth TD. 2020. How will country-based mitigation measures influence the course of the COVID-19 epidemic? Lancet. 395(10228):931–934. https://doi.org/10.1016/S0140-6736(20)30567-5.

181 Jombart T, van Zandvoort K, Russell TW, Jarvis CI, Gimma A, Abbott S, Clifford S, Funk S, Gibbs H, Liu Y, et al. 2020 März 13. Inferring the number of COVID-19 cases from recently reported deaths. medRxiv.org. [Zugriff 2020 Apr 1]. https://doi.org/10.1101/2020.03.10.20033761.

182 Stein R. 2020. COVID-19 and rationally layered social distancing. Int J Clin Pract. 14:e13501. [Epub 2020 März 14; Zugriff 2020 Apr 1]. https://doi.org/10.1111/ijcp.13501.

183 Yang Y, Peng F, Wang R, Guan K, Jiang T, Xu G, Sun J, Chang C. 2020 März 3. The deadly coronaviruses: the 2003 SARS pandemic and the 2020 novel coronavirus epidemic in China. J Autoimmun. [Zugriff 2020 März 30]. https://doi.org/10.1016/j.jaut.2020.102434.

184 Zou L, Ruan F, Huang M, Liang L, Huang H, Hong Z, Yu J, Kang M, Song Y, Xia J, et al. 2020. SARS-CoV-2 viral load in upper respiratory specimens of infected patients. N Engl J Med. 382(12):1177–1179.

185 Yeo C, Kaushal S, Yeo D. 2020. Enteric involvement of coronaviruses: is faecal–oral transmission of SARS-CoV-2 possible? Lancet Gastroenterol Hepatol. 5(4):335–337. https://doi.org/10.1016/S2468-1253(20)30048-0.

186 Johnson D, Lynch R, Marshall C, Mead K, Hirst D. 2013. Aerosol generation by modern flush toilets. Aerosol Sci Technol. 47(9):1047–1057. https://doi.org/10.1080/02786826.2013.814911.

187 Knowlton SD, Boles CL, Perencevich EN, Diekema DJ, Nonnenmann MW, CDC Epicenters Program. 2018. Bioaerosol concentrations generated from toilet flushing in a hospital-based patient care setting. Antimicrob Resist Infect Control. 7:16. https://doi.org/10.1186/s13756-018-0301-9.

188 Wallis C, Melnick JL, Rao VC, Sox TE. 1985. Method for detecting viruses in aerosols. Appl Environ Microbiol. 50(5):1181–1186.

189 Booth TF, Kournikakis B, Bastien N, Ho J, Kobasa D, Stadnyk L, Li Y, Spence M, Paton S, Henry B, et al. 2005. Detection of airborne severe acute respiratory syndrome (SARS) coronavirus and environmental contamination in SARS outbreak units. J Infect Dis. 191(9):1472–1477. https://doi.org/10.1086/429634.

190 Ong SWX, Tan YK, Chia PY, Lee TH, Ng OT, Wong MSY, Marimuthu K. 2020. Air, surface environmental, and personal protective equipment contamination by severe acute respiratory syndrome coronavirus 2 (SARS-CoV-2) from a symptomatic patient. JAMA. [Epub 2020 März 4; Zugriff 2020 Apr 1]. https://doi.org/10.1001/jama.2020.3227.

191 Santarpia JL, Rivera DN, Herrera V, Morwitzer MJ, Creager H, Santarpia GW, Crown KK, Brett-Major D, Schnaubelt E, Broadhurst MJ, et al. 2020 März 26. Transmission potential of SARS-CoV-2 in viral shedding observed at the University of Nebraska Medical Center. medRxiv.org. [Zugriff 2020 Mai 7]. https://doi.org/10.1101/2020.03.23.20039446.

192 van Doremalen N, Bushmaker T, Morris DH, Holbrook MG, Gamble A, Williamson BN, Tamin A, Harcourt JL, Thornburg NJ, Gerber SI, et al. 2020. Aerosol and surface stability of SARS-CoV-2 as compared with SARS-CoV-1. N Engl J Med. [Epub 2020 März 17; Zugriff 2020 Apr 1]. https://doi.org/10.1056/NEJMc2004973.

193 Firquet S, Beaujard S, Lobert P-E, Sané F, Caloone D, Izard D, Hober D. 2015. Survival of enveloped and non-enveloped viruses on inanimate surfaces. Microbes Environ. 30(2):140–144. https://doi.org/10.1264/jsme2.ME14145.

194 Geller C, Varbanov M, Duval RE. 2012. Human coronaviruses: insights into environmental resistance and its influence on the development of new antiseptic strategies. Viruses. 4(11):3044–3068. https://doi.org/10.3390/v4113044.

195 Casanova LM, Jeon S, Rutala WA, Weber DJ, Sobsey MD. 2010. Effects of air temperature and relative humidity on coronavirus survival on surfaces. Appl Environ Microbiol. 76(9):2712–2717. https://doi.org/10.1128/AEM.02291-09.

196 Kampf G, Todt D, Pfaender S, Steinmann E. 2020. Persistence of coronaviruses on inanimate surfaces and their inactivation with biocidal agents. J Hosp Infect. 104(3):246–251. https://doi.org/10.1016/j.jhin.2020.01.022.

197 Warnes SL, Little ZR, Keevil CW. 2015. Human coronavirus 229E remains infectious on common touch surface materials. mBio. 6(6):e01697–15. https://doi.org/10.1128/mBio.01697-15.

198 van Doremalen N, Bushmaker T, Morris DH, Holbrook MG, Gamble A, Williamson BN, Tamin A, Harcourt JL, Thornburg NJ, Gerber SI, et al. 2020. Aerosol and surface stability of SARS-CoV-2 as compared with SARS-CoV-1. N Engl J Med. [Epub 2020 März 17; Zugriff 2020 Apr 1]. https://doi.org/10.1056/NEJMc2004973.

199 Otter JA, Donskey C, Yezli S, Douthwaite S, Goldenberg SD, Weber DJ. 2016. Transmission of SARS and MERS coronaviruses and influenza virus in healthcare settings: the possible role of dry surface contamination. J Hosp Infect. 92(3):235–250. https://doi.org/10.1016/j.jhin.2015.08.027.

200 Duan SM, Zhao XS, Wen RF, Huang JJ, Pi GH, Zhang SX, Han J, Bi SL, Ruan L, Dong XP, et al. 2003. Stability of SARS coronavirus in human specimens and environment and its sensitivity to heating and UV irradiation. Biomed Environ Sci. 16(3):246–255.

201 Lai MY, Cheng PK, Lim WW. 2005. Survival of severe acute respiratory syndrome coronavirus. Clin Infect Dis. 41(7):e67–71. https://doi.org/10.1086/433186.

202 van Doremalen N, Bushmaker T, Morris DH, Holbrook MG, Gamble A, Williamson BN, Tamin A, Harcourt JL, Thornburg NJ, Gerber SI, et al. 2020. Aerosol and surface stability of SARS-CoV-2 as compared with SARS-CoV-1. N Engl J Med. [Epub 2020 März 17; Zugriff 2020 Apr 1]. https://doi.org/10.1056/NEJMc2004973.

203 Chin A, Chu J, Perera M, Hui K, Yen HL, Chan M, Peiris M, Poon L. 2020 Jan 1. Stability of SARS-CoV-2 in different environmental conditions. medRxiv.org. [Zugriff 2020 Apr 1]. https://doi.org/10.1101/2020.03.15.20036673.

204 van Doremalen N, Bushmaker T, Morris DH, Holbrook MG, Gamble A, Williamson BN, Tamin A, Harcourt JL, Thornburg NJ, Gerber SI, et al. 2020. Aerosol and surface stability of SARS-CoV-2 as compared with SARS-CoV-1. N Engl J Med. [Epub 2020 März 17; Zugriff 2020 Apr 1]. https://doi.org/10.1056/NEJMc2004973.

205 Chin A, Chu J, Perera M, Hui K, Yen HL, Chan M, Peiris M, Poon L. 2020 Jan 1. Stability of SARS-CoV-2 in different environmental conditions. medRxiv.org. [Zugriff 2020 Apr 1]. https://doi.org/10.1101/2020.03.15.20036673.

206 Winther B, Gwaltney JM, Mygind N, Turner RB, Hendley JO. 1986. Sites of rhinovirus recovery after point inoculation of the upper airway. JAMA. 256(13):1763–1767.

207 Kwok YLA, Gralton J, McLaws M-L. 2015. Face touching: a frequent habit that has implications for hand hygiene. Am J Infect Control. 43(2):112–114. https://doi.org/10.1016/j.ajic.2014.10.015.

208 Nicas M, Best D. 2008. A study quantifying the hand-to-face contact rate and its potential application to predicting respiratory tract infection. J Occup Environ Hyg. 5(6):347–352. https://doi.org/10.1080/15459620802003896.

209 Hendley JO, Wenzel RP, Gwaltney JM. 1973. Transmission of rhinovirus colds by self-inoculation. N Engl J Med. 288(26):1361–1364. https://doi.org/10.1056/NEJM197306282882601.

210 Elder NC, Sawyer W, Pallerla H, Khaja S, Blacker M. 2014. Hand hygiene and face touching in family medicine offices: a Cincinnati Area Research and Improvement Group (CARInG) network study. J Am Board Fam Med. 27(3):339–346.

211 Erasmus V, Daha TJ, Brug H, Richardus JH, Behrendt MD, Vos MC, van Beeck EF. 2010. Systematic review of studies on compliance with hand hygiene guidelines in hospital care. Infect Control Hosp Epidemiol. 31(3):283–294. https://doi.org/10.1086/650451.

212 Quraishi ZA, McGuckin M, Blals FX. 1984. Duration of handwashing in intensive care units: a descriptive study. Am J Infect Control. 12(2):83–87. https://doi.org/10.1016/0196-6553(84)90021-x.

213 Centers for Disease Control and Prevention. 2020 März 18. How to protect yourself. U.S. Department of Health and Human Services; [Zugriff 2020 Apr 1]. https://www.cdc.gov/coronavirus/2019-ncov/prepare/prevention.html.

214 Centers for Disease Control and Prevention. 2020 März 4. Show me the science—how to wash your hands. U.S. Department of Health and Human Services; [Zugriff 2020 Apr 1]. https://www.cdc.gov/handwashing/show-me-the-science-handwashing.html.

215 Jensen DA, Danyluk MD, Harris LJ, Schaffner DW. 2015. Quantifying the effect of hand wash duration, soap use, ground beef debris, and drying methods on the removal of Enterobacter aerogenes on hands. J Food Prot. 78(4):685–690. https://doi.org/10.4315/0362-028X.JFP-14-245.

216 Todd EC, Michaels BS, Smith D, Greig JD, Bartleson CA. 2010. Outbreaks where food workers have been implicated in the spread of foodborne disease. Part 9. Washing and drying of hands to reduce microbial contamination. J Food Prot. 73(10):1937–1955. https://doi.org/10.4315/0362-028x-73.10.1937.

217 Wong JSW, Lee JKF. 2019. The common missed handwashing instances and areas after 15 years of hand-hygiene education. J Environ Public Health. 2019:5928924. https://doi.org/10.1155/2019/5928924.

218 McNeil SA, Foster CL, Hedderwick SA, Kauffman CA. 2001. Effect of hand cleansing with antimicrobial soap or alcohol-based gel on microbial colonization of artificial fingernails worn by health care workers. Clin Infect Dis. 32(3):367–372. https://doi.org/10.1086/318488.

219 Carrico AR, Spoden M, Wallston KA, Vandenbergh MP. 2013. The environmental cost of misinformation: why the recommendation to use elevated temperatures for handwashing is problematic. Int J Consum Stud. 37(4):433–441. https://doi.org/10.1111/ijcs.12012.

220 Price PB. 1938. The bacteriology of normal skin; a new quantitative test applied to a study of the bacterial flora and the disinfectant action of mechanical cleansing. J Infect Dis. 63(3):301–318. https://doi.org/10.1093/infdis/63.3.301.

221 Michaels B, Gangar V, Schultz A, Arenas M, Curiale M, Ayers T, Paulson D. 2002. Water temperature as a factor in handwashing efficacy. Food Serv Technol. 2(3):139–149. https://doi.org/10.1046/j.1471-5740.2002.00043.x.

222 Carrico AR, Spoden M, Wallston KA, Vandenbergh MP. 2013. The environmental cost of misinformation: why the recommendation to use elevated temperatures for handwashing is problematic. Int J Consum Stud. 37(4):433–441. https://doi.org/10.1111/ijcs.12012.

223 McCormick RD, Buchman TL, Maki DG. 2000. Double-blind, randomized trial of scheduled use of a novel barrier cream and an oil-containing lotion for protecting the hands of health care workers. Am J Infect Control. 28(4):302–310. https://doi.org/10.1067/mic.2000.107425.

224 World Health Organization. 2009. WHO guidelines on hand hygiene in health care: a summary. Geneva: WHO. Report No.: WHO/IER/PSP/2009.07. https://www.who.int/gpsc/information_centre/hand-hygiene-summary/en/.

225 Centers for Disease Control and Prevention. 2020 März 18. Frequently asked questions about hand hygiene for healthcare personnel responding to COVID-2019. U.S. Department of Health and Human Services; [Zugriff 2020 Apr 1]. https://www.cdc.gov/coronavirus/2019-ncov/infection-control/hcp-hand-hygiene-faq.html.

226 Elder NC, Sawyer W, Pallerla H, Khaja S, Blacker M. 2014. Hand hygiene and face touching in family medicine offices: a Cincinnati Area Research and Improvement Group (CARInG) network study. J Am Board Fam Med. 27(3):339–346. https://doi.org/10.3122/jabfm.2014.03.130242.

227 Siddharta A, Pfaender S, Vielle NJ, Dijkman R, Friesland M, Becker B, Yang J, Engelmann M, Todt D, Windisch MP, et al. Virucidal activity of World Health Organization-recommended formulations against enveloped viruses, including Zika, Ebola, and emerging coronaviruses. J Infect Dis. 215(6):902–906. https://doi.org/10.1093/infdis/jix046.

228 Boyce JM, Pittet D. 2002. Guideline for hand hygiene in health-care settings. Recommendations of the Healthcare Infection Control Practices Advisory Committee and the HICPAC/SHEA/APIC/IDSA Hand Hygiene Task Force. MMWR Recomm Rep. 51(RR-16):1–45. https://www.cdc.gov/mmwr/preview/mmwrhtml/rr5116a1.htm.

229 World Health Organization. [date unknown]. Guide to local production: WHO-recommended handrub formulations. Geneva: WHO; [revised 2010 Apr; Zugriff 2020 Apr 1]. https://www.who.int/gpsc/information_centre/handrub-formulations/en/.

230 Evon D. 2020 März 5. Can a homemade Tito's Vodka hand sanitizer help stem coronavirus? Snopes.com; [Zugriff 2020 Apr 1]. https://www.snopes.com/fact-check/hand-sanitizer-titos-vodka/.

231 Kratzel A, Todt D, V'kovski P, Steiner S, Gultom M, Thao TTN, Ebert N, Holwerda M, Steinmann J, Niemeyer D, et al. 2020. Inactivation of severe acute respiratory syndrome coronavirus 2 by WHO-recommended hand rub formulations and alcohols. Emerg Infect Dis. [Epub 2020 Apr 13; Zugriff 2020 Apr 18]. https://doi.org/10.3201/eid260.

232 World Health Organization. [date unknown]. Guide to local production: WHO-recommended handrub formulations. Geneva: WHO; [revised 2010 Apr; Zugriff 2020 Apr 1]. https://www.who.int/gpsc/information_centre/handrub-formulations/en/.

233 Food and Drug Administration. 2020. Policy for temporary compounding of certain alcohol-based hand sanitizer products during the public health emergency. FDA. Report No.: FDA-2020-D-1106. https://www.fda.gov/regulatory-information/search-fda-guidance-documents/policy-temporary-compounding-certain-alcohol-based-hand-sanitizer-products-during-public-health.

234 U.S. Pharmacopeia. 2020. Compounding alcohol-based hand sanitizer during COVID-19 pandemic. USP; [aktualisiert 2020 März 25; Zugriff 2020 Apr 1]. https://www.usp.org/sites/default/files/usp/document/about/public-policy/usp-covid19-handrub.pdf.

235 National Environmental Agency. 2020 Jan 25. Interim guidelines for environmental cleaning and disinfection of areas exposed to confirmed case(s) of COVID-19 non-healthcare premises. Singapore: NEA; [revised 2020 März 16; Zugriff 2020 Apr 1]. https://www.nea.gov.sg/our-services/public-cleanliness/environmental-cleaning-guidelines/guidelines-for-environmental-cleaning-and-disinfection.

236 Kampf G, Todt D, Pfaender S, Steinmann E. 2020. Persistence of coronaviruses on inanimate surfaces and their inactivation with biocidal agents. J Hosp Infect. 104(3):246–251. https://doi.org/10.1016/j.jhin.2020.01.022.

237 Patel P, Sanghvi S, Malik K, Khachemoune A. 2020. Back to the basics: diluted bleach for COVID-19. J Am Acad Dermatol. [Epub 2020 Apr 10; Zugriff 2020 Apr 18]. https://doi.org/10.1016/j.jaad.2020.04.033.

238 National Environmental Agency. 2020 Jan 25. Interim guidelines for environmental cleaning and disinfection of areas exposed to confirmed case(s) of COVID-19 non-healthcare premises. Singapore: NEA; [revised 2020 März 16; Zugriff 2020 Apr 1]. https://www.nea.gov.sg/our-services/public-cleanliness/environmental-cleaning-guidelines/guidelines-for-environmental-cleaning-and-disinfection.

239 Chin AWH, Chu JTS, Perera MRA, Hui KPY, Yen HL, Chan MCW, Peiris M, Poon LLM. 2020 März 27. Stability of SARS-CoV-2 in different environmental conditions. medRxiv.org. [Zugriff 2020 Apr 1]. https://www.medrxiv.org/content/10.1101/2020.03.15.20036673v2.

240 Wu YC, Chen CS, Chan YJ. 2020. The outbreak of COVID-19: an overview. J Chin Med Assoc. 83(3):217–220. https://doi.org/10.1097/JCMA.0000000000000270.

241 Centers for Disease Control and Prevention. 1991. Epidemiologic notes and reports chlorine gas toxicity from mixture of bleach with other cleaning products—California. Morb Mortal Wkly Rep. 40(36):619–621,627–629. [zuletzt bearbeitet 2001 Mai 2; Zugriff 2020 Apr 6]. https://www.cdc.gov/mmwr/preview/mmwrhtml/00015111.htm.

242 National Environmental Agency. 2020 Jan 25. Interim guidelines for environmental cleaning and disinfection of areas exposed to confirmed case(s) of COVID-19 non-healthcare premises. Singapore: NEA; [revised 2020 März 16; Zugriff 2020 Apr 1]. https://www.nea.gov.sg/our-services/public-cleanliness/environmental-cleaning-guidelines/guidelines-for-environmental-cleaning-and-disinfection.

243 Chin AWH, Chu JTS, Perera MRA, Hui KPY, Yen HL, Chan MCW, Peiris M, Poon LLM. 2020 März 27. Stability of SARS-CoV-2 in different environmental conditions. medRxiv.org. [Zugriff 2020 Apr 1]. https://www.medrxiv.org/content/10.1101/2020.03.15.20036673v2.

244 Lai MY, Cheng PK, Lim WW. 2005. Survival of severe acute respiratory syndrome coronavirus. Clin Infect Dis. 41(7):e67–71. https://doi.org/10.1086/433186.

245 Dellanno C, Vega Q, Boesenberg D. 2009. The antiviral action of common household disinfectants and antiseptics against murine hepatitis virus, a potential surrogate for SARS coronavirus. Am J Infect Control. 37(8):649–652. https://doi.org/10.1016/j.ajic.2009.03.012.

246 Rabenau HF, Cinatl J, Morgenstern B, Bauer G, Preiser W, Doerr HW. 2005. Stability and inactivation of SARS coronavirus. Med Microbiol Immunol. 194(1-2):1–6. https://doi.org/10.1007/s00430-004-0219-0.

247 U.S. Environmental Protection Agency. [date unknown]. List N: disinfectants for use against SARS-CoV-2. U.S. EPA; [aktualisiert 2020 März 26; Zugriff 2020 Apr 1]. https://www.epa.gov/pesticide-registration/list-n-disinfectants-use-against-sars-cov-2.

248 Sattar SA, Springthorpe VS, Karim Y, Loro P. 1989. Chemical disinfection of non-porous inanimate surfaces experimentally contaminated with four human pathogenic viruses. Epidemiol Infect. 102(3):493–505. https://doi.org/10.1017/s0950268800030211.

249 Desai AN, Aronoff DM. 2020 Apr 9. Food safety and COVID-19. JAMA. [Zugriff 2020 Apr 11]. https://doi.org/10.1001/jama.2020.5877.

250 Chin AWH, Chu JTS, Perera MRA, Hui KPY, Yen HL, Chan MCW, Peiris M, Poon LLM. 2020. Stability of SARS-CoV-2 in different environmental conditions. Lancet Microbe. [Epub 2020 Apr 2; Zugriff 2020 Apr 11]. https://doi.org/10.1016/S2666-5247(20)30003-3.

251 Desai AN, Aronoff DM. 2020 Apr 9. Food safety and COVID-19. JAMA. [Zugriff 2020 Apr 11]. https://doi.org/10.1001/jama.2020.5877.

252 Wu YC, Chen CS, Chan YJ. 2020. The outbreak of COVID-19: an overview. J Chin Med Assoc. 83(3):217–220. https://doi.org/10.1097/JCMA.0000000000000270.

253 Zhang J, Zhou L, Yang Y, Peng W, Wang W, Chen X. 2020. Therapeutic and triage strategies for 2019 novel coronavirus disease in fever clinics. Lancet Respir Med. 8(3):e11–e12. https://doi.org/10.1016/S2213-2600(20)30071-0.

254 U.S. Department of Agriculture. 2020 Apr 5. USDA statement on the confirmation of COVID-19 in a tiger in New York. USDA; [modified 2020 Apr 6; Zugriff 2020 Apr 6]. https://www.aphis.usda.gov/aphis/newsroom/news/sa_by_date/sa-2020/ny-zoo-covid-19.

255 Centers for Disease Control and Prevention. 2020 März 25. What to do if you are sick: steps to help prevent the spread of COVID-19 if you are sick. U.S. Department of Health and Human Services; [zuletzt bearbeitet 2020 März 25; Zugriff 2020 März 31]. https://www.cdc.gov/coronavirus/2019-ncov/if-you-are-sick/steps-when-sick.html.

256 Allen J, Lipsitch M. 2020 März 24. 6 things to know if you're living with someone who has coronavirus, or think you might be. USA Today (McLean, VA). [Zugriff 2020 Apr 1]; https://www.usatoday.com/story/opinion/2020/03/24/coronavirus-testing-shortage-take-precautions-just-in-case-column/2899989001/.

257 Zhao BB, Liu Y, Chen C. 2020. Air purifiers: a supplementary measure to remove airborne SARS-CoV-2. Build Environ. [Epub 2020 Apr 24; Zugriff 2020 Mai 11]. https://doi.org/10.1016/j.buildenv.2020.106918.

258 Qian H, Zheng X. 2018. Ventilation control for airborne transmission of human exhaled bio-aerosols in buildings. J Thorac Dis. 10(Suppl 19):S2295–S2304. https://dx.doi.org/10.21037/jtd.2018.01.24.

259 Casanova LM, Jeon S, Rutala WA, Weber DJ, Sobsey MD. 2010. Effects of air temperature and relative humidity on coronavirus survival on surfaces. Appl Environ Microbiol. 76(9):2712–2717. https://dx.doi.org/10.1128/AEM.02291-09.

260 Centers for Disease Control and Prevention. 2020 März 25. What to do if you are sick: steps to help prevent the spread of COVID-19 if you are sick. U.S. Department of Health and Human Services; [zuletzt bearbeitet 2020 März 25; Zugriff 2020 März 31]. https://www.cdc.gov/coronavirus/2019-ncov/if-you-are-sick/steps-when-sick.html.

261 Cheng L. 2020 März 19. Coronavirus: Hong Kong confirms a second dog is infected. South China Morning Post. [Zugriff 2020 Apr 6]; https://www.scmp.com/news/hong-kong/health-environment/article/3075993/coronavirus-hong-kong-confirms-second-dog.

262 Cheng L. 2020 März 19. Coronavirus: Hong Kong confirms a second dog is infected. South China Morning Post. [Zugriff 2020 Apr 6]; https://www.scmp.com/news/hong-kong/health-environment/article/3075993/coronavirus-hong-kong-confirms-second-dog.

263 Shi J, Wen Z, Zhong G, Yang H, Wang C, Liu R, He X, Shuai L, Sun Z, Zhao Y, et al. 2020 März 31. Susceptibility of ferrets, cats, dogs, and different domestic animals to SARS-coronavirus-2. bioRxiv.org. [Zugriff 2020 Apr 6]. https://doi.org/10.1101/2020.03.30.015347.

264 Huang Q, Zhan X, Zeng XT. 2020. COVID-19 pandemic: stop panic abandonment of household pets. J Travel Med. [Epub 2020 Apr 9; Zugriff 2020 Apr 11]. https://doi.org/10.1093/jtm/taaa046.

265 Shi J, Wen Z, Zhong G, Yang H, Wang C, Liu R, He X, Shuai L, Sun Z, Zhao Y, et al. 2020 März 31. Susceptibility of ferrets, cats, dogs, and different domestic animals to SARS-coronavirus-2. bioRxiv.org. [Zugriff 2020 Apr 6]. https://doi.org/10.1101/2020.03.30.015347.

266 Zhang Q, Zhang H, Huang K, Yang Y, Hui X, Gao J, He X, Li C, Gong W, Zhang Y, et al. 2020 Apr 3. SARS-CoV-2 neutralizing serum antibodies in cats: a serological investigation. bioRxiv.org. [Zugriff 2020 Apr 6]. https://doi.org/10.1101/2020.04.01.021196.

267 Jiang S, Huang L, Chen X, Wang J, Wu W, Yin S, Chen W, Zhan J, Yan L, Ma L, et al. 2003. Ventilation of wards and nosocomial outbreak of severe acute respiratory syndrome among healthcare workers. Chin Med J. 116(9):1293–1297.

268 Centers for Disease Control and Prevention. 2020 März 25. What to do if you are sick: steps to help prevent the spread of COVID-19 if you are sick. U.S. Department of Health and Human Services; [zuletzt bearbeitet 2020 März 25; Zugriff 2020 März 31]. https://www.cdc.gov/coronavirus/2019-ncov/if-you-are-sick/steps-when-sick.html.

269 Chughtai AA, Seale H, Islam MS, Owais M, Macintyre CR. 2020. Policies on the use of respiratory protection for hospital health workers to protect from coronavirus disease (COVID-19). Int J Nurs Stud. [Epub 2020 Mai; Zugriff 2020 Apr 1]. https://doi.org/10.1016/j.ijnurstu.2020.103567.

270 Leung NHL, Chu DKW, Shiu EYC, Chan K-H, McDevitt JJ, Hau BJP, Yen H-L, Li Y, Ip DKM, Peiris JSM, et al. 2020 Apr 3. Respiratory virus shedding in exhaled breath and efficacy of face masks. Nat Med. [Zugriff 2020 Apr 6]. https://doi.org/10.1038/s41591-020-0843-2..

271 National Research Council. 2020. Rapid expert consultation on the possibility of bioaerosol spread of SARS-CoV-2 for the COVID-19 pandemic (April 1, 2020). Washington(DC): National Academies Press. https://doi.org/10.17226/25769

272 Cohen J. 2020 März 27. Not wearing masks to protect against coronavirus is a 'big mistake,' top Chinese scientist says. Science. [Zugriff 2020 Apr 6]. https://doi.org/10.1126/science.abb9368.

273 Centers for Disease Control and Prevention. 2020. Coronavirus disease 2019 (COVID-19): recommendations for cloth face covers. U.S. Department of Health and Human Services; [zuletzt bearbeitet 2020 Apr 3; Zugriff 2020 Apr 6]. https://www.cdc.gov/coronavirus/2019-ncov/prevent-getting-sick/cloth-face-cover.html.

274 U.S. Surgeon General. 2020 Feb 29. Seriously people—STOP BUYING MASKS! Twitter.com; [Zugriff 2020 Apr 6]. https://twitter.com/surgeon_general/status/1233725785283932160.

275 Centers for Disease Control and Prevention. 2020. Coronavirus disease 2019 (COVID-19): recommendations for cloth face covers. U.S. Department of Health and Human Services; [zuletzt bearbeitet 2020 Apr 3; Zugriff 2020 Apr 6]. https://www.cdc.gov/coronavirus/2019-ncov/prevent-getting-sick/cloth-face-cover.html.

276 Centers for Disease Control and Prevention. 2009 Sep 24. Interim recommendations for facemask and respirator use to reduce 2009 influenza A (H1N1) virus transmission. Atlanta: CDC; [Zugriff 2020 Apr 1]. https://www.cdc.gov/h1n1flu/masks.htm.

277 Jefferson T, Foxlee R, Del März C, Dooley L, Ferroni E, Hewak B, Prabhala A, Nair S, Rivetti A. 2008. Physical interventions to interrupt or reduce the spread of respiratory viruses: systematic review. BMJ. 336(7635):77–80. https://doi.org/10.1136/bmj.39393.510347.BE.

278 Jung H, Kim J, Lee S, Lee J, Kim J, Tsai P, Yoon C. 2014. Comparison of filtration efficiency and pressure drop in anti-yellow sand masks, quarantine masks, medical masks, general masks, and handkerchiefs. Aerosol Air Qual Res. 14(3):991–1002. https://doi.org/10.4209/aaqr.2013.06.0201.

279 Kellogg WH, MacMillan G. 1920. An experimental study of the efficacy of gauze face masks. Am J Public Health (N Y). 10(1):34–42. https://dx.doi.org/10.2105/ajph.10.1.34.

280 World Health Organization. 2020. Advice on the use of masks in the community, during home care and in healthcare settings in the context of the novel coronavirus (2019-nCoV) outbreak: interim guidance, 6 April 2020. Geneva: WHO; [Zugriff 2020 Mai 7].

281 Leung CC, Lam TH, Cheng KK. 2020. Mass masking in the COVID-19 epidemic: people need guidance. Lancet. 395(10228):945. https://doi.org/10.1016/S0140-6736(20)30520-1.

282 Feng S, Shen C, Xia N, Song W, Fan M, Cowling BJ. 2020. Rational use of face masks in the COVID-19 pandemic. Lancet Respir Med. [Epub 2020 März 20; Zugriff 2020 Apr 1]. https://doi.org/10.1016/S2213-2600(20)30134-X.

283 Centers for Disease Control and Prevention. 2020. Coronavirus disease 2019 (COVID-19): cloth face covers FAQs. U.S. Department of Health and Human Services; [zuletzt bearbeitet 2020 Apr 4; Zugriff 2020 Apr 6]. https://www.cdc.gov/coronavirus/2019-ncov/prevent-getting-sick/cloth-face-cover-faq.html.

284 Livingston E, Desai A, Berkwits M. 2020. Sourcing personal protective equipment during the COVID-19 pandemic. JAMA. [Epub 2020 März 28; Zugriff 2020 Apr 6]. https://doi.org/10.1001/jama.2020.5317.

285 van der Sande M, Teunis P, Sabel R. 2008. Professional and home-made face masks reduce exposure to respiratory infections among the general population. PLoS ONE. 3(7):e2618. https://doi.org/10.1371/journal.pone.0002618.

286 Davies A, Thompson KA, Giri K, Kafatos G, Walker J, Bennett A. 2013. Testing the efficacy of homemade masks: would they protect in an influenza pandemic? Disaster Med Public Health Prep. 7(4):413–418. https://doi.org/10.1017/dmp.2013.43.

287 Rengasamy S, Eimer B, Shaffer RE. 2010. Simple respiratory protection—evaluation of the filtration performance of cloth masks and common fabric materials against 20–1000 nm size particles. Ann Occup Hyg. 54(7):789–798. https://doi.org/10.1093/annhyg/meq044.

288 O'Kelly E, Pirog S, Ward J, Clarkson PJ. 2020 Apr 17. Informing homemade emergency facemask design: the ability of common fabrics to filter ultrafine particles. medRxiv.org. [Zugriff 2020 Apr 19]. https://doi.org/10.1101/2020.04.14.20065375.

289 Centers for Disease Control and Prevention. 2020. Coronavirus disease 2019 (COVID-19): cloth face covers. U.S. Department of Health and Human Services; [zuletzt bearbeitet 2020 Apr 4; Zugriff 2020 Apr 6]. https://www.cdc.gov/coronavirus/2019-ncov/prevent-getting-sick/diy-cloth-face-coverings.html.

290 Chughtai AA, Seale H, Islam MS, Owais M, Macintyre CR. 2020. Policies on the use of respiratory protection for hospital health workers to protect from coronavirus disease (COVID-19). Int J Nurs Stud. [Epub 2020 Mai; Zugriff 2020 Apr 1]. https://doi.org/10.1016/j.ijnurstu.2020.103567.

291 Centers for Disease Control and Prevention. 2020 März 18. 10 things you can do to manage your health at home. U.S. Department of Health and Human Services; [Zugriff 2020 Apr 1]. https://www.cdc.gov/coronavirus/2019-ncov/if-you-are-sick/caring-for-yourself-at-home.html.

292 Centers for Disease Control and Prevention. 2020 März 25. What to do if you are sick: steps to help prevent the spread of COVID-19 if you are sick. U.S. Department of Health and Human Services; [zuletzt bearbeitet 2020 März 25; Zugriff 2020 März 31]. https://www.cdc.gov/coronavirus/2019-ncov/if-you-are-sick/steps-when-sick.html?deliveryName=USCDC_2067-DM23796.

293 National Environmental Agency. 2020 Jan 28. Interim guidelines for environmental cleaning and disinfection in residences that may be exposed to the COVID-19 virus. Singapore: NEA; [revised 2020 Feb 24; Zugriff 2020 Apr 1]. https://www.nea.gov.sg/our-services/public-cleanliness/environmental-cleaning-guidelines/guidelines/interim-guidelines-for-environmental-cleaning-and-disinfection-in-residences.

294 Cheng CY. 2003. SARS and PPE (part 5). Singapore Med Assoc News. 35:17–22.

295 Soucheray S. 2020 Feb 13. Unmasked: experts explain necessary respiratory protection for COVID-19. Minneapolis: Center for Infectious Disease Research and Policy; [Zugriff 2020 Apr 1]. http://www.cidrap.umn.edu/news-perspective/2020/02/unmasked-experts-explain-necessary-respiratory-protection-covid-19.

296 U.S. Department of Health and Human Services. 2006 März. Draft pandemic influenza preparedness and response plan. Washington: HHS; http://www.dhhs.gov/nvpo/pandemicplan/.

297 Chughtai AA, Seale H, Islam MS, Owais M, Macintyre CR. 2020. Policies on the use of respiratory protection for hospital health workers to protect from coronavirus disease (COVID-19). Int J Nurs Stud. [Epub 2020 Mai; Zugriff 2020 Apr 1]. https://doi.org/10.1016/j.ijnurstu.2020.103567.

298 Soucheray S. 2020 Feb 13. Unmasked: experts explain necessary respiratory protection for COVID-19. Minneapolis: Center for Infectious Disease Research and Policy; [Zugriff 2020 Apr 1]. http://www.cidrap.umn.edu/news-perspective/2020/02/unmasked-experts-explain-necessary-respiratory-protection-covid-19.

299 Dick EC, Jennings LC, Mink KA, Wartgow CD, Inhorn SL. 1987. Aerosol transmission of rhinovirus colds. J Infect Dis. 156(3):442–448. https://doi.org/10.1093/infdis/156.3.442.

300 Brankston G, Gitterman L, Hirji Z, Lemieux C, Gardam M. 2007. Übertragung von Influenza A beim Menschen. Lanzett-Infekt Dis. 7(4):257-265. https://doi.org/10.1016/S1473-3099(07)70029-4.

301 Brankston G, Gitterman L, Hirji Z, Lemieux C, Gardam M. 2007. Transmission of influenza A in human beings. Lancet Infect Dis. 7(4):257–265. https://doi.org/10.1016/S1473-3099(07)70029-4.

302 Ashour HM, Elkhatib WF, Rahman MM, Elshabrawy HA. 2020. Insights into the recent 2019 novel coronavirus (SARS-CoV-2) in light of past human coronavirus outbreaks. Pathogens. 9(3):186. https://doi.org/10.3390/pathogens9030186.

303 Sandaradura I, Goeman E, Pontivivo G, Fine E, Gray H, Kerr S, Marriott D, Harkness J, Andresen D. 2020. A close shave? Performance of P2/N95 respirators in healthcare workers with facial hair: results of the BEARDS (BEnchmarking Adequate Respiratory DefenceS) study. J Hosp Infect. Article in press. [Zugriff 2020 Apr 1]. https://doi.org/10.1016/j.jhin.2020.01.006.

304 Jefferson T, Del März CB, Dooley L, Ferroni E, Al-Ansary LA, Bawazeer GA, van Driel ML, Nair S, Jones MA, Thorning S, et al. 2011. Physical interventions to interrupt or reduce the spread of respiratory viruses. Cochrane Database Syst Rev. 7:CD006207. https://doi.org/10.1002/14651858.CD006207.pub4.

305 Han Q, Lin Q, Ni Z, You L. 2020. Letter to the editor: uncertainties about the transmission routes of 2019 novel coronavirus. Influenza Other Respir Viruses. [Epub 2020 März 4; Zugriff 2020 Apr 1]. https://doi.org/10.1111/irv.12735.

306 Deng W, Bao L, Gao H, Xiang Z, Qu Y, Song Z, Gong S, Liu J, Liu J, Yu P, et al. 2020 März 14. Rhesus macaques can be effectively infected with SARS-CoV-2 via ocular conjunctival route. bioRxiv.org. https://doi.org/10.1101/2020.03.13.990036.

307 Shaw K. 2006. The 2003 SARS outbreak and its impact on infection control practices. Public Health. 120(1):8–14. https://doi.org/10.1016/j.puhe.2005.10.002.

308 World Health Organization. 2020 März 25. Coronavirus disease 2019 (COVID-19) situation report—65. Geneva: WHO; [Zugriff 2020 März 31]. https://www.who.int/docs/default-source/coronaviruse/situation-reports/20200325-sitrep-65-covid-19.pdf?sfvrsn=ce13061b_2.

309 Neher RA, Dyrdak R, Druelle V, Hodcroft EB, Albert J. 2020. Potential impact of seasonal forcing on a SARS-CoV-2 pandemic. Swiss Med Wkly. 150(11-12):w20224. https://doi.org/10.4414/smw.2020.20224.

310 Moriyama M, Hugentobler WJ, Iwasaki A. 2020. Seasonality of respiratory viral infections. Annu Rev Virol. [Epub 2020 März 20; Zugriff 2020 Apr 1]. https://doi.org/10.1146/annurev-virology-012420-022445.

311 Altamimi A, Ahmed AE. 2019. Climate factors and incidence of Middle East respiratory syndrome coronavirus. J Infect Public Health. [Epub 2019 Dez 6; Zugriff 2020 Apr 1]. https://doi.org/10.1016/j.jiph.2019.11.011.

312 Moriyama M, Hugentobler WJ, Iwasaki A. 2020. Seasonality of respiratory viral infections. Annu Rev Virol. [Epub 2020 März 20; Zugriff 2020 Apr 1]. https://doi.org/10.1146/annurev-virology-012420-022445.

313 Lipsitch M. 2020. Seasonality of SARS-CoV-2: will COVID-19 go away on its own in warmer weather? Boston: Center for Communicable Disease Dynamics; [Zugriff 2020 Apr 1]. https://ccdd.hsph.harvard.edu/will-covid-19-go-away-on-its-own-in-warmer-weather/.

314 Fox SJ, Miller JC, Meyers LA. 2017. Seasonality in risk of pandemic influenza emergence. PLoS Comput Biol. 13(10):e1005749. https://doi.org/10.1371/journal.pcbi.1005749.

315 Juzeniene A, Ma LW, Kwitniewski M, Polev GA, Lagunova Z, Dahlback A, Moan J. 2010. The seasonality of pandemic and non-pandemic influenzas: the roles of solar radiation and vitamin D. Int J Infect Dis. 14(12):e1099–1105. https://doi.org/10.1016/j.ijid.2010.09.002.

316 Lipsitch M. 2020. Seasonality of SARS-CoV-2: will COVID-19 go away on its own in warmer weather? Boston: Center for Communicable Disease Dynamics; [Zugriff 2020 Apr 1]. https://ccdd.hsph.harvard.edu/will-covid-19-go-away-on-its-own-in-warmer-weather/.

317 Kwok KO, Lai F, Wei WI, Wong SYS, Tang J. 2020. Herd immunity—estimating the level required to halt the COVID-19 epidemics in affected countries. J Infect. [Epub 2020 März 21; Zugriff 2020 Apr 1]. https://doi.org/10.1016/j.jinf.2020.03.027.

318 Sayburn A. 2020 März 25. Covid-19: experts question analysis suggesting half UK population has been infected. BMJ 368:m1216. [Zugriff 2020 Apr 1]. https://doi.org/10.1136/bmj.m1216.

319 Kwok KO, Lai F, Wei WI, Wong SYS, Tang J. 2020. Herd immunity—estimating the level required to halt the COVID-19 epidemics in affected countries. J Infect. [Epub 2020 März 21; Zugriff 2020 Apr 1]. https://doi.org/10.1016/j.jinf.2020.03.027.

320 Bao L, Deng W, Gao H, Xiao C, Liu J, Xue J, Lv Q, Liu J, Yu P, Xu Y, et al. 2020 März 14. Reinfection could not occur in SARS-CoV-2 infected rhesus macaques. bioRxiv.org. [Zugriff 2020 Apr 1]. https://doi.org/10.1101/2020.03.13.990226.

321 Duan K, Liu B, Li C, Zhang H, Yu T, Qu J, Zhou M, Chen L, Meng S, Hu Y, et al. 2020. Effectiveness of convalescent plasma therapy in severe COVID-19 patients. Proc Natl Acad Sci U S A. [Epub 2020 März 5; Zugriff 2020 Apr 9]. https://doi.org/10.1073/pnas.2004168117.

322 Tang F, Quan Y, Xin ZT, Wrammert J, Ma MJ, Lv H, Wang TB, Yang H, Richardus JH, Liu W, et al. 2011. Lack of peripheral memory B cell responses in recovered patients with severe acute respiratory syndrome: a six-year follow-up study. J Immunol. 186(12):7264–7268. https://doi.org/10.4049/jimmunol.0903490.

323 Kissler SM, Tedijanto C, Goldstein E, Grad YH, Lipsitch M. 2020 Apr 14. Projecting the transmission dynamics of SARS-CoV-2 through the postpandemic period. Science. [Zugriff 2020 Apr 18]. https://doi.org/10.1126/science.abb5793.

324 Hunter P. 2020 März 17. The spread of the COVID-19 coronavirus: health agencies worldwide prepare for the seemingly inevitability of the COVID-19 coronavirus becoming endemic. EMBO Rep. e50334. [Zugriff 2020 März 30]. https://doi.org/10.15252/embr.202050334.

325 Fung S-Y, Yuen K-S, Ye Z-W, Chan C-P, Jin D-Y. 2020. A tug-of-war between severe acute respiratory syndrome coronavirus 2 and host antiviral defence: lessons from other pathogenic viruses. Emerg Microbes Infect. 9(1):558–570. https://doi.org/10.1080/22221751.2020.1736644.

326 Adalja AA, Watson M, Toner ES, Cicero A, Inglesby TV. 2019. Characteristics of microbes most likely to cause pandemics and global catastrophes. In: Inglesby TV, Adalja AA, editors. Global Catastrophic Biological Risks. Current Topics in Microbiology and Immunology, vol 424. Switzerland: Springer. S. 1–20. https://doi.org/10.1007/82_2019_176.

327 Mandl JN, Schneider C, Schneider DS, Baker ML 2018. Going to bat(s) for studies of disease tolerance. Front Immunol. 9:2112. https://doi.org/10.3389/fimmu.2018.02112.

328 Mandl JN, Schneider C, Schneider DS, Baker ML 2018. Going to bat(s) for studies of disease tolerance. Front Immunol. 9:2112. https://doi.org/10.3389/fimmu.2018.02112.

329 Benvenuto D, Giovanetti M, Salemi M, Prosperi M, De Flora C, Alcantara LCJ, Angeletti S, Ciccozzi M. 2020 Feb 12. The global spread of 2019-nCoV: a molecular evolutionary analysis. Pathog Glob Health. [Zugriff 2020 März 30]. https://doi.org/10.1080/20477724.2020.1725339.

330 Cui J, Li F, Shi Z-L. 2019. Origin and evolution of pathogenic coronaviruses. Nat Rev Microbiol. 17:181–192. https://doi.org/10.1038/s41579-018-0118-9.

331 Grubaugh ND, Petrone ME, Holmes EC. 2020. We shouldn't worry when a virus mutates during disease outbreaks. Nat Microbiol. 5:529–530. https://doi.org/10.1038/s41564-020-0690-4.

Kapitel 5: Die nächste Pandemie überleben

1 Zhang J, Jia W, Zhu J, Li B, Xing J, Liao M, Qi W. 2020. Letter to the editor: insights into the cross-species evolution of 2019 novel coronavirus. J Infect. Article in press. [Zugriff 2020 März 30]. https://doi.org/10.1016/j.jinf.2020.02.025.

2 Weaver J. 2005. What can nervous Americans do about bird flu? MSNBC, Oktober 18.

3 Potter CW. 2001. A history of influenza. J Appl Microbiol. 91(4):572–579. https://doi.org/10.1046/j.1365-2672.2001.01492.x.

4 Nebehay S. 2005. WHO's Chan aims to prepare world for bird flu outbreak. Reuters, September 13.

5 Abbott A. 2005. Avian flu special: what's in the medicine cabinet? Nature 435:407–9. nature.com/news/2005/050523/full/435407a.html.

6 Gostin L. 2004. Influenza pandemic preparedness: legal and ethical dimensions. Hastings Center Report 35:10–11.

7 Public Broadcasting System. American Experience Transcript. 1918 Influenza Timeline. pbs.org/wgbh/amex/influenza/timeline/index.html.

8 Lezzoni L. 1999. Influenza 1918: The Worst Epidemic in American History (New York, NY: TV Books).

9 Evans WA, Armstrong DB, Davis WH, Kopf EW, Woodward WC. 1918. Influenza: report of a special committee of the American Public Health Association. Journal of the American Medical Association 71:2068–73.

10 Hudson C. 1999. Something in the air. Daily Mail, August 21, S. 30–31.

11 Lezzoni L. 1999. Influenza 1918: The Worst Epidemic in American History (New York, NY: TV Books).

12 Traxel D. 1998. Outbreak: the 1918 flu epidemic killed 13,000 Philadelphians in eight weeks. Scientists still don't know what made it so deadly. Philadelphia Inquirer, Oktober 4.

13 Barry JM. 2004. The Great Influenza: The Epic Story of the Deadliest Plague in History (New York, NY: Penguin Books).

14 Collier R. 1974. The Plague of the Spanish Lady: The Influenza Pandemic of 1918–1919 (New York, NY: Atheneum).

15 Crosby AW. 2003. America's Forgotten Pandemic: The Influenza of 1918 (Cambridge, UK: Cambridge University Press).

16 Torrey EF, Yolken RH. 2005. Beasts of the Earth: Animals, Humans, and Disease (New Brunswick, NJ: Rutgers University Press).

17 Scanlon B. 2005. Recalling 1918's perilous plague. Rocky Mountain News, November 26.

18 Evans WA, Armstrong DB, Davis WH, Kopf EW, Woodward WC. 1918. Influenza: report of a special committee of the American Public Health Association. Journal of the American Medical Association 71:2068–73.

19 1918. British Medical Journal, Dezember 21 as cited in Billings M. The influenza pandemic of 1918: the public health response. Juni 1997. virus.stanford.edu/uda/fluresponse.html.

20 Correia S, Luck S, Verner E. 2020 März 30. Pandemics depress the economy, public health interventions do not: evidence from the 1918 flu. SSRN. [revised 2020 Apr 13; Zugriff 2020 Apr 18]. https://dx.doi.org/10.2139/ssrn.3561560.

21 Cowen T. 2005. Avian flu: what should be done. Mercatus Center at George Mason University: Working Paper Series, November 11.

22 Kelvin AA, Halperin S. 2020. COVID-19 in children: the link in the transmission chain. Lancet Infect Dis. [Epub 2020 März 25; Zugriff 2020 Apr 8]. https://doi.org/10.1016/S1473-3099(20)30236-X.

23 World Health Organization. 2005. Avian influenza: assessing the pandemic threat, Januar 1. www.who.int/csr/disease/influenza/H5N1-9reduit.pdf.

24 Jones L. 2005. America under attack. Men's Health, November, S. 154–9.

25 Neergaard L. 2005. Is it time to vaccinate more kids to stop flu's spread? Associated Press, Oktober 5. www.oanow.com/servlet/Satellite?pagename=OAN%2FMGArticle%2FOAN_BasicArticle&c=MGArticle&cid=1031785427827&path=%21features%21.

26 Massie MK. 2004. Precautions can help prevent flu or ease pain. Pittsburgh Post-Gazette, Oktober 13, S. A6.

27 Lee PJ, Krilov LR. 2005. When animal viruses attack: SARS and avian influenza. Pediatric Annals 34(1):43–52.

28 Oxford JS, Bossuyt S, Balasingam S, Mann A, Novelli P, Lambkin R. 2003. Treatment of epidemic and pandemic influenza with neuraminidase and M2 proton channel inhibitors. Clinical Microbiology and Infection 9:1–14.

29 Massie MK. 2004. Precautions can help prevent flu or ease pain. Pittsburgh Post-Gazette, Oktober 13, S. A6.

30 Drexler M. 2002. Secret Agents: The Menace of Emerging Infections (Washington, DC: Joseph Henry Press).

31 Phillips H, Killingray D. 2003. Introduction. In: Phillips H, Killingray D (eds.), The Spanish Influenza Pandemic of 1918–19: New Perspectives (London, UK: Routledge, S. 1–26).

32 Zwillich T. 2005. Warnings grow dire on bird flu threat. WebMD Medical News, Juni 16. www.webmd.com/content/article/107/108562?src=RSS_PUBLIC.

33 Specter M. 2005. Nature's bioterrorist. New Yorker, Februar 28, S. 52–61.

34 Brown D. 1992. It all started in Kansas. Washington Post Weekly Edition 9(21). März 23–30.

35 American Samoa Government. Historical calendar. November. www.asg-gov.net/026HISTORICALCAL_NOVEMBER.htm.

36 American Samoa Government. Historical calendar. November. www.asg-gov.net/026HISTORICALCAL_NOVEMBER.htm.

37 American Samoa Government. Historical calendar. November. www.asg-gov.net/026HISTORICALCAL_NOVEMBER.htm.

38 Herda PS. 1995. The 1918 influenza pandemic in Fiji, Tonga, and the Samoas. In: Bryder L, Dow DA (eds.), New Countries and Old Medicine: Proceedings of an International Conference on the History of Medicine and Health (Auckland, New Zealand: Pyramid Press, S. 46–53).

39 American Samoa Government. Historical calendar. November. www.asg-gov.net/026HISTORICAL-CAL_NOVEMBER.htm.

40 Herda PS. 1995. The 1918 influenza pandemic in Fiji, Tonga, and the Samoas. In: Bryder L, Dow DA (eds.), New Countries and Old Medicine: Proceedings of an International Conference on the History of Medicine and Health (Auckland, New Zealand: Pyramid Press, S. 46–53).

41 American Samoa Government. Historical calendar. November. www.asg-gov.net/026HISTORICAL-CAL_NOVEMBER.htm.

42 Ravenholt RT, Foege WH. 1982. 1918 Influenza, encephalitis lethargica, parkinsonism. Lancet 320(8303):860–4.

43 Phillips H, Killingray D. 2003. Introduction. In: Phillips H, Killingray D (eds.), The Spanish Influenza Pandemic of 1918–19: New Perspectives (London, UK: Routledge, S. 1–26).

44 Collier R. 1974. The Plague of the Spanish Lady: The Influenza Pandemic of 1918–1919 (New York, NY: Atheneum).

45 Brown D. 1992. It all started in Kansas. Washington Post Weekly Edition 9(21). März 23–30.

46 Knobler SL, Mack A, Mahmoud A, Lemon SL (eds.), 2005. The Threat of Pandemic Influenza: Are We Ready? Workshop Summary (Washington, DC: National Academies Press).

47 Collier R. 1974. The Plague of the Spanish Lady: The Influenza Pandemic of 1918–1919 (New York, NY: Atheneum).

48 Knobler SL, Mack A, Mahmoud A, Lemon SL (eds.), 2005. The Threat of Pandemic Influenza: Are We Ready? Workshop Summary (Washington, DC: National Academies Press).

49 Gulliford A (ed.), 2003. Living in the San Juan Mountains: prospectus on traditional cultural properties on the San Juan National Forest and adjacent public lands. Fort Lewis College Foundation, Center of Southwest Studies. swcenter.fortlewis.edu/inventory/UsfSanJuanTCP.htm.

50 Porter KA. 1990. Pale Horse, Pale Rider (Orlando, Florida: Harcourt Brace and Company).

51 Barry JM. 2004. The Great Influenza: The Epic Story of the Deadliest Plague in History (New York, NY: Penguin Books).

52 Scanlon B. 2005. Recalling 1918's perilous plague. Rocky Mountain News, November 26

53 Soper GA. 1918. Influenza pneumonia pandemic in the American army camps during September and Oktober, 1918. Science 48:451–6.

54 Bleakley L. 2005. Bird flu may see NZ close borders. The Press (New Zealand). September 23. stuff.co.nz/stuff/0,2106,3419499a11,00.html.

55 Louv R. 2005. We are not prepared for a pandemic. San Diego Union-Tribune, Oktober 11. www.signonsandiego.com/news/metro/louv/20051011-9999-lz1e11louv.html.

56 GlobalSecurity.org. 2005. Flu pandemic mitigation-social distancing. www.globalsecurity.org/security/ops/hsc-scen-3_flu-pandemic-distancing.htm.

57 Monroe JA. 2005. Pandemic influenza plan. Indiana State Department of Health. www.in.gov/isdh/pdf.s/PandemicInfluenzaPlan.pdf.

58 Connolly C. 2006. U.S. plan for flu pandemic revealed. Washington Post, April 16, S. A01. washingtonpost.com/wp-dyn/content/article/2006/04/15/AR2006041500901.html.

59 Kennedy M. 2005. No way of knowing effectiveness of pandemic plan until outbreak hits. Vancouver Sun, März 11, S. A4.

60 Lenehan GP. 2004. Universal respiratory etiquette: a modest proposal. Journal of Emergency Nursing 30(1):3.

61 Tierno, PM Jr. 2001. The Secret Life of Germs (New York, NY: Atria Books).

62 Barker J, Stevens D, Bloomfield SF. 2001. Spread and prevention of some common viral infections in community facilities and domestic homes. Journal of Applied Microbiology 91(1):7–21.

63 Boone SA, Gerba CP. 2005. The occurrence of influenza A virus on household and day care center fomites. Journal of Infection 51(2):103–9.

64 Couch RB. 1995. Medical Microbiology (Galveston, Texas: University of Texas Medical Branch, S. 1–22).

65 De Castro AB, Peterson C. 2005. Preventing exposure to influenza: steps health care workers can take. American Journal of Nursing 105(1):112.

66 Tierno, PM Jr. 2001. The Secret Life of Germs (New York, NY: Atria Books).

67 Tierno, PM Jr. 2001. The Secret Life of Germs (New York, NY: Atria Books).

68 Bean B, Moore BM, Sterner B, Petersen RN, Gerding DN, Balfour HH. 1982. Survival of influenza viruses in environmental surfaces. Journal of Infectious Diseases 146(1):47–51.

69 Boone SA, Gerba CP. 2005. The occurrence of influenza A virus on household and day care center fomites. Journal of Infection 51(2):103–9.

70 England B. 1982. Detection of viruses on fomites. In: Gerba CP, Goyal SM (eds.), Methods in Environmental Virology: Microbiology Series, vol. 7 (New York, NY: Marcel Dekker Inc, S. 179–91).

71 De Castro AB, Peterson C. 2005. Preventing exposure to influenza: steps health care workers can take. American Journal of Nursing 105(1):112.

72 Cairncross S. 2003. Handwashing with soap—a new way to prevent ARIs? Tropical Medicine and International Health 8(8):677–9.

73 Morens DM, Rash VM. 1995. Lessons from a nursing home outbreak of influenza A. Infection Control and Hospital Epidemiology 16(5):275–80.

74 Larson E. 2001. Hygiene of the skin: when is clean too clean? Emerging Infectious Diseases 7:225–30.

75 Tierno PM Jr. 2001. The Secret Life of Germs (New York, NY: Atria Books).

76 Teleman MD, Boudville IC, Heng BH, Zhu D, Leo YS. 2004. Factors associated with transmission of severe acute respiratory syndrome among health-care workers in Singapore. Epidemiology and Infection 132:797–803.

77 Bren L. 2001. Fighting the flu. FDA Consumer 35(1):12–3.

78 Bakalar N. 2003. Where the Germs Are: A Scientific Safari (New York, NY: Wiley).

79 Klevens RM, Edwards JR, Richards CL, Horan TC, Gaynes RP, Pollock DA, Cardo DM. 2007. Estimating health care-associated infections and deaths in U.S. hospitals, 2002. Public Health Rep. 122(2):160–166. https://dx.doi.org/10.1177/003335490712200205.

80 Albert RK, Condie F. 1981. Hand-washing patterns in medical intensive-care units. New England Journal of Medicine 304(24):1465–6.

81 Tibballs J. 1996. Teaching medical staff to handwash. Medical Journal of Australia 164:395–8.

82 Pritchard RC, Raper RF. 1996. Doctors and hand washing. Medical Journal of Australia 164:389–390.

83 Boyce JM. 1999. It is time for action: Improving hand hygiene in hospitals. Annals of Internal Medicine 130(2):153–5.

84 Boyce JM. 1999. It is time for action: Improving hand hygiene in hospitals. Annals of Internal Medicine 130(2):153–5.

85 Tierno PM Jr. 2001. The Secret Life of Germs (New York, NY: Atria Books).

86 Centers for Disease Control and Prevention. [date unknown]. When & how to wash your hands. U.S. Department of Health and Human Services; [zuletzt bearbeitet 2020 Apr 2; Zugriff 2020 Apr 9]. https://www.cdc.gov/handwashing/when-how-handwashing.html.

87 Tierno PM Jr. 2001. The Secret Life of Germs (New York, NY: Atria Books).

88 Laestadius JG, Dimberg L. 2005. Hot water for handwashing—where is the proof? Journal of Occupational and Environmental Medicine 47(4):434–5.

89 Meadows M. 2001. Beat the winter bugs: how to hold your own against colds and flu. FDA Consumer 35(6):11–7. www.fda.gov/fdac/features/2001/601_flu.html.

90 Tierno PM Jr. 2001. The Secret Life of Germs (New York, NY: Atria Books).

91 World Health Organization Consultation on Hand Hygiene in Health Care. 2005. WHO Guidelines on Hand Hygiene in Health Care (Advanced Draft). Global Patient Safety Challenge, 2005–2006. who.int/entity/patientsafety/events/05/HH_en.pdf.

92 Macias AE, Ponce-de-Leon S. 2005. Infection control: old problems and new challenges. Archives of Medical Research 36(6):637–45.

93 World Health Organization Consultation on Hand Hygiene in Health Care. 2005. WHO Guidelines on Hand Hygiene in Health Care (Advanced Draft). Global Patient Safety Challenge, 2005–2006. who.int/entity/patientsafety/events/05/HH_en.pdf.

94 World Health Organization Consultation on Hand Hygiene in Health Care. 2005. WHO Guidelines on Hand Hygiene in Health Care (Advanced Draft). Global Patient Safety Challenge, 2005–2006. who.int/entity/patientsafety/events/05/HH_en.pdf.

95 Starkman D. 2000. Y2K related buying distorts some companies results; concerns about foul ups lead to stock-piling. Wall Street Journal, Januar 31.

96 Centers for Disease Control and Prevention. [date unknown]. When & how to use hand sanitizer. U.S. Department of Health and Human Services; [zuletzt bearbeitet 2020 März 3; Zugriff 2020 Apr 7]. https://www.cdc.gov/handwashing/show-me-the-science-hand-sanitizer.html.

97 Travers AH, Sosnowski T. 2002. St. Patrick, the organic chemist and Sherlock Holmes meet in the emergency department: a case report. Canadian Journal of Emergency Medicine 4(4). www.caep.ca/004.cjem-jcmu/004-00.cjem/vol-4.2002/v44-289.htm.

98 World Health Organization Consultation on Hand Hygiene in Health Care. 2005. WHO Guidelines on Hand Hygiene in Health Care (Advanced Draft). Global Patient Safety Challenge, 2005–2006. who.int/entity/patientsafety/events/05/HH_en.pdf.

99 Laurance J. 2005. Washing hands defense against bird flu. New Zealand Herald, Oktober 14. www.nzherald.co.nz/author/story.cfm?a_id=93&objectid=10350158.

100 Kuchment A. 2003. A matter of hygiene. Newsweek, April 14, S. 49.

101 Uhlman M. 2005. In a flu pandemic, hygiene is a lifesaver. Philadelphia Inquirer, Oktober 11.

102 Collier R. 1974. The Plague of the Spanish Lady: The Influenza Pandemic of 1918–1919 (New York, NY: Atheneum).

103 Kleffman S. 2006. As flu pandemic swept world, locals sought isolation. Contra Costa Times, März 26. contracostatimes.com/mld/cctimes/news/local/states/california/14191058.htm.

104 Chow CB. 2004. Post-SARS infection control in the hospital and clinic. Paediatric Respiratory Reviews 5:289–95.

105 Teleman MD, Boudville IC, Heng BH, Zhu D, Leo YS. 2004. Factors associated with transmission of severe acute respiratory syndrome among health-care workers in Singapore. Epidemiology and Infection 132:797–803.

106 Department of Health and Human Services. 2006. Draft pandemic influenza preparedness and response plan. März. dhhs.gov/nvpo/pandemicplan/.

107 Hong Kong University Task Force on SARS. 2004. Guidelines on the Use of Facemasks. August 10. hku.hk/uhs/he/flu/facemask.htm.

108 Chow CB. 2004. Post-SARS infection control in the hospital and clinic. Paediatric Respiratory Reviews 5:289–95.

109 Chow CB. 2004. Post-SARS infection control in the hospital and clinic. Paediatric Respiratory Reviews 5:289–95.

110 U.S. Institute of Medicine Board on Health Sciences Policy. 2006. Reusability of Facemasks During an Influenza Pandemic: Facing the Flu (Washington, DC: National Academies Press). darwin.nap.edu/books/0309101824/html.

111 Teleman MD, Boudville IC, Heng BH, Zhu D, Leo YS. 2004. Factors associated with transmission of severe acute respiratory syndrome among health-care workers in Singapore. Epidemiology and Infection 132:797–803.

112 Department of Health and Human Services. 2006. Draft pandemic influenza preparedness and response plan. März. dhhs.gov/nvpo/pandemicplan/.

113 Abbott A. 2005. Avian flu special: what's in the medicine cabinet? Nature 435:407–9. nature.com/news/2005/050523/full/435407a.html.

114 Goldmann DA. 2001. Epidemiology and prevention of pediatric viral respiratory infections in health-care institutions. Emerging Infectious Diseases 7:249–53.

115 Bridges CB, Kuehnert MJ, Hall CB. Transmission of influenza: implications for control in health care settings. Clinical Infectious Diseases 37:1094–101.

116 Cheng CY. 2003. SARS and PPE (part 5). Singapore Medical Association News 35:17–22.

117 Piotrowski J. 2003. Respiratory etiquette. Modern Healthcare 33(43):13.

118 Cheng CY. 2003. SARS and PPE (part 5). Singapore Medical Association News 35:17–22.

119 Cheng CY. 2003. SARS and PPE (part 5). Singapore Medical Association News 35:17–22.

120 Oldenburg D. 2003. N95 masks flying off shelves, but they offer scant protection. Washington Post, Februar 15. www.ph.ucla.edu/EPI/bioter/n95masks.html.

121 Cheng CY. 2003. SARS and PPE (part 5). Singapore Medical Association News 35:17–22.

122 U.S. Institute of Medicine Board on Health Sciences Policy. 2006. Reusability of Facemasks During an Influenza Pandemic: Facing the Flu (Washington, DC: National Academies Press). darwin.nap.edu/books/0309101824/html.

123 Abbott A. 2005. Avian flu special: what's in the medicine cabinet? Nature 435:407–9. nature.com/news/2005/050523/full/435407a.html.

124 Cheng CY. 2003. SARS and PPE (part 5). Singapore Medical Association News 35:17–22.

125 Cheng CY. 2003. SARS and PPE (part 5). Singapore Medical Association News 35:17–22.

126 Bridges CB, Kuehnert MJ, Hall CB. Transmission of influenza: implications for control in health care settings. Clinical Infectious Diseases 37:1094–101.

127 Cheng CY. 2003. SARS and PPE (part 5). Singapore Medical Association News 35:17–22.

128 Bosman A, Mulder YM, de Leeuw JRJ, et al. 2004. Executive summary: avian flu epidemic 2003: public health consequences. RIVM (Research for Man and Environment) Report 630940004 (Bilthoven, The Netherlands: National Institute for Public Health and the Environment)

129 World Health Organization. 2005. WHO global influenza preparedness plan. The role of WHO and recommendations for national measures before and during pandemics. www.who.int/csr/resources/publications/influenza/GIP_2005_5Eweb.pdf.

130 World Health Organization. 2020. Coronavirus disease (COVID-19) advice for the public: when and how to use masks. Geneva: WHO; [Zugriff 2020 Apr 7]. https://www.who.int/emergencies/diseases/novel-coronavirus-2019/advice-for-public/when-and-how-to-use-masks.

131 Cheng CY. 2003. SARS and PPE (part 5). Singapore Medical Association News 35:17–22.

132 Uhlman M. 2005. Bird flu threat spurs run on masks: experts say it's hard to tell what's needed to protect against a pandemic. Knight-Ridder Tribune News, Oktober 29. www.bird-flu-symptom.info/news/face-mask/.

133 Cheng CY. 2003. SARS and PPE (part 5). Singapore Medical Association News 35:17–22.

134 Cheng CY. 2003. SARS and PPE (part 5). Singapore Medical Association News 35:17–22.

135 Cheng CY. 2003. SARS and PPE (part 5). Singapore Medical Association News 35:17–22.

136 Nickerson C. 2005. Europe bracing to battle bird flu: fears heighten of global outbreak. Boston Globe, Oktober 10. www.boston.com/news/world/europe/articles/2005/10/10/europe_bracing_to_battle_bird_flu/.

137 Cooper S. 2005. Don't fear fear or panic panic: an economist's view of pandemic flu. BMO Nesbitt Burns Inc. bmonesbittburns.com/economics/reports/20051011/dont_fear_fear.pdf.

138 Branswell H. 2003. Vomiting? The trots? You don't have flu. Toronto Star, Januar 20, S. E06. www.ctv.ca/servlet/ArticleNews/story/CTVNews/20030114/flu_not030114/Health?s_name=&no_ads=.

139 Bouchard GA. Watch out for holiday leftovers. University of Alberta Faculty News. www.afhe.ualberta.ca/Index.asp?page=News&news=463.

140 Cunha BA. 2004. Influenza: historical aspects of epidemics and pandemics. Infectious Disease Clinics of North America 18:141–55.

141 Bren L. 2001. Fighting the flu. FDA Consumer 35(1):12–3. fda.gov/FDAC/features/2001/101_flu.html.

142 Bender BS. 2000. Barbara, what's a nice girl like you doing writing an article like this? The scientific basis of folk remedies for colds and flu. Chest 118:887–8. chestjournal.org/cgi/content/full/118/4/887.

143 Phillips H, Killingray D. 2003. Introduction. In: Phillips H, Killingray D (eds.), The Spanish Influenza Pandemic of 1918–19: New Perspectives (London, UK: Routledge, S. 1–26)

144 Bender BS. 2000. Barbara, what's a nice girl like you doing writing an article like this? The scientific basis of folk remedies for colds and flu. Chest 118:887–8. chestjournal.org/cgi/content/full/118/4/887.

145 Meadows M. 2001. Beat the winter bugs: how to hold your own against colds and flu. FDA Consumer 35(6):11–7. www.fda.gov/fdac/features/2001/601_flu.html.

146 Egland AG. 2006. März 23. Pediatrics, dehydration. emedicine.com/emerg/topic372.htm. emedicine.com/emerg/topic372.htm.

147 Woodson G. 2005. Preparing for the Coming Influenza Pandemic. crofsblogs.typepad.com/h5n1/files/ComingPandemic.pdf.

148 Bender BS. 2000. Barbara, what's a nice girl like you doing writing an article like this? The scientific basis of folk remedies for colds and flu. Chest 118:887–8. chestjournal.org/cgi/content/full/118/4/887.

149 Kamienski MC. 2003. Reye syndrome. American Journal of Nursing. 103(7):54–7.

150 Acha PN. 2003. Influenza. In: Zoonoses and Communicable Diseases Common to Man and Animals, Volume II, Chlamydioses, Rickettsioses, and Viroses (Washington, DC: Pan American Health Organization, S. 155–71).

151 Herskovits B. 2005. Popeyes, KFC forge plans in case of bird flu outbreak. PR Week, November 11. prweek.com/us/thisissue/article/527525/popeyes-kfc-forge-plans-case-bird-flu-outbreak.

152 Palamara AT, Nencioni L, Aquilano K, et al. 2005. Inhibition of influenza A virus replication by Resveratrol. Journal of Infectious Diseases 191(10):1719–29.

153 Walle T, Hsieh F, DeLegge MH, Oatis JE Jr, Walle UK. 2004. High absorption but very low bioavailability of oral resveratrol in humans. Drug Metabolism and Disposition 32(12):1377–82. dmd.aspetjournals.org/cgi/content/full/32/12/1377.

154 Roy H, Lundy S. 2005. Resveratrol. Pennington Nutrition Series: Number 7. www.pbrc.edu/education/pdf./PNS_resveratrol.pdf.

155 Grammaticas D. 2005. Bird flu. Is it the new BSE? Independent, August 28. findarticles.com/p/articles/mi_qn4159/is_20050828/ai_n14899800/print.

156 Lee PJ, Krilov LR. 2005. When animal viruses attack: SARS and avian influenza. Pediatric Annals, Januar 2005:43–51.

157 Karesh W, Cook RA. 2005. The human-animal link. Foreign Affairs 84(4):38–50. foreignaffairs.org/20050701faessay84403/william-b-karesh-robert-a-cook/the-human-animal-link.html.?mode=print.

158 Osterholm MT. 2005. Preparing for the next pandemic. Foreign Affairs 84(4). foreignaffairs.org/20050701faessay84402/michael-t-osterholm/preparing-for-the-next-pandemic.html.?mode=print.

159 Powell J. 2004. Bird flu seen as the next pandemic. Minneapolis Star Tribune, November 16. www.allhands.net/Article1467.html.

160 Appleby J. 2005. Economists say avian flu could have huge impact. USA Today, Oktober 6. www.usatoday.com/money/economy/2005-10-06-bird-flu-usat_x.htm.

161 Osterholm MT. 2005. Preparing for the next pandemic. Foreign Affairs 84(4). www.foreignaffairs.com/20050701faessay84402/michael-t-osterholm/preparing-for-the-next-pandemic.html.

162 Cooper S, Coxe D. 2005. An investor's guide to avian flu. BMO Nesbit Burns Research, August. bmonesbittburns.com/economics/reports/20050812/avian_flu.pdf.

163 Branswell H. 2005. Flu pandemic could trigger second Great Depression, brokerage warns clients. Canadian Press, August 17.

164 Council on Foreign Relations. 2005. Q&A with Laurie Garrett. Foreign Affairs, Mai 25. www.foreignaffairs.org/background/pandemic/Garrett2.

165 International Monetary Fund. 2020 Apr. World economic outlook. Chapter 1. The great lockdown. Washington(DC): IMF; [Zugriff 2020 Apr 18]. https://www.imf.org/en/Publications/WEO/Issues/2020/04/14/World-Economic-Outlook-April-2020-The-Great-Lockdown-49306.

166 Osterholm MT. 2005. Preparing for the next pandemic. New England Journal of Medicine 352(18):1839–42. content.nejm.org/cgi/content/full/352/18/1839.

167 Branswell H. 2005. Flu pandemic could wreak economic havoc. Canadian Press, Oktober 18.

168 Reynolds G. 2004. The flu hunters. New York Times, November 7. www.nytimes.com/2004/11/07/magazine/07FLU.html.?ex=1257570000&en=03e105e1ce5a804e&ei=5090&partner=rssuserland.

169 Osterholm M, Colwell R, Garrett L, Fauci AS. 2005. The Council on Foreign Relations meeting: the threat of global pandemics. Federal News Service, Juni 16. www.cfr.org/publication/8198/threat_of_global_pandemics.html.

170 Schwartz R, Bicks M, Chapman S, et al. 2005. Avian flu: is the government ready for an epidemic? ABC News. www.wirednewyork.com/forum/archive/index.php/t-7324.html.

171 Garrett L. 2005. The next pandemic? Probable cause. Foreign Affairs 84(4). www.foreignaffairs.org/20050701faessay84401/laurie-Garrett/the-next-pandemic.html.

172 Osterholm MT. 2005. Preparing for the next pandemic. Foreign Affairs 84(4). www.foreignaffairs.org/20050701faessay84402/michael-t-osterholm/preparing-for-the-next-pandemic.html.

173 Sandman PM. 2005. The flu pandemic preparedness snowball. Peter Sandman Column, Oktober 10. www.psandman.com/col/panflu3.htm.

174 Walsh B. 2005. A wing and a prayer. Time Asia, September 19. www.time.com/time/asia/magazine/printout/0,13675,501050926-1106457,00.html.

175 Weintraub A. 2005. The »horrific« economics of avian flu. Business Week, September 19. www.businessweek.com/magazine/content/05_38/b3951011.htm.

176 Wysocki Jr B, Lueck S. 2006. Just-in-time inventories leave U.S. vulnerable. Wall Street Journal, Januar 6, S. 1. calnurses.org/media-center/in-the-news/2006/january/page.jsp?itemID=27523122.

177 2005. The threat of global pandemics. Council on Foreign Relations Meeting. Federal News Service, Juni 16. cfr.org/publication/8198/threat_of_global_pandemics.html.

178 Branswell H. 2005. Pandemic could create serious and sustained food shortages, expert warns. Canadian Press, Juni 20. mediresource.sympatico.ca/health_news_detail_pf.asp?news_id=7069.

179 Huff AG, Beyeler WE, Kelley NS, McNitt JA. 2015. How resilient is the United States' food system to pandemics? J Environ Stud Sci. 5(3):337–347. https://doi.org/10.1007/s13412-015-0275-3.

180 Booz Allen Hamilton. 2006. Influenza pandemic simulation: implications for the public and private sectors. boozallen.com/media/file/Influenza_Pandemic_Simulation.pdf.

181 2006. Bird flu: the untold story. Oprah Winfrey Show, Januar 24.

182 Milbank D. 2005. Capitol Hill flu briefing was no trick, and no treat. Washington Post, Oktober 13, S. A02. www.washingtonpost.com/wp-dyn/content/article/2005/10/12/AR2005101202250.html.

183 Homeland Security Council. 2006. National Strategy for Pandemic Influenza Implementation Plan. Mai. www.whitehouse.gov/homeland/nspi_implementation.pdf.

184 Robins B. 2005. If the chickens come home to roost… Sydney Morning Herald, September 12. www.smh.com.au/news/business/if-the-chickens-come-home-to-roost-133/2005/09/11/1126377202189.html.

185 Atkins T. 2006. U.N. may use »flu-casters« if pandemic hits. Reuters, Januar 28. www.alertnet.org/thenews/newsdesk/L28274955.htm.

186 Weintraub A. 2005. The »horrific« economics of avian flu. Business Week, September 19. www.businessweek.com/magazine/content/05_38/b3951011.htm.

187 Schwartz R, Bicks M, Chapman S, et al. 2005. Avian flu: is the government ready for an epidemic? ABC News. www.wirednewyork.com/forum/archive/index.php/t-7324.html.

188 Osterholm M, Branswell H. 2005. Emerging pandemic: costs and consequences of an avian influenza outbreak (webcast). Woodrow Wilson International Center for Scholars, September 19. www.wilsoncenter.org/index.cfm?topic_id=116811&fuseaction=topics.event_summary&event_id=142787.

189 Verity R, Okell LC, Dorigatti I, Winskill P, Whittaker C, Imai N, Cuomo-Dannenburg G, Thompson H, Walker PGT, Fu H, et al. 2020. Estimates of the severity of coronavirus disease 2019: a model-based analysis. Lancet Infect Dis. [Epub 2020 März 30; Zugriff 2020 Apr 7]. https://doi.org/10.1016/S1473-3099(20)30243-7.

190 Osterholm M, Branswell H. 2005. Emerging pandemic: costs and consequences of an avian influenza outbreak (webcast). Woodrow Wilson International Center for Scholars, September 19. www.wilsoncenter.org/index.cfm?topic_id=116811&fuseaction=topics.event_summary&event_id=142787.

191 Stern A. 2006. Preparing for pandemic: know how to bury your dead. The Star (Malaysia), Februar 16. jphpk.gov.my/English/Feb06%2016h.htm.

192 Osterholm M, Branswell H. 2005. Emerging pandemic: costs and consequences of an avian influenza outbreak (webcast). Woodrow Wilson International Center for Scholars, September 19. www.wilsoncenter.org/index.cfm?topic_id=116811&fuseaction=topics.event_summary&event_id=142787.

193 Osterholm M, Branswell H. 2005. Emerging pandemic: costs and consequences of an avian influenza outbreak (webcast). Woodrow Wilson International Center for Scholars, September 19. www.wilsoncenter.org/index.cfm?topic_id=116811&fuseaction=topics.event_summary&event_id=142787.

194 Public Health Agency of Canada. 2005. Canadian Pandemic Influenza Plan. Guidelines for the Management of Mass Fatalities During an Influenza Pandemic. phac-aspc.gc.ca/cpip-pclcpi/pdf.-cpip-03/cpip-appendix-i.pdf.

195 Jones L. 2005. America under attack. Men's Health, November, S. 154–9.

196 Jones L. 2005. America under attack. Men's Health, November, S. 154–9.

197 Agence France Press. 2020 März 23. Madrid ice rink turned into morgue due to coronavirus. CTV News. [aktualisiert 2020 März 23; Zugriff 2020 Apr 7]; https://www.ctvnews.ca/world/madrid-ice-rink-turned-into-morgue-due-to-coronavirus-1.4864644.

198 Durkin E. 2020 März 30. FEMA sends refrigerated trucks to New York City to hold bodies. Politico. [Zugriff 2020 Apr 7]; https://www.politico.com/states/new-york/albany/story/2020/03/30/fema-sends-refrigerated-trucks-to-new-york-city-to-hold-bodies-1269600.

199 Armus T. 2020 Apr 3. 'Every day it's getting worse': bodies of coronavirus victims are left on the streets in Ecuador's largest city. Washington Post. [Zugriff 2020 Apr 7]; https://www.washingtonpost.com/nation/2020/04/03/ecuador-coronavirus-bodies/.

200 Kilgannon C. 2020 Apr 10. As morgues fill, N.Y.C. to bury some virus victims in Potter's Field. New York Times. [Zugriff 2020 Apr 12]; https://www.nytimes.com/2020/04/10/nyregion/coronavirus-deaths-hart-island-burial.html.

201 Davis M. 2005. The coming avian flu pandemic. Tomdispatch.com www.tomdispatch.com/indexprint.mhtml.?pid=13470.

202 Wilson B. 2005. Grim flu theory: millions could die. Advertiser, Januar 29, S. 70. theglobeandmail.com/servlet/ArticleNews/TPStory/LAC/20051025/HEALTHPOLL25/TPNational/TopStories.

203 Pyne C. 2005. Mass graves for bird flu. Sunday Mail, Oktober 30, S. 93.

204 Priest L. 2005. Pandemic fears moderate, poll says. Globe and Mail, Oktober 25, S. A11.

205 Cooper S. 2005. Don't fear fear or panic panic: an economist's view of pandemic flu. BMO Nesbitt Burns Inc. bmonesbittburns.com/economics/reports/20051011/dont_fear_fear.pdf.

206 Olivari N. 2005. Some currency investors debate bird flu mutation. Reuters, Oktober 17.

207 Cooper S, Coxe D. 2005. An investor's guide to avian flu. BMO Nesbit Burns Research, August. bmonesbittburns.com/economics/reports/20050812/avian_flu.pdf.

208 Citigroup. 2006. Global portfolio strategist: avian flu. März 9. smithbarney.com/pdf./global_port_strat.pdf.

209 Quisenberry D. 2005. Remembering the 1918 flu pandemic. Grand Rapids Press, Oktober 30.

210 Folley A. 2020 März 11. Alex Jones promotes toothpaste he claims 'kills' coronavirus; FDA warns it's fraudulent. The Hill. [aktualisiert 2020 März 12; Zugriff 2020 Apr 7]. https://thehill.com/blogs/blog-briefing-room/news/487149-alex-jones-promotes-toothpaste-he-claims-kills-coronavirus-as.

211 Davies P. 2000. The Devil's Flu (New York, NY: Henry Holt and Company).

212 Levenson M. 2020 März 27. Price gouging complaints surge amid coronavirus pandemic. New York Times. [Zugriff 2020 Apr 7]; https://www.nytimes.com/2020/03/27/us/coronavirus-price-gouging-hand-sanitizer-masks-wipes.html.

213 Davis B. In Washington, tiny think tank wields big stick on regulation. Wall Street Journal, Juli 16. mercatus.org/pdf./materials/806.pdf.

214 Cowen T. 2005. Avian flu: what should be done. Mercatus Center at George Mason University: Working Paper Series, November 11. mercatus.org/article.php?id=1435&print=1.

215 Osterholm M, Branswell H. 2005. Emerging pandemic: costs and consequences of an avian influenza outbreak (webcast). Woodrow Wilson International Center for Scholars, September 19. www.wilsoncenter.org/index.cfm?topic_id=116811&fuseaction=topics.event_summary&event_id=142787.

216 Branswell H. 2005. Businesses need to do continuity planning for flu pandemic, report suggests. Canadian Press, Oktober 11. cbc.ca/cp/business/051011/b1011108.html.

217 Cooper S, Coxe D. 2005. An investor's guide to avian flu. BMO Nesbit Burns Research, August. bmonesbittburns.com/economics/reports/20050812/avian_flu.pdf.

218 Cooper S, Coxe D. 2005. An investor's guide to avian flu. BMO Nesbit Burns Research, August. bmonesbittburns.com/economics/reports/20050812/avian_flu.pdf.

219 Brainerd E, Siegler MV. 2002. The economic effects of the 1918 influenza epidemic. National Bureau of Economic Research, Inc. (Washington, DC: Summer Institute). williams.edu/Economics/wp/brainerdDP3791.pdf.

220 Council on Foreign Relations. 2005. Conference on the Global Threat of Pandemic Influenza, Session 5: What would the world look like after a pandemic? November 16. cfr.org/publication/9246/council_on_foreign_relations_conference_on_the_global_threat_of_pandemic_influenza_session_5.html.

221 Hamilton G. 2005. Surviving the influenza pandemic. Vancouver Sun, August 25.

222 Berkrot B. 2005. Flu-resistant investments? Try vaccines, gold. Reuters, Oktober 24.

223 Cooper S, Coxe D. 2005. An investor's guide to avian flu. BMO Nesbit Burns Research, August. bmonesbittburns.com/economics/reports/20050812/avian_flu.pdf.

224 Cowen T. 2005. Avian flu: what should be done. Mercatus Center at George Mason University: Working Paper Series, November 11. mercatus.org/pdf./materials/1435.pdf.

225 Kirby A. 2004. Bird flu's »huge potential risk.« BBC News, April 21. www.news.bbc.co.uk/2/hi/science/nature/3643643.stm.

226 Berkrot B. 2005. Flu-resistant investments? Try vaccines, gold. Reuters, Oktober 24.

227 Tilney FC. 1916. Commentary during a symposium on poliomyelitis. Long Island Medical Journal 10:469. medscape.com/viewarticle/472896?src=mp.

228 Mackay N. 2005. Warning: this bird could kill. Sunday Herald, August 28. www.sundayherald.com/51482.

229 Mackay N. 2005. Warning: this bird could kill. Sunday Herald, August 28. www.sundayherald.com/51482.

230 Farago A. 2005. History's actors catch a cold. Orlando Sentinel, September 13.

231 2005. Relief workers confront »urban warfare.« CNN, September 1. www.cnn.com/2005/WEATHER/09/01/katrina.impact/.

232 2005. Pandemic project needed, expert says. The Vancouver Sun, Mai 5, S. A2.

233 Osterholm MT. 2005. Preparing for the next pandemic. Foreign Affairs 84(4). www.foreignaffairs.org/20050701faessay84402/michael-t-osterholm/preparing-for-the-next-pandemic.html.

234 An Account of the Influenza Epidemic in Perry County, Kentucky. 1919. 8/14/19, NA, RG 200, Box 689 as cited in Institute of Medicine Board of Health. The Threat of Pandemic Influenza: Are We Ready? (Washington, DC: National Academies Press).

235 Barry JM. 2004. The Great Influenza: The Epic Story of the Deadliest Plague in History (New York, NY: Penguin Books).

236 Barry JM. 2004. The Great Influenza: The Epic Story of the Deadliest Plague in History (New York, NY: Penguin Books).

237 Jordan E. 1927. Epidemic Influenza, 1st Edition (Chicago, Illinois: American Medical Association).

238 Crosby A. 1999. Influenza 1918. PBS American Experience. pbs.org/wgbh/amex/influenza/filmmore/transcript/transcript1.html.

239 Garrett L. 2005. The next pandemic? Probable cause. Foreign Affairs 84(4). www.foreignaffairs.org/20050701faessay84401/laurie-Garrett/the-next-pandemic.html.

240 Rodies KE. 1998. That great call: the pandemic of 1918. Nursing and Health Care Perspectives 19(5):204–5.

241 Crosby A. 1999. Influenza 1918. PBS American Experience. pbs.org/wgbh/amex/influenza/filmmore/transcript/transcript1.html.

242 Harris G. 2005. Bush plan shows U.S. not ready for deadly flu. New York Times, Oktober 8. query.nytimes.com/gst/fullpage.html.?res=9E07E7DB1F30F93BA35753C1A9639C8B63&sec=health&pagewanted=print.

243 Harbrecht L. 2005. Doctoral student's research brings lessons, insight to a looming pandemic. AScribe Newswire, Oktober 25. newswire.ascribe.org/cgi-bin/behold.pl?ascribeid=20051025.095424&time=10%2023%20PDT&year=2005&public=0.

244 Beech H. 2003. The quarantine blues: with suspected SARS patients getting dumped in their backyards, China's villagers rebel. Time Asia, Mai 19. time.com/time/asia/magazine/article/0,13673,501030519-451009,00.html.

245 O'Toole T, Mair M, Inglesby TV. 2002. Shining light on »Dark Winter.« Clinical Infectious Diseases 34(7):972–83. www.journals.uchicago.edu/CID/journal/issues/v34n7/020165/020165.web.pdf.

246 Wright D. 2004. Bioterrorism: the new threat of infectious diseases. Science and Technology, Oktober. brynmawr.edu/sandt/2004_october/index.html.

247 Enserink M. 2004. Influenza: girding for disaster. Looking the pandemic in the eye. Science 306(5695)392–4.

248 Nordqvist C. 2006. Who should get pandemic vaccine first? The strong, the weak, the young or the elderly? Medical News Today, Mai 12. medicalnewstoday.com/healthnews.php?newsid=43348.

249 Branswell H. 2006. Priority urged for youth in pandemic: Top ethicist suggests »life-cycle« principle approach for vaccines. Canadian Press, Mai 12. hamiltonspectator.com/NASApp/cs/ContentServer?pagename=hamilton/Layout/Article_Type1&c=Article&cid=1147384212873&call_pageid=1020420665036&col=1112101662670.

250 Emanuel EJ, Wertheimer A. 2006. Public health. Who should get influenza vaccine when not all can? Science 312(5775):854–5.

251 Enserink M. 2004. Influenza: girding for disaster. Looking the pandemic in the eye. Science 306(5695)392–4.

252 Cosic M. 2003. Panic attack. Australian Magazine, Mai 10, S. 26.

253 Bollet AJ. 2004. Plagues and Poxes: The Impact of Human History on Epidemic Disease (New York, NY: Demos).

254 Souter CR. 2005. »Psychology of looting« explained. New England Psychologist, November. masspsy.com/leading/0511_ne_qa.html.

255 2002. In the wake of the plague: the Black Death and the world it made. New England Journal of Medicine 247(4):297–8.

256 Phua K, Lee LK. 2005. Meeting the challenges of epidemic infectious disease outbreaks: an agenda for research. Journal of Public Health Policy 26:122–32. palgrave-journals.com/jphp/journal/v26/n1/pdf./3200001a.pdf.

257 Kelley A. 2020 März 31. Attacks on Asian Americans skyrocket to 100 per day during coronavirus pandemic. The Hill. [Zugriff 2020 Apr 7]; https://thehill.com/changing-america/respect/equality/490373-attacks-on-asian-americans-at-about-100-per-day-due-to.

258 Porter R. 1997. The Greatest Benefit to Mankind (New York, NY: W.W. Norton and Company, Inc).

259 Collier R. 1974. The Plague of the Spanish Lady: The Influenza Pandemic of 1918–1919 (New York, NY: Atheneum).

260 Crosby A. Alfred Crosby on: influenza's very democratic. Influenza 1918. Public Broadcasting System American Experience transcript. pbs.org/wgbh/amex/influenza/filmmore/reference/interview/drcrosby4.html.

261 Schoch-Spana M. 2000. Implications of pandemic influenza for bioterrorism response. Clinical Infectious Diseases 31:1409–13. www.journals.uchicago.edu/CID/journal/issues/v31n6/000949/000949.text.html.?erFrom=11327770587632008OGuest.

262 Collier R. 1974. The Plague of the Spanish Lady: The Influenza Pandemic of 1918–1919 (New York, NY: Atheneum).

263 2002. In the wake of the plague: the Black Death and the world it made. New England Journal of Medicine 247(4):297–8.

264 Knobler S, Mahmoud A, Lemon S, Mack A, Sivitz L, Oberholtzer K (eds.), Learning from SARS, Preparing for the Next Disease Outbreak, Workshop Summary (Washington, DC: National Academies Press, S. 116–36). darwin.nap.edu/html./SARS/0309091543.pdf.

265 Risse GB. 1988. Epidemics and history: ecological perspectives and social responses. In: Fee E, Fox DM (eds.), AIDS: The Burdens of History (Berkeley, CA: University of California Press, S. 33–66).

266 Phillips H, Killingray D. 2003. Introduction. In: Phillips H, Killingray D (eds.), The Spanish Influenza Pandemic of 1918–19: New Perspectives (London, UK: Routledge, S. 1–26).

267 2005. Religious conservatives claim Katrina was God's omen, punishment for the United States. Media Matters for America. September 13. mediamatters.org/items/200509130004.

268 2005. Hurricane is God's work: Christian extremists. Sydney Morning Herald, September 3. www.smh.com.au/news/world/hurricane-is-gods-work-christian-extremists/2005/09/03/1125302770141.html.

269 Brown J, Martin A. 2005. New Orleans residents: God's mercy evident in Katrina's wake. Agape Press, September 2. www.headlines.agapepress.org/archive/9/22005b.asp.

270 Collier R. 1974. The Plague of the Spanish Lady: The Influenza Pandemic of 1918–1919 (New York, NY: Atheneum).

271 Homeland Security Council. 2006. National Strategy for Pandemic Influenza Implementation Plan. Mai. www.whitehouse.gov/homeland/nspi_implementation.pdf.

272 Collier R. 1974. The Plague of the Spanish Lady: The Influenza Pandemic of 1918–1919 (New York, NY: Atheneum).

273 Citigroup. 2006. Global Portfolio Strategist: Avian Flu. März 9. smithbarney.com/pdf./global_port_strat.pdf.

274 Osterholm M, Branswell H. 2005. Emerging pandemic: costs and consequences of an avian influenza outbreak (webcast). Woodrow Wilson International Center for Scholars, September 19. www.wilsoncenter.org/index.cfm?topic_id=116811&fuseaction=topics.event_summary&event_id=142787.

275 Osterholm MT. 2005. Preparing for the next pandemic. Foreign Affairs 84(4). www.foreignaffairs.org/20050701faessay84402/michael-t-osterholm/preparing-for-the-next-pandemic.html.

276 Solomon C. 2005. Sims warns of flu pandemic. Seattle Times, Oktober 4. seattletimes.nwsource.com/cgi-bin/PrintStory.pl?document_id=2002538085&zsection_id=2002120005&slug=fluforum04m&date=20051004.

277 Rosenthal E, Bradsher K. 2006. Is business ready for a flu pandemic? New York Times, März 16.

278 Neergaard L. 2005. Few U.S. companies ready for flu pandemic. Associated Press, Dezember 2.

279 Sandman PM. 2005. The flu pandemic preparedness snowball. Peter Sandman Column, Oktober 10. www.psandman.com/col/panflu3.htm.

280 Harris S. 2005. Federal government's role in bird-flu response limited. National Journal, Oktober 21. govexec.com/story_page.cfm?articleid=32616&printerfriendlyVers=1&.

281 Johnston M. 2005. Bird flu victims may be forced to fend for themselves. New Zealand Herald, Oktober 13. www.nzherald.co.nz/author/story.cfm?a_id=110&ObjectID=10349987.

282 New Zealand Ministry of Health. 2005. Influenza, avian influenza, pandemic influenza FAQ. Scoop Independent News, September 15. www.scoop.co.nz/stories/GE0509/S00077.htm.

283 Sandman PM. 2005. The flu pandemic preparedness snowball. Peter Sandman Column, Oktober 10. www.psandman.com/col/panflu3.htm.

284 Mason M. 2005. Official: preventing pandemic impossible. ABC News, Oktober 15. abcnews.go.com/Health/wireStory?id=1216962&CMP=OTC-RSSFeeds0312.

285 Sandman PM. 2005. The flu pandemic preparedness snowball. Peter Sandman Column, Oktober 10. www.psandman.com/col/panflu3.htm.

286 Hawaleshka D. 2005. Bracing for bird flu. Maclean's, März, S.46. www.macleans.ca/topstories/health/article.jsp?content=20050321_102364_102364.

287 Bialik C. 2005 Jan 13. Just how deadly is bird flu? It depends on whom you ask. Wall Street Journal. [Zugriff 2020 Apr 12]; https://www.wsj.com/articles/SB110512998255120225.

288 Gorman C. 2005. How scared should we be? Scared enough to take action. Time, Oktober 17. www.time.com/time/archive/preview/0,10987,1115685,00.html.

289 De Gennaro N. 2005. Avian flu pandemic real threat, says national expert. Daily News Journal, Oktober 8.

290 Sandman PM. 2005. The flu pandemic preparedness snowball. Peter Sandman Column, Oktober 10. www.psandman.com/col/panflu3.htm.

291 New Zealand Ministry of Health. 2005. Ministry of Health flu fact sheet. Oktober 21. xtramsn.co.nz/news/0,11964-4925488,00.html.

292 Vasquez J. 2006. U.S. govt. bird flu advice: stockpile tuna, milk. CBS 5, März 13. cbs5.com/topstories/local_story_073011212.html.

293 Leno J. 2006. Late-night political jokes. März 12–18. politicalhumor.about.com/library/bldailyfeed3.htm.

294 Leno J. 2006. Late-night political jokes. März 12–18. politicalhumor.about.com/library/bldailyfeed3.htm.

295 Robertson J, Robertson R. 2005. Apocalypse Chow: How to Eat Well When the Power Goes Out (New York, NY: Simon Spotlight Entertainment).

296 2006. Bird flu: things to know, not fear. USA Today, April 12. usatoday.com/news/opinion/editorials/2006-04-11-bird-flu_x.htm.

297 2006. Bird flu: the untold story. Oprah Winfrey Show, Januar 24.

298 Avila J, Ramsey M. 2006. Renowned bird flu expert warns: be prepared. März 14. abcnews.go.com/WNT/AvianFlu/story?id=1724801&page=1.

299 Screenshot of google cache archived at http://ryanschultz.vox.com/library/post/us-consulate-in-hong-kong-backtracks-on-bird-flu-warning-why.html

300 U.S. Department of Health and Human Services. 2006 Jan. Pandemic flu planning checklist for individuals and families. HHS; http://www.pandemicflu.gov/plan/pdf/individuals.pdf,

301 Baum D. 2006 Nov 11. State Department simply offers good advice. Greenhammer. http://www.greenhammer.net/2006/week45.htm.

302 Dreifus C. 2006. Bird flu and you. AARP.34–35.

303 Smallheer S. 2006. Towns told: no federal help if bird flu strikes. Rutland Herald, Mai 12.

304 Woodson G. 2005. Preparing for the Coming Influenza Pandemic (Decatur, GA: The Druid Oak Health Center). crofsblogs.typepad.com/h5n1/files/ComingPandemic.pdf.

305 Deutsche Presse-Agentur. 2006 Nov 7. Stockpiling suggested for possible bird flu. Bangkok Post Breaking News. http://www.bangkokpost.net/breaking_news/breakingnews.php?id=114048

306 Federal Emergency Management Agency. 2004. Are you ready? An in-depth guide to citizen preparedness. August. fema.gov/pdf./areyouready/areyouready_full.pdf.

307 U.S. Environmental Protection Agency. 2005. Emergency disinfection of drinking water. September. epa.gov/safewater/faq/emerg.html.

308 Owens SR. 2001. Being prepared: preparations for a pandemic of influenza. European molecular Biology Organization Reports 2(12):1061–3.

309 Dreifus C. 2006. Bird flu and you. AARP. 34–35.

Kapitel 6: Pandemien in der Zukunft verhindern

1 Kennedy M. 2005. Turning fear into action. Ottawa Citizen, März 9, S. A6.

2 Association of Avian Pathologists American College of Poultry Veterinarians fact sheet. 2005. Asian bird flu.

3 Pluimers F (Chairman). 2003. Workshop 4: Control measures and legislation. In: Schrijver RS, Koch G (eds.), Proceedings of the Frontis Workshop on Avian Influenza: Prevention and Control (Wageningen, The Netherlands, at library.wur.nl/frontis/avian_influenza/workshop4.pdf.).

4 U.S. Department of Agriculture National Agricultural Statistics Service. 2006. Poultry slaughter-2005 annual summary. Februar. usda.mannlib.cornell.edu/reports/nassr/poultry/ppy-bban/pslaan06.pdf.

5 2003. Workshop 4. Control measures and legislation. In: Schrijver RS, Koch G (eds.), Avian Influenza: Prevention and Control. Proceedings of the Frontis Workshop on Avian Influenza: Prevention and Control. The Netherlands 13–15 Oktober. library.wur.nl/frontis/avian_influenza/workshop4.pdf.

6 Campitelli L, Fabiani C, Puzelli S, et al. 2002. H3N2 influenza viruses from domestic chickens in Italy: an increasing role for chickens in the ecology of influenza? Journal of General Virology 83:413–20.

7 World Health Organization. 2004. Avian influenza A(H5) in rural areas in Asia: food safety considerations. Februar 12. who.int/foodsafety/micro/avian2/en/index.html.

8 Capua I, Mutinelli F, Marangon S, Alexander DJ. 2000. H7N1 avian influenza in Italy (1999 to 2000) in intensively reared chickens and turkeys. Avian Pathology 29:537–43.

9 Editorial. 2005. Avian influenza virus: are we prepared? Canadian Medical Association Journal 172:965. cmaj.ca/cgi/content/full/172/8/965.

10 Food and Agriculture Organization of the United Nations 2005. Animal health special report. avian influenza—questions and answers. www.fao.org/ag/againfo/subjects/en/health/diseases-cards/avian_qa.html.#1.

11 Dierauf L. Avian influenza in wild birds. U.S. Department of the Interior U.S. Geological Survey. Wildlife Health Bulletin 04-01. www.nwhc.usgs.gov/publications/wildlife_health_bulletins/WHB_04_01.jsp.

12 Marangon S, Capua SI, Rossi E, Ferre N Dalla Pozza M, Bonfanti L, Manelli A. 2003. The control of avian influenza in areas at risk: the Italian experience 1997. In: Schrijver RS, Koch G (eds), Proceedings of the Frontis Workshop on Avian Influenza: Prevention and Control. The Netherlands 13–15 Oktober. library.wur.nl/frontis/avian_influenza/05_marangon.pdf.

13 Enserink M. 2004. Bird flu infected 1,000, Dutch researchers say. Science 306:590.

14 World Health Organization, Department of Communicable Disease Surveillance and Response, Global Influenza Programme. 2004. Vaccines for pandemic influenza: informal meeting of WHO, influenza vaccine manufacturers,

15 McNeil DG. 2004. Experts call wild birds victims, not vectors. New York Times, Oktober 12, S. 6.

16 Ruef C. 2004. A new influenza pandemic—unprepared for a big threat? Infection 32:313–4.

17 Sturm-Ramirez KM, Ellis T, Bousfield B, et al. 2004. Reemerging H5N1 influenza viruses in Hong Kong in 2002 are highly pathogenic to ducks. Journal of Virology 78:4892–901. jvi.asm.org/cgi/content/full/78/9/4892?view=long&pmid=15078970.

18 BirdLife International. 2006. BirdLife statement on avian influenza. April 11. birdlife.org/action/science/species/avian_flu/index.html.

19 2004. Flu pandemic could wreck ecosystem. Australia Seven News, Dezember 11 as cited in Davis M. 2005. The Monster at Our Door: The Global Threat of Avian Flu (New York, NY: The New Press, S. 123).

20 Hulse-Post DJ, Sturm-Ramirez KM, Humberd J, et al. 2005. Role of domestic ducks in the propagation and biological evolution of highly pathogenic H5N1 influenza viruses in Asia. Proceedings of the National Academy of Sciences of the United States of America 102(30):10682–87.

21 Hulse-Post DJ, Sturm-Ramirez KM, Humberd J, et al. 2005. Role of domestic ducks in the propagation and biological evolution of highly pathogenic H5N1 influenza viruses in Asia. Proceedings of the National Academy of Sciences of the United States of America 102(30):10682–87.

22 Adler J. 2005. The fight against the flu. Newsweek, Oktober 31.

23 Sturm-Ramirez KM, Hulse-Post DJ, Govorkova EA, et al. 2005. Are ducks contributing to the endemicity of highly pathogenic H5N1 influenza virus in Asia? Journal of Virology 79(17):11269–79.

24 Chong J. 2006. Bird flu defies control efforts. Los Angeles Times, März 27.

25 University of Georgia Southeastern Cooperative Wildlife Disease Study. 2002. Low pathogenicity AI in Virginia. SCWDS Briefs, Juli.

26 2006. Farmers protest against free-range duck ban. World Poultry 22(3):6.

27 Piller C. 2005. Vietnam officials ban duck, goose farming to staunch bird flu. Los Angeles Times, Februar 5.

28 Brown D. 2005. Scientists race to head off lethal potential of avian flu. Washington Post, August 23.

29 Nstate, LLC. 2005. Minnesota. Netstate.com Juni 2. netstate.com/states/intro/mn_intro.htm.

30 Halvorson DA. 1995. Avian influenza control in Minnesota. Poultry Digest, September, S. 12–19.

31 Stegeman A (Chairman). 2003. Workshop 1: Introduction and spread of avian influenza. In: Schrijver RS, Koch G (eds.), Proceedings of the Frontis Workshop on Avian Influenza: Prevention and Control. library.wur.nl/frontis/avian_influenza/workshop1.pdf.

32 Minnesota Agricultural Statistics Service. 2005. Turkeys raised. Minnesota Ag News, Januar 7. www.nass.usda.gov/mn/tkrsd05.pdf.

33 Stegeman A (Chairman). 2003. Workshop 1: Introduction and spread of avian influenza. In: Schrijver RS, Koch G (eds.), Proceedings of the Frontis Workshop on Avian Influenza: Prevention and Control. library.wur.nl/frontis/avian_influenza/workshop1.pdf.

34 Suarez DL. 2000. Evolution of avian influenza viruses. Veterinary Microbiology 74:15–27.

35 Suarez DL. 2000. Evolution of avian influenza viruses. Veterinary Microbiology 74:15–27.

36 Easterday BC. 1975. Animal influenza. In: Kilbourne ED (ed.), The Influenza Viruses and Influenza (New York, NY: Academic Press, S. 449–81).

37 Minnesota Department of Agriculture. 2005. Poultry Your Way: A Guide to Management Alternatives for the Upper Midwest (University of Minnesota, St. Paul Minnesota Institute for Sustainable Agriculture). www.cias.wisc.edu/pdf/poultryway.pdf.

38 Bureau of Natural Resources–Wildlife Division. 2000. Wild turkey (meleagris gallopavo). Wildlife in Connecticut Informational Series. Januar. dep.state.ct.us/burnatr/wildlife/factshts/wldtrky.htm.

39 Bureau of Natural Resources–Wildlife Division. 2000. Wild turkey (meleagris gallopavo). Wildlife in Connecticut Informational Series. Januar. dep.state.ct.us/burnatr/wildlife/factshts/wldtrky.htm.

40 Minnesota Department of Agriculture. 2005. Poultry Your Way: A Guide to Management Alternatives for the Upper Midwest (University of Minnesota, St. Paul Minnesota Institute for Sustainable Agriculture). cias.wisc.edu/pdf./poultryway.pdf.

41 Halvorson DA, Kelleher CJ, Senne DA. 1985. Epizootiology of avian influenza: effect of seasonal incidence in sentinel ducks and domestic turkey in Minnesota. Applied and Environmental Microbiology 49:914–9.

42 Swayne DE, Akey BL. 2003. Avian influenza control strategies in the United States of America. In: Schrijver RS, Koch G (eds.), Proceedings of the Frontis Workshop on Avian Influenza: Prevention and Control (Wageningen, The Netherlands, S. 113–30).

43 Stegeman A (Chairman). 2003. Workshop 1: Introduction and spread of avian influenza. In: Schrijver RS, Koch G (eds.), Proceedings of the Frontis Workshop on Avian Influenza: Prevention and Control. library.wur.nl/frontis/avian_influenza/workshop1.pdf.

44 Furtman M. 2006. Waterfowling's tug of war. Minnesota Department of Natural Resources. www.dnr.state.mn.us/volunteer/novdec99/flyway.html.

45 Alexander DJ. 1993. Orthomyxovirus infection. In: McFerran JB, McNulty MS (eds.), Virus Infections of Birds (Amsterdam, The Netherlands: Elsevier Science Publishers, S. 287–316).

46 Alexander DJ. 1993. Orthomyxovirus infection. In: McFerran JB, McNulty MS (eds.), Virus Infections of Birds (Amsterdam, The Netherlands: Elsevier Science Publishers, S. 287–316).

47 Hall C. 2004. Impact of avian influenza on U.S. poultry trade relations-2002: H5 or H7 low pathogenic avian influenza. Annals of the New York Academy of Science 1026:47–53. www.blackwell-synergy.com/doi/abs/10.1196/annals.1307.006.

48 Halvorson DA. 1995. Avian influenza control in Minnesota. Poultry Digest, September, S. 12–19.

49 Davis M. 2005. The Monster at Our Door: The Global Threat of Avian Flu (New York, NY: The New Press).

50 Shortridge KF, Peiris JSM, Guan Y. 2003. The next influenza pandemic: lessons from Hong Kong. Journal of Applied Microbiology 94:70–9.

51 Stegeman A (Chairman). 2003. Workshop 1: Introduction and spread of avian influenza. In: Schrijver RS, Koch G (eds.), Proceedings of the Frontis Workshop on Avian Influenza: Prevention and Control. library.wur.nl/frontis/avian_influenza/workshop1.pdf.

52 Swayne DE, Akey BL. 2003. Avian influenza control strategies in the United States of America. In: Schrijver RS, Koch G (eds.), Proceedings of the Frontis Workshop on Avian Influenza: Prevention and Control (Wageningen, The Netherlands, S. 113–30).

53 Flesher J. 2005. Low-grade case of H5N1 bird flu found in Michigan three years ago. Associated Press, Oktober 26. curevents.com/vb/archive/index.php/t-26103.html.

54 2005. Web focus—avian flu timeline. Nature Web. www.nature.com/nature/focus/avianflu/timeline.html.

55 Swayne DE. 2003.Transcript of the question and answer sessions from the Fifth International Symposium on Avian Influenza. Avian Diseases 47:1219–55.

56 FAOSTAT. 2019. Livestock primary. Food and Agriculture Organization of the United Nations; [aktualisiert 2020 März 4; Zugriff 2020 Apr 7]. http://www.fao.org/faostat/en/#data/QL.

57 Whiting D. 2004. Herculean task to clean up Asia's family farms. The Star Online, Januar 29. forests.org/articles/reader.asp?linkid=28841.

58 Food and Agriculture Organization of the United Nations. 2004. FAO Recommendations on the prevention, control and eradication of highly pathogenic avian influenza (HPAI) in Asia. www.fao.org/ag/againfo/subjects/en/health/diseases-cards/27septrecomm.pdf.

59 Food and Agriculture Organization of the United Nations. 2004. Questions and answers on avian influenza; briefing paper prepared by AI Task Force, Internal FAO Document, Januar 30. animal-health-online.de/drms/faoinfluenza.pdf.

60 Gilbert M, Wint W, Slingenbergh J. 2004. The ecology of highly pathogenic avian influenza in East and South-east Asia: outbreaks distribution, risk factors and policy implications. Consultancy report for the Animal Health Service of the Animal Production and Health Division of the Food and Agriculture Organization of the United Nations, Rome, Italy, August.

61 Pitt D. 2020 Apr 10. Industry scrambles to stop fatal bird flu in South Carolina. Associated Press. [Zugriff 2020 Apr 18]. https://apnews.com/7e284ee45dae602841d246f933fae6ec.

62 Branswell H. 2005. Penning poultry indoors doesn't eliminate risk of bird flu spread: officials. Canadian Press, August 24. avianflu.futurehs.com/?m=20050824.

63 MacKenzie D. 2005. Bird flu may have reached Europe. New Scientist, Oktober 10.

64 2005. Europe puts poultry indoors as bird flu cases multipy. Agence France Presse, Februar 7. breitbart.com/news/2006/02/17/060217125003.zx1q7vqk.html.

65 Soil Association. 2001. Organic farming, food quality and human health. A review of the evidence. August. soilassociation.org/Web/SA/saweb.nsf/9f788a2d1160a9e580256a71002a3d2b/de88ae6e-5aa94aed80256abd00378489/$FILE/foodqualityreport.pdf.

66 Gilbert M, Chaitaweesub P, Parakamawongsa T, et al. 2006. Free-grazing ducks and highly pathogenic avian influenza, Thailand. Emerging Infectious Diseases 12(2):227–34.

67 Order of British Columbia. Perry Robert William Kendall. www.protocol.gov.bc.ca/protocol/prgs/obc/2005/2005_Kendall.htm.

68 Branswell H. 2005. Penning poultry indoors doesn't eliminate risk of bird flu spread: Officials. Canadian Press, August 24. promedmail.org/pls/promed/f?p=2400:1001:::NO::F2400_P1001_BACK_PAGE,F2400_P1001_PUB_MAIL_ID:1000%2C30173.

69 Centers for Disease Control and Prevention. 2004. Update on avian influenza A (H5N1). April 12. www.cdc.gov/flu/avian/professional/han081304.htm.

70 Richmond JY. 1998. The 1, 2, 3's of Biosafety Levels. Centers for Disease Control and Prevention Office of Health and Safety, Februar 6. www.cdc.gov/od/ohs/symp5/jyrtext.htm.

71 Centers for Disease Control and Prevention. 2004. Update on avian influenza A (H5N1). April 12. www.cdc.gov/flu/avian/professional/han081304.htm.

72 Environment, Health and Safety Division: Ernes Orlando Lawrence Berkeley National Laboratory. Biosafety program. lbl.gov/ehs/biosafety/Biosafety_Manual/html./bio__level_3.shtml.

73 Richmond JY. 1998. The 1, 2, 3's of Biosafety Levels. Centers for Disease Control and Prevention Office of Health and Safety, Februar 6. www.cdc.gov/od/ohs/symp5/jyrtext.htm.

74 Environment, Health and Safety Division: Ernes Orlando Lawrence Berkeley National Laboratory. Biosafety program. lbl.gov/ehs/biosafety/Biosafety_Manual/html./bio__level_3.shtml.

75 Richmond JY. 1998. The 1, 2, 3's of Biosafety Levels. Centers for Disease Control and Prevention Office of Health and Safety, Februar 6. www.cdc.gov/od/ohs/symp5/jyrtext.htm.

76 Environment, Health and Safety Division: Ernes Orlando Lawrence Berkeley National Laboratory. Biosafety program. lbl.gov/ehs/biosafety/Biosafety_Manual/html./bio__level_3.shtml.

77 Stegeman A (Chairman). 2003. Workshop 1: Introduction and spread of avian influenza. In: Schrijver RS, Koch G (eds.), Proceedings of the Frontis Workshop on Avian Influenza: Prevention and Control. library.wur.nl/frontis/avian_influenza/workshop1.pdf.

78 Cutler GJ. 1986. The nature and impact of layer industry changes. Proceedings of the Second International Symposium on Avian Influenza (University of Wisconsin: U.S. Animal Health Association, S. 423–6).

79 Osterholm M, Colwell R, Garrett L, Fauci AS. 2005. The threat of global pandemics. Presentation for the Council on Foreign Relations, Juni 16. cfr.org/publication.html.?id=8198.

80 Delgado CL, Narrod CA, Tiongco MM. 2003. Policy, technical, and environmental determinants and implications of the scaling-up of livestock production in four fast-growing developing countries: a synthesis. Submitted to the Food and Agricultural Organization of the United Nations by the International Food Policy Research Institute. Juli 24. www.fao.org/WAIRDOCS/LEAD/x6170e/x6170e00.htm.

81 Garrett L. 2005. The next pandemic? Probable cause. Foreign Affairs 84(4). www.foreignaffairs.org/20050701faessay84401/laurie-Garrett/the-next-pandemic.html.

82 Webster R, Plotkin S, Dodet B. 2005. Emergence and control of viral respiratory diseases. Emerging Infectious Disease. www.cdc.gov/ncidod/EID/vol11no04/05-0076.htm.

83 Gilbert M, Wint W, Slingenbergh J. 2004. The ecology of highly pathogenic avian influenza in East and South-east Asia: outbreaks distribution, risk factors and policy implications. Consultancy report for the Animal Health Service of the Animal Production and Health Division of the Food and Agriculture Organization of the United Nations, Rome, Italy, August.

84 Council on Foreign Relations. 2005. Session 1: Avian flu—where do we stand? Conference on the Global Threat of Pandemic Influenza, November 16. cfr.org/publication/9230/council_on_foreign_relations_conference_on_the_global_threat_of_pandemic_influenza_session_1.html.

85 Council on Foreign Relations. 2005. Session 1: Avian flu—where do we stand? Conference on the Global Threat of Pandemic Influenza, November 16. cfr.org/publication/9230/council_on_foreign_relations_conference_on_the_global_threat_of_pandemic_influenza_session_1.html.

86 Shortridge K. 2006. H5N1 »bird flu«—some insight. New Zealand Pharmacy, April, S. 23–7.

87 Woods M. 2001. How to brew flu: put ducks, people, and pigs together. Pittsburgh Post-Gazette, April 29, S. A18.

88 Rudd K. 1995. Poultry reality check needed. Poultry Digest, Dezember 1995, S. 12–20. www.ansci.cornell.edu/poultry/ppapril99.pdf.

89 Berry W. 1999. Nation's destructive farm policy is everyone's concern. Herald-Leader, Juli 11. agrenv.mcgill.ca/agrecon/ecoagr/doc/berry.htm.

90 Tyson Foods, Inc. 2006. History: timeline. www.tysonfoodsinc.com/AboutTyson/History/Timeline.aspx.

91 Perdue ML, Swayne DE. 2005. Public health risk from avian influenza viruses. Avian Diseases 49:317–27.

92 Zanella A. 2002. Avian influenza attributable to Serovar H7N1 in light layers in Italy. Avian Diseases 47:1177–80.

93 Food and Agriculture Organization of the United Nations. 2004. Emergency Prevention System Transboundary Animal Diseases, Bulletin No. 25 Januar-Juni. fao.org/documents/show_cdr.asp?url_file=/docrep/007/y5537e/y5537e09.htm.

94 Linares JA, Gayle L, Sneed L, Wigle W. 2004. H5N2 avian influenza outbreak in Texas. In: 76th Northeastern Conference on Avian Diseases: Juni 9–11 (State College, Pennsylvania: Department of Veterinary Science, College of Agricultural Sciences, Pennsylvania State University, S. 14). www.vetsci.psu.edu/NECAD/NECADProceedings.pdf.

95 Van Kerkhove MD, Vong S, Guitian J, Holl D, Mangtani P, San S, Ghani AC. 2009. Poultry movement networks in Cambodia: implications for surveillance and control of highly pathogenic avian influenza (HPAI/H5N1). Vaccine. 2009 Okt 23;27(45):6345–6352. https://doi.org/10.1016/j.vaccine.2009.05.004.

96 Alexander DJ. 2007. An overview of the epidemiology of avian influenza. Vaccine. 25:5637–5644.

97 Veterinary Services; Surveillance, Preparedness, and Response Services; Animal and Plant Health Inspection Service. 2016. Final report for the 2014–2015 outbreak of highly pathogenic avian influenza (HPAI) in the United States. U.S. Department of Agriculture; [revised 2016 Aug 11; Zugriff 2020 Apr 7].

98 U.S. Department of Agriculture. 2020 Apr 9. USDA confirms highly pathogenic H7N3 avian influenza in a commercial flock in Chesterfield County, South Carolina. USDA. [Zugriff 2020 Apr 18]. https://www.aphis.usda.gov/aphis/newsroom/stakeholder-info/sa_by_date/sa-2020/sa-04/hpai-sc.

99 Enserink M. 2005. Veterinary scientists shore up defenses against bird flu. Science 308(5720):341.

100 Capua I, Alexander DJ. 2004. Avian influenza: recent developments. Avian Pathology 33:393–404.

101 Webby RJ, Webster RG. 2001. Emergence of influenza A viruses. Philosophical Transactions of the Royal Society of London 356:1817–28.

102. World Health Organization. 2005. Avian influenza: assessing the pandemic threat, Januar 1. www.who.int/csr/disease/influenza/H5N1-9reduit.pdf.

103 Enserink M. 2005. Veterinary scientists shore up defenses against bird flu. Science 308(5720):341.

104 Capua I, Alexander DJ. 2004. Avian influenza: recent developments. Avian Pathology 33:393–404.

105 Davis M. 2005. The Monster at Our Door: The Global Threat of Avian Flu (New York, NY: The New Press).

106 U.S. Government Accountability Office. 2017 Apr 13. Avian influenza: USDA has taken actions to reduce risks but needs a plan to evaluate its efforts. Washington: GAO. Report No.: GAO-17-360. [Zugriff 2020 Apr 7]. https://www.gao.gov/assets/690/684086.pdf.

107 Zanella A. 2002. Avian influenza attributable to Serovar H7N1 in light layers in Italy. Avian Diseases 47:1177–80.

108 Swayne DE. 2003. Transcript of the question and answer session from the Fifth International Symposium on Avian Influenza. Avian Diseases 47:1219–55.

109 Normile D. 2004. Stopping Asia's avian flu: a worrisome third outbreak. Science 303:447.

110 Ross E. 2004. Asia is the traditional cradle of influenza, although disease can originate anywhere. Biotech Week, Februar 25, S. 628.

111 Abbot A. 2004. Canadian bird flu prompts mass cull. Nature News, April 6.

112 Food and Agriculture Organization of the United Nations. FAOSTAT database. faostat.fao.org/faostat/collections?subset=agriculture.

113 Osterholm MT. 2005. Preparing for the next pandemic. New England Journal of Medicine 352(18):1839–42. content.nejm.org/cgi/content/full/352/18/1839.

114 Food and Agriculture Organization of the United Nations. FAOSTAT database. faostat.fao.org/faostat/collections?subset=agriculture.

115 Sipress A. 2005. As SE Asian farms boom, stage set for a pandemic; conditions ripe for spread of bird flu. Washington Post, Februar 5, S. A01.

116 Osterholm MT. 2005. Preparing for the next pandemic. New England Journal of Medicine 352(18):1839–42. content.nejm.org/cgi/content/full/352/18/1839.

117 Delgado CL, Narrod CA 2002. Impact of the changing market forces and policies on structural change in the livestock industries of selected fast-growing developing countries. Final Research Report of Phase I, International Food Policy Research Institute.

118 Wallace RG, Bergmann L, Hogerwerf L, Gilbert M. 2010. Are influenzas in southern China byproducts of the region's globalising historical present? In: Giles-Vernick T, Craddock S, Gun JL, editors. Influenza and public health: learning from past pandemics. London: Earthscan. S. 101–144.

119 Orent W. 2006. Big chicken farms gave birds the flu. Pittsburgh Post-Gazette, März 19. post-gazette.com/pg/06078/672413-109.stm.

120 ZhichuuYan J, et al. 2003. Inside China. Pig Progress 19(1).

121 2004. Current quotations. Associated Press, Februar 2.

122 Shortridge KF. 1982. Avian influenza A viruses of southern China and Hong Kong: ecological aspects and implications for man. Bulletin of the World Health Organization 60:129–35.

123 Ross E. 2004. Asia is the traditional cradle of influenza, although disease can originate anywhere. Biotech Week, Februar 25, S. 628.

124 2005. Poultry is fastest-growing sector of meat industry: UN expert. Agence France Presse, Februar 24.

125 Bellaver C, Bellaver IH. 1999. Livestock production and quality of societies' life in transition economies. Livestock Production Science 59:125–35.

126 FAOSTAT. 2019. Food and agriculture data. Rome: Food and Agriculture Organization of the United Nations; http://faostat.fao.org/faostat/collections?subset=agriculture.

127 Delgado CL, Narrod CA. 2002. Impact of the changing market forces and policies on structural change in the livestock industries of selected fast-growing developing countries. Final Research Report of Phase I, International Food Policy Research Institute.

128 Food and Agriculture Organization of the United Nations (FAO). 1998. Industrial livestock production, concentrate feed demand and natural resource requirements in China Ke Bingsheng. Beijing, China: China Agricultural University.

129 Food and Agriculture Organization of the United Nations (FAO). 2007b. FAOSTAT. Rome, Italy.

130 Food and Agriculture Organization of the United Nations (FAO). 1998. Industrial livestock production, concentrate feed demand and natural resource requirements in China Ke Bingsheng. Beijing, China: China Agricultural University.

131 Simpson JR, Shi Y, Li O, Chen W, Liu S. 1999. Pig, broiler and laying hen farm structure in China, 1996. Proposal to International Agrohydrology Research and Training Center (IARTC) International Symposium, Juni 25-26.

132 Osterholm M, Colwell R, Garrett L, Fauci AS. 2005. The Council on Foreign Relations meeting: the threat of global pandemics. Federal News Service, Juni 16. www.cfr.org/publication/8198/threat_of_global_pandemics.html.

133 Oshitani H. Communicable diseases in the Western Pacific region. Inaugural Ceremony of the Scientific Advisory Structure of the Centre for Health Protection, Department of Health, Hong Kong. www.info.gov.hk/gia/general/200406/23/ppt2.pdf.

134 Motavalli J. 2005. Laurie Garrett: are we prepared for avian flu? Interviewed by Jim Motavalli. E Magazine, Juli–August 2005, www.emagazine.com/view/?2826.

135 De Haan C, Steinfeld H, Blackburn H. 1997. Livestock and the Environment: Finding a Balance (Brussels, Belgium: European Commission Directorate-General for Development). fao.org/docrep/x5303e/x5303e00.htm.

136 United National Environment Programme Global Environment Facility. 2003. Protecting the Environment from the Impact of the Growing Industrialization of Livestock Production in East Asia. Working paper. Thailand as cited in Davis M. 2005. The Monster at Our Door: The Global Threat of Avian Flu (New York, NY: The New Press, S. 83).

137 Tao B. 2003. A stitch in time: addressing the environmental, health, and animal welfare effects of China's expanding meat industry. Georgetown International Environmental Law Review, Winter. findarticles.com/p/articles/mi_qa3970/is_200301/ai_n9187183/print.

138 Taylor M. 2005. Is there a plague on the way? Farm Journal, März 10.

139 U.S. Department of Agriculture. Center for Emerging Issues 2000. Overseas investments by U.S. meat corporations what's the future for U.S. exports? Changing Times in Animal Agriculture, Juli.

140 Powell J. 2004. A global game of chicken: with lives and billions of dollars at stake, a Cargill processing plant in Thailand has become an industry model in the war against avian influenza. Star Tribune (Minneapolis, MN), November 1, S. 1D.

141 Powell J. 2004. A global game of chicken: with lives and billions of dollars at stake, a Cargill processing plant in Thailand has become an industry model in the war against avian influenza. Star Tribune (Minneapolis, MN), November 1, S. 1D.

142 Dominguez A. 2005. Antiviral use on Chinese poultry makes bird flu fight tougher. Associated Press, Juni 20.

143 Uyeki TM, Peiris M. 2019. Novel avian influenza A virus infections of humans. Infect Dis Clin North Am. 33(4):907–932. https://doi.org/10.1016/j.idc.2019.07.003.

144 Philippon DAM, Wu P, Cowling BJ, Lau EHY. 2020 März 10. Avian influenza human infections at the human-animal interface. J Infect Dis. [Epub 2020 März 10; Zugriff 2020 Apr 6]. https://doi.org/10.1093/infdis/jiaa105.

145 Centers for Disease Control and Prevention. 2005. Avian influenza infections in humans, Mai 24. www.cdc.gov/flu/avian/gen-info/avian-flu-humans.htm.

146 Poirot E, Levine MZ, Russell K, Stewart RJ, Pompey JM, Chiu S, Fry AM, Gross L, Havers FP, Li ZN, et al. 2019. Detection of avian influenza A(H7N2) virus infection among animal shelter workers using a novel serological approach—New York City, 2016–2017. J Infect Dis. 219(11):1688–1696. https://doi.org/10.1093/infdis/jiy595.

147 Centers for Disease Control and Prevention. 2005. Avian influenza infections in humans, Mai 24. www.cdc.gov/flu/avian/gen-info/avian-flu-humans.htm.

148 Lopez-Martinez I, Balish A, Barrera-Badillo G, Jones J, Nuñez-García TE, Jang Y, Aparicio-Antonio R, Azziz-Baumgartner E, Belser JA, Ramirez-Gonzalez JE, et al. 2013. Highly pathogenic avian influenza A(H7N3) virus in poultry workers, Mexico, 2012. Emerg Infect Dis. 19(9):1531–1534. https://doi.org/10.3201/eid1909.130087.

149 Puzelli S, Rossini G, Facchini M, Vaccari G, Di Trani L, Di Martino A, Gaibani P, Vocale C, Cattoli G, Bennett M, et al. 2014. Human infection with highly pathogenic A(H7N7) avian influenza virus, Italy, 2013. Emerg Infect Dis. 20(10):1745–1749. https://doi.org/10.3201/eid2010.140512.

150 Uyeki TM, Peiris M. 2019. Novel avian influenza A virus infections of humans. Infect Dis Clin North Am. 33(4):907–932. https://doi.org/10.1016/j.idc.2019.07.003.

151 Philippon DAM, Wu P, Cowling BJ, Lau EHY. 2020 März 10. Avian influenza human infections at the human-animal interface. J Infect Dis. [Epub 2020 März 10; Zugriff 2020 Apr 6]. https://doi.org/10.1093/infdis/jiaa105.

152 Mudeva A. 2005. Bird flu fears haunt Netherlands again. Reuters, September 15. www.jphpk.gov.my/English/Sept05%2016.htm.

153 The World Factbook. 2006. Netherlands. Januar 10. www.cia.gov/cia/publications/factbook/geos/nl.html.

154 Capua I, Alexander DJ. 2004. Avian influenza: recent developments. Avian Pathology 33:393–404.

155 Enserink M. 2004. Bird flu infected 1,000, Dutch researchers say. Science 306:590.

156 Enserink M. 2004. Bird flu infected 1,000, Dutch researchers say. Science 306:590.

157 World Health Organization. 2003. Avian influenza in the Netherlands: disease outbreak reported. Epidemic and Pandemic Alert and Response. April 24. www.who.int/csr/don/2003_04_24/en/.

158 Koopmans M, Wilbrink B, Conyn M, et al. 2004. Transmission of H7N7 avian influenza A virus to human beings during a large outbreak in commercial poultry farms in the Netherlands. Lancet 363(9409):587–93.

159 Shortridge KF. 2003. Avian influenza viruses in Hong Kong: zoonotic considerations. In: Schrijver RS, Koch G (eds.), Proceedings of the Frontis Workshop on Avian Influenza: Prevention and Control (Wageningen, The Netherlands. S. 9–18).

160 Democracy Now. 2005. Transcript—Mike Davis on The Monster at Our Door: The Global Threat of Avian Flu. Democracy Now. Oktober 19. democracynow.org/article.pl?sid=05/10/19/1332209.

161 Perry S. 2006. Bird flu: »This thing just continues to march.« City Pages, März 22. citypages.com/databank/27/1320/article14219.asp.

162 Alexander DJ, Capua I, Brown IH. 2003. Avian influenza viruses and influenza in humans. In: Schrijver RS, Koch G (eds.), Proceedings of the Frontis Workshop on Avian Influenza: Prevention and Control (Wageningen, The Netherlands, S. 1–12).

163 Daily G, Ehrlich PR. 1996. Global change and human susceptibility to disease. Annual Review of Energy and the Environment 21:125–44.

164 New Harvest. new-harvest.org.

165 Webster RG, Wright SM, Castrucci MR, Bean WJ, Kawaoka Y. 1993. Influenza—a model of an emerging virus disease. Intervirology 35:16–25.

166 Goetz T. 2006. The battle to stop bird flu. Wired, Januar, S. 111–5.

167 Macmahon E. 2005. Preface. Journal of Antimicrobial Chemotherapy 55:i1.

168 Thomas G, Morgan-Witts M. 1982. Anatomy of an Epidemic (Garden City, New York, NY: Doubleday)

169 MacKenzie D. 2006. Genes of deadly bird flu reveal Chinese origin. New Scientist, Februar 6. www.newscientist.com/article.ns?id=dn8686.

170 U.S. Department of the Interior, U.S. Geological Survey. 2005. The avian influenza H5N1 threat. August. www.nwhc.usgs.gov/publications/fact_sheets/pdf.s/ai/HPAI082005.pdf.

171 Gambaryan A, Tuzikov A, Pazynina G, Bovin N, Balish A, Klimov A. 2005. Evolution of the receptor binding phenotype of influenza A (H5) viruses. Virology 344(2):432–8.

172 Davis M. 2005. The Monster at Our Door: The Global Threat of Avian Flu (New York, NY: The New Press).

173 Myers KP, Olsen CW, Setterquist SF, et al. 2006. Are swine workers in the United States at increased risk of infection with zoonotic influenza virus? Clinical Infectious Diseases 42(1):14–20.

174 Beare AS, Webster RG. 1991. Replication of avian influenza viruses in humans. Archives of Virology 119:37–42.

175 Ison MG, Mills J, Openshaw P, Zambon M, Osterhaus A, Hayden F. 2002. Current research on respiratory viral infections: Fourth International Symposium. Antiviral Research 55:227–8.

176 Gray R. 2005. Scientists aim for clone cure to bird flu. Scotland on Sunday, Oktober 23.

177 Truyen U, Parrish CR, Harder TC, Kaaden O. 1995. There is nothing permanent except change. The emergence of new virus diseases. Veterinary Microbiology 43:103–22.

178 Perez DR, Nazarian SH, McFadden G, Gilmore MS. 2005. Miscellaneous threats: highly pathogenic avian influenza, and novel bio-engineered organisms. In: Bronze MS, Greenfield RA (eds.), Biodefense: Principles and Pathogens (Norfolk, UK: Horizon Bioscience).

179 Food and Agriculture Organization of the United Nations. 2004. FAO workshop on social and economic impacts of avian influenza control, Bangkok, Thailand. www.fao.org/ag/againfo/subjects/documents/execsumm_avian.pdf.

180 Shortridge KF. 2003. Severe acute respiratory syndrome and influenza. American Journal of Respiratory and Critical Care Medicine 168:1416–20.

181 Christensen K. 2003. Population genetics. kursus.kvl.dk/shares/vetgen/_Popgen/genetics/8/2.htm.

182 University of Waikato. Human evolution. sci.waikato.ac.nz/evolution/HumanEvolution.shtml.

183 Food and Agriculture Organization of the United Nations. 2004. FAO workshop on social and economic impacts of avian influenza control, Bankok, Thailand. www.fao.org/ag/againfo/subjects/documents/execsumm_avian.pdf.

184 Center for Infectious Disease Research and Policy. 2005. WHO: flu pandemic threat may be growing. CIDRAP News, Mai 18. www.cidrap.umn.edu/cidrap/content/influenza/avianflu/news/may1805who.html.

185 Bevins SN, Dusek RJ, White CL, Gidlewski T, Bodenstein B, Mansfield KG, DeBruyn P, Kraege D, Rowan E, Gillin C, et al. 2016. Widespread detection of highly pathogenic H5 influenza viruses in wild birds from the Pacific Flyway of the United States. Sci Rep. 6(1):1–9. https://dx.doi.org/10.1038/srep28980.

186 Schuettler D. 2005. Asia's bird flu here to stay, FAO says. Reuters, Februar 23.

187 Henig RM. 1992. The flu pandemic. New York Times, November 29, S. 28.

188 Gadsby P. 1999. Fear of flu—pandemic influenza outbreaks. Discover, Januar.

189 BirdLife International. 2004. Avian flu and wild birds. Juli.

190 Davies P. 2000. The Devil's Flu (New York, NY: Henry Holt and Company).

191 Young E. 2002. Hong Kong chicken flu slaughter »failed.« New Scientist, April 19.

192 Piller C. 2005. Vietnam moves to curb bird flu. Los Angeles Times, Februar 3. www.biotech.wisc.edu/seebiotech/seemail/020705.html.#485.

193 Osterholm M, Colwell R, Garrett L, Fauci AS. 2005. The Council on Foreign Relations meeting: the threat of global pandemics. Federal News Service, Juni 16. www.cfr.org/publication/8198/threat_of_global_pandemics.html.

194 Tangwisutijit N. 2005. Virus shock: bird-flu mutates, adapts to humans. The Nation (Thailand), Mai 20.

195 American Association for the Advancement of Science, Atlas of Population and Environment. Meat and fish. atlas.aaas.org/index.php?part=2&sec=natres&sub=meatfish.

196 Xianglin L. 2004. The livestock revolution and feed demand in China. www.eseap.cipotato.org/MF-ESEAP/Publications/PH-China-2004/03-Chapter-3.pdf.

197 Willett W. 2001. Eat, Drink, and Be Healthy: The Harvard Medical School Guide to Healthy Eating (New York, NY: Simon and Schuster).

198 Webster RG, Bean WJ, Gorman OT, Chambers TM, Kawaoka Y. 1992. Evolution and ecology of influenza A viruses. Microbiological Reviews 56(1):152–79.

199 Shortridge KF. 1992. Pandemic influenza: a zoonosis? Seminars in Respiratory Infections 7:11–25.

200 Motavalli J. 2005. Laurie Garrett: are we prepared for avian flu? Interviewed by Jim Motavalli. E Magazine, Juli/August 2005, www.emagazine.com/view/?2826.

201 McKenna MAJ. 2004. Animal diseases threaten humans. Cox News Service, März 2.

202 Webster RG, Bean WJ, Gorman OT, Chambers TM, Kawaoka Y. 1992. Evolution and ecology of influenza A viruses. Microbiological Reviews 56(1):152–79.

203 Webster RG, Bean WJ, Gorman OT, Chambers TM, Kawaoka Y. 1992. Evolution and ecology of influenza A viruses. Microbiological Reviews 56(1):152–79.

204 Sompayrac L. 2002. How Pathogenic Viruses Work (Sudbury, Massachusetts: Jones and Bartlett Publishers).

205 Centers for Disease Control and Prevention. 2006. Epidemiology and Prevention of Vaccine-Preventable Diseases: The Pink Book. www.cdc.gov/nip/publications/pink/flu.pdf.

206 Zambon M. 2006. Influenza, respiratory syncytial virus and SARS. Medical Progress, Januar. www.medicalprogress.com/dispdf.cfm?fname=Influenza.pdf.

207 Webster RG, Bean WJ, Gorman OT, Chambers TM, Kawaoka Y. 1992. Evolution and ecology of influenza A viruses. Microbiological Reviews 56(1):152–79.

208 Ferguson L, Luo K, Olivier AK, Cunningham FL, Blackmon S, Hanson-Dorr K, Sun H, Baroch J, Lutman MW, Quade B, et al. 2018. Influenza D virus infection in feral swine populations, United States. Emerg Infect Dis. 24(6):1020–1028. https://doi.org/10.3201/eid2406.172102.

209 Silveira S, Falkenberg SM, Kaplan BS, Crossley B, Ridpath JF, Bauermann FB, Fossler CP, Dargatz DA, Dassanayake RP, Vincent AL, et al. 2019. Serosurvey for influenza D virus exposure in cattle, United States, 2014–2015. Emerg Infect Dis. 25(11):2074–2080. https://doi.org/10.3201/eid2511.190253.

210 White SK, Ma W, McDaniel CJ, Gray GC, Lednicky JA. 2016. Serologic evidence of exposure to influenza D virus among persons with occupational contact with cattle. J Clin Virol. 81:31–33. https://doi.org/10.1016/j.jcv.2016.05.017.

211 Asha K, Kumar B. 2019. Emerging influenza D virus threat: what we know so far! J Clin Med. 8(2):192. https://doi.org/10.3390/jcm8020192.

212 Capua I, Mutinelli F, Marangon S, Alexander DJ. 2000. H7N1 avian influenza in Italy (1999 to 2000) in intensively reared chickens and turkeys. Avian Pathology 29:537–43.

213 Yousaf M. 2004. Avian influenza outbreak hits the industry again. World Poultry, Volume 20, No. 3, S. 22–5.

214 Lee S, Kasif S. 2006. The complete genome sequence of a dog: a perspective. BioEssays. 28(6):569–573. https://doi.org/10.1002/bies.20421.

215 Iwami S, Takeuchi Y, Liu X. 2009. Avian flu pandemic: can we prevent it? J Theor Biol. 257(1):181–190. https://doi.org/10.1016/j.jtbi.2008.11.011.

216 Lopez-Martinez I, Balish A, Barrera-Badillo G, Jones J, Nuñez-García TE, Jang Y, Aparicio-Antonio R, Azziz-Baumgartner E, Belser JA, Ramirez-Gonzalez JE, et al. 2013. Highly pathogenic avian influenza A(H7N3) virus in poultry workers, Mexico, 2012. Emerg Infect Dis. 19(9):1531–1534. https://doi.org/10.3201/eid1909.130087.

217 Iwami S, Takeuchi Y, Liu X. 2009. Avian flu pandemic: can we prevent it? J Theor Biol. 257(1):181–190. https://doi.org/10.1016/j.jtbi.2008.11.011.

218 New Zealand Press Association. 2005. Bird flu expert says virus entering critical phase. Stuff, November 24. stuff.co.nz/stuff/0,2106,3488861a7144,00.html.

219 Axford RFE, Bishop SC, Nicholas FW, Owen JB (eds.), Breeding for disease resistance in its evolutionary context. In: Breeding for Disease Resistance in Farm Animals (Wallingford, UK: CABI Publishing, S. ix–xiv).

220 Olsen CW, Carey S, Hinshaw L, Karasin AI. 2000. Virologic and serologic surveillance for human, swine and avian influenza virus infections among pigs in the north-central United States. Arch Virol. 145(7):1399–1419. https://doi.org/10.1007/s007050070098.

221 Lee JH, Gramer MR, Joo HS. 2007. Efficacy of swine influenza A virus vaccines against an H3N2 virus variant. Can J Vet Res. 71(3):207–212.

222 Karasin AI, Schutten MM, Cooper LA, Smith CB, Subbarao K, Anderson GA, Carman S, Olsen CW. 2000. Genetic characterization of H3N2 influenza viruses isolated from pigs in North America, 1977–1999: evidence for wholly human and reassortant virus genotypes. Virus Res. 68(1):71–85. https://doi.org/10.1016/s0168-1702(00)00154-4.

223 Olsen CW, Carey S, Hinshaw L, Karasin AI. 2000. Virologic and serologic surveillance for human, swine and avian influenza virus infections among pigs in the north-central United States. Arch Virol. 145(7):1399–1419. https://doi.org/10.1007/s007050070098.

224 Fraser L. 2002. Doctors fear deadly flu virus will lead to new pandemic. Daily Telegraph, September 22.

225 Slingenbergh J, Gilbert M, de Balogh K, Wint W. 2004. Ecological sources of zoonotic diseases. Revue Scientifique et Technique Office International des Epizooties 23:467–84.

226 U.S. Department of Agriculture, Animal Plant Health Inspection Service, Veterinary Services, National Animal Health Monitoring System. 2005. Poultry '04 part II: Reference of health and management of gamefowl breeder flocks in the United States, 2004. www.aphis.usda.gov/vs/ceah/ncahs/nahms/poultry/poultry04/poultry04_report_gamefowl.pdf.

227 Brooymans H. 2004. Organic farms called potential avian flu portal. Edmonton Journal (Alberta), April 4, S. A6.

228 Frabotta D. 2005. Bird flu's U.S. flyby? DVM Newsmagazine, Dezember 1. www.dvmnewsmagazine.com/dvm/article/articleDetail.jsp?id=274373.

229 McNeil DG. 2004. Experts call wild birds victims, not vectors. New York Times, Oktober 12, S. 6.

230 Food and Agriculture Organization of the United Nations Avian Influenza Technical Task Force. 2004. Update on the avian influenza situation. Avian Influenza Disease Emergency News, issue 16. fao.org/AG/AGAInfo/subjects/documents/ai/AVIbull016.pdf.

231 Blokhuis HJ, de Jong IC, Koolhaas JM, Korte SM, Lambooij E, Prelle IT, van de Burgwal JA. 2000. Effects of environmental enrichment on behavioural responses to novelty, learning, and memory, and the circadian rhythm in cortisol in growing pigs. Physiology and Behaviour 68(4), 571–578.

232 Ritchie BW. 1995. Avian Viruses: Function and Control (Lake Worth, FL: Wingers Publishing).

233 Avens JS. Colorado State University. 1987. Overview: Salmonella—what's the problem? Third Poultry symposium Proceedings: Managing for Profit.

234 Soil Association. 2002. Animal health—the prevention of infectious livestock diseases. Written evidence from the Soil Association to the Royal Society, for the inquiry into infectious livestock diseases. www.soilassociation.org/web/sa/saweb.nsf/librarytitles/1AE72.Html./$file/Animal%20Health%20-.pdf.

235 Peste des petits ruminants—an emerging plague? New Agriculturist. www.new-agri.co.uk/00-6/focuson/focuson9.html.

236 Food and Agriculture Organization of the United Nations. 2003. No evidence that SARS stems from farm animals. Interview with Peter Roeder. FAO news release, Mai 5.

237 Pesticide Action Network (PAN) Asia and the Pacific. 2004. Avian Flu: One more indictment of unsafe industrial food production. Februar 20. lists.iatp.org/listarchive/archive.cfm?id=89067.

238 Pesticide Action Network (PAN) Asia and the Pacific. 2004. Avian Flu: One more indictment of unsafe industrial food production. Februar 20. lists.iatp.org/listarchive/archive.cfm?id=89067.

239 Young E. 2002. Hong Kong chicken flu slaughter »failed.« New Scientist, April 19.

240 Food and Agriculture Organization of the United Nations 2004. FAO workshop on social and economic impacts of avian influenza control. Siam City Hotel, Bangkok, Thailand, Dezember 8–9. fao.org/ag/againfo/subjects/documents/AIReport.pdf.

241 National Live Stock and Meat Board. 1991. Facts from the Meat Board: The animal welfare/rights challenge.

242 Wisconsin Agri-Business Foundation. 1989. Our Farmers Care, S. 15.

243 Cheeke P. 1999 Contemporary Issues in Animal Agriculture, 2nd ed (Danville, IL: Interstate Publishers).

244 Cheeke P. 1999 Contemporary Issues in Animal Agriculture, 2nd ed (Danville, IL: Interstate Publishers).

245 Knobler SL, Mack A, Mahmoud A, Lemon SL (eds.), 2005. The Threat of Pandemic Influenza: Are We Ready? Workshop Summary (Washington, DC: National Academies Press). S. 29.

246 Knobler SL, Mack A, Mahmoud A, Lemon SL (eds.), 2005. The Threat of Pandemic Influenza: Are We Ready? Workshop Summary (Washington, DC: National Academies Press). S. 29.

247 Davis M. 2005. The Monster at Our Door: The Global Threat of Avian Flu (New York, NY: The New Press, S. 92).

248 Environmental Defense. 2000. Factory hog farming: the big picture. Hogwatch, November. www.environmentaldefense.org/documents/2563_FactoryHogFarmingBigPicture.pdf.

249 U.S. Animal Health Association. 2004. Report of the committee on transmissible diseases of poultry and other avian species. www.usaha.org/committees/reports/2004/report-pad-2004.pdf.

250 Marano N (Moderator). 2004. Avian Influenza Symposium transcript. Centers for Disease Control and Prevention. November 3, S.1.

251 Byrne D. 2004. Combating emerging zoonoses: Challenges and prospects at community level. Conference on Infectious Disease: European Response to Public Health Risks from Emerging Zoonotic Diseases, The Hague, September 17. medicalnewstoday.com/medicalnews.php?newsid=13681.

252 Madec F and Rose N. 2003. How husbandry practices may contribute to the course of infectious diseases in pigs. In: 4th International Symposium on Emerging and Re-emerging Pig Diseases (Rome, Italy Juni 29–Juli 2, S. 9–18).

253 Network for the Prevention and Control of Zoonoses. 2005. How zoonoses are transmitted. www.medvetnet.org/cms/templates/doc.php?id=21

254 Heasman M, Mellentin J. 2006. Will Europe's BSE crisis bring about a new relationship between food and health? The Centre for Food and Health Studies, März 1. www.euractiv.com/Article?tcmuri=tcm:29-117667-16&type=Analysis

255 Piper E. 2000. Stop factory farming and end BSE, UK scientists say. Reuters, Dezember 4.

256 Heasman M, Mellentin J. 2006. Will Europe's BSE crisis bring about a new relationship between food and health? The Centre for Food and Health Studies, März 1. www.euractiv.com/Article?tcmuri=tcm:29-117667-16&type=Analysis

257 Cornelius de Haan et al. 2001. Directions in Development, Livestock Development, Implications for Rural Poverty, the Environment, and Global Food Security (Washington, DC: World Bank, S. xii-xiii).

258 Waltner-Toews D, Lang T. 2000. A new conceptual base for food and agricultural policy: the emerging model of links between agriculture, food, health, environment and society. Global Change and Human Health 1:116–30.

259 American Public Health Association. 2003. Precautionary moratorium on new concentrated animal feed operations. Association News: 2003 Policy Statements. www.apha.org/legislative/policy/2003/2003-007.pdf.

260 Duncan IJH. 2005. Science-based assessment of animal welfare: farm animals. Revue Scientifique et Technique 24(2):483–92.

261 Gruhn P, Goletti F, Yudelman M. 2000. Integrated nutrient management, soil fertility, and sustainable agriculture: current issues and future challenges. Food, Agriculture, and the Environment: Discussion Paper 32 (Washington, DC: International Food Policy Research Institute). www.ifpri.org/2020/dp/2020dp32.pdf.

262 Brown LR, Flavin C, French H, et al. 2000. The State of the World 2000 (New York, NY: W. W. Norton and Co, S. 24–26).

263 McMichael AJ, Haines A, Sloof R, Kovats S (eds.), 1996. Climate change and human health. World Health Organization, World Metereological Organization, UN Environment Programme.

264 United Nations Development Programme. 2000. Human Development Report 2000 (New York, NY: Oxford University Press).

265 Gardner G, Halweil B. 2000. Underfed and overfed: the global epidemic of malnutrition. Worldwatch Paper 150, Worldwatch Institute. www.worldwatch.org/pubs/paper/150.html.

266 Epstein PR. 2000 The WTO, globalization and a new world order. Global Change and Human Health 1:41–43.

267 Citizens' Environmental Coalition and Sierra Club. 2005. The wasting of rural New York State. newyork.sierraclub.org/conservation/agriculture/Wasting_NYS_Report.pdf.

268 2004. The American Heritage Dictionary of the English Language, 4th Edition (Boston, MA: Houghton Mifflin).

269 American Public Health Association. 2003. Precautionary moratorium on new concentrated animal feed operations. Association News: 2003 Policy Statements. www.apha.org/legislative/policy/2003/2003-007.pdf.

270 American Public Health Association. 2019 Nov 5. Precautionary moratorium on new and expanding concentrated animal feeding operations. Washington: APHA; [Zugriff 2020 Apr 7]. https://www.apha.org/policies-and-advocacy/public-health-policy-statements/policy-database/2020/01/13/precautionary-moratorium-on-new-and-expanding-concentrated-animal-feeding-operations.

271 Metheringham J, Hubrecht R. 1996. Poultry in transit—a cause for concern? British Veterinary Journal 152:247–9.

272 Specter M, Greenman B. Fighting the flu. New Yorker Online. 21 Februar 2005.

273 The Humane Society of the United States. 2006. An HSUS report: the economic consequences of adopting alternative production practices to genetic selection for rapid growth in poultry. hsus.org/farm/resources/research/economics/fast_growth_econ.html.

274 Salvador RJ, Zdorkowski GA. Cheap food that isn't. www.public.iastate.edu/~rjsalvad/cheapfood.htm.

275 Waltner-Toews D, Lang T. 2000. A new conceptual base for food and agricultural policy: the emerging model of links between agriculture, food, health, environment and society. Global Change and Human Health 1:116–30.

276 Tilman D, Cassman KG, Matson PA, Naylor R, Polasky S. 2002. Agricultural sustainability and intensive production practices. Nature 418:671–7.

277 Michigan State University. 2004. MSU veterinary college dean named to Institute of Medicine. News release, Oktober 18. newsroom.msu.edu/site/indexer/2177/content.htm.

278 O'Rourke K. 2004. O.I.E. takes action at annual meeting. Journal of the American Veterinary Medical Association 225:486–7.

279 National Agricultural Research, Extension, Education, and Economics Advisory Board Meeting and Focus Session. 2004. Protecting our food system from current and emerging animal and plant diseases and pathogens: implications for research, education, extension, and economics. Washington Court Hotel, 525 New Jersey Ave., N.W., Washington, DC. Oktober 27–29.

280 National Agricultural Research, Extension, Education, and Economics Advisory Board Meeting and Focus Session. 2004. Protecting our food system from current and emerging animal and plant di-

seases and pathogens: implications for research, education, extension, and economics. Washington Court Hotel, 525 New Jersey Ave., N.W., Washington, DC. Oktober 27–29.

281 National Agricultural Research, Extension, Education, and Economics Advisory Board Meeting and Focus Session. 2004. Protecting our food system from current and emerging animal and plant diseases and pathogens: implications for research, education, extension, and economics. Washington Court Hotel, 525 New Jersey Ave., N.W., Washington, DC. Oktober 27–29.

282 Torres-Vélez F, Brown C. 2004. Emerging infections in animals—potential new zoonoses. Clinics in Laboratory Medicine 24:825–38.

283 Garrett L. 1994. The Coming Plague (New York, NY: Penguin Books).

284 Cullington BJ. 1990. Emerging viruses, emerging threat. Science 247:279–80.

285 Lythgoe KA, Read AF. 1998. Catching the Red Queen? The advice of the rose. Trends Ecology and Evolution 13:473–474.

286 Carrol L. 1872. Through the Looking Glass and What Alice Found There (London, UK: Macmillan).

287 Cullington BJ. 1990. Emerging viruses, emerging threat. Science 247:279–80.

288 Mitchison A. 1993. Will we survive? As host and pathogen evolve together, will the immune system retain the upper hand? Scientific American, September, S. 136–44.

289 Torrey EF, Yolken RH. 2005. Beasts of the Earth: Animals, Humans, and Disease (New Brunswick, NJ: Rutgers University Press).

290 Drexler M. 2002. Secret Agents: The Menace of Emerging Infections (Washington, DC: Joseph Henry Press).

291 Mitchison A. 1993. Will we survive? As host and pathogen evolve together, will the immune system retain the upper hand? Scientific American, September, S. 136–44.

292 Shortridge K. 2006 April. H5N1 »bird flu«—some insight. New Zealand Pharm. S. 23–27.

293 Branswell H. 2006 April 15. Decade after H5N1 virus emerged, experts ponder best-before-date question. Canadian Press. cnews.canoe.ca/CNEWS/Canada/2006/04/15/1535656-cp.html.

294 Perdue ML, Swayne DE. 2005. Public health risk from avian influenza viruses. Avian Dis. 49(3):317–327.

295 Oxford J. 2006. The next pandemic? Nature. 444:1007–1008.

296 Redlener I. 2006. Americans at risk: why we are not prepared for megadisasters and what we can do. New York: Alfred A Knopf.

297 Wallace R. 2016. Big farms make big flu: dispatches on infectious disease, agribusiness, and the nature of science. New York: Monthly Review Press.

298 Goneau LW, Mehta K, Wong J, L'Huillier AG, Gubbay JB. 2018. Zoonotic influenza and human health—part 1: virology and epidemiology of zoonotic influenzas. Curr Infect Dis Rep. 20(10):37. https://doi.org/10.1007/s11908-018-0642-9.

299 Philippon DAM, Wu P, Cowling BJ, Lau EHY. 2020 März 10. Avian influenza human infections at the human-animal interface. J Infect Dis. [Epub 2020 März 10; Zugriff 2020 Apr 6]. https://doi.org/10.1093/infdis/jiaa105.

300 Li YT, Linster M, Mendenhall IH, Su YCF, Smith GJD. 2019. Avian influenza viruses in humans: lessons from past outbreaks. Br Med Bull. 132(1):81–95. https://doi.org/10.1093/bmb/ldz036.

301 Liu B, Havers FP, Zhou L, Zhong H, Wang X, Mao S, Li H, Ren R, Xiang N, Shu Y, et al. 2017. Clusters of human infections with avian influenza A(H7N9) virus in China, March 2013 to June 2015. J Infect Dis. 216(suppl_4):S548–554. https://doi.org/10.1093/infdis/jix098.

302 Zhang ZH, Meng LS, Kong DH, Liu J, Li SZ, Zhou C, Sun J, Song RJ, Wu JJ. 2017. A suspected person-to-person transmission of avian influenza A (H7N9) case in ward. Chin Med J (Engl). 130(10):1255–1256. https://dx.doi.org/10.4103/0366-6999.205849.

303 Centers for Disease Control and Prevention. [date unknown]. Influenza risk assessment results. U.S. Department of Health and Human Services; [zuletzt bearbeitet 2019 Okt 9; Zugriff 2020 Apr 7]. https://www.cdc.gov/flu/pandemic-resources/monitoring/irat-virus-summaries.htm.

304 Silva W, Das TK, Izurieta R. 2017. Estimating disease burden of a potential A(H7N9) pandemic influenza outbreak in the United States. BMC Public Health. 17(1):898. https://doi.org/10.1186/s12889-017-4884-5.

305 Smith R. 2005. Poultry has two central issues. Feedstuffs, November 14, S. 26.

306 Mabbett T. 2005. People, poultry and avian influenza. Poultry International 44(9):34–9.

307 Suarez DL, Perdue ML, Cox N, et al. 1998. Comparisons of highly virulent H5N1 influenza A viruses isolated from humans and chickens from Hong Kong. Journal of Virology 72:6678–88.

308 Capua I, Alexander DJ. 2004. Avian influenza: recent developments. Avian Pathology 33:393–404.

309 Shane SM. 2003. Disease continues to impact the world's poultry industries. World Poultry 19(7):22–7.

310 Raju M. 2005. Inside EPA 26(42).

311 Thaxton YV. 2005. Are you prepared for AI? Poultry, April–Mai, S. 5.

312 Benatar D. 2006. The chickens come home to roost. Am J Public Health. 97(9):1545–1546.

313 Rockeman O, Mulvany L. 2020 Jan 10. Milk processors are going bankrupt as Americans ditch dairy. Bloomberg. [Zugriff 2020 Apr 7]; https://www.bloomberg.com/news/articles/2020-01-10/distaste-for-dairy-sends-milk-processors-to-bankruptcy-court.

314 U.S. Government Publishing Office. 2009. Senate hearing 110-693. Hallmark/Westland meat recall. Washington: GPO; [Zugriff 2020 Apr 7]. https://www.govinfo.gov/content/pkg/CHRG-110shrg44333/html/CHRG-110shrg44333.htm.

315 Willett W, Rockström J, Loken B, Springmann M, Lang T, Vermeulen S, Garnett T, Tilman D, DeClerck F, Wood A, et al. 2019. Food in the Anthropocene: the EAT-Lancet Commission on healthy diets from sustainable food systems. Lancet. 393(10170):447–492. https://doi.org/10.1016/S0140-6736(18)31788-4.

316 Chinese Nutrition Society. 2016 Mai 18. Statement about the official version of the Chinese Resident Balanced Pagoda. Beijing: Chinese Nutrition Society; [Zugriff 2020 Apr 11]. http://dg.cnsoc.org/article/04/8a2389fd54b964c80154c1d781d90197.html.

317 Springmann M, Godfray HC, Rayner M, Scarborough P. 2016. Analysis and valuation of the health and climate change cobenefits of dietary change. Proc Natl Acad Sci U S A. 113(15):4146–4151. https://doi.org/10.1073/pnas.1523119113.

318 Akhtar A. 2013. The need to include animal protection in public health policies. J Public Health Policy. 34(4):549–559. https://dx.doi.org/10.1057/jphp.2013.29.

319 Dodek P. 2004. Diabetes and other comorbid conditions were associated with a poor outcome in SARS. ACP J Club. 140(1):19. https://doi.org/10.7326/ACPJC-2004-140-1-019.

320 Rivers CM, Majumder MS, Lofgren ET. 2016. Risks of death and severe disease in patients with Middle East respiratory syndrome coronavirus, 2012–2015. Am J Epidemiol. 184(6):460–464. https://doi.org/10.1093/aje/kww013.

321 Simonnet A, Chetboun M, Poissy J, Raverdy V, Noulette J, Duhamel A, Labreuche J, Mathieu D, Pattou F, Jourdain M, et al. 2020. High prevalence of obesity in severe acute respiratory syndrome coronavirus-2 (SARS-CoV-2) requiring invasive mechanical ventilation. Obesity. [Epub 2020 Apr 9; Zugriff 2020 Apr 18]. https://doi.org/10.1002/oby.22831.

322 Yang J, Zheng Y, Gou X, Pu K, Chen Z, Guo Q, Ji R, Wang H, Wang Y, Zhou Y. 2020. Prevalence of comorbidities in the novel Wuhan coronavirus (COVID-19) infection: a systematic review and meta-analysis. Int J Infect Dis. [Epub 2020 März 12; Zugriff 2020 März 31]. https://doi.org/10.1016/j.ijid.2020.03.017.

323 Greger M. 2015. How not to die. New York: Flatiron Books.

324 Walla K. 2019 Juni. Meat in the middle: blended options join eaters in sustainability. Washington(DC): Foodtank; [Zugriff 2020 Apr 7]. https://foodtank.com/news/2019/06/meat-in-the-middle-blended-options-join-eaters-in-sustainability/.

325 Shanker D, Mulvany L. 2019 Aug 12. Pork giant Smithfield pushes into the market for plant protein. Bloomberg. [Zugriff 2020 Apr 7]; https://www.bloomberg.com/news/articles/2019-08-12/pork-giant-smithfield-pushes-into-the-market-for-plant-protein.

326 Dunkin'. 2019 Okt 21. The story behind our Beyond Sausage® sandwich. DD IP Holder LLC and BR IP Holder LLC; [Zugriff 2020 Apr 7]. https://news.dunkindonuts.com/blog/dunkin-beyond-meat-sausage-breakfast.

327 The Good Food Institute. 2020. Plant-based market overview. Washington: GFI; [Zugriff 2020 Apr 7]. https://www.gfi.org/marketresearch?utm_source=blog&utm_medium=website&utm_campaign=marketresearch.

328 Quorn Foods. 2018 Nov 15. The world's biggest meat alternative production facility opens in the heart of the North East. Stokesly(United Kingdom): Quorn; [Zugriff 2020 Apr 7]. https://www.quorn.co.uk/company/press/world's-biggest-meat-alternative-production-facility-opens.

329 Duewer LA, Krause KR, Nelson KE. 1993 Okt. U.S. poultry and red meat consumption, prices, spreads, and margins. U.S. Department of Agriculture. Report No.: 684.

330 Churchill W. 1932. Fifty years hence. Popular Mechanics. [Zugriff 2020 Apr 7]. http://rolandanderson.se/Winston_Churchill/Fifty_Years_Hence.php.

331 Tuomisto HL, de Mattos MJT. 2011. Environmental impacts of cultured meat production. Environ Sci Technol. 45(14):6117–46123. https://doi.org/10.1021/es200130u.

332 Bhat ZF, Kumar S, Bhat HF. 2017. In vitro meat: a future animal-free harvest. Crit Rev Food Sci Nutr. 57(4):782–789. https://doi.org/10.1080/10408398.2014.924899.

333 Shapiro P. 2018. Clean meat: how growing meat without animals will revolutionize dinner and the world. New York: Simon and Schuster.

334 U.S. Food and Drug Administration. NARMS integrated report: 2012–2013. The National Antimicrobial Resistance Monitoring System: enteric bacteria. FDA; [Zugriff 2020 Apr 7]. https://www.fda.gov/media/92769/download.

335 Benatar D. 2006. The chickens come home to roost. Am J Public Health. 97(9):1545–1546.

336 Torrey EF, Yolken RH. 2005. Beasts of the Earth: Animals, Humans, and Disease (New Brunswick, NJ: Rutgers University Press).

337 1997. Mad cow outbreak may have been caused by animal rendering plants. New York Times News Service, März 11.

338 Center for Food Safety. History of rendering: cattle cannibalism in the USA. centerforfoodsafety.org/page267.cfm.

339 Frist B. 2005. The threat of avian flu. Washington Times, September 29. www.washtimes.com/op-ed/20050928-084420-7052r.htm.

340 2005. Bird flu may be more deadly than tsunami. Associated Press, Oktober 24.

341 Kennedy M. 2005. Bird flu could kill millions: global pandemic warning from WHO. »We're not crying wolf. There is a wolf. We just don't know when it's coming.« Gazette (Montreal), März 9, S. A1.

342 Center for Infectious Disease Research and Policy. 2005. Foreign Affairs focuses on pandemic threat. CIDRAP News, Juni 10.

Kennedy M. 2005. Bird flu could kill millions: global pandemic warning from WHO. »We're not crying wolf. There is a wolf. We just don't know when it's coming.« Gazette (Montreal), März 9, S. A1.

DANK

Ich fühle mich unendlich geehrt, zu einem frühen Entwurf Rückmeldungen von einigen der wahren Pioniere auf dem Gebiet bekommen zu haben – Graeme Laver, dessen Forschungsstudien zum Influenzavirus über fast sechs Jahrzehnte hinweg entscheidend zur Entwicklung antiviraler Mittel und einiger der frühesten Impfstoffe beigetragen haben; Kennedy Shortridge, der das H5N1-Virus zum ersten Mal an der University of Hong Kong beschrieb; Earl Brown, ein führender Spezialist für die Evolution des Influenzavirus, und Katharine Sturm-Ramirez, deren Fachwissen über HIV ihr einen Platz in Robert Websters weltbekanntem Forschungsteam einbrachte. Ihr überaus wichtiges Feedback war entscheidend für die Formulierung meiner Argumente.

Für ihre endlose Geduld bei der Beantwortung meiner Fragen danke ich Mei Keyi, Men Jian Zhou und Jin Hengli vom Beijing Bureau of Agriculture, Li Quanlu, Generaldirektor der Beijing Livestock Veterinary Association, und Deming Zhao, Dekan der China Agricultural University.

Vielen Dank an meinen Literaturagenten Richard Pine, an das gesamte Team von Flatiron Books, an Miyun Park für die Koordination und das Lektorat, an Alissa Finley für die Faktenprüfung mit ihrem Adlerauge, an Bowen Cho für die Formatierung bis tief in die Nacht hinein, an Marie Townsley für das tägliche Zusammenstellen, an Breege Tomkinson und meine Mutter für die Korrektur früher Entwürfe sowie an Katie Schloer und den Rest der NutritionFacts.org-Mitarbeiter dafür, dass sie alles zusammengehalten haben.

Umarmungen an Melville und Motown sowie all meine Liebe an meine Seelenverwandte Dr. Jen Howk.

ÜBER DEN AUTOR

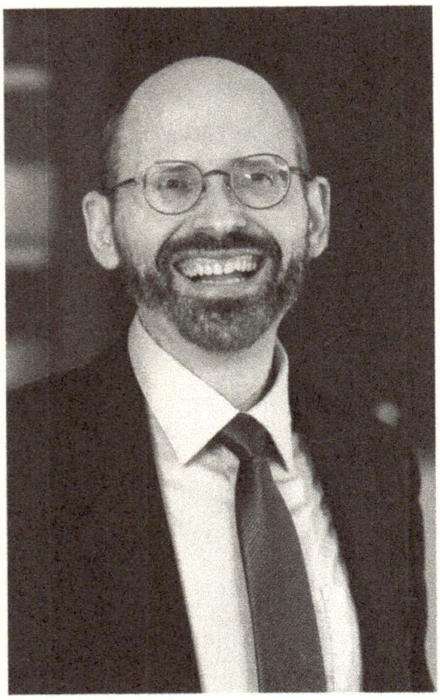

Dr. Michael Greger ist Allgemeinarzt, Bestsellerautor und ein international anerkannter Experte auf den Gebieten Ernährungswissenschaft, Lebensmittelsicherheit und öffentliche Gesundheitsfürsorge. Auf seiner Website NutritionFacts.org veröffentlicht er täglich kostenfrei Videos zu den neuesten Gesundheitsthemen aller Art. Sein Buch *How Not to Die* ist ein internationaler Bestseller.